CCBP

CRITICAL CARE
BLOOD PURIFICATION

重症血液净化

主　编　刘大为　杨荣利　陈秀凯

副主编　李元忠　Patrick M Honoré　John A Kellum

人民卫生出版社

图书在版编目（CIP）数据

重症血液净化 / 刘大为，杨荣利，陈秀凯主编. —北京：人民卫生出版社，2017

ISBN 978-7-117-25241-6

Ⅰ．①重⋯　Ⅱ．①刘⋯②杨⋯③陈⋯　Ⅲ．①险症－血液透析　Ⅳ．①R459.5

中国版本图书馆 CIP 数据核字（2017）第 237726 号

| 人卫智网 | www.ipmph.com | 医学教育、学术、考试、健康，购书智慧智能综合服务平台 |
| 人卫官网 | www.pmph.com | 人卫官方资讯发布平台 |

重症血液净化

主　　编：刘大为　杨荣利　陈秀凯

出版发行：人民卫生出版社（中继线 010-59780011）

地　　址：北京市朝阳区潘家园南里 19 号

邮　　编：100021

E - mail：pmph @ pmph.com

购书热线：010-59787592　010-59787584　010-65264830

印　　刷：北京华联印刷有限公司

经　　销：新华书店

开　　本：787 × 1092　1/16　印张：32　插页：20

字　　数：779 千字

版　　次：2017 年 10 月第 1 版　2025 年 1 月第 1 版第 9 次印刷

标准书号：ISBN 978-7-117-25241-6/R · 25242

定　　价：168.00 元

打击盗版举报电话：010-59787491　E-mail：WQ @ pmph.com

（凡属印装质量问题请与本社市场营销中心联系退换）

编 者

（以姓氏笔画为序）

Claudio Ronco 维琴察圣保特罗医院（意大利）国际肾脏研究所
Imaizumi Hitoshi 东京医科大学附属医院（日本）重症医学部
John A Kellum 匹兹堡大学医学院（美国）重症肾脏中心
Patrick M Honoré 布鲁塞尔自由大学附属医院（比利时）ICU病房
于凯江 哈尔滨医科大学附属肿瘤医院
万献尧 大连医科大学附属一院重症医学科
马晓春 中国医科大学附属一院重症医学科
王 旭 北京协和医院重症医学科
王 翠 贵州医科大学附属医院重症医学科
王小亭 北京协和医院重症医学科
王春燕 军事医学科学院附属医院（解放军307医院）中毒救治科
王洪亮 哈尔滨医科大学附属二院重症医学科
孔晓丹 大连医科大学附属二院风湿免疫科
邓 珊 大连医科大学附属二院风湿免疫科
石秦东 西安交通大学第一附属医院重症医学科
朱桂军 河北医科大学第四医院重症医学科
刘 红 大连市中心医院肾内科
刘 畅 大连市中心医院风湿免疫科
刘大为 北京协和医院重症医学科
刘书馨 大连市中心医院肾内科
刘丽霞 河北医科大学第四医院重症医学科
刘昌妍 大连医科大学附属二院风湿免疫科
刘思伯 大连市中心医院重症医学科
安丽丽 营口鲅鱼圈中心医院重症医学科
许 煊 北京军区医院附属八一儿童医院儿童重病中心
孙 兵 首都医科大学附属北京朝阳医院呼吸与危重症医学科
孙仁华 浙江省人民医院重症医学科
苏晓蕾 大连市中心医院重症医学科
李 旭 中国医科大学附属一院重症医学科

李元忠　营口开发区中心医院
李文雄　北京朝阳医院重症医学科
李国福　中国医科大学盛京医院重症医学科
李艳霞　大连市中心医院重症医学科
李素玮　大连医科大学附属一院重症医学科
李绪言　首都医科大学附属北京朝阳医院呼吸与危重症医学科
李维勤　南京军区总院重症医学科
杨　杨　大连市友谊医院肾移植中心
杨　毅　东南大学附属中大医院重症医学科
杨向红　浙江省人民医院重症医学科
杨荣利　大连市中心医院重症医学科
邱占军　山东中医药大学附属医院急诊与重症医学科
邱泽武　军事医学科学院附属医院（307 医院）中毒救治科
邱海波　东南大学附属中大医院
佘笑梅　大连市中心医院血液内科
宋　洋　大连市中心医院血液内科
沈　恬　浙江大学医学院附属第一医院肝胆胰外科
沈　骁　南京市第一医院重症医学科
张丽娜　湖南湘雅医院重症医学科
张宏民　北京协和医院重症医学科
陈　煜　首都医科大学北京佑安医院
陈秀凯　美国匹兹堡大学医学院重症肾脏中心
陈敏华　浙江省人民医院重症医学科
呼邦传　浙江省人民医院重症医学科
周恒杰　大连市中心医院重症医学科
练诗梅　大连市中心医院血液内科
赵　琳　大连市中心医院护理部
胡志林　大连市友谊医院肾移植中心
胡振杰　河北医科大学第四医院重症医学科
段钟平　首都医科大学北京佑安医院
姜　涛　大连市友谊医院肾移植中心
宫丹丹　大连市中心医院心内科
姚　波　青岛大学附属医院重症医学科
柴文昭　北京协和医院重症医学科
徐小微　浙江大学医学院附属第一医院感染病中心
高　恺　大连市中心医院重症医学科
郭　军　大连市友谊医院肾移植中心
郭利民　首都医科大学附属北京地坛医院重症医学科
黄　嘉　卫生部北京医院风湿免疫科

黄英姿　东南大学附属中大医院重症医学科
黄顺伟　中山大学附属第一医院重症医学科
黄慈波　卫生部北京医院风湿免疫科
崔　嵩　大连市中心医院重症医学科
章志丹　中国医科大学附属一院重症医学科
隆　云　北京协和医院重症医学科
彭　艾　同济大学附属十院肾病免疫科
彭志勇　武汉大学中南医院重症医学科
韩世权　大连市中心医院重症医学科
葛　冬　大连市中心医院重症医学科
谢志毅　北京清华长庚医院重症医学科
蒲　琳　首都医科大学附属北京地坛医院重症医学科
虞文魁　南京军区总院重症医学科
詹庆元　中日友好医院呼吸与危重症医学科
管向东　中山大学附属第一医院重症医学科
熊号峰　首都医科大学附属北京地坛医院重症医学科
臧　斌　中国医科大学盛京医院重症医学科
戴冰冰　大连市中心医院风湿免疫科

审校　中国重症血液净化中青年协作组部分成员
（王小亭　王春燕　李素玮　朱桂军　刘丽霞　陈秀凯　陈敏英　陈敏华
杨向红　张宏民　呼邦传　柴文昭　崔　嵩　黄　嘉　虞文魁 等）

前　言

当重症遇到血液净化

重症遇到血液净化之初，发现彼此之间既相互需求，又相互排斥。时而亲密无间，难解难分；时而据理力争，甚或拒之千里。重症，可以起始于任何器官，逐步走向多个器官，不稳定，拼时间；血液净化，多被认为起源于肾脏，讲平稳，重替代。两者之间若即若离，故事似乎难以发展。

重症医学（critical care medicine）的迅猛发展，使重症的治疗无论从理论方面还是从临床实际操作方面都有了重要的改变，血液净化也是如此。重症与血液净化之间不再排斥，甚至不再若即若离，而成为一个新的整体——重症血液净化（critical blood purification）。近年来，重症血液净化已经突破了单一器官的束缚，改变了原有的临床操作模式，从重症发生发展的核心机制出发，形成完整理论体系和临床操作规范。

顾名思义，血液净化是清除血液中的有害物质，对血液进行优化的方法。但细想起来，并不是这么简单。这里所说的有害物质，不仅包括了原本不应该在血液中存在的物质，更包括了血液本身的任何组成成分。当血液中的某些成分发生了量或比例的改变，这些成分就成了某种意义上的有害物质，正所谓"剂量是毒药"。然而，简单地将这些原本不存在或发生了质或量变的原有成分称之为有害物质，对血液似乎有些不公。原因是机体为血液赋予了更为广阔的价值和深刻的内涵。

血液，可以被认为是机体的一种组织结构，有人甚至将血液理解为一个器官。因为血液无论从组成或是功能方面都具有了组织器官的基本特征。血液通过在循环系统内的运动和其组成成为在循环系统外的运动，将机体内几乎所有的组织细胞联系在一起。正是由于这种基础，血液在功能上有着明显的特征性。一方面，血液直接影响着机体任何器官或组织的功能。血液的任何改变都不可避免地引起某些或某个器官的功能或结构改变。如果有人认为不一定，那一定是缺少更敏感的观测方法。另一方面，机体任何一个器官的功能变化都会在血液中得到体现。可见频繁的抽血检查能为临床治疗指点迷津。血液的这两个方面的特征不仅将监测与治疗联系在一起，而且将机体的所有组织器官联系在一起。

重症，可以是由任何损伤因素引起，可以首发于任何组织器官，逐渐侵袭、恶化，直至危及多个器官，甚至机体的存在。重症医学恰恰是研究和治疗这个从损伤开始到机体倒下的过程。从上述血液的特点中不难看出，血液在这个过程中不可避免地扮演了重要的角色，一个英雄和凶手同体的角色。血液中异常物质或成分改变，可以是有利或有害，也可以是疾病或者是治疗。在这样的背景下，不难看出，重症血液净化有着巨大的应用空间，更需要理论的依托和严格的规范。血液净化实时地干预着血液的组成和运动状态，像出鞘的双刃剑，在血液中挥舞，指向机体所有器官。

重症血液净化：应该是主动的干预，不是被动的替代。

重症血液净化：应该有明确的目标与目的，定量而规范。

本书的作者们，系统地阐述重症血液净化的理论、特征、技术方法和发展方向。书中既有专业基本理论，又有国内外著名教授和临床一线中青年专家的临床经验。只是临床重症瞬息万变，在参照专家们所述的方法、药物种类、剂量等建议时，要根据临床实际条件。若发现书中的错误，敬请指正和沟通。作者们希望和大家一起从发展走向规范，再从规范走向新的发展。

当重症遇到血液净化，讲述着一个意犹未尽的故事。

2017 年 3 月于北京

目　录

第三篇　集成血液净化技术

第四篇 重症血液净化与血流动力学

第五篇 重症疾病的血液净化治疗

第一篇
重症血液净化总论

重症血液净化是一个既熟悉又陌生的名词。在重症患者的抢救中,常常会用到血液净化,但迄今为止,对重症血液净化的概念尚没有一个全面、系统的阐述。经过多年的理论发展和临床实践,重症血液净化已经不仅仅是一项技术,而是在基础理论、临床应用原则与方法、治疗实施细则等方面具有鲜明特点的科学体系。

重症医学的发展给血液净化赋予了新的理念和发展空间。重症血液净化首先的作用位点是血液,对血液进行净化不仅包括了对有害异物的清除,而且包括了对血液的容量和血浆中各种溶质的管理,以恢复内环境的稳定状态、治疗重症和实现改善预后的结果。不难看出,重症血液净化不仅是针对某一器官的功能替代,还是重症治疗的组成部分。在方法学方面,重症血液净化的方法包括了能够实现上述目标的不同技术。对这些方法的描述,传统上人们习惯于将某个具体的方法称之为某个人工"器官",如人工肝、人工肾等;而重症血液净化更注重于血液组成成分及内环境改变的后果及过程,而不是模拟或替代某个器官。

血液组成成分的改变一定会对血流的运动、氧输送,甚至组织灌注产生影响,导致血流动力学的改变。不同的净化方法对血流动力学的作用有着不同的敏感度、精准度和可调控程度。同时,重症患者常伴有血流动力学不稳定,甚至任何略微过度的干预都可能导致病情的恶化。所以,无论在理论,还是临床实践层面,重症血液净化的形成及发展都与血流动力学息息相关,纳入血流动力学理念有助于重症血液净化治疗的正确实施。

重症血液净化服务于重症患者,强调对急性损伤的脏器进行支持和对全身的内环境紊乱进行调整,以促进其损伤脏器的恢复并改善预后。由于病情复杂,常常存在多脏器功能受累,内环境出现不同的紊乱,需要根据病情需求和血液组成改变的特点,采用不同的血液净化技术、甚至多种血液净化技术来进行治疗,呈现出集成的特点。

第一章　重症血液净化与重症医学

第一节　重症血液净化学的理念、定义与特征

一、重症血液净化学的理念与定义

重症血液净化学（critical care blood purification，CCBP）是在重症医学理论指导下，研究机体内环境与重症的相关性及变化规律，研究并运用血液净化技术治疗重症的科学。

虽然在内容上可涵盖肾脏、循环、呼吸、消化、中毒、感染、免疫、神经和肌肉等多个器官或系统，重症血液净化学的研究并不仅仅是针对某个特定的器官或系统。从涉及范围来看，针对肾脏的治疗仅仅是重症血液净化的一个主要分支。重症血液净化不是简单的一组技术，而是需要在重症医学理论指导下，对各种重症疾病所带来的内环境紊乱进行深入研究。当然重症血液净化学的发展离不开技术的支持，重症血液净化治疗往往需要多种血液净化技术或技术组合，这些技术也都是重症血液净化学的研究对象。重症血液净化技术主要包括血液滤过、血液透析、血液灌流、血浆置换、免疫吸附、体外膜氧合（ECMO）、体外二氧化碳去除（ECCO$_2$R）及一些组合技术等。重症血液净化正在逐渐突破传统的"器官"、"替代"等层面，更加关注内环境及其调控技术，有其自身的特点和作用方式。

近年来随着重症医学的不断发展，重症血液净化技术在很多医院的重症患者抢救中从无到有，从生疏到熟练，取得了可喜的进步，成为我们救治重症患者的有力武器。但同时也应看到，重症血液净化技术在实施过程中还存在一些问题，包括时机、方式、抗凝、液体管理等方面，尚不够规范。随着对重症疾病及其内环境紊乱研究的深入，重症血液净化的理念和技术必然会被更多的重症医学医生所掌握。它的广泛应用将会成为继机械通气之后，又一个能够明显改善危重患者预后的有效手段。

二、重症血液净化学的主要特征

作为一门新兴的学科，重症血液净化学具有鲜明的特征，主要表现在以下几个方面。

（一）重症血液净化离不开重症医学理论的指导

重症医学近年来发展迅猛，使越来越多的重症患者得到了有效救治。重症医学能够改善患者预后的一个主要原因是强调了重症疾病的早期发现、早期干预和器官保护理念，如休克的早期发现和救治、急性呼吸窘迫综合征的肺保护策略等。此外，重症医学重视器官与器官之间相互作用的研究，如心肾综合征、肝肾综合征、多器官功能障碍综合征等。关注

器官之间的相互作用，有助于在治疗过程中平衡多种治疗矛盾，从而促进器官功能的恢复和改善预后。这样的治疗理念也对重症血液净化产生了巨大的影响。以急性肾衰竭和肾脏替代治疗为例，为了实现对急性肾衰竭的早期发现和干预，"急性肾损伤"的概念应运而生；为了使损伤的肾脏得到保护，传统的"肾脏替代治疗"的做法逐渐被"肾脏支持治疗"及"多脏器支持治疗"的理念所取代。因此，重症血液净化中的肾脏支持治疗虽然与传统的肾脏替代技术相似，但不论是治疗的指征和时机，还是方式和剂量等，都有着明显的不同。

近年来，重症医学在血流动力学及液体治疗领域也取得了快速的进展。血流动力学监测技术和治疗理念的发展，可以在床旁清楚地分析造成血流动力学不稳定的原因是来自不合适的前负荷、后负荷还是心肌收缩力，从而更加有利于判断休克类型、指导休克患者的液体管理及血管活性药物的使用。重症患者的容量调节区间变窄，容量不足和容量过负荷均会影响重症患者的预后。以血流动力学为基础的恰当的目标导向治疗可改善重症患者的预后。重症医学在血流动力学和液体治疗领域的进展同时也对重症血液净化的循环管理产生较大的影响。如对血流动力学不稳定的患者行血液净化，只有在血流动力学的指导下行目标导向治疗，才能做到精准恰当的容量管理，防止出现较大的容量波动，从而改善患者肾脏及整体预后。

（二）从事重症血液净化的人员须掌握重症医学理论和技能

重症血液净化离不开重症医学理论的指导，还决定了实施重症血液净化的医师应具备深厚的重症医学理论和技能，尤其是扎实的血流动力学功底，才能保证重症血液净化的质量。重症血液净化的形式往往因国家或医院的不同而表现出不同的形式，例如我国重症患者的血液净化治疗就有 ICU 医生主导和肾内科医生主导两种主要形式。Vincent 的研究表明，在有着良好的多学科会诊保障的前提下，以 ICU 医师为主导的封闭式 ICU 能改善急性肾衰患者的预后。提示我们 ICU 医生主导的重症血液净化是今后发展的一个主要方向，ICU 医生均应加强自身的学习和培训，掌握重症血液净化理论和技能。即使是肾内科医生主导的重症血液净化，也应该保证其得到相应的重症医学理论和技能的培训。

（三）重症血液净化以重症患者的内环境作为主要的研究对象和干预靶点

重症患者病情的危重性除了体现在原发疾病比较严重之外，还在于其容易发生内环境紊乱。除了常提到的容量失衡、电解质紊乱和酸碱失衡外，急性肾损伤产生的尿毒症毒素、肝功能障碍引起的肝毒素、严重感染诱发的细胞因子风暴、免疫相关重症的自身致病性抗体等的产生和在体内的蓄积，以及外源性药物或毒物进入机体内部，均可导致严重的内环境紊乱。重症患者对容量失衡和内环境紊乱的代偿能力往往很低，需要重症医师精心调整，方可能使其恢复内稳态，否则可直接危及生命。由于重症患者往往存在心、肺、肾或肝等脏器功能的下降，其对多余的水分及大量的致病性溶质或毒素无法有效清除，常需要借助一定的血液净化技术来协助机体清除，以改善重症患者的预后。因此，重症血液净化是研究重症患者内环境及其变化规律的科学。

很多重症的主要病因直接来自于内环境紊乱，采用血液净化技术重建内稳态，使全身的器官和细胞维持良好的内环境，有助于脏器功能的恢复和改善预后。传统的血液净化重视对脏器功能的替代；而重症血液净化重视对脏器功能障碍等多种原因引起的内环境紊乱的纠正。以重症患者的内环境紊乱而不是仅仅以脏器功能作为重症血液净化的干预靶点，有助于以全身作为着眼点，正确决定重症血液净化的干预时机、方式和剂量，体现出重症血液净化的全身支持优势。

（四）重症血液净化具有集成的特征

由于重症患者病情的复杂和多变性，其内环境紊乱也是多种多样的，因此，要求重症医学科的医生为患者选择适当的血液净化技术，制订个体化的血液净化方案。与传统血液净化相对固定的治疗方案不同，重症血液净化往往需要根据患者病情变化灵活选用不同的血液净化技术，表现出集成的特征。如中毒的患者早期行血液灌流治疗以清除外源性毒素；两天后继发急性肾损伤，出现容量过负荷及氮质血症，改行血液滤过治疗。肝衰竭时由于体内蓄积各种水溶性毒素和蛋白结合毒素，并可能伴有凝血功能障碍或高氨血症，其血液净化治疗方式可根据内环境变化灵活选用血浆置换、血液滤过或胆红素吸附等方式，表现出明显的集成特征。

重症血液净化的集成性还表现在它比传统血液净化采用了更多的集成技术。由于重症疾病的复杂性和多因性，单纯使用一种血液净化方式有时达不到治疗效果。随着血液净化技术的不断发展，出现了将两种或两种以上血液净化方式用于同一个患者身上的治疗方法，即集成血液净化技术。集成血液净化技术是在血液滤过、血液透析、血液吸附、血浆置换等单一技术的基础上，将不同原理或不同方式的技术组合或杂合在一起的复合血液净化技术。常用的集成技术包括延长低效透析、血液吸附＋连续血液净化技术、血浆吸附、血浆吸附＋连续血液净化技术、双重血浆置换以及人工肝技术等。

综上所述，重症血液净化作为重症医学的一门亚专科，其发展离不开重症医学理论的指导。重症血液净化以重症患者的内环境作为研究对象和干预靶点。由于重症患者病情的复杂多变性，决定了重症血液净化的方式不是固定不变的，需要灵活选用不同的血液净化技术，表现出集成的特点。重症血液净化技术既包括血液滤过等基本技术，也包括不同原理和技术组合的集成技术，是重症患者治疗的有效手段。为了安全有效地完成重症血液净化治疗，我们应对重症患者进行血流动力学监测，设定治疗目标并滴定实现。但目前重症血液净化技术在重症患者中的使用尚不够规范，随着重症肾脏及其他重症血液净化亚专科研究的深入，重症血液净化的理念和技术必然会被更多的临床医护人员所掌握。它的广泛和规范应用将会成为继机械通气和循环辅助之后，又一个能够明显改善重症患者预后的有力武器。

（刘大为　杨荣利）

参 考 文 献

1. Ronco C，Bellomo R. Critical care nephrology: the time has come. Nephrol Dial Transplant, 1998, 13（2）: 264-267.

2. 刘大为，杨荣利，陈秀凯，等. 重症血液净化：从理念到实践. 中华医学杂志, 2012, 92（45）: 3169-3171.

3. Vincent JL. Critical care nephrology: a multidisciplinary approach. Contrib Nephrol, 2007, 156: 24-31.

4. Ronco C，Kaushik M，Valle R, et al. Diagnosis and management of fluid overload in heart failure and cardio-renal syndrome: the "5B" approach. Semin Nephrol, 2012, 32（1）: 129-141.

5. Ostermann M，Joannidis M，Pani A, et al. Patient Selection and Timing of Continuous Renal Replacement Therapy. Blood Purif, 2016, 42（3）: 224-237.

6. Ronco C，Bellomo R. Acute renal failure and multiple organ dysfunction in the ICU: from renal replacement therapy（RRT）to multiple organ support therapy（MOST）. Int J Artif Organs, 2002, 25（8）: 733-747.

7. 杨荣利,陈秀凯,王小亭,等.重症血液净化:从连续肾脏替代治疗到集成技术.中华医学杂志,2013, 93(35):2769-2771.

第二节 重症医学理念对重症血液净化的影响

重症医学在现代医学中属于较为年轻的学科,但近年来不论在国际上还是在国内,发展都十分迅猛。我国的重症医学从20世纪80年代的刚刚起步,到90年代的逐步发展,乃至近年来建立学会、成立学科、规范ICU病房的管理、实施正规的ICU专科医师的培训、学科年会的规模不断扩大和学术水平不断提升、在重大卫生事件中发挥重要作用、多中心的研究逐步开展,现可谓是精进不休,日渐腾飞。在重症医学的发展中,不断的引入并发展这各项所谓的"专科技术",比如血流动力学监测技术、机械通气技术、气管镜技术、重症超声等,重症血液净化也在其中。

事实上,在重症医学的理念和目标之下,重症血液净化这项看似"引入"的技术,不论是治疗的指征和时机,还是模式、剂量,甚至概念都与最初完全不同。随着认识水平的提高和技术手段的改善,重症医学所面临的主要矛盾也在不断的转换,对各种治疗手段的需求程度也随之变化。以休克为例,回顾其认识过程可以发现,对休克的理解起源于战伤的救治。当时,伤员的大量失血是非常直观的病因,所以止血和补充血容量是休克的根本治疗,此时关注的重点是伤员的生与死,此时尚未意识到肾衰竭防治的重要性;经治疗一部分伤员得以存活,但仍有一大批伤员死亡,促进了"沼泽与溪流"学说的出现;更多的伤员存活,肾衰竭的问题逐渐突出,从而新的课题又摆在医务工作者面前;当对急性肾衰竭得以进行较为有效的治疗后,ARDS的问题又逐渐突出。ARDS备受关注后,大家又发现肾脏功能也不能等完全衰竭再去关注,急性肾脏功能受损从名词上也由"急性肾衰竭"向"急性肾损伤"转变,并达成大家相对认可的"KDIGO"定义,其诊断标准也由近50种不同的标准逐渐统一为"RIFLE"分级标准和"AKIN"分期标准。重症血液净化的目的也逐渐由单纯的"肾脏替代治疗"向"肾脏支持治疗"转化,由单一器官支持,向多器官支持发展。血液净化治疗的指征与时机、模式与剂量等也与当初行肾脏替代的初衷大相径庭。血液净化在技术层面是来源于肾脏病学等相关专科,但不断被重症医学推动与发展,从而形成了"重症血液净化"的理念和体系,不仅能更好地服务于合并肾脏功能不全的重症患者,亦已经使众多非肾脏受损患者受益。

一、重症医学理念的进展对重症血液净化的推动

(一)关注器官功能早期变化与干预,从脏器替代到脏器支持

重症医学的医务工作者在临床与科研的实践中,越来越清晰地意识到早期干预对器官功能维护的重要性,从而逐步地改变了某些器官功能障碍的定义和分级标准。以肾脏为例,"RIFLE"分级标准和"AKIN"分期标准使AKI的分级得以细化。单纯从血液滤过/透析的肾脏适应证来讲,血液滤过/透析亦早已由原来尿毒症发展至目前对AKI的早期进行干预。以前肾脏病学教科书中,血液滤过/透析有几个传统的绝对适应证,如高钾血症、严重代谢性酸中毒、利尿剂抵抗的液体过负荷等。在这些情况下,肾脏替代治疗是必须做的一种抢救性治疗。对于没有所谓的"绝对适应证"的AKI患者,较早进行肾脏替代治疗能否改

善临床结局呢？很多研究表明，早期进行肾脏替代治疗可改善 AKI 患者的生存率和肾脏恢复率。由于这些研究一般为单中心，样本量较小，且时机早晚的定义也是根据肌酐和尿量的一个自定义的值划分的，其结果还需要进一步验证。但这至少提示我们，对于重症患者，除了上述"绝对适应证"外，肾脏替代的适应证应该有所扩展，如保证充足的营养支持；防治液体过负荷；严重全身性感染时重建免疫稳态；高分解代谢；严重 AKI（AKIN 或 KDIGO Ⅲ期 /RIFLE F 级）或慢性肾功能不全合并 AKI 等。实际上，重症 AKI 患者的血液滤过 / 透析时机不应单单取决于一个特定的肌酐或尿素氮值，而应根据患者危重程度、少尿、液体过负荷和并发的非肾脏器官衰竭的情况，以及上述病情的发展趋势，决定是否开始血液滤过 / 透析。总之，重症医学从改善 AKI 患者预后和生存质量而不是仅仅维持其生命角度，改变了血液滤过 / 透析的适应证和开始时机。

（二）重症医学液体治疗理念的改变影响了重症血液净化的治疗策略

液体治疗作为休克治疗的重要措施之一，既往曾突出强调扩容的充分性，以获得更大的心排出量，以求得更好的组织灌注，结果形成了过度补液的倾向。近年来越来越多的研究告诉我们开放式输液与限制性输液相比预后更差，不论是否透析液体正平衡与高的病死率成正相关。北京协和医院重症医学科更是在国际上率先提出保持尽可能低的 CVP，从而既避免过高的容量负荷，亦避免过高的压力负荷；最近的 PROCESS 等研究也与该理念不谋而合。这样的液体治疗理念同时在改变着血液净化过程中容量管理的策略，既要避免休克复苏初期只见组织水肿而通过血液净化过度脱水致容量补充不充分，也要避免为了调高心排出量而过度补液或脱水不足，还要避免应激期后脱水过慢而导致循环血量过多，延迟肾脏等器官功能的恢复。

（三）对 sepsis 等的研究不断深入，促进了重症血液净化在非肾脏领域的应用

传统的血液滤过 / 透析，不论是透析还是血液滤过，主要是应用目的都是清除体内毒素，调整水、电解质平衡。Sepsis、ARDS、急性重症胰腺炎、H1N1 流感、最近西非的埃博拉病毒感染等是令重症医学工作者仍十分头疼的问题，从 20 世纪 90 年代起，血液净化已被扩展应用于这些非肾脏疾病。随着应用的深入，也促进大量的关于血液滤过 / 透析在这些领域相关研究的涌现，至今仍是热点问题。

以 sepsis 的基础研究为例，首先是重症医学中的基础研究促进了血液净化的理论发展。首先，Ronco 和他的同事们提出"消除峰浓度"假说，推测消除脓毒症早期炎症因子的血中浓度峰值能阻止炎症级联反应，降低器官损伤，从而减轻了多脏器功能衰竭的发生率。其后，Honoré 和 Matson 提出的"免疫调节阈值理论"假说，认为从血中清除细胞因子同样也会清除组织中的细胞因子，因为细胞因子在两室中存在平衡。这一理论解释了为什么大量研究在评估血液净化技术的效果时发现对血液中细胞因子浓度的调整比将其从血液中清除将能更好地改善患者的预后。再次，Alexander 提出的"介质传递学说"，其中 HVHF 是主要的治疗手段。因为这种技术使用的大量晶体置换液增加了淋巴回流，这导致了可以将血液重要的炎症因子得以清除。最近，Kellum 的团队又提出，在炎症细胞分子水平行血液净化治疗，通过恢复单核细胞、中性粒细胞，甚至淋巴细胞去改善免疫调节功能。据报道，多黏菌素 B 的吸附作用，可以增加白细胞表面标记物 HLA-DR 的表达。因此，血液吸附作用对白细胞系统重整将起到作用。然而血液吸附作用刺激 HLA-DR 表达的机制仍还不清楚。如果这个在细胞分子水平免疫反应重建的理论被证实，血液净化的时机问题将被重新考虑，

因为最佳的行血液净化时机可能不是现在认为的在感染性休克的早期阶段。此外，这一假设的另一部分可知，通过血浆置换去除血浆中的炎症介质，可以恢复受感染组织中的血药浓度。该梯度对白细胞的流动和细菌的清除影响显著。因此，细胞动力学模型可能比细胞毒素模型更贴切的去解释细胞因子水平与死亡率之间的关系。重症医学不断地推动血液净化理论基础的发展，则会让我们更好地理解这项技术，合时合适地使用这项技术，与时俱进地发展这项技术。

近期完成的 IVOIRE（high volume in intensive care）多中心临床研究发现 70ml/（kg•h）与 35ml/（kg•h）的治疗剂量相比，并不能改善感染性休克合并 AKI 患者预后。这在一定程度上使我们避免盲目地增加血液滤过 / 透析的剂量。单纯提高剂量没有肯定的结果且增加了医疗花费和医护人员的工作量，于是学者们开始寻找新的治疗模式，各种血液或血浆吸附治疗是其中的热点之一。多黏菌素 B 血液吸附虽然在欧洲和美国尚待评价，但是在日本已广泛应用，并在日本国家保险范围内。EUPHAS（多黏菌素 B 腹部脓毒症早期使用血液灌流）的研究是一项在意大利十所重症监护室内进行的前瞻性，多中心随机对照研究。64 例 sepsis 或感染性休克的患者被随机分配到两个组（常规治疗或多黏菌素 B 血液吸附疗法），在 6 小时以内的腹腔感染给予急诊手术。血流动力学的指标、氧合指数和 SOFA 评分 72 小时内血液吸附组患者改善，而常规组未改善。28 天的死亡率血液吸附组为 32%，与对照组的 53% 相比大大减少（P = 0.03）。其他有趣试验表明多黏菌素 B 血液吸附的结果。Vincent 和他的同事进行了一项多中心随机对照研究，纳入术后感染性休克 36 例。19 例患者被分配到标准治疗，17 人给予额外多黏菌素 B 血液吸附组。内毒素和 IL-6 浓度之间在两组开始治疗后的 24 小时内没有差异，然而，随着血液吸附组治疗的患者血流动力学和氧运输功能明显改善，并为血液吸附组中进行血液滤过 / 透析降低了重要性。Kellum 的团队使用特制的 CytoSorb™ 吸附器行血液吸附进行了深入的研究，他们首先在大鼠的 CLP 模型中发现使用血液吸附能更好地清除细胞因子，并改善近期预后。此后的实验中又采用适度剂量的血液吸附保持治疗前后细胞因子的浓度保持不变，发现大鼠的 7 天死亡率仍较对照组降低。从而认为血液吸附能改善 sepsis 的预后，但血液净化和其他治疗的目标应该改变。此外尚有高通量血滤、血浆置换、血浆吸附等模式的临床与基础研究。

由于 sepsis 的病理生理机制复杂，参与其中的细胞因子也只是被我们部分了解，单一模式的血液净化方式可能都难以发挥太大的作用。于是又有一些学者热衷于联合使用不同的血液净化方式，同时也拓展了"集成式血液净化"（最初指"延长低效透析"）的概念，如联合血浆滤过吸附（coupled plasma filtration absorb，CPFA）、CVVHDF 以及前面所提到的各种模式的联合等。较为有代表性的是 CPFA，一些研究已经证明了 CPFA 用于清除循环系统中炎症介质的安全性和成效性。

二、血流动力学的发展促进了重症血液净化的进步

血流动力学既是重症医学临床工作的基础与重点，也是不断发展始终带给 ICU 医师无限激情的研究领域，在重症医学的发展过程中也不断出现新的理论、新的技术和新的设备，使重症患者的血流动力学监测日趋精确、方便、实时和微创，甚至无创，既有静态指标又有动态指标。在严密监测下，不论是血液净化前，还是过程中，可以更清楚的分析造成血流动力学不稳定的原因是来自不合适的前负荷、后负荷还是心肌收缩力，从而增进对血流动力

学不稳定患者的循环状况的掌控，使之趋于稳定，使病情峰回路转。另一方面，我们还可利用血液滤过/透析清除多余液体及毒素、改善酸中毒、降低体温和氧耗等来达到稳定即将崩溃的血流动力学稳态的作用。对于重症患者，这是其他学科通过简单的血压监测、体重测量来制订和调整血液净化目标所不能完成的。能维持稳定的血流动力学则可以减少以前所判定为相对禁忌证的患者人群，亦即缩小了血液净化的禁忌证。有研究显示，循环波动是AKI患者肾脏恢复的不利因素，而合理的血流动力学调控则能改善预后甚至降低病死率。

三、重症医学建立并不断扩大独立的重症血液净化队伍

专门统计ICU中血液净化队伍构成的文献较少，该方面的数据多包含在某些其他研究中。来自BEST kidney[the Beginning and Ending Supportive Therapy（BEST）for the kidney study]研究的数据显示在亚洲、澳大利亚和欧洲一般都是由ICU医生采用连续血液滤过/透析的方式处理合并急性肾损伤的重症患者。在中国虽无精确的统计数字，但由ICU医护人员独立行血液滤过/透析是目前的主流方式。这意味着我们拥有一个相当庞大的独立的重症医学血液净化队伍。在这些单位的重症医学科，血液净化被其纳入重症患者的日常管理之中，并与其他治疗环环相扣，紧密衔接，使血液净化得以更顺利地进行。

四、重症医学对重症血液净化设备发展的推动

重症医学在发展之初，认为3个以上的器官功能衰竭的患者病死率接近100%。近年来，重症医学成功救治3个以上器官功能不全的患者已不鲜见，但同时对血液净化等治疗措施也提出了更高的要求，对血液净化的设备的精密性多功能性的需求自然也是必不可少的。1977年，Kramer等人率先提出连续动静脉血液滤过（continuous arteriovenous hemofiltration，CAVH）技术并应用于临床，标志着连续血液净化技术的正式诞生。由于技术简单，不需要特殊专业人员，这种方式很快在ICU病房广泛应用。1982年4月美国FDA批准CAVH进入ICU病房。在Lauer等人推动下，CAVH技术广泛应用于重症监护病房的急性肾衰竭患者。CAVH不需要特殊的设备，但是清除能力有限，且动脉通路的并发症多，导致了静脉静脉泵驱动技术的出现，即连续静脉静脉血液滤过（continuous venovenous hemofiltration，CVVH），最初为单泵血滤装置，目前在国内一些ICU当设备不足或缺乏时仍在被使用着。单泵装置能提供触动力，避免动脉通路并发症，也能进行血浆置换等模式的血液净化治疗，但是，单泵装置的出入量控制难以准确，缺乏监测与报警，不能适应重症患者常常血流动力学不稳定的需要。临床和科研的需求促进了血液净化设备的更新换代。目前ICU中的血液净化设备不仅能进行多种模式的治疗，还能进行CVVHDF、CPFA等集成血液净化治疗，并且多能进行此前一度热门的高容量血滤；在置换液与滤出液容量、跨膜压、滤器前压、滤器后压、气泡和漏血等的监测与报警方面，各公司的设备也是越做越精准，以适应重症患者滴定式治疗的需要。部分公司在管路上也做了不少改进，如做成套装，以适应ICU中对管路安装与预充时间上的要求；改进静脉小壶的结构以减少凝血；研制生物相容性好、孔径不同、吸附能力不同、抗凝能力强的膜等。目前尚有一些企业与ICU医师针对ICU中的热点问题共同开发血液净化设备与材料，相信会给重症医学工作者们带来更精致的利器。Kellum团队针对sepsis与AKI的血液净化治疗，正在开发用于血液吸附的特殊材料的膜——CytoSorb™，目前在CLP的动物模型上已获得了可喜的结果，在欧洲的部分国家已

开始用于临床。

重症医学的医务工作者为了治疗的需要还常常把多个甚至多种血液净化设备联合使用，如 ECMO 设备与血液净化机并联、血液净化机上接二氧化碳清除装置等，治疗措施扩展了，但相应的不方便也是显而易见的。Cruz 等展望未来用于重症患者的血液净化设备将趋于智能化、能进行生物反馈小型化和多器官支持能力的方向发展。相信随着重症医学理论的发展和治疗上的需求，会促进更多更好的产品出现。

重症医学不断解决旧问题面临新问题，重症血液净化技术作为其利器之一，ICU 医务工作者不仅已经逐步熟练掌握其常规技术，并且更清楚的认识其能力和作用机制和不断地开发出新的功能。更重要的是，重症医学这个年轻而有活力的学科正在枝繁，重症血液净化作为其中一个重要的组成部分亦在不断叶茂，从"技术"走向"学科"。

（刘大为 陈秀凯）

参 考 文 献

1. 刘大为. 重症医学的发展. 实用重症医学. 北京：人民卫生出版社，2010.

2. Singbartl K，Kellum JA. AKI in the ICU: definition, epidemiology, risk stratification, and outcomes. Kidney Int，2012，81（9）：819-825.

3. Murugan R，Kellum JA. Fluid balance and outcome in acute kidney injury: is fluid really the best medicine. Crit Care Med，2012，40（6）：1970-1972.

4. 陈秀凯，李素玮，刘大为，等. 中心静脉压在感染性休克所致急性肾损伤中的作用. 中华医学杂志，2011，91（19）：1323-1327.

5. Yealy DM，Kellum JA，Huang DT，et al. A randomized trial of protocol-based care for early septic shock. N Engl J Med，2014，370（18）：1683-1693.

6. Bazan JA，Bauer KA，Hollister AS，et al. Peramivir pharmacokinetics in two critically ill adults with 2009 H1N1 influenza A concurrently receiving continuous renal replacement therapy. Pharmacotherapy，2010，30（10）：1016-1020.

7. Bove T，Zangrillo A，Guarracino F，et al. Effect of fenoldopam on use of renal replacement therapy among patients with acute kidney injury after cardiac surgery: a randomized clinical trial. JAMA，2014，312（21）：2244-2253.

8. Faubel S，Franch H，Vijayan A，et al. Preparing for renal replacement therapy in patients with the Ebola virus disease. Blood Purif，2014，38（3-4）：276-285.

9. Peng ZY，Wang HZ，Carter MJ，et al. Acute removal of common sepsis mediators does not explain the effects of extracorporeal blood purification in experimental sepsis. Kidney Int，2012，81（4）：363-369.

10. Rimmele T，Kellum JA. High-volume hemofiltration in the intensive care unit: a blood purification therapy. Anesthesiology，2012，116（6）：1377-1387.

11. Tang WX，Wu WH，Cui TL，et al. Application of hybrid blood purification treatment for severe acute arsine poisoning. Int J Artif Organs，2012，35（3）：208-216.

12. Basile C. Against CRRT: hybrid treatments are gaining ground. G Ital Nefrol，2009，26（1）：22-25.

13. Pinsky MR. Use of minimally invasive hemodynamic monitoring to assess dynamic changes in cardiac output at the bedside. Crit Care，2011，15（2）：406.

14. 杨荣利, 王小亭, 刘大为. 感染性休克致急性肾损伤的血流动力学特征及对预后的意义. 中华内科杂志, 2009, 48 (9): 715-719.

15. Uchino S. The epidemiology of acute renal failure in the world. Curr Opin Crit Care, 2006, 12 (6): 538-543.

16. 刘辉, 刘剑萍, 禤红原, 等. 连续性肾脏替代治疗技术在 ICU 的发展和临床应用. 四川医学, 2012, 5: 901-903.

17. Cruz D, Bellomo R, Kellum JA, et al. The future of extracorporeal support. Crit Care Med, 2008, 36 (4 Suppl): S243-S352.

第三节　重症血液净化—重症医学的又一个里程碑

在中国, 重症医学是一门相对年轻的学科, 在这个学科的成长历程当中, 有一些比较重要的事情发生, 如 2005 年中华医学会重症医学分会的成立; 2009 年重症医学科成为一门独立的学科; 以及之后重症呼吸、重症心脏、重症肾脏、重症感染、重症营养等一批重症医学亚专科的确立等等。这些都在重症医学的发展史上留下浓重的一笔, 成为里程碑式的事件。重症血液净化亚专科的出现和确立, 将成为重症医学发展史上又一个重要的里程碑, 主要体现在以下四个方面:

(一) 重症血液净化治疗是改善重症患者预后的又一利剑

重症血液净化治疗是以重症患者的内环境为主要干预靶点, 涵盖多项治疗内容, 不仅仅是肾脏支持治疗, 还包括肝脏支持治疗、心肺功能的支持治疗、各种中毒毒素和免疫致病物质的清除等等。重症血液净化治疗主要是通过重建和维持重症患者的内环境稳态以及对脏器功能的支持来达到改善患者预后的目的。

首先, 从容量的角度来说。众所周知, 容量不足会导致低灌注, 加重肾脏损伤或增加病死率。但重症 AKI 患者常见的不是容量不足, 而是容量过负荷。容量过负荷会引起组织水肿, 水肿阻碍了氧和代谢产物的弥散, 妨碍了毛细血管和淋巴的回流, 干扰了细胞之间的相互作用, 从而可能引起器官功能障碍, 如心肌水肿可能引起心室射血功能下降、肺水肿引起呼吸困难、脑水肿引起脑疝、组织水肿会影响切口愈合、胃肠道功能障碍等。越来越多的研究表明: 容量过负荷也同样会加重 AKI 的程度甚至影响预后[1-3]。与正常人相比, 重症患者的容量调节区间明显变窄[4]。因此, 在重症患者的液体管理方面, 我们应该像管理药物一样注意液体的出入量, 以避免容量不足或容量过负荷的发生。重症血液净化能够很好地管理重症 AKI 患者的液体平衡, 防止容量过负荷的发生, 从而改善预后。

重症患者常常因为体液中的溶质改变发生内环境紊乱, 主要包括: 电解质紊乱、酸碱紊乱、代谢产物聚积、严重感染时的细胞因子风暴、致病性抗体或免疫复合物产生增加、中毒时毒素的直接作用等。上述这些内环境紊乱严重时均可导致生命危险, 尤其是当存在多种内环境紊乱时。采用恰当的重症血液净化技术可以有效清除致病性溶质, 从而有利于重建并有效维持内环境稳态, 改善重症患者的临床症状及预后[5, 6]。

ICU 患者常发生多脏器功能障碍综合征 (multiple organ dysfunction syndrome, MODS), 随着受累脏器的增加, 患者的病死率会明显升高。MODS 的重症患者自身调节能力变差, 常常存在体内容量或溶质失衡等多种内环境紊乱, 对血液净化治疗有着更大的需求。通过重症血液净化治疗, 经常能使 MODS 的重症患者逐渐转危为安。早在十多年前, Ronco 和

Bellomo 就提出体外血液净化技术可作为多器官支持治疗（multiple organ support therapy，MOST）的有力手段 [7]。目前，重症血液净化治疗更是成为 MODS 救治必不可少的有力武器。

由此可见，重症血液净化治疗的核心是通过体外血液净化的方法使重症患者重建和维持内环境稳态，从而防止损伤加重或促进机体的细胞、组织和器官功能恢复，改善重症患者的预后。重症血液净化技术必将成为机械通气及循环支持技术之后，又一个能够改善重症患者预后的有力手段。

（二）重症血液净化促进了重症医学研究内容的延展

重症医学的研究内容并非一成不变的，而是随着学科的发展而不断深入和扩展的。如重症医学科在刚成立的时候，主要是采用呼吸机治疗呼吸衰竭的患者和采用循环支持技术治疗休克的患者，当时的研究内容主要是重症呼吸和重症心脏。随着重症医学的不断发展成熟，质量需要不断提高，学科需要不断细化，重症医学的其他亚专科也就纷纷出现了。目前除了重症呼吸和重症心脏，已经有重症肾脏、重症神经、重症感染、重症营养、重症护理等多个亚专科。

重症肾脏病学是重症血液净化的一个主要分支，它的出现，在很大程度上进一步丰富了重症医学的研究内容。重症肾脏主要研究急性肾损伤及肾脏替代治疗，在国际上已有近二十年的发展，在国内则刚刚兴起。在重症肾脏出现之前，ICU 收治的急性肾衰患者主要送到肾内科行血液透析治疗，或由肾内科的医护人员到床旁辅助行血液滤过 / 透析治疗。这种血液透析或血液滤过，仅仅被视为一种肾内科的技术，由于当时对急性肾损伤的发生发展规律研究尚不足，这种技术的时机、方式和剂量不能准确把握，临床做法差别很大，质量更是无法把控。随着重症医学的进步，在 Ronco、Bellomo 等一批国际专家的努力下，重症肾脏病学已经取得巨大进步，统一了急性肾损伤的定义和分期，制定了急性肾损伤治疗指南 [8-10]。无论是肾内科医师还是 ICU 医师，目前对急性肾损伤都有了更加深入的认识，更多的床旁血液滤过 / 透析由 ICU 医护人员主导或在肾内科 ICU 进行。虽然在肾脏支持治疗的时机、方式和剂量上仍有些争论，与十多年前相比，已经取得了更多的共识，临床操作更趋规范化。现在，重症肾脏病学已经成为重症医学的主要亚专科之一，随着更多的 ICU 医师致力于这一领域的研究和临床工作，必将极大促进重症肾脏病学、重症血液净化和重症医学的进一步发展。

作为一门新兴的科学，重症血液净化本身也在不断发展，其研究内容也将不断深入和丰富。ICU 需要行血液净化治疗的不仅仅是急性肾损伤患者，其他的还包括严重中毒、急性肝衰竭、重症胰腺炎、严重感染、吉兰巴雷综合征、重症肌无力等重症患者。目前在这些领域的血液净化治疗尚不如肾脏支持治疗研究得透彻，临床上对这些患者的血液净化治疗没有统一标准和规范，各地做法差异很大，严重影响了这些重症患者的预后。重症肾脏病学亚专科的成功也可以复制到其他重症血液净化领域。比如 ICU 内严重急性肝衰患者的规范化治疗，有赖于肝脏科专家和 ICU 专家展开密切合作，成立重症肝脏病学亚专科，制定急性肝损伤标准和分期，积极开展相关研究，最终制定出相应指南或共识来指导临床。同样的做法也可以复制到重症中毒、重症感染、重症胰腺炎、重症心脏、重症呼吸等领域的血液净化方面。促进这些领域血液净化治疗的标准化和规范化，正是重症血液净化学建立和发展的目的和意义所在。有了重症血液净化学的指导，这些领域的血液净化治疗才能发展得更快;反过来,随着不同领域的血液净化治疗发展成熟,也势必促进重症血液净化和重症医学整体的发展和进步。

(三)重症血液净化重塑了重症医学的内部学科结构

重症血液净化学的形成,不仅丰富了重症医学的学科内容,给重症医学大家庭带来新的成员,还丰富了已经存在的重症医学各个亚专科的内容,成为联结重症医学各个成员的一条重要纽带。

从学科发展角度,我们将重症医学的学科发展分为三个阶段。第一个阶段为初始整体化阶段,即在重症医学成立之初,是一个不成熟的整体,没有亚专科之分。由于缺少分工和细化,整体质量有待提高。第二个阶段为亚专科分化阶段,即随着学科的不断发展壮大和临床需求的增加,逐渐出现了各个亚专科,如重症呼吸、血流动力学、重症心脏、重症肾脏、重症消化、重症神经、重症感染、重症超声等等。这些亚专科的出现和不断发展成熟,改善了科研水平和临床工作质量,为重症医学不断锦上添花。但随着各个亚专科的壮大,它们之间共同的东西显得越来越少,重症医学的整体感和归属感变差。第三个阶段为网络整体化阶段,当重症医学这个大家庭不断壮大的时候,更需要有一些横向的纽带,将各个成员联结在一起,才能使重症医学的整体感和归属感更强。其实,这样的纽带早就存在了,如重症医学的共同理念是所有重症亚专科的立科之本、血流动力学监测与治疗贯穿所有亚专科、新兴的重症超声也体现出同样的横向联结的特点。重症血液净化学以内环境为主要研究和干预对象,与多个重症亚专科密切交集,成为增强其相互联系的有力纽带,为重症医学从亚专科分化重新走向整体化做出了贡献。而且,随着学科的进一步发展,这个学科内部网络还将不断壮大,不断细化,使重症医学的整体质量不断提高、整体魅力不断增强。重症医学的学科发展的三个阶段见图1-3-1。

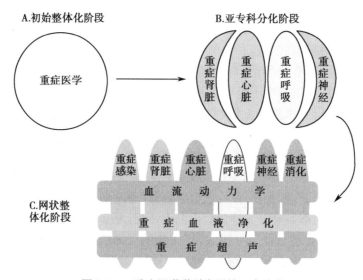

图 1-3-1　重症医学学科发展的三个阶段

由此可见,重症血液净化学不是重症医学的一个简单的分支,而是将重症医学的各个亚专科通过血液净化重新联结起来的一个重要组成。其研究内容较广,涉及重症医学的各个亚专科,作为一条纽带将它们横向联结起来,增强了重症医学学科内部的逻辑性和条理性。重症血液净化学的建立，有助于重塑重症医学的内部学科结构，促进重症医学从混沌到有序、从模糊到精准的合理细分和整体质量的提高。

（四）重症血液净化为重症医学的多学科合作树立了范例

重症患者病情复杂，其治疗可能涉及多个学科，往往需要 ICU 医师、外科医师以及其他相关科室的专科医师共同努力才能完成救治。可以说，ICU 是一个多学科合作的平台。然而，ICU 医师与专科医师如何合作，不同国家、不同地区、不同医院的做法不尽相同。从形式上来说，主要有 ICU 医师主导的封闭式 ICU 和专科医师主导的开放式 ICU。在对重症患者的具体诊治问题上，由于学科理论和看待问题的角度不同，不同学科的医师给出的治疗方案可能存在矛盾。因此如何有效地进行多学科合作成为重症医学不能回避的一个重要问题。

在国际上，早在二十年前，由于重症医学的兴起，一些高风险手术得以开展，ICU 内出现了许多急性肾衰竭（acute renal failure，ARF）的患者。这些 ARF 患者与之前肾内科医师所熟悉的 ARF 不完全相同，ICU 的 ARF 往往伴随多脏器功能障碍，由多种危险因素诱发，死亡率很高。在这些 ARF 的肾脏替代治疗等方面，面临很多当时的 ICU 专家和肾内科专家都无法回答的新问题，ICU 医师和肾内科医师经常存在不一致的看法，导致临床治疗存在较大差异，重症 ARF 患者的救治质量难以保证。此外，两个学科各自为政的管理格局和利益上的原因使这一问题更加复杂化。为了解决这一问题，从事肾内科的 Ronco 教授和从事 ICU 的 Bellomo 教授等创立了重症肾脏这样一个当时来说新兴的一个交叉学科。新学科成立之后，召集全球对重症肾脏感兴趣的 ICU 专家和肾内科专家，成立 ADQI、AKIN 等国际重症肾脏组织，制定急性肾损伤标准和分期，做了大量急性肾损伤相关的学术研究，最终制定出 KDIGO 急性肾损伤治疗指南，并对相关的临床人员进行重症肾脏的标准化培训，使急性肾损伤的临床治疗日趋规范化，取得了巨大的成功。国际重症肾脏病学的迅速崛起和发展，是重症医学专家和肾内科专家共同努力的结果，是两个学科密切合作的典范。

国际重症肾脏病学为重症医学其他亚专科的多学科合作树立了良好的榜样，提供了很好的借鉴。由于 ICU 医师不可能对所有专科的知识和技能都能掌握和及时更新；而专科医师从医学院校的研究生学习开始，就是按专业而非按"多学科"进行培养的，对重症医学的理论和技术也不熟悉。因此，一个重症医学亚专科要想发展得好，首先在学术层面，需要重症医学专家和相关专科专家密切合作，组建相应的学术组织，引导交叉领域内的学术研究，并以此制定规范、共识或指南，并组织培训；在临床层面，需要由进行过该亚专科培训学习的医护人员从事相应的临床工作，如遇疑难病例，应由相关学科专家多学科会诊作为保证。国际重症肾脏病学成功的关键是 ICU 医师和肾内科医师之间的良好的学科合作，当然除此之外，还需要有良好的技术设备支持和该亚专科人员收入的保障，这一成功是可以复制到重症感染、重症内分泌、重症药理等重症医学其他亚专科领域的[11]。

综上所述，重症血液净化技术正在成为挽救重症患者的有力武器，随着技术的不断提高和设备的不断改进，将使更多的重症患者的预后得以改善。重症血液净化作为重症医学的一个重要分支，不仅促进了重症医学研究内容的延展，而且有助于重塑重症医学的内部学科结构，既促进了重症医学回归整体，又促进了重症医学整体质量的提高。不仅如此，国际重症肾脏的巨大成功为重症医学其他亚专科的发展提供了很好的范例和借鉴。重症血液净化当之无愧成为重症医学的又一个重要里程碑。

（刘大为　杨荣利）

参 考 文 献

1. Heung M，Wolfgram DF，Kommareddi M，et al. Fluid overload at initiation of renal replacement therapy is associated with lack of renal recovery in patients with acute kidney injury. Nephrol Dial Transplant，2012，27（3）：956-961.

2. Vaara ST，Korhonen AM，Kaukonen KM，et al. Fluid overload is associated with an increased risk for 90-day mortality in critically ill patients with renal replacement therapy：data from the prospective FINNAKI study. Crit Care，2012，16（5）：R197.

3. 陈秀凯，李素玮，刘大为，等. 中心静脉压在感染性休克所致急性肾损伤中的作用. 中华医学杂志，2011，91（19）：1323-1327.

4. Ronco C，Kaushik M，Valle R，et al. Diagnosis and management of fluid overload in heart failure and cardio-renal syndrome：the "5B" approach. Semin Nephrol，2012，32（1）：129-141.

5. Bellomo R，Lipcsey M，Calzavacca P，et al. Early acid-base and blood pressure effects of continuous renal replacement therapy intensity in patients with metabolic acidosis. Intensive Care Med，2013，39（3）：429-436.

6. Hara Y，Shimomura Y，Nakamura T，et al. Novel Blood Purification System for Regulating Excessive Immune Reactions in Severe Sepsis and Septic Shock：An Ex Vivo Pilot Study. Ther Apher Dial，2015，19（4）：308-315.

7. Ronco C，Bellomo R. Acute renal failure and multiple organ dysfunction in the ICU：from renal replacement therapy（RRT）to multiple organ support therapy（MOST）. Int J Artif Organs，2002，25（8）：733-747.

8. Bellomo R，Ronco C，Kellum JA，et al. Acute renal failure - definition, outcome measures, animal models, fluid therapy and information technology needs：the Second International Consensus Conference of the Acute Dialysis Quality Initiative（ADQI）Group. Crit Care，2004，8（4）：R204-R212.

9. Mehta RL，Kellum JA，Shah SV，et al. Acute Kidney Injury Network：report of an initiative to improve outcomes in acute kidney injury. Crit Care，2007，11（2）：R31.

10. Kellum JA，Lameire N. Diagnosis, evaluation, and management of acute kidney injury：a KDIGO summary（Part 1）. Crit Care，2013，17（1）：204.

11. Honore PM，Jacobs R，Joannes-Boyau O，et al. Critical care nephrology：could it be a model of multidisciplinarity in ICU nowadays for other sub-specialities - the jury is out. Int J Nephrol Renovasc Dis，2014，7：437-440.

第 二 章　重症血液净化治疗的基本理论

第一节　重症患者的内环境紊乱

重症患者病情的危重性除了体现在原发疾病比较严重之外,还在于其容易发生内环境紊乱。而且重症患者对内环境紊乱的代偿能力往往很差,需要重症医师精心维护,方可能使内环境恢复稳定状态。不仅如此,很多危重症的主要病因直接来自于内环境紊乱。内环境紊乱按病因可分为容量失衡和溶质失衡,本节对重症患者常见的内环境紊乱进行阐述和介绍。

一、容量失衡带来的内环境紊乱

(一)重症患者的容量耐受区间变窄

正常人对容量的主动调节功能非常强大,能经受较大量的液体丢失(如大汗时),再通过会主动饮水,补充容量;而在短时间内摄入大量液体(如大量喝水、喝啤酒)后,肾脏会主动调节,增加尿量,使体内容量恢复正常。所以正常成人的容量耐受范围往往很大,24 小时可达数千毫升,甚至上万毫升。

轻症患者多能保存大部分的容量调节能力,能够承受一段时间轻、中度体液缺乏,仍能保持相对稳定的血流动力学状态,也能耐受较大量和(或)较快速度的经胃肠道或静脉补液。

重症患者由于病情危重,往往丧失或部分丧失对容量的主动调节能力;在容量不足时,可能无法喝水;而在容量过多时,可能因为急性肾损伤而尿量不增。不仅如此,更重要的是重症患者对容量改变的耐受性(被动调节能力)往往变得很差。如有的患者存在循环不稳定,液体稍微负平衡就可能加重休克;有的患者存在心衰或肺水肿,液体稍微正平衡或输液速度稍快就可能会加重呼吸困难。因此,重症患者的容量耐受区间变窄(无论是主动调节还是被动调节),能耐受的容量波动可能不超过数百毫升,容易出现容量不足或容量过负荷的情况[1](见图 2-1-1)。

容量不足会导致全身器官灌注不足,严重可出现休克或多脏器功能障碍综合征;容量过负荷可能会加重肺水肿、脑水肿、腹腔高压或引起吻合口瘘,同样会引起多脏器功能障碍。重症患者无论容量不足还是容量过多都会导致脏器损害,甚至影响预后。因此,重症患者的液体正平衡或负平衡并不是水多一点或少一点的问题,重症医师应该加强对患者液体的管理,把液体当成药物一样,严格把控液体的种类、剂量和输液速度,以改善患者的脏器功能和预后。

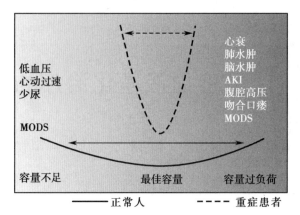

图 2-1-1　重症患者的容量耐受区间变窄

（二）容量不足

1. 容量丢失过多或水钠补充不足　容量不足几乎总是与体液经肾或肾外丢失过多有关。重症患者常见的容量不足包括：创伤或自身疾病引起的大出血；呕吐、腹泻、胃肠减压或消化道瘘引起的消化道失液；利尿剂或尿崩症引起的肾脏失液，以及连续血液净化时超滤设置过大、脱水过快等。此外，前负荷评价不准确，水钠摄入或补充不足也是重症患者发生容量不足的常见原因之一。

容量不足使回心血量减少，心排出量下降，导致血压降低，通过外周血管压力感受器引起交感神经兴奋，使心率加快、外周血管收缩和心肌收缩力增强等。同时交感神经兴奋导致肾脏血管收缩，肾灌注减少，激活肾素 - 血管紧张素 - 醛固酮系统，增加肾脏对水和钠的重吸收。这些变化通过恢复有效循环血量而恢复心排出量。主要症状体征有：疲乏无力、口渴、直立性低血压、心率加快和晕厥等。严重时表现为中心静脉压降低、尿量减少等。

2. 毛细血管渗漏综合征　重症患者容量不足的另一个不可忽视的原因是液体由血管内向血管外转移，即毛细血管渗漏综合征（capillary leak syndrome）。毛细血管渗漏综合征是一种突发的、可逆性毛细血管高渗透性，血浆迅速从血管渗透到组织间隙，引起迅速出现的进行性全身性水肿、低蛋白血症、血压及中心静脉压均降低、体重增加、血液浓缩，严重时可发生多器官功能障碍综合征。毛细血管渗漏综合征的常见原因为严重感染、重症胰腺炎等。

出现毛细血管渗漏综合征时给临床治疗带来很大困难：患者看似水肿，但血管内容量往往不足；给予充分补液会引起液体外渗更多，可能加重器官损害。因此毛细血管渗漏综合征治疗有一定的特殊性，如急性期应在保证循环的条件下限制入水量，过多的补液可引起组织间隙水肿，细胞水肿、肺水肿加重，心包、胸腹腔渗出增多，加重器官功能损害；而在恢复期应警惕大量液体重新回吸收到循环系统引起的肺水肿，应及时利尿以减轻肺水肿程度。

（三）容量过负荷

液体复苏是临床上治疗休克及改善组织灌注的最常用的手段。容量不足会导致低灌注，加重肾脏损伤或增加死亡率，因此，当患者存在容量不足时应积极地进行液体复苏。但临床上也经常遇到这样的问题：如果复苏至心排出量增高，平均动脉压满意的高血流动力状态，肾脏却持续恶化，还应该如何复苏？有些医生倾向于继续给予液体，直至肾功能指标好转，如尿量增多。但这种做法的风险在于，如果患者的尿量始终不见增多，则会发生明显的液体过负荷。而越来越多的研究表明：容量过负荷也同样会加重 AKI 的程度甚至影响预后[2-5]。

容量过负荷会引起组织水肿，水肿阻碍了氧和代谢产物的弥散，破坏了组织结构，妨碍了毛细血管和淋巴的回流，干扰了细胞之间的相互作用，从而可能引起器官功能障碍，如心肌水肿可能引起心室射血功能下降、肺水肿引起呼吸困难、脑水肿引起脑疝、组织水肿会影响切口愈合、胃肠道功能障碍等。

容量过负荷为什么会加重 AKI 呢？首先，容量过负荷会引起腹腔脏器水肿，导致腹腔高压的发生，腹腔高压会引起肾静脉回流障碍，从而导致鲍曼囊压力增高和肾血流减少，引起或加重已经存在的 AKI。其次，即使不发生腹腔高压，由于肾脏是一个有囊被的器官，容量过负荷引起的器官水肿会产生更高的反向压力，形成"囊内填塞"，进一步降低 RBF 和肾脏灌注、减少尿量，引起更多的液体潴留和水肿[6]。这一恶性循环很容易导致利尿剂耐药。此外，液体潴留会引起心肌扩张、心排量和全身血压下降，从而使肾脏功能进一步恶化。若液体过负荷持续存在，则会导致 AKI 持续加重，甚至最终难以恢复，并使患者死亡率增加。

二、溶质失衡带来的内环境紊乱

(一)电解质紊乱与酸碱失衡

电解质紊乱与酸碱失衡是重症患者最常见的一类内环境紊乱。几乎每个重症患者都可能存在电解质异常或酸碱失衡，维持患者电解质在正常水平和酸碱平衡成为 ICU 的一项基本治疗。

1. 电解质紊乱 电解质紊乱主要包括钠代谢紊乱、钾代谢紊乱及钙、磷、镁等电解质的代谢紊乱。其中任何一种电解质代谢出现严重紊乱，都将会危及生命。因此，当出现电解质异常时应积极纠正。电解质紊乱的病因很多，主要涉及摄入、内源性产生、体内转移和排泄等几个环节的异常。

对于电解质降低的异常，主要是去除病因和补充降低的电解质。如低钾血症、低钙血症、低磷血症或低镁血症，均应积极补充至正常；而对于中重度低钠血症，则应注意补钠速度，否则可能引起中枢神经脱髓鞘改变。2014 年欧洲低钠血症诊疗指南推荐：对于中度和重度低钠血症，建议避免在第 1 个 24 小时使血清钠浓度增加 >10mmol/L，之后避免每 24 小时血清钠浓度增加 >8mmol/L[7]。

对于电解质增高的异常，主要是去除病因和采取降低电解质的措施。对于药物治疗无效或危及生命的电解质异常，如严重高钾血症、严重高钠血症等，可考虑采用血液透析或床旁连续血液净化的方法尽快清除。

2. 酸碱失衡 重症患者的酸碱失衡也非常普遍，包括代谢性酸碱失衡、呼吸性酸碱失衡及混合型酸碱失衡。因此，应根据患者的病情，决定监测血气的频率，及时发现和纠正酸碱失衡。酸碱失衡的原因涉及代谢和呼吸的诸多环节，也包括一些医源性因素。

其中代谢性酸中毒重症患者最常见的一种酸碱平衡紊乱。代谢性酸中毒包括阴离子间隙(anion gap，AG)正常的酸中毒和 AG 增高的酸中毒。AG 增高型代谢性酸中毒主要包括糖尿病酮症酸中毒、乳酸酸中毒以及一些外源性中毒等，因此更应强调病因治疗。AG 正常型代谢性酸中毒主要包括消化道丢碱或泌尿道丢碱，在病因治疗的同时强调 HCO_3^- 的补充和 H^+ 的排出。

乳酸酸中毒是一种 AG 增高型代谢性酸中毒，常见于 ICU 重症患者。乳酸是葡萄糖代谢的中间产物，由丙酮酸还原而成，当缺氧时或丙酮酸未及时被氧化时即还原为乳酸，并主要通过肝脏、肾脏代谢。在正常状态下，机体对乳酸生成和代谢的能力处于一种平衡，重症患者血乳酸浓度 <2.0mmol/L，当血乳酸浓度 ≥2.0mmol/L 时，即为高乳酸血症；血乳酸浓度 ≥5.0mmol/L 并有代谢性酸中毒者，即为乳酸性酸中毒。其发病机制：①乳酸生成过多：氧供不足；隐匿性组织灌注不足；重症应激状态下，血中儿茶酚胺浓度升高；组织利用氧障碍。②乳酸代谢障碍致乳酸清除不足：清除乳酸的脏器主要是肝脏，其次是肾脏，当肝功能严重受损时，肝脏对乳酸的代谢能力有所不足，可出现乳酸蓄积。一般分为 A、B 两型，A 型发生于各种原因导致的组织灌注不足或急性缺氧；B 型发生于无组织灌注不足和氧合不足的临床证据时有乳酸中毒，如肝硬化、恶性肿瘤、糖尿病。临床上较为常见的是 A、B 混合型，其症状和体征通常无特异性。乳酸酸中毒的病死率很高，治疗难度大，因此以预防为主。治疗原则同代谢性酸中毒，在积极治疗原发病的同时应及时处理危及生命的紧急情况和防治并发症，连续血液净化可以部分清除血乳酸，但对严重的乳酸酸中毒无效，也不建议用于单纯的乳酸酸中毒。

（二）内源性毒素导致的内环境紊乱

1. 尿毒症毒素蓄积　尿毒症毒素指急、慢性肾衰时体内潴留并具有毒性作用的物质。尿毒症毒素依据其生化性质以及清除方式可分为三类：

（1）水溶性不与蛋白质结合的小分子物质：分子量通常小于 500D，如尿素和肌酐等，此类物质容易被血液透析清除。

（2）中分子物质：分子量通常大于 500D，如甲状旁腺素（PTH）、β2 微球蛋白（β2-M）等，此类物质常规血液透析效果不理想，可以被采用大孔径透析膜的血液净化方式清除。

（3）蛋白结合物质：如硫酸吲哚酚、硫酸对甲酚等。血液透析、高通量透析及连续血液净化等方式对此类物质的清除效果均较差。

最近几年的研究证明，后两类毒素与造成尿毒症患者死亡首要原因的心血管事件密切相关[8]。

2. 肝衰竭引起的毒素蓄积　肝脏是人体内最大的解毒器官，肝衰竭时，体内多种有害物质得不到有效处理，会蓄积导致病情加重。此外，肝衰竭患者的肝脏与胃肠道直接往往有很多侧支循环，来自肠道的许多毒性代谢产物，未被肝脏解毒和清除，经侧支进入体循环，透过血脑屏障而至脑部，引起大脑功能紊乱，诱发肝性脑病。诱发肝性脑病的致病性溶质主要包括氨、硫醇、短链脂肪酸、γ- 氨基丁酸（GABA）及芳香族氨基酸的代谢产物 β- 羟酪胺和苯乙醇胺（假性抑制性神经递质）等。我们将肝衰竭时人体内的主要致病性溶质按水溶性和非水溶性分为两类：

（1）水溶性毒素：多为小分子物质，如氨、乳酸盐等。病情严重时也会出现 TNFα、IL-6、IL-8、等中分子炎性细胞因子。当合并肝肾综合征时，也会合并出现尿素氮和肌酐等尿毒症毒素的蓄积。这些毒素用连续血液净化或透析可以有效清除。

（2）脂溶性蛋白结合毒素：肝衰竭时体内有很多代谢性毒素不溶于水，跟血浆蛋白有很高的结合率，包括胆酸、胆红素、芳香氨基酸、短、中链脂肪酸、吲哚 / 酚 - 硫醇、内毒素等。这类毒素用连续血液净化或透析方法无法有效清除[9]。

胆红素在血液中绝大部分与蛋白结合，主要是白蛋白，结合率 >99%。胆红素与白蛋白结合有 3 种情况：高亲和力低亲和力受体结合，及共价结合。前两者为可逆性结合，而后者为结合胆红素与白蛋白不可逆性结合，称为 δ 胆红素，在以结合胆红素为主的高胆红素血症患者中出现。

3. 内分泌和代谢性疾病内源性毒素的蓄积 很多内分泌和代谢性疾病可以使机体产生不同的致病性溶质导致发病。其中与重症相关的疾病包括：

（1）糖尿病病情加重可引起脂肪酸氧化代谢的中间产物 β- 羟丁酸、乙酰乙酸和丙酮（统称酮体）增加并在血中积聚，引起糖尿病酮症酸中毒。另外一些血糖严重升高的患者，血浆渗透压进行性升高，引起高渗性非酮症糖尿病昏迷。

（2）脂肪代谢障碍引起高甘油三酯血症，诱发重症胰腺炎，严重者可危及生命。很多心脑血管疾病与高胆固醇血症密切相关。

（3）一些内分泌危象，如甲亢危象、嗜铬细胞瘤引起的高血压危象是体内的甲状腺素或儿茶酚胺明显增高引起的。

4. 其他病理情况下内源性毒素的蓄积

此外，还有很多病理情况下可以导致异常的内源性毒素在血中蓄积，导致一些危及生命的情况发生，主要包括：

（1）挤压伤综合征、骨筋膜室综合征及其他原因导致的横纹肌溶解会引起肌红蛋白等肌源性毒素大量释放入血，可引起中毒性休克、急性肾损伤，甚至心跳骤停。

（2）肠梗阻或肠黏膜屏障受损时肠道细菌或肠源性毒素可以入血，产生毒血症或脓毒血症，可引起感染中毒性休克。

（3）长管状骨骨折可导致髓腔中的脂肪微粒入血，发生脂肪栓塞，可引起呼吸困难或昏迷。

（4）溶瘤综合征是指在白血病或其他肿瘤的化疗过程中，由于瘤细胞的大量崩解，释放出其细胞内容物和代谢产物而引起的一组症候群，包括高尿酸症、高磷酸血症、低钙血症、高钾血症、急性尿酸性肾病等，均应给予对症治疗。通过足量补液、碱化利尿及预防性口服别嘌醇等，可起到一定的防治作用，血液净化可作为治疗原发病同时的辅助治疗。

（三）外源性药物或毒素等导致的内环境紊乱

1. 诊治过程中的药物或造影剂 诊治过程中使用的药物或造影剂对大多数患者都是安全的。但若患者对所用药物或造影剂有特异反应，可能发生过敏性休克、药物性肾损伤或造影剂肾病、药物性肝损伤，导致病情加重。另外，也有一些药物的有效剂量和中毒剂量相差很小，在缺乏药物浓度监测的情况下，可能发生药物中毒。医源性用错药物、开错药物剂量或输错血则可将患者置于非常危险的境地。

2. 患者误服或故意服用药物、食物或毒物 由于种种原因，患者误服或故意服用大剂量的药物或毒性较强的食物或毒物，可以发生药物过量或中毒。常见的药物过量包括镇静催眠药物、抗癫痫药物、抗心律失常药物、降压药及抗凝药等；常见的食物中毒包括毒蕈中毒、河豚中毒等；常见的毒物中毒有有机磷中毒、百草枯中毒、河豚中毒等。严重者危及生命，应立即催吐、洗胃、导泻、利尿，或使用特异性拮抗药，必要时行血液净化治疗。

3. 患者被有毒性的动物所伤 患者被毒蛇、蝎或毒蜘蛛咬伤、蜜蜂蜇伤或海蜇蜇伤等，均可能发生致命性的中毒。动物毒素大多是有毒动物毒腺制造的蛋白类化合物，根据毒素的生物效应，动物毒素可分为神经毒素、细胞毒素、心脏毒素、出血毒素、溶血毒素、肌肉毒素或坏死毒素等。不同动物所制造的毒素种类和生物效应均不相同，如蜂毒主要是神经毒素、溶血毒素和酶;蝎毒含神经毒素和酶;蜘蛛毒素含 10 多种蛋白、坏死毒素和酶;蛇毒所含毒素类型因蛇的种、属不同而有很大差异。

(四) 细胞因子风暴导致的内环境紊乱

1. 严重感染产生的细胞因子风暴　致病微生物入侵人体后,机体的免疫系统通过病原相关分子模式(PAMP)与模式识别受体(PRRs)结合,识别抗原,产生促炎细胞因子和抗炎细胞因子,前者如肿瘤坏死因子 α(TNFα)、白介素 1(IL-1)、IL-6、IL-8,集落刺激因子(GM-CSF)等;后者如 IL-10 等。将这个快速产生大量细胞因子的过程,称作"细胞因子风暴"。严重感染时,除致病微生物及其产生的毒素可导致人体损伤外,细胞因子风暴也会对人体的细胞或器官导致损害,包括免疫系统本身受损,继发免疫抑制[10]。

细胞因子风暴的强度往往存在个体差异。感染发生后,一些患者出现的细胞因子风暴强度适中,这些细胞因子能够清除侵入人体的病原微生物,而对人体自身损害较小。而有些患者可能发生非常强烈的细胞因子风暴,在清除病原微生物的同时,也对自身的器官功能产生明显的损害,表现为难治性休克及多器官衰竭,甚至可能短期内不治而亡。还有一些患者本身免疫功能低下,在病原微生物入侵后,不能产生足够强的细胞因子风暴,导致病原微生物在体内快速繁殖,病情加重。

2. 非感染情况下的细胞因子风暴　不仅是在严重感染时可以发生细胞因子风暴,在一些非感染的情况下机体的免疫系统也可以被激活,产生细胞因子风暴。这些情况下,往往是自身细胞损伤后,释放出一些细胞内物质,如腺苷、ATP、高迁移率族蛋白 B1(High mobility group box 1,HMGB-1)、热休克蛋白(heat shock protein,HSP)等,称为报警因子或警报素(alarmin)入血,通过损伤相关分子模式(damage associated molecular pattern,DAMP)激活机体的免疫系统,产生细胞因子风暴,造成人体器官损害[11]。

(1) 重症胰腺炎:重症胰腺炎早期,胰腺被自身消化酶损伤,消化酶及被损伤的胰腺组织细胞内容物进入血液后,激活人体免疫系统,产生强烈的细胞因子风暴,导致远隔脏器损伤,发生多器官功能障碍。

(2) 横纹肌溶解:在很多病理情况下可发生横纹肌溶解,如药物或毒物、病毒感染、挤压伤综合征、骨筋膜室综合征、中暑、恶性高热等。横纹肌溶解后,肌红蛋白、腺苷等细胞内容物会进入血液循环,它们作为危险素可激活人体免疫,发生强烈的细胞因子风暴,导致人体发生多器官衰竭。

(3) 羊水栓塞:近年来的研究表明,羊水栓塞的主要发病机制并非机械性栓塞,而是在分娩过程中羊水进入母体血液循环,羊水中的致病物质激活母体的免疫系统和凝血系统,产生强烈的细胞因子风暴和凝血风暴,从而导致患者发生凶险的休克、呼衰和多脏器衰竭。

(五) 免疫性致病物质导致的内环境紊乱

临床上有些疾病的发病来自于血中的自身抗体、免疫复合物或异常增多的免疫球蛋白。这些疾病主要包括自身免疫性疾病和一些特殊类型的肿瘤。

1. 自身免疫性疾病　自身免疫性疾病是指机体对自身抗原发生免疫反应而导致自身组织损害所引起的疾病。机体会产生针对自身器官或组织的自身抗体,攻击自身器官的细胞,导致发生器官或系统功能障碍。与重症相关的自身免疫性疾病包括:重症肌无力、吉兰巴雷综合征、多发性脑脊髓硬化症、系统性红斑狼疮等。

但是自身抗体的存在与自身免疫性疾病并非两个等同的概念,自身抗体可存在于无自身免疫性疾病的正常人特别是老年人,如抗甲状腺球蛋白抗体、甲状腺上皮细胞抗体、胃壁细胞抗体、细胞核 DNA 抗体等。有时,受损或抗原性发生变化的组织可激发自身抗体的产生,如心肌缺血时,坏死的心肌可导致抗心肌自身抗体形成,但此抗体并无致病作用,是一种继发性免疫反应。

2. **多发性骨髓瘤** 多发性骨髓瘤(MM)是一种恶性浆细胞病,其肿瘤细胞起源于骨髓中的浆细胞,而浆细胞是 B 淋巴细胞发育到最终功能阶段的细胞。其特征为骨髓浆细胞异常增生伴有单克隆免疫球蛋白或轻链(M 蛋白)过度生成。多发性骨髓瘤常伴有多发性溶骨性损害、高钙血症、贫血、肾脏损害。由于正常免疫球蛋白的生成受抑,因此容易出现各种细菌性感染。

3. **副肿瘤综合征** 由于肿瘤产物的异常免疫反应(包括交叉免疫、自身免疫和免疫复合物沉着等)或其他不明原因,可引起内分泌、神经、消化、造血、骨关节、肾脏及皮肤等系统发生病变,出现相应的临床表现。这些表现不是由原发肿瘤或转移灶所在部位直接引起的而是通过上述途径间接引起,故称为副肿瘤综合征。副肿瘤综合征发生在<1%的癌肿病例中,大多数是肺癌(通常为燕麦细胞型肺癌),乳腺癌或卵巢癌。各种副肿瘤综合征并不局限于神经系统,但往往都累及神经系统。在有些病例中发现血液循环中存在对抗神经系统组织的抗体,可能与自身免疫有关。

综上所述,重症患者很容易发生各种内环境紊乱,而且对内环境紊乱的耐受性很差。由于重症患者往往存在心、肺、肾或肝等脏器功能的下降,其对多余水分及大量的致病性溶质或毒素无法有效清除,可能需要借助一定的血液净化技术来协助机体清除,以改善重症患者的预后。

(杨荣利 黄顺伟)

参 考 文 献

1. Ronco C,Kaushik M,Valle R,et al. Diagnosis and management of fluid overload in heart failure and cardio-renal syndrome:the "5B" approach. Semin Nephrol,2012,32(1):129-141.

2. 陈秀凯,李素玮,刘大为,等. 中心静脉压在感染性休克所致急性肾损伤中的作用. 中华医学杂志,2011,91(19):1323-1327.

3. Heung M,Wolfgram DF,Kommareddi M,et al. Fluid overload at initiation of renal replacement therapy is associated with lack of renal recovery in patients with acute kidney injury. Nephrol Dial Transplant,2012,27(3):956-961.

4. Vaara ST,Korhonen AM,Kaukonen KM,et al. Fluid overload is associated with an increased risk for 90-day mortality in critically ill patients with renal replacement therapy:data from the prospective FINNAKI study. Crit Care,2012,16(5):R197.

5. Legrand M,Dupuis C,Simon C,et al. Association between systemic hemodynamics and septic acute kidney injury in critically ill patients:a retrospective observational study. Crit Care,2013,17(6):R278.

6. Herrler T,Tischer A,Meyer A,et al. The intrinsic renal compartment syndrome:new perspectives in kidney transplantation. Transplantation,2010,89(1):40-46.

7. Spasovski G,Vanholder R,Allolio B,et al. Clinical practice guideline on diagnosis and treatment of hyponatraemia. Eur J Endocrinol,2014,170(3):G1-G47.

8. Piroddi M，Bartolini D，Ciffolilli S，et al. Nondialyzable uremic toxins. Blood Purif，2013，35 Suppl 2：30-41.

9. Willars C. Update in intensive care medicine：acute liver failure. Initial management，supportive treatment and who to transplant. Curr Opin Crit Care，2014，20（2）：202-209.

10. Hotchkiss RS，Monneret G，Payen D. Sepsis-induced immunosuppression：from cellular dysfunctions to immunotherapy. Nat Rev Immunol，2013，13（12）：862-874.

11. Tang D，Kang R，Coyne CB，et al. PAMPs and DAMPs：signal 0s that spur autophagy and immunity. Immunol Rev，2012，249（1）：158-175.

第二节　重症血液净化对容量失衡的调控

重症患者往往存在容量不足或容量过负荷，且容量耐受区间明显变窄，近年来，越来越多的研究证实容量失衡会影响患者预后。因此，重症患者的液体管理非常重要，尤其是对于那些合并急性肾损伤，需要血液净化治疗的重症患者。重症血液净化的液体管理应该在血流动力学的指导下，采用目标指导的容量管理策略。

一、重症患者的容量失衡与液体管理

（一）重症患者的容量失衡

重症患者由于病情危重，往往丧失或部分丧失对容量的主动调节能力；在容量不足时，可能无法喝水；而在容量过多时，可能因为急性肾损伤而尿量不增。不仅如此，更重要的是重症患者对容量改变的耐受性往往变得很差。如有的患者存在循环不稳定，液体稍微负平衡就可能加重休克；有的患者存在心衰或肺水肿，液体稍微正平衡或输液速度稍快就可能会加重呼吸困难。因此，重症患者的容量耐受区间变窄，能耐受的容量波动可能不超过数百毫升，容易出现容量不足或容量过负荷的情况。

容量不足会导致全身器官灌注不足，严重时可出现休克乃至多脏器功能障碍综合征。容量过负荷会引起组织水肿，水肿阻碍了氧和代谢产物的弥散，破坏了组织结构，妨碍了毛细血管和淋巴的回流，干扰了细胞之间的相互作用，从而可能引起器官功能障碍。如心肌水肿可能引起心室射血功能下降、肺水肿引起呼吸困难、脑水肿引起脑疝、组织水肿影响切口愈合、甚至发生吻合口瘘，影响患者的预后。容量过负荷引起的腹腔高压及肾脏纤维囊内压力增高，可降低肾血流和肾小球滤过率，导致 AKI 持续加重，甚至最终难以恢复，并使患者死亡率增加。

（二）重症患者的液体管理

从上文可以看出，重症患者无论容量不足还是容量过多都会导致多脏器损害加重，影响肾脏功能和预后。因此，重症患者的液体正平衡或负平衡并不仅仅是水多一点或少一点的问题。重症医师应该加强对患者液体的管理，把液体当成药物一样，严格把控液体的种类、剂量和输液速度，以改善患者的脏器功能和预后。恰当的液体管理离不开在血流动力学监测指导下制订动态、个体化方案。

1. 液体平衡与容量失衡　重症患者的液体管理主要是对患者液体平衡的把控。如果液体平衡把控得好，则能够改善患者的容量失衡，改善预后；如果液体平衡把控得不好，则可能加重已有的容量失衡，给患者带来不利的结局。

（1）液体正平衡与容量失衡：液体正平衡是指液体入量大于各种途径排出液体量（包括非显性失水、各种引流及尿量）的总和。早期液体正平衡可有效改善组织灌注；但也应注意，重症患者长时间的液体正平衡易发生容量过负荷，导致心功能衰竭、肺水肿、器官功能障碍。Vincent教授等在24个欧洲国家198个ICU进行的回顾性观察研究显示：ICU病死率除与脓毒症的发生率相关外，还与液体正平衡密切相关。

（2）液体负平衡与容量失衡：液体负平衡是指患者的液体出量明显大于入量。对于心衰、ARDS、脑水肿等存在容量过负荷的患者，适度的液体负平衡有助于减轻患者的容量负荷，改善预后。但过度的液体负平衡常常伴随着有效容量的不足，易导致低血容量休克、再灌注损伤、电解质紊乱等。重症患者在连续血液净化开始时，若存在血液循环速度过快或单位时间内超滤量过快或生物不相容性等因素，都将导致机体容量不足。

2. 重症患者液体复苏的阶段性　休克患者的液体复苏通常可以分四个阶段进行，各阶段的液体平衡目标不尽相同。第一阶段——急救阶段：治疗目标是维持患者的生命体征。此阶段可能需要快速液体复苏，液体往往需要快速正平衡，但需要在血流动力学监测下进行，注意液体复苏的度的把握。第二阶段——优化阶段：经过第一阶段的液体复苏，患者循环容量可能已基本稳定，需要在血流动力学指导下对容量进行微调，液体正平衡和负平衡均有可能，但幅度不宜过大。第三阶段——稳定阶段：患者的循环与容量进一步稳定，维持液体平衡状态，等待脏器功能恢复。第四阶段——降阶梯阶段：逐渐停用血管活性药物，组织内的水返回血浆，应使用利尿剂或增加血液净化的脱水率积极脱水，达到液体负平衡。应注意脱水的速度，避免导致新的低灌注发生。

二、重症血液净化对容量失衡的调控策略

当重症患者并发急性肾损伤，肾脏排水的能力降低或丧失，患者容易发生容量过负荷。此时，往往需要采用血液净化来清除过多的水分和溶质。然而，由于重症患者的容量耐受区间比较窄，即使选择了对血流动力学影响最小的连续血液净化，也应在血流动力学的指导下，采用目标指导的容量管理策略，才能避免产生新的容量失衡，改善重症患者的预后。

（一）重症血液净化的液体管理离不开血流动力学指导

要做好重症患者血液净化的液体管理不是一件容易的事，液体稍微负平衡一些，休克就可能加重；液体稍微正平衡一些，就可能加重肺水肿。而接受血液净化治疗的危重患者已经丧失了液体自身调节的能力，患者的容量状态完全依赖于医生对血液净化机的调整。若脱水目标设置不恰当，或没有根据患者的容量状态进行参数调节，很容易出现容量不足或容量过多，影响患者的预后。

重症患者常常存在血流动力学不稳定；血液净化又可能导致血流动力学发生新的波动。对患者进行血流动力学监测，可以准确评价患者的容量状态和容量反应性，从而有助于指导液体平衡目标的正确调整。此外，在患者的不同病程阶段，应采用不同的液体管理策略。因此，只有深入地理解和掌握血流动力学监测与治疗理论，才能做好重症血液净化的液体管理，从而改善重症患者近期和远期的预后。

（二）重症血液净化的目标指导容量管理策略

针对重症血液净化液体管理的难点，采用目标指导容量管理策略可以实现重症血液净

化期间精准的液体管理。目标指导容量管理策略包括以下三个重要环节(详见本书第六章第六节)。

1. 液体平衡目标与安全值的设定 临床医生对接受连续血液净化治疗的患者选用恰当的血流动力学监测手段,准确评价患者的容量状态,设定正确的液体平衡目标和容量安全值。

容量评估有很多血流动力学指标,既包括中细静脉压(CVP)等压力指标,也包括心室舒张末容积(EDV)等容积指标;既有静态指标,也有每搏量变异(SVV)等功能性血流动力学指标;此外通过超声得到的下腔静脉直径变异率及主动脉血流速变异率也可评价容量。但没有一个指标是容量评价或液体反应性评价的黄金标准。由于单一血流动力学指标的局限性,在制订液体平衡目标时常常采用简单指标组合的方法,以增加容量评价的准确性和易行性。如可以采用容量"金三角"的方法:首先,由三角的顶点进入,确定灌注指标血乳酸或 $ScvO_2$ 是否正常,这是决定是否需要液体正平衡的先决条件;其次,如果乳酸或 $ScvO_2$ 正常,通过控制液体的负平衡降低中心静脉压,在灌注指标正常的基础上使中心静脉压保持最低值;第三,"金三角"的另外一个顶端 - 容量反应性有助于提高容量评价的准确性。

2. 液体平衡目标的滴定 床旁护士估算患者的每小时的入出量,根据医生制订的脱水目标,滴定式调节连续血液净化的脱水速率,实现每小时的液体平衡目标。

Metha 曾经提出连续血液净化的三级液体管理水平。对于 ICU 收治的重症急性肾损伤患者,应采用最高级的液体管理水平(第三级),即以精确的血流动力学指标随时指导调节每小时液体的净平衡。

3. 液体平衡目标的调整 当患者的指标触及容量安全值上限或下限,及时通知医生,调整和校正液体平衡目标及容量安全值。这一策略有助于避免容量不足或容量过多等情况的发生,从而保证连续血液净化的顺利进行。

综上所述,重症患者容易发生容量失衡,并与预后密切相关。重症 AKI 患者行血液净化治疗对液体管理有着很高的要求。实施重症血液净化的医护人员应该具备扎实的血流动力学功底,以保证血液净化的顺利实施和患者的安全。

(管向东 黄顺伟 杨荣利)

参 考 文 献

1. Ogbu OC, Murphy DJ, Martin GS. How to avoid fluid overload. Curr Opin Crit Care, 2015, 21(4): 315-321.

2. Malbrain ML, Marik PE, Witters I, et al. Fluid overload, de-resuscitation, and outcomes in critically ill or injured patients: a systematic review with suggestions for clinical practice. Anaesthesiol Intensive Ther, 2014, 46(5): 361-380.

3. Rosner MH, Ostermann M, Murugan R, et al. Indications and management of mechanical fluid removal in critical illness. Br J Anaesth, 2014, 113(5): 764-771.

4. Vincent JL, De Backer D. Circulatory shock. N Engl J Med, 2013, 369(18): 1726-1734.

5. 管向东, 聂垚. 休克治疗的理念与进展. 中华重症医学电子杂志, 2015, 1(1): 53-57.

6. 管向东, 黄顺伟. 围术期脓毒性休克液体治疗基本原则. 中国实用外科杂志, 2014, 34(2): 115-117.

7. 刘大为. 临床血流动力学. 北京:人民卫生出版社, 2013: 436-451.

第三节 重症血液净化清除溶质的基本原理

血液净化是重症患者常用的器官支持手段之一，在进行器官支持或清除毒物时，选择什么血液净化模式，经常困扰临床医生。因此，必须明确进行血液净化的目的，掌握各种血液净化模式清除溶质的基本原理，才可能选择恰当的血液净化方式。重症血液净化清除溶质的原理主要包括四种：弥散、对流、吸附及离心分离。不同的血液净化方式使用到的原理是不一样的。如血液透析（hemodialysis，HD）主要利用弥散的原理；而血液滤过（hemofiltration，HF）主要使用对流的原理；血液透析滤过（hemodiafiltration，HDF）则同时利用了弥散和对流的原理；血液吸附（hemoadsorption，HA）主要利用的是吸附的原理；血浆置换则利用对流（膜式血浆置换）或离心分离（离心式血浆置换）的原理。

一、弥散

在一个限定的分布空间，半透膜两侧的物质有达到相同浓度的趋势。溶质依靠浓度梯度从高浓度一侧向低浓度一侧转运的过程称为弥散。溶质的弥散转运能源来自溶质的分子或微粒自身的不规则运动（布朗运动），主要驱动力是浓度梯度，见图 2-3-1。

主要利用弥散原理的血液净化方式主要包括间歇血液透析（IHD）和连续血液净化中的连续静静脉血液透析（CVVHD）。影响溶质弥散的因素主要有弥散系数、溶质弥散面积、溶质浓度梯度差以及溶质转运距离等。根据 Fick 定律，可得到溶质的弥散量 = 弥散系数 × 弥散面积 × 浓度梯度差 / 转运距离。由于转运距离在各种透析器中比较恒定，且弥散系数在常温下为常数，所以溶质的弥散量主要与溶质的弥散面积和浓度梯度差成正比。在血液透析中，影响溶质弥散清除的因素有：

1. **溶质的分子量** 溶质运动的速度与其分子量和体积大小成反比，溶质的分子量越大，其通过半透膜的转运速率越低。因此小分子量的溶质运动速度高，撞击半透膜频率就高，其弥散速率也高。溶质的分子量也与其体积大小密切相关，若溶质分子大小近似于或超过膜孔的大小，半透膜会部分或完全阻挡溶质的通过。所以透析对小分子溶质清除效果较好，而对中、大分子的溶质清除效果差（图 2-3-1）。

2. **溶质的浓度梯度差** 溶质的弥散转运能力来自溶质的分子或微粒自身的不规则运动，分子不停地撞击透析膜从而通过膜孔，浓度越高碰撞频率就越高，弥散的转运量就越大。因此透析中需不断向透析器内输入未经透析的血液与新鲜透析液，且使血液与透析液流向相反，以保持最高的浓度差，发挥最大的弥散效能。

3. **膜面积** 表面积越大的透析器弥散清除率越高，普通透析器半透膜表面积为 $1.2m^2$ 左右。

4. **膜阻力** 膜的阻力包括膜本身的阻力与膜两侧液体滞留层所造成的阻力。膜本身的阻力由膜的面积、厚度、结构、孔径的大小和膜所带的电荷等决定膜。凡能通过膜孔的溶质，无论大小，其弥散量基本相同，因而膜的面积主要影响小分子物质的清除率，但对大分子物质影响不大。膜的结构对各种分子量的溶质均有明显的影响，如纤维素膜的孔道弯曲，彼此间有交通支、阻力大；合成膜壁薄，孔道直，无交通支，阻力小，因此分子量相同的小分子物质通过合成膜的弥散量较高；膜的亲水性与疏水性和电荷可将蛋白质吸附于膜上，从而影响溶质的转运。半透膜两侧液体的滞留液体层可降低膜表面的有效浓度梯度,故能阻碍溶质分子扩散。透析液和血液流速、透析机类型均能影响膜液体层厚度。增加血液与透析液流速可最大限度地保持溶质的梯度差,降低滞留液体层的厚度,减少膜的阻力。一般情况下,增加血液流速可提高小分子溶质的清除率,透析液流速为血液流速的两倍,最有利于溶质的清除。

5. 其他因素　溶质分子所带电荷与透析膜所带的电荷及其亲水性均可影响某些溶质的弥散清除量。此外,透析液温度也可影响透析清除效果,温度高的透析液可使溶质弥散清除速度加快。

二、对流

对流是在跨膜压作用下液体从压力高的一侧通过半透膜向压力低的一侧移动,液体中的溶质也随之通过半透膜,驱动力是膜两侧的压力差,不受溶质浓度梯度差的影响。水分子小,能够自由通过所有半透膜,当水分子在静水压或渗透压的驱动下通过半透膜时就发生超滤,溶质随水分子等浓度通过滤过膜的膜孔而被清除(图2-3-2)。血液滤过及膜式血浆置换均使用了对流的原理来清除溶质。

由于在对流清除溶质的过程中肯定会伴有血液容量的减少,所以通常需要置换液来补充减少的血液容量。血液滤过使用的与细胞外液成分接近的晶体置换液;血浆置换则采用外源性血浆或白蛋白等作为置换液。

影响对流清除的因素有:

1. 溶质的分子量　对流过程中大分子溶质,尤其是大于膜孔的分子无法通过半透膜。而能通过膜孔的中、小溶质分子均能随水分子被清除。血液滤过即采用耐高压的血滤器,利用对流的原理来清除中、小分子溶质。与血液透析相比,血液滤过擅长清除分子量在数千及1万~2万道尔顿的中分子溶质(图2-3-2)。对于小分子物质而言,弥散系数和筛过系数均接近1,因此对流与弥散清除小分子的能力实际上是相当的。但由于在实际临床上间歇血液透析常采用20 000~30 000ml/h的透析液速率,而血液滤过仅采用1500~2000ml/h的置换液速率,容易产生弥散较对流清除小分子溶质能力强的错觉。

膜式血浆置换由于采用膜孔径较大的血浆分离器,能够将血浆中的大分子溶质(如各种蛋白)也随中小分子溶质一起清除出来。双重膜式血浆置换中使用的血浆成分分离器还能够将血浆中的大分子蛋白与小分子蛋白进行分离,从而半选择性地清除致病性大分子蛋白。

2. 膜两侧的净压力差　超滤的动力来自膜两侧的净压力差,即总跨膜压,由静水压和渗透压形成。静水压为滤器血液侧与滤出液侧之间的静水压差,其决定超滤的速度。滤器膜对水的通透性高,但变动范围很大:它取决于膜厚度和孔径大小,并可用超滤系数(Kuf)来表示。Kuf定义为每mmHg压力梯度下平均每小时通过膜转运的液体毫升数,单位为ml/(h·mmHg)。渗透压取决于血液侧血浆胶体渗透压和大量代谢产物形成的晶体渗透压两者形成的负压与滤出液侧晶体形成的正压之和。由于静水压一般明显高于渗透压,因此总的跨膜压主要取决于静水压。

3. 其他因素　溶质的对流清除量与水的超滤量及其在血中的浓度成正比。膜的厚度、表面积、化学特性、生产工艺及膜所带的电荷等均可影响膜的阻力。血液成分血浆蛋白浓度、血细胞比容以及血液黏滞度均影响超滤率。液体动力学膜表面的切变力或浓度梯度也影响滤过量。温度与超滤率呈直线关系。

三、吸附

吸附是利用溶质的电荷、疏水性、亲水性等物理特性,用吸附材料将溶质吸附清除的方法。吸附材料表面存在无数的孔,形成分子筛,能够阻挡比孔的分子截断值大的分子进入吸附剂。与弥散或对流的膜材料类似,吸附所能清除的溶质大小取决于吸附孔的大小。按吸附孔的大小,可将孔分为三类:微孔(低于 2nm)、中孔(2~50nm)和大孔(大于 50nm)。微孔主要用于吸附小分子溶质;15nm 左右的中孔更适合吸附细胞因子等中分子物质;30nm 左右的中孔更适合吸附蛋白结合毒素;大孔由于能吸附纤维蛋白原等凝血因子,临床上一般不宜采用。

临床上常用的吸附材料包括活性炭和树脂,见图 2-3-3。与树脂相比,活性炭的孔径一般较小,且不均匀,主要用于吸附中、小分子溶质。树脂的吸附孔径相对比较均匀,可以根据要求制成不同孔径的产品,用以吸附不同大小的溶质。临床上常采用 15nm 左右的中孔吸附树脂,主要用于吸附中分子溶质或带有苯环的小分子溶质。树脂的生物相容性好于活性炭。

由于吸附剂可以跟血浆中的白蛋白竞争结合药物或毒素,所以对于蛋白结合率高的药物或毒素的清除,吸附是一个很好的选择。需要注意的是,虽然滤器膜也具有一定的吸附功能,但血液滤过主要是以对流的原理清除溶质,滤器膜的吸附性能一般不强,只有少数滤器膜具有较高的吸附性能(如 AN69 膜等)。因此,一般不推荐采用频繁更换滤器的方法来增加溶质的清除。

按照吸附材料的选择性,可将吸附分为非特异性的广谱吸附和特异性的免疫吸附。按照血液净化形式,又可将吸附分为血液吸附和血浆吸附。前面所述的活性炭吸附和普通树脂吸附均为非选择性吸附,常采用简单的血液吸附,也可以采用血浆吸附。免疫吸附是利用高度特异性的抗原 - 抗体反应或有特定物理化学亲和力的物质(配基)结合在吸附材料(载体)上,用于清除血浆或全血中特定物质(配体)的治疗方法。临床上常用免疫吸附来清除特定的致病物质,如胆红素吸附、内毒素吸附、低密度脂蛋白吸附、致病性抗体的免疫吸附等。免疫吸附大多数要求采用血浆吸附的方式,少数免疫吸附可以采用血液直接吸附的方式,如内毒素吸附。

无论哪种吸附,都只是对致病溶质的清除,血浆量和血液量都没有变化,因此具有操作简单、不需要补充置换液、也不需要使用透析液等优点。但吸附器对溶质的吸附具有饱和性,一旦吸附器饱和,就不可能再进行吸附,需要进行更换。

四、离心分离

利用离心分离的血液净化疗法,主要用于血浆成分的清除(如血浆置换)、血细胞成分的清除(如白细胞清除)、成分献血,另外还用于采集外周血干细胞等。

离心分离利用红细胞、白细胞和血浆比重不同的原理,实现血液不同组分的分离清除。不同的血细胞及血浆的比重是不同的:红细胞的比重为 1.095;血小板的比重为 1.04;白细胞的比重因组分不同比重范围为 1.04~1.085;血浆的比重为 1.027。众所周知,加入抗凝剂的血液放置一段时间以后，血细胞成分在下部沉淀，与血浆成分上清得以分离，这是因为血细胞成分的比重大于血浆成分的缘故。离心分离能够促使分离过程均一化并在短时间得以完成。离心分离的示意图见图 2-3-4。由于离心分离的设备比较昂贵，离心式血浆置换在欧、美使用的比较多，在国内临床上多使用膜式分离进行血浆置换。

采用离心分离进行血浆置换时，含有白蛋白的致病物质与滤过的血浆一起被废弃，因此同对流一样，需要补充置换液。

综上所述，重症血液净化方式涉及多种原理。血液净化方式与原理之间有不同的对应关系。如连续血液净化的不同模式所利用的主要原理并不相同；而血液滤过和膜式血浆置换都利用了对流的原理。掌握溶质清除的基本原理是正确选择血液净化方式的前提和重要保证，应根据临床对溶质清除的需要及所具备的客观条件，准确地选择有效的血液净化方式。

（黄英姿　杨　毅　杨荣利）

参 考 文 献

1. Tolwani A. Continuous renal-replacement therapy for acute kidney injury. N Engl J Med, 2012, 367(26): 2505-2514.
2. 野入英世, 花房规男. 任庆华, 译. 血液净化疗法. 北京：北京科学技术出版社, 2013：4-10.
3. Harm S, Falkenhagen D, Hartmann J. Pore size--a key property for selective toxin removal in blood purification. Int J Artif Organs, 2014, 37(9): 668-678.
4. Inoue S, Kiriyama K, Hatanaka Y, et al. Adsorption properties of an activated carbon for 18 cytokines and HMGB1 from inflammatory model plasma. Colloids Surf B Biointerfaces, 2015, 126: 58-62.
5. Hafer C, Golla P, Gericke M, et al. Membrane versus centrifuge-based therapeutic plasma exchange: a randomized prospective crossover study. Int Urol Nephrol, 2016, 48(1): 133-138.

第四节　重症血液净化对致病性溶质的清除及重建内稳态

正如本章第一节所述，重症患者很容易发生各种内环境紊乱，而且对容量失衡和溶质失衡的耐受性很差。由于重症患者往往存在心、肺、肾或肝等脏器功能的下降，其对多余水分及大量的致病性溶质或毒素无法有效清除，可能需要借助一定的血液净化技术来协助机体清除，以改善重症患者的预后。

由于不同疾病的致病因子不同，清除的方法也可能不同。本节将从溶质的角度，概述一下在不同疾病下，针对不同的致病因子如何选择不同血液净化方法。

一、溶质特性与血液净化治疗的选择

致病溶质可能在分子量、分布容积、半衰期、所带电荷、比重、亲水性或疏水性等方面存在差异。溶质的这些特性与血液净化治疗的效果密切相关，应根据不同溶质的特性来决定相应的治疗方式、治疗剂量和治疗频度。

（一）分子量

确定致病溶质的分子量往往是选择血液净化方法的第一步。不同血液净化方法所能清

除的溶质分子量范围不同。血液透析与血液滤过所能清除的溶质与其分子量大小完全相关。血液透析主要用来清除分子量小于 0.5kDa 的小分子;如果采用高通量透析器则可以清除更大的分子,如分子量 11.8kDa 的 β2 微球蛋白。连续血液净化主要用来清除分子量小于 30kDa 的中小分子;如果采用高截留分子量滤器,则也可清除分子量在 30k～60kDa 的炎症因子[1]。血液吸附或血浆吸附所能清除的溶质与分子量大小不完全相关,如活性炭对分子量在 0.1k～5kDa 的溶质吸附率较高;树脂则可以通过控制其表面吸附孔径的大小,吸附较大分子量的溶质;免疫吸附柱可以通过其所载配体特定的理化性质或抗原抗体反应吸附分子量在 100kDa 以上的免疫球蛋白、内毒素或脂蛋白等更大分子的溶质[2,3]。临床上可根据溶质的分子量选择恰当的血液净化方法,如图 2-4-1 所示。在这里需要强调一点的是:如果溶质的蛋白结合率很高,则用血液透析和血液滤过的方法很难将其清除,可选用血液吸附、血浆吸附或血浆置换等方法清除。

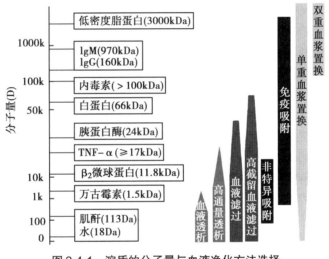

图 2-4-1　溶质的分子量与血液净化方法选择

此外,需要明确"小分子"、"中分子"与"大分子"溶质只是相对的概念,对于不同的血液净化方式,大分子与小分子的范围是不一样的。如对于普通透析器而言,小于 500Da 的溶质为小分子;大于 5kDa 的分子为大分子。对于血液滤器而言,小于 30kDa 的溶质为中、小分子;大于 30k～50kDa 的溶质为大分子。对于血浆置换和双重血浆置换而言,分子量为 66kDa 的白蛋白只能算作小分子溶质,而分子量在 100kDa 以上的免疫球蛋白或脂蛋白等才能称得上是大分子溶质。

（二）蛋白结合率

蛋白结合率是溶质的另一个重要参数。某溶质与血浆蛋白结合的量占该溶质血液总量的比例称为蛋白结合率。各种溶质以一定的比率与血浆蛋白结合,比例的高低与溶质的性质、血浆白蛋白浓度等有关。溶质在血浆中常同时存在结合型与游离型。溶质的蛋白结合具有:可逆性、饱和性、非特异性和竞争性的特点。

对于蛋白结合率较低(一般小于 60%)的水溶性溶质,可以根据其分子量大小按图 2-4-1 选择合适的血液净化方法。但对于蛋白结合率高的溶质,由于溶质 - 白蛋白复合物远大于透析膜或滤过膜的孔径，因此，血液透析和血液滤过均无法很好地清除蛋白结合溶质，只能清除少量游离的溶质。

那么对于高蛋白结合性溶质，如何清除呢？由于吸附剂（如活性炭、树脂等）既可以吸附游离的溶质，也可以与血浆蛋白竞争性地结合溶质，血液吸附或血浆吸附在这些情况下可能比血液透析或血液滤过更有效地清除高蛋白结合性溶质，而且并不会导致白蛋白的丢失。血浆置换可以同时清除血浆中游离溶质和结合型溶质，因此也可以用于高蛋白结合性溶质的清除。

（三）亲水性与疏水性

水是带有极性的分子。因此，如遇带有电荷或带有极性的分子，会与之结合，这种与水有较高亲和性的溶质称为亲水性溶质；而不带有极性的溶质与水的亲和性较低，称为疏水性溶质。

不同的血液净化方式受溶质的亲水性和疏水性影响不同。血液滤过几乎完全不受溶质的亲水性或疏水性影响，而血液透析的清除效果与溶质的亲水性或疏水性部分相关。以吸附为主要原理的血液净化方式与溶质的亲水性与疏水性密切相关。疏水性溶质很难再水溶液中单独存在，与吸附剂的疏水部分的亲和力很高，因此，一旦血浆与疏水性吸附剂接触，血浆中的疏水性物质就会被吸附剂吸附。

（四）电荷

溶质内部带有的正、负电荷离子，具有同性相斥、异性相吸的特性。不同的血液净化方式受溶质所带电荷的影响不同。血液滤过几乎完全不受溶质所带电荷的影响，而血液透析的清除效果与溶质所带电荷部分相关。以吸附为主要原理的血液净化方式与溶质所带电荷密切相关。如果吸附剂带有负电荷，当血浆流过时，其中的带有正电荷的溶质就会被吸附剂所吸附。

（五）比重

溶质的比重对血液透析、血液滤过或以吸附为主要原理的血液净化均无明显影响。比重对血浆与血细胞的离心分离会产生重要影响。

血浆的比重为 1.025～1.029；血小板的比重为 1.040；白细胞的比重为 1.050～1.092；红细胞的比重为 1.078～1.114。离心分离法即是利用血浆与血细胞之间的比重不同实现血浆分离。离心血浆分离在血细胞与血浆之间有一层白膜层，为白细胞与血小板，如果进一步设置分离阈值，则可实现各种血细胞的分离。

（六）分布容积

溶质在体内的一定部位存在，分布容积是溶质在体内分布的表观体积，其计算方法是体内某溶质的总量除以该溶质的血浆浓度。如果体内总量设为 Q，血浆浓度设为 C，则分布容积 V＝Q/C。各种溶质的分布容积多以每千克体重的容积（L/kg）来表示。只在血浆中分布的溶质的分布容积为 0.05L/kg；只在血液中分布的溶质的分布容积为 0.07L/kg；在细胞外液中分布的物质为 0.2L/kg；细胞内、外液均分布的物质为 0.6L/kg。超过 0.6L/kg 的物质，组织移动性较好，可以在脂肪组织等部位高浓度分布。

分布容积是决定血液净化治疗剂量和频度的重要因素。分布容积较小的溶质主要存在于血浆中，如 IgM，所需血液净化的次数少，做一至两次治疗血浓度即可明显下降。分布容积较大的溶质广泛分布于全身，血液净化只能清除存在于血浆中的那部分溶质，而无法直接清除组织中的溶质；治疗后血浆中溶质浓度下降，组织中的溶质又返回到血管内，引起血浆中的溶质浓度再次增高，这就是反弹现象，可以再次行血液净化清除。反弹的速度和幅度除了与分布容积有关，还与溶质生成的速度、溶质从组织到血液转移的速度有关。因此，对于分布容积大的溶质，需要多次或连续行血液净化治疗，以减少反弹，最终清除血液与组织中的溶质。

（七）半衰期与产生速度

血浆中的溶质经分解、排泄，直至浓度降至原来一半时的时间称为半衰期。每种溶质都有特定的半衰期。半衰期与生成速度密切相关。一般来说，半衰期短的溶质，其生成速度也比较快；而半衰期长的溶质，其生成速度一般较慢。

溶质的半衰期与产生速度对血液净化的清除效果会有明显影响。对于半衰期短、产生速度快的溶质，如细胞因子、凝血因子，血液净化虽然能清除它们，但血液净化一旦停止，这些溶质的浓度很快又会重新升上来，间断血液净化的效果欠佳，或需要持续进行血液净化治疗。而对于半衰期长、产生速度慢的溶质，如 IgG、白蛋白等溶质，血液净化暂停后，其血浆浓度上升也较慢，间断行血浆置换等血液净化治疗的效果较好。

二、重症血液净化在不同重症疾病中重建内稳态

（一）急性肾损伤的内环境紊乱与纠正

急性肾损伤（acute kidney injury，AKI）在重症患者中发病率高，并能够影响预后，近年来越来越引起重视。严重的 AKI 会引起水、电解质及酸碱代谢紊乱、氮质血症等，这些内环境紊乱会对全身多个器官系统产生不良影响，加重患者的病情。因此，严重的 AKI 往往离不开肾脏替代治疗。连续肾脏替代治疗由于其血流动力学耐受性良好、缓慢降低血浆渗透压等优点，在重症患者的肾脏替代治疗中占有重要地位。

1. **酸碱失衡的纠正**　血液净化可以在 24～48 小时内纠正 AKI 引起的酸碱代谢紊乱。但重症患者血液净化时的具体 pH 目标控制在多少，目前尚无统一标准。传统的观点是除非代谢性酸中毒非常严重（如 pH 值 <7.15），不提倡输注碳酸氢钠，以避免氧离曲线左移，加重缺氧；但作为置换液或透析液的基本缓冲液，重症患者肾脏替代治疗过程中又离不开碳酸氢钠。一些研究表明，在连续血液净化过程中，合理使用碳酸氢钠置换液可以纠正酸中毒，而并不加重乳酸酸中毒。因此，重症肾脏病学的发展，对传统观点带来了冲击，重症患者肾脏替代治疗时的 pH 值目标定为多少，多长时间完全纠正，仍有赖于前瞻性研究进一步明确[4, 5]。

2. **电解质紊乱的纠正**　AKI 引起的电解质紊乱也是很常见的，多数紊乱可以通过选择合适的血液净化方式及调整治疗液体成分纠正。但对于严重病例，如严重的钠代谢紊乱，肾脏替代治疗时需要恰当的管理，以避免神经并发症。如：快速纠正低钠血症可导致渗透性脱髓鞘，血钠的上升速度 24 小时一般不宜超过 8mmol/L；对于高钠血症，应使用与血浆钠浓度接近的置换液或透析液（低于血钠浓度不应超过 5mmol/L）[4]。

3. **避免失衡综合征**　失衡综合征最常发生于慢性肾衰患者进行头几次透析时，临床表现为头痛、恶心呕吐、定向力丧失、惊厥或昏迷等。其发生的机制为高剂量的透析使血浆中的尿素氮浓度下降过快，由于血脑屏障的存在，中枢神经系统内的尿素氮浓度下降较慢，致使水分移入脑内，发生脑水肿。所以，失衡综合征是一种累及中枢神经系统的严重内环境

紊乱。重症患者由于往往已经存在脑水肿，更容易发生失衡综合征。一般来说，间歇血液透析对患者的血浆渗透压影响较大，容易发生透析失衡综合征，选择连续血液净化有助于避免该并发症的发生。但有研究表明，重症患者即使做连续血液净化，如果治疗剂量设置不合理，氮质血症下降过快，也可能发生失衡综合征。因此，对于存在脑水肿和颅内压增高的重症患者，在做连续血液净化时应注意采用较低的溶质清除剂量，缓慢降低血浆渗透压，以避免失衡综合征的发生[6]。

（二）肝衰竭的内环境紊乱与纠正

与 AKI 不同，肝衰竭时除了有水溶性小分子的代谢产物蓄积外，还会有较多与蛋白结合的毒素和代谢产物蓄积，因此，单一的血液净化技术可能无法清除多种毒素，往往需要组合多种血液净化技术，特别是清除与蛋白结合毒素的技术，以达到治疗目的。

1. **水溶性毒素与代谢产物的清除** 肝衰竭时体内会蓄积一些水溶性代谢产物或毒素，如：氨、乳酸盐、炎性细胞因子等；当合并肝肾综合征时，还会伴有尿素氮、肌酐等尿毒症溶质的升高。其中氨是参与肝性脑病发病的最重要的小分子毒素，当血氨浓度超过 150μmol/L，很容易发生颅高压。因此高氨血症的肝性脑病患者应尽早采用在线透析或高容量连续血液净化降低血氨水平[7]。由于氨为气体，因此快速清除一般不会诱发失衡综合征。但对于合并有高钠血症的患者应注意采用高钠置换液，以避免脑水肿加重，诱发脑疝[8]。

2. **脂溶性蛋白结合毒素的清除** 除了水溶性代谢产物，肝衰竭患者体内还往往蓄积很多脂溶性蛋白结合毒素，如：胆酸、胆红素、芳香氨基酸、短、中链脂肪酸、吲哚、酚、硫醇等。这些毒素也会参与肝性脑病的发病。由于透析和连续血液净化技术清除蛋白结合毒素的效率很低，因此往往采用血浆置换、分子吸附再循环系统（MARS）等血液净化方法来清除这部分毒素。

3. **高胆红素血症的纠正** 无论是非结合胆红素，还是结合胆红素，在血中多数与白蛋白结合，故连续血液净化技术清除胆红素的能力有限。因此临床上可采用胆红素吸附、血浆置换或白蛋白透析等技术清除胆红素。对于以高胆红素血症为主要表现的肝损伤患者，行胆红素吸附治疗可安全有效地降低胆红素水平。但对于有凝血功能差、肝昏迷等表现的严重肝衰竭患者，单独做胆红素吸附是不够的，甚至会加重出血，应给予血浆置换和 CRRT 等治疗。

（三）中毒的内环境紊乱与纠正

中毒主要是外源性毒物、有毒的食物或过量药物通过消化道或其他途径进入到循环系统中，并可进一步分布到组织中，引起各种中毒症状。对于中毒的救治首先是通过催吐、洗胃、导泻、利尿等常规方法加速毒物的排除，减少其继续吸收入血。对于一些毒性较强的毒物中毒，还应采用血液净化的方法清除进入血中的毒物。中毒的血液净化治疗原则在于早期开始和高效清除毒物，尽量减少循环系统和组织中的毒物浓度，减轻毒物对机体的损害[9]。

毒物的种类繁多，临床上需要首先判断选择何种血液净化方法能够有效清除毒物。对于水溶性小分子毒物，可采用透析、血液灌流或连续血液净化的方法清除；对于高蛋白结合率的毒素，则需要采用血浆置换或血液灌流等方法清除。临床上还会有一些中毒急救时无法确定毒物种类，可采用血液灌流或血液灌流联合连续血液净化等方式救治，可以兼顾不同类型的毒物。对于一些毒性很强的毒物中毒，如百草枯，联合多种血液净化技术可在单位时间内清除更多的毒物，可能有助于改善预后。

（四）脓毒症的内环境紊乱及纠正

致病微生物入侵人体后，可激活机体的免疫系统，产生大量的炎性细胞因子，如：肿瘤坏死因子α（TNFα）、白介素1（IL-1）、白介素6（IL-6）、白介素8（IL-8）、白介素10（IL-10）等，有学者将其称作"炎症瀑布"或"细胞因子风暴"。病情进展急骤的患者体内可能发生了非常强烈的细胞因子风暴，它在清除病原微生物的同时，也对自身的器官功能产生明显的损害，表现为难治性休克、多器官衰竭和免疫抑制，甚至可能短期内不治而亡[10]。

理论上血液净化可以清除循环中的炎性细胞因子和内毒素，减少这些物质对机体的破坏，可能改善脓毒症患者的预后。一些小样本的研究也证实：高容量血液滤过（HVHF）或内毒素吸附等血液净化技术可以改善脓毒症患者的血流动力学，甚至降低死亡率。但在近年来的大规模多中心研究中，HVHF治疗脓毒性休克得到的是阴性结果。目前的研究热点集中在内毒素吸附和细胞因子吸附等吸附技术上。脓毒症患者是否应该采用血液净化治疗，以及采用何种技术，还需要进一步研究证实。动态监测患者的免疫状态，根据监测结果个体化地决定脓毒症患者的血液净化时机和方法，可能是这一领域下一步的研究方向。

（五）免疫相关重症的内环境紊乱与纠正

自身免疫性疾病的患者循环内存在针对自身器官或组织的自身抗体，它们会攻击自身器官的细胞，导致器官或系统功能障碍，如：重症肌无力、吉兰巴雷综合征、多发性脑脊髓硬化症、系统性红斑狼疮等。多发性骨髓瘤（MM）患者的骨髓浆细胞异常增生伴有单克隆免疫球蛋白或轻链（M蛋白）过度生成，继而引起溶骨性损害、高钙血症、贫血、肾脏损害等。

这些疾病的共同致病物质是抗体或免疫复合物，属于大分子物质。血液透析和血液滤过技术均无法有效清除这些免疫性致病物质，临床上常采用血浆置换、双重血浆置换或免疫吸附的方法清除这些致病抗体，常可迅速改善症状。需要注意的是，对于这类疾病，在血液净化治疗有效后，应立即序贯抑制抗体产生的药物，如：激素、免疫抑制剂、免疫球蛋白等，以防止血中的抗体水平反弹引起的病情复发。

（六）内分泌和代谢性疾病的内环境紊乱与纠正

很多内分泌和代谢性疾病可以使机体产生不同的致病性溶质，引起内环境紊乱，并导致相应疾病的发生。

甲亢危象患者循环内存在较高水平的甲状腺素，引起心率增快、体温增高、心律失常等临床表现。甲状腺危象一旦发生比较凶险，在积极治疗的情况下死亡率仍高达10%～30%。因此，当药物效果欠佳时，应积极采用血液净化治疗。由于甲状腺素与甲状腺素结合球蛋白结合率高达99%，血液透析和血液滤过治疗往往无效，宜选用血浆置换治疗。血浆置换的好处还在于能提供更多的甲状腺素结合球蛋白来结合游离的甲状腺素，而且可以同时清除引起甲亢危象的自身抗体[11]。

家族性高脂血症的患者由于脂肪代谢障碍，可在油腻饮食后出现高甘油三酯血症，严重者诱发重症胰腺炎，可危及生命。由于脂蛋白的分子量很高，可达数十万乃至上百万道尔顿以上，属于大分子，临床上可采用血浆置换、双重血浆置换或脂蛋白免疫吸附等方法清除血脂。

（杨荣利　彭志勇）

参 考 文 献

1. Villa G，Zaragoza JJ，Sharma A，et al. Cytokine removal with high cut-off membrane：review of literature. Blood Purif，2014，38（3-4）：167-173.

2. Reinthaler M，Empen K，Herda LR，et al. The effect of a repeated immunoadsorption in patients with dilated cardiomyopathy after recurrence of severe heart failure symptoms. J Clin Apher，2015，30（4）：217-223.

3. Sugiura M，Mitaka C，Haraguchi G，et al. Polymyxin B-immobilized fiber column hemoperfusion mainly helps to constrict peripheral blood vessels in treatment for septic shock. J Intensive Care，2015，3（1）：14.

4. Claure-Del GR，Claure R，Bouchard J. Acid-base and electrolyte abnormalities during renal support for acute kidney injury：recognition and management. Blood Purif，2012，34（2）：186-193.

5. Cerdá J，Tolwani AJ，Warnock DG. Critical care nephrology：management of acid-base disorders with CRRT. Kidney Int，2012，82（1）：9-18.

6. Osgood M，Compton R，Carandang R，et al. Rapid unexpected brain herniation in association with renal replacement therapy in acute brain injury：caution in the neurocritical care unit. Neurocrit Care，2015，22（2）：176-183.

7. Kandiah PA，Kumar G. Hepatic Encephalopathy-the Old and the New. Crit Care Clin，2016，32（3）：311-329.

8. Machado MC，Pinheiro dSF. Hyperammonemia due to urea cycle disorders：a potentially fatal condition in the intensive care setting. J Intensive Care，2014，2（1）：22.

9. Hoffman RS. 100 years of blood purification in poisoning：closing the gap between anecdotal care and evidence-based therapy. Semin Dial，2014，27（4）：340-341.

10. Tisoncik JR，Korth MJ，Simmons CP，et al. Into the eye of the cytokine storm. Microbiol Mol Biol Rev，2012，76（1）：16-32.

11. Schwartz J，Padmanabhan A，Aqui N，et al. Guidelines on the Use of Therapeutic Apheresis in Clinical Practice-Evidence-Based Approach from the Writing Committee of the American Society for Apheresis：The Seventh Special Issue. J Clin Apher，2016，31（3）：149-162.

第五节　呼吸透析对氧和二氧化碳的调控

"呼吸透析"的概念最早是 1977—1978 年由 Ted Kolobow 及 Luciano Gattinoni 两位学者提出，他们研究发现实验羊在使用体外二氧化碳清除系统，可以减轻过度通气及控制每分钟通气量，有效防止气压伤的发生。狭义的"呼吸透析"概念单纯是指采用体外二氧化碳清除（extracorporeal CO_2 removal，$ECCO_2R$）技术去除机体过高的二氧化碳（carbon dioxide，CO_2）；广义的"呼吸透析"概念是指除了能实施 CO_2 清除，也能提供有效的氧气（oxygen，O_2），包括体外膜氧合（extracorporeal membrane oxygenation，ECMO）和血管内氧合技术（intravascular oxygenator，IVOX）。相比较 $ECCO_2R$ 装置，ECMO 技术在氧供和体内 CO_2 清除均能提供更大的辅助支持，能完全有效地替代肺工作。目前对于各种病因所致的严重呼吸衰竭患者，实施传统的机械通气方法仍无法纠正其顽固性低氧血症或高碳酸血症，可通过"呼吸透析"装置对患者体内 O_2 和 CO_2 进行调控，有效地改善低氧血症和纠正高碳酸血症，减轻呼吸机相关性肺损伤（ventilator-induced lung injury，VILI），部分 COPD 合并高碳酸血症患者避免行气管插管。

一、正常 O_2 和 CO_2 在机体中的转运和交换

机体组织细胞生存有赖于不断地氧输送,而氧消耗则是代谢需求的反映,在心肺和血液系统功能相互配合下,达到合适的氧供需平衡,才能维持良好的组织氧合和生命功能。机体利用 O_2 是需要呼吸、循环和血液系统共同完成,从大气到肺泡、血液和组织细胞的氧分压呈逐渐下降趋势,这过程由 4 个阶梯组成,称氧阶梯。压力阶差是气体弥散的动力,O_2 由肺泡进入肺毛细血管是由于肺泡内氧分压高于肺毛细血管,毛细血管内的氧分压高于组织,O_2 可以弥散进入周围组织细胞。O_2 在细胞内代谢产生的 CO_2,是按照 $PaCO_2$ 压力梯度进入毛细血管之后再进入肺泡排出,与氧转运的方向相反。CO_2 的弥散速度是 O_2 的 20 倍,但驱动 CO_2 弥散的压力阶差较氧压力阶差低。动脉血 $PaCO_2$ 为 40mmHg,毛细血管静脉端 $PaCO_2$ 为 45mmHg,进入肺泡毛细血管动脉端 $PaCO_2$ 为 45mmHg,在血液通过肺泡毛细血管长度的 1/3 前,$PaCO_2$ 已降至 40mmHg,与肺泡 $PaCO_2$ 相等。

二、重症患者氧代谢特点

氧障碍是指 O_2 水平降低至不能维持正常线粒体呼吸的组织缺氧状态,是氧供和氧需求关系失常的结果,也是重症患者发生器官功能障碍的重要因素。同时组织氧代谢障碍是重症患者病理生理改变的重要特点,各种重症患者均易发生氧供不足和氧摄取利用受限为特征的氧代谢障碍,并成为重症患者病情发展的共同基础,决定患者最终临床预后与转归。

氧供(oxygen delivery,DO_2):是机体通过循环系统单位时间内向外周组织提供的氧量,由心排出量(CO)、动脉血氧饱和度(SaO_2)、血红蛋白(Hb)和动脉氧分压(PaO_2)等四个主要因素决定,其数值为心排出量(CO)与动脉血氧含量(CaO_2)的乘积,即 $DO_2 = CI \times CaO_2 \times 10ml/(min \cdot m^2)$,正常值为 520~720ml/$(min \cdot m^2)$。氧耗(oxygen consumption,$VO_2$)是机体实际消耗的氧量,表示组织单位时间内实际摄取的氧量。$VO_2 = CO \times Hb \times 13.8 \times (SaO_2 - SVO_2)$,其正常值为 110~160ml/$(min \cdot m^2)$,可见患者氧代谢与循环和呼吸功能均密切相关。氧需要量取决于不同个体和不同病理生理状态,是通过 VO_2 而反映出来的。VO_2 是由组织代谢率控制,因此在静息、麻醉和低温状态下氧耗降低,而在剧烈运动、严重感染、发热和体内儿茶酚胺和甲状腺素增加状态下氧耗增多。DO_2 和 VO_2 正常的比值是 5:1,当患者机体代谢率发生变化可导致 VO_2 随之发生改变时,DO_2 随之通过增加或减少心排量而进行调节,使得维持正常 DO_2 和 VO_2 比值。心排量(CO)和(或)动脉血氧含量(CaO_2)下降导致 DO_2 逐渐减少。氧供临界值(DO_2 crit)代表充足的组织氧合所需要的最低水平 DO_2。如果 DO_2 低于这个水平,VO_2 就低于正常水平。当 DO_2 低至 VO_2 开始降低而出现无氧代谢时,即达到所谓临界 DO_2 值。此时的氧摄取率(ERO_2)称为临界 ERO_2(ERO_2 crit)。一般将 DO_2 10ml/$(kg \cdot min)$ 作为重症患者 DO_2 的安全值进行调控。在 DO_2/VO_2 比值的临界点 2:1 到正常值 5:1 的区间范围内,DO_2 减少被增加氧释放的方式所代偿,而维持正常血流动力学和呼吸功能稳定。由于混合静脉氧饱和度(SVO_2)可准确反映这个比值,所以 SVO_2 是反映重症患者氧代谢的重要指标之一。

氧债(oxygen debt)的形成是机体在缺血缺氧期间所积累的、必须在缺血缺氧期后组织供氧恢复时偿还的氧缺失量。在临床上意味着当 DO_2 处于临界水平或临界以下水平时,

VO_2 也随之下降,并产生氧耗依耐性氧供的关系。在此状态下,患者的实际 DO_2(actual)与耗氧需求之间产生差异,形成 VO_2 债。计算公式为:$VO_2\ debt = VO_2\ need - VO_2\ actual$。在循环功能衰竭时 VO_2 很低,后来在循环功能改善后的一段时间内达到超正常水平,超正常水平的 VO_2 量就是偿还发生于缺血期形成的氧债。氧债形成累积时间长短和程度与患者内脏器官衰竭的数量以及术后死亡率密切相关。氧债累积的时间越长、程度越重,患者发生器官衰竭的数量越多,术后死亡率越高。及早发现氧债病因,如低血容量、低氧血症、组织低灌注及组织缺氧并给予及时纠正,是减少重症患者器官功能障碍甚至患者死亡的有效措施。一旦氧债存在时间过长或程度过重,即由于器官长时间氧债导致的由炎性细胞因子、热休克蛋白等炎性介质介导的器官功能衰竭,对重症患者的临床转归有显著影响。重症患者氧代谢障碍的主要原因包括:呼吸系统造成通气和换气功能障碍、循环功能障碍、血液氧转运能力下降、组织细胞氧利用障碍、组织氧耗增加以及氧中毒性缺氧。

三、ECMO 对氧和二氧化碳的调控

(一) ECMO 概念与原理

ECMO(extracorporeal membrane oxygenation)是体外膜氧合,是将血液从体内引到体外,经膜肺氧合器氧合后再用驱动泵将充分氧合血液回输体内的一种辅助治疗手段(图 2-5-1)。临床上主要用于心脏和肺可逆性病变或创伤导致的呼吸或循环衰竭患者,在常规治疗手段无法维持生命的前提下,进行较长时间(1～30 天)有效呼吸循环支持,使心肺得以充分的休息,为心肺功能的恢复或下一步治疗手段的实施赢得宝贵时间的生命支持技术。按照引血和回血的插管类型,ECMO 可分为两种经典模式:静脉 - 静脉 ECMO(VV-ECMO)和静脉 - 动脉 ECMO(VA-ECMO)模式。另外还有其他几种模式如 AV-ECMO、VAV-ECMO 和 VVA-ECMO。VV-ECMO 是指静脉插管引血充分氧合后再回输至静脉插管内,其主要作用是替代肺脏,给予呼吸支持,增加 O_2 供给和促进 CO_2 排出,从而降低呼吸机氧浓度和平台压,减少呼吸机相关性损伤。VA-ECMO 是指静脉插管引血充分氧合后再回输至动脉插管内,其主要作用是心脏支持或心肺联合支持,可减少严重循环衰竭患者血管活性药物使用和心脏做功。

(二) ECMO 对 O_2 供给的调控

在 ECMO 过程中,氧供由多个因素共同控制,包括膜肺中血液的氧合、体外管路的血流量、患者自身肺氧摄取以及自身心脏的心排量。血液在膜肺的氧合程度是由呼吸膜的构型、血膜的厚度、膜材料和厚度、氧浓度、红细胞在气体交换区域的停留时间、血红蛋白水平和血液进入膜肺时的氧饱和度决定的。其中,血红蛋白水平和膜前氧饱和度可决定每分升血液氧摄取能力。所有这些指标都包含在一个描述膜性能的指标中,称为最大血流量(rated flow),其定义是指在单位时间内将正常静脉血氧合血红蛋白比例由 75% 提高到 95% 的血流量。只要体外循环血流量低于膜肺最大血流量,血液离开膜肺时就能完全氧合。而且通过体外管路提供全身的氧主要由血流量和氧摄取能力决定。每分升血液的携氧量 $= Hb$(g/dl)$\times 1.39 \times (SaO_2 - SvO_2)$。如果氧器出口的血液 100% 氧合,则血液的氧摄取能力相当于动静脉氧含量差。当 Hb 水平低或者静脉氧饱和度高时,则血液从膜肺氧摄取减少。如果血液氧结合能力下降,可通过提高血流量进行代偿。同样可以通过提高血液的携氧能力在低血流量情况下达到足够的氧供。

（三）ECMO 不同模式对 O_2 供给的影响

全身氧供和 PaO_2 是由 ECMO 支持和自身心肺共同作用的结果。当选择插管管径和体外流量固定时，如假定患者自身肺没有气体交换能力。在这种条件下，在 VV-ECMO 支持下，PaO_2 和 SaO_2 与混合静脉血的值是相等的，这种氧饱和度不会超过95%。通常 SaO_2 维持在80%左右，PaO_2 在40mmHg上下。因此在 VV-ECMO 模式下，患者很可能出现发绀或低氧。此时全身氧供可通过心排出量代偿性增高可以得到充分保证。而自体肺功能的逐渐恢复使得动脉血氧含量逐渐升高，而且肺功能恢复程度与当时静脉和动脉氧饱和度差异值相同。而在实际临床实践中，接受 ECMO 患者常保留部分肺功能，VV-ECMO 氧供的影响因素主要包括患者全身氧耗、Hb 水平、ECMO 血流量及心排出量，决定着动静脉氧饱和度的变化（图2-5-2）。研究表明，当患者心功能和氧耗没有变化时，Hb 水平与 ECMO 血流量呈反向关系影响着 VV-ECMO 氧输送。当患者处于贫血和高氧耗状态下，需要高 ECMO 辅助流量维持适宜的 SVO_2 水平。有研究提示，当 Hb 低于 10g/L 时，临床上很难通过提高 ECMO 辅助流量达到维持 $SVO_2 > 75\%$。在最大 ECMO 血流量下，要维持 SVO_2 在70%以上，Hb 不低于 8g/L；要维持 SVO_2 在65%以上，Hb 应不低于 7g/L。此外，VV-ECMO 模式"再循环"也是影响其对患者氧供的重要因素，即经 ECMO 充分氧合血被再次引流到体外环路中。影响 VV-ECMO"再循环"的四个主要因素包括：ECMO 流量、静脉插管位置、心脏的自身心排量和右房血容量。如引血静脉插管与回血静脉插管尖端距离太近（<20cm），再循环发生率显著增加。同样，当 ECMO 流量增加时，右房引流到 ECMO 环路的血流量随之增加，同样也伴随着增加 ECMO 氧合血被再循环效应，这种再循环的增加与 ECMO 流量呈线性关系。

VA-ECMO 模式下，动脉血气结果判定会比较复杂，灌注血液通常是100%氧合，并且氧分压可高达500mmHg。当肺无功能时，左室射出的血液与右心房内血液氧含量相等，一般 SaO_2 约为75%，PaO_2 大约35mmHg。全身氧含量由以下公式计算：全身氧含量 = 体外灌注血氧含量 ×（体外辅助流量 / 总血量）+ 左室血氧含量 ×（肺血流量 / 总血流量）。因此在 VA-ECMO 循环下，全身 PaO_2 在以下情况中会升高：体外辅助流量不变时患者肺功能恢复；体外辅助流量不变时心排量减少；心排量固定而体外辅助血流量增大。对于 VA-ECMO 模式，由于 ECMO 动脉插管部位和体循环血气采样部位不同对血气结果的判定有很大影响，如选择股动静脉插管时，冠脉血流、脑和右上肢的血流来自患者左心室，是经过自身肺氧合后的血，反映患者肺功能状况，而下半身血液主要来自经 ECMO 氧合后的血。当患者肺功能很差，其心脏收缩功能正常时，导致经肺循环血流不能充分氧合，常会发生上下半身氧饱和度存在差异，即上半身氧饱和度 < 下半身氧饱和度。

（四）ECMO 对 CO_2 排出的调控

1. 膜肺中 CO_2 交换　ECMO 期间 CO_2 排出的量是由膜肺的构型、材料、气体交换表面积、血液中 $PaCO_2$ 以及血流量和膜肺通气量共同影响的。膜肺的应用延长了体外气体交换时间，影响膜肺气体交换的三个主要因素包括：弥散梯度，血液与膜的接触时间及膜的弥散特点。CO_2 弥散梯度是由血液中 $PaCO_2$ 和血流速的大小决定的，而血液与膜的接触时间是由膜的构型特点决定的。目前的膜肺由中空纤维膜所制成，纤维膜由非微孔聚4甲基戊烯-1（PMP）组成，它可提供更好的气体交换、生物相容性和降低血浆渗漏。这种装置可以使血流垂直通过纤维，较平行通过减少了交换路径，膜肺能够达到 $1\sim3m^2$ 的气体交换面积。

　　通常用于给膜肺通气的气体不含 CO_2，所以 CO_2 的阶差等于血液二氧化碳分压。随着血液通过膜肺，$PaCO_2$ 逐渐降低，所以膜肺入口端的血液 CO_2 排出比出口多。膜肺 CO_2 的排出主要决定因素为膜肺气体交换面积和通气气体流量。在一定血流量范围内，不同 $PaCO_2$ 水平时，经膜肺气体在额定流量下，CO_2 排出能力较氧摄取能力强。对于任何硅胶膜肺或中空纤维膜肺，如果膜肺通气和功能正常，CO_2 排出总是比氧合更有效率。尽管 ECMO 膜肺的设计目标是满足机体全部氧耗的需要，但通常情况下膜肺可以完全清除过多的 CO_2。增加通气量和膜肺的表面积可选择性提高 CO_2 排出能力，但对提高氧供影响不大。如果仅需进行 CO_2 清除，可行 V-A、V-V 或者 A-V 任一模式，通常体外血流量为预估心排出量的 25%，这就足够清除机体代谢产生的所有 CO_2[$3\sim6ml/(kg\cdot min)$]。一般情况下，调整膜肺的气流量来维持 $PaCO_2$ 在 40mmHg 左右。过度 CO_2 排出可能导致呼吸性碱中毒。通常调整膜肺通气量维持气血流比为 1:1 即可。然而长时间的低气流量可以导致膜肺内水聚集和膜肺功能下降，可以通过定期加大气流量并在吹入气体中加入 CO_2 来避免。

　　2. ECMO 不同模式对 CO_2 排出影响　根据氧供的原理，并假设自身肺无气体交换，VV-ECMO 中动脉 $PaCO_2$ 和静脉 $PaCO_2$ 相同。而 VA-ECMO 模式中，其血气指标取决于心排出量和体外灌注流量的混合作用。由于体外 CO_2 排出的高效性，只要膜肺表面积足够，且有效通气能够与机体 CO_2 生成量匹配，体循环 $PaCO_2$ 可有效调节在任何范围。临床上，如果 ECMO 可以提供完全的氧供，其 CO_2 排出过度，甚至可能导致呼吸性碱中毒。这种情况的处理可在气体中加入 CO_2，从而减少 CO_2 梯度，或者通过减少通气流量从而降低总的 CO_2 排出量。如果患者自身肺可提供氧合，而体外循环的目的是去除 CO_2，可转化为低流量体外二氧化痰清除装置（$ECCO_2R$）。

四、体外二氧化碳清除装置（$ECCO_2R$）对 CO_2 和 O_2 的调控

（一）$ECCO_2R$ 概念与原理

　　$ECCO_2R$ 概念的早期提出主要目的是减少呼吸机引起的呼吸道压力增高所致的肺损伤，且对以高碳酸血症为主的 II 型呼吸衰竭有帮助。$ECCO_2R$ 不像 ECMO 装置能提供有效的氧合作用，它是改良的 VV-ECMO，其重点是清除 CO_2，主要由引血端和回血端插管、膜肺和（或）泵组成。血流通过 $ECCO_2R$ 管路通常采用两种方法，一种是无泵系统 $ECCO_2R$，即无泵的动静脉体外肺辅助系统，也称为动静脉二氧化碳清除装置（$AVCO_2R$）。$AVCO_2R$ 是通过自身动静脉压力差驱动，血液由动脉端通过膜肺流回静脉端，CO_2 流经膜肺通过弥散作用被清除。相比较传统 ECMO 插管，$AVCO_2R$ 引起穿刺血管出血并发症较小，但需要大管径的动脉管腔和充足的心排出量。目前 $AVCO_2R$ 主要应用于重度 ARDS 患者接受机械通气时需要有效贯彻实施肺保护性通气策略，临床上主要有 Novalung iLA（Novalung Gmg H，Hechingen，Germany）。另一种是泵驱动式静脉 - 静脉 $ECCO_2R$，早期应用滚轴或蠕动泵易于产生血液的浓缩和温度升高造成的溶血。目前多采用旋转泵，主要形式有离心式和对角线式的血流泵。离心式血流泵能产生较高压力和低血流速，但对角线式血流泵可产生高压力和高血流速。临床上主要有 Hemodec DECAP smart（Hemodec，Salerno，Italy）。泵驱动式静脉 - 静脉 $ECCO_2R$ 主要应用于 COPD 合并 II 型呼吸衰竭患者，无创通气无法纠正高碳酸血症，采用 $ECCO_2R$ 可有效降低体内 CO_2 水平，避免患者行有创气管插管。泵驱动式静脉 - 静脉 $ECCO_2R$ 能显著提高了跨膜血流，从而提高气体交换的效率。相比较泵驱动式静

脉 - 静脉 $ECCO_2R$（静脉插管型号 15.5F），$AVCO_2R$ 所需插管型号较大，一般静脉导管型号需 17F，动脉导管型号 15F，因此穿刺血管并发症高，常合并下肢血管缺血、间隔室综合征、截肢等。$AVCO_2R$ 需要较高流量，一般达到 1～1.5L/min，相当于心排出量 20%～25%，而泵驱动式静脉 - 静脉 $ECCO_2R$ 所需低流量 400～600ml/min。

（二）$ECCO_2R$ 装置清除 CO_2 影响因素

$ECCO_2R$ 装置对 CO_2 清除效率主要取决于膜肺弥散能力、气流量和血流量以及 $PaCO_2$ 水平。其中，$AVCO_2R$ 中的血流量受到三个因素的影响：① $AVCO_2R$ 装置阻力；②动静脉系统压力差；③插管的阻力，主要取决于插管内径型号。最早 $AVCO_2R$ 是采用硅化纤维素膜氧合器，研究发现在成年羊制作的窒息缺氧引起的高碳酸血症动物模型中，硅化纤维素膜氧合器的 $AVCO_2R$ 可完全清除窒息引起的中度高碳酸血症中生成的 CO_2，由于硅化纤维素膜氧合器效能差，血流量常需要达到 1200～1400ml/min。目前常采用聚丙烯中空纤维膜氧合器可提高 $ECCO_2R$ 对 CO_2 清除效率，降低对血流量的要求。

1998 年 Conrad 等建立一个数学模型模拟 $AVCO_2R$ 工作原理，评估动静脉分流分数、气血流比及膜 CO_2 弥散能力在不同的 CO_2 水平下对 CO_2 清除效能影响，并进一步在急性呼吸衰竭小猪模型（4～8kg，$n=8$）中使用 $AVCO_2R$ 对该模型进行验证。研究结果表明：在膜 CO_2 弥散能力固定为 0.3 和气血流比值固定为 3 时，CO_2 清除效能随着动静脉分流分数增加而增加，当动静脉分流分数增至 0.15 时，CO_2 清除效能达到平台效应。当动静脉分流分数固定为 0.15 和膜 CO_2 弥散能力固定在 0.3，随着气血流比值增至 3 时，CO_2 清除效能达到平台效应。同样，当动静脉分流分数固定为 0.15 和气血流比值固定为 3 时，随着膜 CO_2 弥散能力增至 0.3 时，CO_2 清除效能也达到平台效应。该数学模拟模型显示 $AVCO_2R$ 需要采用体外动静脉分流分数维持在 10%～15%，膜肺弥散能力达到 0.5ml/（min•kg），气血流比值超过 5，才能达到机体完全 CO_2 清除。在伴有高碳酸血症急性呼吸衰竭的成年羊动物模型中，研究者采用颈内静脉和股动脉插管放置 Novalung iLA 清除 CO_2，并观察其对血流动力学影响。当 iLA 血流量和 $PaCO_2$ 恒定时，CO_2 清除随着气流量的升高而显著增加。iLA 血流设置在 1L/min，1L/min 气流量 CO_2 清除率为（60.0±4.43）ml/min，2L/min 气流量 CO_2 清除率为（92.9±14.7）ml/min，5L/min 气流量 CO_2 清除率为（120.7±27.0）ml/min，当气流量超过 5L/min 以上，CO_2 清除率达到平台期。同样当气流量设定为 5L/min 和 $PaCO_2$ 为 40～50mmHg 时，血流量由 0.5L/min 增加至 1.5L/min，CO_2 清除率从（84.04±25.01）ml/min 升高至（139.4±27.6）ml/min，而且在 iLA 治疗 72 小时期间，血流动力学基本稳定。因此，在 5L/min 气流量和 1～2L/min 血流量下，产生最小血流阻力为（3.88±0.82）mmHg/（L•min），Novalung iLA 装置 CO_2 清除率可达到（119.3±25.1）ml/min，接近完全 CO_2 清除。Novalung iLA 是采用聚甲基戊烯中空纤维膜，膜表面积较小（$1.3m^2$），只需要 240ml 预充液。当维持适当的血流与膜表面积比率，原理上可降低血细胞破坏。动静脉分流仅占心排出量 10%～15%，且不影响远端器官灌注。临床研究显示，96 例重度 ARDS 患者接受 NovalungiLA 治疗 2 小时后平均 $PaCO_2$ 由 66.7±25mmHg 下降至 39.5±12.1mmHg，CO_2 清除为（148.0±63.4）ml/min，接近于 50% 的机体总 CO_2 生成[（291±124）ml/min]。iLA 治疗的 CO_2 清除能力与高 $PaCO_2$（$r=0.34$，$P<0.01$）、气流量（$r=0.27$，$P<0.01$）和动静脉分流量（$r=0.23$，$P<0.01$）增加显著相关。不同型号插管 CO_2 清除分别为（135.6±30.2）ml/min（15F 插管），（144.1±68.6）ml/min（17F 插管）和（154.3±58.1）ml/min（19F 插管）。

相比较聚丙烯中空纤维膜氧合器，新近使用的 Affinity® 氧合器（Medtronic Inc.）是采用聚丙烯微孔纤维膜，膜表面积较小（2.5m^2），需要 270ml 预充液。在急性呼吸衰竭合并高碳酸血症的动物模型实验和重度 ARDS 患者的 I 期临床研究中，Affinity®AVCO$_2$R 可完全清除机体 CO$_2$ 生成，维持动脉 PaCO$_2$ 和 pH 水平在正常生理范围，能显著降低机械通气条件。重度 ARDS 患者的 I 期临床研究中，平均或中位 CO$_2$ 清除率均超过 100ml/min。在 ARDS 动物模型中，Affinity®AVCO$_2$R 支持能通过下调气道峰压显著降低肺泡牵张反应，减少肺泡 IL-8 表达和损伤的肺泡基底膜中性粒细胞易位率。机械通气压力的降低也可能通过下调 TNF-α 和促凋亡因子，改善肺细胞凋亡。AVCO$_2$R 通过维持控制动脉 PaCO$_2$ 和 pH 水平，也能减轻 ARDS 患者炎症反应和机械通气高气道压力带来的医源性损害。

VV-ECCO$_2$R 清除 CO$_2$ 的主要影响因素是气流量和血流量，而血流量更多取决于插管的内径。在严重呼吸性酸中毒（pH＜7.2）的小猪动物模型中使用膜面积为 0.98m^2 氧合器的 VV-ECCO$_2$R 治疗，插管分别采用 14.5F 和 19F 型号，气流量设置在 8L/min 和 16L/min，结果显示采用 19F 插管的 VV-ECCO$_2$R 治疗，最大血流可达 1000ml/min。气流量达到 16L/min 时，最大 CO$_2$ 清除率为（146.1±22.6）ml/min。而气流量设置在 8L/min 时，CO$_2$ 清除率为（138.0±16.9）ml/min，提示气流量为 8L/min 时，CO$_2$ 清除率基本接近平台期。而采用 14.5F 插管的 VV-ECCO$_2$R 治疗，调整最大气流量维持最高 CO$_2$ 清除率为 77.9ml/min，不能有效地改善呼吸性酸中毒。Hermann A 等新近采用 22F 单根双腔插管 VV-ECCO$_2$R，当血流量恒定时，随着气流量由 1L/min 增至 14L/min，CO$_2$ 清除是逐渐增加，中位数 PaCO$_2$ 由 66mmHg（46～85mmHg）下降至 49mmHg（31～65mmHg），而动脉血氧合在高气流量下反而有下降。当气流量设置恒定时，血流量由 0.5L/min 增至 2L/min，中位数 PaO$_2$ 由 67mmHg（49～87mmHg）上升至 117mmHg（66～305mmHg），高血流量也能显著增加 CO$_2$ 清除。在接受呼吸辅助支持的肺损伤猪模型中，有研究比较 AVCO$_2$R 和 VV-ECCO$_2$R 对体外气体交换和血流动力学影响，结果显示 VV-ECCO$_2$R 对体内 O$_2$ 转运（64 vs 16ml/min）和 CO$_2$ 清除率（111 vs 58ml/min）均显著高于 AVCO$_2$R，且不增加心脏工作负荷。

（三）ECCO$_2$R 装置对 O$_2$ 供给影响因素

ECCO$_2$R 对氧输送影响较小，研究表明 iLA 平均氧输送为（47.1±20.8）ml/min。氧输送的影响因素主要取决于 SaO$_2$（r=−0.78，P＜0.001），动静脉分流量（r=0.43，P＜0.001）和血红蛋白水平（r=0.23，P＜0.001），SaO$_2$ 降低、增加动静脉分流量和提高血红蛋白均可提高 iLA 氧输送，而气流量改变对 iLA 氧输送影响不大，与其呈轻度正相关（r=0.22）。氧输送随着 iLA 应用时间的延长效率逐渐下降，在 iLA 撤离之前氧输送为（33.6±11.7）ml/min，主要与分流量降低和 SaO$_2$ 升高相关。对于单根双腔插管 VV-ECCO$_2$R，在血流量固定时，动脉血氧合在高气流量下反而下降；而当气流量设置恒定时，PaO$_2$ 随着血流量增加而逐渐升高。

五、血管内氧合器对 O$_2$ 供给和 CO$_2$ 排出的调控

（一）血管内氧合器原理

血管内氧合器（intravascular oxygenator，IVOX）最早在 1987 年由 Mortensen 等提出构想并研制成置入血管内的氧合器，与体外 ECMO 和 ECCO$_2$R 相比，IVOX 不需要附加体外循环回路，为呼吸衰竭患者提供了又一种有效的治疗方法。这种装置是将中空纤维膜肺装在导管中，将直径＜15mm 的导管置于腔静脉。进出 IVOX 的气体通过一根同轴的双腔气体导

管完成，O_2 是从内管进入中空纤维，CO_2 由外管排出体外。氧合器的中空纤维内走气体，外走血液，血气通过中空纤维壁上的微孔进行交换，O_2 和 CO_2 可以自由通过纤维膜，血浆和血液有形成分不能通过纤维膜。IVOX 是根据梯度驱动的原理在体内进行气体交换。由于膜两侧气体的分压不同，O_2 从气体压力较高的 IVOX 内向气体压力较低的静脉血中弥散，CO_2 从气体压力较高的静脉血向气体压力较低的 IVOX 中弥散。IVOX 技术通过氧合静脉血提高静脉血氧分压，最终提高动脉血氧分压，并排除 CO_2。静脉氧合的优点在于含氧较高的血液回流至肺部，有利于病变肺实质的恢复，同时也能缓解肺动脉高压。

（二）血管内氧合器对 O_2 供给和 CO_2 排出调控影响因素

与自身肺相比，IVOX 的作用是有限的。在动物和人的研究中表明，IVOX 中 O_2 和 CO_2 的气体交换约为 40ml/min，患者最多 25%～30% 的代谢需要来自 IVOX。因此，IVOX 不能像 ECMO 一样为急性呼吸衰竭患者提供完全呼吸辅助支持。为了克服 IVOX 因交换面积受到患者血管容积的限制而影响气体交换能力的不足，研究者们不断对 IVOX 技术加以改进。

1. **中空纤维膜材料**　由于纤维膜是气体交换的部位，因此研制性能良好的纤维膜是提高 IVOX 效能的基础。Kawakami 等采用一种新型合成的氟化聚酰亚胺（fluorinated polyimide）制作 IVOX 的中空纤维，纤维直径 800μm，壁厚 130μm，纤维表面被覆盖一层致密、超薄（60nm）的涂膜，涂膜可有效防止血浆渗漏和显著提高中空纤维对 O_2 和 CO_2 的传输效率，而且具有抗血栓形成、减少过敏毒素产生和抑制补体活性等作用。也有学者报道将碳酸酐酶（carbonicanhydrase，CA）固定在进行气体交换的硅橡胶膜上，并保持其稳定性，有助于血液中 CO_2 的排出。

2. **中空纤维数目和形态结构**　同样，可通过增加中空纤维的数目和降低纤维长度改善 IVOX 气体交换膜面积。增加纤维数、减少纤维长度和纤维直径、增加纤维卷曲程度可使 CO_2 排除能力明显增强，但对氧交换能力无显著性改善，同时也增加了 IVOX 置入体内的难度和纤维破损的可能性。另外，尽管纤维长度和纤维数目的增加可使 O_2 和 CO_2 交换效果在一定范围内呈线性提高，但超过一定值时，反而降低气体交换作用，可能与灌流气体的分流有关。由于 IVOX 是置于血管内的氧合器，人体解剖生理特性决定了 IVOX 的长度不能太长。因此，众多研究者致力于如何在有效的空间内，合理排布中空纤维，改进 IVOX 的形态结构。

3. **增加血相与纤维表面接触**　IVOX 是一个弥散限制性装置，大多数气体交换阻力发生在血相界面，因此可以通过增加与血液的混合程度，减少血相界面阻力，提高血气交换的效率。Hattler 等设计了一种静脉内膜式氧合器（intravenous membrane oxygenator，IMO），也称 Hattler 呼吸辅助导管（图 2-5-3），即在编织的纤维层中心置入一个球囊，球囊随着氦气的充放气而跳动，最高频率可达 300 次/分钟。血液在跳动的球囊引导下流过纤维，该装置是主动增加纤维与血液的接触，促进气体交换。其后，研究也表明将游离的中空纤维编织起来和增加球囊的充放气频率均可提高气体交换速率。动物模型体内实验发现表面积为 $0.085m^2$ 的 IMO，球囊频率为 150 次/分钟时，O_2 交换达 336ml/(min·m²)，CO_2 排出达 402ml/(min·m²)，且 IVOX 放置前后，血流动力学无明显改变。另有研究报道一种具有泵作用的 IVOX，其进行气体交换的中空纤维排列成层，气体呈横向气流，旋转此装置，使血液与纤维之间的相对流速加快，可显著提高气体转运的效率，增加 O_2 和 CO_2 的交换。

（呼邦传　孙仁华）

参 考 文 献

1. 龙村. ECMO-体外膜肺氧合. 北京：人民卫生出版社, 2015.

2. 李欣, 王伟. ECMO：危重病体外心肺支持. 北京：中国环境科学出版社, 2011.

3. Peek GJ, Mugford M, Tiruvoipati R, et al. CESARtrialcollaboration. Efficacy and economic assessment of conventional ventilatory support versus extracorporeal membraneoxygenation for severe adult respiratory failure (CESAR)：a multicentre randomised controlled trial. Lancet, 2009, 374 (9698)：1351-1363.

4. Noah MA, Peek GJ, Finney SJ, et al. Referral to an extracorporeal membrane oxygenation center and mortality among patients with severe 2009 influenza A (H1N1). JAMA, 2011, 306 (15)：1659-1668.

5. Zangrillo A, Biondi-Zoccai G, Landoni G, et al. Extracorporeal membrane oxygenation (ECMO) in patients with H1N1 influenza infection：a systematic review andmeta-analysis including 8 studies and 266 patients receiving ECMO. Crit Care, 2013, 17 (1)：R30.

6. Cheng R, Hachamovitch R, Kittleson M, et al. Clinical outcomes in fulminant myocarditis requiring extracorporeal membrane oxygenation：a weighted meta-analysis of 170 patients. J Card Fail, 2014, 20 (6)：400-406.

7. Sheu JJ, Tsai TH, Lee FY, et al. Early extracorporeal membrane oxygenator-assisted primary percutaneous coronary intervention improved 30-day clinical outcomes in patients with ST-segment elevation myocardial infarction complicated with profound cardiogenic shock. Crit Care Med, 2010, 38 (9)：1810-1817.

8. Conrad SA, Brown EG, Grier LR, et al. Arteriovenous extracorporeal carbon dioxide removal：a mathematical model and experimental evaluation. ASAIOJ, 1998 Jul-Aug, 44 (4)：267-277.

9. Müller T, Lubnow M, Philipp A, et al. Extracorporeal pumpless interventional lung assist in clinical practice：determinants of efficacy. Eur Respir J, 2009, 33 (3)：551-558.

10. Zhou X, Loran DB, Wang D, et al. Seventy-two hour gas exchange performance and hemodynamic properties of NOVALUNG iLA as a gas exchanger for arteriovenous carbon dioxide removal. Perfusion, 2005, 20 (6)：303-308.

11. Conrad SA, Zwischenberger JB, Grier LR, et al. Total extracorporeal arteriovenous carbon dioxide removal in acute respiratory failure：a phase I clinical study. Intensive Care Med, 2001, 27 (8)：1340-1351.

12. Zwischenberger JB, Alpard SK, Tao W, et al. Percutaneous extracorporeal arteriovenous carbon dioxide removal improves survival in respiratory distress syndrome：a prospective randomized outcomes study in adult sheep. J Thorac Cardiovasc Surg, 2001, 121 (3)：542-551.

13. Kopp R, Bensberg R, Wardeh M, et al. Pumpless arterio-venous extracorporeal lung assist compared with veno-venous extracorporeal membraneoxygenation during experimental lung injury. Br J Anaesth, 2012, 108 (5)：745-753.

14. Karagiannidis C, Kampe KA, Sipmann FS, et al. Veno-venous extracorporeal CO2 removal for the treatment of severe respiratory acidosis：pathophysiologicaland technical considerations. Crit Care, 2014, 18 (3)：R124.

15. Hermann A, Riss K, Schellongowski P, et al. A novel pump-driven veno-venous gas exchange system during extracorporeal CO2-removal. Intensive Care Med, 2015, 41 (10)：1773-1780.

16. Burki NK, Mani RK, Herth FJ, et al. A novel extracorporeal CO2 removal system：results of a pilot study of hypercapnic respiratory failure in patients with COPD. Chest, 2013, 143 (3)：678-686.

17. Kluge S，Braune SA，Engel M，et al. Avoiding invasive mechanical ventilation by extracorporeal carbon dioxide removal in patients failing noninvasive ventilation. Intensive Care Med，2012，38（10）：1632-1639.

18. Braune S，Burchardi H，Engel M，et al. The use of extracorporeal carbon dioxide removal to avoid intubation in patients failing non-invasive ventilation--a cost analysis. BMC Anesthesiol，2015，15：160.

19. Conrad SA，Bagley A，Bagley B，et al. Major findings from the clinical trials of the intravascular oxygenator. Artif Organs，1994，18（11）：846-863.

20. Mira JP，Brunet F，Belghith M，et al. Reduction of ventilator settings allowed by intravenous oxygenator （IVOX）in ARDS patients. Intensive Care Med，1995，21（1）：11-17.

21. Brodie D，Bacchetta M. Extracorporeal membrane oxygenation for ARDS in adults. N Engl J Med，2011，365（20）：1905-1914.

22. Spinelli E，Bartlett RH. Relationship between hemoglobin concentration and extracorporeal blood flow as determinants of oxygen delivery during venovenous extracorporeal membrane oxygenation：a mathematical model. ASAIO J，2014，60（6）：688-693.

第六节　肾脏支持与多器官支持治疗理念

对于重症急性肾损伤患者，临床上常采用肾脏替代治疗。但由于急性肾损伤病情的可逆性，其肾脏替代的时机、方法及理念等应该与传统慢性肾病的肾脏替代有所不同，因此，有学者针对急性肾损伤提出了肾脏支持的理念[1]。肾脏支持理念有助于正确决定血液净化治疗的时机与方式。

自 Kramer 等[2] 在 1977 年率先提出 CRRT 以来，该技术从最早应用于急性肾衰竭的治疗，到目前应用范围扩大到各种重症疾病的救治，如严重心衰、急性呼吸窘迫综合征（ARDS）、重症急性胰腺炎（SAP）、中毒等非肾脏疾病，可以看出重症患者应用体外血液净化已从起初的单纯肾替代治疗迈进了多器官支持治疗（multiple organ support therapy，MOST）[3] 的时代，也标志着血液净化技术和理论的飞跃式发展。

一、肾脏支持理念

1. **肾脏支持与肾脏替代的区别**　对于存在终末期肾病的患者，常采用血液透析或腹膜透析等方法对原有肾脏功能进行替代，减轻尿毒症，维持生命。而对于严重的急性肾损伤，尤其是合并循环不稳定、脑水肿或肺水肿的重症患者，常常采用连续肾脏替代治疗（CRRT）来改善全身状态，促进全身及肾脏的恢复。从病理生理的角度讲，这两类患者行肾脏替代治疗的目的并不完全相同。终末期肾病的人工肾治疗是完全意义上的替代，由于肾脏的损伤不可逆，在治疗过程中不需要考虑肾脏是否发生低灌注等继发损害。而急性肾损伤往往是可逆的，人工肾的目的主要是辅助和支持患者的肾脏及全身度过急性损伤期，最终期待肾脏恢复；因此在行人工肾治疗的过程中，需要保护肾脏，避免肾脏发生低灌注等二重或多重打击。为区分这两类患者的肾脏替代治疗，Mehta 提出了急性肾损伤的肾脏支持理念[1]。肾脏替代与肾脏支持的区别见表 2-6-1。

由此可见，急性肾损伤的肾脏支持与终末期肾病的肾脏替代有着本质的区别，我们应该将其区分开来。为避免混淆，急性肾损伤的"肾脏替代治疗（RRT）"应更名为"肾脏支

表 2-6-1　肾脏替代与肾脏支持的区别

	肾脏替代	肾脏支持
适用患者	终末期肾病	急性肾损伤或多脏器功能障碍
治疗目的	替代肾脏功能	支持和保护肾脏；改善内环境；支持全身器官
干预时机	规律替代；严重酸中毒、高钾血症、肺水肿等	当全身代谢产物和液体清除需求超过肾脏清除能力时[4,5]；严重内环境紊乱
治疗作用	减轻氮质血症及水负荷	清除各种代谢毒素；清除细胞因子；维持内环境稳定；减轻肺水肿及脑水肿；为营养支持提供空间等
对肾脏影响	间歇肾脏替代可引起肾脏低灌注	正确使用可避免肾脏二重打击

持治疗（RST）"；连续肾脏替代治疗（CRRT）应更名为连续血液净化治疗（continuous blood purification therapy，CBPT）。但由于习惯上的原因，国际上仍沿袭之前的叫法——CRRT。即便如此，对于急性肾损伤，我们在临床上应秉持肾脏支持的理念，以便更好地选择血液净化的时机和方式，改善患者的预后及其肾脏本身的转归。换句话说，对于急性肾损伤，我们用"CRRT"做的是肾脏支持，而非肾脏替代。

2. **肾脏支持理念有助于正确决定血液净化治疗的时机与方式**　在临床上，除了合并有高钾血症、严重酸中毒或肺水肿等需要紧急行血液净化指征外，重症 AKI 患者的血液净化开始时机仍是研究和争论的热点。有学者针对 AKI 提出类似 ARDS 等疾病的器官保护性治疗策略，对已发生的 AKI，应"允许性肾脏低滤过"，以减轻受损的肾脏超负荷地工作，因此提倡应尽早开始 RRT，避免容量过负荷以及纠正内环境和电解质紊乱[6]。然而早期进行 RRT 同时也增加了患者导管相关感染的机会、体外循环带来的危险以及过度治疗的可能性[7]。2016 年 AKIKI 的多中心研究提示：对于 AKI 3 期的患者，早做和晚做 RRT 对死亡率没有明显影响，而晚做组有接近一半的患者避免了 RRT[8]。

秉持肾脏支持理念，将有助于正确决定 AKI 的血液净化时机。根据目前的证据，急性肾损伤的肾脏替代时机不能单纯根据肾功能或 AKI 的分期来定，还必须考虑到患者的临床情况，尤其是患者的肾脏清除能力与机体代谢产物和液体清除需求之间的供需平衡。当肾脏的清除能力尚能满足全身代谢产物和液体清除需求时，即使达到 AKI 3 期，也不一定需要 RRT；相反，如果患者存在高分解代谢或容量过负荷，超过肾脏的清除能力，即使在 AKI 1 期或 2 期，也会出现严重内环境紊乱，应该开始 RRT，以便及时支持和辅助肾脏，并改善内环境，为全身其他器官带来益处[5]。

秉持肾脏支持理念，还有助于 RRT 方式的选择。由于急性肾损伤的可逆性，要求在肾脏替代治疗过程中不能给肾脏增加新的低灌注，以避免二次打击或多重打击，影响肾脏的恢复。连续肾脏替代治疗由于其良好的血流动力学稳定性，要比间歇性血液透析对肾脏灌注影响小，因而是 AKI 肾脏替代治疗的首选。已有多个研究表明，接受 CBPT 治疗的 AKI 患者透析依赖发生明显少于接受 IHD 治疗的 AKI 患者[9,10]。即便如此，在行 CBPT 过程中，我们应根据血流动力学的情况决定是否脱水、脱水的时机和速率，以避免血液净化本身给肾脏灌注带来的不利影响。

二、多器官支持治疗理念

重症 AKI 患者往往合并多脏器功能障碍，肾脏支持既是对肾脏自身的支持和保护，同时也是对心、肺、脑、肝等全身多个器官功能起到支持和保护。Ronco 在 2002 年即提出体外血液净化的多器官支持治疗（multiple organ support therapy，MOST）理念[11]。多器官支持治疗理念同样对重症患者的血液净化治疗产生了重要的影响。

1. **体外多器官支持治疗的基本设想** 多器官功能障碍的患者往往存在内环境严重紊乱，如酸碱失衡、电解质紊乱、氮质血症、血氨增高、高胆红素血症及液体过负荷等等。脓毒症患者体内可能存在大量的促炎或抗炎因子，出现免疫失衡。Ronco 指出体外血液净化技术治疗多器官功能障碍的基础在于：所有的器官都与血液接触；而体外血液净化技术是直接针对血液的治疗[11]。因此多脏器功能障碍的患者有可能通过 CRRT、人工肝等血液净化方法，调节血液成分，清除多余的水分、代谢产物或毒物，实现内环境稳定，从而有利于各个器官的恢复。尤其是脓毒症患者，可能产生过度的炎症反应，导致自身损伤，体外血液净化的方法可对患者体内的促炎反应和抗炎反应进行调节，使患者达到免疫平衡，从而改善预后。

由于不同的脏器衰竭临床所采用的救治手段不同，目前临床上一个多脏器衰竭的患者往往同时使用多种的抢救设备，如呼吸机、血液净化设备、主动脉内球囊反搏、体外膜氧合等。这些设备均需要受过严格训练的医护人员来进行操作；且各设备之间的协调需要人工进行。如此多的复杂抢救设备同时使用，容易出错，而且如果协调不好，很容易加重患者的器官损害，从而影响 MODS 患者的抢救成功率。Ronco 设想在体外血液净化的基础上打造一个多功能的 MOST 平台，设有可选择的模块，根据患者衰竭脏器的不同灵活选择不同的治疗模块，模块之间自动反馈调整，操作简单[11]。这种功能强大的 MOST 平台将有可能大大提高 MODS 患者的救治成功率。

2. **体外多器官支持治疗的主要内容** 多脏器功能障碍常常累及肾脏、心脏、肺脏、中枢神经系统、肝脏等，因此 MOST 的内容主要包括肾脏支持、心肺支持、脑保护及肝脏支持等。此外在一些疾病状态下大量的炎症因子、中毒物质、过量的药物或自身抗体等均可能引起多脏器功能障碍，及时清除这些致病因子也成为 MOST 的重要内容。

（1）肾脏支持：由于肾脏是多器官功能障碍中最容易受累的器官之一，肾脏支持成为 MOST 的最基本任务。通过血液净化的方式有助于调节患者体内的酸碱失衡、电解质紊乱和液体过负荷，实现患者的内环境稳定。在存在脑水肿、肺水肿或循环不稳定的情况下，CBPT 是肾脏支持的首选方式[12]。合理设置 CBPT 的剂量和脱水速率，可以达到与正常肾脏相当的效果，既实现了对全身各器官的支持，也支持和保护了受损伤的肾脏，促进肾脏及其他器官的恢复。

（2）心、肺支持：心脏功能不全也是重症患者常见的临床表现，如心肌收缩功能下降、心室舒张功能障碍、心肌损伤或功能受抑等。这类患者往往存在心肾综合征，继而发生容量过负荷。血液净化有助于清除体内过多的液体负荷，减轻器官水肿，使心脏恢复合适的前负荷。脱水的速度要缓慢，以利于间质内的水分有时间返回血管，从而保证血流动力学稳定，并且不影响肾脏灌注。因此血液净化方式应选择缓慢连续超滤（SCUF）或其他的 CBPT 模式，而不宜选择间断血液净化方式。

当循环、呼吸出现严重衰竭，在常规的治疗手段无效的情况下，可采用体外膜氧合（ECMO）或特外二氧化碳去除（$ECCO_2R$）的方法进一步对心脏和（或）肺脏提供支持。ECMO 一方面为循环带来动力，另一方面可以很好地为肺脏带来支持，通过体外循环为机体带来氧气、带走二氧化碳。因此，换个角度来说，ECMO 或 $ECCO_2R$ 可以称为"呼吸透析"，属于广义上的血液净化。随着技术的不断发展，ECMO 和 ECCO$_2$R 越来越多地用于重症患者的心肺支持，已经成为 MOST 的重要组成部分[13]。如果患者的心肺需要体外循环支持，其肾脏也常常需要支持，因此，ECMO＋CBPT 成为体外心肺支持的常见形式。

（3）脑保护：重症患者往往存在代谢性脑病，如尿毒症性脑病、肝性脑病、胰性脑病以及脓毒症相关脑病等。这些脑病的发病机制虽然不完全一样，但其共同特点是体内代谢产物的蓄积和异常增多引起的中枢神经系统继发损害。血液净化可以有效清除各种代谢产物，纠正水、电解质及酸碱失衡，使机体恢复良好的内环境，有助于脑功能保护。此外，血液净化有助于体温的控制，这一点对合并持续高热的脑病患者尤为有利。合理地设置血液净化设备的温度，能使患者体温在短时间内得到有效控制，改善高代谢状态，减低氧耗，从而有利于脑保护。

由于存在血脑屏障，血浆渗透压过快降低容易导致脑水肿加重，出现透析失衡综合征。因此，对于已经存在脑水肿或发生脑病的重症患者，宜采用连续血液净化的方法，并设置较低的剂量，缓慢清除代谢毒物，避免脑病加重。

（4）肝脏支持：重症患者也常会出现急性肝功能受损，如药物或毒物所致肝损害、严重右心衰所致肝淤血、严重感染、急性妊娠期脂肪肝等。肝脏是人体最大的排毒器官，并具有合成功能，肝功能衰竭后会出现胆红素、氨、假性神经介质、游离脂肪酸、硫醇、芳香族氨基酸等多种代谢产物蓄积，导致肝性脑病、凝血功能障碍、高胆红素血症、低蛋白血症等临床表现。血液净化可清除体内蓄积的代谢产物，改善全身及脑的内环境，使肝昏迷患者清醒。肝功能受损时血液净化应用指征有：可逆性肝衰竭、肝性脑病、颅内高压、肝肾综合征、肝移植术前准备等。虽然血液净化不能逆转肝脏病理变化，但可有足够时间让肝组织再生，或为肝移植创造条件。

肝脏支持技术包括生物型人工肝和非生物型人工肝（血液净化）。生物型人工肝除了排毒外，还具有分泌功能，但目前尚处于研究阶段。临床上目前主要采用各种血液净化技术等非生物型人工肝进行肝脏支持。欧美主要采用分子吸附再循环系统（MARS）或普罗米修斯（Prometheus）系统，其优势是能够同步清除毒素，并进行水、电解质和酸碱平衡的管理。但由于其成本较高，国内多采用血浆置换、胆红素吸附或 CBPT 技术序贯进行。

（5）其他器官支持：在一些疾病状态下往往存在一定的致病因子，清除这些细胞因子将有利于器官的保护和改善预后。如毒物或药物中毒时，用血液净化清除毒物或药物可以防止或减轻其对机体器官的损害；严重的免疫疾病如系统性红斑狼疮的自身抗体可能攻击自身的肺脏、肾脏或中枢神经系统，导致多脏器衰竭，及时用血液净化清除这些自身抗体有助于病情的改善；严重脓毒症或重症胰腺炎产生的细胞因子风暴也可导致多脏器功能障碍，尽管目前研究结论不一，血液净化可能通过清除炎症介质改善患者血流动力学和器官功能。

清除不同致病因子的血液净化方法取决于致病因子的分子量、蛋白结合率、脂溶性等多个因素，需要根据病情个体化决定。

3. 体外多器官支持治疗的设备与技术　如前所述，目前临床上进行多器官支持治疗的体外血液净化设备有很多种，包括各种人工肾和人工肝设备，也包括体外膜氧合或体外二氧化碳去除等心肺支持设备。为达到清除不同致病因子的目的，需要采用不同的滤器、吸附器、分离器或氧合器等。Ronco 早在十多年前就提出多器官支持治疗（MOST）平台的设想，即设计出一款能实现多个器官功能支持的机器，根据患者的严重程度评分和多器官支持治疗评分，选择不同的管路、滤器和（或）氧合器，从而达到不同器官支持的治疗目的[11]。多器官支持治疗的最终目标是将人工肾、人工肝等血液净化技术与体外心肺支持技术集成在一个多功能平台上，实现对多脏器衰竭的全面支持。

目前的一些血液净化设备已经基本具备 CBPT、血液吸附及血浆置换等几项功能，但与 MOST 平台要求的多功能尚有较大差距；此外，目前的设备在使用上操作相对复杂，需要经过严格培训的专业人员进行操作。未来的 MOST 平台不仅能够真正实现多任务，而且界面也将非常友好，参数可根据患者的病情变化灵活调整，易于使用者操作[13]。为实现这样的 MOST 平台，还需要在设备的小型化、不同治疗模式的集成化和多功能材料等几个方面做出不懈的努力。随着计算机技术、人工智能技术、生物传感技术及纳米技术等的不断发展，MOST 平台是有可能最终实现的。近年来一些专家已经在这个方向上做了一定的工作：如 Allardet-Servent 将氧合器串联到 CRRT 管路上对 ARDS 合并 AKI 患者进行 ECCO2R + CRRT 治疗[14]；Wiegmann 设计出了改良肺辅助滤器（miLA）兼具普通血滤器功能和氧合器功能，直接用于 ARDS 合并 AKI 的患者，大大简化了操作[15]。生物型人工肝和生物型人工肾由于兼有排毒和分泌功能，更加接近人体自身器官，可以预想，在未来的 MOST 中将占有重要地位[13, 16, 17]。

（彭志勇　杨荣利）

参 考 文 献

1. Mehta RL. Indications for dialysis in the ICU: renal replacement vs. renal support. Blood Purif, 2001, 19（2）: 227-232.

2. Kramer P, Wigger W, Rieger J, et al. Arteriovenous haemofiltration: a new and simple method for treatment of over-hydrated patients resistant to diuretics. KlinWochenschr, 1977, 55（22）: 1121-1122.

3. Claudio Ronco RR, RinaldoBellomo GS, Dimitri Petras MDC, et al. Multiple organ support therapy for the critically ill patient in intensive care. J Organ Dysfunct, 2005, 1: 57-68.

4. Macedo E, Mehta RL. Timing of dialysis initiation in acute kidney injury and acute-on-chronic renal failure. Semin Dial, 2013, 26（6）: 675-681.

5. Ostermann M, Joannidis M, Pani A, et al. Patient Selection and Timing of Continuous Renal Replacement Therapy. Blood Purif, 2016, 42（3）: 224-237.

6. Chawla LS, Kellum JA, Ronco C. Permissive hypofiltration. Crit Care, 2012, 16（4）: 317.

7. Clark EG, Bagshaw SM. Unnecessary renal replacement therapy for acute kidney injury is harmful for renal recovery. Semin Dial, 2015, 28（1）: 6-11.

8. Gaudry S, Hajage D, Schortgen F, et al. Initiation Strategies for Renal-Replacement Therapy in the Intensive Care Unit. N Engl J Med, 2016, 375（2）: 122-133.

9. Schneider AG, Bellomo R, Bagshaw SM, et al. Choice of renal replacement therapy modality and dialysis dependence after acute kidney injury: a systematic review and meta-analysis. Intensive Care Med, 2013, 39（6）: 987-997.

10. Wald R, Shariff SZ, Adhikari NK, et al. The association between renal replacement therapy modality and long-term outcomes among critically ill adults with acute kidney injury: a retrospective cohort study. Crit Care Med, 2014, 42（4）: 868-877.

11. Ronco C, Bellomo R. Acute renal failure and multiple organ dysfunction in the ICU: from renal replacement therapy (RRT) to multiple organ support therapy (MOST). Int J Artif Organs, 2002, 25 (8): 733-747.

12. Kellum JA, Lameire N. Diagnosis, evaluation, and management of acute kidney injury: a KDIGO summary (Part 1). Crit Care, 2013, 17 (1): 204.

13. Neff LP, Cannon JW, Stewart IJ, et al. Extracorporeal organ support following trauma: the dawn of a new era in combat casualty critical care. J Trauma Acute Care Surg, 2013, 75 (2 Suppl 2): S120-S128; discussion S128-S129.

14. Allardet-Servent J, Castanier M, Signouret T, et al. Safety and efficacy of combined extracorporeal CO2 removal and renal replacement therapy in patients with acute respiratory distress syndrome and acute kidney injury: The pulmonary and renal support in acute respiratory distress syndrome study. Crit Care Med, 2015, 43 (12): 2570-2581.

15. Wiegmann B, Maurer A, Zhang R, et al. Combined pulmonary and renal support in a single extracorporeal device. ASAIO J, 2013, 59 (4): 433-438.

16. Kim S, Fissell WH, Humes DH, et al. Current strategies and challenges in engineering a bioartificial kidney. Front Biosci (Elite Ed), 2015, 7: 215-228.

17. Cruz D, Bellomo R, Kellum JA, et al. The future of extracorporeal support. Crit Care Med, 2008, 36 (4 Suppl): S243-S252.

第 三 章　重症血液净化技术概论

重症血液净化治疗依赖各种重症血液净化技术方能实现。重症血液净化技术虽然源于肾脏替代治疗（RRT），但又有别于传统的肾脏替代治疗，在其不断发展和成长过程中，逐渐烙上了重症医学的理念和特征。在这一章里，我们首先对重症血液净化技术的定义和分类进行阐述，然后分别对重症血液净化的两类特征性技术连续血液净化和集成血液净化技术进行重点介绍，最后对重症血液净化技术所需的设备和血液净化器进行介绍。

第一节　重症血液净化技术的定义与分类

重症血液净化技术是重症医学常用的一种治疗方法，它是把重症患者的血液引出身体外并通过一种或几种净化装置，除去多余的水分和（或）某些致病物质，重建并维持内环境稳态，从而达到治疗重症疾病和改善预后的目的[1]。

我们可以将重症血液净化技术分别按照治疗目的、血液净化原理和形式、治疗的连续性、技术的复杂程度及体外血液循环的动力进行分类。

一、按治疗目的分类

（一）肾脏支持技术 / 肾脏替代治疗

这是最常用到的重症血液净化技术。在 1977 年 Kramer 发明连续动静脉血液滤过之前，人们采用血液透析技术（IHD）或腹膜透析技术（PD）来治疗急性肾衰。在 1980 年之后，连续血液净化治疗（CBP 或 CBPT）不断完善，逐渐成为治疗重症急性肾损伤的主要治疗方式，而 IHD 主要用来治疗慢性尿毒症患者的肾脏替代治疗。目前急性肾损伤的治疗理念已经从肾脏替代转变为肾脏支持，并从单一的肾脏替代转变为对全身的器官支持（multi-organ support therapy，MOST）[2]。因此，我们在重症 AKI 的血液净化治疗方式、时机等方面都有别于传统的肾脏替代技术。CBPT 与 IHD 相比，在血流动力学及渗透压改变方面有明显的优势，因此更加适合血流动力学不稳定或合并脑水肿的重症 AKI 患者。由于 CBPT 要求相对较高，近年来，有一些研究表明，用延长低效透析（SLED）来治疗重症 AKI 患者可以减少花费和持续抗凝引起的并发症，并降低医护人员的工作量[3]。

（二）肝脏支持技术 / 人工肝

除了 AKI 之外，ICU 也会经常收治一些急性肝损伤 / 急性肝衰竭的患者。这类患者所需的血液净化技术不完全与肾脏支持技术相同。肝衰竭时除了有小分子的代谢产物蓄积外，还会有较多与蛋白结合的毒素和代谢产物蓄积。因此，在肝脏支持技术当中，除了有能去除小分子毒素的透析/血液滤过技术，还应该包含能去除与蛋白结合毒素的血液净化技术，如：血浆置换、吸附技术、白蛋白透析技术等。目前，在发达地区和国家，常采用将上述技术集成在一起的技术来治疗急性肝衰竭，如分子吸附再循环系统（MARS）、成分血浆分离吸附技术（FPSA，如 Prometheus 系统）。但由于上述设备成本较高，单次治疗费用也很昂贵，我国大多数 ICU 尚不具备做这种人工肝的条件，可根据患者病情灵活选用 CBPT、血浆置换、胆红素吸附等单一技术组合的方式进行人工肝治疗。而且并非所有肝衰竭患者都适合做 MARS 或 Prometheus 治疗，对于凝血功能极差的肝衰竭患者，应该首先考虑血浆置换治疗或血浆透析滤过治疗（PDF）。对于单纯高胆红素血症的肝损伤患者，行胆红素吸附治疗即可，没必要做复杂的人工肝技术。

（三）中毒相关的血液净化技术

药物或毒物中毒也是 ICU 经常会遇到的疾病。除了催吐、洗胃、导泻、利尿等常规治疗外，血液净化治疗在中毒的救治中起关键作用。血液吸附、血液透析及 CBPT 是中毒救治常用的血液净化技术。血液透析技术或 CBPT 技术主要用于与蛋白结合率较低的水溶性药物或毒物中毒；而血液灌流技术可用于与蛋白结合率高或脂溶性的药物或毒物中毒。此外，血浆置换、血浆吸附或血浆透析滤过等技术也可用于与蛋白结合率高或脂溶性药物或毒物中毒。

（四）免疫相关的血液净化技术

很多疾病的发病与抗体或免疫复合物相关，如重症肌无力、吉兰巴雷综合征、系统性红斑狼疮、脏器移植后的免疫排斥反应等。这些疾病的治疗方法主要有激素、免疫抑制剂或免疫球蛋白等；对于药物治疗无效的患者，可以考虑采用血液净化治疗清除致病性抗体或免疫复合物。由于抗体/免疫复合物的分子量一般较大，如：IgG 在 160kDa，IgM 在 960kDa，血液透析技术和 CBPT 无法清除，常需要采用免疫吸附、双重血浆置换或单重血浆置换技术来进行治疗。

（五）Sepsis 相关的血液净化技术

Sepsis 是致病微生物侵入人体，引起炎性细胞因子大量释放，产生细胞因子风暴，从而导致细胞和器官功能损伤的病理过程。由于严重 sepsis 和感染性休克的死亡率较高，除采用抗生素、早期集束化治疗外，近十多年来，人们一直热衷于尝试用血液净化的方法来治疗 Sepsis。很多小型的研究提示 CBPT，特别是高容量血滤能够清除 Sepsis 时的炎性细胞因子，改善血流动力学。而最近的一项多中心 RCT 的结果提示高容量血液滤过并不能改善感染性休克患者的预后[4]。该研究阴性结果的原因可能在于高容量血液滤过引起抗生素、营养素、维生素和微量元素等的过度消耗；另一方面，单纯对流模式清除细胞因子的能力有限，分子量在 30kDa 以上的细胞因子和内毒素在该模式下清除得很少。因此，目前人们研究的热点转向以吸附为主的血液净化方式或 CBPT 联合吸附的方式。虽然也有阴性的研究结果，目前多数内毒素吸附的研究报道提示内毒素吸附治疗能够改善感染性休克患者的血流动力学和预后[5]。此外，有研究表明，改善滤器膜的吸附性能，或在 CBPT 管路上串联血浆吸附（即 CPFA）可能会增加细胞因子的清除，从而改善预后[6]。

（六）降脂技术

高脂血症胰腺炎是急性重症胰腺炎中的一种，这类患者血中的甘油三酯一般高于正常 5～10 倍甚至更多，降脂药物往往不能迅速使血脂水平降到较低水平，常常需要采用血液净化的方法进行降脂治疗。由于低密度脂蛋白和乳糜微粒的分子量在数十万至数百万道尔顿以上，CBPT 和血液透析无法有效降脂，临床可采用血浆置换或专门的吸附技术对血脂进行清除。

起初人们采用普通单重血浆置换技术清除血脂，但由于血浆置换是非选择性地清除血浆中的所有成分，需要大量的外源性血浆进行补充，目前越来越多地被其他方法所替代。DFPP 可以看作部分血浆置换，只清除包括脂蛋白在内的大分子血浆蛋白，而将白蛋白等小分子血浆蛋白输回体内，可以大大减少所需的外源性血浆，甚至不需要外源性血浆，是目前临床上比较受欢迎的一种降脂方法。还有几种高选择性的血液净化降脂技术，包括利用抗LDL 或 Lp(a) 抗体的免疫吸附法(IA)；硫酸右旋糖酐纤维素吸附系统(DSA)；肝素介导体外低密度脂蛋白沉淀系统(HELP)；全血聚丙烯酰胺脂蛋白吸附法(DALI)等，可以根据具体情况选用。

二、按血液净化的原理和形式分类

(一)血液滤过技术

血液滤过技术主要利用对流原理清除溶质，即依靠膜两侧的压力差，使溶质从压力高的一侧向压力低的一侧流动。血液滤过清除的溶质大小取决于所采用的血滤器/透析器的膜的孔径大小，主要清除小于其标称的截留分子量的溶质。血液滤过器膜的截留分子量一般在 30kDa 左右；而血液透析膜的截留分子量一般小于 5000Da；高通量透析器膜的截留分子量介于上述两者之间；高截留分子量膜能清除的溶质的分子量可达 50kDa 或更高。以血液滤过为主要工作方式的治疗技术有 CBPT 中的连续静静脉血液滤过(CVVH)，也称作连续血液滤过(CHF)、缓慢连续超滤(SCUF)等。CBPT 中的连续静静脉血液透析滤过(CVVHDF)，也称连续血液透析滤过(CHDF)，及间歇性血液透析(IHD)治疗中的血液透析滤过(HDF)也都用到血液滤过技术。

(二)血液透析技术

血液透析技术主要利用弥散原理清除溶质，即依靠膜两侧的浓度差，使溶质从浓度高的一侧向浓度低的一侧流动。血液透析所能清除的溶质大小也取决于所采用的血滤器/透析器的膜的截留分子量。以血液透析为主要工作方式的治疗技术有间歇性血液透析(IHD)、延长低效透析(SLED)、CBPT 中的连续静静脉血液透析(CVVHD)，也称连续血液透析(CHD)等。CBPT 中的连续静静脉血液透析滤过(CVVHDF)，也称连续血液透析滤过(CHDF)、及间歇性血液透析(IHD)治疗中的血液透析滤过(HDF)也都用到血液透析技术。此外，还有一些广义的透析技术，如人工肝技术中的白蛋白透析技术可以看作一种白蛋白辅助的特殊的透析技术，用来清除与白蛋白结合的溶质；ECMO 和 $ECCO_2R$ 可以看作是针对气体溶质O_2 和 CO_2 的透析技术，用来改善机体氧合和清除 CO_2。

(三)吸附技术

吸附技术主要利用吸附原理来清除溶质。非特异性吸附技术所能清除的溶质范围比较广，包括大中小分子，其中以中分子溶质为主，对于黏附性较强的大分子或带有苯环的小分子溶质(如百草枯)也有较强的吸附作用。免疫吸附是利用抗原抗体反应或特殊的理化性质将某种特定溶质吸附到吸附柱载体上的高选择性特异性吸附。以吸附为主要工作方式的血液净化技术包括血液吸附(HA)、血浆吸附(PA)和免疫吸附(IA)等。很多集成技术中均含有吸附技术，如联合血浆滤过吸附（CPFA）、MARS、FPSA、HA＋CBP 等。CBPT 滤膜或 IHD 透析膜也有一定的吸附作用，但若利用其吸附作用来清除溶质，吸附饱和后，膜的对流和弥散功能将明显下降。

（四）血浆分离技术 / 血浆成分分离技术

血浆分离技术是指用血浆分离器将血浆从血中分离出来的技术；而血浆成分分离技术是用血浆成分分离器进一步将血浆中的大分子蛋白与小分子蛋白分离开来的技术。从本质上来讲血浆分离技术和血浆成分分离技术均利用了对流的清除原理，只不过其清除 / 分离的溶质为分子量较大的血浆蛋白。血浆置换、血浆吸附等治疗中均含有血浆分离技术；FPSA、白蛋白置换、PDF 等治疗中均含有血浆成分分离技术；而 DFPP 治疗中既有血浆分离技术，又有血浆成分分离技术。

三、按治疗的连续性分类

（一）连续性技术

连续性技术一般指治疗持续时间超过 24 小时，主要指 CBPT。CBPT 包括 SCUF、CVVH、CVVHDF 和 CVVHD 四种模式。重症患者常并发急性肾损伤，由于 CRRT 具有血流动力学稳定、对内环境影响小等优点，目前成为重症 AKI 患者肾脏替代治疗的主要方法。可以说 CBPT 是重症血液净化技术的基石，重症医学科医护人员应该像使用呼吸机一样完全掌握这种血液净化技术，根据患者病情选择恰当的 CBPT 模式、时机和剂量，学会制订个体化的血液净化方案。

连续性技术在实施过程中若发生中断，如滤器凝血，在需要 CBPT 的原发疾病没有解除的情况下，应更换管路和滤器继续进行治疗。但如果病情允许，连续性技术应及时转换成间歇性技术，以节约成本和花费。

（二）间歇性技术

间歇性技术一般一次治疗数小时，如 IHD 每次治疗 3～4 个小时；SLED 每次治疗 8～12 小时；血液吸附每次 2 个小时左右；血浆吸附 / 免疫吸附每次 3～6 个小时左右；血浆置换每次 2 个小时左右；双重血浆置换每次 2～5 个小时左右；MARS、FPSA、CPFA 每次 7～8 小时左右。

也有一些治疗既包含连续性技术，也包含间歇性技术，如 HP＋CBPT、CBPT＋血浆置换等。两种技术可以序贯进行，也可以串联在一起同时进行。

四、按技术的复杂程度分类

（一）基本技术

基本血液净化技术是由单一原理或技术构成的，相对简单和容易实施。如血液透析技术（IHD 或 CVVHD）、血液滤过技术（SCUF 或 CVVH）、血液吸附技术（HA）、单重血浆置换技术（PE）等。

（二）集成技术

由于重症疾病的复杂性和多因性，单纯使用一种血液净化方式有时达不到治疗效果。随着血液净化技术的不断发展，出现了将两种或两种以上血液净化方式用于同一个患者身上的治疗方法，即集成血液净化技术。集成血液净化技术是在血液滤过、血液透析、血液吸附、血浆置换等单一技术的基础上,将不同原理或不同方式的技术组合或杂合在一起的复合血液净化技术[7]。常用的集成技术包括延长低效透析、CVVHDF、血液吸附＋CBPT、血浆吸附、联合血浆滤过吸附、双重血浆置换以及血浆透析滤过(plasma diafiltration,PDF)、分子吸附再循环系统(MARS)、成分血浆分离吸附技术(FPSA)等人工肝技术,可用于急慢性肾衰竭、肝功能衰竭、各种毒物和药物中毒、高脂血症重症胰腺炎以及药物治疗无效的重症肌无力、吉兰巴雷综合征、多发骨髓瘤、系统性红斑狼疮等重症患者。

五、按体外血液循环的动力分类

(一)以患者动静脉压力差为动力

1977年,Kramer最先发明的CBPT为连续动静脉血液滤过(CAVH)。即在患者的动脉和静脉分别置管引血,以患者自身动静脉压力差作为动力,驱动血流经滤器进行过滤。Novalung也是以自身动静脉压力差作为动力的一种CO_2去除装置[8]。由于动静脉压力差受到患者循环情况的影响,因此CAVH的滤过效率并不稳定。

(二)以血泵为动力

由于以患者自身动静脉压力差为动力的血液净化方式受患者循环稳定性影响大,且不易调控,自1980年以来,逐渐被血泵所替代,转变为CVVH。随着技术的进一步发展,出现了集成血泵、滤出泵和补液泵等多个泵的性能先进的床旁血液净化机,可以根据治疗要求,精确调整治疗剂量和液体出入量,进一步提高了治疗的效率和安全性。

深刻理解不同技术的定义和所属的不同类别,便于我们在临床上根据不同的病情和所能具备的条件选择不同的技术,针对治疗目标,制订出最佳的个体化的血液净化治疗方案。

(李元忠　杨荣利)

参 考 文 献

1. 刘大为,杨荣利,陈秀凯,等. 重症血液净化:从理念到实践. 中华医学杂志,2012,92(45):3169-3171.

2. Ronco C,Bellomo R. Acute renal failure and multiple organ dysfunction in the ICU:from renal replacement therapy(RRT)to multiple organ support therapy(MOST). Int J Artif Organs,2002,25(8):733-747.

3. Cheng J,Hu S,Lu H,et al. Comparison of the therapeutic effectiveness of sustained low-efficiency dialysis (SLED)with continuous blood purification(CBP)in critically ill patients. Cell Biochem Biophys,2013, 67(3):923-927.

4. Joannes-Boyau O,Honore PM,Perez P,et al. High-volume versus standard-volume haemofiltration for septic shock patients with acute kidney injury(IVOIRE study):a multicentre randomized controlled trial. Intensive Care Med,2013,39(9):1535-1546.

5. Antonelli M,Fumagalli R,Cruz DN,et al. PMX endotoxin removal in the clinical practice:results from the EUPHAS trial. Contrib Nephrol,2010,167:83-90.

6. Hassan J,Cader RA,Kong NC,et al. Coupled Plasma Filtration Adsorption(CPFA)plus Continuous Veno-Venous Haemofiltration(CVVH)versus CVVH alone as an adjunctive therapy in the treatment of sepsis. EXCLI J,2013,12:681-692.

7. 杨荣利,陈秀凯,王小亭,等. 重症血液净化:从连续肾脏替代治疗到集成技术. 中华医学杂志,2013, 93(35):2769-2771.

8. Bartosik W, Egan JJ, Wood AE. The Nova lung interventional lung assist as bridge to lung transplantation for self-ventilating patients - initial experience. Interact Cardiovasc Thorac Surg, 2011, 13(2): 198-200.

第二节　连续血液净化的历史与现状

连续血液净化治疗(continuous blood purification therapy, CBP 或 CBPT)是指采用对流/弥散原理连续进行 24 小时以上的一种血液净化方式,是目前 ICU 救治重症患者的重要法宝之一。CBPT 曾经一直被叫做连续肾脏替代治疗(continuous renal replacement, CRRT)。由于 AKI 的治疗应秉承肾脏支持理念,而非肾脏替代治疗;且 CBPT 早已不局限于肾脏衰竭的救治,因此,在重症血液净化领域,不推荐继续使用"CRRT"这一名词,而改为 CBPT。CBPT 的发展史,既是对急性肾衰竭(acute renal failure, ARF)等相关疾病认识不断加深的历史,也是医学与工业技术之间实现多学科共同进步和通力合作、不断改进治疗的典范。回顾 CBPT 的发展史,不仅有助于我们了解过去,放眼未来,还有可能在缺乏专用的高档血液净化设备的特殊场所和条件下,采用历史上曾经出现过的方法解决一些紧急的问题。

一、连续血液净化产生的历史必然性

1. **20 世纪 80 年代 ARF 临床特征的改变**　全身性感染成为该年代导致 ARF 的潜在疾病并且早期 ARF 常常发生在人工流产之后;但是,这样的流行病学模式和常常累及其他器官的特点在 20 世纪 90 年代后才越来越常见。导致这样变化的因素包括:①由于早期诊断和更好的预防,单纯肾脏原因导致的 ARF 减少了;更多的患者接受了日益扩大的手术,也能从严重的意外伤害中生存下来;收入 ICU 的患者显著增多;②重症医学的发展使重症患者有可能获得更好的预后。于是以前可能早期死亡的患者暂时存活下来,但肾功能的问题变得突出,而间断透析常常不能满足重症患者的需要,对能维持血流动力学相对稳定的肾脏替代方式的需求变得越来越迫切。

2. **ARF 病因学的改变**　目前导致 ARF 的主要病因包括休克、灌注异常、低氧。由于这些急性病因与造成慢性肾衰的疾病有所不同,所以肾脏替代治疗的目的也常常不仅仅是替代肾脏,还有如何保存和恢复肾脏功能,甚至支持肾脏外的器官;间断血液透析和腹膜透析常常难以完成这样的任务。

二、连续血液净化大事记

1. **1960 年 CBPT 想法的出现**　由于血液透析难以实施也不易被 ICU 患者耐受,当时多数 ARF 使用腹膜透析治疗。有学者提出了连续血液净化的想法,但缺乏厂家和技术上的支持。

2. **20 世纪 70 年代超滤的出现**　Henderson 对血液滤过技术的发展做出了重要贡献。单独超滤和使用对流清除溶质得以在实验室建立起来。

3. **1977 年 CAVH 诞生**　在德国哥廷根,Kramer 等首次描述了动静脉血液滤过技术。一根被意外地置入到股动脉的导管带来了一个新的构想:利用体外通路中自身体循环的动静脉压力差驱动超滤,从而有效地清除液体和溶质。连续动静脉血液滤过(continuous arterio-venous hemofiltration, CAVH)很快在世界各国的 ICU 中广泛使用。CAVH 在当时与传统的血液透析相比较,能获得更稳定的血流动力学,有简便、不需要血泵持续性地清除体液等优势,但是也有效率比血液透析低、存在高分解代谢时清除能力不足、常常需要额外的间断血液透析或是血液滤过、血栓等与留置动脉导管相关的并发症、依赖动脉压驱动血液在体外通路中流动、液体平衡出现误差的风险、需要医务人员持续的监管等显著的不足。

4. **1979 年 CVVH 应用于临床** 在德国科隆连续静静脉血液滤过(continuous veno-venous hemofiltration,CVVH)被首次用于心脏术后急性肾衰的患者。可实施任意容量的超滤和控制尿毒症。血泵和控制与平衡系统成为必需的组件。

5. **20 世纪 80 年代 CBPT 的技术和方法有诸多改进** 动静脉血液滤过被泵驱动的静静脉技术替代:引入 CVVH 技术,应用血泵进一步提高了效率;经颈静脉使用双腔静脉导管;出现了阈值在 15 000 至 50 000 道尔顿之间的高通透性聚砜、聚丙烯腈和聚酰胺膜;建立了新的抗凝技术,甚至可应用于有出血高危风险患者。

6. **1990—2000 年 CBPT 新技术、模式和充足剂量理念的出现与发展** 出现专门用于 CRRT 的设备;根据患者需要选择不同的模式;交付剂量与处方剂量的进展;在世界范围内的多数 ICU 可开展 CBPT。

7. **2000 年至今多器官支持治疗(multi-organ support therapy,MOST)理念的建立与发展** 部分重症患者不是死于 ARF 而是多器官功能衰竭。这些患者死亡的可能性与衰竭器官的数量直接相关,而不是肾脏和生理紊乱的严重程度。ICU 中恰当的体外血液净化的目标应该是 MOST。治疗的目标不应该是各个独立的器官,而应该是集合了各个器官的整个患者。因此应用了多脏器支持治疗的血液净化技术:如高容量血滤(high volume hemofiltration,HVHF)、联合血浆滤过吸附、人工肝技术、内毒素清除等。

8. **急性透析质量倡导组织(acute Dialysis Quality Initiative,ADQI)的建立** ADQI 建立于 2000 年,是一个不断前进的组织,旨在急性透析相关的各个方面,为防治 AKI 制定循证的推荐意见。多年来,针对 AKI 领域共同关心的课题,ADQI 已经举行数次会议,尤其是带来了在下面这些时间、地点的主题研讨会后出版了具有里程碑意义的报告和著作:CRRT,纽约,2000 年;AKI research,维琴察,2002 年;non-renal blood purification,迈阿密,2003 年;prevention of AKI,维琴察,2004 年;fluid management in AKI,坦博尔,2007 年;AKI in cardiac surgery,维琴察,2007 年;cardio renal syndrome,威尼斯,2008 年;hepatorenal syndrome,考艾岛,2010 年;toxicology,丹佛,2010 年;biomarkers,都柏林,2011 年;cardio renal pathophysiology,威尼斯,2012 年;fluids reloaded,伦敦,2013 年;AKI research review,夏洛兹维尔,2014 年;blood purification in sepsis,巴格达,2014 年;big data,班夫,2015 年;recovery from AKI,圣地亚哥,2015 年;precision fluid management in CRRT,阿夏戈,2016 年。

9. **KDIGOAKI 指南** 另一个里程碑当属 2013 年 KDIGOAKI 指南的发表。多年来发表的数个研究带来了对治疗标准和治疗剂量的特别关注。特别是 KDIGO 发表的 AKI 指南提供了精选的证据和从中得出的合理的推荐意见。

10. **枸橼酸抗凝的逐步推广** 早在 19 世纪 60 年代,Morita 等首次报道在血液透析患者中使用枸橼酸进行局部抗凝。1990 年 Metha 等将其用于 CBPT。自此,枸橼酸在 CBPT 的应用中逐步盛行;但是直至最近几年仍主要应用在北美和欧洲。我国近几年使用枸橼酸抗凝的 ICU 迅速增多,许多单位也积累了大量成功的经验。随着相关学术进展、医疗保险的纳入等相关问题跟进,相信枸橼酸抗凝会在不远的将来更为普遍和规范地得以实施。

11. 可穿戴 / 可移动设备的研发　传统的血液净化设备不能移动，限制了患者的活动范围。2008 年 Victor Gura 等报道了 6 例容量过负荷的患者使用了 6 个小时可穿戴 / 可移动的血液净化设备。2012 年可穿戴人工肾（wearable artificial kidney，WAK）得到了可 WAK 基金会的资助，并于 2014 年获美国 FDA 批准为"快速通道项目"，目前在进行动物实验，拟于2017 年开始临床试验。

三、连续血液净化目前的争议、热点与展望

（一）CBPT 开始与停止的时机

这是一个非常贴近临床问题，但很遗憾，至今仍没有一个相对统一共识。相关的研究主要集中在 AKI，而事实上因"肾外"原因行 CBPT 的开始与停止时机同样值得关注，但相关研究仍相对较少。在很多探讨 CBPT 开始时机的研究中只是比较了"早期 CRRT 治疗"和"晚期 CRRT 治疗"对 AKI 患者预后的影响，常常忽略了那些已经发生 AKI 但并未接受CRRT 治疗的患者，造成研究结论也存在一定的偏差；在不同研究中"早"和"晚"标准也大相径庭，尿量、肌酐、AKI 分期、入 ICU 时间、生物标记物等都曾被选用，但又都不够理想。究竟应该在什么时机以及采用何种方式终止 CBPT 治疗也是相当的重要问题，但迄今为止能被广泛接受的研究结果更加匮乏。

（二）CBPT 与其他血液净化技术的选择

血液净化治疗方式的讨论相当热烈。比如治疗 AKI 是采用间歇血液透析、延长血液透析还是 CBPT；百草枯等药物或毒物中毒的血液净化方式是选择 CBPT、吸附技术还是吸附联合 CBPT 的集成技术等等。不同治疗方式各有所长、各有所短，重症患者的血液净化治疗是选择 CBPT 还是其他技术，目前尚缺乏公认统一的标准，尚需临床医生在实践中根据患者的情况和自身经验综合选择。

（三）CBPT 的剂量

目前的研究也是主要集中在 AKI 领域。在 Ronco 等的第一个关于治疗剂量对存活率影响的研究发表之后，又进行了多个大型试验，如 BESTKIDNEY，DO-RE-MI，RENAL，ATN，IVOIRE 等，为分析治疗模式和治疗剂量的效果收集了大批的数据。虽然 KDIGO 指南推荐了 AKI 的治疗剂量，但高剂量与低剂量 CBPT 的研究仍不断涌现。事实上，"肾外"疾病行 CBPT 治疗时的剂量更是"悬而未决"，诸多研究需要开展起来。

（四）精准医疗、大数据与 CBPT

精准医学是基于基因差异、环境和生活方式的创新方法。精准 CBPT 则是要通过使用患者特别的信息达到 CBPT 的应用和 CBPT 处方的个体化。这些信息将包括炎症反应、氧化应激、基因构成、血流动力学、合并症和患者接受的治疗等诸多方面。目前针对群体的临床对照研究与"精准医疗"理念尚存在很大的距离。

"大数据"不同于大样本，所获的信息将更加丰富。大数据的研究方法对今后的精准医疗将会提供一定帮助。目前在 CBPT 领域初见成效的有关于 AKI 的电子预警系统。准确的预警系统有助于及时地关注个体的 AKI 危险因素、临床表现和预后，并适当地使用 CBPT等各种救治手段。

（五）有关 CBPT 的其他研究方向

今后的研究方向可能还包括：体内微流体学、设备小型化、生物人工设备、新型吸附技

术、纳米技术和改进和推广可穿戴/可移动设备等。未来将要求能在一台界面友好、参数和处方可调的设备上实现多个器官功能的支持，从而通过使用不同的一次性套装耗材实现不同的治疗需求。新一代的 CBPT 设备应该能在不同的医院和条件中的不同操作者使用。

在仅仅半个世纪的时间，CBPT 从无到有，血液净化设备从简单精密，治疗理念从肾脏替代治疗到肾脏支持治疗及多脏器支持治疗，治疗模式的选择和治疗效果的评估从经验医学到循证医学，可谓发展迅速。但是，随着我们治疗目标和治疗效果评价标准的不断提高，在这个领域仍有许多尚需通过不断的研究和实践去解决的问题，也不断地对血液净化设备和器材提出更高的要求。

（Claudio Ronco　陈秀凯）

参 考 文 献

1. Sieberth HG. History and development of continuous renal replacement (CRRT). Critical Care Nephology. Kluver Academic Publishers, 1998: 1161-1167.

2. Henderson LW. Peritoneal ultrafiltration dialysis: enhanced urea transfer using hypertonic peritoneal fluid. JCI, 1996, 45: 950.

3. Henderson LW, Besarab A, Michaels A, et al. Blood purification by ultrafiltration and fluid replacement (Diafiltration). Trans ASAIO, 1967, 13: 216.

4. Kramer P, Wigger W, Rieger J, et al. Arterio-venous hemofiltration: a new simple method for treatment of overhydrated patients resistant to diuretic. KlinWschr, 1977, 55: 1121-1122.

5. Ronco C, Bellomo R, Brendolan A, et al. Effect of different doses in continuous veno-venous haemofiltration on outcomes of acute renal failure: a prospective randomized trial. The Lancet, 2000, 355: 26-30.

6. Ronco C, Bellomo R. Acute renal failure and multiple organ dysfunction in the ICU: Fromrenal replacement therapy (RRT) to multiple organ support therapy (MOST) Int J Artif Organs, 2002, 25: 733-747.

7. Kellum JA, Mehta R, Angus DC, et al. The first internationalconsensus conference on continuous renal replacement therapy. Kidney Int, 2002, 62: 1855-1863.

8. McCullough PA, Kellum JA, Mehta RL, et al. ADQI Consensus on AKI Biomarkers and Cardiorenal Syndromes. Contrib Nephrol. Basel, Karger, 2013, 182: 1-4.

9. Bellomo R, Palevsky PM, Bagshaw SM, et al. Recent trials in critical care nephrology. Contrib Nephrol, 2010, 165: 299-309.

10. Vesconi S, Cruz DN, Fumagalli R, et al. Delivered dose of renal replacement therapy and mortality in critically ill patients with acute kidney injury. Crit Care, 2009, 13 (2): R57.

11. 刘大为，杨荣利，陈秀凯，等. 重症血液净化：从理念到实践. 中华医学杂志，2012, 92 (45): 3169-3171.

12. 杨荣利，陈秀凯，王小亭，等. 重症血液净化：从连续肾脏替代治疗到集成技术. 中华医学杂志，2013, 93 (35): 2769-2771.

13. 陈秀凯，杨荣利，刘大为. 救治急性肾损伤：允许性低滤过与血液净化. 中华内科杂志，2014, 53 (6): 428-430.

14. Kellum JA, Lameire N. Diagnosis, evaluation, and management of acute kidney injury: a KDIGO summary (Part 1). Crit Care, 2013, 17 (1): 204-219.

15. Mariano F, Bergamo D, Gangemi EN, et al. Citrate anticoagulation for continuous renal replacement therapy

in critically ill patients: success and limits. Int J Nephrol, 2011, 2011: 748320.

16. Bagshaw SM, Chakravarthi MR, Ricci Z, et al. Precision Continuous Renal Replacement Therapy and Solute Control. Blood Purif, 2016, 42(3): 238-247.

17. Kellum JA, Ronco C. The 17th Acute Disease Quality Initiative International Consensus Conference: Introducing Precision Renal Replacement Therapy. Blood Purif, 2016, 42(3): 221-223.

第三节　集成血液净化技术

重症患者在救治过程中可能用到多种血液净化技术。其中一些基本血液净化技术由于相对简单和容易实施，在 ICU 中得到了较为广泛的应用，如连续血液滤过（CHF）、连续血液透析（CHD）、血液吸附技术（HA）和单重血浆置换（PE）技术等。然而由于重症疾病的复杂性和多因性，单纯使用一种基本的血液净化技术有时达不到治疗效果。随着重症患者救治需求的提高和血液净化技术的不断发展，出现了将两种或两种以上基本血液净化技术用于同一个患者身上的情况。如果将两种或多种基本血液净化技术整合成一种新的血液净化技术，我们称之为集成血液净化技术，集成技术比基本技术具有清除能力更强、选择性更高或副作用更少等优点。重症患者的血液净化治疗常常需要一定的集成技术，我们称之为集成血液净化治疗；此外，如果同一个患者在病程的不同阶段用到了不同的基本血液净化技术，也认为是一种集成血液净化治疗。

一、集成血液净化的定义

集成血液净化技术是在血液滤过、血液透析、血液吸附、血浆置换等单一技术的基础上，将不同原理或方式的技术整合在一起的复合血液净化技术。集成技术包括连续血液透析滤过（CHDF）、延长低效透析（SLED）、血液吸附集成连续血液净化（HA＋CBP）、血浆吸附（PA）、血浆吸附集成连续血液净化（PA＋CBP）、双重血浆置换（DFPP）、血浆透析滤过（plasma diafiltration, PDF）、分子吸附再循环系统（MARS）、成分血浆分离吸附技术（FPSA）等，可用于急慢性肾衰竭、肝功能衰竭、各种毒物和药物中毒、高脂血症重症胰腺炎以及药物治疗无效的重症肌无力、吉兰巴雷综合征、多发骨髓瘤、系统性红斑狼疮等重症患者[1]。

二、集成血液净化技术的分类

（一）狭义与广义

1. 狭义的集成血液净化技术是特指一种介于连续血液净化（CBP）和间歇血液透析（IHD）之间的一种杂合肾脏替代治疗方式 SLED[2]。

2. 广义的集成血液净化技术是泛指所有由不同的原理或技术组合／杂合形成的血液净化技术，如 CHDF、HA＋CBP、PA、DFPP、PDF、MARS、FPSA、PA＋CBP 等。

（二）集成的方式

1. **不同血液净化技术的杂合**　是指将两种技术或技术的组分杂合在一起形成的技术。如 SLED 是 CBP 与 IHD 杂合而成的一种新的肾脏替代方式，它实际上是采用了血液透析技术的形式和介于 CBP 和 IHD 之间的治疗时间。

2. **不同血液净化技术的组合**　是指两种或多种不同技术串联或并联在一起形成的技术。

如 PA 是血浆分离技术与吸附技术的并联组合；HA+CBP 是血液吸附技术与 CBP 技术的串联组合；PA+CBP 是血浆吸附技术与 CBP 技术的串联组合；MARS 是白蛋白透析技术、吸附技术和血液透析技术的串联和并联组合；FPSA 是血浆成分分离技术、吸附技术和血液透析技术的串联和并联组合。

3. **不同血液净化原理或技术的融合**　是指两种技术有机地融合在一起，而非并联或串联。如 CHDF 集血液透析和血液滤过两种血液净化技术于一身，形成了与 CHF 和 CHD 不同的 CBP 模式；PDF 是血浆成分分离技术和透析技术的有机融合。

4. **类似血液净化技术的叠加**　是指类似的技术叠加在一起形成的技术。如 DFPP 是血浆分离技术与血浆成分分离技术叠加在一起形成的一种半选择性清除大分子溶质的一种血液净化方式。

三、集成血液净化技术的应用

（一）集成血液净化技术在重症肾脏病学中的应用

1. **连续血液透析滤过技术**　CHDF 是将 CHF 和 CHD 两种基本血液净化技术有机结合在一起形成的一种集成血液净化技术，三者均为 CBP 的主要治疗模式。CHDF 既利用血液透析的弥散原理，又利用血液滤过的对流原理来清除溶质。在相同剂量下，CHDF 清除溶质的能力并非最强。对于小分子溶质而言，由于弥散系数和筛过系数均接近 1，CHDF 同后稀释 CHF 和 CHD 三者的清除效率相当。对于中分子溶质而言，由于筛选系数一般大于弥散系数，CHDF 的清除能力介于 CHF 和 CHD 之间。在滤器寿命方面，由于血液滤过比血液透析容易产生较高的跨膜压，CHDF 和 CHD 模式下的滤器寿命一般长于 CHF 模式。因此三种 CBP 模式各有优缺点，可根据重症患者病情个体化选用 CBP 模式 [3]。CHDF 由于兼顾了 CHF 清除中分子效率高和 CHD 滤器寿命长的优点，并且其透析和滤过的比例可以根据治疗需要随时调整，可能受到更多的青睐。

2. **延长低效透析技术**　在肾脏替代治疗方式的选择上，IHD 由于需要在 3～4 个小时之内完成治疗，容易引起血压下降和透析失衡综合征；CBP 在血流动力学及渗透压改变方面有明显的优势，因此更加适合血流动力学不稳定或合并脑水肿的重症 AKI 患者。然而由于 CBP 持续时间超过 24 小时，对抗凝、成本及工作量要求相对较高。近年来，有专家将 CBP 和 IHD 的做法中和了一下，产生了一种新的肾脏替代方法，即延长每日透析（extended daily dialysis，EDD），其中比较常用的一种 EDD 是延长低效透析（sustained low-efficiencydialysis，SLED）。SLED 每次治疗时间为 8～12 小时，治疗剂量在 200ml/min 左右，均介于 CBP 与 IHD 之间，其对血流动力学和渗透压的影响也介于两者之间。因此 SLED 也可以用于相对轻度血流动力学不稳定的 AKI 患者 [4]。有研究表明，用 SLED 来治疗重症 AKI 患者可以减少花费和持续抗凝引起的并发症，并降低医护人员的工作量。目前，无论在国内还是国际上，SLED 开展尚不普遍，但由于 SLED 集成了 CBP 和 IHD 两者的优点，笔者认为 SLED 在未来的肾脏支持治疗舞台上必将拥有一席之地。

（二）集成血液净化技术在重症肝衰竭中的应用

人工肝技术有着与生俱来的集成属性，因为肝衰竭时除了有小分子的代谢产物蓄积外，还会有较多与蛋白结合的毒素和代谢产物蓄积，单一的血液净化技术根本无法达到治疗目的。人工肝技术当中，除了有能去除小分子毒素的透析 / 血液滤过技术，还应该包含能去除与蛋白结合毒素的血液净化技术。常用的集成人工肝技术包括：高级集成人工肝技术MARS 和 FPSA、PDF 和胆红素吸附技术等。

1. **高级集成人工肝技术** 目前，在发达地区和国家，常采用将上述技术集成在一起的技术来治疗急性肝衰竭，如分子吸附再循环系统（MARS）、成分血浆分离吸附技术（FPSA，如 Prometheus 系统）。这些高级集成人工肝技术能够在 7~8 小时的单次治疗中同步完成白蛋白透析或血浆成分分离、毒素吸附、小分子毒素透析清除及水平衡，效率很高。但并非所有肝衰竭患者都适合做 MARS 或 Prometheus 治疗，对于凝血功能极差的肝衰竭患者，应该首先考虑血浆置换治疗。由于上述设备成本较高，单次治疗费用也很昂贵，我国大多数ICU 尚不具备做这种高级集成人工肝的条件，可根据情况开展一些相对简单的集成技术，如血浆胆红素吸附技术；血浆透析滤过（PDF）技术等。

2. **血浆透析滤过技术** 血浆透析滤过（PDF）是由透析技术和血浆成分分离技术有机结合而成的一种集成血液净化技术。这种技术是 2002 年日本学者最先报道的，他们采用PDF 作为肝脏替代治疗的新方法。在这种血液净化方式中，透析技术用来清除小分子溶质和保持水平衡；血浆成分分离技术用来清除与白蛋白结合的溶质；同时补充血浆或白蛋白作为置换液 [5, 6]。因此，PDF 可以同步清除肝衰竭时的各种代谢产物，并可以补充血浆改善凝血功能，是一种比较好的人工肝技术。由于 PDF 治疗只需要血浆成分分离器一个柱子，无论是从操作难易程度，还是从成本角度考虑，都比 MARS 和 FPSA 有明显优势。

3. **胆红素吸附技术** 无论是非结合胆红素，还是结合胆红素，在血中多数与白蛋白结合，故 CBP 清除胆红素的能力有限。血浆置换、白蛋白透析 / 置换、MARS、FPSA、PDF 等技术均可以清除胆红素，但清除胆红素能力最强的血液净化技术当属特异性胆红素吸附技术。胆红素吸附是一种血浆吸附技术，它由血浆分离技术和胆红素特异性吸附技术组合而成。胆红素特异性吸附是通过专门的胆红素吸附器实现的，其主要吸附原理为静电结合。胆红素吸附柱中的吸附材料是一种阴离子交换树脂，树脂上的季氨基带有正电荷，能够相对特异地吸附含有羧基负电荷的胆红素和胆汁酸。行一次胆红素吸附治疗可以使血中的胆红素水平降低 30% 左右。对于有凝血功能差、肝昏迷等表现的严重肝衰竭患者，单独做胆红素吸附是不够的，还需要结合血浆置换和 CBPT 等治疗。对于单纯高胆红素血症的肝损伤患者，行胆红素吸附治疗即可，没必要做更复杂的人工肝技术。

（三）集成血液净化在重症中毒救治中的应用

中毒救治的首要原则是早期迅速，因此在选择血液净化技术时应根据病情首先选择简单易行的基本血液净化技术，如血液透析、血液滤过、血液灌流或血浆置换。但是，若毒物的毒性很强，患者的服毒量又比较大，应考虑采用一些集成技术，以保证在单位时间内同步清除更多的毒素。严重中毒时，可根据病情采用以下集成血液净化技术，如：HA＋CBP、PA＋CBP、PDF 等。

1. **血液吸附集成连续血液净化（HA＋CBP）** HA＋CBP 是由血液吸附和 CBP 两种血液净化技术串联而成的。HA 可以通过吸附机制清除溶质；CBP 通过血液滤过 / 血液透析清除溶质；把两者结合起来同时来做有助于在单位时间内清除更多的毒素，对于一些严重中毒可能会改善预后，如百草枯中毒等。由于 CBP 是连续性治疗，而 HP 是间断性治疗，需要在治疗过程中根据病情间断更换血液灌流器。

2. **血浆吸附集成连续血液净化（PA＋CBP）** PA＋CBP 又称联合血浆滤过吸附（CPFA），

是将血浆吸附和 CBPT 两种血液净化方法串联在一起而成的一种集成技术。PA＋CBP 与 HA＋CBP 一样，同时利用吸附和透析／滤过机制清除毒素，其清除毒物效率高，适用于百草枯等严重中毒。两者的不同之处在于把 HA＋CBP 中的血液灌流换成了血浆吸附，这种改变只是连接方式不同，而用来吸附的柱子同样都是普通的灌流器。与血液灌流相比，血浆吸附可以大大减少血小板的激活和消耗，既减少了吸附治疗的风险，又改善了吸附效果，因此 PA＋CBP 比 HA＋CBP 更加安全有效。但由于 PA＋CBP 往往需要两台血液净化设备串联来做，操作相对复杂，在中毒早期的救治上的应用可能会受到影响，可考虑在 HA 或 HA＋CBP 治疗后序贯使用。相比之下，HA＋CBP 比 PA＋CBP 操作简单，适合在第一时间对中毒患者进行施救。

（四）集成血液净化在免疫相关重症疾病中的应用

ICU 也会收治一些免疫相关重症患者，如重症肌无力、吉兰巴雷综合征、系统性红斑狼疮、脏器移植后的免疫排斥反应等。这些疾病的发病与患者体内的异常抗体或免疫复合物相关。由于抗体／免疫复合物的分子量一般较大，多在十万道尔顿以上，血液透析技术和CBP 无法清除，常需要采用免疫吸附、双重血浆置换等集成血液净化技术治疗。

1. **血浆免疫吸附** 免疫吸附（immunoadsorption，IA）包括血液直接吸附和血浆免疫吸附，后者更加常用。血浆免疫吸附是由血浆分离技术和特异性吸附技术组合而成的一种集成血液净化技术。特异性吸附技术需要免疫吸附柱实现。免疫吸附柱中装有能特异性吸附致病性自身抗体或免疫复合物（吸附对象）的吸附材料（载体＋配体）。固定于载体上，具有免疫吸附活性的物质称为配体。配体与吸附对象之间具有特异性亲和力，包括生物学亲和力（如抗原 - 抗体反应）和物理化学亲和力（如疏水交互作用）。目前常见的免疫吸附包括：抗 LDL 抗体吸附、苯丙氨酸吸附（PH-350）、色氨酸吸附（TR-350）、胆红素吸附（如：BR-350）、DNA 吸附、硫酸葡聚糖纤维素吸附（DSC）、多黏菌素 B 纤维柱（PMX-F）吸附等。免疫吸附具有高度选择性和特异性，安全有效，避免了过去常用的血浆置换的并发症，是重症免疫性疾病很有前途的治疗方法。

2. **双重血浆置换（DFPP）** DFPP 是将两种类似的基本血液净化技术—血浆分离和血浆成分分离有机地叠加在一起而形成的一种集成血液净化技术。首先采用普通血浆分离器（一级膜）将血浆与血细胞进行分离；然后采用血浆成分分离器（二级膜）将血浆中的大分子蛋白与小分子蛋白进行二次分离；最后将分离出的含致病抗体或免疫复合物的大分子血浆弃掉，而将含白蛋白等小分子血浆蛋白回收到血液中 [7]。治疗过程中只需补充少量血浆或白蛋白作为置换液。与单重血浆置换相比，DFPP 虽然操作相对复杂，但所需的外源血浆量明显减少，很大程度上减少了血源性感染性疾病的传播，并节省了大量的血制品资源，应该大力推广。

（五）集成血液净化在严重感染中的应用

近十多年来，人们一直热衷于尝试用血液净化的方法来治疗 sepsis。虽然理论上和部分试验证实 CBP 等血液净化方法能够清除 sepsis 时的炎性细胞因子，改善血流动力学，但由于研究结果参差不齐，尤其对预后改善不佳，目前采用血液净化治疗 sepsis 尚未得到公认。近年来有越来越多的研究报道提示内毒素吸附治疗能够改善感染性休克患者的血流动力学和预后，给血液净化治疗 sepsis 带来了新的希望。目前研究的热点转向以吸附为主的血液净化方式或 CBP 联合吸附的集成血液净化方式。

　　CBP 联合吸附的集成技术主要包括两种：HA＋CBP 和 PA＋CBP，它们对 sepsis 产生的大量炎症因子的清除能力强于单纯 CBP 或单纯吸附。在这两种集成技术中，CBP 能够清除中小分子的炎症因子；而血浆／血液吸附技术能够清除中大分子的炎症因子和内毒素等。早在十多年前，Ronco 的研究表明：与单做 CBP 相比，PA＋CBP 能够更好地改善感染性休克患者的血流动力学[8]。近年来，越来越多的研究表明：较高剂量的 PA＋CBP 不仅能改善严重感染患者的血流动力学，还可能改善预后[9]。理论上，PA＋CBP 或 HA＋CBP 能够同步清除较多的炎症因子，治疗 sepsis 可能更有优势，但还需更多的临床研究去验证。

（六）集成血液净化在严重高脂血症中的应用

　　由于血脂的分子量很高，连续血液净化和血液透析无法有效降脂，临床可采用以下几种集成血液净化方法进行降脂：

　　1. DFPP　DFPP 首先通过血浆分离技术将血浆与血细胞进行分离；然后通过血浆成分分离技术将血浆中的大分子脂蛋白蛋白与小分子蛋白进行二次分离；最后将分离出的大分子的乳糜微粒、低密度脂蛋白等弃掉，而将含白蛋白等小分子血浆蛋白回收到血液中[7]。治疗过程中需补充少量血浆或白蛋白作为置换液。由于用于分离血脂的血浆成分分离器的孔径较大（如 EC 50），其分离比率可以高达 90%～95%，即只需弃掉 5%～10% 的少量血浆，因此 DFPP 用于降脂治疗时往往不需要输外源性血浆。

　　2. **血浆吸附法**　包括两种高选择性的血液净化方法，一种是免疫吸附法（IA）；另一种是硫酸右旋糖酐纤维素吸附系统（DSA）。两种方法均先通过血浆分离技术将血浆与血细胞分离，然后分别用带有特异性抗 LDL/Lp（a）抗体的免疫吸附柱或带有负电荷的硫酸右旋糖酐纤维素吸附柱对血脂进行特异性吸附。

　　3. **肝素介导体外低密度脂蛋白沉淀系统（HELP）**　HELP 是一种较为复杂的集成血液净化技术，也能高选择地完成降脂治疗。它先通过血浆分离技术将血浆与血细胞分离；然后将分离出来的血浆与肝素和醋酸盐的混合液（pH＝4.85）以 1∶1 的比例混合，使 pH 值达到 5.12，即 LDL 等电点，表面带大量负电荷的肝素与带有正电荷的 LDL、Lp（a）、VLDL 最大限度地结合形成沉淀，在脂质沉淀器中去除；去除脂肪的清洁血浆经阴离子交换柱吸附肝素，在经碳酸氢盐透析恢复生理状况后，随分离的红细胞混合返回体内。

四、集成血液净化技术的优势

　　从以上的临床应用可以看出，与基本血液净化技术相比，集成血液净化技术具有以下优势：

（一）集成血液净化技术具有更强的清除能力

　　由于集成血液净化技术常常是两种基本技术组合而成，其在单位时间内对溶质的清除能力一般强于组成它的任何一个基本技术。如 HA＋CBP 及 PA＋CBP 与单纯的吸附技术或单纯的 CBP 相比，单位时间内会清除更多的溶质。由于每种基本技术清除的溶质分子量范围不同，集成血液净化技术所清除溶质的分子量范围也比组成它的基本技术要广。临床上也会将 HA 或 PA 与 CBP 序贯来做，这样做虽然相对简便，但在单位时间对溶质的清除效率低于 HA＋CBP 或 PA＋CBP。

（二）集成血液净化技术的副作用更少

　　集成血液净化技术的另一个优势即是通过集成提高血液净化技术的安全性，减少血液净化技术的副作用。如血液吸附的主要副作用是吸附剂和血小板的直接接触，容易引起血小板聚集,激活凝血和炎症反应,引起血小板下降。而血浆吸附将血浆分离与吸附技术集成,避免了血小板和吸附剂的直接接触,从而提高了吸附治疗的安全性。

(三)集成血液净化技术的选择性更高

集成血液净化技术通过基本技术的组合,可以实现对致病性溶质选择性清除。如单重血浆置换在清除致病大分子的同时,也清除了目标溶质之外的大中小分子,选择性差。将血浆分离技术与血浆成分分离技术叠加在一起形成双重血浆置换,则可以只清除血浆中的大分子致病蛋白,而保留白蛋白等小分子蛋白,选择性更高,减少对外源性血浆的需求。血浆免疫吸附通过对血浆分离和特异性吸附技术的集成,实现了对致病溶质的特异性清除,选择性更高。

将重症血液净化技术分为基本技术与集成技术,有助于操作者更好地理解一些较复杂的血液净化技术的工作原理,更好地指导这些技术在临床上的个体化使用,并且有助于重症血液净化技术的分层培训和分阶段提高。集成血液净化技术相对复杂,要求使用者有扎实的血液净化基本功,能根据患者的病情个体化地选用最佳的血液净化方式,重症医学科的医护人员应逐步去了解和掌握这些集成技术。从基本血液净化技术到集成血液净化技术,是重症血液净化技术由起步到成熟、由单一向多元化发展的一个过程,需要从事重症的医护人员在熟练基本血液净化技术的基础上进一步提高自身的血液净化本领,以使更多的重症患者受益。

(杨荣利)

参 考 文 献

1. 杨荣利,陈秀凯,王小亭,等. 重症血液净化:从连续肾脏替代治疗到集成技术. 中华医学杂志,2013,93(35):2769-2771.

2. Cheng J, Hu S, Lu H, et al. Comparison of the therapeutic effectiveness of sustained low-efficiency dialysis (SLED) with continuous blood purification (CBP) in critically ill patients. Cell Biochem Biophys, 2013, 67(3): 923-927.

3. Parakininkas D, Greenbaum LA. Comparison of solute clearance in three modes of continuous renal replacement therapy. Pediatr Crit Care Med, 2004, 5(3): 269-274.

4. Ponce D, Abrao JM, Albino BB, et al. Extended daily dialysis in acute kidney injury patients: metabolic and fluid control and risk factors for death. PLoS One, 2013, 8(12): e81697.

5. Komura T, Taniguchi T, Sakai Y, et al. Efficacy of continuous plasma diafiltration therapy in critical patients with acute liver failure. J Gastroenterol Hepatol, 2014, 29(4): 782-786.

6. Mori T, Eguchi Y, Shimizu T, et al. A case of acute hepatic insufficiency treated with novel plasmapheresis plasma diafiltration for bridge use until liver transplantation. Ther Apher, 2002, 6(6): 463-466.

7. Lumlertgul D, Suteeka Y, Tumpong S, et al. Double filtration plasmapheresis in different diseases in Thailand. Ther Apher Dial, 2013, 17(1): 99-116.

8. Ronco C, Brendolan A, Lonnemann G, et al. A pilot study of coupled plasma filtration with adsorption in septic shock. Crit Care Med, 2002, 30(6): 1250-1255.

9. Hassan J, Cader RA, Kong NC, et al. Coupled Plasma Filtration Adsorption (CPFA) plus Continuous Veno-Venous Haemofiltration (CVVH) versus CVVH alone as an adjunctive therapy in the treatment of sepsis. EXCLI J, 2013, 12: 681-692.

第四节　重症血液净化设备和血液净化器

临床上进行重症血液净化治疗，离不开血液净化设备和血液净化器。血液净化设备根据设计模式以及功能不同，可完成从基本的血液吸附、连续血液净化治疗，到相对复杂的血浆吸附、双重血浆置换等集成治疗模式。血液净化器通过不同的材质及结构设计，可对血液成分进行滤过、透析、成分分离、非特异及特异性吸附等处理，是血液净化清除水分或致病性溶质、实现治疗目的的核心部分。

一、血液净化设备

血液净化设备即血液净化机，是进行血液净化治疗的硬件条件。其不同的设计，决定了可能选择的治疗模式。目前临床上既可以见到构造简单、治疗模式单一的设备，如血液灌流机；也可见到构造复杂，能够实现多种治疗模式的多功能血液净化机。血液净化机的基本构造包括泵、压力监测、平衡监测、加热装置、患者安全监测及显示操作装置等。

1. **泵**　血液净化设备为滚压泵设计，是提供动力的装置。血液净化机至少要包含一个驱动血液流动的血泵，根据其需要实现的不同治疗目的，相应增加透析液泵、置换液泵、滤出液泵、血浆泵等。不同泵数量对应可能实现的治疗模式如下：

单血泵：可进行血液灌流治疗。

两个泵：可进行血液灌流、血液透析、单纯缓慢超滤治疗。

三个泵：可进行血液灌流、血液透析、单纯缓慢超滤、单纯前或后稀释血液滤过、单重血浆置换治疗。

四个泵：可进行血液灌流、血液透析、单纯缓慢超滤、单纯前或后稀释血液滤过、同时前后稀释的血液滤过、血液滤过透析、单重血浆置换、双重血浆置换、血浆灌流吸附治疗。

越复杂的治疗模式，所需的泵数量越多，如分子吸附再循环系统（MARS）等。

泵的数量仅为实现血液净化不同治疗模式所需的必要条件，实际可以进行的治疗模式要参照设备的软件设计。为实现治疗的一体化，部分多功能机型还配备有附加的肝素泵、枸橼酸 - 钙泵等。

2. **压力监测**　血液净化治疗中需监测各部位的压力变化，包括采血压力、回血压力监测、滤器前压力监测、滤出液压力监测，血浆入口压力监测等。通过直接监测压力数值及计算后结果，了解管路、滤器、吸附器等部分的工作状态。血液净化设备具有压力报警设置，当压力超过其预设范围时会出现报警，提示操作者排除异常。

3. **平衡监测装置**　监测治疗过程中透析液、置换液及滤出液之间的平衡状态。大多数机型中以秤或天平的形式出现，通过称量重量变化，计算平衡。在一些新的机型中，平衡监测装置改变为电子计量，因此看不到秤或天平的踪迹。当平衡数值出现异常时，设备也将报警，提示查找原因。

4. **加热装置**　血液净化治疗中，如要在设备上额外补充液体，需将液体加热至人体正常温度，防止热量丢失，因此需要加热装置。此外加热装置还可为重症患者的体温调控提供条件。目前的加热装置有平板型及囊袋型，均能够起到良好的加热效果。

5. **患者安全装置**　包括空气探测、漏血监测等装置。空气探测装置多为超声波探测原理,当探测范围管路内出现气泡时报警,并暂停治疗,可防止气泡经静脉端回流至患者体内。漏血监测为光波探测原理,在破膜时在滤出液/透析液/废液端,当出现破膜时报警并停止治疗,防止血液破坏及丢失。这些安全装置可防止出现空气栓塞、失血等严重并发症,是血液净化设备重要的组成部分。

6. 显示操作装置 可显示血液净化设备运行时各泵、压力监测及平衡监测指标,通过操作按钮,完成参数的更改及报警处理等。由于血液净化设备功能逐渐增多,显示及操作界面一度演变的复杂及繁琐,但随着技术的进步,新型的血液净化设备的显示操作界面更加友好,便于监测及操作。

血液净化设备需为"用户友好型",能让 ICU 医生及护士在较短的时间内掌握其不同的应用方法。如需在设备以外添加其他附属装置,应十分谨慎:如增加局部枸橼酸抗凝设备、添加低流量 $ECCO_2R$ 或肝脏支持所需组件。良好的售后服务和生产厂家的反馈也十分重要。

目前国内常用的重症血液净化设备及其特点见本书附录三。

二、血液净化器

血液净化器是血液净化治疗的核心部分,通过不同的材质及结构设计,可对血液成分进行滤过、透析、成分分离、非特异及特异性吸附等处理,实现清除水分或致病性溶质的治疗目的。血液净化器在不同的血液净化方式中有不同的称呼,如透析器、滤器、血浆分离器、血浆成分分离器、灌流器、碳罐、树脂罐、免疫吸附柱、胆红素吸附柱等。血液净化器所采用的医用高分子材料,需具备以下要素:①良好的血液相容性;②无三致(致畸、致癌、致突变)反应;③良好的通透性、吸附性、机械强度,还有适当的孔径。为达到理想效果,数十年来血液净化的材料几经变革。随着科学技术的进步,血液净化材料也逐渐由非选择性向部分选择性或高选择性转化,且功能增加。

根据物理形态和清除溶质原理的不同,目前可将血液净化器分为膜式血液净化器和吸附器两大类。

(一)膜式血液净化器

膜式血液净化器是指主要利用对流或弥散原理对溶质进行清除的血液净化器,常见的膜式血液净化器包括:透析器、滤器、血浆分离器、血浆成分分离器等。最早的膜式血浆分离器采用的是平板膜,目前均演化为中空纤维膜。膜的材料也不断更新,最早用于血液净化的膜材料是火棉胶膜,但经过临床观察,体内尿素氮的有效清除量并不多,且透析器和抗凝技术均有不足,限制了其临床应用。20 世纪 30 年代后期,荷兰人 Kolff 和 Berk 用塞璐芬膜代替火棉胶膜,并研制出第一台供临床使用的转鼓式人工肾,提高了透析效果,使血液净化临床应用成为现实。经过 70 年的研究发展,血液净化膜材料已经有了很大的改进,目前临床上常用的有铜仿膜、聚丙烯腈膜、醋酸纤维素膜、血仿膜、聚酰胺膜、聚甲基丙烯酸甲脂膜、聚碳酸脂薄膜、聚砜膜等。

膜式血液净化器的膜根据不同的生产原料可分为三类,即未修饰的纤维素膜;改性或再生纤维素膜;合成膜。三类膜在生物相容性、水通透性、毒素清除方面均有较大区别:

1. 未修饰的纤维素膜 包括铜仿膜、双醋酸纤维素膜。由于纤维素类膜性能良好,原料来源丰富、价格低廉,在血液净化用膜的发展史上一度占据着主导地位。但这类膜主要缺点可概括为生物相容性差,无吸附作用,中分子物质的清除能力差,长期应用易产生并发症,未经修饰的一代产品已逐渐淘汰。目前临床上使用的多为表面处理后的铜仿膜,以改善生物相容性及减少补体激活。

2. 改良或再生纤维素膜 包括血仿膜,三醋酸纤维素膜。血仿膜较铜仿膜生物相容性好,清除小分子毒素的能力增加。而三醋酸纤维膜更具有清除中分子毒素的能力。

3. 合成膜 包括聚丙烯腈膜、聚酰胺膜、聚甲基丙烯酸甲脂膜、聚碳酸脂薄膜、聚砜膜、聚醚砜膜等。与纤维素膜相比,合成膜对中等分子量物质的去除能力强,生物相容性好,同时有优良的耐菌、耐有机溶剂等特性。目前在临床上的应用越来越广泛。

透析器或滤器的膜根据其清除中大分子的能力不同,分为低通量膜、中通量膜及高通量膜。一般认为膜超滤系数 $Kuf > 25ml/(h \cdot mmHg \cdot m^2)$ 的膜为高通量膜;$Kuf < 10ml/(h \cdot mmHg \cdot m^2)$ 的膜为低通量膜;Kuf 在 $10 \sim 25ml/(h \cdot mmHg \cdot m^2)$ 之间的膜为中通量膜。如根据膜孔径大小判定,高通量膜平均孔径为 2.9nm,最大直径为 3.5nm;低通量膜平均孔径为 1.3nm,最大直径为 2.5nm。膜式血液净化器的常用膜材料及主要特性见表 3-4-1。

表 3-4-1 膜式血液净化器常用的膜材料及主要特性

分类	膜材料	通量	主要特性
未修饰的纤维素膜	铜仿膜	低	由铜氨纤维制成,壁薄,亲水性高,小分子毒素清除能力强,但生物相容性差,中分子毒素清除能力低
	双醋酸纤维素膜	低	与铜仿膜比较,尺寸稳定,膜面光滑,可高温消毒
改良或再生纤维素膜	血仿膜	低	与铜仿膜相比,生物相容性提高,小分子毒素清除能力高
	三醋酸纤维素膜	高	超滤率高,可清除中小分子毒素,生物相容性较好
合成膜	聚砜膜	低、高	机械性能优良,膜薄,生物相容性好,溶质透过性高,中分子毒素清除率高,残血量少
	聚碳酸酯膜	低	对尿素、维生素 B_2 和水的透过率均高于再生纤维素膜,机械强度高
	聚酰胺膜	高	生物相容性高,对中分子物质的清除率高
	聚醚砜膜	高	与聚砜膜相比,亲水性和耐热、耐腐蚀性能更高,与强氧化剂接触时,不产生甲基自由基
	聚丙烯腈膜	高	超滤率高,可清除中小分子毒素和 β2 为球蛋白,可吸附毒素,缺点为膜脆,机械强度差,不耐高温消毒
	聚甲基丙烯酸甲酯膜	高	具有高吸附功能,生物相容性高,但对中分子物质的清除不足

普通的血滤器均属于高通量血液净化器,截留分子量一般在 30kDa 左右,虽然能清除分子量在 10k~30kDa 的中分子溶质,但清除效率并不高。为进一步提高中分子致病溶质的清除率,近年来又出现了截留分子量在 50kDa 左右的高截留分子量血液净化器,其膜孔径明显大于普通高通量滤器的膜孔径,在清除中分子溶质的同时,也会损失一小部分血浆白蛋白。

血浆分离器的膜(一级膜)允许血浆滤过,并阻挡所有血液内的有形细胞成分。与透析器及滤器相比,血浆分离器的膜有更大的孔径,普通的血浆分离膜的平均孔径为 0.2~0.6μm,是高通量膜孔径的数百倍。血浆成分分离器的膜(二级膜)可将血浆中分子量相对较小的白蛋白滤过回收,而将血浆中分子质量较大的致病蛋白,如免疫球蛋白、免疫复合物或脂蛋白阻挡在膜内弃掉。同时可利用不同孔径的血浆成分分离器来控制血浆蛋白的清除范围。不同孔径血浆成分分离膜的通透性见表 3-4-2。

表 3-4-2　不同孔径二级膜对血浆内不同物质的滤过百分比

	平均孔径（μm）			
	0.010	0.020	0.030	0.035
总蛋白	22	35	61	77
白蛋白	32	51	72	87
IgG	13	33	56	79
IgM	1	2.2	2.3	6.5
总胆固醇	7.5	7.5	38	43

　　具有吸附能力的血液净化膜在治疗脓毒血症的过程中，制造商研发出多种不同具有吸附功能的新膜，以吸附炎症介质及内毒素。利用膜与不同极性或电荷离子相互作用，可使膜捕捉一些分子（如介质、细胞因子、抗生素和蛋白等）。不同的材质及结构，吸附的能力及可吸附的物质相应不同。有吸附能力的膜不仅能够正常清除血液中的异常成分，而且可以清除超出其截留分子量的分子，这是极具吸引力的能力。此类膜可在 CVVH 治疗模式中应用，其特点参见表 3-4-3。

表 3-4-3　不同具有吸附能力血液净化膜的特点

名称	应用模式	特点
AN69 ST	CVVH	高吸附膜，可吸附 HMGB-1，但不能吸附脂多糖
PMMA	CVVH	高吸附膜，可吸附 HMGB-1 和脂多糖
AN69 Oxiris	CVVH	高吸附膜，吸附多种炎症介质，同时可吸附脂多糖

（二）吸附器

　　膜式血液净化器虽然得到广泛应用，但尚存在对大分子溶质、脂溶性强或与蛋白质结合的毒物透析和滤过清除率差等缺陷。为了弥补膜式血液净化器的不足，提高血液净化过程中毒物的清除率，制造商研发了吸附材料，在血液或血浆吸附中应用。采用吸附材料，主要通过吸附原理进行溶质清除的血液净化器称为吸附器。吸附器所采用的吸附剂根据其制造原料及功能分为以下几类：①离子交换树脂；②活性炭吸附剂；③吸附树脂；④免疫吸附剂。此外，本节将对脓毒症相关的吸附材料进行单独介绍。

　　1. 离子交换树脂　离子交换树脂在医学领域的应用开始于 20 世纪 40 年代末期：1944 年 Steinberg 用离子交换树脂除掉血液中的钙；1949 年 Cohn 等用离子交换树脂制成血液分离收集装置。1948 年 Muirhead 和 Reid 提出了树脂型人工肾的概念，用 Amberlite IR-100H 树脂进行了动物实验，发现可以清除尿素和肌酐。此后 Rosenbaum 等人用 AmberliteIR-120，IRA-900 等各种离子交换树脂对尿毒症、急性肝衰竭患者进行血液吸附治疗，发现对尿素氮、血氨有明显的清除效果，并发现阴离子交换树脂对未结合胆红素及巴比妥类药物有良好的清除效果。由于治疗过程中与血液中电解质发生交换反应，破坏血中的电解质平衡且对血小板破坏严重，导致离子交换树脂在血液灌流方面的应用受到了限制。直至 20 世纪

70 年代,日本学者对 BR601 用高分子材料包裹,提高了生物相容性,使离子交换树脂成功应用于临床。

目前离子交换树脂在临床上主要用于高胆红素血症的吸附治疗,包括日本旭化成医疗(BRS-350)、可乐丽医疗(BL-300)、国内珠海健帆(BS-330)和爱尔公司(AR-350),所用医用级胆红素吸附剂均为高分子材料包埋后的离子交换树脂。

2. **活性炭吸附剂** 1964 年,Yatzidis 等首先用活性炭对尿毒症进行血液吸附治疗。但活性炭的血液相容性差,治疗过程中存在微细炭粒的脱落,限制了其在临床中的应用。直至 1970 年,华裔加拿大籍学者张明瑞教授开创性地用白蛋白火棉胶包裹活性炭制成微胶囊血液吸附,既提高了血液相容性又防止了炭微粒的脱落,而且包裹后的活性炭吸附性能并无明显改变,使活性炭吸附剂的血液吸附进入临床实用阶段。20 世纪 80 年代初,钱绍诚、宋继昌等应用椰壳活性炭并外包聚丙烯酰胺加明胶,为严重的镇静药物中毒患者行血液吸附治疗,取得了良好的疗效。此后,经过许多学者的共同努力开发出了许多新的包裹材料和包裹方法。目前,已使用的包裹材料有白蛋白火棉胶、聚丙烯酸水凝胶、聚甲基丙烯酸羟乙酯、聚甲基丙烯酸、聚乙烯醇缩丁醛、醋酸纤维素、尼龙及明胶等。活性炭吸附剂现已广泛应用于吸附各种内源性和外源性的致病物质,如肌酐、尿酸、酚类、脂肪酸、中分子物质、胆红素、镇静药物、农药等。此外,20 世纪 80 年代初研发出人工合成活性炭,即炭化树脂,在提高吸附性能的基础上又具有好的机械强度,克服了一般活性炭的微粒脱落、血液相容性差需要包埋或包膜的缺点,而且孔径大小、分布均可控制,有望成为具有选择性吸附能力的吸附材料。

3. **吸附树脂** 20 世纪 70 年代起,Rosenbaum 应用 Amberlite XAD-2 吸附树脂在动物模型进行血液吸附治疗,后为药物中毒患者行 Amberlite XAD-4 吸附树脂的血液吸附治疗,取得了良好的临床效果。实验数据显示 Amberlite XAD-4 吸附树脂对巴比妥类、甲苯喹唑酮、格鲁米特、安宁、茶碱、地高辛、对硫磷和对氧磷等药物的清除效果优于活性炭。

我国南开大学高分子化学研究所自 20 世纪 70 年代末开展对吸附树脂的研究工作,通过改变吸附树脂的载体及树脂上的功能基团以增加对目标物的吸附能力,研制的大孔吸附树脂已经成功应用于解毒、肾病、肝病等领域。1997 年,史林启等制备了具有新型骨架结构的微多相聚氨酯大孔树脂,可选择性吸附胆红素,性能稳定,选择性高,受人血清白蛋白和氨基酸浓度的影响较小,具有优异的血液相容性,是一种具有应用前景的胆红素血液净化吸附剂。

4. **免疫吸附剂** 免疫吸附剂的研究开始于 20 世纪 50 年代,它是在吸附材料表面固定上抗原、抗体或补体后形成的一种特异性医用吸附剂。1979 年,Terman 将免疫吸附剂用于体外循环免疫吸附治疗系统性红斑狼疮及肾炎获得成功。1982 年,Yamazak 等采用聚乙烯醇凝胶树脂连接氨基酸作为免疫吸附剂,通过血液灌流来治疗类风湿关节炎,经治疗后的患者关节疼痛减轻,其皮肤溃疡及血管炎症好转。1988 年,南开大学俞耀庭等人用 DNA 与火棉胶混合并固载在大孔炭化树脂上,对数十例红斑狼疮患者进行血液吸附,取得了良好效果。该成果已经申请美国专利并实现产业化,商品名为"DNA 免疫吸附柱"。

1999 年,郭贤权等以醋酸乙烯酯为单体,二乙烯苯为交联剂,制得大孔共聚物,经皂化、活化后,偶联乙型肝炎抗体制得免疫吸附剂,其对人血清中的乙型肝炎表面抗原(HbsAg)具有良好的吸附性能,且稳定性好,可望用于血液灌流辅助治疗乙型肝炎病患者。

美国 Cypress 公司生产的商品名为 Prosorba 蛋白 A 免疫吸附柱以硅凝胶球作为载体；德国 Fresenius 公司生产的商品名为 Immunosorba 以琼脂糖凝胶球作为载体。两种产品用于治疗免疫球蛋白相关疾病。

日本 Asahi Medical 公司的 PH、TR 系列产品用聚乙烯醇球作为载体。TR-350 使用的吸附配体为色氨酸，选择性吸附抗乙酰胆碱受体抗体。PH-350 使用的吸附配体为苯丙氨酸，选择性吸附免疫复合物、类风湿因子和抗 DNA 抗体。Kurary 公司产品 MG-50 以纤维素球为载体，配基为乙酰胆碱受体多肽，用于治疗重症肌无力。

5. 针对脓毒血症的吸附材料 脓毒症是 ICU 内的常见病，死亡率高，如何通过血液净化方式辅助脓毒症的治疗，是近年来研究的热门话题。目前已有许多针对脓毒症的吸附材料研究。

（1）多黏菌素 B：固定于载体固定有多黏菌素 B 吸附剂可以灭活内毒素并具有抗革兰阴性杆菌作用。Aoki 等首次报道了临床使用固定多黏菌素 B 的纤维载体（PMX）吸附剂对内毒素血症的治疗情况，吸附 2 小时，使内毒素水平由 76pg/ml 下降到 21pg/ml。近来研究发现 PMX 还可以有效降低细胞因子水平，由于多黏菌素 B 价格不菲，且具有肾毒性、神经毒性，致使使用受到限制。

（2）固定化人血清白蛋白：MATISSE 是一种新的内毒素吸附系统，通过固定的人血白蛋白直接进行血液吸附，能够有效地清除血清内毒素。纯化的人血白蛋白含有较多的阴离子基团，将其共价交联在大孔聚甲基丙烯酸酯微球上，与脂多糖、类脂质 A、细胞因子如 TNF、IL-6 有较高的亲和力，可直接用于吸附全身感染性患者全血中的内毒素和炎症因子。临床小规模实验显示治疗过程安全的且耐受性良好，未发现与吸附器有关的副反应，治疗前后患者的血清内毒素水平降低明显，具有较好的应用前景。

（3）阳离子基团修饰吸附剂：使用阳离子基团修饰吸附剂对内毒素也有良好的吸附作用，如聚乙烯亚胺（PEI）、二乙烯二胺（DEAE）等阳离子基团修饰纤维素微球吸附剂，微球直径 1~8μm，对血液蛋白成分无明显吸附，成本低，效果优于活性炭、吸附树脂。有学者认为用带氨基的氨化聚（γ- 甲基 -L- 谷氨酸，PMIG）球形吸附剂，吸附率更高，1ml 湿吸附剂可吸附 4.5mg 的内毒素。

（4）免疫吸附剂：内毒素血症免疫吸附是根据抗原、抗体结合的原理，把抗体或抗原偶联于固相载体上，吸附血液或血浆中相应抗原或抗体，这种方法不影响血液中其他成分，血液相容性好，清除率高。朱云松等将结合抗 rHu-TNF-α 单克隆抗体的凝胶 A 珠粒装入玻璃柱，制成免疫吸附柱，用于清除内毒素血症中的 LPS，此方式可能成为内毒素休克治疗的手段。

（5）固定化小分子：近年来一些小分子被用来作为内毒素吸附用配基，如氨基酸、胺类等。袁直等选用聚甲基丙烯酸甲酯为载体，以二甲胺为末端功能基制成多孔树脂，吸附剂对内毒素的清除率可达到 60%~70%。Amoureux 等将氧氟沙星固载于琼脂球表面用来清除血浆中的内毒素及细胞因子，效果明显。

（6）L- 氨基酸：南开大学俞耀庭等以纤维素或琼脂糖为基质固载多种不同类型的氨基酸，考察了它们对水溶液中内毒素的去除效果及作用机制。袁直等人制备的以琼脂为载体，以赖氨酸为配基的内毒素吸附剂对内毒素标准溶液中内毒素的最大吸附量可达 253.1EU/g。通过血液相容性实验，吸附剂对血液有形成分影响非常小，可用作血液吸附级吸附剂，具有临床应用前景。

（7）壳聚糖：魏桂林采用高碘酸钠活化法对纤维素进行改性，键合上壳聚糖配基，从盐溶液和人血清蛋白溶液中去除内毒素可达 90% 以上。然而，内毒素和壳聚糖形成化合物需要较高的温度，形成的络合物的稳定性不佳，无法在临床中应用。Machado RL 等用多孔壳聚糖膜从人血清蛋白（IgG）中去除内毒素。虽然材料本身对内毒素有较大的亲和性，但残留的内毒素浓度最低还有 4EU/ml 左右，暂无法达到临床应用水平。

（8）研发中的细胞因子吸附柱：如 CytoSorb，CYT-860-DHP，Lixelle，CTR-001 和 MPCF-X 等，对 TNF-a，IL-1β，IL-6 及 IL-8 等细胞因子有强大的吸附能力。CytoSorb 盒子含有 10 克聚乙烯比咯烷酮涂层的聚丙烯二乙烯苯颗粒，每克的表面积 850m^2。聚合物的每个颗粒约 300~800μm 大小，比一粒盐略大，与血液高度兼容。这些颗粒有许多微孔允许毒素进入，可吸附分子量 50kDa 以上与脓毒血症相关的炎症及抗炎细胞因子如 IL-1、IL-6、TNF 及 IL-10。并利用中性亲脂表面的疏水作用，使白蛋白通过滤器回到患者体内。不同细胞因子吸附柱的性质见表 3-4-4。

表 3-4-4　不同细胞因子吸附柱的特点

	Cytosorb	CYT-860-DHP	Lixelle	CTR-001	MPCF-X
结构	聚苯乙烯共聚颗粒	聚苯乙烯基质结合纤维	多孔纤维素颗粒	多孔纤维素颗粒	纤维素颗粒
表面积	850m	>500m	>500m	>500m	>500m
治疗最初 2 小时 IL-6 下降水平	<50%	92%	82.9%	80%	98.9%
内毒素吸附	无	有	尚无相关数据	尚无相关数据	尚无相关数据

目前国内重症血液净化常用的膜式血液净化器和吸附器见本书附录四。

（Patrick M Honoré　苏晓蕾）

参 考 文 献

1. 樊照鑫，周嫱. 医学工程技术在血液透析机中的应用. 中国医疗设备，2012，4：76，111-113.

2. 唐克诚，李谦，等. 血液透析膜材料的研究进展. 医疗设备信息. 2007，22（8）：49-51.

3. 雷海波，高保娇. 血液灌流用高分子吸附材料的研究进展. 中北大学学报，2007，28（3）：241-245.

4. Kushi H，Miki T，Sakagami Y. Early hemoperfusion with a polymyxin b column improves gastric intramucosal pH in sepsis. Ther Apher Dial，2008，12（4）：278-284.

5. Honoré PM，Joannes-Boyau O，Gressens B. CRRT technology and logistics：is there a role for a medical emergency team in CRRT? Contrib Nephrol，2007，156：354-364.

6. Honoré PM，Jacobs R，Joannes-Boyau O，et al. Con：Dialy- and continuous renal replacement（CRRT）trauma during renal replacement therapy：still under-recognized but on the way to better diagnostic understanding and prevention. Nephrol Dial Transplant，2013，28：2723-2727.

7. Schneider AG，Bellomo R，Bagshaw SM，et al. Choice of renal replacement therapy modality and dialysis dependence after acute kidney injury：a systematic review and meta-analysis. Intensive Care Med，2013，39：987-997.

8. Joannidis M, Oudemans-van Straaten HM. Clinical review: Patency of the circuit in continuous renal replacement therapy. Crit Care, 2007, 11: 218.

9. Hackbarth R, Bunchman TE, Chua AN, et al. The effect of vascular access location and size on circuit survival in pediatric continuous renal replacement therapy: a report from the PPCRRT registry. Int J Artif Organs, 2007, 30: 1116-1121.

10. Canaud B, Chenine L, Henriet D, et al. Optimal management of central venous catheters for hemodialysis. Contrib Nephrol, 2008, 161: 39-47.

11. Honore PM, Joannes-Boyau O, Collin V, et al. Practical Daily Management of Extra-Renal Continuous Removal. Reanimation, 2008, 17: 472-478.

12. Honore PM, Joannes-Boyau O, Boer W, et al. Continuous haemofiltration in 2009: What's new for clinicians regarding: Pathophysiology, technique to be privileged and dose to be recommended. In-Depth-Review. Blood Purif, 2009, 28-143.

第 四 章　重症血液净化的质控与发展

第一节　重症血液净化的质量控制

随着全国重症不断开拓与进步,越来越多的 ICU 如雨后春笋般蓬勃发展,同时血液净化技术无论在三甲医院,还是基层医院也在广泛地得以应用。重症血液净化治疗在很多医院从无到有,从生疏到熟练,取得了可喜的进步。目前血液净化治疗已经成为 ICU 当中最具代表性的脏器支持与替代技术之一。

重症血液净化作为 ICU 中一项重要的治疗手段,实施得当可以改善患者的预后,同时任何失误有可能带来再损伤。伴随着血液净化患者不断增加,相关专业人员队伍不断的壮大,对于重症患者血液净化的安全要求与规范管理已经迫在眉睫,"质量控制"自然成为一个重要的专题。维基百科中描述:质量控制(Quality control, QC)是质量管理的一部分,致力于满足质量要求;中国全国科学技术名词审定委员会对质量控制的一种定义为:"为使人们确信某一物项或服务的质量满足规定要求而必须进行的有计划的系统化的活动。"据此,重症血液净化质量控制可定义为"为保证重症血液净化的质量满足规定而进行的有计划的系统化的活动"。

一、重症血液净化质量控制的必要性

1. **患者医疗安全的需要**　随着重症医学的不断发展与进步,亚专科不断建立与完善,重症患者的血液净化治疗在 ICU 中的应用已经日趋成熟,这种成熟不仅仅是体现在适应证的选择,技术操作的规范,整体治疗策略的完善,更表现在我们对于重症患者血液净化质量和安全的高度重视与严格要求。重症患者血液净化的安全要求已经成为重症患者治疗中不可或缺的核心内容之一。虽然不同的血液净化原理、方式和治疗目的有所不同,但它们在清除毒素、毒物、或水等目标物质的同时,也会可能会清除了患者需要保留的成分,造成营养物质和抗生素丢失;由于治疗计划的不当或是实施失误,导致严重的水、电解质、酸碱等平衡失调;还可能在抗凝的过程中因抗凝不足或过量导致凝血功能紊乱。这些不安全因素,有的可导致患者迅速死亡,如高血钾或低血钾导致的严重心律失常;有可能是不易察觉的损害,如脱水稍稍过度导致的大循环稳定但存在隐匿性肾脏血流动力学障碍导致,患者远期预后不良。已有研究表明,质量控制有助于缩短住院时间和重症监护时间、降低不良反应。

2. **治疗的标准化**　团队间甚至团队内的治疗方案不一致是目前重症患者治疗不可回

避的现状。这不仅不利于在医护人员倒班时的工作交接，还可能导致患者及家属对医护人员不信任甚至与之发生冲突。质量控制有"治疗标准化"的基本要求，从而降低"个人习惯"对系统质量的冲击。

3. **控制治疗成本** 我国的医疗资源，包括医疗费用、医疗的人力和物力等，是宝贵的和仍然不足的。有效的控制成本是现有的医疗资源发挥最大作用的保障。重症患者医疗占用原本就远远高于普通患者，血液净化的实施又常常导致其进一步大幅增加；院方投入了更多的人力物力，而医保和患方则需投入更多的财力。确保把血液净化实施于恰当的患者，在合适的时间给患者实施恰当方式的血液净化，是质量控制的一个重要目标。

4. **临床研究的要求** 临床研究是临床实践不断改进的基础，是临床工作发展的后劲。不能保证质量的临床工作则不可能获得高质量的临床研究资料，其结论也很难被信任。

二、重症血液净化质量控制所包含的内容

狭义上是肾脏替代治疗、血浆置换、灌流等治疗手段在技术层面的质量控制，使治疗标准化包括血液净化开始与结束的时机、滤器运转中的质量与寿命、设备报警和故障的处理、血液净化相关的感染、出血、电解质紊乱等并发症等。其中的一部分内容，如开始与结束的时机，当前可能还难以有普遍接受的定论，其质控工作也相对困难。因为血液净化治疗的目的是改善患者的预后，其作用的发挥除了这项治疗措施的本身，也受与其同步的其他治疗相互影响，因此广义上其质量控制理所应当包括患者整个治疗的质量控制。其内涵就是对接受重症血液净化治疗的患者的各项治疗措施给予完善的监督、管理和反馈。

（一）血流动力学管理水平

重症患者往往因灌注不足需要补液，同时因组织、器官水肿需要脱水，这时实施血液净化的确有一定的挑战。我们需要密切地监测和调控血流动力学参数，防止发生医源性的低血压，造成组织器官的低灌注，进而导致脏器功能的进一步损伤。重症患者由于血液净化导致的血流动力学不稳定，特别是在 IHD 治疗时有较高的发生率，既不利于血液净化的进行，也不利于患者的恢复；因此血流动力学是否稳定，是重症血液净化的质控重要指标之一。其中容量平衡的监测与管理质量首当其冲。容量平衡的监测与管理主要包括初始容量水平的评估，血液净化过程中的液体管理，具有目标导向性的液体治疗，以及密切监测和再次评估。脱水的时机、速度、总量都是重要的影响因素。此外，还要注意到血液净化对血管活性药物的清除和滤器生物相容性对血管张力的影响。

（二）抗凝与抗凝并发症

血液净化的抗凝治疗应该建立在详细评估患者凝血功能的基础之上，根据患者不同疾病种类，不同病理生理需求选择适当的抗凝剂和剂量，密切监测，反复评估，优化调整，以保障血液净化治疗的顺利实施。

血液净化治疗期间的凝血功能监测主要包括：

1. **血液净化治疗前后的凝血状态监测** 血液净化治疗前的监测主要为了评估患者的基础凝血状态，指导血液净化治疗中抗凝剂的种类和剂量应用；血液净化治疗结束后凝血状态主要是了解患者进行治疗后凝血功能是否恢复正常及是否具有出血倾向。

2. **血液净化过程中凝血状态监测** 主要包括体外循环管路中凝血状态的监测和患者全身凝血状态的监测。只有两者密切结合才能全面地判断血液净化过程的凝血状态。

3. 不同抗凝剂监测指标不同 肝素抗凝时应采用活化凝血时间（ACT）进行监测；也可以应用部分凝血酶时间（APTT）进行监测。低分子肝素抗凝时应检测抗凝血因子 Xa 活性进行监测。以枸橼酸钠抗凝时，应监测滤器后和患者体内游离钙离子的浓度。阿加曲班抗凝时，主要监测 APTT。

4. 出血、血栓与栓塞等并发症 各种出凝血相关的并发症可能直接或间接影响血液净化的顺利进行，甚至影响患者的预后。

（三）电解质酸碱和葡萄糖的管理

血液净化是治疗严重、顽固电解质紊乱的重要手段之一，但不恰当的操作与监测可能会导致严重的电解质紊乱，酸碱平衡失调以及血糖的异常波动，所以需要在血液净化过程中对患者内环境进行密切的关注与仔细的监测。需要注意的是血液净化治疗过程中导致电解质紊乱的主要原因包括：

1. 血液中电解质清除过多，而补充不当 连续血液净化治疗（CBPT）时的超滤会导致大量电解质丢失，若在透析液/置换液补充相应的电解质或补充不当，常常会导致电解质异常的发生。

2. 枸橼酸钠抗凝相关的电解质紊乱 枸橼酸钠抗凝时，由于枸橼酸钠可以螯合钙离子，所以可能导致钙离子的波动，不足时造成低钙血症；补充过量时可能造成高钙血症。机体应激所致的高血糖，血糖的剧烈波动以及低血糖对于重症患者而言是十分危险的，在血液净化治疗中，由于置换液中葡萄糖，缓冲碱，胰岛素的应用均可影响重症患者的血糖，所以血液净化治疗中血糖的监测也具有十分重要的意义。

（四）滤器和导管的使用时间

过短的滤器使用时间可导致治疗的频繁中断，不能完成治疗目标，同时也提高了治疗成本。导管血栓和位置不良除了同样会影响血液净化质量外，还可能增加栓塞、感染等并发症的概率。

（五）常见血液净化治疗的报警的处理能力

及早发现和处理血液净化治疗中的报警是维持其治疗安全性和连续性的必要保证，是重症患者血液净化治疗安全要求的必要条件。常见的报警可分为：警告性报警，故障报警，警示性报警，建议性报警四种。在出现可能造成患者危险，需要操作人员立即干预的情况下，如回输管路出现气泡或回输管路极端正压等情况，机器会发出警告性报警；表现为急促频繁的警报声，同时红色指示灯亮起暂时中止治疗，保证患者安全。系统因故障不能监控患者安全时，如自检失败，软件错误或硬件故障等情况，机器会发出故障警报；设备会发出急促警报，红灯亮起，中止治疗。输入液体不足，如透析液，置换液溶液已空或者废液袋已经满时发出警示性报警，血液和注射器泵可以继续运行；这时机器暂时中止治疗，应对目前情况，设备报警为缓和警报，黄灯亮起进行提示。需要行预防性维护时发出建议性报警，患者无即时危险，治疗继续进行，设备报警缓和，黄色指示灯亮起。这些常见报警我们的操作人员应熟练掌握，以保证患者的安全和血液净化治疗的顺利进行。

（六）感染控制

感染是重症患者包括急性肾损伤在内的多器官功能障碍的主要原因，因此也常常是实施血液净化的始动起因。血液净化时，导管置入与管理、管路连接、置换液和（或）透析液的配制、留取血标本等各个环节都可能造成严重的感染，从而导致不仅原有疾病不能控制，反而造成新的或是二次打击，迁延病情甚至加重病情。严格的感染控制措施对于重症患者尤为重要，医务人员进入治疗区域应当穿工作服，换工作鞋，进行医疗操作前应佩戴帽子，口罩。在接触患者前后或治疗设备前后，应严格遵守手卫生制度，并在治疗过程中严格遵循感染监控的各项制度。

三、重症血液净化质量控制的实施

（一）建立相对完善的治疗流程

如同"有法可依"，也就是说要有相对统一的血液净化实施流程和质量控制的方案，才能对实际工作进行监测、评估和改进。虽然重症医学是个不断进步的年轻学科，重症血液净化更是其中年幼的分支，尚有许多难以明确的问题，但这并能成为影响我们实施"标准治疗"的理由。现阶段的"标准治疗"也许随着时间的推移被证明是不合适的或是有更好的，而其证据恰恰可能来自根据今天的"标准治疗"进行的临床研究。如果没有相对统一的流程，大家各行其是，最终很难得出任何结论，从而一直在原地踏步。在"微信"作为重要的学术交流方式之一的时代，我们常常可以从中看到大家诚恳的提问关于中毒患者血液净化方式的选择、枸橼酸抗凝、滤过分数等临床上实实在在的问题，其答案也是"各庙有各庙的高招"，难说孰对孰错，何优何劣不谈，这种现象则体现了我们方案不统一的现状和对规范强烈的需求，这种状态下讲质控，真的是任重道远。

（二）设定管理目标

在一定的阶段，某些不良事件受条件、人员等各种因素的影响是难以完全避免的，但是要争取最大限度地避免。因此在实施质量控制的过程中就要不断地发现问题，制订减少问题出现概率的目标，积极寻求相关的途径，从而改善质量。

（三）团队建设

为改善重症血液净化的质量，团队建设应该包括两个部分：专业的重症血液净化团队和独立的重症血液净化质控小组。前者是基础，后者是监督和保障。而制定科学的管理制度将进一步加深和明确成员在专业的重症血液净化团队中的位置，有利于发现和解决血液净化治疗中存在的问题，以此才能做周期性的质量控制。目前，国内外已经有部分中心建立了专业的重症血液净化团队，以确保和提高重症血液净化的治疗效果。Hyung Jung 等人在的研究中发现，专业的重症血液净化团队有助于 AKI 患者在 ICU 接受到更高效的连续血液净化治疗，减少连续血液净化的总治疗时间，从而降低了治疗风险和 AKI 患者的病死率。国内也有关于专业重症血液净化团队的报道，该研究累计 162 例次、3558 小时，其中最长连续治疗时间达 1890 小时，而无意外及不良事件发生，极大地保证了重症患者血液净化治疗的安全。

1. **专业的重症血液净化团队** 高效、安全、规范的血液净化治疗必须借助专业的重症血液净化团队合作才能完成，是"有法必依"的主体。专业重症血液净化团队的提出和尝试也证明了团队合作为重症血液净化带来了系统化的管理和质量控制，在提高重症血液净化的治疗效果的基础上，极大地保证了血液净化治疗期间患者的安全。专业的重症血液净化团队指由具备重症血液净化相关专业知识，并有明确分工的医护人员组成的专门负责重症血液净化运作的医疗团队，是一个完善且分工明确的医疗团队。专业的重症血液净化团队与传统模式相比，其主要优势在于具有多角色、多职能的组成，科学、明确的分工，严格的质量控制与管理制度,以及不断自我提高的学习模式。多角色以及明确的分工将大大提高医护人员在各自职位上的工作效率,其意义在于明确个人在重症血液净化治疗中的责任和工作内容的主次关系。

2. **重症血液净化质量控制小组** 重症血液净化质量控制小组的不同于血液净化的实施人员,好比是执法队伍,其主要任务是对血液净化行为实施监督和管理。该小组应在统一的管理制度下,相对独立和公正的进行工作。一般可在科主任的带领下,由熟悉重症血液净化工作的病房组长、护士长(护理组长)组成。重症血液净化质控小组应建立自己的工作制度和工作流程,确保血液净化治疗的正确实施和重症患者的安全。

(四)完整的记录

包括血液净化实施过程的记录和质量控制工作记录。血液净化工作记录是发现问题解决问题的基础和依据之一。质控工作记录包括质控会议记录记载着我们发现的问题和改进的措施,有助于改进血液净化流程和监督机制。

总之,质量控制是重症血液净化工作的重要组成部分,是当下为患者安全实施血液净化的标尺,也关系到重症血液净化的未来。

(于凯江 陈秀凯)

参 考 文 献

1. 刘大. 重症的治疗与再损伤. 中华危重病急救医学,2014,26(1):1-2.

2. 周翔,马旭东,刘大为. 新形势下重症医学质量控制要点. 中华医学杂志,2014,94(27):2086-2089.

3. 郑娟莲,钟伟强,石咏军,等. 血液净化室的质量控制对血液透析安全性的影响. 中国实用医药,2010,3:258-260.

4. 张华芳,李瑜,聂细谦,等. 质量控制在血液净化中的临床应用. 西部医学,2016,2:273-275.

5. 杨虹,陈岩,周俊霞. 血液净化室医院感染管理与质量控制. 世界最新医学信息文摘,2016,2:227-228.

6. 李瑛,秦小燕,申晨. 专业小组质量控制模式在血液净化治疗急性重症中毒病人中的应用. 全科护理,2015,31:3173-3175.

7. 周昌娥,李新华. 质量控制在血液净化护理质量管理中的应用效果分析. 中华全科医学,2013,2:305-306.

8. 李密,黄秋鹏,潘红,等. 血液净化记录单的设计与应用. 护理实践与研究,2013,1:18-19.

9. 王质刚. 血液净化学. 第3版. 北京:北京科学技术出版社,2010:26.

10. 林惠凤. 实用血液净化护理. 上海:上海科学技术出版社,2005:10.

11. 杨毅,于凯江. 重症肾脏病学. 上海,上海科学技术出版社,2014:18.

12. 刘平. 肾脏病学. 北京:人民卫生出版社,2004:1462.

13. Gilbert R W,DM Caruso,KN Foster,et al. Development of a continuous renal replacement program in critically ill patients. Am J Surg,2002,184(6):526-532;discussion 532-533.

14. Langouche L,Vander Perre S,Wouters PJ,et al. Effect of intensive insulin therapy on insulin sensitivity in the critically ill. J Clin Endocrinol Metab,2007,92:3890-3897.

15. Rewa O,PM Villeneuve,DT Eurich,et al. Quality indicators in continuous renal replacement therapy(CBPT)care in critically ill patients:protocol for a systematic review. Syst Rev,2015,4:102.

16. Oh HJ,MJ Lee,CH Kim,et al. The benefit of specialized team approaches in patients with acute kidney

injury undergoing continuous renal replacement therapy: propensity score matched analysis. Crit Care, 2014, 18 (4): 454.

17. 王硕, 王欣然, 韩斌如. 重症医学科连续性肾脏替代疗法治疗团队建设初探. 护理研究, 2012, 26 (23): 2179-2180.

18. Fealy N, L Aitken, E Toit, et al. Continuous renal replacement therapy: current practice in Australian and New Zealand intensive care units. Crit Care Resusc, 2015, 17 (2): 83-91.

第二节　重症血液净化离不开血流动力学指导

治疗与再损伤共存于重症患者各种治疗之中[1]。重症血液净化常常需要大量的体液交换, 可能会对体液量、电解质和酸碱平衡、细胞内外的渗透压等内环境也会迅速产生有益或有害的巨大影响, 因此避免其再损伤格外重要。高标准的质量控制是避免血液净化再损伤中一个非常重要的课题。置换液或透析液的质量、容量的调整、感染的控制、设备的管理与维护等固然是质量控制的重要方面, 而血流动力学似乎并不在质控的指标之中, 但实际上质控的许多目标的实现都离不开血流动力学的指导。

一、减少不必要的血液净化的基础

血液净化作为救治重症患者的一件重要武器, 掌握血液净化的水平也就必然在一定程度上反映了一个 ICU 的水平; 但是血液净化是不是做得越多越能说明这个水平高呢? 每天十几台血滤机停不下来的科室是否在血液净化方面一定就达标了呢? 从相反的方面举个例子。一位知名三甲医院 13 张床的 ICU 病区主管被科主任找去谈话: 这个月竟然没有一例血液净化究竟是什么原因? 这位医生其实也注意到了这个现象, 把认真分析过的原因向科主任做了汇报: 部分原因与当月收治的患者人群有关, 更重要的是通过加强整个团队的血流动力学治疗的水平, 肾前性急性肾损伤 (acute kidney injury, AKI) 得到了有效的早期治疗甚至预防, 血液净化的需求自然降低了。当然, 血流动力学做得再好, 也不能完全避免 AKI 发生和应用血液净化, 但确实可以在起到一定的作用; 相反, 血流动力学做得不好, 科室里则会出现一片"沙场秋点兵"的血液净化阵容, 医疗花费上去了, "药占比"下来了, ICU 的水平却难以上去, 血液净化相关的并发症和医疗意外也会增多, 医患关系也会恶化。如果说实施正确的血液净化, 首先就应该是尽可能能够避免一部分人实施血液净化, 那么高水平的血流动力学维护则是其中重要的监测与治疗之一。整个病房如此, 患者个体也是一样。血压不稳定的患者需要脱水尤其是脱肺水, 我相信许多 ICU 医生都曾遭遇过。2008 年的一个早晨, 刘大为老师和大家一起讨论一个难治性感染性休克伴严重肺水肿低氧和患者讨论当天的治疗原则, 定调为脱水和负平衡, 可考虑开始血液滤过。恰巧此时患者血压进一步下降, 我跑到患者床旁迅速查看 PiCCO 等监测数据, 嘱护士立即静点 500ml 液体。也恰恰是这个时间点, 抗感染治疗开始发挥了作用, 血流动力学在此后趋于稳定, 通过利尿剂在当天就实现了脱水的目标, 没有使用血滤治疗。在许多人认为"犯上"的做法却得到了刘老师的赞同: "改善氧合是目的, 脱水是目标, 首先稳定循环则是必经途径; 要想实现这个目标, 就必须深刻理解当时血流动力学状况, 在血流动力学指导之下选择好脱水的时机, 才能实现既定目标, 如果一上来就脱水反而适得其反。"

二、选择恰当的模式和治疗参数

在对血流动力学没有显著影响的前提下，间断透析和连续血液滤过对重症患者的溶质清除和预后都没有显著的影响；但是这个"前提"常常并不存在。这就要求我们对重症患者有恰当的血流动力学监测，根据实际情况选择相对合适的模式。如果患者已经在实施血液净化，在血液净化稳定血流动力学的作用尚未体现出来之前，却可能先对血流动力学提出更高的要求。血流速度、前后置换的液体量或透析液的流速、脱水量等设备参数的设置固然重要，但这些参数的设置无一不需要与患者的血流动力学状态紧密结合。循环不稳定难以进行血液净化和做血液净化循环就不稳定都常常令我们苦恼。水肿的患者从血管内容量的角度不一定需要脱水，因此需要脱水的却又脱不下来水；已经实现大量负平衡的患者也可能因体内仍有大量多余的液体却需要继续增加脱水量。在休克的不同阶段什么样的容量状态是最佳的容量状态，这些问题都是我们在临床工作中面临的困惑，都需要我们对全身及肾脏血流动力学理论有不断深化的理解[2, 3]，严密监测下，通过滴定式治疗后的反馈，向患者寻求答案。血液净化治疗的记录单作为一个重要的医疗文件，其内容和记录的频率也主要是应血流动力学监测与治疗的要求。2011年秋天的一位患者，有重度肺动脉高压病史，行二尖瓣置换、三尖瓣成型术后无尿，氧合低，明确的容量多，需要脱水，但行血液净化时，即使在零平衡甚至扩容的情况下，一连接血滤机血压就下降，一天下来水没脱成，还正平衡了1000多毫升液体，第二天还是如此。开始我简单地考虑是血液引出体外引起突然容量降低导致的，但不降低的中心静脉压让我不能说服自己。我为患者放置了漂浮导管，仔细观察，发现在中心静脉压，肺动脉压和肺动脉嵌压等多个前负荷指标和心排出量不变的情况下，外周血管阻力却降低了，从而肯定患者血压下降与血滤后容量变化没有关系，而是由于滤器的生物相容性问题影响了血管的张力，通过在血滤过程中调整血管活性药物的剂量，很快实现了循环和组织代谢都满意的液体负平衡。

三、正确纠正酸中毒

严重的酸中毒是血液净化的一个重要的适应证[4]。血液净化对固定酸的清除能力是明确的，单纯的肝功能衰竭时，强化的血液净化可能对清除乳酸有一定的效果[5]，但大家对休克时的乳酸性酸中毒的使用指征却一直存在争议。休克未被纠正时，血液净化的乳酸清除率远低于乳酸的过度产生率，故难以单纯通过血液净化完全清除掉乳酸[6]；此时为纠正pH值而盲目调整碳酸氢钠的剂量就更鲜见疗效。无论是否行血液净化，血流动力学监测和治疗都是纠正休克患者酸中毒的根本措施。如果时肝功能衰竭合并休克，更需要血液血流动力学监测的帮助，避免因患者的休克和无氧代谢一直"隐藏"在血液净化的背后。还有一类较为罕见的大B细胞性淋巴瘤导致的高乳酸血症[7]，这类患者流动力学相对稳定，难以通过提高氧输送降低乳酸，血液净化作用有限且治标不治本，选择正确的化疗方案才是王道。

四、滤器的选择与维护

滤器选择的一个重要考虑因素就是生物相容性，而临床上对其评价的直接指标就是其对患者显著血流动力学稳定性的影响，如前面所谈到的患者，如果有可能，最好能获得更高质量的滤器。滤器的维护包括功能与寿命两个方面。两者均主要与滤器凝血有关。大家谈及滤器凝血因素时，讨论最多的是滤器质量、抗凝和穿刺针位置，事实上，血流动力学也是非常重要的一个方面。血流动力学稳定才能确保血液在体外管路中平稳持续的流动，而不稳定的血流动力学导致的间断停机则很容易造成血栓形成和滤器失效，由此造成的滤器和管路的突然大量失血更是血流动力学不稳定的因素之一。滤器表面的血栓也会大大降低其吸附毒素的作用。此外，由此而增多的管路操作则又可导致血流感染和感染性休克的风险增加。因此维持稳定的血流动力学也有助于延长滤器寿命和减少感染概率。不论是失血还是新的血流感染对于重症患者都是原发病症基础上的二次打击，对于其肾脏、肺脏、肝脏等重要器官功能的维护都是二次打击，令其更加难以恢复。加深对血流动力学理论的理解、正确地解读其参数，就有可能使患者更早地撤除有创的血流动力学监测设备。近年来重症超声的逐步普及，使一部分患者得以实施无创而方便的血流动力学监测。

五、处方剂量

虽然我们目前不再推崇在 sepsis 患者应用高容量血滤，但 sepsis 剂量还是需要的。血液净化的交付剂量占处方剂量的比例仍是临床治疗和临床研究质量的重要评价指标。血流动力学不稳定的情况下，有时被迫停机，有时不得不降低血流速度，这都将大大降低交付剂量，从而达不到原定的肌酐、细胞因子、毒素等物质的治疗目标。

六、评价 sepsis 患者血液净化治疗效果

清除 sepsis 患者体内的毒素一直是个热门课题，有各种不同的血液净化方式的研究。不论是风靡一时的高容量血滤，还是近些年不断涌现的血浆吸附、联合血浆吸附、多黏菌素吸附器及集成血液净化等，谈及它们的疗效时，无一例外地都要将它们是否能改善血流动力学作为重要的评价指标。

七、AKI 的远期预后

实施血液净化时的血流动力学不稳定有时通过扩容和调整血管活性药物很快就纠正了，似乎对临床没有显著的影响，但这种短暂但反复的循环波动也可能造成不易察觉的远期损害。有研究提示，血压的波动既是发生 AKI 的危险因素，也会影响 AKI 患者的肾功能恢复。为保证更多的患者较好的回复肾脏功能，就必须从对维护血流动力学提出更高水准的要求。

可见，在血液净化的前前后后，血流动力学无处不在。血流动力学管理不善则影响血液净化的实施效果，血液净化又反过来加重血流动力学的波动。深入地理解和准确地实施血流动力学治疗才能稳定患者的病情，才能为血液净化的实施保驾护航，再回过头来发挥血液净化维护血流动力学的作用，从而改善重症患者近期和远期的预后。血流动力学是重症与血液净化间一个重要的纽带，将两者紧密联系才能有符合要求的重症血液净化。

（陈秀凯）

参 考 文 献

1. 刘大为. 重症的治疗与再损伤. 中华危重病急救医学, 2014, 26（1）: 1-2.
2. 陈秀凯, 杨荣利, 刘大为. 救治急性肾损伤: 允许性低滤过与血液净化. 中华内科杂志, 2014, 53（6）: 428-430.

3. 刘大为. 临床血流动力学: 治疗的诠释. 中华内科杂志, 2015, 54 (3): 179-180.

4. Rocktaschel J, Morimatsu H, Uchino S, et al. Impact of continuous veno-venous hemofiltration on acid-base balance. Int J Artif Organs, 2003, 26 (1): 19-25.

5. Naka T, Bellomo R, Morimatsu H, et al. Acid-base balance during continuous veno-venous hemofiltration: the impact of severe hepatic failure. Int J Artif Organs, 2006, 29 (7): 668-674.

6. Cheungpasitporn W, Zand L, Dillon JJ, et al. Lactate clearance and metabolic aspects of continuous high-volume hemofiltration. Clin Kidney J, 2015, 8 (4): 374-377.

7. 杨艳丽, 刘大为, 王小亭, 等. 淋巴瘤致 B 型乳酸酸中毒一例. 中华内科杂志, 2011, 50 (10): 886.

第三节　重症血液净化管理平台的建立

重症血液净化技术是重症医学中最常用的脏器支持技术之一, 同呼吸支持技术和循环支持技术并称"ICU 三宝"。重症血液净化是重症医学常用的一种治疗方法, 它是将血液净化技术与重症医学的救治理论和监测技术有机结合起来, 把重症患者的血液引出身体外并通过一种或几种净化装置, 除去其中某些致病物质, 从而达到治疗疾病和改善预后的目的。随着对 AKI 及重症医学研究的深入, 重症血液净化的理念和技术必然被越来越多的重症医师所掌握, 部分医学中心逐步建立起以重症血液净化为长项的重症综合救治平台。

一、重症血液净化理念上的不断更新

重症血液净化重在重症, 必须以重症的理念武装血液净化。建立重症血液净化平台的目的不止于在 ICU 内引入血液净化技术, 而是最终改变重症患者的预后。重症血液净化技术虽然源于肾脏替代治疗 (RRT), 但又有别于传统的肾脏替代治疗, 具有自己的理念和特征。它既可用于肾脏替代, 也有很多非肾脏适应证, 如肝功能衰竭、各种毒物和药物中毒、重症胰腺炎、严重全身性感染、严重高脂血症以及药物治疗无效的重症肌无力、吉兰巴雷综合征、多发骨髓瘤、系统性红斑狼疮等。从治疗方式上除了 RRT 还包括血液灌流、血浆吸附、免疫吸附、血浆置换、双重血浆置换多种技术和各种技术的集成。治疗的目的也由替代治疗到支持治疗。治疗的指征也从"衰竭"前移到"损伤"甚至是"危险"阶段。

二、重症血液净化的实施秉承以患者为中心的原则

重症血液净化技术开始于肾内科主导的透析和血滤。对于需要血液净化的患者, 请肾内科医师协助会诊、ICU 提供治疗场所一度是重症血液净化的主要工作模式。但是会诊的及时性以及会诊医生对患者整体情况的了解程度有时会影响患者的综合救治。随着 ICU 医生对血液净化技术的掌握, 更多的重症血液净化由 ICU 医生独立实施, 血液净化逐渐融入到重症患者的整体治疗之中。由于各个医院相关科室的优势和发展历史的不同, 由重症肾脏医师主导、由肾脏重症医师主导及重症与肾脏医师合作模式在国内外都有成功的案例。由一名或几名经验丰富的重症肾脏病医生领导的合作模式, 在西欧、加拿大和澳大利亚的大学以及教学医院中, 数量逐年增加, 此类医师建立"重症肾脏病 (CCN) 平台", 与非 ICU 肾脏病医师、ICU 医生、血液净化护士和普通 ICU 护士之间保持良好的个人联系及协作。CCN 平台同样致力于改善严重疾病所致 AKI 的知识教育和质量控制。研究显示, ICU 基础

上的 CCN 平台可改善患者预后。CCN 平台的重症肾脏病医生同透析中心的肾脏病医生，每天早上对所有 ICU 患者进行查房及评价，哪些患者需药物维持，哪些患者需体外肾脏功能支持，二者需要达成共识。需要进行血液净化治疗的患者由 ICU 医生置入导管，之后由血液净化护士全权负责。

按照以患者为中心的原则，具体到某个单位，究竟以谁为主导，则要看谁离患者更近，谁理解患者更深入。有些情况下，患者转入 ICU 的主要原因是因为需要行肾脏替代治疗或是血浆置换等模式的血液净化，此时我们除了关注好血液净化外，也要把患者的其他方面同步管理起来，使之成为一个治疗整体，既体现出对兄弟科室的协助，又利于患者的综合治疗。

三、重症血液净化实施的人员结构

重症血液净化团队应该是包括医师、护士、药师和工程师等在内的专业化的团队。

（一）医生

由副主任医师及以上职称，且有丰富血液净化治疗经验的 ICU 医师或是有重症医学基础的肾内科医师担任总负责人，安排医疗、科研工作；解决临床疑难问题，对重症患者的血液净化治疗做好评估。由经过重症医学专科资质培训的主治医师负责具体患者的日常治疗工作，对重症患者血液净化方案进行具体执行、调整；对血液净化治疗当中出现的并发症进行处理，对疑难病例及时上报等工作。

（二）护士

ICU 护士对重症血液净化的安全、高效管理可以说至关重要，他们不但负责 24 小时床旁观察重症患者病情，还要执行血液净化治疗的启动、评估和中断工作。负责血液净化的护士要实时关注血液净化设备的运行状态，及时发现和汇报血液净化治疗中发生的问题，也是护理人员责任的重中之重。护士的配备应根据血液净化机器和患者的数量，及 ICU 患者的总体数量统筹、合理安排，保证血液净化治疗的正常进行和患者治疗的安全。护士长（或护理组长）应该负责各项制度的实施，对临床护士的技能操作培训及感染监控进行监督，并对相关药品的安置与保存进行管理。负责血液净化的护士应经过相关的血液净化治疗培训，并熟练掌握血液净化机的操作，掌握各种血液净化通路的操作及护理，观察患者基本生命体征，观察机器工作情况，并及时做好记录，对治疗过程的不良事件或并发症及时上报医师，认真核查核对，防止差错发生。

以作为重症血液净化中主要的模式之一的连续血液净化为例，目前其护理管理模式主要由三种主体完成：应急护理小组，高级使用者和重症血液净化专科小组。

1. **应急护理小组**　应急护理小组是在 ICU 病房内建立的，必须与床头护士保持良好的协作性。重症血液净化应急护理小组必须经验丰富，确实能够解决实际问题。在血液净化治疗过程中，一旦出现一个或多个问题，或问题迟迟不能解决时，需启动应急护理小组。这些问题包括：血泵停转时间过长（>2 分钟）、空气报警、漏血报警、管路内压力急剧变化（如跨膜压 >200mmHg，动脉压 <−100mmHg），反复液体平衡报警、患者心跳骤停及设备本身问题。应急护理小组对在降低急诊住院内科患者及术后患者不良事件的积极作用已被证实。研究数据显示，在床旁护士对血液滤过设备不熟悉或在机器报警处理遇到困难时，应急护理小组的介入将对接受血液净化治疗的患者的预后产生有益影响。在特定患者中（如

烧伤患者），由专门的血液净化应急护理小组监督，严格目标指导性治疗及精准的实施，会减少患者的死亡率。

2. **高级使用者**　重症血液净化护理管理的另一种方式是在现有的 ICU 护士中建立一个新的小组，专门处理重症血液净化相关事宜。这些护士将成为高级使用者，接受特别的技术训练及专科教育。这些护士有很高的独立性，与医生紧密协作，每周定时轮班。当 ICU 病房内有患者行血液净化治疗时，将由高级使用者护士对患者进行护理，其他护士则将精力更多关注于普通患者。根据 ICU 规模不同，一组高级使用者护士包括 5～10 名护士。

3. **重症血液净化专科小组**　重症血液净化专科小组由全权负责重症血液净化的护士组成，在普通 ICU 护士及肾科护士外，独立开展工作。与心外科手术时的透析护士等其他专科护士相比，这些护士可熟练使用重症血液净化设备，包括常见错误处理、报警处理，使血液净化治疗在 ICU 病房内顺利进行。其工作时间灵活性大，可根据工作强度进行日间及夜间的工作调整。重症血液净化专科小组同时参与血液净化管理：如每日使用液体记录、材料预定及质量控制。重症血液净化专科小组可在不同的专科 ICU 内进行转换，如从成人 ICU 转为儿科 ICU 等。重症血液净化专科小组护士是对原有 ICU 护士的补充。虽然人力费用明显增加，但带来的经济效益仍十分可观，材料、液体的消耗明显减少，血液净化设备运行更加顺利，滤器使用更少，血液丢失明显减少。实际工作中建立重症血液净化专科小组仍面临许多挑战。一些国家（包括比利时）法律规定，每 500CRRT 日 / 年配备一名专科护士，但实际上此类专科护士数量远达不到此水平。笔者的 ICU 为 1000CRRT 日 / 年配备一名专科护士。同时兼顾成人和儿童患者的 SCT 护士也有增加人员的要求。

（三）临床药师及工程师

此外，安全、高效的重症血液净化治疗仅由 ICU 医生和护士来完成是不够的，还需要执行其他职责的医疗辅助人员。血液净化治疗过程中用药应更细致、更精准，这需要临床药师的配合；临床药师在中国尚不普及，但在中国部分医院和国外的医疗中心已经看到配备临床药师的优势；高精密的治疗设备需要工程师的保养与维护，以保证血液净化的有效时间安全、有效运行，科室的设备负责人、医院的设备科和厂家的工程师要与临床医护人员有畅通的沟通和及时的支持。

四、重症血液净化管理平台的培训

严格的人员培训机制对于重症患者血液净化治疗的安全具有重要意义。所有相关医护人员均应通过相应的重症医学专科资质培训，并有一定年限的 ICU 工作经验。同时拟从事血液净化的医师和护士需要经过至少 6 个月以上的系统培训并考核合格。培训人员要求对血液净化基本理论知识，血液净化技术适应证，规范的技术操作，临床实际应用，相关报警及并发症处理等方面充分掌握。对包括血液透析，血液滤过，血液灌流，血浆置换，连续血液净化等技术熟练应用。

一个好的平台，应具备自我培训的能力，同时还应努力成为兄弟单位的培训平台，通过教学相长，不断提高团队自身的实战能力，同时也为形成统一行业规范贡献力量。

五、重症血液净化的设备配备

设备是重症血液净化平台工作的必要物质条件。目前血液净化设备日趋智能化，且各有所长。几乎市面上能买到的机器都能完成连续血液净化、血浆置换和血液灌流等模式，但血浆吸附、双重血浆置换等集成模式则不一定能完成。在购置设备时可考虑多个品牌，发挥其各自的优势，必要时可联合多个设备完成血浆吸附集成连续血液净化（PA＋CBP）等治疗。设备的数量也要充足，以确保多个患者同时需要，尤其是突发公共卫生事件时和个别设备故障时各种模式的治疗仍能及时和持续地进行。

六、重症血液净化的质量控制

质量控制是任何治疗所必需的。血液净化可对机体内环境产生很大的改变，我们希望其改变是有益的和恰到好处的，没有或是很少再损伤的，因此质量控制更是十分必要的。同时，良好的质量控制也是科研工作的基础，本章第一节已经有详细的讨论。因此，质量控制小组的设立应该是重症需要净化平台建设必不可少的一部分。

七、重症血液净化的科研与学术交流

重症血液净化领域仍然有很多悬而未决的问题，甚至开始与结束的时机、模式、剂量等在日常工作中天天面对的问题，都还没有统一的标准。重症血液净化平台除了完成临床任务外，还应该完成科研与学术交流的任务，这样才能在研究与交流中不断提出问题、解决问题，避免在错误的路上越来越熟练、越走越远，从而不断改善质量的治疗。

（陈秀凯　李元忠）

参 考 文 献

1. 刘大为，杨荣利，陈秀凯，等. 重症血液净化：从理念到实践. 中华医学杂志，2012，92（45）：3169-3171.

2. Oh HJ，Lee MJ，Kim CH，et al. The benefit of specialized team approaches in patients with acute kidney injury undergoing continuous renal replacement therapy：propensity score matched analysis. Crit Care，2014，18：454-463.

3. Uchino S，Fealy N，Baldwin I，et al. Continuous is not continuous：the incidence and impact of circuit "down-time" on uraemic control during continuous veno-venous haemofiltration. Intensive Care Med，2003，29：575-578.

4. Vesconi S，Cruz DN，Fumagalli R，et al. Delivered dose of renal replacement therapy and mortality in critically ill patients with acute kidney injury. Crit Care，2009，13：R57.

5. Honoré PM，Joannes-Boyau O，Gressens B. CRRT technology and logistics：is there a role for a medical emergency team in CRRT? Contrib Nephrol，2007，156：354-364.

6. Honoré PM，Jacobs R，Joannes-Boyau O，et al. Con：Dialy- and continuous renal replacement（CRRT）trauma during renal replacement therapy：still under-recognized but on the way to better diagnostic understanding and prevention. Nephrol Dial Transplant，2013，28：2723-2727；discussion 2727-2728.

7. Schneider AG，Bellomo R，Bagshaw SM，et al. Choice of renal replacement therapy modality and dialysis dependence after acute kidney injury：a systematic review and meta-analysis. Intensive Care Med，2013，39：987-997.

第二篇
重症血液净化的基本技术

重症血液净化技术是重症医学常用的一种治疗方法,它是把重症患者的血液引出身体外并通过一种或几种净化装置,除去多余的水分和(或)某些致病物质,重建并维持内环境稳态,从而达到治疗重症疾病和改善预后的目的。

按重症血液净化技术的复杂程度,我们将其分为基本血液净化技术和集成血液净化技术。基本血液净化技术是由单一原理或技术构成的,相对简单和容易实施。如血液透析技术(IHD 或 CVVHD)、血液滤过技术(SCUF 或 CVVH)、血液吸附技术(HA)、单重滤过血浆置换技术(PE)等。集成血液净化技术是在血液滤过、血液透析、血液吸附、血浆置换等单一技术的基础上,将不同原理或不同方式的技术组合或杂合在一起的复合血液净化技术。

本篇主要介绍重症血液净化的基本技术。除了重症临床上常用的连续血液净化治疗、血液透析、血浆置换和血液吸附外,我们还针对重症血液净化技术的常见共性问题,如血管通路、抗凝策略和技术、医护配合等,安排了相应的章节进行阐述。

第 五 章　重症血液净化的血管通路

血液净化是把患者的血液引出体外，经过净化装置净化后，再回到体内的过程。要完成这个过程，需要在人体和血液净化的体外管路之间有一个连接装置即血管通路，通畅且没有带来并发症的血管通路是血液净化得以实施的前提条件。因此，作为重症医学领域的医务工作者，只有在不断学习和更新重症血液净化治疗理念和方案的同时，掌握和熟练使用必要的血管通路基本知识和技术，包括血管通路的选择、建立、维护和并发症的处理等，才能使血液净化顺利完成，保证血液净化的质量，提高抢救成功率和患者的生存质量。重症患者因其病情危重或发病紧急，需要进行血液净化时，绝大多数患者都没有能够立即使用的血管通路，所以对于需要进行血液净化治疗的重症患者，血管通路的选择和建立是一个常见且重要的问题。

第一节　重症血液净化血管通路的选择

血管通路的类型应根据患者病情需要和身体条件结合不同血管通路的特点进行选择，才能使患者及时得到合适的治疗。理想的血管通路应具备以下基本特征：容易建立体外血液循环，可以反复使用；手术方法尽可能简单，成功率高；血流量充分，最好能够达到 200～300ml/min 或以上；严重并发症和感染发生率低；尽量不限制患者的其他治疗。虽然慢性肾功能不全患者的自体动静脉瘘、"长期"中心静脉导管和自体或人工合成的移植血管等也可用于这类患者病情加重或有其他突发情况时用做血液净化的通路，但中心静脉导管（central venous catheter，CVC）是重症血液净化最常用的血管通路，因此是本节介绍的重点。血液净化用的 CVC 较输液用的普通 CVC 粗，之前被称作透析导管，但由于重症血液净化的方式除了透析，还有很多方式，因此应称作血液净化导管比较合理。体外膜氧合（ECMO）作为重症血液净化的一种特殊类型，不作为本节和下一节的讨论内容。

一、治疗时间对血管通路选择的影响

目前，血液净化导管分为带隧道带涤纶套导管（或称长期血液净化导管）和无隧道无涤纶套导管（或称临时血液净化导管）。《中国血液透析用血管通路专家共识（第 1 版）》建议，颈部静脉临时血液净化导管使用原则上不得超过 4 周，如果预计需要留置 4 周以上，应当定期更换临时血液净化导管或采用长期血液净化导管；股静脉临时血液净化导管原则上不超过 1 周，长期卧床患者可以延长至 2～4 周。长期血液净化导管置管操作较临时导管复杂、

费时、费用高、并发症多。重症血液净化治疗需要立即或尽早进行,所以多选择临时血液净化导管。

即使部分入住 ICU 的维持性血液透析患者有成熟的自体动静脉内瘘或移植物内瘘,考虑重症患者的依从性差、治疗时间相对于 IHD 明显延长,治疗过程中随时可能出现不自主活动、抽动、烦躁等,故很容易造成内瘘的损伤、大出血、感染等后果,不仅血液净化不能有效进行,并且可能导致内瘘功能不良,不建议使用内瘘行连续血液净化治疗。

二、不同材质血液净化导管的选择

血液净化导管的材质要求是:体外部分稍硬,以便于穿刺;体内部分柔软,可减少血管内膜损伤;生物相容性好,不易形成血栓;不透 X 线,可摄片观察位置,能安全留置。聚氨酯和聚乙烯材料导管是目前最常用的。

三、对血液净化导管分腔与形状的选择

血液净化导管按腔的数量可分单腔导管、双腔导管和三腔导管三种。目前除了婴幼儿可能用到单腔导管行血液净化治疗外,绝大多数选择双腔或三腔血液净化导管。

双腔血液净化导管的好处是减少感染的机会,可用于血流动力学稳定,且不伴有脑水肿和肺水肿的患者。如果患者需要监测中心静脉压,需要额外放置中心静脉导管。

重症患者对容量的耐受空间缩窄,血液净化时应监测中心静脉压等指标来评估容量。三腔血液净化导管的第三腔除了增加输液通路外,更重要的是可方便监测中心静脉压。如果患者存在血流动力学不稳定、急性肾损伤、合并脑水肿、肺水肿,或需要较多输液通路(如枸橼酸抗凝),行血液净化治疗时宜选用三腔血液净化导管,其优势是减少第二根中心静脉导管穿刺并发症的机会。

颈内静脉置管时使用尾端弯头导管(鹅颈血液净化导管),减少导管对患者头颈部活动的限制。

四、血液净化导管的长度与外径

右颈内静脉常规选择的临时血液净化导管长度应在 12～15cm,左颈内静脉选择 15～19cm 长的临时导管,股静脉临时导管需要选择长度应超过 19cm。长期血液净化导管右侧颈内静脉置管通常选择全长 36～40cm 的导管,左侧颈部长期导管选择全长 40～45cm 的导管,股静脉置管应选择全长 45cm 以上的长期导管。

临床上,重症血液净化患者的血液净化导管外径范围通常在 11～14Fr(French, Fr; 3Fr = 1mm),以 12Fr 导管最常用;若使用三腔血液净化导管,则选择管径大 1Fr 的导管。高容量血滤治疗时宜采用 13～14Fr 的血液净化导管,以保证较高的血流量。儿童患者需要长度和直径相匹配的血液净化导管(详见本书第三十五章)。

五、血液净化导管置管部位的选择

重症患者临时血液净化导管插入最佳位置的选择包括患者血管条件、操作者的技术和习惯、导管感染等多种因素。

改善全球肾脏病预后组织(Kidney Disease Improving Global Outcomes, KDIGO)急性肾

损伤指南（2012）指出：使用锁骨下静脉和左颈内静脉导致中央静脉狭窄的风险比右颈内静脉大，可能是由于整个解剖走行比较弯曲，导管和血管壁之间有更多接触的原因，尤其是锁骨下静脉，因此应尽量避免选择锁骨下静脉。综合过去的建议和关于在股骨部位感染风险可能性增加的观察数据，KDIGO 指南建议：首选右颈内静脉，其次选择股静脉，第三选择左侧颈内静脉；最后选择优势侧的锁骨下静脉，以减少中心静脉狭窄的可能性。在不同位置使用血液净化导管的优缺点见表 5-1-1。另外，有研究表明，体重指数（BMI）< 24.2kg/m² 的患者在股静脉置管，不会增加导管相关感染的发生率。

表 5-1-1　各部位中心静脉置管的特点

	颈内静脉	股静脉	锁骨下静脉
优点	成功率高，感染率低	置管技术要求较低	舒适，易固定
	狭窄率低	致命性并发症少	感染发生率低
	留置时间较长		留置时间较长
缺点	不易固定	活动受限	气胸风险
	舒适度差	留置时间短	血管狭窄率高
	气胸风险	感染发生率相对较高	压迫止血困难

重症患者血液净化导管的置管位置往往需要考虑到个体化因素。如血管存在血栓或动脉瘤等局部异常；局部存在气管切开等手术切口；同步或先后有放置漂浮导管或 ECMO 插管需求；患者躁动或因呼吸困难，由于易发生气胸并发症，不建议行颈内静脉和锁骨下静脉穿刺，而改用股静脉置管；避免在皮肤受损、感染等部位进行中心静脉穿刺置管；避免选择曾经多次穿刺置管、血栓形成风险大的血管。建议操作前对目标血管进行超声检查，了解静脉走行、确定有无血栓形成、解剖位置异常、静脉受压狭窄等，否则，引导钢丝、扩张管或留置导管可能导致静脉穿孔，引起大出血。

第二节　重症血液净化临时血管通路的建立

国内外的一些研究表明，多数绝大血液净化患者的首次所采用的通路类型为临时血液净化导管。本节重点从重症患者临床应用角度就临时血液净化导管的建立进行介绍。

一、病情评估

肥胖、气管插管、低血压或低血容量、水肿、局部结构畸形、凝血功能障碍、已知既往穿刺置管困难和急诊穿刺者均是困难穿刺置管的预测因素。某些情况下，如严重的高钾血症、急性中毒等可能来不及了解详尽的病史而需要迅速的做出置管的决定并且边准备操作边有侧重地完成病史采集尽快完成置管术。如果时间允许，要采集患者的既往史信息，包括重大疾病史、服药史、药物过敏史等，亲自查看患者的病情并进行全面临床体格检查，完善并掌握相关辅助检查结果，明确目前最需要解决的核心问题；全面掌握患者病情和病理生理状态全面掌握。注意患者有无糖尿病、房颤、下肢静脉血栓、血液系统疾病等病史；近期有无应用抗血小板、抗凝等药物；患者有无乙肝、人类免疫缺陷病毒、梅毒感染；既往是否有中心静脉置管手术史及穿刺部位、置管次数、有无导管相关感染史和以往穿刺是否顺利等等。同时评估患者神志或精神状态、生命体征、手术环境、手术体位、穿刺部位及血管状况、出凝血状态、手术困难度、可能的并发症、体位能否配合中心静脉穿刺。

二、签署知情同意书

术前一定要向患者和（或）其家属简明扼要地讲清楚拟行中心静脉穿刺术的目的、必要性、可能的急慢性并发症及其严重程度和不良后果、穿刺失败的可能等，把握客观原则，不能带有主观倾向，并及时签署知情同意书。

三、术前准备

中心静脉穿刺置管是可以引起"大"麻烦的"小"操作，因此进行中心静脉置管前一定要有充分的术前准备，如局麻药、肝素、生理盐水、消毒药品、急救药品等，器材包括合适的中心静脉穿刺包、导管、缝合器材、无菌手术衣、无菌床单、无菌敷贴、监护器材、急救器材、彩色多普勒超声诊断仪等。虽然临时血液净化导管穿刺通常可在床边实施，但如果病情和条件允许，仍建议中心静脉穿刺在相对独立的手术间进行。

铺无菌手术单前要正确摆放患者体位，在体表作穿刺点标记。做好相关生命体征的监测监护，适当调整相关设备的参数（如进行锁骨下或颈内静脉穿刺前，对机械通气患者的呼气末正压通气（PEEP）适当下调），以减少或避免手术并发症。

四、穿刺定位技术

（一）超声定位技术

自20世纪80年代以来，随着超声诊断仪的普及，超声定位或引导穿刺技术在临床上得到了广泛的应用，尤其对小儿、困难置管和解剖标志不清楚的患者。大量研究已证实，与盲穿比较，实时超声引导下提高了首次穿刺置管的成功率，减少了穿刺次数，缩短了成功静脉穿刺所用的时间，并且能够降低血管损伤、出血、气胸、心脏填塞等机械性并发症。中心静脉穿刺置管前，尤其是对有糖尿病、动脉粥样硬化、静脉血栓等病史的老年患者进行常规超声检查，确定血管位置及走行，探查目标血管的壁、管腔、充盈状况、血流速度等信息，观察待穿刺血管与周围血管或组织器官的毗邻关系，对避免穿刺并发症，成功置管具有非常大的意义。

在重症血液净化治疗开始前，盲穿置管时反复地穿刺操作很容易在全身抗凝时出现穿刺部位的局部血肿，处理不及时可能导致血液净化治疗推迟、中断，或者被迫变更为局部抗凝，也可能导致贫血、失血性休克或窒息，严重时甚至危及患者生命。使用超声引导技术可以最大限度地减少穿刺针数及血管损伤的可能性，并可及时发现静脉狭窄、血栓及血管解剖变异等情况。因此，包括KDIGO在内的多个国际指南均推荐应用超声引导技术建立血管通路。

临床常用的深静脉穿刺超声引导方式有两种：手持式超声探头引导和带穿刺导引架的超声引导。前者是应用探头扫查到目标血管后，在屏幕上显示静脉的二维图像，并根据图像、探头和体表的相对位置在体表确定目标血管的穿刺入路，或在超声实时引导下观察穿刺针进入静脉。后者是在超声探头上安装穿刺导引架，超声探测到目标血管并固定后，可直接将穿刺针通过穿刺架穿刺静脉。

超声引导下中心静脉穿刺有多种不同的操作切面。根据超声探头/声束与血管的位置关系存在三种切面。血管长轴切面(LAX)与短轴切面(SAX)是两种基本切面,血管的超声影像分别表现为平行管状(TUBE)及闭合圆环形(CIRCLE)图像。长轴切面可以更好地显示血管的长轴走向及穿刺针的整体位置和进针深度,短轴切面则更容易确定血管及穿刺针的水平位置关系。在这两种基本切面基础上又发展出介于两者之间的斜轴切面(oblique,OAX),血管的超声影像表现为椭圆环状。

根据超声探头/声束与穿刺针长轴的位置关系也分为两种切面,即平面内(in plane,IP)穿刺及平面外(out of plane,OOP)穿刺。平面内穿刺即穿刺针自探头一端向对侧端方向进针,针体长轴平行于超声声束,并保持穿刺针居于探头中央,始终位于声束平面内,使声束纵切穿刺针,声像图中可以显示穿刺针整体,表现为一条强回声直线。平面内穿刺的优点是可以直观显示穿刺针整体,安全性较高。但该方法技术难度大,需要反复训练方可掌握,在操作空间比较局促的部位也受到限制。平面外穿刺即穿刺针从探头侧方进针,进针方向与声束平面呈较大夹角,声束横断穿刺针,声像图中针体或针尖仅显示为一个强回声点。该方法要求随着穿刺针进针深度的变化不断调整超声探头的位置或角度,准确辨认并密切跟踪穿刺针针尖的位置。如果将针体误认为针尖则可能导致穿刺过深,出现气胸等并发症。

将上述切面组合构成了临床常用的 3 种切面:平面外短轴(SAX-OOP),平面内长轴(LAX-IP)和平面内斜轴(OAX-IP),前两者更为常用。超声引导穿刺的常用切面见图 5-2-1。

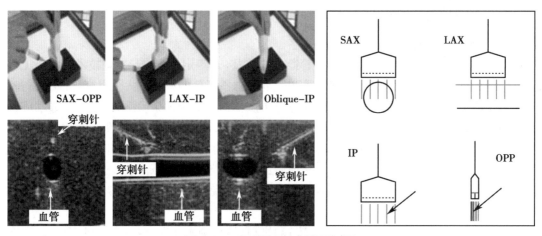

图 5-2-1　超声引导穿刺常用切面
SAX 短轴,LAX 长轴,Oblique 斜轴,IP 平面内,OPP 平面外

平面外短轴(SAX-OOP)更容易显示血管,并确定血管与穿刺针的水平位置关系,但穿刺针在图像中仅显示为一个点,有时不容易判断,往往需根据间接征象判断针尖位置。平面内长轴(LAX-IP)可清楚显示血管走行,并清楚显示穿刺针整体,相对更加安全,但对操作者技术要求较高,往往需要反复练习方可掌握。在穿刺过程中,必须保持穿刺针在探头下(扫查断面内),并在超声视野内清晰显示,在超声图像中显示为强回声后方伴声影。为增加穿刺针的超声回声强度,应尽量减小穿刺针与皮肤的夹角,长轴切面中穿刺针与皮肤一般成角 30°,短轴切面中时的成角可略增加。当针尖进入血管后,回抽注射器顺畅并见到静脉血表明穿刺针完全进入静脉。

此外，也有人采用超声标记穿刺点指导穿刺：患者摆好体位，用超声探查并确定目标血管的位置、走行；使探头超声波方向垂直皮肤和血管，探头中心点与目标血管穿刺点在体表投影位置吻合，获得满意图像并固定；用标记笔在体表做好标记，包括穿刺点和血管走向，移去探头；在图像上依据进针方向、角度测量进针深度；以穿刺点在体表的投影为中心常规消毒、铺巾，根据定位标志点和穿刺方向进行穿刺。过程中注意：保持患者体位不得变动；尽量缩短移开探头与穿刺时间间隔。

（二）体表标志定位法

目前国内仍有较多单位采用体表标志定位法，但建议尽量创造条件使用超声定位法，以提高穿刺成功率和减少穿刺并发症。穿刺的部位和定位方法很多，本节重点介绍重症血液净化时相对常用的几种。

1. 颈内静脉穿刺定位 颈内静脉的穿刺入路方法有多种，依据从胸锁乳突肌前中后三个部位进针的方法分别称为前路、中路和后路法，选择何种入路法取决于术者的临床经验、操作习惯和患者颈部的解剖学特点。

中路穿刺法正对颈内静脉的中部，可以直接触及并避开颈总动脉，误伤动脉的机会较少，此处颈内静脉较浅，穿中的概率高，最为常用；但距颈根部较近，有损伤颈根部结构的风险，胸锁乳突肌不明显时，不易定位。为避免误伤动脉在正式穿刺前建议先用细针试穿，以确定穿刺的角度和深度，然后再正式进行穿刺。若遇肥胖、短颈、小儿或全麻后胸锁乳突肌标志常不清楚，定点会有困难，仍建议超声波引导直视下穿刺。如果患者无严重心功能不全，一般采取脚高头低15°～20°体位，在患者的颈肩部加垫柔软物品，使患者头后仰并尽量偏向对侧。在锁骨与胸锁乳突肌的锁骨头和胸骨头形成的三角区的顶点（该点距锁骨上缘约3～5cm）进针，进针时针体与皮肤呈30°～40°角，与中线平行指向足端，一般进针1.5～2.5cm即可探及静脉。如果试穿未成功，将针尖退至皮下，再向外偏斜约10°左右指向胸锁乳突肌锁骨头的内后缘，常能成功。

2. 股静脉穿刺定位 穿刺时以左手的示指和中指摸准股动脉的确切位置，穿刺点定位：腹股沟韧带下方约2cm、股动脉内侧0.5～1cm穿刺，针体与皮肤约呈30°～45°角，沿大腿长轴方向进针，深度3cm左右即可进入静脉。

特别指出的是，进针越靠近腹股沟韧带，越可能发生腹膜后血肿，且不易被发现，腹膜后大出血有可能是致命的并发症，尤其是凝血功能障碍患者；如果穿刺点太低，可能误穿靠近大隐静脉与股静脉的汇合处，穿刺针回抽有血，但是导引钢丝无法顺利进入；肥胖、腹水或者腹压增高者，腹部皮肤下移，影响定位，易造成穿刺点偏低，建议由助手将患者腹部皮肤上推，更好的显露解剖标志。

五、血液净化导管置入具体流程

Seldinger法是目前最常采用的血液净化导管穿刺置管技术。

（一）消毒和导管预充

消毒皮肤，术者戴口罩帽子和无菌手套、穿无菌手术衣（参观者亦应戴口罩帽子，并与手术区域保持距离），以穿刺点为中心铺设无菌手术单和大单。用肝素盐水充满各种管道，中心静脉导管必须充满（肝素）盐水后夹闭，尤其是双腔管，否则会有气体经过管道进入血管内而形成空气栓塞；将所有无菌物品检查后按使用顺序摆放整齐。

（二）局部麻醉和试穿刺

如采用体表标记法，行局麻并用同一注射器和针头对静脉进行试探性穿刺，持续保持轻度负压状态进针，成功后记下针头进针位置、角度和方向。

（三）穿刺血管

换用接上注射器（最好是阻回血注射器）的穿刺针（穿刺包或套装内提供多个型号穿刺针头时，注意选择正确的穿刺针，避免穿刺成功后，引导钢丝置入受阻）。在超声引导下或以成功试穿的位置、角度和方向，保持轻度负压进针。如果回血是鲜红、搏动感明显或回血压力高，可能是误穿动脉（缺氧、低血压时不易鉴别，需特别警惕），必须立即完全退出穿刺针，对进入血管的部位持续压迫止血至少 10 分钟以上；术者应掌握多种进路的穿刺技术，不可强调某一进路的成功率高而反复进行穿刺，这样可造成局部组织的严重损伤和血肿；穿刺过程中穿刺针要直进直退，如需改变穿刺方向时必须将针尖退至皮下，否则增加血管的损伤；如果反复多次穿刺不成功，可以尝试换一位术者，有时可以很顺利成功。

（四）置入导丝

确定穿刺针进入静脉后，如用普通注射器，则将注射器卸下的同时，立即用手指封堵穿刺针的接孔，防止大量血液流出或空气进入血管，特别是对于颈内静脉和锁骨下静脉穿刺的清醒患者，叮嘱其此时不能深吸气或咳嗽，尽快仔细的放入导丝。如果是采用阻回血注射器，则可以直接送入引导钢丝。导丝弯头在前，从穿刺针进入应该顺畅，进入血管时可以有轻微阻力。如果阻力很大或不能送入，可以适当调整穿刺针头的方向和角度，以免针尖距血管壁太近或成角太大造成导丝不易进入，如果仍不能进入则必须立即拔出导丝，在有明显阻力情况下采用外力强行送入是绝对禁忌，否则可能发生严重并发症。在拔出导丝时如果感到阻力，则必须和穿刺针一同拔出，此时尽量避免强力将导丝拔出穿刺针。导丝的进出过程必须避免使用蛮力，以预防并发症、保护导丝。颈内静脉穿刺时，注意不要将导丝送入太深，甚至进入右心房，以避免心律失常发生，注意观察心电监护仪上的心电波形。

（五）扩张皮下组织

在扩张之前先用小刀在导丝的皮肤入口处做一个小切口，使得扩张管和留置导管可以较容易的穿过皮肤，否则，可能由于皮肤、皮下组织的阻力或导管的推送力过大，造成扩张管和留置导管变形。扩张管进入深度恰当，不能过深损伤静脉血管壁，扩张过程可以旋转式进入，不可强力推进，避免与穿刺方向成角以致损伤导丝，尤其是肥胖患者。

（六）置入导管

扩张管扩张皮下组织成功并拔出后，把留置导管在导引钢丝引导下顺利放入静脉，要边进导管边退导丝，注意导丝退出时阻力轻微或无阻力感。成人导管置入长度分别为：右侧颈内静脉和锁骨下静脉 12～15cm，左侧颈内静脉和锁骨下静脉 15～20cm，股静脉内留置导管 20～25cm。需要注意的是：推送留置双腔导管前，将主腔末端肝素帽卸下，副腔肝素帽旋紧；一定要在导丝末端露出留置导管主腔末端后才能将导管推送进皮下，以免导丝随导管完全进入血管造成致命危险；同时也要避免导丝撤除过快，导管尚未进入静脉内预定位置，导丝已经被拔至皮下，导致置管失败。置入导管后应将导管内的气体抽出并注入盐水，以防固定导管时血液在导管内凝固。

（七）检查导管通畅度和固定

通畅的导管是血液净化顺利进行的关键。置入导管后，在留置导管的外接头接上 10～

20ml 注射器,稍加负压抽吸就应当很容易抽出血液。定量抽吸法,用 20ml 注射器能在 6 秒钟之内充满;单手抽吸法,单手用 20ml 注射器抽吸血流无间断。如果回抽血流不顺或有抽动现象,提示留置导管开口贴在血管壁上,一旦用于血液净化,会出现血流量不足或压力异常,此时可以仔细对导管位置做些调整,比如改变固定位置、调整留置导管在体外的角度或后退一点等方法,一般可以纠正。确认导管通畅后,用缝线将导管固定在皮肤上,用缝针固定时下针的方向应与导管平行,不可横跨导管以免将导管扎破,最后清洁手术区,用皮肤保护膜加固。

(八)封管液封管

如果患者不能立即行血液净化,则应及时封管,防止血栓形成。无出血风险的患者一般采用肝素盐水封管,建议采用 10mg/ml 的普通肝素溶液封管(临床常用肝素钠规格:12 500U:100mg:2ml);有出血倾向者采用低浓度肝素盐水封管;严重出血倾向者可用生理盐水正压封管;高凝状态患者纯肝素封管。普通肝素有不良反应患者可以采用低分子肝素封管,常规推荐 1000~1250IU/ml。一般导管末端有管腔的容量标示,封管液为管腔容量的 120%,约需 1.2~1.4ml。

六、导管位置的确定

留置导管尖端位置恰当是保证血流量、减少再循环的重要因素,同时可以保障导管的使用安全,防止发生心脏并发症。在颈内静脉和锁骨下静脉穿刺置管后,进行第一次血液净化治疗前必须常规进行胸部 X 线检查,以确定导管和导管尖的位置,同时早期发现气胸或血胸等并发症。建议有条件的单位,常规进行床旁超声的检查。

临时血液净化导管在颈内静脉和锁骨下静脉置管时,导管尖端位置应在上腔静脉的下 1/3 段内或在上腔静脉与右心房开口连接点上方 1~2cm 处(右主支气管水平),股静脉内留置导管尖端应进入下腔静脉。导管尖端位置异常可能有 2 种情况:导管位置太浅或太深;导管异位到其他血管,如锁骨下静脉穿刺,留置导管向上进入颈内静脉或者进入对侧锁骨下静脉或腋静脉,误入锁骨下动脉等。导管尖端在静脉内的位置是动态的,患者从平卧位变为直立位时,导管尖端可向头端移动数厘米。

七、穿刺失败及并发症的应对

即使在穿刺前经过了充分的准备、穿刺过程中采用了正确的穿刺方法、患者也密切配合,但是有些并发症仍可能发生。

(一)穿刺或置入导丝失败

如果遇到穿刺困难时,要冷静,必要时向上级医师报告或请有经验的同事协助,避免反复多次穿刺;多次试穿刺均不能成功,不建议继续在同一部位穿刺,可以采用超声引导定位帮助确认所穿刺静脉位置、是否开放或解剖走行异常;建议行其他部位穿刺置管。如果穿刺见静脉血,但导引钢丝置入困难时,常见原因有:穿刺针未在目标静脉内,穿刺针可能因固定不牢、患者体位改变等移出静脉血管;因多次穿刺形成局部血肿时,形成穿刺针已经进入目标静脉的假象;穿刺针开口与血管壁太近或成角太大;血管扭曲畸形;穿刺置管套装内提供多个型号穿刺针时,选择的穿刺针型号错误,导丝不能通过穿刺针;导引钢丝打折或弯曲等。

（二）急性并发症

1. 局部出血或血肿形成 如伤及动脉系统，则可产生局部出血，形成血肿。处理原则是对伤及的动脉充分压迫，在随后的血液净化过程中避免使用抗凝剂。压迫时间取决于患者有无凝血功能异常，如果正常，直接压迫 10 分钟，一般可止血；凝血功能障碍者，压迫可延长达 30 分钟。如果导管误入动脉内，必须明确是否需要立即拔除导管，如损伤严重，压迫不能有效止血，则需要及时请外科和介入科医生协助处理。

当损伤锁骨下动脉时，可发生血胸，尤其是有凝血功能障碍、血小板减少的患者可能加重这种并发症。处理方法是在患侧放置胸腔闭式引流管，注意引流管的位置要低于胸腔，口径要够粗以保证血胸的充分引流，同时做心胸外科手术的准备，如果出血不止或出血量大，必须开胸止血。合并凝血功能障碍者，必须立即纠正，予以新鲜冰冻血浆或血液输注，必要时输入凝血因子复合物。

腹膜后血肿是与股静脉穿刺有关的严重并发症，如果穿刺插管在腹股沟韧带上方，极易发生该并发症，尤其是合并凝血功能障碍和血小板减少症时。当出现无法解释的心动过缓或低血压，必须引起操作者警惕，立即进行超声检查以便明确。如果认为腹膜后血肿已经发生，应考虑延缓血液净化治疗至少 24 小时，如果必须进行，应当避免肝素或其他抗凝剂的使用，以防进一步出血，并严密观察患者病情变化，及时处理。

血液净化导管被拔除时，也要对静脉穿刺部位做充分的压迫，以免血肿形成。

2. 气胸 是在进行颈内静脉和锁骨下静脉血管通路建立过程中常见和严重的并发症之一，锁骨下静脉穿刺时发生率最高，颈内静脉穿刺点接近肺尖时也易发生。当患者出现疼痛、咳嗽、呼吸困难、皮下气肿、指端血氧饱和度下降、机械通气患者潮气量下降或气道峰压升高时，均应警惕是否发生气胸并发症，要做到早预防、早发现、早处理。床旁肺部超声检查对气胸的诊断已经被越来越多的应用于临床，对气胸的诊断敏感性、准确度、阴性预测值比仰卧位 X 线胸片高，和 CT 检查结果相似。严密观察患者病情、连续动态对操作侧的胸部进行体格检查。如果发生，通常要放置胸腔闭式引流瓶。建议：颈部血管穿刺不成功时，最好改为股静脉穿刺置管；不要连续多次在同一部位进行穿刺，一侧锁骨下穿刺不成功，一般不要在对侧进行穿刺置管，以免发生双侧血气胸；有条件者，在超声指导下进行穿刺置管；患者烦躁不安时适当予以镇静。

3. 空气栓塞 如果患者突发低血压、咳嗽、发绀、血氧饱和度下降等急性缺氧情况，必须怀疑空气栓塞可能。如果发生，应立即将患者左侧卧位、头低脚高体位，防止空气从右心室排出引发肺部空气栓塞，同时予以高纯度氧或 100% 氧气治疗，加速空气中氮气在血液和周围组织的吸收。预防措施主要有：穿刺前用（肝素）盐水充满导管腔，排出空气并夹闭或封堵导管末端；穿刺过程尤其是穿刺成功后置导丝和导管过程，嘱咐患者不要深呼吸；避免穿刺成功后穿刺针头的接头或置入后的导管末端开放于空气中；操作时注意避免导管或穿刺针接头可能意外断开的情况发生；建议使用有阻回血功能的穿刺套针。

4. 心律失常 多见于颈内静脉和锁骨下静脉穿刺置管时穿刺导丝或导管的前端过深，进入右心房或心室引发。多出现窦性心动过速、频发多源性室性期前收缩、多联律房性期前收缩、阵发性室性心动过速等。操作过程严密观察心电波形变化，一旦出现，立即停止前进并后撤导丝或导管。颈内静脉穿刺时刺激颈动脉窦压力传感器可引起心动过缓。

5. 其他 气管胸膜损伤、胸导管损伤、喉部血肿和喉返神经损伤、中心静脉和心房穿孔、心脏压塞、心脏破裂、导管或导丝折断并移位等，虽然发生率不高，但有些并发症危及生命，应引起足够重视，并尽量避免发生，根据临床异常表现，经X线或其他检查能明确并及时处理。

（三）慢性并发症

也称晚期并发症，常见的有导管相关性感染、血栓形成、导管堵塞等形成的导管功能不良。处理这类问题重点在预防，出现之后常常难以继续保留导管。

八、导管建立和维护中的法律问题

重症医学领域的医务工作者，面对的患者都是急危重症，病情复杂严重，困难重重，高危风险无处不在，工作中时刻保持高度责任感和对法律的敬畏。首先，科室对建立血管通路的所有知识和技能制定科学严格的培训流程，以基础知识和操作技能为衡量标准，建立血管通路操作许可准入制度，所有学习者通过各种模拟训练、观摩和上级医生指导下的操作，必须达到这个设定的标准才能独立操作；其次，操作者在穿刺过程中严格按照流程精心操作，术后规范使用和维护血管通路，保证血管通路的性能和延长其寿命，并通过每日评价导管，及时拔除无需使用和不能继续使用的导管；再次，术前依据患者病情和相关专业知识，决定应该向患者提出采用哪种血管通路方式的建议，还要对可能出现的不可预知和避免的意外与风险详细向患者和家属阐明，并签署一份完整、内容翔实且易于理解的知情同意书。总之，使用血液净化导管的时候，我们不能完全避免并发症，但通过把并发症及其危害减小到最低限度以及采取安全的方法置入和使用，保护患者并尊重其知情权，同时也是对医务人员自身的合法保护。

（邱占军　陈秀凯）

参 考 文 献

1. 中国医院协会血液净化中心管理分会血液净化通路学组. 中国血液透析用血管通路专家共识. 中国血液净化，2014，13（8）：549-558.

2. RinaldoBellomo，JohanMartensson，Serigne Lo，et al. Femoral access and delivery of continuous renal replacement therapy dose. Blood Purif，2016，41：11-17.

3. Khwaja A. KDIGO clinical practice guidelines for acute kidney injury. Nephron Clin Pract，2012，120：179-184.

4. Parienti JJ，Thirion M，Megarbane B，et al. Femoral vs jugular venous catheterization and risk of nosocomial events in adults requiring acute renal replacement therapy：a randomized controlled trial. JAMA，2008，299：2413-2422.

5. O'Grady NP，Alexander M，Burns LA，et al. Guidelines for the prevention of intravascular catheter-related infections. Am J Infect Control，2011，39（4）：1-34.

6. Pronovost P，Needham D，Berenholtz S，et al. An intervention to decrease catheter-related bloodstream infections in the ICU. N Engl J Med，2006，35（5）：2725-2732.

7. Maki DG，Ash SR，Winger RK，et al. A novel antimicrobial and antithrombotic lock solution for hemodialysis catheters：a multi-center，controlled，randomized trial. Crit Care Med，2011，39：613-620.

8. Silva TN，De Marchi D，Mendes ML，et al. Approach to prophylactic measures for central venous catheter-related infections in hemodialysis：a critical review. Hemodial Int，2014，18：15-23.

9. Gallieni M，Martina V，Rizzo MA，et al. Central venous catheters: legal issues. J Vasc Access，2011，12（4）：273-279.

10. Barsuk JH，McGaghie WC，Cohen ER，et al. Simulation-based mastery learning reduces complications during central venous catheter insertion in a medical intensive care unit. Crit Care Med，2009，37：2697-2701.

11. 崔嵩，王健，康志杰，等. 超声引导下腋静脉穿刺置管术在危重患者中的应用. 临床医学工程，2013，5：516-518.

第六章 连续血液净化治疗

连续血液净化治疗（continuous blood purification therapy，CBPT）是连续、缓慢清除机体过多水分和溶质，对脏器功能起支持作用的各种血液净化技术的总称。一般认为，单次治疗时间超过 24 小时的血液净化方法，可以称作连续血液净化。由于其"连续性"的特点，体内溶质及溶液的清除可以在治疗时间内缓慢、可控、精准的进行，因此特别适合于在危重患者中进行应用。

随着近年来重症医学领域理论和技术的不断发展，各种新型的器官支持技术也层出不穷，而连续血液净化治疗以其相对稳定的血流动力学、较低的透析失衡发生率脱颖而出，成为 ICU 内继机械通气后又一重要的脏器支持技术。

第一节 连续血液净化治疗的适应证

CBPT 作为一种肾脏替代技术的延伸，传统上其适应证通常被分为肾性替代治疗和非肾性治疗两方面。本书则另辟蹊径，主要从内环境紊乱的角度阐述其适应证，以方便理解、学习和记忆。血液净化的适应证可以概括为两方面：容量失衡和溶质失衡。

一、连续血液净化与容量失衡

容量失衡是重症患者最常见的内环境紊乱之一，主要表现为容量不足或容量过负荷。容量不足会导致全身器官灌注不足，严重时可出现休克乃至多脏器功能障碍综合征。容量过负荷会引起组织水肿，水肿阻碍了氧和代谢产物的弥散，破坏了组织结构，妨碍了毛细血管和淋巴的回流，干扰了细胞之间的相互作用，从而可能引起器官功能障碍。如心肌水肿可能引起心室射血功能下降、肺水肿引起呼吸困难、脑水肿引起脑疝、组织水肿影响切口愈合、甚至发生吻合口瘘，影响患者的预后。容量过负荷引起的腹腔高压及肾脏纤维囊内压力增高，可降低肾脏血流和肾小球滤过率，导致 AKI 持续加重，甚至最终难以恢复，并使患者死亡率增加。因此，容量过负荷是 CBPT 的一个很强的指征，在决定 CBPT 时机时，容量过负荷往往比氮质血症更加重要。

CBPT 的各种常用模式均可以通过超滤的方式，有效地清除内环境中的多余的水分。CBPT 首先是连续而缓慢地将患者血液循环中多余的水分排出体外；当血管内的部分水分被排出，血浆胶体渗透压随之升高，使血管外即组织间隙中多余的液体重吸收回血管，进而排出体外。因此，CBPT 通过直接排出血管内水分、间接排血管外水的方式来降低心脏和全身的液体负荷，从而改善重症 AKI 患者的容量失衡。

由于重症患者的容量调节区间窄，而 CBPT 治疗的危重患者已经丧失了液体自身调节的能力，患者的容量状态完全依赖于医生对血滤机脱水率的调整，因此，CBPT 对容量管理有着很高的要求。在行 CBPT 时，应尽可能获取患者的血流动力学指标，有助于容量的评估和管理。根据对患者容量状态的判断，制订单位时间内的容量目标，并在实施过程中持续监测、及时反馈和动态调整，使患者获得最佳的血流动力学状态。只有做好 CBPT 的容量管理，才能使患者避免出现新的低灌注，保证损伤的肾脏在一个相对稳定的内环境下迅速恢复（详见本章第六节）。

二、连续血液净化与溶质失衡

很多重症疾病的发生及加重，均与内环境中异常出现或增多的物质有关。相应的，通过血液净化技术减少或消除这些致病物质，则可能治疗疾病，改善预后。在以清除溶质为治疗目的的血液净化治疗中，治疗前需要首先确定目标致病溶质的理化性质，包括分子量大小、水溶性或脂溶性、蛋白结合率、分布容积等情况，然后根据这些特点选择合适的血液净化方法。

重症患者溶质失衡带来的内环境紊乱大概可以分为以下几部分：

（一）电解质紊乱与酸碱失衡

对于电解质增高的异常，主要是去除病因和采取降低电解质的措施。对于药物治疗无效或危及生命的电解质异常，如严重高钾血症、严重代谢性酸中毒等，可考虑采用血液净化的方法尽快纠正。CBPT 具有较强的溶质清除力。如 CVVH 以置换液流速为 2L/h 为例，则可产生近 50L/d 的溶质清除量，相当于正常人液体的总量。在 CBPT 过程中，置换液中的钠离子、钾离子、碱基等均可以根据患者的具体情况进行个体化配制，有利于纠正离子紊乱和酸碱失衡，以保证内环境的稳定。

CBPT 虽然可以实现电解质紊乱及酸碱紊乱的快速纠正，但在一些特定的情况下，快速纠正溶质紊乱可能对患者带来危害。如快速纠正高钠血症可能引起脑水肿加重；快速纠正低钠血症可能引起脱髓鞘；快速纠正严重的酸中毒可能引起组织缺氧加重。因此，针对这些特殊情况，我们需要在行 CBPT 过程中尤其关注治疗剂量和置换液成分，避免上述并发症的出现。

（二）内源性毒素蓄积

在很多病理情况下，体内内源性毒素产生增多，排出减少，可以产生相应的临床症状。如急性肾脏损伤时可出现小分子溶质的蓄积，包括尿素氮、肌酐等；肝衰竭时可发生更多种类的内源性毒素蓄积，包括水溶性小分子氨、乳酸盐，中分子炎性细胞因子，以及脂溶性蛋白结合毒素胆酸、胆红素、芳香氨基酸、短、中链脂肪酸、吲哚 / 酚 - 硫醇、内毒素等。严重感染性疾病中，致病微生物入侵人体后，机体的免疫系统产生大量中分子的促炎因子和抗炎因子，出现"细胞因子风暴"，引发休克和多器官功能障碍。在一些非感染的情况下机体的免疫系统也可以被激活，产生细胞因子风暴，如重症胰腺炎、横纹肌溶解、羊水栓塞等。其他原因如横纹肌溶解、溶瘤综合征等也均产生大量不同的内源性毒素，导致内环境紊乱和疾病加重。

上述情况严重时，均可能需要血液净化治疗。CBPT 虽然对蛋白结合毒素清除能力有限，但由于其对水溶性中、小毒素的清除有着血流动力学稳定、不易发生透析失衡综合征等得天独厚的优势，常常是重症患者的首选。CBPT 还可以与其他血液净化方法序贯或集成，来清除更多的内源性毒素，从而更好地改善重症患者的内环境。

（三）外源性药物或毒素侵入

很多情况下，一些外源性的药物或毒素可以进入机体的内环境，导致重症的发生。包括患者经口服或经其他途径接触药物、食物或毒物；诊治过程中的药物或造影剂；被有毒性的动植物所伤等。这类患者的内环境中往往会出现异常增多的毒素。

这些外源性毒素有水溶性的，也有蛋白结合性的。对于水溶性毒素引起的内环境紊乱，CBPT 可以发挥很好的清除作用；对于毒性较强的毒物，也可以集成其他血液净化方法，以增加单位时间内的清除能力。如百草枯中毒，一方面需要注意加快上血液净化的速度与治疗剂量，另一方面可以采用 CBPT 集成血液吸附或血浆吸附的技术，以尽快清除毒素，改善内环境，从而改善患者的预后。对于蛋白结合毒素，连续血液净化清除效果欠佳，往往需要选用吸附等其他血液净化方法。

综上所述，CBPT 是纠正重症患者容量失衡和溶质失衡，恢复内环境稳态的重要手段。连续、缓慢、可控性强是其有别于其他血液净化的主要特点。重症患者往往循环不稳定，容易出现容量过负荷；同时因为感染、休克或脏器功能不全往往合并溶质失衡，合理的应用 CBPT 有助于重症患者的治疗。

但同时也应注意，CBPT 并非万能的治疗方法，很多轻中度的内环境紊乱并不需要血液净化来治疗；对于一些脂溶性、大分子或蛋白结合率高的溶质，CBPT 往往无能为力。CBPT 还可能引起出血、血栓、感染等并发症。因此，我们在临床上需要根据重症患者的病情，权衡 CBPT 的风险与获益，正确决定 CBPT 的指征与时机。

（王洪亮　周恒杰）

参 考 文 献

1. Vaara ST, Korhonen AM, Kaukonen KM, et al. Fluid overload is associated with an increased risk for 90-day mortality in critically ill patients with renal replacement therapy: data from the prospective FINNAKI study. Crit Care, 2012, 16(5): R197.

2. Legrand M, Dupuis C, Simon C, et al. Association between systemic hemodynamics and septic acute kidney injury in critically ill patients: a retrospective observational study. Crit Care, 2013, 17(6): R278.

3. Herrler T, Tischer A, Meyer A, et al. The intrinsic renal compartment syndrome: new perspectives in kidney transplantation. Transplantation, 2010, 89(1): 40-46.

4. Spasovski G, Vanholder R, Allolio B, et al. Clinical practice guideline on diagnosis and treatment of hyponatraemia. Eur J Endocrinol, 2014, 170(3): G1-47.

5. Piroddi M, Bartolini D, Ciffolilli S, et al. Nondialyzable uremic toxins. Blood Purif, 2013, 35 Suppl 2: 30-41.

6. Willars C. Update in intensive care medicine: acute liver failure. Initial management, supportive treatment and who to transplant. Curr Opin Crit Care, 2014, 20(2): 202-209.

7. Hotchkiss RS, Monneret G, Payen D. Sepsis-induced immunosuppression: from cellular dysfunctions to immunotherapy. Nat Rev Immunol, 2013, 13(12): 862-874.

第二节　连续血液净化治疗的管路操作流程

连续血液净化是将血液从体内引出,通过体外管路到达净化装置——滤器,清除多余的水分和致病溶质后,再通过管路返回到体内的治疗过程。在连续血液净化的开始阶段,血液净化管路和滤器的正确安装、预充和引血上机是保证连续血液净化治疗顺利安全进行的有效前提;治疗过程中,离不开对管路和滤器的运行情况进行观察和维护;治疗暂停或结束时,回血操作也是不可忽视的重要一环;自循环操作为患者临时外出检查或手术提供了方便。连续血液净化治疗的管路操作流程见图6-2-1。

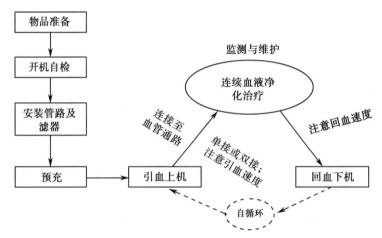

图 6-2-1　连续血液净化治疗的管路操作流程

一、血液净化物品与设备的准备

(一)物品、治疗液体准备

根据连续血液净化治疗要求准备相应的血液净化管路、滤器、无菌治疗巾、一次性手套、置换液(或透析液)、预充液和抗凝剂。检查血液净化管路、滤器的完整性、有效期、型号。如果使用成品置换液,治疗前核对置换液有效期;如果是手工配制置换液,需要根据患者的病情调整置换液成分,并注意无菌操作。

(二)血液净化设备

根据治疗要求选择带有连续血液净化治疗功能的血液净化设备。接通电源,打开机器电源开关,按照设备要求进行开机自检。自检通过后,根据治疗要求选择合适的连续血液净化模式,然后准备按照该模式要求安装管路和滤器。

(三)血管通路准备

当决定行血液净化治疗后,在准备血液净化设备和物品的同时,应尽早建立血管通路。重症患者往往需要监测中心静脉压等血流动力学指标,常选择三腔血液净化导管,并准备好中心静脉压监测所需要的压力传感器等配件。根据患者病情选择合适的穿刺置管的位置。建议在超声引导下穿刺置管,以提高穿刺置管的成功率,避免因反复穿刺引起出血或感染并发症。

二、血液净化管路与滤器的安装

血液净化设备自检通过后，洗手、戴口罩、戴手套，安装血液净化管路及滤器。安装血液净化管路的注意事项：安装管路顺序按照血液净化设备提示的标准顺序进行；按照无菌原则进行操作，逐一打开管路保护帽与另一个接头连接，避免接头污染或暴露时间过长；安装管路过程中，每个接口处要拧紧，避免因接口断开而污染管路、液体流出或进气；侧路或未使用的管路开口应加帽密闭和夹闭管路夹子，以形成密闭式循环管路。

引血管路的侧路常规接生理盐水，以备在血液净化导管持续贴壁、引血负压过高报警时解除报警。将准备好的抗凝剂连接至血液净化管路合适的位置。

三、预充

预充液及预充量应按照血液净化滤器说明书的要求进行配制。常用的预充液是含有12.5U/ml 的肝素盐水，即以肝素钠 12 500U 加入 1000ml 生理盐水的比例配制预充液。对于有出血风险的患者，可采用生理盐水作为预充液。

按照血液净化设备要求正确连接预充液、置换液和废液收集袋，检查血液净化管路无误后，打开血液净化管路上的管路夹子，准备预充。按血液净化设备预充键，开始预充血液净化管路和滤器。在预充过程中，轻轻转动和拍打滤器，以利于细小气泡排出。如管路或滤器空气没排尽，可选择重复预充，以充分排尽滤器滤膜内外气体。预充时注意调整滤器的位置，使预充液从下往上流动，有助于气体的排出。预充完毕后设置治疗参数，准备引血治疗。

四、引血上机

在连接至血管通路之前，一般需要用 500ml 生理盐水冲洗管路，将血液净化管路内的肝素盐水预充液排出，以避免患者的凝血指标明显延长。

上机的连接方法分为单接法和双接法两种方法。单接法是先将引血端与患者的血管通路相连，血泵运转后待血液净化管路中的血液达到回血端管路时，暂停血泵运转，再将回血端与血管通路相连，继续运转血泵，开始治疗。单接法适用于容量充足、血流动力学稳定的患者，注意初始血液流速不宜过快，一般以 50～80ml/min 为宜，逐渐上调。双接法是将血液净化管路的引血端和回血端同时与患者的血管通路相连接，然后运转血泵，开始治疗。双接法不会导致短期内血管内容量的下降，适用于血流动力学不稳定、不能耐受容量快速减少的患者。

五、血液净化过程中的管路维护与自循环

（一）血液净化过程中的监测与维护

在连续血液净化治疗过程中，应持续监测患者生命体征，观察患者有无出血倾向，计算每小时的出入量，根据患者临床表现及治疗要求，及时调整药物剂量和血液净化的脱水率。

在血液净化过程中，要注意维持引血壶和回血壶的液面高度，防止管路进气。注意回血壶和滤器有无血栓形成，以便及时调整抗凝方案。注意管路有无异常抖动的现象，往往提示引血不良。注意血管通路的护理和无菌操作，避免血行感染的发生。尤其应该注意及

时处理报警,尽量减少血泵停转的时间,以延长管路和滤器寿命。当更换置换液时,注意不要停止血泵,以减少凝血的机会。

(二)自循环

当患者外出检查、急诊手术、或有短时间内难以解除的报警或临床问题,需要暂停血液净化治疗时,可临时用生理盐水回血(回血方法详见下文),使血液净化设备处于自循环运行状态,将血液净化导管临时封管。当患者返回病房或问题解决之后,再根据患者的循环情况,采用单接法或双接法引血上机,继续血液净化治疗。

六、回血下机

(一)物品、药品准备

密闭接头 2 个、装有封针液的 10ml 注射器 2 个、无菌治疗巾、一次性手套、18 号无菌针头 2 个、输液器、500ml 生理盐水、无菌纱布、胶布

(二)操作方法

1. 洗手、戴口罩、戴无菌手套,将无菌治疗巾铺在血液净化管路与血液净化导管连接处下方。

2. 根据患者心功能情况和容量情况,调整血流速度至 50～100ml/min。心功能差的患者或儿科患者回血速度要更慢,甚至不在线回血。

3. 取 500ml 生理盐水,消毒瓶口,连接输液器后,生理盐水挂在血液净化设备顶部。

4. 暂停血泵运转,夹闭血液净化管路引血端管路夹子和血液净化导管引血端夹子,将引血端管路与血液净化导管的连接断开后,接无菌针头,与生理盐水相连接,运行血泵回血。

5. 回血过程中,对血液净化导管引血端端口进行消毒、封管。

6. 当生理盐水冲至血液净化回血管路时,暂停血泵运转,夹闭回血管路上的夹子和血液净化导管回血端夹子,将回血端管路与血液净化导管的连接断开后,接无菌针头,与生理盐水相连接。

7. 对血液净化导管回血端端口进行消毒、封管,无菌纱布包裹患者的血液净化导管,以避免污染。

(赵　琳)

参 考 文 献

1. 陈香美. 血液净化标准操作规程(2010 版). 北京:人民军医出版社,2010.
2. 孙仁华,黄东胜. 重症血液净化学. 杭州:浙江大学出版社,2015.

第三节　连续血液净化治疗的模式及选择

在连续血液净化治疗(CBPT)开展早期,曾经应用动脉和静脉分别置管,利用动 - 静脉压力差为血流驱动力,进行连续动 - 静脉血液净化治疗。此方法需要动脉置管,血流驱动压受动脉压力、容量等因素影响,很不稳定,已逐渐退出临床。

目前 CBPT 多采用深静脉置入双腔导管的方法,利用血液净化机"血泵"的转动,稳定、可控地把血液送入体外管路,进行连续静 - 静脉血液净化治疗。目前临床上常用的 CPBT

模式主要包括：缓慢连续超滤（slow continuous ultrafiltration，SCUF）；连续静 - 静脉血液滤过（continuous veno-venous hemofiltration，CVVH）；连续静 - 静脉血液透析滤过（Continuous veno-venous hemodiafiltration，CVVHDF）；连续静 - 静脉血液透析（continuous veno-venous hemodialysis，CVVHD）。也有人把高容量血液滤过（high volume hemofiltration，HVHF）称作是一种 CBPT 模式，但我们认为，HVHF 只是采用了较高治疗剂量的一种 CVVH，其本身并不是一种单独的治疗模式。

一、连续血液净化几种模式的区别

（一）几种模式治疗原理的区别

CBPT 溶质清除的原理有三种：弥散、对流、吸附。所谓弥散就是以半透膜两端的浓度梯度为驱动力，使溶质由高浓度一侧向低浓度一侧转运的过程。对流的驱动力为半透膜两侧的压力梯度，是液体在跨膜压（TMP）的作用下从压力高的一面向压力低的一面移动，而在液体中的溶质也随之通过半透膜的过程。吸附是利用滤器膜的吸附功能，将溶液中的溶质吸附到其表面，以达到清除溶质的目的。

1. **缓慢连续超滤（SCUF）**　SCUF 主要是以超滤（对流）的方式清除多余的水分。在 SCUF 治疗过程中不补充置换液，也不用透析液，因此，对溶质的清除不理想。目前临床主要用于严重全身性水肿、难治性心力衰竭，特别是心脏直视手术、创伤或大手术复苏后伴有细胞外液容量过负荷者。SCUF 不适用于溶质失衡引起的内环境紊乱。

2. **连续静 - 静脉血液滤过（CVVH）**　也称连续血液滤过（CHF），是利用对流原理清除血液中溶质及多余水分的血液净化模式。CVVH 通过超滤清除血浆中大量的水，而水中所包含的中小分子溶质随之被一同清除，因为丢失了大量的水和电解质成分，需要通过置换液进行补充。根据补充的路径不同，置换液又分为后稀释和前稀释两种方式。后稀释 CVVH 虽然溶质清除效率较高，但由于血液浓缩明显，易发生滤器凝血；前稀释 CVVH 不易发生滤器凝血，但溶质清除效率较低。CVVH 主要用于清除血液中的中、小分子溶质。

3. **连续静 - 静脉血液透析（CVVHD）**　也称连续血液透析（CHD），是利用弥散原理清除血液中溶质的血液净化模式。分子运动的物理特性决定了物质的分子量越小，其弥散能力越强。因此这种方式对于小分子物质，如尿素氮（BUN）、肌酐（Cr）等的清除效果要优于中分子物质。CVVHD 也能通过超滤的方式清除血液中多余的水分。

4. **连续静 - 静脉血液透析滤过（CVVHDF）**　也称连续血液透析滤过（CHDF），这种 CBPT 模式将血液滤过和血液透析有机地融合到一起。CVVHDF 既利用了对流的原理，也利用了弥散的原理。CVVHDF 主要用于清除血液中的中、小分子溶质。

连续血液净化的几种不同模式的连接方式见图 6-3-1。

（二）几种模式在清除小分子溶质能力上的区别

我们把单位时间内通过血液净化清除的某种溶质的量，称为溶质清除率。在 CPBT 中最终丢弃的液体我们称之为"废液"，忽略膜对溶质的吸附作用，溶质主要是跟随废液被排出体外的。那么：

$$溶质清除率 = 单位时间废液的量 \times 废液中溶质的浓度$$

废液中的溶质浓度与膜内血液溶质的浓度有关，同时与膜对这种溶质的通过能力有关，废液中（膜外）溶质与膜内溶质的比值反映了这种溶质通过半透膜的能力，在 CVVH 时称其为"筛选系数",在 CVVHD 时称其为"弥散系数"。

废液中溶质浓度 = 膜内溶质浓度 × 筛选系数或弥散系数

那么,血液净化溶质的清除率则为:

溶质的清除率 = 单位时间废液的量 × 膜内溶质浓度 × 筛选系数或弥散系数

有研究表明,对于肌酐、尿素氮等小分子溶质,弥散系数 ≈ 筛选系数 ≈ 1。因此,在相同的治疗剂量下,针对同一治疗个体,对于小分子溶质,CVVHD 与后稀释 CVVH 的溶质清除率相等。由于传统的间歇血液透析往往采用每小时接近 30 000ml 透析液的超高治疗剂量,使肌酐等小分子溶质迅速下降,造成了透析模式清除小分子能力强的错觉。实际上,如果 CVVHD 和后稀释 CVVH 采用相同的治疗剂量,两者清除小分子的能力是没有明显差别的。前稀释 CVVH 清除效率相对较低,在常规治疗剂量下,其对小分子溶质的清除能力只有后稀释 CVVH 的 80%~85%。

CVVHDF 模式是在一个滤器上同时进行血液滤过和透析治疗,由于在同一滤器上进行,溶质的弥散和对流之间会互相影响,其总的溶质清除率略低于弥散与对流之和,但影响不大。因此,在治疗剂量(置换液 + 透析液)相同的情况下,CVVHDF 对于小分子溶质的清除能力与 CVVHD 和后稀释 CVVH 也是接近的。

根据溶质清除率的公式我们知道,可以通过增加单位时间排出废液的量,即增加治疗剂量,达到提高溶质清除率的目的。但在实际临床工作中,CVVH 增加治疗剂量会受到滤过分数的限制。滤过分数是指通过滤器从血浆中超滤出的水占流经滤器的血浆流量的百分比,为了避免滤器凝血,一般要求滤过分数在 30% 以下。因此,当血流速在 200ml/min 以内时,后稀释 CVVH 的置换液流速很难超过 2500ml/h。而 CVVHD 则不会受到滤过分数的限制;因此,对于高钾血症等需要快速清除小分子溶质的情况,可以采用短时较高治疗剂量 CVVHD 的模式迅速清除致病溶质。与 CVVHD 模式相同,由于 CVVHDF 中的透析液剂量也不受滤过分数限制,也可以通过增加治疗剂量而快速清除小分子溶质。

因此,在治疗剂量相等的情况下,后稀释 CVVH、CVVHD 和 CVVHDF 三者对小分子溶质的清除效果相近,前稀释 CVVH 清除效率相对较低;而当治疗剂量需求进一步增高,CVVHD 和 CVVHDF 由于可以不受滤过分数限制,在短期快速清除小分子溶质方面更有优势。

(三)几种模式在清除中分子溶质能力上的区别

对于中分子溶质,由于其弥散系数 < 筛选系数 < 1。因此,在治疗剂量相同的情况下,CVVHD 对中分子溶质的清除率小于后稀释 CVVH。CVVHDF 由于既有弥散又有超滤,其清除能力介于后稀释 CVVH 和 CVVHD 之间。

如前所述,由于后稀释 CVVH 受到滤过分数的限制,其置换液速度一般不超过 2500ml/h;而 CVVHD 和 CVVHDF 中的透析剂量可以不受滤过分数限制,高剂量 CVVHD 或 CVVHDF 对中分子溶质的清除效率有可能超过常规剂量 CVVH。Heyne 等的研究表明,当采用高通量透析器行 CVVHD、SLED 和 IHD 三种不同的透析方法,肌红蛋白(分子量 17.8kDa)的清除率随着透析剂量的增加而增加。

由于中分子溶质的分子量离普通滤器的截留分子量相对接近,因此,常规的 CVVH 清除中分子的溶质的效率并不如期望的那么高。为提高中分子溶质的清除率,高截留分子量滤器受到了青睐。研究表明,采用高通量血液净化器行不同剂量的透析治疗,即使是超高剂量的 IHD,肌红蛋白的清除率也不超过 10ml/min;而当使用高截留分子量血液净化器(HCO)

时,HCO-SLED 和 HCO-IHD 对肌红蛋白的清除率明显增加,可高达 20~80ml/min。

因此,在治疗剂量相等和使用相同截留分子量血液净化器的情况下,CVVH 对于中分子的清除效果要好于 CVVHD;CVVHDF 对中分子溶质的清除能力介于两者之间。由于 CVVHD 和 CVVHDF 可以不受滤过分数限制,可以通过进一步提高治疗剂量的方式增加对中分子溶质的清除。采用高截留分子量血液净化器行血液净化治疗有助于提高中分子溶质的清除率。

(四)几种模式对滤器寿命影响的区别

连续血液净化的不同模式对滤器的寿命也有不同的影响。有研究显示,在相同抗凝、置换液量与透析液量相等的情况下,CVVHD 模式的滤器使用寿命要明显长于 CVVH 模式。这是因为:①滤器内的血液被浓缩;② CVVH 模式是通过跨膜压驱使溶质进行跨膜转运的,如果溶质分子量很大,则容易在跨膜压的作用下,黏附在半透膜上,堵塞滤器。而 CVVHD 模式血液浓缩很小,另外跨膜压也很小,所有滤器发生堵塞的机会要小。

前稀释 CVVH 由于进入滤器前血液被稀释,相较于后稀释 CVVH 来说,不容易出现滤器内凝血。而对于 CVVHDF 模式而言,透析和超滤参数设置比例的不同,置换液是经前稀释还是后稀释,对于滤器寿命都会有不同影响,一般来说,滤器中的血液浓缩越严重、跨膜压越高,滤器寿命相对越短。

因此,CBPT 不同模式对于滤器寿命的影响按从大向小排列:后稀释 CVVH > 前稀释 CVVH 或 CVVHDF > CVVHD。

二、连续血液净化几种模式在临床应用中的选择

CBPT 的四种模式 SCUF、CVVH、CVVHDF、CVVHD 在临床应用中所采用的设备和耗材往往是相同的。换句话说,临床医生应用相同的血液净化机,应用相同的管路和滤器,实现了上述四种不同的治疗模式。那么,在临床工作中,我们如何进行 CBPT 模式的选择呢?

首先,这四种模式对于水的清除作用是相同的,通过脱水率的设定,均可以达到精确控制体内多余水分清除的目的。不同之处主要在于对溶质的清除,SCUF 只用于清除容量过负荷患者体内多余的水分,不用于清除致病溶质。若要清除致病溶质,需要选择其他三种模式。

如果 CBPT 的治疗目的是清除水溶性小分子致病溶质,如氮质血症等,在常规治疗剂量下可以选择 CVVH、CVVHDF 或 CVVHD 中的任何一种。如果想快速清除致病的小分子溶质,如高钾血症、百草枯中毒等情况时,可以通过增加 CVVHD 或 CVVHDF 中的透析剂量来加快清除速率,并不会明显缩短滤器的寿命。

如果 CBPT 的主要目的是清除中分子溶质,在常规的治疗剂量下,首选 CVVH 模式。但由于中分子溶质的分子量接近普通高通量滤器的膜孔径,其筛选系数往往不高,中分子致病溶质的清除效果可能并不理想,如横纹肌溶解时肌红蛋白的清除,或严重感染时细胞因子的清除。若要增加中分子溶质的清除,可以考虑更换高截留分子量血液净化器或增强了吸附功能的血液净化器、在 CBPT 管路上串联特异性或广谱吸附器、或采用高剂量 CVVHD 等方法。

在 CVVHDF 模式中,可以通过调整超滤或透析的比例,甚至达到完全模拟 CVVH 或 CVVHD 的效果。其调整过程简单灵活,不需要更换治疗模式及管路连接方法,因此很受临床医生的欢迎,一般情况下可以作为 CBPT 的首选模式。

如果滤器容易出现凝血,应选择 CVVHD 模式或以透析为主的 CVVHDF 模式,避免选择后稀释 CVVH 模式。

综述所述,要根据连续血液净化所要清除目标溶质的分子量大小、患者的凝血状况和每种模式的特点来选择合适的 CBPT 模式。在差别不大的情况下,CBPT 模式的选择取决于医生或科室的习惯。

（周恒杰）

参 考 文 献

1. Kielstein JT, Kretschmer U, Ernst T, et al. Efficacy and cardiovascular tolerability of extended dialysis in critically ill patients: a randomized controlled study. Am J kidney Dis, 2004, 43(2): 342-349.

2. Berbece AN, Richardson RMA. Sustained low-efficiency dialysis in the ICU: cost, anticoagulation, and solute removal. Kidney Int, 2006, 70(5): 963-968.

3. Parakininkas D, Greenbaum LA. Comparison of solute clearance in three modes of continuous renal replacement therapy. Pediatric critical care medicine, 2004 May, 5(3): 269-74.

4. Wald R, Friedrich JO, et al. Optimal Mode of clearance in critically ill patients with Acute Kidney Injury (OMAKI)--a pilot randomized controlled trial of hemofiltration versus hemodialysis: a Canadian Critical Care Trials Group project. Crit Care, 2012, 16(5): R205.

5. Heyne N, Guthoff M, Krieger J, et al. High cut-off renal replacement therapy for removal of myoglobin in severe rhabdomyolysis and acute kidney injury: a case series. Nephron Clin Pract, 2012, 121(3-4): c159-c164.

第四节　连续血液净化治疗的参数设置

连续血液净化治疗（continuous blood purification therapy，CBPT）是一项较为复杂的治疗,其顺利实施有赖于准确无误的计划、执行和监测。其中治疗处方,也就是血液净化参数的设置至关重要,尤其是治疗模式、血流速、脱水速率、治疗剂量、抗凝剂量、膜材料、缓冲液类型等因素,直接影响着重症患者的预后。CBPT 的治疗模式选择详见本章第三节,本节重点阐述 CBPT 的参数设置。

一、血流速

血流速（Q_B）是指单位时间内流经滤器的血流量。在滤过分数的限制下,Q_B 决定着置换液流速（Q_R）的最大剂量。Q_B 一般不影响透析液流速（Q_D）,但是当 $Q_D/Q_B > 0.3$ 时,透析液可能不会被充分饱和从而降低清除效率,所以建议 $Q_D/Q_B < 0.3$。

在常规治疗剂量下,一般将 CBPT 的 Q_B 设置为 100～200ml/min。对血流动力学不稳定的患者可从 50～100ml/min 开始,逐步上调血流速,在数分钟之内达到目标值;对血流动力学稳定的患者,可以直接将血流量设置为 150～200ml/min 左右。

高容量血滤由于置换液流速较高,所需的血流速往往也较高,200～300ml/min。为实现较高的血流速,往往需要较粗的血液净化导管,如 13～14F 中心静脉导管。IVOIRE 研究高容量血滤采用的是特制的尖端柔软的血液净化导管,其尖端位于右心房内,而不易损伤心脏。普通的血液净化导管是不能将尖端置于右心房深度的。

如果采用枸橼酸抗凝，要注意 Q_B 与枸橼酸流速也有相关性。枸橼酸流速一般为 Q_B 的 1.5 倍左右，如果调整了 Q_B，枸橼酸流速应该做相应调整。

二、脱水速率

CBPT 的脱水速率，也称净超滤率，是指相对 CBPT 设备而言，单位时间内额外超滤出的液体量。需要指出的是，由于患者外周还有液体输入和自身的尿量、引流量等出量，脱水速率并不是患者最终的全身液体平衡。

患者的液体平衡＝除外置换液和透析液的总入量－除外废液的总出量－CBPT 脱水量。

由此可见，脱水率是实现患者全身液体平衡目标的重要工具，决定着患者的最终液体平衡状态。在 CBPT 的容量管理中，首先是制订全身液体平衡目标，然后通过调整脱水速率实现液体平衡目标。由于重症患者往往合并血流动力学不稳定，对容量的耐受区间变窄，脱水速率需要根据患者的血流动力学状态、患者外周的输液速度及液体平衡目标做动态调整，而且除非患者出现明显的容量过负荷，脱水速率不宜过快。

三、连续血液净化的治疗剂量设定

（一）连续血液净化治疗剂量的概念

广义地讲，由于 CBPT 的适应证包括容量失衡和溶质失衡两部分，其治疗剂量也应包括容量治疗剂量和溶质治疗剂量两部分。只不过习惯上人们把 CBPT 的容量治疗剂量称作容量管理，在提到 CBPT 的治疗剂量时一般指的是溶质治疗剂量。

CBPT 的溶质治疗剂量是指单位时间内按照体重校正的废液流量，单位为 ml/（kg·h）。换句话说，CBPT 的治疗剂量设定是对治疗所用液体——置换液或透析液速率的设定。不同的 CBPT 模式的治疗剂量算法不同：

CVVHD 的处方剂量＝（透析液速率＋脱水速率）/ 体重

CVVH 的处方剂量＝（置换液速率＋脱水速率）/ 体重（仅有后稀释时）

CVVHDF 的处方剂量＝（置换液速率＋透析液速率＋脱水速率）/ 体重（仅有后稀释时）

如果 CVVH 或 CVVHDF 有前稀释，其清除溶质效率低于后稀释，需要进行校正。校正系数＝滤器血浆流速 /（滤器血浆流速＋前稀释流速）。

（二）连续血液净化治疗剂量的设定

2012 年之前，临床医生倾向于采用较高的治疗剂量，甚至高容量血液滤过（HVHF）来清除更多的致病因子，以改善重症患者的预后。而进一步的研究并不支持这一点，在 2012 年的 KDIGO AKI 指南里，推荐的 CBPT 治疗剂量仅仅为 20～25ml/（kg·h）。而之后的 IVOIRE（High Volume in Intensive Care）试验对于高容量的研究也得出了阴性的结论。因此，目前的建议是，即使是脓毒性 AKI，也不推荐做高剂量的连续血液净化治疗。

在实际治疗中，CBPT 常因前稀释的应用、滤器凝血、蛋白被吸附或沉淀在滤器膜表面引起的滤器效能下降，以及机器故障引起的治疗暂停等因素，导致实际交付剂量小于处方剂量。因此，KDIGO 指南推荐，在实际临床工作中设定处方剂量为 25～30ml/（kg·h），才可能实现 20～25ml/（kg·h）的实际治疗剂量。

当然，在临床工作中，对于重症患者，往往需要根据病情对治疗剂量进行个体化调整。如合并高钾血症的 AKI 患者，早期高剂量血液净化有助于快速清除血钾，当血钾降至正常值后，再调整剂量到指南推荐剂量；重症胰腺炎的血液净化，目前研究倾向于适当提高治疗剂量；对于合并脑水肿的 AKI 患者，应该适当降低治疗剂量，以避免失衡综合征。

四、连续血液滤过的前稀释与后稀释

CVVH 的置换液输入途径以滤器为参照物，分为后稀释和前稀释两种方式。后稀释时溶质清除效率高，但由于血液浓缩比较明显，滤器内凝血的风险较大；而前稀释时血液浓缩比较少，滤器相对不容易发生凝血，但由于血液先被稀释，溶质的清除效率会下降，约为后稀释效率的 15%～20%。后稀释与前稀释的血液浓缩情况比较见图 6-4-1。

因此，临床上在选择置换液的输入路径时，首先要评价一下患者是否容易发生滤器凝血。如果行无抗凝血液净化治疗或 CBPT 过程中滤器频繁发生血栓堵塞，应避免行后稀释 CVVH，可选择前稀释 CVVH 或其他含透析的 CBPT 模式，以延长滤器寿命；如果做高容量血滤，也应该选择前稀释 CVVH，有助于降低滤过分数，延长滤器寿命。如果患者对抗凝反应好，滤器寿命长，选择后稀释 CVVH 有利于在单位时间内清除更多的溶质；当然在这种情况下，选择前稀释和后稀释并存，按一定比例输注也是临床常见的一种做法。

五、滤过分数与浓缩比

（一）滤过分数

滤过分数（filtration fraction，FF）被定义为超滤液流速 Q_{UF} 与流经滤器的血浆流速 Q_P 的比值，是评价 CVVH 时滤器发生凝血风险的一个重要指标。FF 可以通过以下公式计算：

$$FF = Q_{UF}/Q_P = Q_{UF}/[Q_B(1-Hct)+Q_R^{PRE}]$$
$$Q_{UF} = Q_R^{POST} + Q_R^{PRE} + Q_{UF}^{NET}$$

其中 FF，滤过分数；Q_{UF}，超滤液流速；Q_P，流经滤器的血浆流速；Q_B，血流速；Hct，血细胞比容；Q_R^{PRE} 前稀释置换液流速；Q_R^{POST} 后稀释置换液流速；Q_{UF}^{NET} 净超滤率。

一般认为，CVVH 时 FF 应控制在 25%～30% 以下，可以避免滤器内血液过度浓缩而导致凝血。后稀释 CVVH 容易发生血液浓缩，应该严格关注 FF。与后稀释 CVVH 相比，前稀释 CVVH 虽然相对不容易发生明显的血液浓缩，但随着前稀释流速增加，FF 增加，跨膜压也会随之增加，血浆中的蛋白容易沉积在滤膜上，形成蛋白膜，引起滤器效能下降，甚至使跨膜压超过上限，导致治疗中断。

（二）浓缩比

评价 CVVH 时滤器的血栓形成风险还有一个相对容易计算的一个实用指标——浓缩比（concentration ratio，CR）。CR 的计算公式如下：

$$CR = Q_{UF}/(Q_B + Q_R^{PRE})$$

临床上，为了避免血液过度浓缩及蛋白膜的形成，CR 应保持在 20%～25% 以下。由于后稀释 CVVH 容易发生 CR 超标，当治疗剂量增加时，应增加血流速或更换为前稀释 CVVH，有助于降低 CR，延长滤器寿命。

六、连续血液净化的抗凝初始设置与调整

首先要评估患者的出血风险，根据患者的出血风险，选择合适的抗凝方式。CBPT 常用抗凝药物的负荷量与维持量见下文。

（一）全身肝素抗凝

肝素抗凝是 CBPT 常用的抗凝方法之一。普通肝素首次负荷剂量 1000～3000IU 静注，然后以 5～15IU/（kg•h）的速度持续静脉输注。需每 4～6 小时监测 APTT 或 ACT，调整普通肝素用量，维持 APTT 在正常值的 1.5～2 倍左右。

（二）低分子肝素抗凝

低分子肝素首次静注负荷剂量 15～25IU/kg，以后静脉维持剂量 5～10IU/（kg•h）。因肾功能不全者低分子肝素容易蓄积，也可引起 APTT 延长，需要监测凝血功能指标；有条件者监测抗 Xa 因子活性，持续给药时需维持抗 Xa 活性在 0.25～0.35IU/ml。

（三）阿加曲班

对于肝素诱发的血小板减少（HIT）患者，可以选择阿加曲班。阿加曲班抗凝目前推荐初始剂量为 2μg/（kg•h）（肝功能障碍者初始剂量为 0.5μg/（kg•h）），根据体内 APTT 监测结果调整剂量，维持 APTT 于正常值基线的 1.5～2 倍。如果过量导致出血，可以输注新鲜冰冻血浆。

（四）枸橼酸 / 钙剂局部抗凝

由于安全有效、出血风险低等优点，2012 年 KDIGO 指南推荐枸橼酸抗凝可以作为 CBPT 首选。枸橼酸钠溶液从滤器前输入使滤器的离子钙浓度维持在 0.2～0.4mmol/L，滤器后泵入钙剂维持体内血清离子钙浓度维持在 1.0～1.2mmol/L。血清总钙 / 离子钙浓度比值超过 2.25，提示枸橼酸过量，应该减少枸橼酸的输注，补充钙和碳酸氢盐。枸橼酸钠主要经肝代谢，对于肝功能障碍的患者，应根据其严重程度，或禁用，或适当减慢枸橼酸钠输注速度。

（五）肝素 / 鱼精蛋白局部抗凝

利用鱼精蛋白在 1min 内迅速与肝素结合形成稳定的复合物，同时失去抗凝活性的特点而实现体外抗凝，其优点是抗凝发生在体外，不容易导致机体内出血，具体实施如下：①在血管通路滤器前静脉注射泵输注肝素；②在滤器后以鱼精蛋白 1mg：普通肝素 100～130U 的比例持续输注；③根据滤器前后 ACT 调整肝素剂量，使得滤器前血液 ACT 达 200～250 秒，体内血 ACT 正常。

（六）无抗凝技术

对于高危出血风险患者血液净化时可不使用抗凝剂，即无抗凝策略。无抗凝连续血液净化治疗容易发生凝血，可以采用下述措施减少管路内凝血：①预充液加入 5000～20 000IU 的肝素，延长预充时间；预充后应用不含肝素的生理盐水将管路和滤器中的肝素预充液排出弃掉。②治疗过程中，以生理盐水冲管路，每 1 小时 1 次，每次 100～200ml，但应在超滤中多负平衡 100～200ml/h。③适当提高血流速度，保证充足的血流量，但应避免抽吸现象的发生。④CVVH 时尽可能采用前稀释模式；或采用 CVVHD 和 CVVHDF 模式。

七、连续血液净化的温度控制

理论上讲，低温是有害的，严重时导致寒战、疼痛和不适、胰岛素分泌减少，以及氧离曲线左移，导致氧释放能力下降等。在 CBPT 中，为避免体外管路热量持续丢失导致低体温，商家在仪器上安装了加热器，加热置换液 / 透析液以减少热量的丢失。

研究显示，过高的加温可能会改变血管的反应性，导致低血压，而在早期将置换液温度控制在 36℃，持续一段时间，能够升高平均动脉压和降低儿茶酚胺类药物的剂量。某些疾病如颅脑外伤等,明确严格控制体温是有益的,在进行血液净化治疗时,可以利用体外管路的散热作用,降低患者的体温。在此过程中,需要密切、动态监测患者体温变化,避免因此导致的严重低体温而带来的不良反应。

　　总之,重症患者病情复杂,治疗目的和目标均有不同,应该制订适合患者的血液净化治疗方案,在血液净化治疗过程中,监测非常重要,需要根据结果及时调整参数、调整治疗方案。

(胡振杰　刘丽霞)

参 考 文 献

1. Kidney Disease: Improving Global Outcomes(KDIGO)Acute Kidney Injury Work Group. KDIGO Clinical Practice Guideline for Acute Kidney Injury. Kidney Int Suppl, 2012, 2: 1-138.

2. Schefold JC, Haehling S, Pschowski R, et al. The effect of continuous versus intermittent renal replacement therapy on the outcome of critically ill patients with acute renal failure(CONVINT): a prospective randomized controlled trial. Critical Care, 2014, 18: R11.

3. Srisawat N, Lawsin L, Uchino S, et al. Cost of acute renal replacement therapy in the intensive care unit: results from The Beginning and Ending Supportive Therapy for the Kidney(BEST Kidney)Study. Crit Care, 2010, 14: R46.

4. Cruz D, Perazella M, Bellomo R, et al. Effectiveness of polymyxin B-immobilized fiber column in sepsis: a systematic review. Crit Care, 2007, 11: R47.

5. Cruz DN, Antonelli M, Fumagalli R, et al. Early use of polymyxin B hemoperfusion in abdominal septic shock: the EUPHAS randomized controlled trial. JAMA, 2009, 301: 2445-2452.

6. Palevsky PM. Renal Replacement Therapy in AKI. Adv Chronic Kidney Dis, 2013, 20: 76-84.

7. RENAL Replacement Therapy Study Investigators. Bellomo R, Cass A, Cole L, et al. Intensity of continuous renal-replacement therapy in critically ill patients. N Engl J Med, 2009, 361: 1627-1638.

8. Kellum JA, Ronco C. Dialysis: Results of RENAL-what is the optimal CRRT target dose? Nat Rev Nephrol, 2010, 6: 191-192.

9. Claure-Del Granado R, Macedo E, Mehta RL. Effluent volume and dialysis dose in CRRT: time for reappraisal. Nat Rev Nephrol, 2012, 8: 57-60.

10. Joannes-Boyau O, Honoré PM, Perez P, et al. High-volume versus standard-volume haemofiltration for septic shock patients with acute kidney injury(IVOIRE study): a multicentre randomized controlled trial. Intensive Care Med, 2013, 39: 1535-1546.

11. Ricci Z, RoncoC. Renal replacement therapy in the critically ill: getting it right. Curr Opin Crit Care, 2012, 18: 607-612.

12. Bollmann M, Revelly J, Tappy L, et al. Effect of bicarbonate and lactate buffer on glucose and lactate metabolism during hemodiafiltration in patients with multiple organ failure. Intensive Care Med, 2004, 30(6): 1103-1110.

13. Uchino S, Bellomo R, Morimatsu H, et al. Continuous renal replacement therapy: A worldwide practice survey. The Beginning and Ending Supportive Therapy for the Kidney(B.E.S.T. Kidney)Investigators. Intensive Care Med, 2007, 33: 1563-1570.

14. Warkentin TE, Cook DJ. Heparin, low molecular weight heparin, and heparin-induced thrombocytopenia in

the ICU. Crit Care Clin，2005，21: 513-529.

15. Tan HK，Baldwin I，Bellomo R. Continuous veno-venous hemofiltration without anticoagulation in high-risk patients. Intensive Care Med，2000，26: 1652-1657.

16. Neri M，Villa G，Garzotto F，et al. Nomenclature for renal replacement therapy in acute kidney injury: basic principles. Crit Care，2016，20(1): 318.

第五节　连续血液净化治疗的置换液与透析液

CBPT 时透析液和（或）置换液的组成成分对治疗的效果和重症患者的预后有显著的影响，其中缓冲液的选择、电解质的组成成分及置换液或透析液的给予路径是 CBPT 管理中至关重要的部分。有关连续血液净化时置换液与透析液的洁净程度方面的研究和数据相对较少，质量管理仍然是重中之重。

一、置换液/透析液的给予途径

在连续血液净化治疗中，置换液/透析液是血液净化治疗的重要组成部分，滤器膜是分离和选择的工具，液体和血液之间的关系决定了治疗模式。在透析模式下，液体和血液之间被透析膜所分隔，两侧溶质的浓度差是弥散转运的动力，这种液体被称之为透析液。在血液滤过模式下，液体和血液相混合，水在跨膜压的作用下，由血液内向膜外转移，即超滤，溶质在水的带动下共同转运至膜外，这种液体被称之为置换液。置换液在滤器前加入血称之为前稀释；相反，在滤器后加入，称之为后稀释。血液透析滤过是透析和血滤两种治疗手段的有机结合，既有置换液，又有透析液。

二、置换液和透析液的组成

置换液和透析液的主要成分是缓冲液和电解质，其浓度旨在达到生理水平并且应该考虑到已经存在的成分缺失或过多，以及所有输入的和丢失的组分。

（一）缓冲液

血液净化的时候应该补充缓冲物质。比如血液滤过，如果超滤率 1.5L/h，24 小时滤过的液体量约为 70kg 成人血浆总量的 8～10 倍，包括溶解在血浆中的酸碱物质，这些物质会随着超滤液丢失，所以需要用含有特定缓冲物质的液体替代。

缓冲液的补充旨在达到生理水平，所以缓冲液浓度应该起到补充已经存在的碱缺失的量、CBPT 过程中的正在丢失的量，因此应该是超生理浓度。缓冲液不仅对纠正酸碱紊乱有很大影响，同时也显著影响临床结果。

可供选择的缓冲液有碳酸氢盐、乳酸盐、醋酸盐和枸橼酸盐，枸橼酸盐同时也可以作为抗凝剂使用，而醋酸盐已经被废弃，是因为其缓冲效率低和已知的不良反应。乳酸盐、醋酸盐或枸橼酸盐，需要被完全氧化成 CO_2 和 H_2O，产生碳酸氢盐，然后这些缓冲碱起到如同碳酸氢盐一样的缓冲作用。然而，相反的是，如果代谢不充分，阴离子间隙增加会导致酸性环境。

1. 缓冲液类型

（1）碳酸氢盐：碳酸氢盐是生理性碱基，直接参与体内酸碱平衡的调整，2012 年 KDIGO

指南推荐首选碳酸氢盐作为 CBPT 的缓冲液。碳酸氢盐体外不稳定,与钙和镁反应发生沉淀,因此商业成品置换液中往往不会直接加入,而将其作为 B 液输入。

(2)乳酸盐:乳酸可经肝脏、心脏、骨骼肌和肾脏代谢,在体内产生碳酸氢根而对酸碱进行调整。其体外存在稳定,其商业成品置换液易于保存。但重症患者,很多情况下乳酸产生增加,利用减少,如休克、肝衰竭等,此时再应用乳酸盐置换液,会导致额外的乳酸负荷。另外含有乳酸的溶液导致的医源性高乳酸血症可能会妨碍化验结果的正确解读。因此,在伴有高乳酸血症的重症患者,不建议使用乳酸盐置换液。

(3)枸橼酸盐:枸橼酸盐被广泛用于局部抗凝,目的是为了避免医源性出血并发症。枸橼酸在肝脏代谢,产生碳酸氢根,CBPT 时,不需要同时补充其他缓冲液,但是需要密切监测 pH。感染性休克患者和肝衰竭患者应用枸橼酸盐的时候要特别小心,这些患者的枸橼酸代谢是降低的,会加重代谢性酸中毒。

2. 缓冲液加入的位置 缓冲液加入的位置,或者加入置换液,以前稀释或后稀释的方式输入,或者加入透析液,或者不加入置换液或透析液,单独静脉输入,一般按照各科室的习惯。需要提出的是应该特别关注静脉直接输入方式,因为此方式没有自动匹配的置换液或透析液体流速来缓冲所给予液体的流速,所以需要密切监测。

(二)电解质

CBPT 时电解质平衡状态与应用的 CBPT 技术相关。CVVH 应用对流机制清除溶质,电解质平衡状态主要取决于血浆中可被超滤的电解质浓度、超滤速度和置换液电解质的组成。连续血液透析最后的净清除率主要受透析液电解质浓度的影响。由于 CBPT 的连续性和有效性,如果没有严格的处方和监控,很可能会发生水、电解质的严重紊乱。CBPT 时透析液和置换液应该包含以下电解质及相应的浓度:Na^+ 140mmol/L,Cl^- 108~112mmol/L,K^+ 0~4mmol/L,Ca^{2+} 1.5~1.75mmol/L,Mg^{2+} 0.5~0.75mmol/L。

1. 钠 有关透析液/置换液中钠离子浓度到底多少是合适的观点经历了演变。从前选择低钠的透析液,Na^+ 低于 135mmol/L,目的是预防透析间期高血压的发生和减少渴感,然而,这个方法却导致患者出现头痛、肌肉抽搐和恶心等并发症。低钠透析液可能是导致透析失衡综合征的一个原因,透析液钠浓度低于血清浓度,会导致水从细胞外向细胞内转移,最终血浆中减少的水量要高于计划脱水量,导致低血压的发生。相反,应用高于血清钠离子浓度的透析液,细胞外和细胞内的水均会被清除,最终导致血浆容量下降。ICU 内许多急性肾损伤(acute kidney injury, AKI)患者,因心源性和(或)感染性等因素表现为伴有容量增多的低血压,这种透析液/置换液的配制可以有效超滤的同时尽可能减少对血流动力学的影响,同时预防颅内压增高。所以,建议使用 Na^+ 140~145mmol/L 的透析液/置换液。

对于血钠不正常的患者,需要特殊关注。选择正确的血液净化方法纠正低钠血症或高钠血症需要同时考虑到病情的严重性和发病的速度两个方面。

(1)低钠血症:对于中重度低钠血症,建议在第一个 24 小时使血清钠浓度增加 10mmol/L 以内,之后每 24 小时血清钠浓度增加 8mmol/L 以内。通过调整透析液/置换液钠离子浓度,在最初的几个小时,升高血钠不超过 1~2mmol/(L·h),临床症状有所改善后,升高的速度不应超过 0.5mmol/(L·h)。

(2)高钠血症:纠正速度不应该超过 0.5mmol/(L·h),最高值为 10mmol/(L·d)。由于低

钠透析液 / 置换液可能会导致血流动力学的不稳定，所以建议使用接近血钠浓度的透析液 / 置换液，缓慢、持续纠正高钠血症。

2. **钾** 高钾血症是 AKI 患者的常见并发症，无论什么原因导致的高钾血症，血液净化是主要治疗方法之一。对于有致命危险的高钾血症，无钾透析液是合理的。如果不是严重的高钾血症，适当降低置换液 / 透析液中钾离子的浓度。钾离子纠正后，调整钾离子浓度至 4mmol/L。

3. **钙和镁** 钙和镁离子也可以被 CBPT 所清除，因此也要进行补充。无钙透析液可以被用于治疗高钙血症，但是应该被限于高血钙危象或肾功能受损的患者，因为发生心血管副作用的风险显著增加。对于镁离子，需要有同样的关注。

4. **磷** CBPT 强化治疗很容易导致低磷血症，长期肠外营养、营养不良或代谢性碱中毒会加重此风险的发生。此时需要口服或肠外补充磷，需要在透析液 / 置换液中得到补充。既往担心在有钙存在的时候，透析液和（或）置换液中额外补充磷会发生磷的沉淀析出，经研究此顾虑已经被排除了。

（三）糖

最近发表的研究显示，CBPT 时严格控制透析液 / 置换液中的糖浓度能够显著改善重症患者的生存率。生理浓度的葡萄糖有助于减少低血糖的发生，尤其是在连续血液净化过程中。由于无糖溶液会导致低血糖的发生，无糖置换液或透析液建议用于能够获取足够营养的患者。需要注意的是，糖是细菌繁殖的培养基，要警惕透析液 / 置换液被污染。

三、置换液和透析液的配制和选择

（一）无菌原则

所有液体必须是无菌的和没有致热源的。欧洲药典将无菌定义为没有可见的微生物，确保程度在 1/1 000 000 以内，而且需要谨记的是细菌是呈指数生长的，将细菌数目减少到一定程度并不意味着将会保持这种状态，这就是为什么将安全界限定在 6 位数字。致热源，或更准确地说应该是内毒素，是细菌细胞壁的一部分，具有很强的免疫效应，激活细胞和释放炎症介质。所有用于 CBPT 的液体都应该作为输入液体对待，无论是用于替代液体还是透析液，无论是被看做药物还是载体，根据药典，这些溶液内毒素水平 <0.25EU/ml 就是合格的，但是，此水平的前提是进行较低容量血液净化，如果在高容量 CBPT 的时候，安全界限是 5EU/（kg•h）。

前面已经阐述，因为透析液与血液之间有膜相隔，所以不需要无菌。但是，一些透析膜对于透析液内的一些细菌产物是可渗透的，当患者应用纯净液体透析的时候，与临床相关的一些炎症介质、C 反应蛋白和 IL-6 的水平是降低的。基于以上证据，建议应用超纯净透析液，定义为 $<10^{-1}$[CFU]/ml 和 <0.03EU/ml。当应用高通量膜透析时，如延长低效率透析（sustained low-efficiency dialysis，SLED），就要考虑非纯净的透析液所含的污染物质经反超作用进入血液，如果应用超洁净透析液，同时透析膜有一定的吸附内毒素的作用，反超被认为是安全的。置换液因为与血液混合，所以需要达到无菌标准。

（二）自配制换液或透析液

自行配制置换液或透析液的优点是成本低、配方可随时调整；缺点是增加污染机会和人力成本。改良 Port 配方是常用的置换液配方之一，如表 6-5-1 所示。

表 6-5-1　改良 Port 配方

配方	含量（ml）	成分	浓度（mmol/L）
NS	3000	Na^+	143.6
5% GS	1000	Cl^-	116
10% $CaCl_2$	10	Ca^{2+}	2.07
25% $MgSO_4$	3.2	Mg^{2+}	1.56
10% KCl	5～12	HCO_3^-	34.9
5% $NaHCO_3$	250	葡萄糖	65.4
总液体量	4270		

需要注意钙剂和镁剂会与 HCO_3^- 发生化学反应，形成沉淀，不能放在一起。

（三）在线生产透析液/商售成品置换液

在透析中心，透析液是由水处理设备在线生产的。欧美的很多 ICU，也都安装了水处理设备，可以在线获取透析液。

自行配制的置换液被污染的可能性相对增加，而且溶质浓度配制错误会发生致命性危险。一个近期有关儿科重症的分析证明大多数 CBPT 方面的错误都是与透析液组成成分配制不当有关，而且这些错误均发生在人工配制的液体中。欧美目前的置换液主要以商售成品为主，即预先配制的、袋装的与血浆成分接近的无菌溶液。

商售置换液的袋子上的标签必须注明溶液的确切组成，必须保证浓度在 2 年之内的变化不会超过 ±5%。在钠的要求上更为严格，药典不允许超过 ±2.5% 的偏差，这些液体质量需要符合"适用于注射的水"的标准。如果是聚氯乙烯袋子，溶液蒸发会很显著，溶质的浓度会缓慢增加，这个问题决定了储存的最长时间。

综上所述，置换液/透析液是连续血液净化治疗及管理中的重要部分。置换液/透析液的组成应该是与血浆生理电解质的组成成分相当。对于重症患者而言，缓冲液首选碳酸氢盐，注意其与钙、镁离子不能配制在一起。置换液必须无菌、无致热源，透析液应该符合超纯净的标准。相较于医院自行配制的液体，成品置换液安全系数高，是今后发展得一个趋势。目前，欧美国家有多种多样的商售成品置换液，能够满足临床上各种形式的血液净化的需求。随着国内成品置换液的丰富和经济的发展，我国的 CBPT 也将以使用商售成品置换液为主。

（胡振杰　刘丽霞）

参 考 文 献

1. Cole L, Bellomo R, Baldwin I, et al. The impact of lactate-buffered high-volume hemofiltration on acid-base balance. Intensive Care Med, 2003, 29: 1113-1120.

2. Troyanov S, Geadah D, Ghannoum M, et al. Phosphate addition to hemodiafiltration solutions during continuous renal replacement therapy. Intensive Care Med, 2004, 30: 1662-1665.

3. Williams JD, Topley N, Craig KJ, et al. The Euro-Balance Trial: The effect of a new biocompatible peritoneal dialysis fluid (balance) on the peritoneal membrane. Kidney Int, 2004, 6: 408-418.

4. Lee HY, Choi HY, Park HC, et al. Changing prescribing practice in CAPD patients in Korea: Increased utilization of low GDP solutions improves patient outcome. Nephrol Dial Transplant, 2006, 21: 2893-2899.

5. Ronco C, Bellomo R, Kellum JA. Critical care nephrology. 2nd ed. Philadelphia: Saunders Elsevier, 2009: 1166-1171.

6. Ward RA. Ultrapure dialysate. Semin Dial, 2004, 17: 489-497.

7. Ledebo I. Clinical benefits of ultrapure dialysis fluid for hemodialysis. Hemodialysis Int, 2007, 11: S12-S17.

8. Barletta JF, Barletta G-M, Brophy PD, et al. Medication errors and patient complications with continuous renal replacement therapy. Pediatr Nephrol, 2006, 21: 842-845.

第六节 连续血液净化治疗的目标指导容量管理

容量管理或称液体管理,是连续血液净化治疗的重点,也是难点。这是由以下几个方面决定的:重症患者对容量的耐受区间变窄;患者心脏前负荷的准确评价存在困难;重症患者的容量管理在病程的不同阶段呈现出不同的特点;CBPT 时患者的液体出入量大等。针对这一难点,我们提出并实践了 CBPT 的目标指导容量管理策略。这种方法有助于实现 CBPT 患者容量的精准调控,但对医师的血流动力学管理水平及医护配合等有着较高的要求。

一、连续血液净化治疗的目标指导容量管理策略

要做好重症患者 CBPT 的液体管理不是一件容易的事,重症患者的容量调节区间非常窄,容量不足或容量过多均会带来不良后果;稍微负平衡一些,休克就可能加重;稍微正平衡一些,就可能加重肺水肿。而 CBPT 治疗的危重患者已经丧失了液体自身调节的能力,患者的容量状态完全依赖于医生对血滤机的调整。若脱水目标设置不恰当,或没有根据患者的容量状态进行参数调节,很容易出现容量不足或容量过多。因此,我们提出:"不设液体平衡目标,勿做 CBPT",以强调液体平衡目标设定的重要性。

我们提出的目标指导容量管理策略可以实现 CBPT 期间精准的液体管理。CBPT 的目标指导容量管理包括以下三个重要环节(图 6-6-1)。

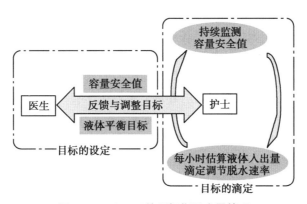

图 6-6-1 CBPT 的目标指导容量管理

(1)临床医生对接受 CBPT 治疗的患者选用恰当的血流动力学监测手段,准确评价患者的容量状态,设定正确的液体平衡目标和容量安全值。

(2)床旁护士估算患者的每小时的入出量,根据医生制订的脱水目标,滴定式调节 CBPT 脱水速率,实现每小时的液体平衡目标。

（3）当患者的指标触及容量安全值上限或下限，及时通知医生，调整和校正液体平衡目标及容量安全值。这一策略有助于避免容量不足或容量过多等情况的发生，从而保证 CBPT 的顺利进行。

二、CBPT 液体平衡目标及容量安全值的设定

在 CBPT 的目标指导容量管理中，设定液体平衡目标和容量安全值是重要的第一步。在这里，我们首先介绍一下液体平衡目标及容量安全值的基本概念；然后阐述如何在不同的疾病、不同的病程下选用恰当的血流动力学指标来合理设定 CBPT 液体平衡目标和容量安全值。

（一）液体平衡目标及容量安全值的概念

1. **液体平衡目标**　液体平衡目标是指针对患者全身而言，单位时间内液体是正平衡、负平衡还是零平衡，正平衡或负平衡多少毫升。正平衡代表患者体内液体增多，负平衡代表患者体内液体在减少、零平衡代表机体液体出入处于平衡状态。

$$总液体平衡 = 患者同期总入量 - 患者同期总出量$$

在实际临床中，为方便计算，一般不将置换液和透析液算入总入量，也不将废液算入总出量，直接采用 CBPT 设备自身的液体平衡即 CBPT 脱水速率计算。CBPT 脱水速率，又叫净超滤速率，是针对血滤机而言，单位时间内的净出量。

即总液体平衡 = 除外置换液和透析液的总入量 - 除外废液的总出量 - CBPT 脱水量。

应该注意的是，重症患者接受 CBPT 时设定液体平衡目标存在一定困难。首先，目前尚缺乏判断容量的黄金指标，无论压力指标还是容量指标都不能完全准确地评价患者的容量是否达到最优。其次，CBPT 本身会使一些血流动力学指标的测量受到影响，从而影响对容量的准确评估；如 PiCCO、肺动脉导管等利用温度稀释法的血流动力学监测手段，其准确性可能会受到 CBPT 的干扰。第三，重症医学常用的对组织灌注进行评价的指标，如乳酸和碱剩余等，会完全受到 CBPT 的干扰，无法准确判断组织灌注是否合适。

2. **容量安全指标及容量安全值**　在 CBPT 目标容量管理过程中离不开容量安全指标及其安全值的设定。一方面，由于存在上述困难，CBPT 设定的液体平衡目标与患者的实际病情可能不完全符合；另一方面，由于 CBPT 过程中血液与体外循环交换大量液体，即使液体平衡目标设置准确，如果 CBPT 设备在液体平衡控制的精确性方面存在问题，或对 CBPT 液体平衡报警的误处理，仍可能会对患者的容量产生较大影响。

容量安全指标是指在 CBPT 液体平衡目标实现过程中，为避免患者出现容量不足或容量过负荷而选用的一些血流动力学指标，如中心静脉压、血压、脉氧饱和度等。容量安全值是指为这些容量安全指标规定的安全范围，例如：中心静脉压的上限和下限、液体负平衡时血压的下限或液体正平衡时脉氧饱和度的下限等。当患者的容量安全值出现报警时，提示需要对之前设定的液体平衡目标进行调整和修正。

CBPT 液体平衡目标及安全值的设定一般是由重症医师综合患者的生命体征、病理生理情况、疾病所处的不同阶段、之前几天的液体平衡情况及血流动力学监测的结果等来设定的。

（二）液体平衡目标及安全值设定的血流动力学指标

如果患者病情很重，已经有了 PiCCO 或肺动脉导管等血流动力学监测设备，可以用这

些设备来评价患者的前负荷。然而,实际上它们尚不能成为 CBPT 的标配。目前临床上设定液体平衡目标和安全值最常用的指标仍是中心静脉压和无创监测技术,如:重症超声。

1. 中心静脉压 虽然中心静脉压(CVP)作为心脏前负荷的指标长期以来饱受诟病,而且有研究不主张把它用于指导患者的液体复苏。但感染性休克指南仍然把 CVP 作为感染性休克的复苏指标之一。欧洲的一个调查报告结果显示,45% 的临床医师仍在采用 CVP 指导液体复苏。

从病理生理的角度讲,CVP 是指上 / 下腔静脉与右心房交界处的压力,它离静脉容量库最近,是静脉回流的终点;Guyton 模型提示我们:CVP 越低越有利于静脉回流。由于正常情况下,静脉回流量与心排量是相等的,因此 CVP 越低对提高心排量也越有利。此外,作为脏器灌注的后负荷,CVP 越低,越有利于脏器的灌注。

虽然 CVP 的增加与心排量的增加并不呈线性关系,但 CVP 的动态变化可以作为容量判定的较为准确的指标。在刘大为教授提出的容量三角中,CVP、乳酸和容量反应性共同构成判断容量的三个重要的基本指标。因此,CVP 仍可作为临床上评价前负荷的重要指标,关键是在使用中不能只看其绝对值,还要看其动态变化,以及和其他指标的联合运用。此外,由于 CVP 的增高与心衰和肺水肿的发生呈正相关,控制 CVP 的上限在一定范围内有助于防止液体过负荷的发生,因此,临床上可以采用 CVP 作为液体复苏的一个安全指标。

在 CBPT 过程中,我们既可以根据 CVP 的值和其他指标及临床情况来设定患者总的液体平衡目标;也可以规定 CVP 的上下限,作为液体复苏或脱水的安全范围。

由于 CBPT 本身需要一个中心静脉的血管通路,如果采用三腔的透析导管,则可以直接用第三腔(细腔)来监测中心静脉压,而不需要额外再留置一根中心静脉导管。在 CBPT 过程中,运行与暂停 CBPT 用导管的第三腔所测的 CVP 无明显差异,因此在 CBPT 时持续监测 CVP 是准确可行的。

2. 重症超声 重症超声由于其无创性和床旁即时性,近年来在重症患者中得到了越来越多的应用。超声评价前负荷可分为静态指标和动态指标。

(1)静态指标:超声静态前负荷指标包括左室舒张末面积(LVEDA)和左室舒张末容积(LVEDV)。经心室短轴测得的左室舒张末面积常被用来代表左室舒张末容积。左室舒张末面积 / 容积减少常提示严重低血容量,可作为在极端容量状态下指导液体治疗的一个前负荷指标。当超声影像出现左心舒张末面积明显减小或乳头肌"Kiss"症时,提示患者可能存在严重容量不足。但 LVEDA/LVEDV 不能作为预测重症患者容量反应性的独立指标,需要与其他前负荷指标联合使用。

(2)动态指标:动态指标包括左室流出道(LVOT)血流速、腔静脉测量及被动抬腿试验(PLR)时的超声测量。

1)左室流出道或主动脉血流速变异:同每搏量变异(SVV)一样,超声测得的左室流出道或主动脉血流随呼吸变化引起的流速时间积分(VTI)也可以预测容量反应性。左室流出道血流速变异 >12% 或主动脉血流 VTI>10% 提示患者容量不足。但这些心肺相互作用的容量指标的局限性在于它们依赖于机械通气,而且要求充分镇静,没有呼吸机抵抗;也不适用于心律失常的患者。SVV 增加既可发生于容量不足的患者,也可发生于后负荷增加引起的右心功能衰竭(补液有害);超声检查有助于判断是容量不足还是右心衰竭。

2)腔静脉测量:上腔静脉(SVC)是胸腔内血管,正压机械通气引起的胸腔内压增高可引起 SVC 的塌陷。补液可以逆转这种塌陷并提高心排量。可以用塌陷指数来评价塌陷的程度和容量反应性。SVC 塌陷指数 =（呼气时最大直径 – 吸气时最小直径）/ 呼气时最大直径。SVC 塌陷指数 >36% 提示存在容量反应性。

下腔静脉（IVC）位于腹腔内，对于机械通气的患者，呼气相其直径最小，吸气相直径变大。IVC 的膨胀指数可以用来评价容量反应性。IVC 膨胀指数（dIVC）=（吸气时最大直径 – 呼气时最小直径）/ 吸气时最大直径。IVC 膨胀指数 >18% 提示容量不足。腔静脉测量判断容量反应性也存在局限性：如上腔静脉测量需要经食管超声；下腔静脉膨胀指数虽然可以经胸超声完成，但可能受到腹内压增高的影响；并且这些指标在有心律失常及自主呼吸的患者身上并不准确。

3）被动抬腿试验（PLR）时的超声测量：PLR 是一种可逆的补液试验，最好用可控床将患者从 45° 半卧位转成上身平卧、下肢抬高 45° 的体位。PLR 时用超声或其他方法监测心排量，如果升高提示有容量反应性。有研究表明，PLR 时用超声监测主动脉血流速的变化或每搏量的变化，比脉压更加可靠。

如前所述，重症患者 CBPT 的容量管理存在困难。我们应采用恰当的容量评价指标，以保证 CBPT 容量目标制订的准确性。中心静脉压（CVP）是评价前负荷的一项简易指标，其动态变化基本能够反映血容量的相对变化，因此它也是目前 CBPT 容量管理中的一个常用的和主要的指标。但在一些病理情况下，如三尖瓣反流等，CVP 不能准确反应容量变化。这时我们就需要借助其他的前负荷指标，重症超声就是很好的一个工具。由于超声具有无创、可视、可重复操作等特点，可以实时、动态地对患者的前负荷做出评价，在 CBPT 患者的容量管理中可发挥重要作用。与其他前负荷评价方法相比，超声评价前负荷的准确性很少受到 CBPT 的影响，具有一定的优势。

若患者出现容量不足表现，如 LVEDA 明显缩小、下腔静脉膨胀指数明显增加，CBPT 不应设为负平衡，而应补液治疗。相反，如果超声影像出现下腔静脉增宽，不随呼吸出现明显的变化，则提示容量充足或容量过负荷，CBPT 应设为负平衡。

由于 CBPT 需要连续评价容量，需要对前负荷指标动态进行监测。目前可以使用连续的中心静脉压力监测与间断超声测量相结合的方式对 CBPT 患者的容量进行准确、及时的评估和反馈，以利于 CBPT 容量目标的制订与调整。最新的经食管超声技术改进，研制出小型的一次性经食管超声探头，使得将来的连续动态超声监测成为可能，超声在 CBPT 的容量管理中将发挥更加重要的作用。

（三）CBPT 液体平衡目标设定要分清不同的临床情况

实际上，在 CBPT 过程中仅仅根据血流动力学指标设定液体平衡目标，容易产生偏差。因为不同的病理生理情况下，或病情的不同阶段，对液体平衡的要求是不一样的，对血流动力学指标的设定值也可能是不一样的。

（1）不同的病理生理，不同的液体平衡目标：临床上不同的疾病，对液体平衡的要求是不一样的，例如：低血容量性休克往往要求液体正平衡；而充血性心力衰竭往往要求液体负平衡。对于同样 CVP 数值在正常范围的患者，如果患者循环呼吸稳定，各项指标正常，液体平衡目标可设为零平衡；如果患者以循环不稳定为主要表现，液体平衡目标应设为正平衡；而如果患者以肺水肿或脑水肿为主要矛盾，则液体平衡目标应设为负平衡。

（2）不同的病程阶段，不同的液体平衡目标：在病情的不同阶段，液体平衡的目标设定也是不同的。例如：感染性休克早期（如 6 小时之内）往往需要快速补液，以补充因毛细血管渗漏及血管扩张引起的容量不足，即使应用 CBPT，液体平衡目标也应设为正平衡；而在感染性休克治疗的优化和稳定阶段（如 6～72 小时），液体平衡目标应维持在零平衡左右，避免液体大入大出；在感染性休克的降阶梯阶段（如 72 小时后），液体平衡目标应设为负平衡，AKI 患者可借助 CBPT 尽快将组织间隙的水拉出来，促进患者恢复，见图 6-6-2。

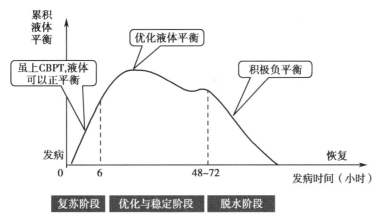

图 6-6-2　感染性休克不同病程阶段的 CBPT 液体平衡目标设定

三、CBPT 液体平衡目标的滴定与调整

（一）重症患者 CBPT 容量管理的分级

美国肾内科知名专家 Metha 根据患者的病情轻重，将 CBPT 的容量管理分为三个强度级别：

1. **一级水平容量管理**　是最基本的液体管理水平，一般以 8～24 小时作一时间单元，估计 8～24 小时内应去除的液体量，然后计算和设定脱水速率。此级水平的液体管理从整个时间单元来看，患者达到预定容量控制目标，但可能在某一时间点容量状态存在一定波动，故一级水平的容量管理适用于治疗变化小，血流动力学稳定，能耐受暂时性容量波动的患者。

2. **二级水平容量管理**　是较高级的液体管理水平，将总体容量控制目标均分到每一时间段，以此确定超滤率，再根据即时的液体输入量来调整脱水速率，以保证每小时患者都达到液体平衡，避免患者在某一时间点出现明显容量波动的现象。二级水平的容量管理适用于病情相对较轻的重症患者。

3. **三级水平容量管理**　扩展了二级的概念，以精确的血流动力学指标随时指导调节每小时液体的净平衡。此级水平根据血流动力学指标，如中心静脉压（CVP）、肺动脉嵌压（PAWP）或全心舒张末容积等来保证患者的最佳容量状态。三级水平的容量管理适用于存在血流动力学不稳定、心衰、脑水肿或肺水肿的患者，以及儿科重症患者。

重症患者在行 CBPT 时，为了更好地维持血流动力学稳定和保护残余肾功能，可根据患者循环状态、容量耐受程度以及溶质清除要求等，采用二级或三级的容量管理方式。由于 ICU 的重症患者往往存在循环不稳定或脑水肿、肺水肿等情况，多数应该实行三级水平的容量管理。重症患者的容量管理分级见图 6-6-3。

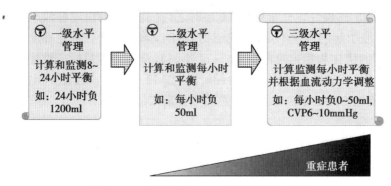

图 6-6-3 重症患者 CBPT 的容量管理分级

（二）CBPT 液体平衡目标的滴定

CBPT 液体平衡目标滴定的基本步骤如下：医生将设定的总液体平衡目标（12 或 24 小时液体正平衡或负平衡多少毫升）以书面的形式通知床旁护士。护士首先将总液体平衡目标换算成每小时液体平衡目标；然后对下一小时患者的液体入量和出量做一估算；最后根据估算值及目标设定 CBPT 脱水速率。

目前国内不同单位管理 CBPT 的方式不同，即使是同一单位内部的不同科室管理 CBPT 的方式也不尽相同。就血滤机参数而言，如脱水速率，有的单位是授权给护士调节；有的单位是授权给医生调节。我们建议脱水速率由护士来调节比较合理。因为如果仅由医生来调节脱水速率，而护士管理输液，脱水速率不能及时随入液量调整，容易发生单位时间正平衡或负平衡过多的情况，对患者是不利的。

护士在实现液体平衡目标时要掌握"量入为出"的原则。即先预估下一小时的液体入量之和，包括常规液体入量、需要输的血制品入量、CBPT 置换液和透析液之外的液体入量（如单独输注的碳酸氢钠、或无抗凝 CBPT 的每小时冲洗盐水）等，然后预估下一小时的出量（如尿量、引流量等），最后根据预估的入出量值及液体平衡目标设置每小时的脱水速率。实际液体平衡一般在液体平衡目标附近波动，护士在设定下一小时脱水速率时，还应考虑前一小时的实际液体平衡。例如，如果设定的液体平衡目标为 0ml/h，第一小时的实际液体平衡为 +50ml，则第二小时的脱水量应该增加 50ml，以实现前两个小时的液体平衡目标达到 0ml/h。液体平衡目标的动态滴定见图 6-6-4。

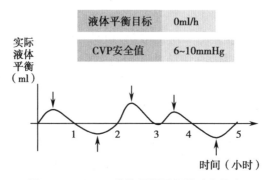

图 6-6-4 CBPT 液体平衡目标的动态滴定

（三）CBPT 液体平衡目标的调整

在 CBPT 过程中，如果血压或脉氧饱和度出现恶化，或 CVP 超出安全值范围，护士应及时通知医生，决定是否需要调整液体平衡目标。

临床上经常出现以下情况，需要对 CBPT 液体平衡目标进行及时调整：

1. 在 CBPT 实施过程中，如果 CVP 超过规定的安全值上限，应提高液体负平衡目标，加速脱水；如果 CVP 低于规定的安全值下限，应降低负平衡目标，停止负平衡，改为零平衡或正平衡。

2. 在脱水过程中，如果出现循环不稳定加重时，应及时降低脱水速率，重新设定较小的脱水目标。

3. 在脱水过程中，如果脉氧饱和度下降，伴有 CVP 升高时，说明组织间液返浆较快，可以增加脱水目标，提高脱水速率。

4. 在病程的不同阶段，根据主要矛盾对液体平衡目标进行调整。例如：患者为感染性休克伴 ARDS，循环和呼吸同为主要矛盾，初始的液体平衡目标一般是将容量调至合适水平后，维持液体零平衡；如果两天后血压好转，停用升压药物，但因为肺水肿呼吸机还撤不掉，此时呼吸成为主要矛盾，应将液体平衡目标调整为负平衡，以减轻肺水肿，达到尽早脱机的目的。

综上所述，CBPT 目标指导容量管理是一个目标指导、持续监测和滴定调节的一个过程。这一策略的实施将有助于实现 CBPT 的精准容量管理，从而有助于提高 CBPT 的质量和改善患者的预后。应该注意的是，CBPT 目标指导容量管理的实施离不开扎实的血流动力学功底，需要重症医师尽快提升自身的血流动力学水平。

（杨荣利　柴文昭）

参 考 文 献

1. Ronco C，Kaushik M，Valle R，et al. Diagnosis and management of fluid overload in heart failure and cardio-renal syndrome：the "5B" approach. Semin Nephrol，2012，32（1）：129-141.

2. 陈秀凯，李素玮，刘大为，等. 中心静脉压在感染性休克所致急性肾损伤中的作用. 中华医学杂志，2011，19：1323-1327.

3. Heung M，Wolfgram DF，Kommareddi M，et al. Fluidoverload at initiation of renal replacement therapy is associated with lack of renalrecovery in patients with acute kidney injury. Nephrol Dial Transplant，2012，27（3）：956-961.

4. Vaara ST，Korhonen AM，Kaukonen KM，et al. The FINNAKIstudy group. Fluid overload is associated with an increased risk for 90-day mortality in critically ill patients with renal replacement therapy：data from the prospective FINNAKI study. Crit Care，2012 Oct 17，16（5）：R197.

5. Herrier T，Tischer A，Meyer A，et al. The intrinsic renal compartment syndrome：new perspectives in kidney transplantation. Transplantation，2010，89：40-46.

6. 刘大为，杨荣利，陈秀凯，等. 重症血液净化：从理念到实践. 中华医学杂志，2012，92（45）：3169-3171.

7. Geisen M，Spray D，Nicholas FS. Echocardiography-based hemodynamic management in the cardiac surgical intensive care unit. J Cardiothorac Vasc Anesth，2014，28（3）：733-744.

8. Marik PE，Cavallazzi R. Does the CVP predict fluid responsiveness? An updated meta-analysis. Crit Care Med，2013，41（7）：1774-1781.

9. S Sondergaard. CVP we need to bring clinical use into physiological context. Acta Anaesthesiologica Scandinavica, 2015, 59: 552-560.

10. 刘大为. 重症血流动力学治疗共识. 中华内科杂志, 2015, 54 (3): 248-271.

11. Metha. Seminars in Dialysis. 2009, 22 (2): 146-150.

第七节 连续血液净化治疗的常见问题与报警处理

在连续血液净化治疗过程中,常因出现各种异常情况和各种机器报警。治疗过程中常见的问题包括:血管通路血流不畅,管路连接不良,导管脱落,体外循环凝血,空气栓塞,滤器破膜,管路破裂渗漏,滤器纤维膜内血栓形成堵塞等。连续性血液净化治疗常见的报警包括回血压低报警、回血压高报警、引血压低报警、跨膜压高报警、空气报警、漏血报警、温度报警等。

出现上述问题或报警如果未能及时处理或处理不当,一方面导致血泵停转,血流不畅使凝血机会增加,进而耗材增多,治疗费用增加;另一方面治疗效果可能会受到影响,可能造成严重并发症,甚至危及患者生命。所以当连续血液净化治疗出现问题或机器发生报警时,应尽快明确原因,及时、正确地去处理。

一、连续血液净化的常见问题及处理

(一)血管通路血流不畅

可以出现低引血压报警,体外循环引血端管路抖动幅度增大,也可以出现高回血压报警、高跨膜压报警。

1. **原因** ①体外循环通路血流不畅。体外循环通路较长,任何原因造成的各部位受压、扭曲、堵塞均可导致血流不畅,如管路安装操作不当可造成管路间受压弯折不顺畅;重症患者床旁设备及床旁操作较多,可能直接或间接因为患者刺激反应而导致管路受压弯折,如收放床档、翻身、吸痰等。②置入导管部分血流不畅。置入导管部分较短,但管径较小,与人体直接接触,穿刺部位血肿、肌肉脂肪层较厚、因穿刺部位渗血以纱带压迫止血等因素均可使管腔受压而阻碍血流。导管尖端开口如贴血管内膜,可造成堵塞致血流不畅。患者体位不当,如烦躁不安颈部频繁转动致颈内静脉导管弯折,髋关节屈曲致股静脉导管弯折均可致血流不畅。③患者自身血流动力学状态致低流量。当患者自身血流量不能满足体外循环血泵转速所需血流量时,则可致血管通路血流不畅。

2. **防治措施** ①提高管路安装技术,完成各种操作时注意保证管路顺畅,整个治疗过程中,注意监测管路情况,及时解决报警。②提高穿刺技术,保证患者体位,必要时镇痛镇静治疗。③监测并调整患者血流动力学状态,调整血液净化治疗方案,保证患者自身血流量与体外循环血泵转速所需血流量匹配。一方面可通过补液、强心、应用缩血管药物增加血流量增加灌注压,另一方面可降低血泵转速降低体外循环血流量、减少超滤量。

(二)管路连接不良

连接不良处出血、漏液,出现低引血压报警、低回血压报警、平衡报警及空气报警。

1. **原因** ①管路中血管通路各接口处连接不紧密。连续血液净化治疗中体外循环中血流量可达 50~250ml/min,血路中任何部位突发连接不良均可造成血液迅速大量流失进而危及生命。②抽血、输液及排气等操作不当，未注意血流方向，错误开放血路时导致失血。③更换置换液袋、废液袋时未及时夹闭。

2. 防治措施 ①在整个治疗过程中，要保证整个管路必须在可视范围内，确保整个管路连接密闭完好，容易发生管路连接不良的重点环节，比如导管输入端和输出端的三通开关连接处、滤器前后连接处均应特别注意。②在进行抽血、输液及排气等操作前应再次检查管路及血流方向，确保要进行的操作规范防止误操作致失血，必要时停血泵操作。更换置换液袋及废液袋操作规范。③发现管路连接不良时，应迅速停血泵及输出端，查明原因并解决问题。④失血过多，予对症补液输血。⑤混入空气，应及时排除，避免空气入血。

（三）导管脱落

穿刺部位出血、血肿形成，出现低引血压报警、低回血压报警、平衡报警及空气报警。

1. 原因 导管固定不妥、肢体活动过度以及外力的牵拉均可导致导管脱落，如缝线脱落、换药时管路未固定、患者皮下水肿明显、皮肤贴膜粘贴不牢、管路多次牵拉、血流不畅反复调管等。

2. 防治措施 ①穿刺结束要妥善缝合固定导管。②导管护理更换敷料动作要轻柔，并注意导管刻度，判断导管是否滑脱，操作完毕后做好导管固定。③连接血液净化设备时，避免过度牵拉导管，妥善安放体外循环近患者身体部位的管道通路，避免导管受其牵拉。④血液净化治疗过程中，患者自主或被动体位发生改变时，要密切关注导管位置，避免活动幅度过大导致导管脱出。

（四）体外循环凝血

滤器内血色变暗，滤器堵塞，回血壶、引血壶等血液通路中见血栓形成，高回血压报警、高跨膜压报警和低引血压报警。

1. 原因 ①体外血流速低易致凝血。②超滤量过大、血流速过低致滤器内血黏度增高，或患者自身血液黏稠，抗凝不当或未行抗凝治疗。③未及时妥善处理报警致血泵频繁长时间停止，血液停滞易致凝血。④体外循环管路不通畅。

2. 防治措施 ①调整血液净化治疗方案，增加血流速、减少超滤量、增加前置换液量。②积极抗凝。肝素抗凝时监测 APTT，出现部分凝血时可追加肝素剂量；存在全身抗凝禁忌时，有条件者可进行局部抗凝，如枸橼酸抗凝，预充时以肝素盐水充分浸泡管路。③及时处理报警，减少血泵停止时间及频次。④保证体外循环管路通畅。

（五）空气栓塞

少量空气缓慢进入血液时无明显症状，或轻度干咳。较大气泡迅速进入血液可出现胸痛、胸闷、呼吸困难、剧烈咳嗽、发绀、烦躁不安，严重者昏迷甚至死亡。空气栓塞的症状与进入血液的空气量、栓塞部位及患者体位有关，进入静脉系统后会汇入右房和右室影响心脏排血功能，如右侧卧位，则可进入肺动脉，导致急性肺动脉高压和肺栓塞。部分气泡可达左室和体循环，造成动脉栓塞，如进入脑动脉和冠状动脉即使很少量也可致命。

1. 原因 ①未预充滤器及回路。②管道连接不严，引血端补液时液体输完未及时夹住，用空气回血操作失误。③低温置换液可能含有大量溶解的空气，经加温后空气会释出，当空气量超过设备的脱气能力，或由于脱气设备失灵，则可使空气入血管内发生空气栓塞。

2. 防治措施 ①血液净化治疗前，确保管路充分预充彻底排气，各连接处牢靠，排气室液面不低于规范刻度。②确认空气监视安全装置正常工作。在血泵前快速输液时要密切观察，警惕空气入血。结束回血过程中，当空气到达规定位置时，关闭血泵，改为手动回血。③空气不慎进入血液循环管路时，要及时排气。当空气已进入回血壶之下时，要暂停血泵，将回血回路与患者端分离，连接到泵前输液侧管，重新启动血泵，使回血回路管中混有空气的血液，重新进入体外循环的气泡捕集器，然后从排气管中将空气排除。一旦发生空气栓塞，立刻夹紧回血回路，关闭血泵，阻断空气继续进入血液。④发生空气栓塞时患者立即取左侧卧位，并使头胸部处于低位，使空气聚集于右心室顶端，随着心脏冲动，空气不断被震荡成泡沫并分批进入肺部，通过肺泡弥散出体外。⑤给予高流量面罩吸氧，条件允许可进高压氧舱治疗；必要时行右心室穿刺抽气。有脑水肿或昏迷者，予静脉注射地塞米松 5mg，并静脉注入肝素及低分子右旋糖酐，以改善微循环。

（六）滤器破膜

滤出液侧出现血性或混浊液，漏血探测器报警。滤出液实验室检查可见红细胞。

1. 原因　一般为滤器存在质量问题所致。

2. 防治措施　①启动血泵前，确认回血回路通畅无夹闭，检查滤器生产日期、失效日期、合格证书及包装完好性。②发现破膜，立即关闭血泵，并更换新的滤器，用止血钳夹紧靠近滤器的引血端管路，举高滤器，利用压力落差使血液回流回血管道，大面积破膜时，应弃掉滤器及外管路血液。

（七）管路破裂渗漏

管路破损，血液从破损处渗出。渗血量较少时，无明显不适；渗血量较大的时，出现失血休克表现。

1. 原因　一般为管路质量问题所致。

2. 防治措施　①检查套装生产日期、失效日期、合格证书、包装完整性，正确安装管路，避免安装不当致管路破裂。②患者进行幅度较大的活动（如起床进食、翻身等）前后均要检查管路，如破损，则更换新管路。

（八）滤器纤维膜内血栓形成堵塞

滤器颜色变暗，高跨膜压报警。

1. 原因　①凝血控制异常。②炎症介质激活导致凝血功能异常。③反复暂停血泵。④输注促凝血物质，如血小板、血浆、冷沉淀及红细胞等。

2. 防治措施　①加强抗凝治疗。②增快血流速。③增加前稀释量。④避免血泵反复暂停，尽量缩短暂停时间。⑤避免或减少血液净化治疗过程中输注血制品。⑥及时更换滤器。

二、连续血液净化的常见报警处理

（一）回血压报警

回血压是体外管路血液流回体内的压力，反映回血端入口是否通畅，通常为正值。

1. 回血压低报警

（1）原因：①滤器与回血压监测点之间的管路受压或扭曲等导致回血压测量点前血流不畅。②外循环漏血，如管路破损、管路连接处不紧、穿刺导管滑脱等。③压力报警范围设置不当。

（2）处理方法：①如为滤器与回血压监测点之间的管路受压或扭曲则需解除管路受压、扭曲状态。②上机前、治疗过程中均要密切关注管路是否破损、管道连接处是否紧密，如预充时即已发现管路破损，则应予以更换；如治疗过程中管路破损，应立即关闭引血端，回血后更换新管路。③穿刺导管滑脱应立即停血泵，可予外循环管路自循环，重新置管成功后再相接继续治疗；同时应明确滑脱原因，如为患者进行大的体位变动时应注意导管的固定，防止再次滑脱。④调整压力报警范围。

2. 回血压高报警

（1）原因：回血压监测点后管路血流不畅、堵塞，如血凝块堵塞回血壶、管路打折、体位不当管路受压、导管位置不佳、穿刺置管部位肿胀等。

（2）处理方法：主要是解除堵塞：①如为血凝块堵塞，应清除血凝块或更换新管路，同时明确血凝块形成的原因，如患者血液黏稠、抗凝强度不足等，应对症调整抗凝治疗方案。②如为管路弯折或受压，应予解除，同时注意调整体位及周围器械设备装置等的摆放，以免再次发生。③静脉穿刺血肿形成时应重新穿刺。

（二）引血压低报警

引血压为血泵前管路内的压力，由血泵转动后抽吸产生，通常为负压。主要与血管通路内血流量及血泵转速有关。低引血压报警，相当于负压过大报警。

1. 原因　①患者自身病理因素导致引血端血流不畅，如容量不足。②置管位置不当导致引血端贴血管壁。③引血端管路受压、弯折。

2. 处理方法　①调整患者自身血流动力学状态，提高容量，如容量不能迅速或难以达到相应要求，可适当下调血泵转速，降低血液净化治疗的流速以保证血液净化治疗的完成。②调整置管位置，解除管路压迫。可采用旋转导管尖端、适当减少导管置入深度、变换患者体位等方法来调整置管位置以免引血端贴壁、在旋转导管时，应先下调血泵泵速，以免在过强负压作用下旋转造成血管壁损伤，也可暂停血泵，由引血端输注适量液体的同时旋转尖端位置，液体输注可使置管的尖端与血管壁留有空隙便于旋转且不会造成血管壁损伤。

（三）空气报警

1. 原因　①当患者引血压低（负压过高）、容量不足而血泵流速设置相对较高时，就会出现血流不畅、干抽，此时过大的负压就会导致气泡流入管路中。②使用碳酸氢钠液时，液体在管路内加热可能产生气泡。③引血端或回血端输液时，速度过快，导致空气入血。④置换液用完，未及时更换，继续循环治疗，会引气体入体外循环。⑤管路各连接处不紧密，如血滤器接口、留置导管的接口、输液端接口、置管液袋接口等，以及管路破损。⑥探测器故障。

2. 处理　①调整患者自身容量状态及血泵速，使其匹配不致发生干抽现象，两者的调整需在考虑患者治疗目的的基础上进行。②紧密连接管路各接口。③少量气体进入时，可通过轻拍敲打等方法使气体进入可以排气的腔室（如排气室或回血壶等），借助外排方式将气体抽出；调整该腔室的液面，避免气体再次进入。④大量气体进入时，要暂时分离引血端及回血端，接生理盐水，生理盐水可减轻气体进入后产生的血性泡沫，缓慢冲生理盐水后，血性泡沫逐渐消失，然后经排气壶抽出空气，报警消除后，接引血端继续治疗。⑤排除探测故障，探头或腔室壁不光洁，可用酒精擦拭。

（四）跨膜压报警

跨膜压（TMP）反映滤器要完成目前设定超滤率所需的压力，是血泵对血流的挤压作用及超滤液泵的抽吸作用的加合，是一个计算值。

$$TMP = [(P_{PRE} + P_{OUT})/2] - P_{EFF}$$

式中：TMP 是跨膜压，P_{PRE} 是滤器前压，P_{OUT} 是滤器后压（即回血压），P_{EFF} 是滤出液侧压力。

其中，P_{PRE} 是体外循环压力最高处，与血泵流速、滤器阻力及血管通路回血端阻力相关。体外血流速快、滤器凝血及空心纤维堵塞、管路回血端阻塞都可导致其压力增大。P_{EFF} 又称废液压。由两部分组成，一是由滤器血流的小部分压力通过超滤液传导产生，为正压；另一部分由超滤液泵产生，为负压。超滤率增大或超滤液泵与滤器间管路堵塞则负压值增大。

1. 跨膜压高报警的原因　根据计算公式分析，P_{PRE} 及 P_{OUT} 的增加和 P_{EFF} 负压的增大均可导致 TMP 的增高，具体包括：①滤器凝血。②超滤率设置过高。③回血端压力过高。

2. 处理　①如滤器凝血完全堵塞，则更换滤器；如部分凝血，可增加肝素剂量加强抗凝，引血端快速输注生理盐水 100～300ml 冲洗，以延长滤器的使用时间。②降低超滤率使其与患者现有血流动力学状态相适应，下调血泵速，减少超滤量。③解除造成回血端压力高的相关因素（详见回血压报警相关内容）。

（五）漏血报警

1. 原因　①血滤器破膜。②血滤器与各管道连接不紧，混入空气。③漏血探测器有脏物沉积，探测器故障。④假报警，黄疸或服用利福平等药物导致废液浑浊。

2. 处理　①血滤器破膜则应立即停置换液泵，回血，更换滤器，排出漏血探测壶内的血液后继续治疗。②上机前严格按照程序安装管路，保持各接口衔接紧密，避免空气进入探测壶。如有空气进入，应排净空气后紧密连接管路各接头。③漏血壶（废液壶）表面不光洁，探测器污染，可用酒精棉球或纱布擦拭漏血池表面及探测器。④漏血池内废液未满，将漏血壶装满。⑤废液浑浊时分析原因，如非真实漏血，则可用盛有无色液体的容器，替代漏血壶，避免误报警，同时针对患者自身的黄疸、溶血等病因进行治疗。

（六）温度报警

1. 原因　①温度设置不当。②置管液加热器的门未关闭。③置换液提前加热温度过高。④室温过高。

2. 处理　①合理设置温度，根据患者具体病情设置温度，如患者高热，则无需加热。②连接好管路与加热器，保证加热器正常工作。③置管液提前加热至适当温度。④调整室温至适当。

（七）平衡报警

1. 原因　①置换液袋、废液袋位置不当，治疗开始前或液体换袋后由于操作人员疏忽导致管路夹未打开或接口未衔接紧密。②破损引起漏液。

2. 处理　①出现平衡报警，先寻找问题并解决，然后重新开启平衡，否则会导致无法正确完成预定脱水量。②开启平衡前，保证管路夹打开，管路无扭结，液体袋无渗漏。③调整各秤上液袋的位置，悬挂方式恰当，及时更换，避免因方向或体积过大等因素导致相互之间或与机器周围部分触及。④破损袋应及时更换。

（李素玮　万献尧）

参 考 文 献

1. 黎磊石，季大玺. 连续性血液净化. 南京：东南大学出版社，2004：346-355.

2. 刘大为. 实用重症医学. 北京：人民卫生出版社，2010：149-150.

3. 孙仁华,黄永胜. 重症血液净化学. 浙江大学出版社,2015:192-207.

4. Neri M,Villa G,Garzotto F,et al. Nomenclature for renal replacement therapy in acute kidney injury:basic principles. Crit Care,2016,20(1):318.

第八节　连续血液净化治疗的并发症与防治

连续血液净化治疗在完成血液净化的同时,可能会带来一些并发症,使病情加重甚至影响预后,为有效优质进行连续血液净化治疗,积极进行并发症防治是极重要的。连续血液净化治疗的并发症包括:出血、渗血、血肿、动脉瘤及假性动脉瘤,血栓形成,导管相关感染,低温,失衡综合征,电解质酸碱平衡紊乱,低血压,营养不良,药物清除相关并发症等,其中出血最为常见。

一、出血、渗血、血肿、动脉瘤及假性动脉瘤

临床上表现为出血、穿刺部位疼痛、贫血及休克等。

1. **原因**　①置入中心静脉导管过程中误伤动脉和穿破静脉可致出血、动脉瘤及假性动脉瘤,如股静脉穿刺造成腹膜后血肿,首发症状可能是血压降低。②患者自身因素如凝血功能异常、血小板减少、肝功能障碍等致皮下血肿和穿刺部位渗血。③管路脱落。

2. **防治措施**　①提高穿刺技术,术前纠正凝血功能障碍,减少出血的发生。②连续血液净化治疗过程密切监测凝血功能的变化,及时调整肝素用量避免 APTT 过度延长,对于有出血倾向的重症患者,可采取局部肝素化或枸橼酸化等技术以减少出血的风险。③密切注意患者血压等变化,注意患者穿刺部位体征变化。④如穿刺部位出血,给予压迫止血,必要时应用止血药物、输注血制品等对症治疗。

二、血栓形成

留置导管栓塞可见透明管腔内有血凝块,不能抽出回血,推注有阻力;穿刺部位静脉血栓,穿刺侧肢体静脉回流障碍,出现肿胀、疼痛表现。

1. **原因**　①静脉导管留置时间过长、导管材质不佳。②抗凝效果不佳。③穿刺部位的影响,股静脉发生栓塞的可能性更大。

2. **防治措施**　①密切监测患者穿刺侧肢体表现,有条件者监测静脉压变化,如肢体肿胀、疼痛或突然出现静脉压增高,应警惕血栓形成。②治疗过程中做好全身抗凝。③结束封管时,先用生理盐水 10~20ml 脉冲式注入两侧管腔,再以相当于管腔容量的肝素原液或肝素盐水封管;在即将推注完毕时迅速夹紧管夹,避免血液回流;封管超过 1 周时,抽出封管液和部分血液,按以上方法重新封管。④出现穿刺侧肢体深静脉血栓形成,拔除该侧导管,按深静脉血栓形成治疗方案对症治疗,如抗凝、溶栓,警惕肺栓塞。

三、导管相关感染

留置导管的穿刺部位红、肿、痛,有脓性分泌物,高热、寒战。

1. **原因**　①导管留置时间长,无菌技术操作不严。②患者自身抵抗力降低。

2. **防治措施**　①关键是无菌操作,注意穿刺置管操作、导管的日常护理、经导管输液、

配液、更换置换液、采血等操作时严格遵守无菌操作,使用时导管接口处覆盖无菌纱布,外包裹无菌治疗巾,导管使用后立即消毒封管,减少管路开放时间,并使用无菌纱布包扎固定,当有渗液或出汗时应立即在严格无菌操作下换药。②一旦怀疑导管感染,应拔除导管,留取导管尖端及皮下段,留取经导管血及外周血标本送病原学培养。③确诊导管相关性感染,可选择敏感抗菌药物进行抗感染治疗。

四、过敏反应

表现为皮肤血管性水肿、荨麻疹、红斑,喉头水肿、支气管痉挛,血压降低、心跳加快等休克表现,甚至心搏骤停致死。

1. **原因**　①滤器膜材质问题,生物相容性不良。②血膜反应,泛指血液与生物膜接触后发生的一切不良反应,血液长时间与人工膜及塑料导管接触,由于塑料颗粒的碎裂和膜反应可产生不良反应。③激活多种细胞因子和补体系统,引发全身炎症反应综合征,也包括对血小板和内皮细胞功能的影响。

2. **防治措施**　①使用高度生物相容性的生物膜。②抗过敏反应,应用肾上腺素或地塞米松。③出现休克表现时,积极抗休克治疗。

五、低体温

表现为体温<35.5℃,畏寒、寒战,四肢末梢凉。

1. **原因**　进出机体的未充分加热的外界液体容量大,同时大量体内血液引出体外循环致热量散失,常引起患者体温过低。

2. **防治措施**　①保证病房温度适宜。②加热置换液。③加热体外循环血路。

六、失衡综合征

表现为头痛、恶心呕吐、烦躁不安、肌肉痉挛、定向障碍、扑翼样震颤、嗜睡、昏迷甚至死亡。

1. **原因**　血液净化治疗剂量大、时间长,大量小分子物质,尤其是尿素氮、肌酐丢失,导致血渗透压迅速降低,而脑细胞中渗透压仍较高,导致脑细胞水肿加重。

2. **防治措施**　①首次治疗采用小面积低通量滤器,尤其是尿素氮、肌酐较高者,初始治疗剂量不宜过大。②轻者可继续治疗,减慢血流量,给予吸氧,静脉输入50%葡萄糖或5%氯化钠溶液。③严重者应停止治疗,给予镇静剂和甘露醇。

七、电解质酸碱平衡紊乱

表现为头痛、恶心、呕吐、肌肉抽搐、痉挛、意识障碍、心律失常、呼吸困难,甚至死亡。

1. **原因**　①置换液配制不当。②碳酸氢钠量未及时调整。

2. **防治措施**　密切监测电解质及酸碱平衡变化,对症纠正电解质紊乱,合理配比置换液,根据pH值及时调整碳酸氢钠量。

八、低血压

表现为头昏、眼花、面色苍白、呕吐、心律失常,甚至休克。

1. 原因 ①超滤量大。②出血。③过敏反应。④自身病情发生变化。

2. 防治措施 ①减少超滤量。②头低位,停止超滤,减慢血流速度,补充生理盐水或胶体等;如血压好转,则逐步恢复超滤,并监测血压变化;如血压仍无好转,再次予以扩容,必要时行高级血流动力学监测明确是否存在心脏功能障碍及外周血管阻力问题,对症治疗。③如为出血,给予止血,必要时输血。④如为过敏反应,积极抗过敏治疗。

九、营养不良

表现为食欲不振、精神萎靡、肌肉萎缩。

1. 原因 连续血液净化治疗在清除体内代谢产物和毒素的同时,不可避免丢失一些营养物质,如较小分子量的蛋白质、氨基酸、水溶性维生素等,长期治疗可造成或加重营养不良。

2. 防治措施 加强营养支持治疗,增加能量供应,减少蛋白分解,给予补充水溶性维生素及微量元素。

十、药物清除相关并发症

表现为抗感染效果不佳、需要更大剂量血管活性药物维持循环稳定等。

1. 原因 连续血液净化治疗会导致患者药代及药效动力学发生变化,其中的影响因素包括,药物因素、患者因素、血液净化方式和相关参数等。药物因素如药物分子量、尿液中药物原型清除比率、药物表观分布容积、血浆蛋白结合率等;患者因素如残肾功能、容量状况、其他脏器功能,尤其是肝功能;不同血液净化方式,药物清除率不同,取决于透析液或置换液的流量、超滤率和血流量。

2. 防治措施 监测抗菌药物血药浓度,结合临床表现调整药物应用剂量。对于血管活性药物的应用,注意根据临床循环情况,依治疗目标调整药物用量。

(李素玮　万献尧)

参 考 文 献

1. 黎磊石,季大玺. 连续性血液净化. 南京:东南大学出版社,2004:132-135.
2. 刘大为. 实用重症医学. 北京:人民卫生出版社,2010:149-150.
3. 刘大为. 重症医学科诊疗常规. 北京:人民卫生出版社,2012:194-195.
4. 孙仁华,黄永胜. 重症血液净化学. 杭州:浙江大学出版社,2015:192-207.

第七章 重症血液净化的抗凝技术

在重症血液净化治疗过程中,血液流经体外管路和血液净化器时凝血系统被激活,导致血栓形成,多个部位的压力增高,触发机器报警,治疗中断,血流的反复中断会进一步加速血栓形成,最终导致治疗无法继续进行。这种情况不仅缩短了管路及血液净化器的寿命,降低了血液净化治疗效果,也增加了医务人员的工作负荷以及患者的治疗费用。因此,在重症血液净化治疗过程中需要使用恰当的抗凝措施来缓解或避免上述情况的发生。但同时也应注意和防治抗凝引起的出血等并发症。本章就重症血液净化治疗中的抗凝相关问题展开论述。

第一节 重症血液净化的抗凝评估与策略

一、凝血机制概述

人体的生理性止血过程包括了血管收缩、血小板血栓形成和血液凝固三个过程。血液净化中体外管路内的凝血则主要涉及血液凝固的过程。

(一)凝血因子

血液凝固是一系列复杂的酶促反应过程,需要多种凝血因子的参与。目前已知的凝血因子主要有凝血因子 I ～ XⅢ(简称 FI～FXⅢ,其中 FVI是血清中活化的 FVa,已不再视为一个独立的凝血因子),此外还有前激肽释放酶等。凝血因子及其特性见表 7-1-1。

表 7-1-1 凝血因子及其特性

凝血因子	同义名	主要激活物	主要抑制物
I	纤维蛋白原		
II	凝血酶原	凝血酶原复合物	抗凝血酶Ⅲ
III	组织因子		
IV	钙离子(Ca^{2+})		
V	前加速素易变因子	凝血酶和 FXa,以凝血酶为主	活化蛋白 C
VII	前转变素稳定因子	FXa	组织因子途径抑制物,抗凝血酶Ⅲ
VIII	抗血友病因子	凝血酶,FXa	不稳定,自发失活;活化蛋白 C
IX	血浆凝血活酶成分	FXIa,VⅡa-组织因子复合物	抗凝血酶Ⅲ

凝血因子	同义名	主要激活物	主要抑制物
X	Stuart-Prower 因子	Ⅶa- 组织因子复合物，FⅨa-Ⅷa 复合物	抗凝血酶Ⅲ
XI	血浆凝血活酶前质	FⅫa，凝血酶	α_1 抗胰蛋白酶 抗凝血酶Ⅲ
XII	接触因子 /Hageman 因子	胶原、带负电的异物表面	抗凝血酶Ⅲ
XIII	纤维蛋白稳定因子	凝血酶	
—	前激肽释放酶	FⅫa	抗凝血酶Ⅲ

（二）凝血途径

血液凝固是由凝血因子按一定顺序相继激活而生成凝血酶，最终使纤维蛋白原变为纤维蛋白的过程。因此，凝血过程可分为凝血酶原复合物的形成、凝血酶原的激活和纤维蛋白的生成三个基本步骤。凝血酶原复合物可通过内源性凝血途径和外源性凝血途径生成。两条途径的启动方式和参与的凝血因子各不相同，但两条途径中的某些凝血因子可以相互激活，故两者之间相互密切联系，并不完全独立。

1. 内源性凝血途径 内源性凝血途径是指参与凝血的因子全部来自血液，包括从凝血因子被Ⅻ激活，到凝血因子Ⅹ激活的全过程，通常因血液与带负电荷的异物表面（如玻璃、白陶土、硫酸酯、胶原、血液净化管路内壁、滤器纤维膜等）接触而启动。当血液与带负电荷的异物表面接触时，FⅫ结合到异物表面，被激活为FⅫa，FⅫa 激活 FⅪ，生成 FⅪa，从而启动内源性凝血途径，从 FⅫ结合于异物表面到 FⅪa 形成的过程称为表面激活。FⅫa 还可激活前激肽释放酶，后者反过来激活 FⅫ，生成更多的 FⅫa，从而产生表面激活的正反馈效应。高分子量激肽原也参与表面激活过程，其即可与异物表面结合，又能与 FⅪ及前激肽释放酶结合，从而将二者带到异物表面，作为辅助因子加速表面激活的过程，发挥正反馈调节的作用。表面激活所生成的 FⅪa 在 Ca^{2+} 存在的情况下可激活 FⅨ，生成的 FⅨa 在 Ca^{2+} 的作用下与 FⅧa 在活化的血小板膜磷脂表面结合生成复合物（因子Ⅹ酶复合物），可进一步激活 FⅩ生成 FⅩa。

2. 外源性凝血途径 外源性凝血途径由来自于血液之外的组织因子（TF）暴露于血液而启动的凝血过程，又称为组织因子途径，包括组织因子暴露于血液到凝血因子Ⅹ激活的全过程。组织因子是一种跨膜糖蛋白，存在于大多数组织细胞。生理情况下，直接与循环血液接触的血细胞和内皮细胞不表达组织因子。当血管损伤时，暴露出组织因子，后者与FⅦ相结合。与组织因子结合的 FⅦ通过尚未阐明的机制迅速转变为 FⅦa，生成 FⅦa- 组织因子复合物，后者在磷脂和 Ca^{2+} 存在的情况下迅速激活 FⅩ，生成 FⅩa。在此过程中，组织因子作为辅助因子可以显著提高 FⅦa 催化 FⅩ激活的效能，生成的 FⅩa 又反过来激活 FⅦ，从而激活更多的 FⅩ，形成外源性凝血途径的正反馈效应。此外，FⅦa- 组织因子复合物在 Ca^{2+} 参与下还能激活 FⅨ，生成 FⅨa。FⅨa 既可经内源性凝血途径与 FⅧa 结合而激活 FⅩ，也可以经外源性途径反馈性激活 FⅦ。这样，通过 FⅦa- 组织因子复合物使内源性凝血途径和外源性凝血途径相互联系，相互促进，共同完成凝血过程。对于重症患者而言，细菌内毒素、补体 C5a、免疫复合物、肿瘤坏死因子等均可刺激血管内皮细胞和单核细胞表达组织因子，从而启动凝血过程。

目前认为,外源性凝血途径在体内生理性凝血反应的启动中起关键性作用,组织因子是生理性凝血反应过程中的启动物;内源性途径对凝血反应开始后的维持和巩固起非常重要的作用。经内源性和外源性凝血途径生成的 FXa 在 Ca^{2+} 存在的情况下与 FVa 在磷脂膜表面形成 $FXa\text{-}FVa\text{-}Ca^{2+}$- 磷脂复合物,即凝血酶原酶复合物,进而经共同途径激活凝血酶原,形成凝血酶。

3. 凝血的共同途径　从凝血酶原激活到纤维蛋白形成的过程称为凝血的共同途径。在此过程中,凝血酶原在凝血酶原酶复合物的作用下激活成为凝血酶。凝血酶主要作用是使纤维蛋白原(四聚体)从 N 端脱下四段小肽转变为纤维蛋白单体。凝血酶也能激活 FXIII,生成 FXIIIa。FXIIIa 在 Ca^{2+} 作用下使纤维蛋白单体相互聚合,形成不溶于水的交联纤维蛋白多聚体凝块。此外,凝血酶还可激活 FV、FVIII、FXI,成为凝血过程中的正反馈机制;凝血酶又可使血小板活化,从而为因子 X 酶复合物和凝血酶原酶复合物的形成提供有效的磷脂表面,也可加速凝血过程。

4. 血液净化时的凝血激活途径　在重症血液净化治疗中,血液流经体外管路和血液净化器,会激活凝血系统,内源性及外源性途径均发挥作用。管路内凝血通常被归因于内源性或者接触活化凝血途径,也就是 FXII 被激活。但是,组织因子、白细胞和血小板的活化对体外管路中凝血过程也发挥了一定的作用。血液与外部材料的接触或者炎症本身都会导致血小板和单核细胞的活化。活化的单核细胞会黏附于膜表面,并且在表面表达组织因子(TF),随后可通过外源性或者组织因子 -VIIa 途径导致局部凝血酶的生成。而且,活化的白细胞释放颗粒状物质比如弹性蛋白酶、乳铁蛋白、过氧化物酶和活性氧,他们可以导致抗凝血酶水解,从而抑制内源性抗凝。生物相容性差的滤膜与血浆接触后,血浆补体活化产物浓度明显增高,包括过敏毒素 C3a、膜攻击复合物 C5b-9 等都可以激活外源性凝血途径,这在过去的铜仿膜中多见,在现代的膜中已经很少发生。另外,管路中的一些物理性因素,比如反复的血流停滞、血液浓缩、湍流和血 - 气接触等也会促进凝血。血液净化时凝血系统激活的主要途径参见图 7-1-1。

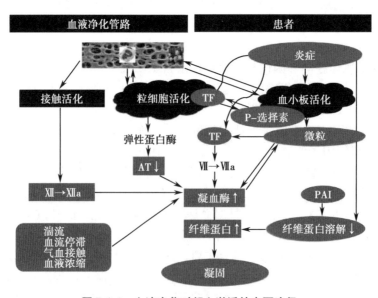

图 7-1-1　血液净化时凝血激活的主要途径

AT,抗凝血酶;PAI,纤溶酶原激活物抑制剂;TF,组织因子

二、重症血液净化常用凝血功能评估指标及意义

（一）血小板计数

【原理】 血小板计数（platelet count，PC 或 Plt）是计数单位容积（L）血液中血小板的数量，可以采用镜下目视法，目前多用自动化血细胞分析仪检测。

【参考值】 （100～300）×10^9/L。

【临床意义】

血小板减少：Plt 低于 100×10^9/L 称为血小板减少。可见于：①血小板生成障碍：再生障碍性贫血、放射性损伤、急性白血病、巨幼细胞贫血、骨髓纤维化晚期等。②血小板破坏或消耗增多：见于原发性血小板减少性紫癜（ITP）、SLE、恶性淋巴瘤，重症患者多见于大量失血、严重感染、DIC、输血后血小板减少症、肝素相关血小板减少症、部分药物导致的血小板减少等。③血小板分布异常：如脾大（肝硬化、Banti 综合征）、血液被稀释（短期内快速大量补液、输入大量库存血或血浆）等。

血小板增多：Plt 超过 400×10^9/L 称为血小板增多。原发性增多：见于骨髓增殖性疾病，如真性红细胞增多症和原发性血小板增多症、骨髓纤维化早期及慢性粒细胞白血病等。反应性增多：见于急性感染、急性溶血、某些癌症患者，这种增多多在 500×10^9/L 以下。

使用普通肝素或者低分子量肝素抗凝时，Plt<50×10^9/L 需暂停用药。

（二）活化部分凝血活酶时间

【原理】 在被检血浆中加入活化部分凝血活酶时间（activated partial thromboplastin time，APTT）试剂（接触因子激活剂和部分磷脂）和钙离子后，观察血浆凝固所需的时间。它是内源凝血系统较为灵敏和最为常用的监测指标。

【参考值】 手工法测量：正常值 31～43 秒，测定值与正常对照值比较，延长超过 10 秒以上为异常。

【临床意义】

APTT 延长：见于凝血因子 XII、XI、IX、VIII、X、V、II、PK（激肽释放酶原）、HMWK（高分子量激肽原）和纤维蛋白原缺乏，也是监测普通肝素抗凝效果的常用指标。

APTT 缩短：见于血栓性疾病（thrombotic disease）和血栓前状态（prethrombotic state，PTS），但灵敏度和特异度差。

血液净化使用普通肝素抗凝时，需维持 APTT 于正常值的 1.5～2.5 倍（国人以 1.5～2.0 倍为宜），或者保持血浆 uFH 浓度 0.2～0.4IU/ml。

（三）凝血酶原时间

【原理】 凝血酶原时间（prothrombin time，PT）是指在被检血浆中加入钙离子和组织因子（TF 或组织凝血活酶），观察血浆的凝固时间。它是外源凝血系统较为灵敏和最为常用的监测指标。

【参考值】 正常值 11～13 秒[或（12±1）秒]，与正常对照值比较，延长超过 3 秒以上为异常。

【临床意义】

PT 延长：先天性凝血因子 I（纤维蛋白原）、II（凝血酶原）、V、VII、X 缺乏；获得性凝血因子缺乏，如严重肝病、维生素 K 缺乏、纤溶亢进、DIC、使用抗凝药物和异常抗凝血物质等。

PT 缩短：血液高凝状态（hypercoagulable state，HCS），如 DIC 早期、心肌梗死、脑血栓形成、深静脉血栓形成（DVT）、多发性骨髓瘤等，但灵敏度和特异度差。

（四）血浆抗凝血酶活性测定

【原理】　被检血浆中加入过量凝血酶，使抗凝血酶（antithrombin，AT）与凝血酶形成 1∶1 复合物，剩余的凝血酶作用于发色底物 S-2238，释放出显色基团对硝基苯胺（PNA）。显色的深浅与剩余凝血酶呈正相关，而与 AT 层负相关，根据受检样本吸光度（A 值）从标准曲线中计算出 AT∶A 的含量。抗凝血酶（AT）是生理性抗凝物质，ATⅢ是常用抗凝剂普通肝素及低分子量肝素的作用靶点，在使用肝素类抗凝剂抗凝时监测 ATⅢ活性具有重要意义。

【参考值】　发色底物法：108.5%±5.3%。

【临床意义】

活性增高：见于血友病、白血病和再生障碍性贫血等的急性出血期；也见于口服抗凝药物治疗过程中。

活性减低：见于先天性和获得性 AT 缺陷症，后者见于血栓前状态、血栓性疾病、严重脓毒症、DIC 和肝脏疾病等。ATⅢ活性减低时，肝素及低分子量肝素抗凝效果变差，血栓形成概率增加，可通过输入新鲜冰冻血浆等方式改善 ATⅢ活性，进而加强抗凝作用。

应用肝素抗凝时，应维持 AT 活性介于 80%～120%，活性低于 70% 肝素效果降低，低于 50% 肝素效果明显减低，低于 30% 肝素失效。

（五）血钙浓度测定

【原理】　钙离子（Ca^{2+}）是人体内含量最多的阳离子，作为凝血因子Ⅳ广泛参与到凝血过程的多个环节中，并发挥重要的作用，保持体内钙离子水平的稳定对于维持机体正常的凝血功能具有重要意义。进行枸橼酸钠局部抗凝时，动脉端输入的枸橼酸钠可使体外循环管路中的钙离子降到较低水平，从而达到局部抗凝的目的。因此，体内、体外钙离子浓度的监测是枸橼酸钠抗凝时的重要监测指标。

人体内的钙 99% 以上存在于骨骼及牙齿，正常成人细胞外液含钙只有 27mmol 左右。血浆中的钙以三种形式存在：非扩散性钙与蛋白质结合（大约 1g 蛋白质结合 0.87mg 的钙），约占血浆总钙的 40%～50%；扩散性钙主要为离子钙（Ca^{2+}），还有小部分的钙盐（如柠檬酸钙，其他有机酸钙盐及碳酸氢钙等）。非扩散性钙与扩散性钙之间受 H^+ 浓度和 HCO_3^- 浓度的影响，在生理状态下保持平衡。对于血清蛋白水平明显降低、大量输血、或者进行枸橼酸钠局部抗凝的重症患者，监测血清离子钙（iCa^{2+}）具有更加重要的意义。

【参考值】　血清总钙（TCa^{2+}）：2.25～2.75mmol/L；血清离子钙（iCa^{2+}）：0.94～1.26mmol/L。

【临床意义】

血钙增高：见于原发性和继发性甲状旁腺功能亢进症、维生素 D 过多症、多发性骨髓瘤、肿瘤广泛骨转移、阿狄森病、结节病以及医源性补钙过度。

血钙降低：甲状旁腺功能减退、慢性肾病、佝偻病与软骨病、吸收不良性低血钙、大量输入库存血液以及进行枸橼酸钠（柠檬酸钠）抗凝后。

血液净化使用枸橼酸钠局部抗凝时，需保持体内 iCa^{2+} 1.0～1.2mmol/L，体外（滤器后）iCa^{2+} 0.2～0.4mmol/L，每日监测总钙浓度，当 TCa^{2+}/iCa^{2+} 明显升高时，应警惕枸橼酸蓄积及中毒。

（六）凝血时间和活化凝血时间

【原理】 凝血时间（clotting time，CT）是指血液离开血管，在体外发生凝固的时间。活化凝血时间（activated clotting time，ACT）是将抽出的血液置入盛有白陶土或硅藻土的试管后，血液发生凝固的时间。CT 和 ACT 主要是反映内源性凝血途径中各种凝血因子是否缺乏或功能异常，是否有抗凝物质增多，ACT 由于应用白陶土或硅藻土激活凝血系统，因此较 CT 更为敏感。

【参考值】

CT：玻璃管法 5～10 分钟，塑料管法 10～19 分钟，硅管法 15～32 分钟。

ACT：1.1～2.11 分钟。

【临床意义】 ACT 用于肝素抗凝监测，一般要求 ACT 延长至正常值的 1.5～2.5 倍。但需注意使用的检测药筒类型，HR-ACT（高量程）药筒灵敏度较差，使用 LR-ACT（低量程）药筒进行 CBP 时的监测可靠性更高。

（七）纤维蛋白原

【原理】 纤维蛋白原（fibrinogen，FIB）又称凝血因子 I，是凝血活化最终阶段血液发生凝血所必需的蛋白质。

【参考值】 2～4g/L。

【临床意义】 FIB 升高意味着凝血激活后将产生大量的纤维蛋白，更易发生血栓栓塞性疾病；FIB 降低则意味着发生出血时不能生成足量纤维蛋白，无法有效止血。溶栓治疗时应控制在 1.2～1.5g/L，低于 1.2g/L 时易于发生出血。

（八）D- 二聚体

【原理】 是稳定的纤维蛋白被纤溶酶降解所产生。稳定纤维蛋白的形成需要 FXIIIa 存在，FXIIIa 的生成则依赖凝血酶生成，因此，D- 二聚体水平升高意味着存在凝血酶和纤溶酶的生成，即提示存在凝血活化和继发性纤溶活性增加。

【临床意义】 D- 二聚体不仅作为反映机体凝血纤溶状态的指标，也可以作为抗凝治疗和溶栓治疗的疗效判定指标。有效的抗凝只来充分抑制凝血活化、抑制凝血酶生成后，D- 二聚体水平下降。

上述指标为传统的常规凝血功能监测指标，APTT 或 ACT 可用于肝素 / 阿加曲班抗凝的监测，血清离子钙 / 总钙浓度用于枸橼酸钠抗凝的监测，ATIII 活性监测在肝素类抗凝剂抗凝时具有重要意义，尤其在脓毒症患者中可能出现 ATIII 水平的下降，导致抗凝效果的降低。但常规凝血功能监测指标仅能反映凝血功能的部分情况，无法准确反映凝血功能全貌。因此，在 CBPT 中，经常出现 APTT 等指标达标却频繁出现凝血的情况。利用 Sonoclot 凝血及血小板功能分析仪或者血栓弹力图（TEG）等血液黏弹性监测方法可以全面了解患者凝血功能状态，及早发现血液高凝患者，从而制订合理的抗凝方案，并可对抗凝效果进行动态监测，指导 CBPT 中抗凝药物剂量、抗凝方案的调整，有望在 CBPT 凝血功能评估及抗凝监测中发挥越来越大的作用。2013 年欧洲《严重创伤后出血处理指南》推荐应用 TEG 等血液黏弹性监测方法进行创伤性凝血病的辅助诊断及指导止血治疗（推荐级别 1C）。

（九）Sonoclot 凝血及血小板功能分析仪相关指标

【原理】 Sonoclot 凝血分析仪采用物理学方法，通过管形探针在装有血液标本和凝血激活试剂的试管中做每分钟超过上万次的振动,当血液标本受凝血激活试剂激活,发生止血的各阶段变化时,探针遇到的运动阻力被检测,经电脑处理表现出血液凝固全过程的曲线。

【临床意义】

(1)玻璃珠活化凝血时间(glass bead activated clotting time,gbACT):指从开始到纤维蛋白开始形成的时间,即血标本保持液态的时间,临床意义与 ACT 相同。

(2)纤维蛋白凝结速率(clot rate,CR):纤维蛋白原转变为纤维蛋白的速率,反映血液标本凝血的能力。

(3)血小板功能(platelet function,PF):是由与分析仪相连的电脑软件依据血液标本结束液态阶段后凝血收缩的强度及速度计算出的相对值,可反映血小板的功能,是目前唯一能对血小板功能进行准确定量的监测方法。通过该指标可以监测肝素及低分子肝素诱导的血小板减少对凝血的影响。

(十)血栓弹力图相关指标

【原理】 血栓弹力图(thrombelastograph,TEG)采用物理和化学的方法检测血液凝固状态。37℃条件下,抗凝全血在圆柱形的检测杯中,以 4°45′(频率 0.1Hz)来回摆动。接触血液的悬垂丝穿过杯盖连接扭力传感器。血样呈液体状态时,杯子的摆动不影响杯盖。当血凝块一旦形成,可将杯子和杯盖紧密相连,杯子摆动所产生的扭转力以及改变了的黏弹性传导至杯盖和悬垂丝。血块逐渐形成,使信号的振幅增加直到最大。当血凝块回缩或溶解时,杯盖上血凝块的联结解除,杯的运动不再传递给悬垂丝。扭力转换成电子信号,通过 A/D转换盒从而在电脑上形成 TEG 图形(图 7-1-2)。

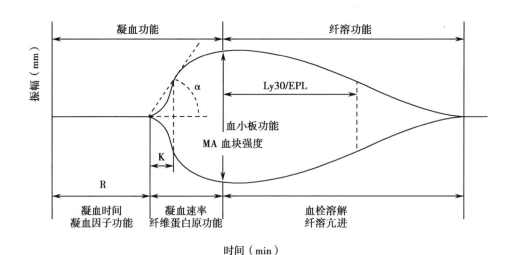

图 7-1-2 血栓弹力图(TEG)

血栓弹力图(TEG)分为普通凝血检测、肝素酶对比检测和血小板图检测三种检测方式。通过血栓弹力图可以全面了解患者凝血系统的全貌与动态,包括血凝块、速率、强度、稳定性、血小板凝血因子和细胞间的相互作用、出血血栓风险和纤溶亢进等状况。血栓弹力图参数意义及正常值参见表 7-1-2。

表 7-1-2 血栓弹力图参数意义及正常值

主要参数	名称	意义	正常值范围
R 值	凝血时间	是从凝血系统启动直到纤维蛋白凝块形成耗费的时间。主要反映凝血因子的活性。R 值增加可能是由于凝血因子缺乏、抗凝状态或严重的低纤维蛋白原血症导致，R 值缩短可出现于高凝综合征	5~10min
K 值	血块形成速率	从描记幅度 2mm 至 20mm 耗费的时间，代表纤维蛋白形成和交联，最终形成血栓并获得固定的弹性黏度所需的时间。主要反映纤维蛋白原的功能和水平。K 值受内源性凝血因子活性、纤维蛋白原和血小板的影响	1~3min
Angle（α）角		评估纤维蛋白块形成及相互联结（凝块加固）的速度，反映纤维蛋白原功能	55°~78°
MA	最大血块强度	即最大振幅，代表纤维蛋白凝块的最终强度，主要反映血小板功能	51~69mm
CI	凝血综合指数	综合凝血指数，R，K，Angle，MA 结合推算出 $CI=-0.6516Rc-0.3772Kc+0.1224Mac+-7.7922$	-3~3
LY30 值	血块稳定性	MA 出现后 30 分钟内血凝块振幅衰减率的比例（%）	<7.5%
EPL 值	预测纤溶指数	MA 出现后 30 分钟内血凝块将要消融的比例（%）。	<15%

三、影响血液净化管路凝血的因素及对策

（一）影响血液净化管路凝血的因素

影响血液净化体外管路中凝血的因素有很多，可以分为患者自身因素、血管通路因素、体外循环管路及滤器/透析器因素以及与治疗参数相关的因素。

患者自身血小板数量和功能、自体抗凝物质（比如 ATⅢ）含量均可影响凝血；严重感染或尿毒症患者往往出现血管内皮细胞损伤，激活外源性凝血因子途径，导致血液高凝，增加凝血可能；CCBP 过程中输注血小板或凝血因子也可增加凝血概率。经左侧颈内静脉建立血管通路时更容易出现导管开口部位紧贴静脉壁，导致采血不良触发报警；血液净化导管扭转、患者血容量不足静脉塌陷、坐位或用力咳嗽时也可导致采血不良而诱发报警，频繁报警导致血流停滞可增加凝血概率。患者的血液引出体外后与管路及滤器接触，内源性凝血途径被激活，目前研究发现不同材料制成的管路及血液净化器对凝血的影响不同，内壁有肝素涂层的材料可降低凝血的风险，大孔径的滤器凝血的风险可能相应减低，管路中气泡过滤壶里血液-空气接触的面积越大凝血的风险越高。管路中血流速低，血液淤滞、管路连接部位血液湍流增加、血液与管路内壁接触时间延长，均增加凝血机会；滤过分数过高时产生的跨膜压增大，凝血可能性也增大。血液净化模式也对凝血有重要的影响，透析模式及减少后稀释的情况下滤器跨膜压更低，前稀释流量增高时血液被稀释均可降低凝血风险。另外，血管通路的维护情况，机器报警的处理时间等均可对凝血产生影响（表 7-1-3）。

表 7-1-3　影响体外管路及血液净化器凝血的主要因素

患者因素	血管通路	体外循环管路	治疗参数
• 血小板数量和功能	• 位置不良或扭曲	• 滤器性质（材料、物理性质、面积、孔径、肝素涂层）	• 血流量
• 组织因子途径凝血激活	• 血管充盈不良		• 滤过分数
	• 患者体位	• 管路性质（材料、肝素涂层）	• 血液净化模式
• 自体抗凝剂含量	• 胸腔负压	• 动/静脉壶血液-空气接触面积	• 护理因素
• 血制品输注	• 导管物理性质		• 报警处理时间

（二）延长管路寿命的非药物措施

为尽量减少凝血的发生，临床工作中应合理选择血管通路，并做好血管通路的维护，保持其开放状态（尤其是在血液净化治疗暂停时），保证体外管路中血流的通畅。认真做好管路及血液净化器的预充，排净体外循环系统中的气体；合理选择治疗模式及设置治疗参数，比如选用 CVVHD/CVVHDF 模式，增加前稀释，减少后稀释，保持较高的血流速（一般 150～200ml/min，但枸橼酸盐抗凝时过高的流速会增加枸橼酸的用量并可能导致代谢性碱中毒或枸橼酸蓄积的发生），保持较低的滤过分数等。同时要加强血液净化医护团队的建设，选用经过严格培训及有经验的护理人员看护设备及患者，及时处理各种机器报警，建议有条件的单位建立专业的重症血液净化护理团队。另外，血液净化治疗期间应尽量避免快速输注血小板及凝血因子，减少不必要的管路凝血。

（三）重症血液净化的药物抗凝

除了上述非药物措施外，通常需要采用抗凝药物来预防和减少凝血的发生。需要根据患者出血风险、凝血状态等具体情况选择合适的抗凝药物。在抗凝过程中需要动态监测凝血指标并及时调整抗凝药物的剂量，以减少抗凝相关的并发症。

1. **重症血液净化常用抗凝药物**　理想的抗凝剂应具备：①确切的抗凝作用；②可被其他药物拮抗；③较短的半衰期，血液净化结束后能被迅速代谢而失活；④副作用小，不影响血小板功能，对脂质代谢无影响；⑤来源充足、价格低廉。临床上重症血液净化常用的抗凝剂及特点见表 7-1-4。

2. **重症血液净化抗凝监测及调整**　血液净化开始前需要对患者的凝血状态进行检测及评估，从而制订合理的抗凝方案。血液净化中需要对凝血功能及相关指标进行定时监测。

全身抗凝时，可定时采集患者体内的血液样本，监测凝血功能，一般 6～8h 监测一次，普通肝素或阿加曲班监测 APTT 或 ACT，保持上述指标延长至正常值的 1.5～2.0 倍。

局部抗凝时，需定时采集管路中滤器前/后和患者体内的血液样本，监测凝血功能，治疗初始时监测间隔时间应短，24 小时后凝血状态相对稳定后可将监测间隔延长。肝素-鱼精蛋白局部抗凝应监测 APTT 或 ACT，保持管路内延长至正常值的 2.0 倍左右，体内凝血保持正常。枸橼酸盐抗凝需监测体内及体外血清游离钙浓度，并据其调整设置相关血液净化参数。建议每日监测体内血清总钙浓度，避免枸橼酸蓄积。需要强调的是，使用局部抗凝时，必须注意体外管路与静脉通路连接方式对凝血监测结果的影响。当管路正接时，管路采血端采集的血样可代表患者体内的血样，测得的凝血结果反映了患者体内的凝血状态。当管路反接时，一部分血液在体外循环管路中出现"自循环"现象，在引血端采集的血样不能代表体内的血液标本。比如，枸橼酸盐抗凝时，引血端采集的标本中钙离子浓度

表 7-1-4 重症血液净化常用抗凝剂的作用机制、优点及缺点

抗凝	作用机制	优点	缺点
普通肝素	与抗凝血酶Ⅲ结合抑制凝血酶的活化和FX的生成	廉价、使用广泛,临床医生熟悉使用剂量和监测方法,半衰期短,可以使用鱼精蛋白迅速中和	个体差异,剂量变异大,过敏反应、HIT风险,增加全身性出血风险
肝素-鱼精蛋白局部抗凝	使体外管路及滤器内血液中肝素的抗凝作用最大化	抗凝效果仅限于体外循环管路中,降低全身性出血风险	管理复杂,频繁监测,剂量调节困难,鱼精蛋白过敏,肝素反跳,仍有出血风险
低分子量肝素(LMWH)	抑制FXa作用增强,对ATⅢ影响减弱	较普通肝素而言全身性出血风险相对降低,HIT风险降低	比肝素贵,半衰期长,需监测FXa活性,仍可发生HIT。鱼精蛋白不能完全中和
枸橼酸钠	通过螯合Ca^{2+}阻断凝血瀑布反应和血小板聚集	避免全身抗凝,出血风险降低,避免HIT,体外管路使用时间延长	价格较贵,增加成本,实施方案复杂,缺少规范,频繁监测,容易出现代谢并发症及离子失衡,肝衰慎用
阿加曲班	不依赖ATⅢ,直接灭活凝血酶活性,抗纤维蛋白形成和抗血小板聚集	可用于发生HIT患者,主要在肝脏代谢,半衰期短,监测方便(APTT或ACT)	价格贵,可能过敏。过量时可导致出血,无拮抗剂
甲磺酸萘莫司他	抑制凝血酶、Xa、Ⅻa和激肽释放酶等凝血因子	局部抗凝,不影响体内凝血功能,用于高出血风险患者,抑制体外循环产生的炎症因子	过敏,肝功能损伤等副作用,大剂量使用诱发低血压和高血钾风险

会低于患者体内实际的钙离子浓度。因此,管路反接时应避免在引血端采血监测体内凝血状态。

血液净化时还应每日监测血常规,尤其注意外周血血小板计数变化,PLT明显下降往往提示管路内凝血的可能,使用肝素类药物抗凝时则需警惕发生HIT。

3. 抗凝相关并发症及防治

(1)抗凝不足导致的并发症:主要包括体外管路及血液净化器凝血,血液净化治疗过程中或治疗结束后出现血栓栓塞性疾病。

1)常见原因:①因患者存在出血倾向而没有使用抗凝剂。②抗凝方案或抗凝药物选择不当。③抗凝剂使用方法不当,剂量不足或者没有给予负荷剂量。④没有及时监测相关凝血指标或没有及时调整抗凝剂剂量。⑤体内生理性抗凝物质缺乏降低抗凝剂抗凝效果,比如脓毒症时ATⅢ缺乏导致普通肝素抗凝效果下降。⑥患者处于高凝状态或患有易栓症容易发生凝血。

2)预防及处理措施:①血液净化开始前严格检测并充分评估患者的凝血功能状态,根据患者情况合理选择抗凝药物或抗凝方案。②抗凝剂使用剂量应个体化合理设定。③合理使用抗凝剂,剂量充足,按要求给予负荷剂量。④根据不同抗凝方案合理设定凝血指标监测频率,尽量使用床旁快速检测方法,并根据结果及时调整抗凝剂剂量。⑤监测体内生理性抗凝物质浓度,对ATⅢ缺乏患者实施肝素类药物抗凝方案时应及时补充ATⅢ类制剂或

新鲜冰冻血浆提高ATⅢ浓度。⑥频繁发生凝血患者可使用TEG等方法全面评估患者凝血状态。出现血栓栓塞并发症及时给予抗凝、促纤溶治疗。

（2）出血并发症

1）常见原因：①抗凝方案选择不合理或抗凝剂剂量过大。②也可见于肝素-鱼精蛋白局部抗凝时鱼精蛋白使用量不足导致的肝素反跳。③局部抗凝时药物剂量不合理或监测频率过低导致体内凝血功能明显延长出现出血并发症。④血小板等凝血物质消耗而未及时补充导致体内凝血功能障碍发生出血。

2）预防及处理措施：①在对患者凝血状态及出血风险合理评估基础上，合理选择抗凝方案。②个体化、合理设定抗凝剂使用剂量。③及时监测凝血功能，合理调整抗凝药物剂量，局部抗凝时应加大监测频率，避免体内凝血功能受到影响。④监测并及时补充血小板等凝血物质。⑤发生出血并发症时应立即暂停抗凝，立即使用药物拮抗抗凝剂，输血改善凝血功能，必要时暂停血液净化治疗。出血部位可立即采取压迫、缝合等方法止血，出血量较大或胸腹腔内脏出血时可进行外科手术、介入治疗迅速止血。出现失血性休克患者需采取输入红细胞及其他抗休克措施。

（3）抗凝剂相关不良反应

1）药物过敏。很多抗凝药物可发生药物过敏，严重时导致过敏性休克。制订血液净化抗凝方案前应仔细询问过敏史，避免使用可能导致过敏药物。一旦出现过敏应立即停止使用抗凝药物，及时给予糖皮质激素或抗组胺类抗过敏药物，休克患者应积极抗休克治疗。及时调整抗凝方案。

2）肝素相关血小板减少症（HIT）。使用普通肝素或低分子肝素抗凝可导致HIT。在使用肝素类药物抗凝时应密切监测血小板计数，及时发现并诊断HIT；出现HIT时应立即停用肝素类抗凝剂，改为阿加曲班抗凝（详见本章第二节）。

3）离子紊乱及代谢并发症。在使用枸橼酸局部抗凝时容易出现离子紊乱及酸碱失衡并发症。常见高钙、低钙、高钠、低钠血症，枸橼酸用量过大可发生代谢性碱中毒，枸橼酸蓄积或碳酸氢钠补充不足可发生代谢性酸中毒。因此在枸橼酸盐抗凝中应合理设置治疗参数及药物使用剂量，密切监测离子及酸碱状态，及时、合理调整治疗参数及药物剂量，从而避免上述并发症的发生。长期使用肝素类药物抗凝时也可出现高脂血症、骨质疏松等并发症。

四、重症血液净化的抗凝评估与抗凝策略

在制订抗凝方案之前，首先需要了解重症患者的凝血功能变化特点，评估患者的血栓形成风险及患者的出血风险，并根据患者的病情（如血流动力学状态、肝功能、肾脏功能）制订合理的抗凝方案及选用恰当的抗凝药物。在抗凝实施的过程中应根据患者的病情变化、凝血功能状态对抗凝方案及时总结评估，并及时调整抗凝剂的使用，甚至更换新的抗凝方案。

（一）重症患者凝血功能变化特点

重症患者由于病情严重，往往发生内环境严重紊乱甚至多脏器功能障碍，具有特殊的凝血功能状态。

脓毒症是导致ICU内患者死亡的首要病因，也是导致AKI等多脏器功能障碍的重要原因。脓毒症时，全身炎症反应失衡与凝血功能紊乱是根本的病理生理改变，其发病机制包括上调促凝途径、下调生理抗凝机制及抑制纤溶途径，而凝血功能紊乱则贯穿于脓毒症的

整个病理过程中。全身炎症反应发生时多种炎症因子导致内皮细胞损伤，组织因子过度表达激活外源性凝血通路及凝血瀑布反应，导致亚临床的凝血系统活化（血液高凝状态），严重时则表现为全身凝血系统活化，大量凝血酶及纤维蛋白形成，最终可导致血小板及凝血因子的耗竭即弥散性血管内凝血（DIC）。在上述凝血功能异常的不同阶段对 CCBP 抗凝的影响不尽相同，早期血液高凝状态下体外循环系统内血栓更易形成，故对抗凝有更高的要求；后期 DIC 阶段，凝血因子及血小板大量消耗，患者处于易凝血和易出血的特殊状态，更容易发生出血。在脓毒症中，抗凝血酶（AT）合成减少，被活化中性粒细胞所产生的蛋白酶降解增加，同时在凝血酶合成过程中消耗增加，使得血浆 AT 水平明显降低，从而导致依赖 AT 浓度发挥抗凝作用的肝素类抗凝剂抗凝效果降低。组织因子途径抑制物（TFPI）是生理状态下的抗凝血物质，主要抑制组织因子和 FⅦa 复合物的活性从而发挥抗凝作用。在内毒素动物模型及脓毒症患者中均可发现多个器官内皮细胞表达 TFPI 水平降低。补充外源性 TFPI 能够阻断炎症诱导的凝血酶生成，降低病死率，发挥抗凝血作用。

严重创伤患者常因大量出血、应激、感染、组织坏死等原因，导致凝血和纤溶功能的改变，出现凝血功能障碍，发生创伤性凝血病。实验室诊断标准：凝血酶原时间（PT）>18 秒、部分凝血活酶时间（APTT）>60 秒、凝血酶时间（TT）>15 秒。临床研究显示，随着创伤严重程度评分（ISS）升高，创伤性凝血病的发生率增加，当 ISS 评分达到 58～64 分时病死率接近 100%。创伤性凝血病的发病机制主要包括凝血系统的 6 个方面：组织创伤、休克、血液稀释、低体温、酸中毒以及炎性反应。其中包括血管机械性损伤出血、炎性反应诱导血管内皮损伤导致凝血因子的大量消耗与丢失、纤溶的激活、容量复苏对凝血物质的稀释、低体温或代谢性酸中毒导致凝血因子活性下降等。在创伤的不同阶段，凝血功能障碍具有不同的特点。研究表明在创伤后 24 或 28 小时内，由于激活凝血系统消耗凝血因子，加上纤溶亢进，机体处于低凝状态，临床上表现为出血；24 或 28 小时后，由于纤溶酶原活化抑制因子 -1（plasminogen activator inhibitor-1，PAI-1）持续升高，导致纤溶抑制，机体呈高凝状态，导致 DIC。

值得注意的是，常规的凝血指标如 PT、APTT 或血小板计数无法检测患者的促凝状态。有研究表明，连续血液净化治疗时发生早期管路和滤器凝血的重症患者的 PT 和 APTT 较长，这些患者体内凝血酶和抗凝血酶复合物增加提示其处于凝血因子存在消耗的高凝状态。因此，不能简单地凭常规的凝血指标是否延长来判断重症患者的凝血状态是高凝还是低凝。PT 和 APTT 延长在通常情况下是凝血功能下降的表现，但也可能反映凝血功能亢进。血栓弹力图有助于判断患者的凝血功能状态时下降还是亢进。

重症患者由于原发病不同，导致不同的凝血状态；同一个患者在不同的疾病阶段，也具有不同的凝血状态。因此 CCBP 应该采取个体化的抗凝措施，并对凝血功能进行动态评估，根据重症患者的凝血功能变化及重症疾病的病理生理特点动态调整抗凝药物剂量，必要时变更抗凝方案。

（二）重症血液净化的抗凝评估

在制订重症血液净化的抗凝方案之前，首先要做抗凝评估。抗凝评估的内容既包括患者的出血风险，也包括患者体内的血栓形成风险，以及管路和血液净化器的凝血风险。抗凝过量或有高危出血风险的患者给予全身抗凝，会增加患者出血的概率；抗凝不充分或有凝血风险的患者没给全身抗凝，不仅血液净化管路、血液净化器或血液净化导管容易形成血栓,患者本身也容易发生缺血性疾病。容易形成血栓。抗凝剂的选择及抗凝剂的剂量调整需要充分平衡患者的凝血风险和出血风险。只有在充分、准确的抗凝评估基础上,才能制订出恰当的抗凝方案。

1. 出血风险评估 患者出血风险的高低是制订抗凝方案的重要依据。目前尚缺乏权威的针对血液净化的出血风险评估方法,使用较多的是由 Richard D Swartz 和 Friedrich K Port 两人在 1979 年提出的 Swartz 评估方法(表 7-1-5)。

表 7-1-5 Swartz 出血风险评估方法

出血危险度分层	出血倾向
极高危	存在活动性出血
高危	活动性出血已停止但未超过 3 天,或手术、创伤后 <3 天
中危	活动性出血停止或手术、创伤后已超过 3 天未到 7 天
低危	活动性出血停止或手术、创伤后 >7 天

2012 年 KDIGO 指南指出,近期(7 天内)活动性出血、近期发生创伤或手术(尤其是头部创伤或神经系统手术)、颅内动静脉畸形或动脉瘤、视网膜出血、无法控制的高血压或保留有硬膜外导管的患者具有较高的出血风险。

2. 凝血风险评估 凝血风险既包括管路和血液净化器的凝血风险,也包括重症患者本身疾病或血液净化治疗过程中继发的血栓形成风险。重症血液净化的凝血风险评估见表 7-1-6。

表 7-1-6 重症血液净化的凝血风险评估

血液净化管路的凝血风险增加	患者的血栓形成风险增加
◆ 之前行血液净化治疗,管路寿命短于 24 小时;	◆ 之前有血栓形成病史,如:脑梗死、冠心病、下肢深静脉血栓或肺栓塞等
◆ 后稀释血液滤过	◆ 肿瘤、肥胖、孕产妇患者
◆ 高剂量血液滤过	◆ 易栓症、抗磷脂综合征患者
◆ 血液浓缩,血细胞比容高	◆ 血小板、纤维蛋白原增高患者
◆ 血泵频繁停转	◆ 出现肝素诱发的血小板减少(HIT)
◆ 选用以吸附为特长的血液净化器	◆ 肝素耐药,抗凝血酶缺乏患者
◆ 血液吸附或集成了血液吸附的血液净化方式	◆ 卧床制动或肢体无活动能力的患者
	◆ 中心静脉导管留置超过一周的患者
	◆ 有血栓疾病家族史者

(三)重症血液净化的抗凝方案与抗凝策略

1. 重症血液净化抗凝方案的分类 目前常用的抗凝方法根据是否使用特殊的抗凝药物以及是否对患者体内凝血状态产生影响分为全身抗凝、局部抗凝及无抗凝方案。

(1)全身抗凝:全身抗凝是使用抗凝药物使患者体内及体外血液净化管路中的血液均达到抗凝状态,从而避免凝血的发生。全身抗凝是目前使用较为普遍的一种抗凝方法,优点是抗凝方案比较简单,易于学习、掌握及实施,抗凝效果可靠;但最大的缺点是患者体内凝血功能受到影响,出血并发症发生率较高,对于一些出血风险较高的患者不宜使用。目前常用的血液净化全身抗凝药物包括普通肝素、低分子量肝素（应动态监测 X 因子活性）、阿加曲班、凝血酶拮抗剂类药物等。

（2）局部抗凝：局部抗凝是指在体外循环管路的起始端（采血端）加入抗凝药物，使体外的血液达到抗凝状态，但患者体内的凝血功能保持正常。局部抗凝技术的优点是体外循环系统抗凝效果好，使用时间长，对患者体内凝血影响小，出血并发症少，可用于外科手术后等具有较高出血风险患者。缺点主要是抗凝实施方案复杂，需要频繁监测凝血指标，实施难度大。常用的局部抗凝技术包括了枸橼酸盐局部抗凝技术（简称枸橼酸盐抗凝，RCA）及肝素 - 鱼精蛋白局部抗凝技术。

枸橼酸局部抗凝被多个指南推荐为首选的血液净化抗凝方案，尤其适用于高出血风险患者。但它在严重肝功能异常、休克和低氧血症的患者中的使用可能引起酸碱和电解质紊乱等不耐受情况。而且对于 HIT 等有血栓形成风险的患者，无法防治患者体内的血栓形成。

（3）无抗凝血液净化：无抗凝血液净化是指不在血液净化管路中添加抗凝药物，仅是通过对非药物抗凝措施的优化来延长管路及血液净化器寿命的技术方法。此种抗凝技术由于对体内凝血功能影响较小，主要用于具有较高出血风险或处于"自身抗凝状态"（INR > 2.0，APTT > 60 秒）的患者。缺点是效果较差，体外管路或血液净化器往往很快发生凝血，需要频繁更换，增加医疗费用及医护工作量。同时导致 CBPT 频繁中断，降低治疗效率；消耗凝血因子和血小板，也使得出血等相关并发症的发生率大大增加。目前，无抗凝技术尚无标准的抗凝实施方案，关于是否使用生理盐水冲洗管路、冲洗的频率及用量也无定论。因此，无抗凝技术只是作为不能实施枸橼酸局部抗凝或其他抗凝方案时的替代方案。

2. 重症血液净化的抗凝策略　重症血液净化抗凝方案的制订是建立在对患者的诊断、凝血风险、出血风险、器官功能状态、血液净化目的的详细了解及充分评估基础之上的，应强调个体优化和动态调整。

在出血风险和凝血风险评估的基础上，结合各种常用抗凝方法的特点，我们提出以下重症血液净化抗凝策略。对于出血风险高的患者首先选择枸橼酸局部抗凝，如果不具备枸橼酸盐抗凝的条件或患者肝功能严重异常，可以采用无抗凝技术；对于具有中等出血风险的患者，首选枸橼酸局部抗凝，也可选择肝素 - 鱼精蛋白局部抗凝或无抗凝技术；对于出血风险和血栓形成风险均比较低或没有这两种风险的患者，枸橼酸盐抗凝和肝素 / 低分子肝素抗凝均可选用；对于血栓形成风险较高的患者，应采用全身抗凝，不宜采用枸橼酸等局部抗凝技术，以避免患者发生血栓并发症；诊断或怀疑肝素诱发的血小板减少（HIT）时，应首选阿加曲班全身抗凝，次选磺达肝癸钠或低分子肝素全身抗凝。当然，具体抗凝方案的选择还要结合当地的设备情况、人员技术力量、药品供应情况及患者经济状况等因素综合考虑。基于出血和凝血风险的重症血液净化抗凝方案见表 7-1-7。

表 7-1-7　基于出血和凝血风险的重症血液净化抗凝策略

出血与凝血风险分层	重症血液净化的抗凝策略
◆ 高出血风险	✓ 首选局部枸橼酸盐抗凝
	✓ 无抗凝技术
◆ 中出血风险	✓ 首选局部枸橼酸盐抗凝
	✓ 肝素 - 鱼精蛋白局部抗凝
	✓ 无抗凝技术

续表

出血与凝血风险分层	重症血液净化的抗凝策略
◆ 出血和血栓形成风险均较低或无	✓ 局部枸橼酸盐抗凝 ✓ 肝素 / 低分子肝素全身抗凝
◆ 较高血栓形成风险	✓ 肝素 / 低分子肝素 / 阿加曲班全身抗凝
◆ 肝素诱发的血小板减少（HIT）	✓ 首选阿加曲班全身抗凝 ✓ 低分子肝素或磺达肝癸钠全身抗凝

（崔　嵩）

参 考 文 献

1. Heleen M Oudemans-van Straaten. Hemostasis and thrombosis in continuous renal replacement treatment. Semin Thromb Hemost，2015，41（1）：91-98.

2. 万学红，卢雪峰. 诊断学. 第8版. 北京：人民卫生出版社，2013.

3. 王质刚. 血液净化学. 第3版. 北京：北京科学技术出版社，2010.

4. Semeraro N，Ammollo CT，Semeraro F，et al. Sepsis，thrombosis and organ dysfunction. Thromb Res，2012，129（3）：290-295.

5. Shinoda T. Anticoagulation in acute blood purification for acute renal failure in critical care. Contributions to Nephrology，2010，166（4）：119-125.

6. Spahn D，Bouillon B，Cerny V，et al. Management of bleeding and coagulopathy following major trauma：an updated European guideline. Critical Care（London，England），2013，17（2）：R76.

7. Mineji H，Atsushi S，Satoshi G，et al. Disseminated intravascular coagulation at an early phase of trauma is associated with consumption coagulopathy and excessive fibrinolysis both by plasmin and neutrophil elastase. Surgery，2011，149（3）：221-230.

8. 章志丹. 严重脓毒症致凝血功能障碍的新认识. 中国实用外科杂志，2012，11：891-894.

9. 李鑫，马晓春. 脓毒症凝血功能障碍. 中国实用外科杂志，2009，29（12）：1055-1057.

10. 蒋东坡，周继红. 创伤后凝血功能障碍机制及临床对策. 中国实用外科杂志，2012，11：907-910.

11. Swartz R，Port F. Preventing hemorrhage in high-risk hemodialysis：regional versus low-dose heparin. Kidney International，1979，16（4）：513-518.

12. Panphanpho S，Naowapanich S，Ratanarat R. Use of saline flush to prevent filter clotting in continuous renal replacement therapy without anticoagulant. Journal of the Medical Association of Thailand，2011，94 Suppl1（121）：S105-S110.

13. Zimbudzi E. Intermittent saline flushes or continuous saline infusion：what works better when heparin-free dialysis is recommended? International Journal of Nephrology and Renovascul，2013，6：65-69.

14. Uchino S，Bellomo R，Morimatsu H，et al. Continuous renal replacement therapy：A worldwide practice survey：The Beginning and Ending Supportive Therapy for the Kidney（B.E.S.T. Kidney）Investigators. Intensive Care Medicine，2007，9：1563-1570.

15. Khwaja A. KDIGO clinical practice guidelines for acute kidney injury. Nephron. Clinical Practice，2012，120（4）：179-184.

16. 刘大为，邱海波，严静. 中国重症医学专科资质培训教材. 北京：人民卫生出版社，2013.

第二节　全身抗凝技术与无抗凝技术

全身抗凝是使用抗凝药物使患者体内及体外血液净化管路中的血液均达到抗凝状态，从而避免凝血的发生。全身抗凝是目前使用较为普遍的一种抗凝方法，优点是抗凝方案比较简单，易于学习、掌握及实施，抗凝效果可靠；但最大的缺点是患者体内凝血功能受到影响，出血并发症发生率较高，对于一些出血风险较高的患者应使用局部抗凝或无抗凝技术。目前常用的全身抗凝剂包括普通肝素、低分子肝素、阿加曲班、前列腺素、水蛭素等。

一、全身抗凝技术

（一）普通肝素抗凝

肝素（heparin）存在于人或哺乳动物体内肥大细胞分泌的颗粒中，是一种硫酸化的糖胺聚糖。正常人血液中肝素含量极少，在生理状态下其抗凝作用很小。普通肝素（unfractioned heparin，UFH）的分子量差异较大，为 3000～30 000Da，具有明显的结构异质性，低分子量的部分具有较强的抗凝作用，而高分子量部分易致出血、血小板减少、脂质代谢异常等不良反应。肝素口服不吸收，仅采用皮下或静脉给药。肝素的抗凝作用需要有抗凝血酶（antithrombin，AT）和肝素辅因子Ⅱ（HC-Ⅱ）的参与。正常血浆中 AT 的浓度比其他凝血因子浓度高，肝素与 AT 特异性结合后，使抗凝血酶的构型发生改变，暴露出活性中心，形成肝素 - 抗凝血酶 - 凝血酶复合物，灭活血浆中的凝血因子Ⅱa、Ⅸa、Ⅹa、Ⅺa、Ⅻa 等丝氨酸蛋白酶类，故肝素可抑制凝血酶的生成与活性。AT 在正常情况下具有抗凝作用，肝素与 AT 结合后，使 AT 对Ⅱa、Ⅸa、Ⅹa 因子的抑制速率增快 1000 倍。当血浆中的肝素达到治疗浓度（0.1～1.0U/ml）后，血浆中的因子Ⅱa、Ⅸa、Ⅹa 在很短时间内几乎全部被 AT 所抑制。肝素还促使 AT 抑制Ⅶa 与组织因子的结合，因此，肝素通过凝血过程的多个环节发挥抗凝作用，但以抑制因子Ⅹa 为主。

普通肝素抗凝是目前重症血液净化治疗中最常用的抗凝方法之一。肝素的使用剂量及监测目标目前缺乏统一的标准。推荐普通肝素首次负荷剂量 1000～3000IU 静注，在上机前 5～10 分钟给予；然后以 5～15IU/（kg•h）的速度持续静脉输注。需每 4～6 小时监测 APTT 或 ACT，调整普通肝素用量，维持 APTT 在正常值的 1.5～2 倍左右。当 APTT 低于正常值 1.5 倍时可适当增加肝素维持量；APTT 大于正常值 2.0 倍时需适当减少肝素维持量；APTT 接近正常时可以再次静注普通肝素 10mg，并上调肝素维持量 30%～50%；APTT 大于正常值 2.5 倍时需停用肝素 1 小时，然后将肝素维持量下调 30%～50% 继续泵入。调整后 4～6 小时需重复监测凝血功能以决定是否进一步调整。

普通肝素的清除半衰期约为 90 分钟，在肾功能障碍的情况下，由于小分子片段蓄积，其半衰期可延长至 3 小时，APTT 是非常好的内源性凝血途径因子水平的筛选试验，同时也是肝素抗凝治疗监测用药剂量的最佳选择。APTT 只反映内源性凝血途径中凝血因子Ⅻ、Ⅺ、Ⅸ、Ⅷ的血浆水平，并不反映凝血因子是否活化。

肝素的抗凝剂量与抗凝效应之间通常不呈线性关系。当 APTT 明显延长时，患者出血风险显著增加。使用普通肝素抗凝的出血风险与抗凝剂的总用量及患者基础出凝血状况相关。高龄、一般情况差、有肝功能衰竭或心功能衰竭、凝血病、低血小板和新近出血史者，出血的风险增加。普通肝素低水平抗凝时，监测 ACT 相对不敏感。APTT 预测出血风险也不可靠，因此，抗凝水平应根据患者临床状况、抗凝效果和 APTT 监测结果实施个体化方案。

肝素的抗凝效果与血浆 AT 水平相关。血浆 AT 水平低，可导致肝素活性下降和体外管路过早凝血。一项非随机研究显示，当血浆 AT 水平低于正常值的 60% 时，CBP 体外管路过早凝血，而补充 AT 可延长滤器寿命。将血浆 AT 维持在正常值的 70% 以上时，体外管路寿命显著延长。肝硬化、肾病综合征和弥散性血管内凝血患者可以出现获得性 AT 缺乏。深静脉血栓形成、大手术、严重创伤、脓毒症、自身免疫性疾病、急性早幼粒细胞白血病等会造成 AT 消耗增加。在 AT 活性显著下降的情况下，给予大剂量肝素也不能使 APTT 延长，即"肝素耐受"现象。炎症反应期间，粒细胞源性弹性蛋白酶的释放增加，其所致的蛋白降解可使 AT 水平下降，而肝素增强了该效应。对于危重患者，AT 的消耗和降解增加都可以诱导"肝素耐受"。

肝素不仅与 AT 结合，还与大量的其他蛋白质以及凋亡和坏死的细胞结合。肝素与 AT 之外的蛋白质结合限制了其作为 AT 共同因子的作用，降低了其抗凝效应。这些肝素结合蛋白从内皮贮存池释放。在脓毒症和炎症反应存在的情况下，内皮贮存池急相反应物，如血小板因子 -4（PF-4）、富含组氨酸的糖蛋白、玻连蛋白、纤维连接素、脂多糖结合蛋白的释放增加。

肝素与 AT 结合增强了 AT 的抗凝效果，同时也抑制了 AT 的抗炎活性。在脓毒症和缺血 - 再灌注情况下，弹性蛋白酶的释放增加，肝素此时可使 AT 失活，导致促炎和促凝效应，损伤微循环和组织灌注。肝素还可使中性粒细胞和血小板释放髓过氧化物酶、乳铁蛋白和 PF-4，产生促炎反应。肝素也可使内皮细胞释放超氧化物歧化酶，产生抗炎效应。肝素诱导的促炎或抗炎效应难以预测，取决于肝素的剂量、使用时机、患者的临床状况和许多未知因素。

普通肝素抗凝的主要优点是便宜、易于管理、监测简单以及可被鱼精蛋白中和；缺点是药代动力学多变，出血发生率高，易出现肝素诱发的血小板减少症（heparin-induced thrombocytopenia，HIT）等。

HIT 分为 I 型和 II 型。I 型 HIT 较为常见，由非免疫性反应所致，可能与肝素直接激活血小板有关。I 型 HIT 一般在应用肝素 5 天内发生，无明显临床异常，血小板数量下降程度较轻，血小板计数 <100×10^9/L 者罕见，不停用肝素也可自行恢复，不发生血栓形成。II 型 HIT 是迟发性免疫介导的综合征，肝素通过诱导肝素 -PF-4 复合物抗体的形成，导致血小板的活化、聚集和凝血途径的激活，从而诱发 HIT。II 型 HIT 通常在应用肝素 5～15 天后发病，可出现血小板减少、动脉和静脉血栓形成。血小板计数下降超过 50%，一般在 50～80×10^9/L 之间，不受给药剂量及途径的影响。约 10%～20% 的 II 型 HIT 患者可出现动静脉血栓，血栓形成者病死率可达 30%。II 型 HIT 的实验室诊断通常采用 ELISA 法检测血清肝素相关抗体，国内尚未广泛开展。

由于普通肝素和 LMWH 都可以诱发 HIT，因此，在应用普通肝素过程中患者出现或疑似出现 II 型 HIT 时，不可以用 LMWH 替代普通肝素，因为肝素 -PF-4 抗体和 LMWH 常有交叉过敏反应。如果怀疑患者出现了 II 型 HIT，应立即停用所有肝素类药物。调整血液净化抗凝方案，推荐首选阿加曲班抗凝，也可以使用其他抗凝方式，但需要同时使用阿司匹林或其他抗血小板、抗凝或促纤溶药物预防血栓形成。另外要争取完善血清学检测以助于 HIT 诊断。需要完善动静脉系统超声检查，尤其是下肢深静脉容易发生血栓。为避免增加血栓事件发生率，目前不主张预防性输入外源性血小板。

肝素抗凝后的出血发生率为 10%～50%,HIT 的发生率为 3%～5%。肝素还影响血脂水平,诱发醛固酮减少症。肝素其他的不良反应包括:血管内血栓形成、转氨酶轻度升高、高钾血症等。

(二)低分子肝素抗凝

低分子肝素(low molecular weight heparin,LMWH)为普通肝素经酶解后纯化得到。临床常用的 LMWH 包括达肝素(dalteparin),那屈肝素(nadroparin)和依诺肝素(enoxaparin)等,分子量为 4500～6000Da,平均半衰期为 2.5～6 小时。LMWH 主要经肾脏清除,肾功能障碍时,其半衰期延长。由于分子片段明显缩短,LMWH 阻断Ⅹa 因子的作用强于阻断Ⅱa 因子,因而具有较强的抗血栓作用和较弱的抗凝血作用,理论上,其出血风险低于普通肝素。

LMWH 在常规透析中的应用十分普及,但在 CBP 中的应用研究有限。一些研究使用固定剂量的 LMWH 抗凝,也可以连续静脉输注 LMWH,抗凝目标是将全身抗Ⅹa 因子水平维持在 0.25～0.35U/ml。抗Ⅹa 活性测定常用于监测 LMWH 的抗凝效果,监测 APTT 无效。由于抗Ⅹa 因子水平的监测并不普及,因此,LMWH 抗凝个体化剂量的调整比普通肝素困难。LMWH 的出血风险虽小,但仍可导致严重出血。LMWH 抗凝一旦发生出血,可以考虑使用鱼精蛋白中和,但 LMWH 只能被鱼精蛋白部分中和。如果 LMWH 用药时间在 8 小时内,每100 个抗Ⅹa 因子单位(1mg 依诺肝素约含 100 个抗Ⅹa 因子单位)需要 1mg 鱼精蛋白中和。

在一项前瞻、对照研究中,达肝素的负荷剂量为 20U/kg,静脉维持剂量为 10U/(kg·h),其在 CBP 中的抗凝效果与普通肝素相当,但治疗费用高于普通肝素。在一项依诺肝素对比普通肝素抗凝的研究中,依诺肝素的负荷剂量为 0.15mg/kg,静脉维持剂量为 0.05mg/(kg·h),普通肝素组的抗凝目标是维持体内 APTT 于 40～45 秒之间。结果发现,依诺肝素抗凝组的滤器寿命更长,治疗费用更低。在另外一项研究中,CVVH 采用的抗凝方法是将 2850IU 的那屈肝素溶于 1L 的生理盐水中预充管路,那屈肝素的负荷剂量为 2850IU,维持剂量为 380IU/h或 456IU/h,持续静脉输注,出血发生率为 19%,HIT 的发生率为 3%。最近一项针对急性肾损伤患者接受 CBP 的研究中,采用那屈肝素抗凝,结果发现,滤器早期凝血与器官衰竭的严重程度、消耗性凝血以及肝素耐受相关。LMWH 耐受不取决于低的血浆 AT 水平,可能与危重疾病状态下其他肝素结合蛋白的产生增加以及死亡细胞的延迟清除有关。

与普通肝素比较,LMWH 有如下几个优势:HIT 发生率相对较低,约 1%～5% 的 LMWH抗凝者可出现 HIT;与 AT 亲和力低;激活血小板和多形核细胞的能力低,PF-4 对其失活能力降低;生物利用度更高、更稳定;缺少代谢副反应。总体而言,LMWH 在 CBP 中的抗凝效果与普通肝素并无太大区别。

(三)阿加曲班抗凝

阿加曲班(argatroban)是一种合成的直接凝血酶抑制剂,它与凝血酶的催化部位能迅速、可逆的结合而抑制凝血酶。阿加曲班的蛋白结合率为 54%,70% 经肝代谢,清除半衰期约为 35～51 分钟。阿加曲班不经肾脏清除,肾衰竭患者中其代谢基本不受影响。滤器引血端连续输注能达到体外抗凝效果,进入体内很快被血液稀释并迅速代谢,具有发挥作用快、停用后抗凝作用迅速消失的特性。阿加曲班小剂量使用时需要监测 APTT,大剂量使用时需要监测 ACT,剂量过大可导致出血。肝功能衰竭患者需要降低剂量。

阿加曲班抗凝尚无统一方案,有方案推荐初始剂量为 2μg/(kg·h)(肝功能障碍者初始剂量为 0.5μg/(kg·h)),也有方案推荐普通患者负荷量 6～10mg,维持量 3～4mg/h;高出血风险患者负荷量 3～6mg，维持量 1～3mg/h。同样需根据体内 APTT 监测结果调整剂量，维持 APTT 于正常值基线的 1.5～2.0 倍。2012 年 KDIGO 指南推荐阿加曲班用于需要 CBPT 的 HIT 患者。由于阿加曲班直接作用于凝血酶，也可用于先天性或获得性 AT 缺乏以及肝素耐受患者的抗凝。

Link 等在 II 型 HIT 或有 II 型 HIT 病史而又接受了 CBPT 的患者中，采用阿加曲班抗凝，滤器前给予负荷剂量 100μg/kg 静脉注射后，维持剂量为 1μg/(kg•h)，反复监测体内 APTT，抗凝目标是使体内 APTT 升高 1.5～3.0 倍，开始抗凝 30 分钟后首次检测 APTT，然后每隔 60 分钟监测 APTT，如果 APTT 低于目标范围，逐步增加阿加曲班维持剂量，每次增加 0.25μg/(kg•h)，直到体内 APTT 达标。如果 APTT 增高 3 倍以上，中断阿加曲班输注 2 小时，然后以 0.25μg/(kg•h) 的速率逐步减量，直到体内 APTT 达标。针对外科术后患者，在术后 24～48 小时后开始阿加曲班抗凝。结果发现，98% 的滤器寿命达到 24 小时，30 例患者中只有 2 例出现小量出血，没有患者发生大出血。在另一项病例观察研究中，50 例次 CBPT 过程中采用阿加曲班抗凝，3 次出现大出血，大出血的发生率为 6%。在最近实施的一项间断静脉 - 静脉血液滤过治疗（intermittent veno-venous hemofiltration，IVVH）过程中采用阿加曲班抗凝的临床研究中，101 例急性肾损伤高危出血患者接受了前稀释方式的 IVVH，其中无抗凝组 44 例，阿加曲班抗凝组 57 例，阿加曲班的负荷剂量为 75μg/kg，维持剂量为 0.4～0.6μg/(kg•h)，在开始抗凝的第 0、2、4 小时，监测滤器回血端 APTT 并据此调整剂量，抗凝目标是维持滤器回血端 APTT 较基线值延长 50%，达到稳态后不再调整阿加曲班剂量，结果发现，无抗凝组有 16.9% 的患者出现了体外管路凝血，而阿加曲班抗凝组患者全部按计划完成了 IVVH，没有发生大出血和其他严重并发症。

（四）前列腺素抗凝

前列腺素（prostaglandin，PG）通过抑制血小板的黏附和聚集功能而发挥强大的抗凝集作用，而体外管路中凝血酶的生成和肝素的使用可致血小板活化。PGE_1 和 PGI_2 作为抗凝剂在 CBP 过程中可以单独使用或与肝素联合使用。在一项研究中，单独使用前列腺素（依前列醇）抗凝，其滤器寿命仅为 15 小时。如果 PG[2～5ng/(kg•h)持续滤器前静脉泵入]与肝素联合使用，滤器寿命显著延长。在接受 CBP 的高危出血患者中，PG 与普通肝素比较，其滤器寿命更长，出血并发症更少。当患者存在或疑似 HIT 时，PG 是一个可以选择的抗凝方法，甚至可用于肝衰竭和肾衰竭患者。PG 抗凝的缺点是治疗费用高和血管扩张引起的低血压，但血管扩张效应的半衰期仅为 2 分钟。高剂量 PG 还可引起心率降低、潮红、头痛和胃肠道反应等副作用。PG 的这些副反应限制了其在 CBP 中的应用。

（五）甲磺酸萘莫司他抗凝

甲磺酸萘莫司他（nafamostat mesilate）是一种人工合成的丝氨酸蛋白酶抑制剂，作用于与 AT 相似的因子，而不需要 AT 参与其抗凝过程。甲磺酸萘莫司他的半衰期较短，约为 5～8 分钟。甲磺酸萘莫司他对 ACT 和凝血时间影响小，全身抗凝作用可能较弱。甲磺酸萘莫司他抗凝的出血风险低于小剂量肝素或肝素 / 鱼精蛋白局部抗凝。在一项对照研究中，其出血发生率明显低于普通肝素和低分子肝素抗凝，但未评价滤器寿命。该药在日本应用较多。甲磺酸萘莫司他能被带有负电荷的膜吸附，不能用于聚丙烯腈膜滤器的抗凝。

总体来说，在目前的各种全身抗凝方案中，普通肝素使用较为普遍，主要是用于较低出血风险的患者。对于具有较高出血风险的患者，不应使用全身抗凝，最好使用枸橼酸局部抗凝。阿加曲班价格较为昂贵，不经肾脏代谢，被 KDIGO 指南推荐用于发生 HIT 患者的血液净化抗凝。前列腺素也可用做 HIT 患者的替代抗凝方案，但容易引起血管扩张及心率减慢，循环不稳定的患者尤需警惕。甲磺酸萘莫司他代谢较快，全身抗凝作用弱，对体内凝血功能影响小，实际抗凝效果更类似于局部抗凝。

全身抗凝的主要缺点是患者出血风险增加。对于创伤、大手术、黏膜病变和凝血病等高危出血风险患者，应使用枸橼酸盐局部抗凝，当不具备条件或存在禁忌证时，可以考虑采用无抗凝技术。

二、无抗凝技术

无抗凝技术是血液净化过程中不在体外循环管路中添加抗凝药物，而是通过采取参数优化、生理盐水冲洗管路等措施保证体外循环系统的持续开放。对体内凝血功能影响较小，尤其适用于处于自身抗凝状态（PLT$<60\times10^9$/L，INR>2.0，APTT>60 秒）的患者。缺点是抗凝效果差，由于频繁更换管路导致 CBPT 频繁中断，治疗效率降低，管路凝血消耗大量凝血因子、血小板及红细胞，也使得输血及相关并发症的发生率大大增加。

在一项针对 CBP 进行无肝素抗凝和小剂量肝素[5～10U/(kg•h)]抗凝的随机、对照研究中，无抗凝组采用 5000U 普通肝素预冲管路，置换液采用前稀释方式，每隔 2 小时使用生理盐水 250ml 冲洗体外管路，结果发现，两组的滤器寿命无明显差别。在 Uchino 等进行的一项研究中，将接受 CVVH 的患者分为三组，分别采取无抗凝、小剂量肝素抗凝和肝素 / 鱼精蛋白局部抗凝，无抗凝组的基线血小板水平显著低于其他两组，最终三组患者的滤器寿命无差别，均没有出现出血并发症。在另外一个针对高危出血患者的研究中，与小剂量肝素抗凝组比较，无抗凝组滤器寿命更长，但无抗凝组的基线 PT/INR 显著长于小剂量肝素组，血小板计数较低，进一步的分析发现，两组的滤器寿命与基线 PT/INR、APTT 和血小板计数无关。Bellomo 等报道了一组接受 CVVHD 的高危出血患者采用无抗凝方式，其滤器寿命达到了 40.9 小时。

无抗凝技术主要包括以下几个方面：

1. **管路充分预充** 预充时需使用高浓度肝素盐水，可在 1000ml 生理盐水中加入 100～200mg 普通肝素预冲管路。预充时反复敲打血液净化器保证排净系统内气泡。预充结束后，将机器设置为自循环模式运行或者停机静止浸泡管路 0.5～1.0 小时，随后连接无肝素生理盐水运行机器，将预充用的肝素盐水自管路内排出。

2. **合理选择模式** 为降低凝血风险，连续性血液净化的模式首选 CVVHD 或 CVVHDF，尽量不用 CVVH。

3. **优化设置参数** 为避免凝血，应优化参数设置。CVVH 模式时应主要使用前稀释或加大前稀释流量，以稀释滤器中血液；降低后稀释流量及超滤率，从而降低滤过分数，减少血液浓缩，降低凝血概率。在保证不触发采血压报警的安全前提下，尽量提高血液流量至 180～200ml/min 以上，采血不畅时可考虑更换鹅颈导管建立血管通路。

4. **定时定量盐水冲洗** 可定时定量使用无菌生理盐水快速冲洗血液净化管路及血液净化器，目前无统一冲洗方案，单次冲洗量可为 50～200ml，连接自采血端滤器前，在 2～3 分钟内冲入管路（冲洗期间禁止夹闭采血端管路，避免诱发凝血），冲洗频率一般 1～2 小时一次。但需注意的是快速冲洗可在短时间内增加患者血容量，对容量负荷较敏感的心衰患者或者儿童应谨慎使用；同时不要忘记增加超滤率以清除冲洗用生理盐水带来的容量变化。

5. 其他措施 包括了选用有经验的护理人员，及时护理机器报警减少血流中断，避免治疗期间输注血小板等。

目前，无抗凝技术的有效性尚存在争议，对于是否需要定时使用生理盐水冲洗管路、冲洗的量及频次尚无统一的操作规范与共识。且在实际操作中，频繁使用无肝素盐水冲洗体外管路，对患者心功能要求较高，并明显增加护士工作负担。

KDIGO 指南建议，对于具有较高出血风险患者推荐使用枸橼酸局部抗凝，而不是无抗凝技术。但对于无法开展枸橼酸盐抗凝或存在禁忌证的患者，无抗凝技术仍然值得考虑，尤其是面对已经处于自身抗凝状态的患者。

总之，上述全身及无抗凝方案各自具有不同的特点，临床工作中应根据本单位及患者的实际情况选择不同的抗凝方案。

（李文雄　崔　嵩）

参 考 文 献

1. Bagshaw SM, LauplandKB, Boiteau PJ, et al. Is regional citratesuperior to systemic heparin anticoagulation for continuous renal replace-ment therapy? A prospective observational study in an adult regional critical care system. J Crit Care, 2005, 20: 155-161.

2. Joannidis M, Oudemans-van Straaten HM. Clinical review: Patency of the circuit in continuous renalreplacement therapy. Critical Care, 2007, 11: 218.

3. Joannidis M, Kountchev J, Rauchenzauner M, et al. Enoxaparin versus unfractioned heparin for anticoagulation during continuous veno-venoushemofiltration - a randomized controlled cross-over study. Intensive Care Med, 2007, 33: 1571-1579.

4. Oudemans-van Straaten HM, Wester JP, et al. Anticoagulation strategies in continuous renal replacement therapy: can the choice be evidence based? Intensive Care Med, 2006, 32: 188-202.

5. Van de Wetering J, Westendorp RG, van der Hoeven JG, et al. Heparin use in continuous renal replacement procedures: the struggle between filter coagu-lation and patient hemorrhage. J Am Soc Nephrol, 1996, 7: 145-150.

6. Vargas Hein O, von Heymann C, Lipps M, et al. Hirudin versus heparin for anti-coagulation in continuous renal replacement therapy. Intensive Care Med, 2001, 27: 673 - 679.

7. Sun X, Chen Y, Xiao Q, et al. Effects of argatroban as an anticoagulant for intermittent veno-venoushemo-filtration (IVVH) in patients at high risk of bleeding. Nephrol Dial Transplant, 2011, 0: 1-6.

8. Oudemans-Van Straaten HM, van SM, et al. Hemostasis during low molecular weight heparin anticoagulation for continuous venovenous hemofiltration: a randomized cross-over trial comparing two hemofiltration rates. Crit Care, 2009, 13: R193.

9. Oudemans-van Straaten HM, Kellum JA, Bellomo R. Clinical review: Anticoagulation for continuous renal replacement therapy - heparin or citrate? Critical Care, 2011, 15: 202.

10. Link A, Girndt M, Selejan S, et al. Argatroban for anticoagulation in continuous renalreplacement therapy. Crit Care Med, 2009, 37: 105-110.

11. 刘大为，邱海波，严静. 中国重症医学专科资质培训教材. 北京：人民卫生出版社，2013.

12. Uchino S, Fealy N, Baldwin I, et al. Continuous veno-venous hemofiltration without anticoagulation. ASAIO

J, 2004, 50: 76-80.

13. Tan HK, Baldwin I, Bellomo R. Continuous veno-venous hemofiltrationwithout anticoagulation in high-risk patients. Intensive Care Med, 2000, 26: 1652-1657.

第三节　局部抗凝技术

全身抗凝是目前重症血液净化治疗中常用的抗凝方法，但出血并发症的发生率较高，肝素还可以引起 HIT 等严重并发症。局部抗凝是在血液净化管路的引血端加入抗凝药物，使体外管路和血液净化器的血液达到抗凝状态，但患者体内的凝血功能保持正常。局部抗凝的优点是体外血液净化管路内抗凝效果好，对患者体内凝血影响小，出血并发症少，可用于外科手术后等具有较高出血风险不适合全身抗凝的患者。目前的局部抗凝技术主要包括了局部枸橼酸盐抗凝（regional citrate anticoagulation, RCA）及肝素/鱼精蛋白局部抗凝技术，尤其是枸橼酸盐抗凝，安全性较好，近年来的应用日益广泛。

一、局部枸橼酸盐抗凝

（一）局部枸橼酸盐抗凝的工作原理

血清离子钙属于凝血因子中的共同因子，参与凝血瀑布反应过程中多个环节。Ca^{2+} 与 Ⅱ、Ⅴ、Ⅶ、Ⅷ、Ⅸ、Ⅹ、ⅩⅢ 因子的活化以及纤维蛋白原转化为纤维素相关。在体外管路引血端输注枸橼酸三钠 $[Na_3(C_6H_5O_7)]$，枸橼酸根通过络合作用螯合血清中的离子钙而阻断体外循环管路中的凝血过程实现抗凝。然后，经滤器后或回血端适当补充 Ca^{2+}，使体内血清离子钙维持在正常水平，不影响体内凝血功能。枸橼酸盐抗凝的示意图见 7-3-1。

枸橼酸根进入体内后，超过 95% 经肝脏代谢，约 2% 经肌肉组织和肾皮质代谢。枸橼酸根进入体内参与三羧酸循环或经糖异生代谢，很快被代谢为 HCO_3^- 离子，发挥缓冲碱的作用。枸橼酸根必须在有氧条件下进行代谢，1mmol 的枸橼酸三钠可代谢为 1mmol 的枸橼酸（$C_6H_8O_7$）和 3mmol 的 $NaHCO_3$：

方程式 1：$Na_3(C_6H_5O_7) + 3H_2CO_3 \rightarrow C_6H_8O_7 + 3NaHCO_3$

方程式 2：$C_6H_8O_7 + 3NaHCO_3 \rightarrow 3H_2CO_3 + H_2O + 3NaHCO_3$

方程式 3：$3H_2CO_3 + H_2O + 3NaHCO_3 \rightarrow 4H_2O + 6CO_2$

其中，方程式 1 和方程式 3 是可逆的。

（二）局部枸橼酸盐抗凝技术的临床应用

在局部枸橼酸盐抗凝中，枸橼酸盐可以与置换液混合输入也可以单独输入，混合输入的时候如果比例合适不容易发生酸碱失衡及电解质紊乱，代谢并发症较少，但只能使用前稀释的方式，同时置换液和枸橼酸的流量不能分别调整，限制了置换液和枸橼酸的流量，因此临床应用较少。我们推荐使用枸橼酸盐抗凝剂在血液净化器前独立输入的方式（本节中默认为独立输入）。

有些医疗单位在 CBPT 的过程中，采用固定的透析液配方和相对固定的局部枸橼酸盐抗凝方案，也取得了良好的临床效果。现代血液净化设备上（比如费森尤斯的 Ci-Ca 模块）安装了智能的枸橼酸盐抗凝模块，使枸橼酸盐抗凝技术变得更加简单易行。

1. 枸橼酸盐的初始输注流量　在滤器前管路的引血端输注枸橼酸盐，为了达到有效抗凝浓度,通常需要使滤器前的血清枸橼酸根浓度到达 4~6mmol/L,才能使血清离子钙水平低于 0.4mmol/L,从而达到局部抗凝的目的。研究显示,当血清离子钙水平高于 0.4mmol/L时,全血凝固时间(clotting time)与离子钙水平的高低基本无关,当血清离子钙水平低于 0.4mmol/L 时,全血凝固时间显著延长,并且血清离子钙水平越低,全血凝固时间越长。为了使滤器中的血清枸橼酸根浓度达标,枸橼酸三钠的输注流量应随体外循环的血流量进行调整。目前,国内市场上常使用的成品为 4% 枸橼酸三钠。成品枸橼酸三钠需要与水络合后才能处于稳定状态,其分子式变为 $C_6H_5Na_3O_7 \cdot 2H_2O$,分子量为 294,4% 枸橼酸三钠溶液浓度可换算为:

$$(40 \div 294) \times 1000 = 136mmol/L$$

如果引血端的血流量为 150ml/min(相当于 9000ml/h),为了使滤器中的血清枸橼酸根浓度达到 4mmol/L,假定 4% 的枸橼酸三钠输注流量为 X(ml/h),可列出计算公式如下:

$$136mmol/L \times [X/(9000 + X)] = 4mmol/L$$

那么,X=272.7ml/h(相当于 37.1mmol/h)。X 即为枸橼酸三钠的初始输注流量。

根据上述结果,可以看出,血流量与枸橼酸流量之间的比值近似等于 1.8,因此,我们推荐 4% 枸橼酸钠初始流量(ml/h)= 初始血流量(ml/min)×1.8,无论采用何种模式和稀释方式(前稀释或后稀释),如 CVVH、CVVHD 或 CVVHDF,均可以采用局部枸橼酸盐抗凝。

2. 枸橼酸流量的设定及调整 体内正常血清枸橼酸根浓度为 0.07~0.14mmol/L,血清安全浓度为 0.5~0.8mmol/L。CBP 过程中枸橼酸三钠的安全输注流量为 17~45mmol/h,在此输注量范围内没有观察到明显的枸橼酸根蓄积和中毒;当体内枸橼酸根血清浓度 >2.5mmol/L 时,可出现显著中毒现象。因此,应避免通过加大枸橼酸盐输注流量来加强抗凝效果,而应通过降低血流量以提高体外循环管路中的血清枸橼酸浓度(表 7-3-1)。例如,引血端的血流量为 150ml/min,4% 枸橼酸钠输注流量为 203ml/h(相当于 27.6mmol/h)时,滤器前的血清枸橼酸根浓度为 3mmol/L,如果将引血端的血流量增至 200ml/min 或降至 100ml/min,滤器前的血清枸橼酸根浓度分别为 2.26mmol/L 和 4.45mmol/L。当患者存在肝功能障碍和(或)组织低灌注(缺氧)时,枸橼酸根的代谢能力下降。Bagshaw 等建议,当患者存在肝功能衰竭时,应将枸橼酸盐的初始输注流量降低一半,体外循环的血流量也相应减半。

表 7-3-1　通过血流量调整滤器血清枸橼酸根浓度

枸橼酸盐输注流量 (mmol/h)	血流量 (ml/min)	滤器枸橼酸浓度 (mmol/L)
27.6	200	2.26
27.6	150	3
27.6	100	4.45

枸橼酸盐的初始输注流量取决于滤器中的血清枸橼酸根浓度是否达标,但其输注流量的进一步调整则依据滤器后离子钙水平。参照 Bagshaw 等的研究,局部枸橼酸盐抗凝的目标是使滤器后离子钙水平维持在 0.25~0.35mmol/L 之间,一般在开始抗凝后 30~60 分钟首次监测滤器后离子钙水平,并根据监测结果调整枸橼酸盐的输注流量(表 7-3-2)。如果抗凝达标,建议每隔 4 小时监测滤器后离子钙水平;如果抗凝未达标,根据表 7-3-2 调整 4% 枸橼酸三钠的输注流量,每隔 1 小时监测滤器后离子钙水平,直到抗凝达标。

表 7-3-2　根据滤器后离子钙水平调整枸橼酸盐输注流量

滤器后离子钙（mmol/L）	4% 枸橼酸钠流量调整	重复监测滤器后离子钙
<0.25	↓ 20ml/h	1 小时
0.25～0.35	不变	4 小时
0.36～0.40	↑ 10ml/h	1 小时
0.41～0.45	↑ 20ml/h	1 小时
>0.45	↑ 30ml/h	1 小时

输入体外管路中的枸橼酸清除主要通过体内代谢和血液净化清除两种途径。枸橼酸与钙螯合后生成的枸橼酸钙进入体内后被解离，释放络合的钙离子而无任何残留。尽管螯合的枸橼酸钙解离常数较低，停止输注枸橼酸盐 30 分钟后，机体能将枸橼酸根完全代谢，体内离子钙及枸橼酸根浓度恢复正常。枸橼酸的清除与血液净化的治疗剂量关系密切，当治疗剂量增大时，枸橼酸清除增加，应适当提高枸橼酸的流量。

3. 离子钙的补充　当滤器前开始输注枸橼酸钠时，需经滤器后管路上或患者静脉补充目标钙剂，目的是将体内血清离子钙维持在 1.0～1.35mmol/L 之间。国内常用的成品钙剂包括 10% 葡萄糖酸钙和 10% 氯化钙，这些成品制剂都含有络合水，其分子式分别为 $Ca-GS \cdot H_2O$、$CaCl_2 \cdot 2H_2O$，分子量分别为 448.4 和 147。1ml 的 10% 葡萄糖酸钙含有 0.22mmol 的 Ca^{2+}，而 1ml 的 10% 氯化钙含有 0.68mmol 的 Ca^{2+}。10% 葡萄糖酸钙与 10% 氯化钙比较有如下优势：静脉刺激小，可以经外周静脉输注；不含氯离子；不用在体外循环管路的下游输注，防止体外管路回血端凝血。因此，通常采用 10% 葡萄糖酸钙经体内静脉或体外管路回血端补充 Ca^{2+}。

参照 Bagshaw 等在 CVVHDF（超滤率为 500ml/h，透析液流率为 1000ml/h）过程中进行的研究，10% 葡萄糖酸钙的初始输注流量为 10ml/h（2.2mmol/h），一般在开始抗凝后 30～60 分钟首次监测体内血清离子钙水平，并根据监测结果调整 10% 葡萄糖酸钙的输注流量（表 7-3-3）。如果体内血清离子钙水平达标，建议每隔 6 小时监测体内离子钙水平；如果体内血清离子钙水平未达标，根据表 3 调整体内离子钙的输注流量，每隔 2～4 小时监测体内离子钙水平，直到体内血清离子钙处于正常水平。对于轻中度低钙血症（离子钙：0.9～1.0mmol/L）患者，可以静脉注射 10% 葡萄糖酸钙 1～2g；对于症状性或严重低钙血症患者（离子钙 <0.9mmol/L），10 分钟内静脉注射 10% 葡萄糖酸钙 3g 或 10% 氯化钙 1g，如果需要，可重复静注，直至体内血清离子钙正常。

表 7-3-3　根据体内血清离子钙水平调整钙剂的输注流量

体内离子钙（mmol/L）	10% 葡萄糖酸钙泵速	重复监测体内离子钙
>1.35	↓ 1.1mmol/h（5ml/h）	4 小时
1.0～1.35	不变	6 小时
0.91～0.99	↑ 0.5mmol/h（2.3ml/h）	6 小时
0.86～0.90	↑ 1.1mmol/h（5ml/h）	4 小时
0.75～0.85	↑ 1.65mmol/h（7.5ml/h）	2 小时
<0.75	↑ 2.2mmol/h（10ml/h）	2 小时

注：10% 葡萄糖酸钙的初始输注流量为 10ml/h

在血浆和细胞外液中，约40%的血浆钙与血浆蛋白结合，约10%的钙与有机酸结合，剩下的50%为血浆离子钙，血浆离子钙与结合钙处于动态平衡、不断转换之中。只有血浆离子钙、有机酸结合钙或枸橼酸钙可经滤器清除，筛选系数接近于1.0。枸橼酸根与钙离子螯合，枸橼酸钙进入体内后被代谢解离，释放出络合的钙离子而无任何残留。也就是说，无需补充进入体内被枸橼酸根螯合的钙离子。因此，在CBPT的过程中，只需要补充经血液净化清除的钙和经体内清除的钙，即可避免体内钙离子紊乱。

人体内约99%的钙储存于骨中，约1%存在于细胞外液，0.1%位于细胞内液。多种因素可以影响体内钙的分布与排泄。当细胞外液钙趋于降低时，甲状旁腺激素（PTH）释放增加，使骨中储存的钙释放至细胞外液；当细胞外液钙趋于增加时，PTH释放减少，促使细胞外液的钙储存于骨中，从而调节细胞外液的钙量。血浆H^+浓度可以影响血浆蛋白钙的结合程度，酸中毒时，血浆蛋白结合钙下降，血浆离子钙增加；碱中毒时则相反。体内钙可经胃肠液和脱落的肠黏膜细胞丢失，经粪便排泄。正常情况下经粪便丢失的钙量约为250mg/d；经尿液排泄的钙量约为100mg/d。因此，滤器后钙离子的输注流量不仅与CVVH的超滤率大小有关，还与体内钙的排泄和（或）重新分布有关。

（三）局部枸橼酸盐抗凝的并发症及其处理

相较于其他血液净化的抗凝方法，局部枸橼酸盐抗凝尤其需要注意代谢并发症，主要包括酸碱失衡和电解质紊乱。

当钙离子输注流量大于其丢失量时，患者可出现高钙血症；反之，患者会出现低钙血症（表7-3-4）。枸橼酸盐也可与镁离子螯合，导致低镁血症。1mmol枸橼酸三钠充分代谢后释放3mmol的Na^+和1mmol HCO_3^-，因此，枸橼酸三钠局部抗凝易出现高钠血症和代谢性碱中毒，但Na^+和HCO_3^-经CBP丢失的流量大于Na^+和HCO_3^-的输注流量时，就会出现低钠血症和代谢性酸中毒（表7-3-4，表7-3-5）。

表7-3-4 电解质紊乱及其处理

电解质紊乱	原因	处理
低钙血症	钙离子丢失的流量大于输注流量（体内离子钙降低，总钙正常）	↑钙离子输注流量
	枸橼酸代谢降低（代酸，总钙/离子钙比和阴离子间隙增高）	↑钙离子输注流量 ↓枸橼酸盐输注流量或暂停 ↑超滤率 ↑碳酸氢钠输注流量
高钙血症	钙离子输注流量大于丢失的流量	↓钙离子输注流量
低钠血症	钠离子丢失的流量大于输注流量	↑置换液钠离子浓度 ↑枸橼酸盐输注流量
高钠血症	钠离子输注流量大于丢失的流量	↓置换液钠离子浓度 ↓枸橼酸盐输注流量
低镁血症	枸橼酸根与镁离子螯合	适量补镁

当枸橼酸根的代谢量低于其进入体内的流量时，枸橼酸根将在体内蓄积。由于HCO_3^-产生减少，患者可出现代谢性酸中毒，此时，血清离子钙降低，血清总钙/离子钙比>2.5，阴离子间隙增宽（表7-3-5）。患者可表现为感觉异常、口周及颜面部麻木感、抽搐、凝血功能

障碍、血管张力下降所致的低血压及心脏抑制。对于低钙血症而酸碱状况良好的患者，提示补钙量不足，需要增加补钙量；如果体内离子钙水平降低伴代谢性酸中毒进行性加重，血清总钙/离子钙比>2.5，表明枸橼酸根蓄积。

肝功能障碍和（或）组织低灌注并不是局部枸橼酸盐抗凝的绝对禁忌证。开始 CBP 前存在肝功能衰竭的患者，如果出现高乳酸血症（>5mmol/L），可以作为枸橼酸根蓄积的标志物；伴有高乳酸血症的脓毒症患者，如果循环改善，通常能较好地耐受局部枸橼酸盐抗凝。

表 7-3-5　酸碱平衡紊乱及其处理

酸碱平衡紊乱	原因	处理
代谢性酸中毒	代谢性酸性产物清除不足	↑ CBP 治疗剂量
	缓冲碱丢失的流量大于输注流量	↑ 碳酸氢钠输注流量
		↑ 枸橼酸盐输注流量（排除枸橼酸蓄积）
	枸橼酸代谢降低（↓离子钙，↑总钙/离子钙比和阴离子间隙）	↓ 枸橼酸盐输注流量或暂停
		↑ CBP 治疗剂量
代谢性碱中毒	缓冲液输注流量大于丢失的流量	↓ 碳酸氢钠输注流量
		↓ 枸橼酸盐输注流量（影响抗凝效果）

为防止枸橼酸盐中毒，需要了解枸橼酸盐的代谢对总钙、离子钙以及酸碱平衡状态的影响。当怀疑患者出现枸橼酸蓄积时，应同时监测血清总钙与外周静脉离子钙水平。对于枸橼酸根蓄积，最好的处理方法是降低枸橼酸盐输注流量或暂停，以便纠正代谢紊乱。降低枸橼酸盐输注流量的同时，相应降低 CBP 的血流量，否则会影响抗凝效果。

CBP 对枸橼酸根的清除率取决于超滤率和（或）透析液的流量、血细胞比容（HCT）和滤过分数（FF）。在 Chadha 等的研究中，透析（弥散）和滤过（对流）对枸橼酸根的清除似乎没有区别，也就是说，透析液流量为 1000ml/h 时，相当于超滤率为 1000ml/h 对枸橼酸根的清除。假定 CVVH 的血流量为 200ml/min，HCT 为 30%，超滤率为 28ml/min，可得出如下计算公式：

$$CVVH 的血浆流量 = 200ml/min \times (1-30\%) = 140ml/min$$
$$FF = 超滤率/血浆流量 = 28ml/min \div 140ml/min = 0.2$$

如果此时滤器前枸橼酸根的输注流量为 36mmol/h，假定枸橼酸根的筛选系数为 1.0，CVVH 的持续时间为 24 小时，可得出如下计算公式：

$$24 小时进入体内的枸橼酸根 = 36mmol/h \times 24h \times (1-0.2) = 553mmol$$

1mmol 的枸橼酸根进入体内完全代谢后可以产生 2.47kJ（0.59kcal）的热量，相当于每天产能 1394kJ（333kcal）。因此，采用局部枸橼酸盐抗凝时，应降低糖的补充量。

（四）局部枸橼酸盐抗凝与全身肝素抗凝的疗效比较

迄今，已有 5 个随机、对照研究比较了局部枸橼酸盐抗凝与全身肝素抗凝的疗效。其中，2 个研究显示局部枸橼酸盐抗凝可以获得更长的滤器寿命，2 个研究显示两种抗凝方式的滤器寿命相当，另外 1 个研究对滤器寿命未予评价。只有 2 个研究比较了两种抗凝方式对病死率的影响，在 Oudemans 等的研究中，局部枸橼酸盐抗凝与低分子肝素抗凝比较，降低了接受 CVVH 的急性肾损伤患者的病死率，可能原因是枸橼酸盐的抗炎特性导致了病死率的改善；而在另外 1 个研究中，两组的病死率无显著差异。总体而言，局部枸橼酸盐抗凝的出血发生率低于或类似于肝素抗凝。CBP 过程中，枸橼酸盐抗凝与全身肝素抗凝的优缺点比较见表 7-3-6。

表 7-3-6 局部枸橼酸盐抗凝与全身肝素抗凝的优缺点比较

	全身肝素抗凝	局部枸橼酸盐抗凝
临床		
抗凝效应	全身；可出现耐药	局部
出血风险	更高	没有增加
滤器寿命	类似或更短	类似或更长
代谢控制	好	好（如果使用恰当）
代谢紊乱	风险低	风险更高（如果控制不当）
理解程度	容易	困难
致死性并发症	大出血；HIT	快速输注可能导致心搏骤停
临床预后		患者及其肾脏预后可能更好
生物化学作用		
促炎与抗炎效应	抑制凝血酶生成，从而抑制抗凝血酶的抗炎特性	预防中性粒细胞和血小板释放颗粒产物
生物能量效应		产能，可能对线粒体功能不良具有保护作用

与肝素比较，枸橼酸盐抗凝具有局部抗凝的优势，出血并发症发生率低；生物相容性好，不会诱导肝素诱发的血小板减少症；滤器寿命长；枸橼酸盐的抗炎特性使其可能改善急性肾损伤重症患者的病死率和肾脏预后，因而是一种非常理想的抗凝剂，可广泛用于各种肾脏替代治疗模式。但对于有血栓形成风险的患者，应使用全身抗凝方式，以防止患者体内血栓形成。枸橼酸根的代谢比较复杂，使用不当可引起诸多代谢并发症。只要掌握了其使用方法与适应证，密切监测相关指标，可在临床安全使用。

二、局部肝素抗凝

鱼精蛋白是一种碱性蛋白，具有强碱性基团，在体内可与强酸性的肝素结合，形成一种无活性的稳定复合物使肝素失去抗凝活性。鱼精蛋白注射 0.5～1 分钟后即能发挥作用，持续约 2 小时，半衰期与其用量相关，用量越大，半衰期越长。由于 1mg 鱼精蛋白可中和 100U 的普通肝素，因此，在血液净化管路引血端滤器前输注普通肝素，在回血端滤器后以 1∶1 比例输注鱼精蛋白中和肝素，就可以实现局部肝素抗凝（图 7-3-2）。肝素与鱼精蛋白输注速率根据滤器后 APTT 和体内 APTT 进行调整，抗凝目标是使滤器后 APTT 达到正常值 2 倍左右，体内 APTT 维持正常。

局部肝素抗凝可提供较长的滤器寿命，出血发生率相对较低。缺点是需要反复监测体外管路滤器后和体内血液 APTT 以调整肝素和鱼精蛋白用量，技术操作较为复杂。同时，由于鱼精蛋白的半衰期短于肝素的半衰期，治疗结束后可能会出现体内 APTT 的突然延长，称之为"肝素反跳"，增加了出血风险。对鱼精蛋白过敏者也不能采用此法。鱼精蛋白的副作用还包括：心动过缓、胸闷、呼吸困难、体循环低血压和严重的肺血管收缩等。

2012 年 KDIGO 指南指出：对于高危出血患者，建议采用局部枸橼酸盐抗凝，而不是其他抗凝方式，避免采用局部肝素抗凝。因此，只有当不具备枸橼酸盐抗凝条件或存在枸橼酸盐抗凝禁忌，且出血风险不是很高的情况下，可以尝试采用局部肝素／鱼精蛋白抗凝。

综上所述，与全身抗凝相比，局部抗凝技术的实施方案较为复杂，需同时监测体内和体外的凝血功能或离子浓度，抗凝药物剂量调整难度相对较大，局部枸橼酸盐抗凝容易出现代谢并发症；局部肝素抗凝存在中和不完全的缺点。但是与全身抗凝相比，局部抗凝的出血风险较小，与无抗凝技术比，可以延长滤器寿命，因此局部抗凝技术适用于外科手术后等出血风险较高的患者。对于没有出血风险的患者，局部抗凝和全身抗凝均可使用。但对于有血栓形成风险或已经存在缺血性疾病需要抗凝的患者，局部抗凝无法防治患者体内的血栓形成，血液净化治疗时建议使用全身抗凝。具体的抗凝方案的选择还要结合重症患者具体情况综合考虑。

（李文雄　崔　嵩）

参 考 文 献

1. Oudemans-Van Straaten HM. Citrate anticoagulation for continuous renalreplacement therapy in the critically ill. Blood Purifi cation，2010，29：208-213.

2. Hetzel GR，Schmitz M，Wissing H，et al. Regional citrate versus system icheparin for anticoagulation in critically ill patients on continuousvenovenous haemofiltration：a prospective randomized multicentre trial. Nephrol Dial Transplant，2010，26：232-239.

3. Oudemans-van Straaten HM，Kellum JA，Bellomo R. Clinical review：Anticoagulation for continuous renal replacement therapy - heparin or citrate? Critical Care，2011，15：202.

4. Zhang Z，Ni H. Efficacy and safety of regional citrateanticoagulation in critically ill patients undergoing continuous renal replacement therapy. Intensive Care Med，2012，38：20-28.

5. Morgera S，Sneider M，Slowinski T，et al. A safe citrate anticoagulation protocol with variable treatment efficacy and excellent control of the acid-base status. Crit Care Med，2009，37：2018-2024.

6. Kalb R，Kram R，Morgera S，et al. Regional citrate anticoagulation for high volume continuous venovenous hemodialysis in surgical patients with high bleeding risk. Ther Apher Dial，2013，17：202-212.

7. Balogun RA，Turgut F，Caldwell S，et al. Regional citrate anticoagulation in critically ill patients with liver and kidney failure. J Nephrol，2012，25：113-119.

8. Schilder L，Nurmohamed SA，Bosch FH，et al. Citrate anticoagulation versus systemic heparinisation in continuous venovenous hemofiltration in critically ill patients with acute kidney injury：a multi-center randomized clinical trial. Crit Care，2014，16（18）：472.

9. Fernández SN，Santiago MJ，López-Herce J，et al. Citrate anticoagulation for CBP in children：comparison with heparin. Biomed Res Int，2014：786301.

10. Schilder L，Nurmohamed SA，ter Wee PM，et al. Citrate confers less filter-induced complement activation and neutrophil degranulation than heparin when used for anticoagulation during continuous venovenous haemofiltration in critically ill patients. BMC Nephrol，2014，15：19.

11. Lanckohr C，Hahnenkamp K，Boschin M. Continuous renal replacement therapy with regional citrate anticoagulation：do we really know the details? Curr Opin Anaesthesiol，2013，26：428-437.

12. KDIGO AKI Work Group. KDIGO clinical practice guideline for acute kidney injury. Kidney Int，Suppl，2012，2：1-138.

第八章 血液透析技术

血液透析（HD）从19世纪中期出现至今已有160多年的历史，从最初的"透析"到目前的"血液净化"，从单纯治疗肾衰竭拓展到医学科学的多个领域，已成为临床上重要的治疗手段。

血液透析作为最基础的血液净化治疗方式，为肾衰竭患者带来革命性的变化。在它的基础上，各种血液净化治疗方式也正如同一朵朵奇葩尽情绽放。

血液透析的质量直接关系到患者的生存及预后，本章节从血液透析的适应证、操作、抗凝、剂量、并发症及防治等方面系统阐述血液透析的相关知识，希望能为您全面了解血液透析的基础知识提供帮助，也为进行更深层次的血液净化治疗做好铺垫。

第一节　血液透析的适应证

一、急性肾损伤

越来越多的研究表明，对于AKI患者早期进行肾替代治疗可能有助于肾功能的恢复及减少死亡率。KIDGO指南指出决定RRT时机应更多地考虑尿量的减少、液体过负荷程度、非肾脏脏器衰竭的程度等临床状况和实验室指标的变化趋势，而不是凭借单一的血清肌酐、尿素氮值。因此，临床医师应根据患者和本单位的具体情况，权衡利弊，慎重决定AKI患者的肾脏替代治疗时机。

间歇血液透析（IHD）和连续血液净化治疗（CBPT）是目前临床应用于救治AKI的主要肾替代治疗方式。与IHD相比，CBPT具有明显的优越性：CBPT能连续、缓慢地清除水分及溶质，更符合生理状态，容量波动小，尤其适用于血流动力学不稳定的患者；血浆渗透压缓慢下降，防止失衡综合征；更好地维持水电解质和酸碱平衡，为营养支持创造条件；能清除中、大分子及炎症介质，控制高分解代谢，从而改善严重感染及MODS患者的预后；滤器的生物相容性好。可见，与血液透析相比，理论上CBPT具有血流动力学稳定、溶质清除率高、为重症患者的营养支持提供治疗"空间"和清除炎症介质等优势。

现有的循证医学证据表明CBPT和IHD在改善AKI患者的预后方面无显著性差异；但CBPT在肾功能恢复方面的益处要优于常规IHD治疗。因此，关于肾替代治疗的方式，KDIGO指南认为CBPT和IHD是两种互补的治疗方式，但对血流动力学不稳定、急性脑损伤、存在颅内高压或脑水肿的患者推荐CBPT治疗。

二、终末期肾病

K/DOQI 建议患者在 CKD 5 期，eGFR＜15ml/（min·1.73m^2），肾脏病医生应该评价患者开始肾脏替代治疗的好处、风险和不利因素，并开始准备透析治疗；但通常建议非糖尿病患者 eGFR＜10ml/（min·1.73m^2）开始透析，糖尿病患者应该在 eGFR＜15ml/（min·1.73m^2）时开始透析。

对于有严重并发症，经药物治疗等不能有效控制者，可能需要提早开始透析治疗，如容量过多包括急性心力衰竭、顽固性高血压；高钾血症；代谢性酸中毒；高磷血症；贫血；体重明显下降和营养状态恶化，尤其是伴食欲丧失有恶心、呕吐症状等；慢性充血性心力衰竭、尿毒症性心包炎；出现尿毒症神经系统症状，如性格改变、不安腿综合征等。

三、急性药物或毒物中毒

血液透析主要清除分子量低的（低通透析器清除分子量小于1000Da，高通量透析器清除分子量小于11 000Da）、蛋白结合率低，表观分布容积低的水溶性毒素，如甲乙醇、水合氯醛、对乙酰氨基酚等。

四、其他疾病

严重水、电解质及酸碱平衡紊乱，一般疗法难以奏效者；肝性脑病、肝肾综合征、肝硬化顽固腹水；严重的充血性心衰，急性左心衰；严重高热、低体温等。

（刘　红）

参 考 文 献

1. Ghannoum M，Roberts DM，Hoffman RS，et al. A stepwise approach for the management of poisoning with extracorporeal treatments. Semin Dial，2014，27（4）：362-370.
2. 美国国家肾脏基金会. NKF-K/DOQI 慢性肾脏病及透析的临床实践指南. 北京：人民卫生出版社，2003.
3. 刘志红，黎磊石. 中国肾脏病学. 北京：人民军医出版社，2008.
4. 王海燕. 肾脏病学. 北京：人民卫生出版社，2008.
5. 王质刚. 血液净化学. 北京：北京科学技术出版社，2010.
6. Cabral，Yuri F. Hemodialysis：Indications，procedures and complications. New York：Nova Science Publishers，Central Book Services，2012.

第二节　血液透析基本操作

一、血液透析前的准备

透析前医护人员应充分向患者做好宣教工作，解除患者的心理负担，签署知情同意书，同意接受血液透析并能主动配合。患者透析前应检查肝肾功能、电解质、血常规、血型、凝血功能、肝炎病毒、梅毒抗体、HIV 抗体等。根据患者的情况进行分区，制订透析处方。患者透析前应建立血管通路,如内瘘、中心静脉置管等。患者透析前应测量生命体征及体重,并了解患者透析间期病情变化,制订透析方案。

二、血液透析操作程序

(一)物品准备

护士核对医嘱,根据医嘱准备相应的透析器、透析管路、透析液、穿刺针、无菌治疗巾、一次性手套、生理盐水、止血带、消毒物品及抗凝剂等。

护士治疗前核对 A、B 浓缩透析液浓度、有效期,检查 A、B 透析液连接。

(二)开机自检

检查透析机电源线连接是否正常,打开机器电源总开关,按照要求进行机器自检。

(三)安装管路和透析器

检查血液透析器及透析管路有无破损,外包装是否完好。查看有效日期、型号。

按照无菌原则进行操作。打开包装后不得污染管路和透析器。逐一打开一个管路保护帽与一个接头连接,避免接头暴露时间过长。不使用的侧支夹闭,并旋紧端口小帽。静脉管路必须放进空气监测器和静脉夹内并连接静脉压感应器。安装管路顺序按照血液净化管路的血流方向依次安装。

(四)密闭式预充

1. 启动透析机血泵 80～100ml/min,用生理盐水先排净透析管路和透析器血室(膜内)气体。生理盐水流向为动脉端→透析器→静脉端,不得逆向预充。

2. 将泵速调至 200～300ml/min,连接透析液接头与透析器旁路,排净透析器透析液室(膜外)气体。

3. 生理盐水预充量应严格按照透析器说明书中的要求;若需要进行闭式循环或肝素生理盐水预充,应在生理盐水预充量达到后再进行。

4. 推荐预充生理盐水直接流入废液收集袋中,并且废液收集袋放于机器液体架上,不得低于操作者腰部以下;不建议预充生理盐水直接流入开放式废液桶中。

5. 预充过程中,护士应轻轻转动和拍打透析器,以利于细小气泡排出。

6. 冲洗完毕后根据医嘱设置治疗参数。

7. 准备足够完成治疗时间的透析液,以防透析液不够中途更换.影响电导率检测。

(五)评估并建立血管通路,如内瘘、中心静脉留置导管,确保充足的血流量

1. **动静脉内瘘穿刺**

(1)穿刺前评估内瘘功能:首先要观察内瘘血管走向,以触摸来感受所穿刺血管管壁的厚薄、弹性、深浅及瘘管是否通畅。观察穿刺部位有否血肿、紫斑、炎症、假性动脉瘤等。

(2)选择穿刺点后,消毒穿刺部位。根据血管的粗细和血流量要求等选择穿刺针。

(3)在动静脉内瘘使用的最初阶段,建议使用小号穿刺针,并采用较低的血流量,以降低对内瘘的刺激与损伤。使用 3～5 次后,再选用较粗的穿刺针,并在患者耐受的情况下,尽量提高血流量。

(4)采用阶梯式、纽扣式等方法,以合适的角度穿刺血管。先穿刺静脉,再穿刺动脉,动脉端穿刺点距动静脉内瘘口 3cm 以上、动静脉穿刺点的距离 10cm 以上为宜,固定穿刺针。根据医嘱推注首剂量肝素(使用低分子肝素作为抗凝剂,应根据医嘱上机前静脉一次性注射)。

2. 中心静脉留置导管连接

（1）准备碘伏消毒棉签和医用垃圾袋。

（2）打开静脉导管外层敷料。

（3）患者头偏向对侧，将无菌治疗巾垫于静脉导管下。

（4）取下静脉导管内层敷料，将导管放于无菌治疗巾上。

（5）分别消毒导管和导管夹子，放于无菌治疗巾内。

（6）先检查导管夹子处于夹闭状态，再取下导管肝素帽。

（7）分别消毒导管接头。

（8）用注射器回抽导管内封管肝素，推注在纱布上检查是否有凝血块，回抽量为动、静脉管各2ml左右。如果导管回血流不畅时，认真查找原因，严禁使用注射器用力推注导管腔。

（9）根据医嘱从导管静脉端推注首剂量肝素（使用低分子肝素作为抗凝剂，应根据医嘱上机前静脉一次性注射）。

（10）上机：关闭导管动脉端夹子，连接血路管动脉端到中心静脉导管动脉端。打开导管及血路管上的夹子，根据患者的情况用50～90ml/min的速度引血。当血液到达血路管静脉端近末端时，关闭血泵及静脉血路管上的夹子，停止引血。将血路管静脉端连接到中心静脉导管静脉端，打开导管及血路管上的夹子，打开血泵，增加血流量至180～200ml/min。

（11）用治疗巾包裹中心静脉导管并用胶布妥善固定在患者身上，用止血钳妥善固定血路管在患者肢体。

（六）血液透析中的监测

1．治疗开始后，立即测量血压、脉搏，询问患者的自我感觉，详细记录在血液透析记录单上。

2．自我查对。按照管路血液走向的顺序，依次查对血液净化管路系统各连接处和管路开口处，未使用的管路开口应处于加帽密封和夹闭管夹的双保险状态。根据医嘱查对机器治疗参数。

3．双人查对。自我查对后，与另一名护士同时再次查对上述内容，并在治疗记录单上签字。

4．血液透析治疗过程中，每小时1次仔细询问患者自我感觉，测量血压、脉搏，观察穿刺部位有无渗血、肿胀、疼痛及固定情况、穿刺针有无脱出移位，并准确记录。

5．如果患者血压、脉搏等生命体征出现明显变化，应随时监测，必要时给予心电监护。

6．观察机器的运行情况，监视各种报警装置出现异常及时处理或联系维修工程师，解除各种故障。

7．观察透析管路、透析器内血液的颜色及静脉压、跨膜压的情况，防止凝血。

8．准确记录透析记录单。

（七）回血下机

1. 内瘘回血下机

（1）调整血液流量至50～100ml/min。

（2）打开动脉端预充侧管，用生理盐水将残留在动脉侧管内的血液回输到动脉壶。

（3）关闭血泵，靠重力将动脉侧管近心侧的血液回输入患者体内。

（4）夹闭动脉管路夹子和动脉穿刺针处夹子。

（5）打开血泵，用生理盐水全程回血。回血过程中，可使用双手揉搓透析器，但不得用手挤压静脉端管路；当生理盐水回输至静脉壶、安全夹自动关闭后，停止继续回血；不宜将管路从安全夹中强制取出，将管路液体完全回输至患者体内，否则易发生凝血块入血或空气栓塞。

（6）夹闭静脉管路夹子和静脉穿刺针处夹子。

（7）先拔出动脉内瘘针，再拔出静脉内瘘针，压迫穿刺部位2～3分钟。

（8）用弹力绷带或胶布加压包扎动、静脉穿刺部位10～20分钟后，检查动、静脉穿刺针部位无出血或渗血后松开包扎带。

（9）治疗结束嘱患者平卧10～20分钟，生命体征平稳，穿刺部位无出血，听诊内瘘杂音良好。

（10）向患者交代注意事项，送患者离开血液净化中心。

2. 中心静脉置管回血下机

（1）透析机治疗结束铃声响起后，打开动脉端补液管及输液器上夹子，冲洗补液管滞留的血液，关闭夹子。

（2）关闭血泵，打开动脉端补液管及输液器上夹子，在重力的作用下用生理盐水将血泵前动脉血路管内的血液回输到患者体内。

（3）当导管内颜色变浅，夹闭血路管及导管动脉端夹子，打开血泵，根据患者的情况用50～100ml/min的速度回血。

（4）当血路管静脉端颜色变浅，关闭血泵，夹闭血路管及导管静脉端夹子。

（5）分离血路管与中心静脉导管动脉端，消毒导管动脉端管口，分别将生理盐水和封管抗凝剂注入导管动脉端，推注即将完毕时正压下夹闭导管动脉端夹子，再次用消毒剂消毒导管口，用新肝素帽封闭导管口。

（6）向患者交代注意事项相同方法处理导管静脉端。

（7）导管穿刺部换药. 用无菌敷料包裹导管动静脉端. 并妥善固定在患者身体上。

（8）向患者交代注意事项，送患者离开血净中心。

（刘　红）

参 考 文 献

1. 陈香美. 血液净化标准操作规程. 北京：人民军医出版社，2010.
2. 王雪梅，邓志强，于颖. 血液净化护理技术标准操作规程. 济南：山东大学出版社，2010.
3. 丁淑贞，李平. 实用血液净化护理管理. 北京：中国协和医科大学出版社，2012.
4. 林惠凤. 实用血液净化护理. 上海：上海科学技术出版社，2005.
5. 向晶，马志芳. 血液透析专科护理操作指南. 北京：人民卫生出版社，2014.

第三节　血液透析的抗凝

抗凝是保证血液透析顺利进行的重要环节，既要保证安全、有效的抗凝，又要减少出血的风险。在进行抗凝之前，首先要评价患者的凝血状态；其次合理选择适当的抗凝剂；同时治疗中密切监测凝血状态，最终达到个体化、最优化的治疗方案。

一、评价血液透析患者的凝血状态

（一）评估患者出血风险

Swartz 等对出血风险预测进行分级：低危为外科手术创伤或活动性出血超过 7 天；中危为外科手术创伤 3～7 天，活动性出血控制 3～7 天；高危为透析前 3 天进行过外科手术或经深静脉临时插管等紧急血液净化治疗及活动性出血停止 3 天以内；极高危为血液净化期间有活动性出血。

（二）评估患者发生血栓栓塞性疾病的风险`

1. 患有糖尿病、系统性红斑狼疮、系统性血管炎等伴有血管内皮细胞损伤的基础疾病。
2. 既往存在静脉血栓、脑血栓、动脉栓塞、心肌梗死等血栓栓塞性疾病。
3. 有效循环血容量不足，低血压。
4. 长期卧床。
5. 先天性抗凝血酶Ⅲ缺乏或合并大量蛋白尿导致抗凝血酶Ⅲ从尿中丢失过多。
6. 合并严重的创伤、外科手术、急性感染。

二、抗凝剂的种类

（一）普通肝素

1. **抗凝原理**　肝素是富含阴离子的硫酸黏多糖，在循环中与抗凝血酶Ⅲ结合形成循环辅因子，使抗凝血酶Ⅲ发生结构的改变，然后使Ⅹa及凝血酶（凝血因子Ⅱa）这些因子迅速灭活达到抗凝作用，而对凝血因子Ⅻa，Ⅺa和Ⅸa的抑制较少，肝素对Ⅹa及凝血酶（凝血因子Ⅱa）抑制作用一样，因此全身使用出血风险增加。

机体对肝素的敏感性和代谢率存在较大差异，故肝素的应用必须个体化。肝素静脉注射后起效时间为 3～5 分钟，达峰时间为 15 分钟，在肾衰竭的患者，其半衰期延长，约为 30～120 分钟。

2. **监测指标**　为达到较好的抗凝作用而不至引起出血，血液透析时常须观察凝血指标。最常使用活化凝血时间（ACT），也使用活化部分凝血活酶原时间（APTT）。透析早、中期目标 ACT、APTT 通常为基础值的 1.8 倍，透析后期（透析结束时）目标值应维持于基础值 1.4 倍。基础 ACT 值高的患者应当降低目标 ACT 值。

3. **临床应用**

（1）常规肝素抗凝：肝素虽不是理想的抗凝剂，但如无禁忌证，仍是目前维持透析患者首选的抗凝剂。对于慢性稳定的维持透析患者，美国、英国肾脏病协会推荐肝素作为标准抗凝剂，而低分子肝素作为可替代的选择。欧洲透析和移植协会建议肝素用量首剂 50U/kg，追加 800～1500U/h；英国肾脏病协会对首剂负荷量未作明确说明，追加量建议按照 500～1500U/h；我国在 2010 年制定的血液净化操作规程建议：血液透析、血液滤过或血液透析滤过患者，一般首剂量 0.3～0.5mg/kg，追加剂量 5～10mg/h，间歇性静脉注射或持续性静脉输注（常用）；血液透析结束前 30～60 分钟停止追加。应依据患者的凝血状态个体化调整剂量。

（2）小剂量肝素抗凝：透析开始的肝素负荷量为 0.1～0.2mg/kg，透析开始后即以每小时 0.2mg/kg 的速度连续注入，直至透析结束。此法对有出血倾向、甚至有出血情况者，其出血的危险性低于全身肝素化。治疗中监测 ACT 或 APTT 维持在基础值的 1.4 倍。

（3）局部肝素抗凝：在透析管路的动脉端滴注肝素，在管路的静脉端滴注鱼精蛋白中和肝素，使肝素化仅发生在体外管路局部，对全身的凝血系统没有明显影响，适用于有高危出血风险的患者。需要在透析管路的动静脉端分别监测 ACT 以调整肝素与鱼精蛋白的滴注速度。透析结束后需追加鱼精蛋白防止肝素反弹。此透析开始时于血路动脉端给予肝素500U，然后 500～750U/h 持续滴注，同时静脉端予相应量鱼精蛋白中和。肝素与鱼精蛋白效价比值个体差异较大，故透析过程中需随访有关凝血指标，并及时调整两者的用量。由于肝素半衰期较鱼精蛋白长，故透析结束时需再给一定量的鱼精蛋白。本方法只使体外管路血液抗凝，而对体内血液凝血功能无明显影响。适用于伴重度出血倾向或活动性出血患者。因方法使用烦琐，已较少应用。

4. 肝素副作用　主要的并发症是出血（高危患者可达 50%）。当发生出血时，可用鱼精蛋白治疗。鱼精蛋白与肝素结合而抑制肝素的抗凝活性。1mg 鱼精蛋白可中和 100～130U 的肝素。血透结束时相当部分肝素已被代谢，故鱼精蛋白用量为肝素总量的 1/2。由于鱼精蛋白半衰期较肝素短，故应用鱼精蛋白出血停止后可再次发生出血，称为反跳现象。此时可酌情再次给予鱼精蛋白治疗。

肝素诱发的血小板减少症（HIT）在透析人群发生率为 0～12%。由普通肝素引起的约3%～5%，而由低分子肝素引起的 <1%。Ⅰ型 HIT 非免疫介导，临床表现轻微，即使继续使用肝素也可以自行缓解，血小板计数无明显减少。Ⅱ型 HIT 属免疫介导，多在使用肝素 5～10 天后出现严重的血小板减少，一般不会自发缓解，再次使用肝素可能引起复发。Ⅱ型 HIT 血小板抗体结合血小板上的肝素 - 血小板因子 4 复合物，引起血小板减少、聚集、激活和血栓形成。停止使用肝素 1～2 周后缓解。HIT 患者建议使用直接凝血酶抑制剂重组水蛭素、阿加曲班或应用枸橼酸抗凝。

肝素其他副作用还包括瘙痒、过敏、高脂血症、骨质疏松症、脱发、变态反应（少见）、血管平滑肌细胞增殖、内膜增生等。

（二）低分子肝素

1. 抗凝原理　低分子肝素分子量在 2k～9kDa，平均分子量在 4k～5kDa，是普通肝素经化学解聚或分离后所得。其仅有抗凝血酶Ⅲ结合位点，没有与凝血酶结合位点，其可与抗凝血酶Ⅲ结合，通过改变抗凝血酶Ⅲ分子构型，使之更易与凝血因子 Xa 结合，抑制其活性，从而阻断凝血酶生成，阻断凝血过程。由于分子片段明显缩短，与凝血酶（Ⅱa）的亲和力下降，故抗凝作用减弱，对凝血时间影响较小。同时与抗凝血酶Ⅲ的结合力增强，可迅速灭活凝血因子 Xa，从而保留了抗栓活性。因此，低分子肝素的抗栓作用大于抗凝。其抗凝血因子 Xa 活性较普通肝素更强，出血风险低。不同厂家生产的低分子肝素纯度、组分并不完全相同，抗 Xa：抗Ⅱa 活性比大致 2:1～4:1，该比值越大，说明小分子素组成比例越高，对增强抗凝血酶Ⅲ直接抑制凝血酶的作用越小，出血风险越小，但抗凝作用越弱。

低分子肝素作用的高峰时间为 30 分钟，在尿毒症患者的半衰期为 4～6 小时，因此建议血液透析开始治疗前 30 分钟给予单次剂量，以达到血液进入透析管路和血滤器时充分阻断凝血反应。低分子肝素的剂量与抗凝活性通过抗凝血因子 Xa 活性测定来反映。

2. 监测指标　以低分子肝素作为抗凝剂时，可采用抗凝血因子 Xa 活性进行监测。建议无出血倾向的患者抗凝血因子 Xa 活性维持在 500～1000U/L，伴有出血倾向的血液透析患者维持在 200～400U/L。但抗凝血因子 Xa 活性不能即时检测，临床指导作用有限。

3. **临床应用** 本法适用于中、高危出血倾向者。一般给予 60～80IU/kg 静脉注射。血液透析、血液灌流、血浆吸附或血浆置换的患者无需追加剂量；CRRT 患者可每 4～6 小时给予 30～40IU/kg 静脉注射，治疗时间越长，给予的追加剂量应逐渐减少。

低分子肝素是否比普通肝素作为常规抗凝更适合，一直以来是热门话题。与普通肝素相比，低分子肝素引起脂质代谢紊乱、骨质破坏及诱发 II 型 HIT 的风险降低，肝素抑制盐皮质激素代谢，减少肾上腺醛固酮分泌，而低分子肝素对此方面影响较小。由于低分子肝素抗凝时间较长，使用简便，生物利用度高、不需要实时监测凝血状态，较少的副作用等优势，因此欧洲最佳临床实践指南推荐低分子肝素为血液透析常规的抗凝剂。目前，影响低分子肝素作为长期血透抗凝剂的因素可能与价格有一定关系。

4. **副作用** 与普通肝素基本相同，但发生出血的风险降低，对脂质代谢和骨代谢影响较小。

（三）局部枸橼酸抗凝

1. **抗凝原理** 枸橼酸盐能与游离钙结合成难以解离的可溶性枸橼酸盐复合物，使血离子钙减少，阻止凝血酶原转化成凝血酶，从而达到抗凝作用。本法体外管路中离子钙大约降至 0.3mmol/L，这足以阻断凝血路径。在体外管路中的血进入体内时，离子钙浓度则恢复，抗凝效果立刻消失，机体内凝血功能不受影响。枸橼酸进入体内后参与三羧酸循环代谢产物产生碳酸氢根，可纠正代谢性酸中毒。同时枸橼酸盐部分可经对流和弥散方式清除。停止输入枸橼酸盐 30 分钟后，体内离子钙和枸橼酸根浓度即可恢复正常。

2. **监测指标** 血液中的枸橼酸达到理想的抗凝效果的浓度通常是 3～4mmol/L，但临床上实时测量难以实现。因此通过监测滤器后离子钙浓度来判断抗凝程度。控制滤器后的离子钙浓度 0.25～0.35mmol/L；而患者体内离子钙浓度控制在 1.0～1.2mmol/L。

3. **临床应用** 因为局部枸橼酸抗凝比较复杂，在一般血液透析时很少应用。而在 CBPT 时常需要使用，其出血率最低，滤器寿命最长。目前适用于病情重、有活动性及高危出血倾向的急、慢性肾衰竭患者；抗凝血酶和肝素辅因子 II 水平低下患者。2012 年改善全球肾脏病预后组织（KDIGO）指南推荐 AKI 患者进行 CBPT 时首选枸橼酸抗凝。

枸橼酸主要在肝脏、肾脏、肌肉内进行代谢，因此理论上肝功能不全、缺氧、休克等临床情况可能造成枸橼酸蓄积，引起相关电解质、酸碱平衡紊乱。只要密切监测、合理调整枸橼酸溶液和钙剂输入速度，即便是伴有肝衰竭的患者也可避免代谢紊乱的出现。临床医生通过监测离子钙、总钙与离子钙比值、pH 值、碳酸氢根、阴离子间隙、乳酸等指标间接判断是否存在枸橼酸蓄积。不同疾病、不同人群体内枸橼酸清除率可能差别很大，因此需要根据患者实际情况进行个体化调整。

Meta 分析 6 个 RCT 研究（488 例患者，658 套透析管路和滤器）显示，与普通肝素组、低分子肝素组、局部肝素抗凝相比，枸橼酸抗凝组管路寿命延长、出血风险减少，但代谢紊乱的并发症并无差异。

长期维持透析患者，由于局部枸橼酸抗凝操作复杂、需要持续监测，应用相对较少。在 11 例短期应用枸橼酸抗凝的维持透析患者研究显示，PTH 水平增加占总人数的 73%。因此在长期透析患者，重视枸橼酸对骨代谢的影响，为患者制订个体化的安全有效的治疗方案至关重要。

另外，超越抗凝之外，局部枸橼酸治疗的重要影响可以减少透析引起的炎症反应，它引起滤器内离子钙浓度降低不仅下调膜介导的炎症,可能同时减轻了全身的炎症反应;可延长滤器使用寿命,提高生物相容性,具有抗炎和抗氧化应激的作用。不远的未来枸橼酸抗凝可能会替代肝素抗凝成为 HD 患者主要的抗凝剂。

4. **副作用**　代谢性碱中毒、代谢性酸中毒;低钙 / 高钙血症,低钠 / 高钠血症、低镁血症;对骨代谢的影响。

低钙血症是刺激 PTH 分泌的有利因素。局部枸橼酸抗凝时,尽管离子钙维持在正常范围,但丢失的钙量大于补充的钙量,即存在负钙平衡,可引起 PTH 水平上升进而促进骨动员。因此离子钙水平轻微波动就可能对甲状旁腺素水平有明显的影响。临床医生应该保证补钙充足,防止骨质丢失。

(四)阿加曲班

1. **抗凝原理**　阿加曲班是合成的精氨酸衍生物,凝血酶直接抑制剂,其相对分子质量为 526。阿加曲班能高亲和与凝血酶催化部位相结合,特异性抑制凝血酶活性及其催化和诱导的反应。与肝素比较,它能完全抑制凝血酶与血小板糖蛋白 I b 的结合,阻抑血小板的高度聚集。阿加曲班由血液净化管路动脉端输入,达到滤器充分抗凝,回输入体内后,经稀释和快速代谢,不影响体内的凝血过程,达到单纯体外抗凝的效果。

阿加曲班主要通过肝脏代谢,经胆道从粪便排出。半衰期较短(15～20 分钟),不受年龄、性别和肾功能影响,中、重度肝功能不全时半衰期将明显延长,因此合并明显肝功能障碍不宜选择阿加曲班。

2. **监测指标**　推荐应用活化部分凝血活酶时间或活化凝血时间。从血液净化管路静脉端采集的样本的 APTT 维持于治疗前的 1.5～2.5 倍,而治疗过程中和结束后从血液净化管路动脉端采集的样本 APTT 应与治疗前无明显变化。

3. **临床应用**　主要用于抗凝血酶Ⅲ缺乏患者和 HIT 患者。2012 年 HIT 预防与治疗指南推荐阿加曲班作为维持血透患者 HIT 的抗凝治疗药物。阿加曲班在维持性透析患者的研究尚处于起步阶段,研究较少。现有研究显示与对照组比较,阿加曲班在维持透析患者,出血发生率、全因死亡率无统计学差异,在管路凝血发生率方面明显降低。

4. **副作用**　主要是出血和药物过敏。阿加曲班没有拮抗剂,如发生威胁生命的大出血或怀疑阿加曲班过量时,应立即停用,并给患者补充凝血酶制剂或新鲜血浆。

(五)其他

如重组水蛭素、类前列腺素、萘莫司他、类肝素等,国内临床应用较少。

(六)无抗凝透析

对于高出血风险、急性凝血功能障碍、近期头部损伤、较大的外科手术、创伤、急性 HIT 综合征或由于其他原因无法进行系统抗凝的患者可选择无抗凝透析。无抗凝透析最好采用生物相容性好的透析器。首先用含肝素 3000～5000U/L 的等渗盐水预充透析器和体外管路 10～15 分钟,透析前须用 1L 等渗盐水冲洗透析器及血路,透析血流量应保持在 250～300ml/min,每隔 15～60ml/min 用 100～200ml 等渗盐水冲洗透析器。无抗凝透析发生凝血的风险主要发生于动脉血流量低、使用静脉导管、低血压、或伴随输血等。同时无抗凝透析可能会降低透析清除率。

总之,HD 患者的抗凝管理不是以证据为基础的,因为有大量的异质性存在,这需要针对每个个体选择优化的抗凝治疗方案,才能使患者达到更好地治疗效果,减少出血的风险。

最近的一些研究表明,降低肝素剂量不会引起透析器及管路凝血。抗凝剂量应该是通过逐步抗凝滴定或抗Xa测量,找到最小有效剂量,为每个患者减少出血风险和抗凝剂的积累。

对于血透患者如果没有高危出血风险,建议给予标准剂量肝素或低分子肝素抗凝,对于有高危出血风险,如近期颅脑损伤、外科手术、近期活检、胃肠道出血等建议无抗凝剂透析,应用生理盐水冲洗管路,前稀释的血液透析滤过,含有肝素的透析膜,或区域性的枸橼酸抗凝;如果有需要抗血栓的事件如房颤、深静脉血栓,在口服和或其他抗凝剂之前要评估风险与利益。有报道称,在接受华法林的血透患者,出血风险比不接受口服抗凝剂的患者增加2倍,与非透析人群口服华法林相比,透析人群的出血增加3~10倍。也有报道认为华法林没有显著增加出血风险,甚至有报道口服抗凝剂的透析患者在系统抗凝中,需要增加抗凝剂用量。因此在应用口服抗凝剂治疗的透析患者,需要充分评估出血风险和患者受益,酌情调整抗凝剂用量,在有心梗、可能心血管死亡的患者中,口服抗血小板药物对于透析患者的利益和风险目前仍不十分清楚。目前应用抗血小板药物治疗的透析人群比非透析人群的出血事件更频繁,尤其是糖尿病患者。随机研究显示应用抗血小板药物对防治内瘘失功可能有一定意义,但是在延长移植血管的寿命方面受益较小。

三、凝血状态监测

(一)血液透析发生凝血的常见因素

1. 技术性因素

(1)透析器冲洗时有气泡残留。

(2)治疗中反复透析机报警、停止血泵。

(3)治疗前低分子肝素没有足够时间充分全身化。

(4)抗凝剂剂量不足。

(5)抗凝血酶Ⅲ不足或缺乏时,选择普通肝素或低分子肝素作为抗凝物。

2. 非技术性因素

(1)低血流量。

(2)高血细胞比容。

(3)高超滤率。

(4)严重再循环。

(5)血管通路血流量不足。

(6)炎症状态。

(7)血液输注。

(二)凝血状态监测的方案

对于第一次进行血液净化的患者,推荐进行血液净化治疗前、治疗过程中和结束后的全面凝血状态监测,以确立合适的抗凝剂种类和剂量;一旦确定患者的抗凝药物种类和剂量,则无需每次血液净化过程都监测其凝血状态,仅需要定期(1~3个月)进行评估。

在血液透析过程中,抗凝的有效性可以通过体外监测。如逐渐升高的静脉压、跨膜压,可能提示抗凝剂量不足,相反,治疗后患者穿刺部位出血延迟,提示可能抗凝剂过量。在西班牙透析中心的一项调查显示,抗凝剂剂量的调整主要通过体外管路的凝血情况(88.2%),治疗结束后血管通路的出血情况(75.3%)和体重(57.6%)综合评估。

　　总之，合理的抗凝治疗方案对于提高血液透析治疗质量至关重要，抗凝方法的选择应结合患者自身实际情况，考虑个体的风险 - 收益比，个体化进行抗凝调整，并注重临床监测，达到最优化的抗凝效果，保障血液净化治疗的顺利进行。

　　未来的研究方向应该是寻找一种生物监测指标，它可以很容易地评估患者出血或血栓栓塞的风险，从而优化抗凝治疗处方；通过适当的监测，确定安全又有效的给药方案；同时进一步开发新的合成抗凝剂，口服抗凝剂，或抗凝血材料来模拟肝素的活性。

（刘　红）

参 考 文 献

1. 陈香美. 血液净化操作规程. 北京：人民军医出版社，2010：43.

2. Andrew Davenport. Optimization of heparin anticoagulation for hemodialysis. Hemodialysis International，2011，15：S43-S48.

3. Kessler M，Moureau F，Nguyen P. Anticoagulation in Chronic Hemodialysis：Progress Towardan Optimal Approach. Sem in Dia，2015，28（5）：474-489.

4. Mactier R，Hoenich N，Breen C：Renal Association Clinical Practice Guideline on Haemodialysis. Nephron Clin Pract，2011，118：c241-c286.

5. Cuker A：Heparin-induced thrombocytopenia：present and future. J Thromb Thrombolysis，2011，31：353-366.

6. Suranyi M1，Chow JS. Review：anticoagulation for haemodialysis. Nephrology（Carlton），2010，15（4）：386-392.

7. Davenport A. What are the anticoagulation options for intermittent hemodialysis? Nat Rev Nephrol，2011，7：499-508.

8. Yixiong Z，Jianping N，Yanchao L，et al. Low dose of argatroban saline flushes anticoagulation in hemodialysis patients with high risk of bleeding. Clin Appl Thromb Hemost，2010，16：440-445.

9. Kidney Disease：Improving Global Outcomes（KDIGO）Acute Kidney Injury Work Group. KDIGO Clinical Practice Guideline for Acute Kidney Injury. Kidney Int，2012，Suppl 2：1-138.

10. Schultheib C，Saugel B，Phillip V，et al. Continuous venovenous hemodialysis with regional citrate anticoagulation in patients with liver failure：A prospectiveobservational study. Crit Care，2012，16：R162.

11. Zhang Z，Hongying N. Efficacy and safety of regional citrate anticoagulation in critically ill patients undergoing continuous renal replacement therapy. Intensive Care Med，2012，38（1）：20-28.

12. Gubenek J，Kova J，Benedik M，et al. Long-Term Citrate Anticoagulation in Chronic Hemodialysis Patients. Therapeutic Apheresis and Dialysis，2011，15（3）：278-282.

13. Brain M，Parkes S，Fowler P，et al. Calcium flux incontinuous venovenous haemodiafiltration with heparin and citrate anticoagulation. Crit Care Resusc，2011，13：72-81.

14. Jadranka Buturovic-Ponikvar. Is Regional Citrate Anticoagulation the Future ofHemodialysis? Therapeutic Apheresis and Dialysis，2016，20（3）：234-239.

15. Shum HP，Yan WW，Chan TM. Risks and benefits of citrate anticoagulation for continuous renal replacement therapy. Hong Kong Med J，2015，19（2）：253-260.

16. Thet Z，Vilayur E. Atrial fibrillation and warfarin use in hemodialysisispatients：an individualized holistic approach is important in stroke prevention. Nephrology，2013，18：331-339.

17. Sood M, Larkina M, Thumma J, et al. Major bleeding events and risk stratificationof antithrombotic agents in hemodialysis: results from the DOPPS. Kidney Int, 2013, 84: 600-608.

18. Praehauser C, Grandjean R, Steiger J, et al. Cohort study on the quality of oral anticoagulation therapy in chronic haemodialysis patients treated with phenprocoumon. Swiss Med Wkly, 2013, 143: w13730.

第四节 透析液与水处理设备

一、透析液

在血液透析过程中,血液由一个方向流经透析器,透析液由相反方向流经透析器,这种反向流动保证浓度梯度的建立和溶质清除的最大化。透析液的配制对透析治疗至关重要。透析液必须使用处理后的水进行配制,包括尽可能降低内毒素水平,防止患者出现热源反应。现代透析供给装置依靠自动将事先准备好的,含不同电解质的酸性浓缩透析液,与经处理的透析用水经加热器加热,去气泡后以一定比例(通常水与酸性浓缩液以 35∶1 比例)混合,然后再将碱性重碳酸氢盐以相似比例加入,生成最终透析液。透析液成分主要包括电解质、碱剂和(或)葡萄糖(表 8-4-1)。由于血液透析在扩散过程中,尿毒症时血液中积聚的小分子物质,例如尿素等能顺其化学浓度梯度经半透膜,向浓度低的透析液一侧移动而被清除。另一方面机体所需的某些物质,如钙离子及缓冲碱(碳酸氢盐)可自高浓度的透析液侧经透析膜进入浓度低的血液侧。因此透析液的组成十分重要。

表 8-4-1 经典的透析液组成

成分	浓度(mmol/L)
钠	140(135~145)
钾	2.0(0~4.0)
钙	1.25(1.25~3.5)
镁	0.5(0.5~0.75)
醋酸盐	3.0(2~4)
氯	108(98~124)
重碳酸盐	35(30~40)
葡萄糖	5.6(0~11)

二、水处理设备

一般水处理的基本组成包括前处理部分,反渗水处理系统,水储存及输送系统。

(一)水净化处理系统

1. 前处理部分

(1)滤器:包括砂滤和滤筒滤器两类。分别可从水里去除 25~100μm 颗粒和 1~100μm 颗粒物质。砂滤可每日或隔日反冲一次,每次 15~30 分钟,以保持净化功能。

(2)软水装置:是采用含钠阳离子交换树脂,去除水中钙、镁及多价离子,达到软化水的目的。这也防止了钙和镁离子对反渗透装置中反渗膜的损伤。软水装置应定时(一般每日)自动再生一次。其方法是用浓盐水(强氯化钠)通过树脂(或加入盐块)使其再生。此外,水也可以通过成对使用的阴离子树脂和阳离子树脂的混合柱，以去除离子。

（3）活性炭吸附桶：颗粒状活性炭具有非常大的面积，能吸附水中的内毒素、氯、氯胺和其他有机物质，这些物质不能被软化装置清除。氯用于城市中水的消毒，而氯胺用于减少氯的气味和味觉。反渗系统对氯和氯胺的清除不太有效，故要用活性炭。检测活性炭吸附效果的主要方法是测定水中的含氯量。若含氯量超标（≥0.5mg/L），必须立即更换活性炭。通常每月冲洗一次。

（4）反渗透（reverse osmosis，RO）水处理系统：这种水处理系统主要用于海水淡化。在血液透析中发生铝中毒事件以后，反渗水系统已成为血液透析水处理的必备设施。RO名词来源于它产生的水流，反渗水，是逆渗透梯度，依靠高静水压（15～20bar）通过反渗膜（膜孔径小于0.5～1.5nm）产生的。这样对分子量超过100～300D的物质是个绝对屏障。90%～99%的一价和二价离子、污染的细菌、病毒、热源和有机物被阻断。消毒采用低浓度消毒剂。重金属、有机物等的含量应根据AAMI标准每年检测一次。更先进的再RO系统后配有中央超滤，或两级反渗透等方法。

2. 水储存和运输系统

（1）水的储存：主要是防止供水不够，若反渗水供水足够，储水桶一般并不必要。

（2）水输送系统：通过环式输水系统将处理后的净水送往每台透析机。先进的输水系统采用无死腔连接结构，与每一台透析机相连接。

（3）杀菌装置：有的水处理系统附有杀菌装置，包括紫外线照射；臭氧产生器和热水消毒系统等。

3. 水质标准 有美国AAMI和欧洲ERA-EDTA标准等，不同标准有一定差异。联机HDF需要超纯透析液，其定义为电阻系数在0.1M～0.2MΩ/cm，非常低的细菌数及内毒素污染（分别低于100CFU/L和0.03EU/L）。

（二）监测

包括水净化处理系统中滤器监测、软化装置监测、活性炭吸附监测、化学喷射系统监测、反渗透系统监测、去离子监测以及水储存和输送系统监测。水质的监测包括电导、氯、化学污染物、细菌和内毒素监测。

（刘书馨）

参 考 文 献

1. 王质刚. 血液净化学. 北京：北京科学技术出版社，2010.

2. Ward RA. New AAMI standards for dialysis fluids. Nephrol News Issues，2011，25（13）：33-36.

3. 陈香美. 血液净化操作规程. 北京：人民军医出版社，2010.

第五节　血液透析的剂量

合理的血液透析治疗处方应全面考虑患者因素和治疗因素，后者包括透析模式、血液透析膜的种类、透析液的成分和温度、血流量、超滤量和超滤率、抗凝方式和总透析剂量等。关于肾脏替代治疗（RRT）的剂量2012年改善全球预后（Kidney Disease：Improving Global Outcomes，KDIGO）的AKI临床指南中是这样描述的：应当在开始每次RRT前确定RRT的剂量（未分级）；推荐经常评估实际治疗剂量以便进行调整（1B）；RRT 时电解质、酸碱、溶质和液体平衡目标应当满足患者需求（未分级）。可以看出，目前对于 AKI 肾脏替代治疗的最佳剂量并无明确的指标。

一、最佳肾脏替代模式

RRT 模式有很多种，其中包括间歇性血液透析（IHD）、腹膜透析（peritoneal dialysis，PD），连续血液净化治疗（CBPT）以及杂合治疗如延长低效血液透析（sustained low-efficiency hemodialysis，SLED）。

1. CBPT　CBPT 包含一系列模式，可对 AKI 危重患者提供持续性支持。它包括连续性血液滤过、连续性血液透析和连续性血液透析滤过，其中连续性血液透析滤过包括对流和弥散治疗方式。虽然与弥散（血液透析）相比，对流（血液滤过）对中、小分子量溶质的清除效果更好，但没有研究显示血液滤过治疗患者的预后优于血液透析。

2. CBPT vs IHD　比较两种治疗方式优劣度的主要终点事件是存活率和肾功能恢复。只有极少数的研究以上述两点作为终点事件。现有的研究结果显示经 CBPT 和 IHD 治疗患者存活和肾功能恢复类似，其中包括多数的观察性或回顾性病例研究、少数的前瞻性随机对照研究和数项 meta 分析比较。总体上讲，任何一种方式均无生存获益。因此，KDIGO 指南建议 AKI 患者应使用持续和间断 RRT 作为相互补充（未分级），但推荐等级较低。

3. 与 IHD 相比 CBPT 可能有以下益处　①增加血流动力学稳定性，这在血流动力学不稳定的患者中可能格外有益；②净盐和水的清除增加，因而可使容量负荷过度和营养需求的管理更佳；③增加炎症介质的清除，这可能使脓毒症患者获益，尤其是在使用连续性治疗的对流模式时；④在急性脑损伤或暴发性肝衰竭患者中，连续性治疗可能与更好保持脑灌注相关。KDIGO 指南对于血流动力学不稳定的患者，建议使用 CBPT 而非标准的间断 RRT（2B），对于急性脑损伤或罹患导致颅内高压或弥漫性脑水肿的其他疾病的 AKI 患者，建议使用 CBPT 而非间断 RRT（2B）。

总之，现有研究结果并不支持任何特殊的 RRT 模式在 AKI 患者的治疗中具有优越性。因此，对于大多数患者，应根据当地的专家经验以及专业人员和设备的可用性来选择治疗模式。但是在筛选出的患者中，其模式选择可能要优先考虑其他因素。例如，在急性脑损伤或暴发性肝衰竭的患者中，连续性治疗可能与更好保持脑灌注相关。

二、最佳剂量

间歇性血液透析：IHD 的剂量取决于单次实际透析剂量和透析频率。因此透析频率不变，但单次透析剂量改变；或单次透析剂量不变，但透析频率改变均可能造成不同的结局。此外，单次透析剂量的改变及透析频率的改变也需要评估。

2012 年肾脏病：KDIGO 针对 AKI 的指南推荐，进行间歇性治疗的患者的每周 Kt/V 值达到 3.9。然而这些结论轻率地基于 ATN 研究的结果，有几点需注意。在 ATN 研究中，两个治疗组中 IHD 的目标剂量均为每次透析时 Kt/V 值都介于 1.2 与 1.4 之间，每次透析时实际 Kt/V 值的中位数为 1.3。KDIGO 指南中推荐的每周透析剂量为非强化治疗组的中位剂量算术和（将一周内每次透析的剂量相加）。由于实际 Kt/V 值的中位数为 1.3 意味着有一半的治疗中实际 Kt/V 值低于 1.3，所以尚不清楚每次透析时以 Kt/V 值为 1.3 作为目标剂量是否适宜。此外,通过各次治疗剂量的算术和来计算出一周剂量的方法不符合尿素动力学模型;一周透析 6 次,一次透析的 Kt/V 值为 0.65 所提供的一周剂量并不等于一周透析 3 次,一次透析的 Kt/V 值为 1.3。因此我们推荐,若一周进行 3 次 IHD,则每次治疗目标剂量的 Kt/V 值应大于或等于 1.2,并监测透析的实际剂量。如果达到了该最低剂量,目前无依据证实更高频率的血液透析与改善结局相关,除非有必须的特殊急性适应证(如高钾血症)。相反,如果不能达到每次透析的 Kt/V 值大于或等于 1.2,治疗频率应该增加。如果进行更高频率的 IHD,每次治疗的目标剂量可能更低;但是最佳剂量仍未确定。

连续血液净化治疗——对于进行 CBPT 的患者,通常旨在提供实际输出流速(血液滤过速度与透析液流速之和)大于或等于 20ml/(kg·h)。为了确保以该流速进行输送,处方的输出流速大于或等于 25ml/(kg·h)。但值得注意的是,通常需要更高输出流量的处方以达到治疗目标剂量。观察性研究显示在 CRRT 治疗期间,实际的流出量远小于处方剂量。例如,DO-RE-MI 研究纳入 338 例进行 CBPT 治疗的患者,CBPT 的中位实际剂量为 27ml/(kg·h),尽管处方中位剂量为 34.3ml/(kg·h)。此外,在 ATN 研究和 RENAL 研究中,由于更多关注使治疗受到的干扰最小化,每日实际治疗时间可能均超过临床实践中达到的治疗时间。因此,为了校正研究治疗中的干扰,建议处方透析剂量应超过需要的实际剂量约 20%～25%。

为了解决 CBPT 及 IHD 中最佳剂量问题,已经进行了美国 VA/NIH ATN 研究、RRT 的 RENAL 研究及 2 项 meta 分析。所有研究发现,与标准强度透析比较,更高强度的透析并没有改善生存率或带来更多的临床获益。

(刘书馨)

参 考 文 献

1. Vinsonneau C, Camus C, Combes A, et al. Continuous venovenous haemodiafiltration versus intermittent haemodialysis for acute renal failure in patients with multiple-organ dysfunction syndrome: a multicentre randomised trial. Lancet, 2006, 368: 379.

2. Bagshaw SM, Berthiaume LR, Delaney A, et al. Continuous versus intermittent renal replacement therapy for critically ill patients with acute kidney injury: a meta-analysis. Crit Care Med, 2008, 36: 610.

3. Pannu N, Klarenbach S, Wiebe N, et al. Renal replacement therapy in patients with acute renal failure: a systematic review. JAMA, 2008, 299: 793.

第六节　血液透析的并发症与防治

血液透析是一种体外血液净化手段,血液与体外管路系统接触可产生一系列不良反应,这些反应有的很严重甚至威胁患者生命,有的比较轻微。有的为透析过程中出现的急性并发症,有的则与长期血液透析有关,后者包括左室肥厚、慢性肾脏病矿物质 - 骨代谢紊乱、肝炎病毒感染等。本节主要讲述血液透析的急性并发症。

常规血液透析治疗有时会出现急性并发症。这些并发症通常由多种潜在机制导致,目前并不十分清楚。由于这些并发症经常会同时发生,使发病机制变得更加复杂。例如,血液透析时发生低血压(有很多可能的原因),可能伴有恶心、呕吐、头痛和(或)胸痛。同样,痛性痉挛也可能与低血压有关,而且通常很难治疗。

一、神经系统急性并发症

（一）透析失衡综合征

透析失衡综合征表现为透析后半程或透析刚刚结束时出现头痛、恶心呕吐和高血压，一般数小时后可自行缓解，但严重患者可出现昏迷、癫痫甚至死亡。研究发现较长的治疗时间和（或）超滤联合大量的溶质清除显著提高了透析期间头痛、恶心和呕吐的发病率。

引起透析失衡综合征的病因是多方面的。主要的原因可能与短时间内的溶质水平快速下降有关。动物研究表明透析时在血浆和脑脊液之间形成尿素浓度梯度。这种浓度梯度在尿毒症时尤为显著，因为尿毒症时脑细胞尿素转运体表达下降而水通道蛋白表达上调。血液透析时细胞外尿素水平快速下降，而脑细胞内尿素排出缓慢、水分快速向细胞内移动，进一步加重脑细胞水肿。此外，血液透析过程中的脑水肿可能和脑细胞酸中毒有关。碳酸氢盐透析可能造成脑细胞内反常性酸中毒，这是因为透析过程中产生的 CO_2 可迅速通过血脑屏障进一步降低细胞内 pH 值。

对于新进入透析的患者应评估发生透析失衡综合征的风险，并采取相应的预防措施：①使用膜面积较小的透析器以减慢尿素下降的速度。②降低透析液流量。提高透析液钠浓度和葡萄糖浓度或者透析过程中使用甘露醇可以在一定程度上起到预防作用。对急性、重症透析失衡病例，建议立即停止透析，推荐使用甘露醇。

（二）肌肉痉挛

肌肉痉挛是血液透析过程中常见的并发症，对透析患者的生存质量造成很大影响。病因并不十分清楚。透析中肌肉痉挛通常与超滤过多或过快有关，可伴或不伴低血压。某些尿毒症毒素的蓄积可能与透析中肌肉痉挛有关，例如新近的研究显示血液透析患者瘦素水平的升高可能与肌肉痉挛频发有关。

没有明确的措施或药物可以降低透析过程中肌肉痉挛发生的频率，预防应着眼于对超滤率的控制。如果肌肉痉挛在低血压之前或与低血压同时出现，应注意调整超滤率，重新评估干体重，增加透析频率或者延长透析时间，教育患者防止透析间期体重增长过多。一旦出现肌肉痉挛，可通过静滴生理盐水、小剂量高渗盐或者 50% 葡萄糖缓解症状。左卡尼汀缺乏可能引起透析中肌肉痉挛，一项荟萃分析的结果显示应用左卡尼汀可能会预防肌肉痉挛的发生。

二、心血管系统并发症

（一）低血压

透析过程中低血压的发生率由于定义不同，所以发生率在 20%～50% 之间。导致低血压发生的原因有：①血容量过度下降。干体重设置过低或者透析间期体重增长过多时，组织间隙的水分不能及时再充盈入血，是导致透析中低血压的重要原因。透析过程中溶质快速清除，血液和组织间液渗透压低于细胞内渗透压，水分进入细胞内，也导致血容量下降。②血管张力下降。可由低钙透析液、高温透析液等引起。③心脏收缩和舒张功能异常。尤其是尿毒症患者左室舒张功能不全发生率较高，左室压力 - 容积曲线右移，容易出现低血压。

一旦出现透析中低血压，应保持患者平卧位或头高脚低位，静滴 100～250ml 生理盐水，停止超滤。若数分钟内血压仍不上升，可重复一次上述治疗。如低血压持续不缓解，应考虑其他原因如急性心肌梗死、心包炎等，必要时停止透析。预防透析中低血压的发生主要从合理评估干体重、降低超滤率、提高外周血管张力、减少透析对心脏的影响入手。①合理评估干体重。②降低超滤率。可通过延长透析时间、增加每周透析次数实现。对患者进行健康教育，尽可能减少透析间期体重增长。③透析过程中进行血容量监测。④可调钠透析或程序超滤。⑤冷透析液有助于提高外周血管张力，维持透析过程中血压稳定。

（二）心律失常、心肌缺血和猝死

由于大多数尿毒症患者存在心脏疾病，如左室肥厚、缺血性心肌病、心力衰竭和矿物质-骨代谢异常导致的心脏传导系统钙化，因此血液透析过程中易出现各种类型的心律失常，甚至心跳骤停。透析过程中急剧的容量、电解质和酸碱平衡变化是心律失常的重要原因，尤其是血钾的变化。在引起心跳骤停的病因中，室性心律失常是最常见的原因。猝死可以发生在透析前、透析过程中和透析后。

除室性心律失常外，透析过程中还可以出现其他心脏事件如房颤、心肌缺血等。透析患者房颤的发生率在13%～27%之间，可发生在透析过程中。尽管透析患者使用抗凝剂可以使他们在预防脑卒中方面获益，但与普通人群相比，血液透析患者有更多的出血风险。因此，治疗决策前应进行个体化的风险-获益比分析。透析过程中的心肌缺血可通过多种手段检测到，如超敏肌钙蛋白等，有些患者甚至没有胸痛症状。

三、首次使用综合征

首次使用综合征意即第一次使用某种透析器时发生的类似过敏反应的临床综合征，可以有胸痛、背痛、呼吸困难、皮肤瘙痒、低血压，严重的可导致患者死亡。一般在透析开始后20分钟内出现症状，主要与透析膜材质或消毒剂残留有关。①透析器消毒剂环氧乙烷是引起首次使用综合征的最常见病因。②透析膜如纤维素膜激活补体导致。③合用某些药物影响。需注意的是聚丙烯腈膜（AN69）可以稳定缓激肽合成酶，使缓激肽生成增多，如果患者同时服用血管紧张素转化酶抑制剂，使缓激肽降解变慢，则血液中缓激肽水平进一步升高，可以导致严重的低血压。

发生首次使用综合征时，轻症者对症处理即可缓解；重症患者需要立即停止透析，体外的血液丢弃不要。低血压的患者输注生理盐水，使用肾上腺素。糖皮质激素可能有益。

四、急性溶血

溶血可能表现为胸痛、胸部紧迫感或背痛。对于有这些主诉的患者，溶血应当考虑作为一个病因，特别是多个患者同时出现这些症状时。如果溶血没有在早期被发现，接着可能会产生严重的高钾血症，并导致死亡。高度提示大量溶血的发现包括：①静脉管中的血液呈现波特葡萄酒样外观。②主述胸痛、呼吸急促和（或）背痛。③血细胞比容下降。④血样离心后血浆呈粉红色。血液透析患者溶血的病因通常与透析液的问题相关。包括：①透析液过热。②透析液和水的比例不足造成低渗透析液。③透析用水中甲醛、漂白剂、氯胺或硝酸盐的污染以及铜质管路或管道中铜的污染。

正在透析的患者疑似发生溶血的初始治疗为立即停止透析；夹闭透析血管管路（为避免增加高钾血症的风险，不可使血液回流）；做好治疗高钾血症和可能的严重贫血的准备；并调查发生的原因。由于透析终止后可能发生威胁生命的高钾血症，患者需要住院观察。

五、空气栓塞

在透析时发生空气栓塞是引起胸痛及其他症状（尤其是呼吸困难）的另一个原因。除非及时发现并治疗，否则会导致患者死亡。血液透析患者很少发生空气栓塞，部分是由于血液透析机上安装有空气探测器的缘故。如静脉血管路里出现泡沫，应怀疑有空气进入透析系统。中心静脉导管透析的患者在断开连接帽和（或）血液管路时也可导致空气栓塞。

空气栓塞导致的症状部分取决于患者在发生该事件时的身体姿势。坐位患者，空气常常进入脑静脉系统而不进入心脏；卧位患者，空气常首先进入心脏，然后进入肺。因此，坐位患者发生空气栓塞时可能会失去意识和癫痫发作，而卧位患者可能首先发生呼吸困难、咳嗽、并可能会有胸部紧迫感。卧位患者随后出现的急性神经功能障碍和心功能障碍可能归因于空气直接进入动脉系统、反常性栓塞或肺毛细血管对大的空气栓子的不完全性过滤。

可疑空气栓塞的治疗包括夹住静脉管路并停止血泵的运行。患者应该置于左侧卧位，胸部和头部向下倾斜（头低脚高）。可能需要心肺支持。空气栓塞最重要的一点在于预防；预防可以通过透析仪器中监测设备的良好运行来完成。

（刘书馨）

参 考 文 献

1. Patel N, Dalal P, Panesar M. Dialysis disequilibrium syndrome: a narrative review. Semin Dial, 2008, 21: 493-498.

2. Trinh-Trang-Tan MM, Cartron JP, Bankir L. Molecular basis for the dialysis disequilibrium syndrome: altered aquaporin and urea transporter expression in the brain. Nephrol Dial Transplant, 2005, 20: 1984-1988.

3. Hung CY, Chen YL, Chen CS, et al. Association of leptin with hemodialysis-related muscle cramps: a cross-sectional study. Blood Purif, 2009, 27: 159-164.

4. Lynch KE, Feldman HI, Berlin JA, et al. Effects of L-carnitine on dialysis related hypotension and muscle cramps: a meta-analysis. Am J Kidney Dis, 2008, 52: 962-971.

5. Selby NM, McIntyre CW. The acute cardiac effects of dialysis. Semin Dial, 2007, 20: 220-228.

6. Burton JO, Korsheed S, Grundy BJ, et al. Hemodialysis-induced left ventricular dysfunction is associated with an increase in ventricular arrhythmias. Ren Fail, 2008, 30: 701-709.

7. Santoro A, Mancini E, London G, et al. Patients with complex arrhythmias during and after haemodialysis suffer from different regimens of potassium removal. Nephrol Dial Transplant, 2008, 23: 1415-1421.

8. Reinecke H, Brand E, Mesters R, et al. Dilemmas in the management of atrial fibrillation in chronic kidney disease. J Am Soc Nephrol, 2009, 20: 705-711.

9. Polaschegg HD. Red blood cell damage from extracorporeal circulation in hemodialysis. Semin Dial, 2009, 22: 524-531.

第 九 章　血浆置换技术

第一节　血浆置换概述

血浆置换（plasma exchange，PE），也称治疗性血浆置换（therapeutic plasma exchange，TPE），是采用血浆分离技术将患者的血浆从全血中分离，同时重新补充血浆或代血浆制品，从而清除大分子致病溶质的方法。PE 是一种非选择性技术，对血浆中的大、中、小分子溶质均有清除作用。目前的血液净化越来越强调精准，在普通的单重滤过血浆置换的基础上，已发展出选择性清除血浆中的大分子蛋白的双重滤过血浆置换（double filtration plasmapheresis，DFPP）技术。在多种危重症的治疗中，血浆置换技术发挥着重要的作用。

一、血浆置换的治疗原理

血浆置换的治疗原理是通过有效的血浆分离方法，从循环血液中去除血浆中的某些大分子致病性溶质或蛋白结合性溶质，同时补充外源性血浆等置换液。

（一）理论上需行血浆置换清除的致病因子应符合下列条件之一

1. 被清除的物质分子量较大，如抗体或脂蛋白等；或致病溶质的分子量虽然小，但具有较高的蛋白结合率，使用血液透析或血液滤过等血液净化技术无效。

2. 有较长的半衰期，生成速度较慢，治疗后较长时间内其血清浓度可保持较低水平。

3. 致病性很强，对机体有严重损伤，常规治疗起效慢或效果较差。

（二）常见的大分子致病因子（表 9-1-1）

1. 自身免疫疾病中的自身抗体如 IgG、IgM 等。

2. 沉积于组织引起组织损伤的免疫复合物。

3. 过量的甘油三酯或低密度脂蛋白。

4. 各种副蛋白，如冷球蛋白及游离轻链或重链等。

（三）此外，血浆置换还对免疫系统功能具有调节作用，包括

1. 转换抗体/抗原的比率，促进更易溶解的免疫复合物形成，增加其清除。

2. 清除炎症介质，如细胞因子、补体等。

3. 增强疾病状况下机体的单核-吞噬细胞系统功能。

4. 刺激淋巴细胞克隆、增强细胞毒性药物的疗效。

5. 通过输注血浆或代血浆制品补充白蛋白、球蛋白、凝血因子、调理素、电解质等物质。

表 9-1-1 常见的大分子致病因子

疾病	致病因子	相对分子量（Da）
系统性红斑狼疮	抗 DNA 抗体、免疫复合物（IC）	150 000
血友病（Ⅷ因子治疗无效）	抗Ⅷ因子抗体	200 000～2 000 000
类风湿关节炎	类风湿因子、IC、IgM	150 000
巨球蛋白血症	IgM	970 000
冷球蛋白血症	冷球蛋白	150 000
高黏滞综合征	免疫球蛋白	970 000
家族性高胆固醇血症	LDL	2 200 000～3 500 000
高脂血症性胰腺炎	含甘油三酯的脂蛋白	＞2 000 000
雷诺病	巨球蛋白	300 000
血小板减少性紫癜	免疫复合物	150 000
自身免疫性溶血性贫血	抗红细胞抗体	150 000
Rh 血型不合	抗 Rh 抗体	150 000
支气管哮喘	IgE	190 000
重症肌无力	抗 AChR 抗体	150 000
多发性骨髓瘤	IgG、IgA、IgD	150 000
肺出血 - 肾炎综合征	抗肾小球基底膜抗体	150 000
甲亢危象	游离 T4	77 000

（四）反弹现象

血浆置换治疗后会出现反弹现象，即致病因子的重新累积。单次血浆置换治疗后，致病因子可由淋巴引流入血管或从间质向毛细血管内弥散；部分致病因子可因浓度下降反跳性合成增加，使血液中的剂量逐渐上升，影响血浆置换疗效。因此有效的血浆置换治疗应建立在积极控制原发病基础上，如积极的免疫抑制治疗，脱离毒物等。并应增加血浆置换治疗的次数。

二、血浆置换的分类

血浆置换的方法包括膜式血浆置换和离心式血浆置换。目前膜式血浆置换由于方法简单易行，在临床应用较多；而离心式血浆置换由于设备较昂贵，多在血站用于血制品的分离，而较少用于临床的血浆置换。

（一）膜式血浆置换

1. **膜式血浆置换的原理** 膜式血浆置换采用的是对流的清除原理。膜式血浆置换治疗技术核心为血浆分离器，目前多为高分子聚合物制成的空心纤维型分离器，包括双醋酸纤维素、聚乙烯、聚甲基丙烯酸甲酯、聚丙烯、聚砜、聚乙烯醇和聚氯乙烯等，这些材料性质稳定、生物相容性好、通透性高。膜上有直径 0.2～0.6μm 的微孔，截留分子量在 1000k～3000kDa，可允许含有致病因子的血浆滤过并弃掉，并阻挡所有血液内的有形细胞成分；为减少血浆的损失，需要补充一定量的外源性血浆或白蛋白等置换液。膜式血浆置换的示意图见图 9-1-1。

膜式血浆置换又分为单重滤过血浆置换和双重滤过血浆置换两种方法。其中单重滤过血浆置换是目前临床上应用较多的血浆置换技术,本章重点介绍单重滤过血浆置换技术,DFPP 是一种集成血液净化技术,详见本书第十四章。膜式血浆分离还可以与其他治疗模式结合衍生出血浆吸附、冷滤过等集成血液净化方式。

2. 影响膜式血浆置换血浆分离速度的因素

(1)滤过膜面积膜面积越大,分离速度越快。常用的血浆分离器膜面积约 0.45m²,血浆分离速度约 1.0~1.5L/h。

(2)滤过膜性质滤过孔径形状、大小、均等度及孔径间隔大小均影响分离速度。

(3)血流速度血流越快,血浆分离速度越快。一般滤器应大于 50ml/min。理想的速度为血流 100~150ml/min,血浆分离 30~50ml/min。使用时需参考不同滤器的说明。

(4)跨膜压力理论上跨膜压力越高,分离速度越快。但跨膜压力过高易导致血液内细胞成分阻塞孔膜,引起分离效率下降,且有发生溶血风险。保持跨膜压力小于 100mmHg 较为安全。

(5)血细胞比容提示血液内的有形成分,值越大血浆比例越小,从而分离速度减慢。

(6)血液黏滞度增大可导致分离速度减慢。

(7)特殊情况冷球蛋白血症患者行血浆分离时,如滤器温度低于体温,其球蛋白可沉淀于滤过膜上,导致血浆分离效能下降。

3. 膜式血浆置换致病因子的筛选系数 筛选系数(sieving coefficient,SC)是指溶质在滤出液和原血浆中浓度的比值称为该物质的筛选系数。其计算公式为:

筛选系数 = 2 × 分离出血浆中溶质浓度 /(血浆分离器进口处血浆溶质浓度 + 出口处血浆溶质浓度)

筛选系数代表滤过血浆分离器的膜对血浆中待清除溶质的分离能力,筛选系数越大,分离效能越好。影响筛选系数的因素包括:

(1)待分离物质的分子量。小分子如电解质,筛过分数接近 1.0;大分子物质如蛋白质等,筛过系数 <1.0;如不能透过滤过膜,筛过系数 = 0。

(2)滤过膜本身的理化性质,如膜孔径大小,所带电荷正负等。

(3)同一滤器随使用时间延长,对同一物质的筛选系数也会逐渐下降。

部分物质在血流速 100ml/min,跨膜压 40mmHg 时的筛选系数见表 9-1-2。

表 9-1-2 膜式血浆置换血浆中常见蛋白的筛选系数

血浆成分	筛选系数
总蛋白	0.90
白蛋白 > 0.95	
IgG	> 0.90
IgA	0.85
IgM	0.80
C3 或 C4	0.85
纤维蛋白原 > 0.95	
胆固醇	0.80
甘油三酯	0.85

（二）离心式血浆置换

离心式血浆置换采用的是离心分离清除的原理。不同的血细胞及血浆的比重是不同的：红细胞的比重为 1.095；血小板的比重为 1.04；白细胞的比重因组分不同比重范围为 1.04～1.085；血浆的比重为 1.027。离心分离即是利用红细胞、白细胞和血浆比重不同的原理，实现血液不同组分的分离清除。采用离心分离进行血浆置换时，含有白蛋白的致病物质与滤过的血浆一起被废弃，因此也需要补充外源性血浆等置换液。膜式血浆置换的示意图见图 9-1-2。

（三）离心式血浆置换与膜式血浆置换的区别

两种血浆置换在血浆清除率、血流速率、血浆提取率、血管通路、抗凝等很多方面存在区别。离心式血浆置换与膜式血浆置换的主要区别见表 9-1-3。

表 9-1-3　离心式血浆置换与膜式血浆置换的主要区别

血液净化方式	离心式血浆置换	膜式血浆置换
血浆清除速率	约 30ml/min	约 30ml/min
血流速率	约 50～70ml/min	约 100～150ml/min
血浆提取率	约 80%～85%	约 30%～35%
血管通路	肘正中静脉留针即可	中心静脉导管
抗凝	常为枸橼酸	常为肝素
是否丢失血细胞	丢失	不丢失

第二节　血浆置换的适应证及禁忌证

血浆置换有较长的应用历史，起初多在代谢性疾病及免疫性疾病领域使用。随着对疾病发病机制研究的深入及血浆置换技术水平的提高，其适应证逐渐增加。目前主要应用于神经系统疾病、自身免疫性疾病、肾脏疾病、血液病和肿瘤性疾病、肝脏病和代谢性疾病、脏器移植，毒物及药物中毒、重症感染及多脏器功能不全等。

一、按病变部位及病因分类

1. **神经系统疾病**　如重症肌无力、多发性神经根炎、系统性红斑狼疮的神经系统损害和多发性硬化等，用血浆置换可迅速去除血浆中的有害物质，使神经组织的损害降至最低限度，从而使患者快速脱离危险。

2. **自身免疫性疾病**　如系统性红斑狼疮、结节性多动脉炎、皮肌炎、类风湿关节炎等。血浆置换疗法可去除患者体内的自身抗体及免疫复合物。尤其是患病早期，患者体内存在大量抗体，在尚未引起组织或靶器官损伤时，尽早进行血浆置换治疗可减少组织及靶器官损害。某些重症患者，如应用激素和免疫抑制剂不能控制病情进展，出现危及生命的情况时，可将血浆置换与免疫抑制剂（如环磷酰胺）合用，以控制病情发展，改善症状。

3. **肾脏疾病**　如肺出血 - 肾炎综合征、狼疮性肾炎、紫癜性肾炎、IgA 肾病、膜增殖性肾炎及移植肾的急性排斥反应等。在用激素或免疫抑制剂等保守治疗效果不佳时，可采用血浆置换治疗,能很好改善临床症状,保护肾功能。

4. 血液系统疾病　如自身免疫性溶血性贫血、溶血性尿毒症综合征、多发骨髓瘤、Ⅷ因子治疗无效的血友病等。自身免疫性溶血性贫血时,利用血浆置换可以迅速清除患者体内的抗红细胞抗体,减轻溶血;血栓性血小板减少性紫癜时,血浆置换可迅速清除微小血栓,是最有效的治疗方法。多发性骨髓瘤时,血浆置换可快速清除过多的免疫球蛋白;输注Ⅷ因子无效的甲型血友病时,血浆置换可快速清除抗Ⅷ因子抗体,达到止血的目的,治疗同时,新鲜的血浆置换入患者体内,还可减轻出血症状。

5. 急、慢性肝功能衰竭　如暴发性病毒性肝炎、药物中毒性肝损害、肝昏迷等,血浆置换可以迅速清除体内因肝功能异常而积蓄的代谢废物,缓解病情。

6. 代谢性疾病　如家族性高胆固醇血症、高甘油三酯胰腺炎:血浆置换可排除患者体内过多的胆固醇、甘油三酯,缓解病情。

7. 脏器移植　如肾脏、心脏移植排斥反应:作为体液性免疫调节手段,可用于清除移植前、后抗体、免疫复合物,也可用于缓解对药物治疗无效的体液性排斥反应。移植前应用于血型不同者可清除血液中抗原抗体、应用于淋巴细胞交叉反应阳性者可清除抗淋巴细胞抗体及选择性去除淋巴细胞。

8. 各种原因引起的中毒　毒蕈碱中毒、毒蘑菇中毒、有机磷农药中毒、急性药物中毒、毒鼠强中毒、急性重金属中毒(如砷化氢中毒)、毒蛇咬伤中毒以及食物中毒等。不论毒素是与蛋白质、血脂结合,还是溶解在患者的血浆中,血浆置换都可以直接将毒素清除,尤其是与蛋白质、血脂结合的毒素,效果更佳。

9. 重症感染及多脏器功能不全　如脓毒症、多器官衰竭伴弥散性血管内凝血:血浆置换可以清除体内与蛋白结合的毒素、异常增高的免疫球蛋白及一些中、大分子的致病物质,迅速恢复内环境稳定,有暂时脏器支持作用,为抢救生命赢得时间。

二、按指南推荐等级分类的适应证

2016年美国血浆置换学会对血浆置换指南再次更新,做出以下推荐(表9-2-1)。

表9-2-1　2016年血浆置换指南适应证推荐等级分类

推荐等级	适用疾病名称
1. 血浆置换作为首选治疗方案或一线辅助治疗:	急性炎症性脱髓鞘性多发性神经病(初始治疗)
	慢性炎症性脱髓鞘性多发性神经病
	病变蛋白脱髓鞘性神经病/慢性获得性脱髓鞘性多发性神经病
	急性肝衰竭
	年龄相关性黄斑变性(干性)
	ANCA相关性急进性肾小球肾炎(依赖透析时)
	抗肾小球基底膜病(Goodpasture综合征)(依赖透析时)
	家族性高胆固醇血症(纯合子)
	局灶节段性肾小球硬化(移植后复发)
	单克隆丙球蛋白病导致的高黏滞血症(有症状)
	肝移植(脱敏治疗)
	重症肌无力(中重度,胸腺瘤切除术前)
	N-甲基-D-天门冬氨酸受体抗体脑炎

续表

推荐等级	适用疾病名称
1. 血浆置换作为首选治疗方案或一线辅助治疗：	ABO 血型相符的肾移植（存在抗体介导的排斥反应；脱敏治疗）
	ABO 血型不合的肾移植（脱敏治疗）
	补体介导的血栓性微血管病
	药物相关性血栓性微血管病（噻氯匹定）
	血栓性血小板减少性紫癜
	暴发性 Wilson 病
2. 血浆置换作为普通的辅助治疗	急性播散性脑脊髓炎（激素抵抗时）
	淀粉样变性
	ANCA 相关性急进性肾小球肾炎（存在弥漫性肺泡出血时）
	心脏移植（脱敏治疗）
	灾难性抗磷脂综合征
	冷球蛋白血症（重度，有症状）
	特发性扩张型心肌病
	家族性高胆固醇血症（杂合子）
	桥本脑病；类固醇反应性脑病；自身免疫性甲状腺炎
	造血干细胞移植（ABO 血型不合）
	炎症性肠病（溃疡性结肠炎）
	肌无力综合征
	高脂蛋白血症
	多发性硬化（存在急性中枢神经系统炎性脱髓鞘时）
	骨髓瘤管型肾病
	视神经脊髓炎性疾病（急性）
	蛇咬伤
	毒蕈中毒
	小儿链球菌感染相关自身免疫性神经精神障碍（PANDAS）和西德纳姆舞蹈症（SC）
	植烷酸贮积病（遗传性共济失调性神经病）
	ABO 血型不合的肾移植（存在抗体介导的排斥反应时）
	系统性红斑狼疮（重度）
	血管炎（乙型肝炎病毒相关）
	电压门控钾通道抗体
3. 血浆置换治疗可能有效，传统治疗无效时可试用	急性炎症性脱髓鞘性多发性神经病（应用丙种球蛋白后）
	ANCA 相关性急进性肾小球肾炎（不需透析）
	抗肾小球基底膜病（Gooddpasture 综合征）（不需透析）
	再生障碍性贫血，纯红细胞再生障碍性贫血
	特应性（神经）皮炎（特应性湿疹；顽固性）
	自身免疫性溶血性贫血
	冷凝集素病
	烧伤休克复苏
	心源性新生儿红斑
	慢性局灶性脑炎（拉斯姆森脑炎）
	慢性复杂的局部疼痛综合征

推荐等级	适用疾病名称
3. 血浆置换治疗可能有效，传统治疗无效时可试用	局灶节段性肾小球硬化（激素治疗无效时）
	HELLP 综合征（产后）
	造血干细胞移植（HLA 脱敏）
	噬血细胞综合征；巨噬细胞活化综合征
	过敏性紫癜（出现新月体肾炎；严重的肾外疾病）
	肝素诱导的血小板减少和血栓形成
	高甘油三酯血症胰腺炎
	顽固免疫性血小板减少症
	IgA 肾病（新月体型；慢性渐进性）
	炎症性肠病（克罗恩病）
	肝移植（活体移植 ABO 不相容脱敏）
	肺移植（脱敏）
	多发性硬化（慢性渐进性）
	肾源性系统性纤维化
	视神经脊髓炎（维持治疗）
	药物中毒
	副肿瘤综合征
	严重的外周血管疾病
	输血后紫癜
	肝源性瘙痒（其他治疗效果不佳的）
	脓毒血症源性多器官功能衰竭
	突发感音神经性聋
	凝血介导的血栓性微血管病
	补体介导的血栓性微血管病（补体因子基因突变）
	药物相关性血栓性微血管病（氯吡格雷；钙依赖磷酸酶抑制剂）
	造血干细胞移植相关的血栓性微血管病
	志贺毒素介导的血栓性微血管病（伴严重神经系统症状）
	甲亢危象
	难治性中毒性表皮坏死溶解症
	Bencet 病
4. 血浆置换治疗效果不满意，但在其他疗法均无效时可谨慎试用	皮肌炎 / 多发性肌炎
	HELLP 综合征（产前）
	银屑病
	系统性红斑狼疮（较严重）
	药物相关性血栓性微血管病（吉西他滨；奎宁）
	志贺毒素介导的血栓性微血管病（神经系统症状不严重）

三、需紧急进行血浆置换治疗的疾病

1. Goodpasture 综合征出现肺出血。
2. 高黏滞综合征出现脑卒中或失明前兆的症状或体征。
3. 血栓性血小板减少性紫癜 / 溶血尿毒综合征。

4. 需急诊手术的患者有极高Ⅷ因子抑制物水平。

5. 吉兰巴雷综合征出现呼吸功能障碍。

6. 重症肌无力时出现呼吸衰竭,且药物治疗无效。

7. 毒蕈或高蛋白结合率毒物(如对硫磷/硝苯巯磷脂或百草枯)严重中毒时。

8. 急性暴发性肝坏死。

四、禁忌证

血浆置换治疗无绝对禁忌证,但有相对禁忌证,主要包括:

1. 对血浆、人血白蛋白、肝素等有严重过敏史。

2. 药物难以纠正的全身循环衰竭。

3. 非稳定期的心、脑梗死。

4. 存在精神障碍而不能很好配合治疗者。

第三节　血浆置换基本操作

血浆置换的基本操作包括治疗前准备,治疗及治疗过程中的监测、治疗后的评估。

一、治疗前准备

（一）评估适应证及禁忌证,签署治疗知情同意书

（二）确定治疗剂量(详见本章第四节)

（三）选择抗凝方案(详见本章第三节)

（四）选择置换液

血浆置换需要丢弃大量血浆,为维持体内胶体渗透压及有效血容量,避免内环境紊乱,必须补充置换液。

目前常用的置换液有新鲜冰冻血浆(FFP)、人血白蛋白、人工胶体或晶体液。

1. **新鲜冰冻血浆(FFP)**　含有正常血液中的所有非细胞成分,包括凝血因子和补体,置换后不会引起凝血障碍或免疫球蛋白消耗。某些疾病在治疗过程中,必须应用新鲜冰冻血浆(如血栓性血小板减少性紫癜、溶血性尿毒症等)。其缺点为可能出现变态反应、枸橼酸过量及可能存在病毒感染风险。

2. **人血白蛋白**　常用的置换液,与血浆相比没有病毒传播以及变态反应的风险。缺点主要为治疗后凝血因子缺乏导致出血倾向、免疫球蛋白丢失。其他可能存在的问题包括大量使用后出现低钾、低钙血症;铝蓄积;铁蛋白缺乏引起贫血等。

3. **人工胶体**　如羟乙基淀粉、明胶制剂。人工胶体价格相对便宜,扩张血容量的效果好,无传播疾病的风险。缺点为不含凝血因子和免疫球蛋白,用量大会有出血倾向,有肾功能损害风险,偶有过敏反应。由于人工胶体在体内的半衰期只有数小时,为保证胶体渗透压稳定,建议不超过总置换量的20%。

4. **晶体液**　包括生理盐水、平衡盐液、林格液、5%葡萄糖氯化钠溶液。晶体液价格低廉,过敏反应少,无传播疾病的风险。扩张血容量的效果差,过多会引起组织水肿,无凝血因子和免疫球蛋白,肾功能障碍者用量较大有高氯性酸中毒的风险。不能单独作为置换液,

需与胶体联合应用。晶体液的补充一般为丢失血浆的 1/3～1/2，大约为 500～1000ml。但若患者存在循环不稳定或明显凝血功能障碍，应避免使用晶体置换液，以免加重病情。

（五）建立血管通路（见本书第五章相关内容）

二、治疗及治疗过程中的监测

1. 机器开机及自检，管路连接及预冲。

2. 给予抗凝剂（负荷量）。

3. 设置初始治疗参数及报警参数。

血浆分离器中血液流量 100～150ml/min。

血浆分离率 25%～30%。

跨膜压报警范围不超过 100mmHg。

单次治疗时间 2～3 小时。

血浆置换速度 1000～1500ml/h。

置换液补充原则为：等量、等速，避免血容量波动；维持胶体渗透压相对稳定；维持水、电解质的平衡；适当补充凝血因子和免疫球蛋白，避免出现出血等严重并发症；如果患者循环相对稳定、没有严重凝血功能障碍，可以先输入人工胶体或晶体，后输入新鲜冰冻血浆或白蛋白。

4. 治疗过程中监测患者生命体征、凝血指标及机器运行参数，包括血液流量、血浆流量（分离率）、采血压、回血压及跨膜压，随着治疗的进行，跨膜压会逐渐升高，可通过降低血液流量和血浆流量（分离率）来缓解跨膜压上升，但同时治疗效率也会逐渐下降。

5. 达到目标治疗量后回血。

三、治疗后评估

包括临床症状是否改善、致病因子水平下降程度、脏器功能恢复情况及实验室化验指标变化等几方面。除部分有固定疗程的疾病外，大部分疾病需根据评估结果决定是否继续行血浆置换治疗。

第四节　血浆置换的抗凝

血浆置换抗凝技术包括以下几方面：抗凝前患者凝血状态评估；抗凝药物的选择；抗凝剂量及效果评价；抗凝并发症及处理。

一、抗凝前患者凝血状态评估，包括：

1. 是否存在血友病等出血性疾病病史。

2. 是否合并严重的创伤、外科手术、急性感染等。

3. 既往是否存在消化道溃疡、肝硬化等可能出现出血或加重出血的疾病。

4. 是否有效循环血容量不足、低血压、严重酸中毒。

5. 是否存在先天性或获得性抗凝血酶Ⅲ缺乏。

6. 内源性、外源性凝血指标、血小板计数及功能的评估。

二、抗凝剂的选择

血浆置换常用的抗凝剂为普通肝素、低分子肝素及阿加曲班；因需输入含有大量枸橼酸的血浆作为置换液，不建议常规应用枸橼酸盐进行抗凝；患者凝血功能异常，处于自身抗凝状态时也可以采用无抗凝。

三、抗凝剂量及效果评价

1. 普通肝素一般首剂量 0.5～1.0mg/kg，追加剂量 10～20mg/h，持续性静脉输注（常用）；预期结束前 30 分钟停止追加。

2. 低分子肝素一般选择 60～80IU/kg，推荐在治疗前 20～30 分钟静脉注射，无需追加剂量。

低分子肝素作为抗凝剂时，可用抗凝血因子Ⅹa活性进行监测。无出血倾向患者Ⅹa因子活性维持在 500～1000U/L，伴有出血倾向的维持在 200～400U/L。但Ⅹa因子活性难以即时检测，临床指导作用有限。

3. 阿加曲班负荷剂量 0.05～0.1mg/kg，维持剂量 1～3mg/h，结束治疗前 20～30 分钟停止追加。

普通肝素和阿加曲班均可用APTT作为监测指标，抗凝目标是APTT维持正常值的 1.5～2.5 倍。

4. 无抗凝建议治疗前给予肝素生理盐水预充；治疗过程中每 30～60 分钟，给予 100～200ml 生理盐水冲洗体外循环管路。

四、抗凝并发症及处理

对凝血因子缺乏导致的凝血功能异常患者，进行血浆置换可以补充凝血因子，改善凝血功能，抗凝导致的并发症主要为出血，主要与抗凝剂使用过量、外源性新鲜冰冻血浆补充量不足有关，对于多次治疗或者大量置换的情况，必须补充新鲜血浆以补充凝血因子。

第五节 血浆置换的剂量

进行血浆置换治疗前，应制订治疗方案，包括计算患者血浆量、计算置换剂量，评估治疗次数及间隔时间等。

一、患者血浆量计算

估计血浆量（estimated plasma volume，EPV）的常用计算方法有以下三种。

1. EPV =（1－血细胞比容）×（常数 b＋常数 c×体重 kg）

常数 b：男性 =1530　女性 =864

常数 c：男性 =41　女性 =47.2

2. EPV =0.065×（1－血细胞比容）× 体重（kg）

3. 血细胞比容正常者：EPV =35ml/kg

血细胞比容低于正常者：EPV =40ml/kg

也可根据表格快速查询患者血浆容量（表9-5-1）

表9-5-1 快速查询患者血浆容量

	红细胞比容									
	0.1	0.15	0.2	0.25	0.3	0.35	0.4	0.45	0.5	0.55
净体重（kg）	血浆容量（L）									
30	1.95	1.66	1.56	1.46	1.37	1.27	1.17	1.07	0.98	0.88
35	2.28	1.94	1.82	1.71	1.6	1.48	1.37	1.25	1.14	1.03
40	2.6	2.21	2.08	1.95	1.82	1.69	1.56	1.43	1.3	1.17
45	2.9	2.47	2.32	2.18	2.03	1.89	1.74	1.6	1.45	1.31
50	3.25	2.76	2.6	2.44	2.28	2.11	1.95	1.79	1.63	1.46
55	3.58	3.04	2.86	2.69	2.51	2.33	2.15	1.97	1.79	1.61
60	3.9	3.32	3.12	2.93	2.73	2.54	2.34	2.15	1.95	1.76
65	4.23	3.6	3.38	3.17	2.96	2.75	2.54	2.33	2.12	1.90
70	4.55	3.87	3.64	3.41	3.19	2.96	2.73	2.50	2.28	2.05
75	4.88	4.15	3.9	3.66	3.42	3.17	2.93	2.68	2.44	2.20
80	5.53	4.7	4.42	4.15	3.87	3.59	3.32	3.04	2.77	2.49
85	5.53	4.7	4.42	4.15	3.87	3.59	3.32	3.04	2.77	2.49
90	5.85	4.97	4.68	4.39	4.10	3.8	3.51	3.22	2.93	2.63
95	6.18	5.25	4.94	4.64	4.33	4.02	3.71	3.40	3.09	2.78
100	6.5	5.53	5.2	4.88	4.55	4.23	3.9	3.58	3.25	2.93
105	6.83	5.81	5.46	5.12	4.78	4.44	4.10	3.76	3.42	3.07
110	7.15	6.08	5.72	5.36	5.01	4.65	4.29	3.93	3.58	3.22
115	7.48	6.36	5.98	5.61	5.24	4.86	4.49	4.11	3.74	3.37
120	7.8	6.63	6.24	5.85	5.46	5.07	4.68	4.29	3.9	3.51
125	8.13	6.91	6.5	6.10	5.69	5.28	4.88	4.47	4.07	3.66
130	8.45	7.18	6.76	6.34	5.92	5.49	5.07	4.65	4.23	3.80
135	8.78	7.46	7.02	6.59	6.15	5.71	5.27	4.83	4.39	3.95
140	9.1	7.74	7.28	6.83	6.37	5.92	5.46	5.01	4.55	4.10

注：此表格不适用于严重高黏滞血症的患者

二、单次置换血浆量及置换次数的确定

血浆置换主要针对大分子物质，这些物质在血管内外有较稳定分布，如分布平衡被打破，重新稳定所需时间较长，导致单次血浆置换治疗清除能力有限。因此单次治疗清除致病因子的数量及治疗次数决定治疗效果。

影响单次治疗清除效果的因素：①血管内待清除物质浓度；②治疗时交换的血浆量。可根据以下公式估算单次治疗前后待清除物质的浓度变化。

$$X_1 = X_0 e^{-Ve/EPV}$$

公式中 X_1 为治疗结束时浓度；X_0 为治疗开始时浓度；Ve 为交换血浆量；EPV 为患者估计血浆量。根据此公式计算，如置换血浆量等于估计血浆量，则治疗后浓度较治疗前将下降63%；如治疗血浆量为估计血浆量的1.5倍，则浓度较治疗前下降78%。继续增加治疗血

浆量，待清除物质的浓度也将继续下降，但下降程度增加不明显，且将增加治疗时间、增加治疗费用、增加护理强度。因此每次置换血浆量为 EPV 的 1～1.5 倍较为合适。

单次血浆置换治疗后，致病物质的浓度将会下降，但不久后将逐渐回升。其原因：①致病物质的重新生成：某些致病因子可因浓度下降，导致抑制其生成的负反馈作用消失，从而出现反跳性生成增加，因此在血浆置换治疗时，足量的免疫抑制治疗十分重要。②致病物质由血管外到血管内的重新分布：大部分大分子量物质如免疫球蛋白均有稳定的血管外分布（表 9-5-2），在血管内浓度再次达到稳态时即可再次行血浆置换治疗。通常情况下，合成速度较慢的大分子物质由血管外至血管内的迁移速率为每小时 1%～3%，因此每 24～48 小时进行一次治疗即可维持致病物质的持续清除；在 7～10 天内进行 5 次治疗，即可清除 90% 以上的致病物质。致病物质的分布容积决定了单次治疗对其清除的效率；致病物质的半衰期决定其治疗后的血浆反弹速度和治疗间隔时间。如致病物质产生很快如迅速形成抗体、补体等，则需额外增加治疗剂量。

表 9-5-2　部分血浆蛋白的分布及代谢

名称	血管内百分比（%）	半衰期（天）
白蛋白	40	19
IgG	50	21
IgA	50	6
IgM	80	5
IgE	45	2.5
LDL-胆固醇	100	3～5

三、美国血浆置换学会（ASFP）2016 年血浆置换指南中对部分疾病进行血浆置换治疗的推荐剂量

1. **急性炎症性脱髓鞘性多发性神经病（吉兰巴雷综合征）**　单次置换量 1～1.5TPV；置换频率隔日 1 次；置换液用白蛋白。在 10～14 天内，利用 5～6 次治疗，置换 200～250ml/kg 的血浆。对静注丙种球蛋白无效或复发的患者，血浆置换可能有效。

2. **慢性炎症性脱髓鞘性多发性神经根性神经病**　单次置换量为 1～1.5TPV，置换频率每周 2～3 次，置换液用白蛋白。治疗直到症状改善，然后逐渐减量，维持治疗。维持治疗的频率根据控制症状的需要从每周到每月 1 次不等。

3. **重症肌无力**　单次置换量 1～1.5TPV；置换频率每日或隔日 1 次；置换液用白蛋白。目标为两周内达到 225ml/kg 置换量。部分患者可能需要长期维持治疗，维持治疗的频率视临床症状而定。

4. **局灶节段性肾小球硬化**　单次置换量 1～1.5 TPV；置换频率每日或隔日 1 次；置换液为白蛋白、血浆。治疗方案为前 3 天，每日 1 次治疗；之后的 2 周内再进行 6 次治疗为一疗程。另一种治疗方案为前 3 周每周 3 次；之后 3 周每周 2 次；接着 1 周 1 次，到开始治疗的第 3 个月；随后 1 个月 2 次，到开始治疗的第 5 个月；最后每月 1 次，到开始治疗的第 9 个月。部分患者可能需要进行数周或数月 1 次的维持治疗，预防再次出现蛋白尿。

5. **ANCA 相关性急进性肾小球肾炎**　单次置换量 1～1.5TPV；置换频率每日或隔日 1 次；

置换液用白蛋白,存在弥漫性肺泡出血时用血浆。暴发性或肺出血的的病例起始每日1次,然后每2~3日1次,共计6~9次治疗。

6. **抗肾小球基底膜病（Goodpasture 综合征）** 单次置换量 1~1.5TPV;置换频率每日或隔日一次;置换液用白蛋白、血浆,存在肺出血时用血浆或部分血浆。最短疗程 10~20 天。当肾小球及肺损伤停止时,可停用血浆置换治疗。抗 GBM 抗体水平不作为开始或终止血浆置换治疗的指标。

7. **急性肝衰竭** 单次置换量 1~1.5TPV,如高剂量,单次置换量为 15% 理想体重;置换频率每日1次;置换液为血浆、白蛋白。每日治疗直至接受肝脏移植或自身肝脏功能恢复。进行高剂量置换需连续三日。

8. **血栓性血小板减少性紫癜** 单次置换量 1~1.5TPV;置换频率每日1次;置换液为血浆、白蛋白。每日治疗直到血小板计数超过 150×10^9/L、LDH 值连续 2~3 天接近正常及精神状态转为正常。血液系统指标恢复中位数是 7~8 天。如患者需紧急输血,可在血浆置换治疗的过程中输入。

9. **家族性高胆固醇血症** 单次置换量 1~1.5TPV;置换频率 1~2 周 1 次;选用选择性低密度脂蛋白清除模式时不需置换液,选用普通 TPE 时,置换液用白蛋白。治疗目标为低密度脂蛋白水平较治疗前下降 60% 以上。

10. **年龄相关性黄斑变性** 单次置换量 0.8~1.5TPV;置换频率每周 2 次,在 8~21 周内完成 8~10 次治疗;置换液无特殊要求。1 个疗程的治疗效果可维持 4 年。

第六节 血浆置换的并发症与防治

血浆置换的并发症包括与置换治疗相关并发症、建立血液通路时的并发症及抗凝并发症。血浆置换治疗对某些药物的血药浓度亦有不同程度的影响。

一、置换治疗相关的并发症

(一)过敏和变态反应

异体血浆、人血白蛋白等置换液均可导致过敏及变态反应,表现为皮疹、皮肤瘙痒、畏寒、高热,严重者出现过敏性休克。对新鲜冷冻血浆的变态反应主要以发热、寒战、荨麻疹、哮喘、低血压为主,部分患者可发展为痉挛。人血白蛋白产生变态反应概率较低,但在患者应用 ACEI 类药物时,发生不典型变态反应及低血压概率明显增加。

1. **出现过敏及变态反应的原因考虑以下方面**

(1)患者体内存在 IgA 抗体,治疗时应用新鲜冰冻血浆、免疫球蛋白等富含 IgA 成分的置换液,导致过敏。

(2)置换液中存在细菌、内毒素及致热源污染。

(3)白蛋白聚合后产生抗体结构。

(4)缓激肽释放。

(5)治疗过程中应用 ACEI 类药物导致缓激肽降解减慢。

2. **预防及处理方法**

(1)血浆输入前适量应用糖皮质激素。

（2）在易发生变态反应的疾病如血栓性血小板减少性紫癜等疾病，行血浆置换治疗时应在输注大量新鲜冰冻血浆前静脉注射 50mg 苯海拉明。

（3）出现过敏及变态反应时停止输入可疑血浆或血浆成分，予以糖皮质激素、抗组胺类药物治疗，出现过敏性休克的按休克处理。

（二）低血压

根据国内外数据统计，血浆置换治疗过程中，低血压的发生率约为 1.4%。

1. 发生低血压的原因可能为

（1）有效容量不足。

（2）置换液延迟：管路未应用胶体预冲，血浆分离后仅用晶体置换液，未能及时补充胶体。

（3）置换液低渗透压。

（4）血管迷走神经兴奋。

（5）变态反应。

（6）心律失常：枸橼酸导致的低钙血症；低钾血症（大量应用白蛋白作为置换液、使用洋地黄类药物）。

（7）血管缓激肽反应。

（8）出血：原发出血性疾病；凝血因子缺乏；抗凝药物过量或选择不当；血管通路漏血。

（9）心功能衰竭。

（10）血栓栓塞性疾病：肺栓塞。

（11）易出现低血压的原发病：吉兰巴雷综合征；巨球蛋白血症。

2. 预防及处理方法

（1）维持有效循环血容量，上机时引血速度不易过快，必要时闭环上机。

（2）可用胶体液对置换液管路预冲。

（3）合理选择置换液；避免或减少应用低渗溶液，如必须应用则速度易慢。

（4）预防并积极处理变态反应（见前部分）。

（5）治疗前详细评估患者原发病；合理选择抗凝剂，个体化调整剂量。

（6）纠正离子紊乱及控制心律失常。

（7）避免应用 ACEI 类药物。

（8）严密监测机器运转情况。

（9）必要时适量使用血管活性药物。

（三）凝血异常

包括消耗性凝血功能异常、血小板减少及血栓。

1. 消耗性凝血功能异常 当使用非血浆制品作为置换液时，可出现消耗性凝血功能异常。单次血浆置换后，血浆中凝血因子数量将降低约 60%，治疗结束后其水平逐渐回升，4 小时内速度最快，之后逐渐下降，24 小时后 FIB 和 AT-Ⅲ 水平可恢复至治疗前的 50% 和 85%，完全恢复则需要 48～72 小时。每周进行 3 次或更多次治疗时，凝血因子的消耗更加明显。如每次治疗使用新鲜冰冻血浆作为置换液，即可大大降低出血风险。建议有明显出血或出血倾向的患者应用新鲜冰冻血浆作为置换液。

2. 血小板减少 采用膜式血浆分离器，单次治疗血小板数量可减少 15%。血小板减少可能是血小板的丢失，血浆分离器内血栓形成，或者血液稀释。建议合理抗凝。

3. **血栓** 与血浆置换有关肺栓塞、脑缺血、心肌梗死发生率约 0.06%～14%。原因为置换治疗时使用非血浆置换液，导致 AT-Ⅲ 不足，高凝状态。发病患者多数在治疗前即存在凝血功能异常，建议在治疗前对患者详细评估。

（四）溶血

1. **可能原因** 血浆分离速度与血流速度不匹配，跨膜压过高；输入血浆与患者血型不符；使用低渗溶液作为置换液，输注速度过快等。

2. **治疗** 积极查明原因，合理设置血浆分离参数；特别注意所输注血浆的血型，停止输注可疑血浆；避免应用低渗置换液等。

（五）感染

血浆置换相关感染分为两类：免疫球蛋白丢失导致重症感染；污染血制品导致病毒感染。

1. **免疫球蛋白丢失导致重症感染** 血浆置换治疗过程中，免疫球蛋白和补体可被清除：置换 1L 血浆可使血液中免疫球蛋白水平下降 60%，使体内免疫球蛋白总量下降 20%。在短期内进行多次治疗，尤其是联合使用免疫抑制剂，可导致免疫球蛋白水平持续数周（4～6周）大幅度下降，使感染风险增加。

如果患者在血浆置换期间发生严重感染，应静脉注射免疫球蛋白（100～400mg/kg），使之达到正常水平。如不再继续血浆置换治疗，补充一次效果可维持约 3 周。

2. **污染血制品导致病毒感染** 血浆置换治疗中，如应用血制品如血浆、免疫球蛋白、白蛋白作为置换液即存在病毒感染风险，如感染肝炎病毒和人免疫缺陷病毒等。

（六）离子紊乱

低钙血症是血浆置换较常见的并发症，发生率约 9%，临床表现为口周或四肢远端麻木或感觉异常，部分患者可出现心律失常。原因：新鲜冰冻血浆中含有约 15% 枸橼酸，可引起低钙血症；血浆置换治疗时出现钙丢失，反复治疗后未能及时补充。

建议使用新鲜冰冻血浆作为置换液时，每升血浆给予 10ml 葡萄糖酸钙；多次血浆置换治疗时，可适当口服钙剂预防。

（七）酸碱失衡

在肾功能不全的患者，枸橼酸代谢物碳酸氢盐不能从肾脏排出，引起代谢性碱中毒。可密切监测及调整。

（八）营养物质丢失

单次血浆置换可使脂溶性维生素浓度下降 24%～48%，24 小时内浓度回升至治疗前水平，但反复的治疗可能会使体内储存的维生素大量丢失。

二、抗凝及血管通路相关的并发症

请参见本书相应章节。

三、血浆置换治疗对药物浓度影响

目前已有很多血液透析时药物浓度及代谢变化的研究，但血浆置换对药物浓度影响的研究尚少。从技术原理上推论，血浆置换对药物的清除能力主要与该药的蛋白结合率和分布容积有关。对于分布容积较高的药物，即使蛋白结合率较高，有限的置换剂量（1～1.5EPV）对其药物浓度的影响也不大。这也是很多药物其有极高的蛋白结合率,但过量时也不适合应用血浆置换治疗清除的原因。理论上具有高蛋白给合率以及低分布容积的药物可能被血浆置换治疗清除,但目前此方面相关研究较少,仍需继续研究及探讨(表9-6-1)。

表 9-6-1 部分具有高蛋白给合率以及低分布容积的药物

药物名称	蛋白结合率(%)	分布容积(L/kg)
阿司匹林	50~90	0.1~0.2
头孢唑林	80	0.13~0.22
头孢替坦	85	0.15
头孢曲松	90	0.12~0.18
氯磺丙脲	72~96	0.09~0.27
双氯酚胺	>99	0.12~0.17
双氯西林	95	0.16
格列苯脲	99	0.16~0.3
肝素	>90	0.06~0.1
布洛芬	99	0.15~0.17
吲哚美辛	99	0.12
酮咯酸	>99	0.13~0.25
萘普生	99	0.10
丙磺舒	85~95	0.15
丙戊酸钠	90	0.19~0.23
甲苯磺丁脲	95~97	0.10~0.15
华法林	97~99	0.11~0.15

(苏晓蕾 韩世权)

参 考 文 献

1. 傅芳婷. 血浆置换理论与实践. 北京:人民军医出版社,2011:6-10.

2. 陈晓辉. 血液净化在 ICU 中的应用. 第一版. 北京:科学技术文献出版社,2012:169-184.

3. 陈香美. 血液净化标准操作规程. 北京:人民军医出版社,2010:112-121.

4. Schwartz J,Padmanabhan A,Aqui N,et al. Guidelines on the Use of Therapeutic Apheresis in Clinical Practice-Evidence-Based Approach from the Writing Committee of the American Society for Apheresis:The Seventh Special Issue. J Clin Apher,2016,31(3):149-162.

5. Mühlhausen J,Kitze B,Huppke P,et al. Apheresis in treatment of acute inflammatory demyelinating disorders. Atheroscler Suppl,2015,18:251-256.

第 十 章　血液吸附技术

血液吸附（hemoadsorption，HA）技术，也称血液灌流（hemoperfusion，HP），是将患者的血液引出体外，通过特异性或非特异性的吸附装置，清除血液中外源性和内源性致病溶质的一种血液净化方法。与其他血液净化方式结合可形成不同的集成血液净化疗法。HA 是目前临床上一种常用的血液净化技术，常用于巴比妥类药物、非巴比妥类镇静药物、有机磷中毒等，目前已扩展到肝性脑病、尿毒症、脓毒症及重症胰腺炎等疾病。

血液吸附治疗中发挥关键作用的是填充有吸附剂的吸附柱，目前临床常用的吸附剂有活性炭和树脂两种，目前尚有特异性吸附器，如固化多黏菌素 B 的内毒素吸附器正在走向临床。

第一节　血液吸附的适应证和禁忌证

HA 目前广泛应用于临床重症疾病的抢救中，比如药物中毒、农药中毒等，随着血液净化技术的不断发展进步，在肝衰等领域的应用已经逐渐被更先进的血浆胆红素吸附等技术所取代。

一、血液吸附的适应证

1. **急性药物中毒**　普通的药物中毒可以通过洗胃、拮抗剂或血液透析、血液滤过等手段予以清除，但对于分子量大、脂溶性强、蛋白结合率高的药物及毒物中毒，其治疗效果较差。血液吸附可以通过吸附的原理，清除血液中上述物质或迅速有效的降低其血药浓度，防止毒物或过量的药物进一步对组织造成损伤。根据吸附器类型的不同，临床上分为活性炭类型的吸附器及树脂类型的吸附器两大种，常见的可以清除的药物有巴比妥类、安定类、抗抑郁药物、非甾体类解热镇痛药、除草剂（百草枯）、抗心律失常药物、地高辛、甲氨蝶呤及苯酚类化合物等。

2. **脓毒症**　脓毒症的病理生理改变为大量炎症介质过度释放，对机体产生不利影响。炎症介质以白介素 1、白介素 18、TNF-α 等为代表，它们虽然分子量不大，但多数以多聚体的形式存在，不容易被血液滤过等血液净化手段所清除。有文献表明吸附对于清除炎性介质效果良好，部分连续性血液净化治疗脓毒症的机制往往是纤维素膜的吸附作用而不是对流清除，通过吸附作用清除血液中过多的炎症介质可以改善患者的炎症反应。应用血液吸附治疗的脓毒症患者，其体内 IL-6 及 TNF-α 水平能够显著下降，血流动力学及内环境稳定更早,有可能会缩短病程。对于革兰阴性杆菌引起的全身感染,尚可以应用特异性更强的内毒素吸附器吸附血液中的内毒素,从而对脓毒症发挥更强的治疗作用。多黏菌素 B 是一种广谱抗生素,对于目前的绝大多数革兰阴性杆菌敏感,但由于其全身应用毒性大,耐受性差,限制了其临床应用。有日本学者将其分子固定在特殊的吸附器上,用以治疗革兰阴性杆菌全身性感染,发现不仅可以缩短病程,往往可以很大程度上的改善预后,而且没有全身应用的不良反应发生。经过特殊处理的吸附器,可以选择性的针对某种或某类细菌进行抗菌治疗,并且不用担心代谢相关的问题,有理由展望血液内毒素吸附作为一种治疗全身感染的手段,未来必定会广泛应用于临床。

3. **急性重症胰腺炎** 胰腺炎的病理生理学改变类似脓毒血症,均有炎症介质的过度表达,部分重症胰腺炎患者往往合并脓毒症,因此血液吸附也可以用来治疗急性重症胰腺炎。尤其是对于高甘油三酯血症引起的胰腺炎,脂蛋白血液吸附系统(DALI)利用聚丙烯酸中带负电荷的羧酸基团多聚阴离子直接选择性吸附血脂颗粒,可以迅速降低血清甘油三酯水平,逆转高血脂对胰腺造成的损伤,从而缩短病程,改善预后。

4. **自身免疫性疾病** 自身免疫性疾病由于体内的抗原抗体复合物大量生成,造成组织损伤。抗原抗体复合物为大分子物质,普通的血液滤过不能清除,治疗效果差,往往需要全身应用激素、丙种球蛋白或血浆置换方能缓解急性期。血液吸附可以吸附抗原抗体复合物,因此可以有效降低其血浆水平,缓解自身免疫性疾病急性期。目前临床上研究较多的系统性红斑狼疮(SLE),其广泛的免疫损害引起多系统病变,病死率高。目前认为抗 -DNA 抗体及其免疫复合物在血中异常增高并引起组织严重炎症,是本病的主要机制之一。近年来,许多学者进行大量研究和实践采用特异性吸附器进行免疫吸附治疗 SLE。通过血液净化,吸附血中病理性抗 -DNA 抗体及其免疫复合物,达到血液净化和治疗目的。

5. **其他** 血液吸附也可用于戒毒,可显著降低体内海洛因浓度,不产生严重的戒断症状,不造成新的药物依赖,具有痛苦小、后遗症少的优点,是一种简便、安全、可靠的戒毒方法。血液吸附可以清除甲状腺素,也可以治疗甲状腺危象,但效果不如血浆置换。还有人应用血液吸附治疗精神分裂症,亦收到一定疗效。

二、血液吸附的禁忌证

严重血小板减少及严重凝血障碍者慎用。经输血小板或血浆改善上述情况后仍可以进行 HA 治疗。对吸附器及相关材料过敏者禁用。

第二节 血液吸附的基本操作

一、血管通路的建立

请参考本书第五章有关内容。

二、治疗前准备

1. **准备吸附器及设备** 根据要清除的目标溶质选择相应型号的吸附柱,血液吸附设备要求不高,可使用专业血液吸附机、血透机或床旁连续血液净化设备。

2. **物品**　生理盐水（NS）3000ml 一袋，NS 500ml 三袋，肝素 12 500U×3 支，5ml 注射器 1 支，20ml 注射器 1 支，抢救药品。

3. **预充液**　常用的预充液为肝素盐水，一般是在 NS 3000ml 中加 12 500U 肝素 3 支；对于有出血风险的患者，可采用生理盐水做预充液。

三、操作流程

操作流程主要包括：管路连接；预充；上机；参数设置；下机回血几部分。

1. **管路及吸附器的连接**　预充过程中要注意调节壶内的液面高度，液面要高于监测位置。如果机器正向预充，则开始预充前将吸附器以引血端在下、回血端在上的方向固定于固定支架上。如果机器反向预充，则开始预充前将吸附器以引血端在上、回血端在下的方向固定。引血端管路与预充液相连接，然后连接于吸附器的入口上，同时回血端管路连接于吸附器的出口上。

2. **预充**　启动血泵，速度以 200～300ml/min，预充盐水总量 2000～5000ml 为宜。如果在预充过程中可以看到游离的炭粒冲出，提示为次品，必须进行更换。预充即将结束前，将吸附器反转至引血端在上、回血端在下的固定方式，准备开始治疗。

3. **上机**　预充结束后，根据患者血流动力学的稳定程度，可采用单接或双接的方式上机。对于血流动力学稳定的患者，可采用单接方式，即先将引血端管路与已经置好的血液净化导管连接；然后开动血泵（以 50～100ml/min 为宜），逐渐增加血泵速度；当血液经过吸附器即将达到回血端血路的末端出口时，暂停血泵，将管路的回血端与血液净化导管连接，然后继续运行血泵，开始治疗。对于血流动力学不稳定的患者，应采用双接的方式，及将血液净化管路的引血端和回血端同时连接于血液净化导管的两个端口，然后运行血泵，开始治疗。

4. **参数设置**

（1）血流量治疗初始时血流量应慢，设置为 50～100ml/min，观察几分钟患者没有不良反应，循环稳定，机器运行正常后可增加至 150～200ml/min，降低凝血的概率。

（2）治疗时间由于吸附器在吸附过程中会逐渐饱和，一般单次治疗时间为 2～3 小时。之后结束治疗，或根据病情决定是否更换吸附器继续治疗。

5. **回血**　治疗结束后，暂停血液净化设备的血泵运行，应用生理盐水 500ml 连接血液净化导管引血端（红色）接头处三通，首先将血液净化导管内血液冲回体内，夹闭引血端导管后，三通调向盐水 - 血液净化设备方向，运行血泵，开始回血。当管路内的血基本被还回体内后，夹闭血液净化导管回血端，暂停血液净化设备，断开管路连接，应用高浓度肝素盐水将血液净化导管仔细封管后，弃掉吸附器及管路。

第三节　血液吸附的抗凝

目前 HA 常用的抗凝方案主要是普通肝素全身抗凝，由于 HA 的治疗时间较短，也可以选用低分子肝素全身抗凝。对发生 HIT 的患者可以选择阿加曲班抗凝。有出血风险的患者也可考虑使用或局部枸橼酸抗凝或局部肝素抗凝。由于吸附器易生成血栓，不推荐使用无抗凝技术进行 HA 治疗。

由于吸附器可激活血小板，与滤器和透析器相比，吸附器更容易发生凝血。所以血液吸附对抗凝的要求更加严格,抗凝剂的用量相较于其他血液净化方式更大。

1. **普通肝素** 一般首剂量 0.5～1.0mg/kg,在上机前 5～10 分钟给予。维持剂量 10～20mg/h,间歇性静脉注射或持续性静脉输注(常用);预期结束前 30 分钟停止追加。肝素剂量应依据患者的凝血状态个体化调整。如发现患者有出血现象,可更换为枸橼酸抗凝,并给予适量鱼精蛋白中和体内的肝素。

2. **低分子肝素** 一般选择 60～80IU/kg,推荐在治疗前 20～30 分钟静脉注射,无需追加剂量。

在 HA 治疗过程中,血小板及凝血因子会被激活和消耗,因此必须监测血小板计数和凝血功能,必要时及时补充避免出血并发症。

第四节 血液吸附的并发症与防治

在血液吸附治疗中,可能发生的并发症主要表现为几个方面。

一、血管通路相关并发症(参见本书第五章相关内容)

二、管路及吸附器相关的并发症

(一)生物不相容性及其处理
吸附器生物不相容的主要临床表现为吸附治疗开始后 0.5～1.0 小时患者出现寒战、发热、胸闷、呼吸困难、白细胞或血小板一过性下降,一般不需要终止吸附治疗,可适量静脉推注地塞米松、吸氧等处理;如果经过上述处理症状不缓解,并严重影响生命体征而确系生物不相容导致者,应及时中止吸附治疗。

(二)吸附颗粒栓塞
血液吸附治疗开始后患者出现进行性呼吸困难、胸闷、血压下降等,应考虑是否存在吸附颗粒栓塞。在进行吸附治疗过程中一旦出现吸附颗粒栓塞现象,必须停止治疗,给予吸氧或高压氧治疗,同时配合相应的对症处理。

(三)空气栓塞
主要源于吸附治疗前体外管路及吸附器中的气体未完全排除干净;或治疗过程中血路连接处不牢固或出现破损而导致气体进入到体内。患者可表现为突发呼吸困难、胸闷气短、咳嗽,严重者表现为发绀、血压下降、甚至昏迷。一旦空气栓塞诊断成立,必须立即停止吸附治疗,吸入高浓度氧气、根据病情决定是否用机械通气。

三、抗凝相关的并发症

(一)出血并发症
血液吸附过程会对血小板和凝血系统产生一定程度的影响。吸附剂可激活血小板,导致血小板聚集和血栓形成,可出现血小板的下降和凝血因子消耗,从而加剧出血风险。血液吸附的过程中需要进行抗凝治疗,以避免人血液吸附器内及管路内血栓形成。肝素有时候可造成肝素诱导性血小板减少症(heparin-induced thrombocytopenia, HIT),导致血栓形成和凝血功能障碍。

　　出血是血液吸附过程中的较多见的并发症之一,临床可直接的表现为血液通过切口渗出至体表或流至体内或间接表现为皮肤苍白、血红蛋白进行性降低、血压下降、心率增快、中心静脉压降低、尿量减少、意识不清等表现。出血常见的部位为置管区域;也可以出现在手术切口,引流管周围;对于出现全身性凝血功能障碍的患者,出血还可以发生在颅内、胃肠道、尿道、气道内等部位。

　　对于出血要进行积极的预防和处理。避免不必要的穿刺操作,加强止血,减少插管处出血。及时的监测凝血功能,如出现凝血指标的显著延长超过正常的抗凝范围要减少甚至停止肝素的泵入。定期检测凝血和血小板功能、血小板计数和血浆纤维蛋白原含量。血小板计数和凝血因子明显降低时,应进行相应的补充。通过调整肝素的维持用量,使 APTT 时间在安全范围。对血小板减少患者,可选用替代药物进行抗凝治疗。凝血功能障碍会造成颅内、胃肠道、胸腔内、腹腔和后腹膜出血。因此对于突然的意识改变,抽搐、瞳孔散大、消化道出血,要立即行超声或 CT 检查并进行相应的处置。

(二) 凝血并发症

　　血液吸附系统内的血栓形成是血液吸附的并发症之一。大量的血栓形成一方面可导致血液吸附系统失去功能;一方面能导致凝血因子的消耗,造成患者凝血功能障碍。如果血栓进入患者体内可导致体循环或肺循环栓塞,造成严重的后果。造成血栓形成的原因有:血液吸附系统中存在非生物表面,可导致血液中凝血机制被激活,造成血液吸附过程中出现血栓形成。没有抗凝或抗凝不充分容易导致血液吸附系统的血栓形成。凝血功能监测不及时,血液吸附期间凝血功能可能出现波动。如不能对凝血功能进行监测,可能存在血栓形成风险。血液吸附参数设置不合理,吸附器管路扭曲、导管贴壁导致血流过缓。由于血液吸附系统内流动缓慢或停滞,凝血系统容易被人工装置的非生物表面激活;并使微小血栓形成较大血栓。

　　因此在血液吸附过程中,要实施完善合理的抗凝治疗方案,并及时的监测凝血功能,设置合理的血液吸附参数,对于出现的吸附器管路扭曲、导管贴壁问题要及时地进行解除,以避免血液吸附器内血栓的形成。如发现吸附器及管路内血栓形成,应及时停止血液吸附的运行,防止血栓脱落进入体内造成严重后果。

(李国福　臧　彬)

参 考 文 献

1. Zhang JC, Peng ZY, Maberry D, et al. Effects of hemoadsorption with a novel adsorbent on sepsis: in vivo and in vitro study. Blood Purif, 2015, 39(0): 239-245.

2. Ikeda T. Hemoadsorption in Critical Care. Ther Apher Dial, 2002, 6(3): 189-192.

3. Kellum JA. Hemoadsorption therapy for sepsis syndromes. Critical care medicine, 2003, 31(1): 323.

4. Chieko M, Takahiro M, Koji K, et al. Polymyxin B hemoperfusion prevents acute kidney injury in sepsis model. J Surgical Research, 2016, 201(1): 59-68.

5. Park S, Lee S, Park S, et al. Concurrent Hemoperfusion and Hemodialysis in Patients with Acute Pesticide Intoxication. Blood Purif, 2016, 42(4): 329-336.

第十一章　重症血液净化的医护配合

重症血液净化技术主要应用于 ICU 内重症患者的抢救与治疗。在重症血液净化治疗过程中,医生的任务主要是制订处方(包括血液净化方式选择、剂量的设定、置换液的配方、抗凝方案及容量目标的设定等)和疑难问题的解决;护士的任务主要是血液净化管路和血液净化器的安装(有的单位是医生来操作)、血液净化运行过程中的监测和维护以及报警的初步处理等。重症血液净化治疗所涉及的环节较多,过程相对复杂,要做好并不容易。这就需要护士与医生之间加强沟通,密切配合,尤其是在容量管理、抗凝管理、感染预防及培训等方面,医护配合的默契程度可能对重症血液净化治疗的效果甚至患者的预后产生重要的影响。本章就重症血液净化主要环节的医护配合进行阐述。

第一节　连续血液净化治疗容量管理的医护配合

在临床工作中,我们可能会遇到这样的情况:一位呼吸、循环、肾脏功能衰竭的患者需要进行 CBPT,管床医生计划让患者 24 小时液体的平衡目标为零平衡,第二天早晨患者虽然实现了液体零平衡的目标,但患者的休克和呼吸困难均加重。寻找原因,发现患者因白天液体较多,而脱水率没及时调高,导致白天液体正平衡 2000 余毫升,患者肺水增加,呼吸机支持条件明显升高。夜班为了让液体负出来,增加了脱水率,结果夜班负出了 2000ml,但循环不稳定加重,升压药物增加。虽然最终液体平衡为零平衡,但在这个过程中,容量管理出现了严重的问题,给患者带来非常不利的影响。

我们都知道,重症患者往往存在循环不稳定状态,并且脏器代偿调节功能较差,液体调节区间相对变窄,容量状态的轻微改变容易引起循环波动甚至加重脏器功能损伤。所以我们在重症血液净化治疗中需重视容量管理,我们的终极目标是实现精细化容量管理。但是,要实现精准的容量管理并不容易,实际实施中要避免护士只管入液速度,医生只管超滤速度,导致大入大出情况的发生(整体失衡),同时也要避免白天正平衡过多,夜间拼命脱水的情况发生(局部失衡)。因此,我们要求在 ICU 中进行 CBPT 时执行三级水平液体管理方案,尤其是对于那些存在血流动力学不稳定、心衰、脑水肿、肺水肿以及儿科重症患者,要严格按照目标指导容量管理策略控制液体平衡,根据血流动力学指标精确调节每小时液体的平衡。只有在医、护良好的配合下才能不断滴定实现液体平衡的目标。

一、医生在 CBPT 容量管理中的职责

医生需要选择合适的血流动力学监测指标准确评估患者的容量状态，并根据患者的病理生理、病情所处阶段及不同器官对容量的不同要求，合理制订每小时液体平衡目标。要求医生把水 / 液体看成是"药物"，严格把控剂量，牢记"不设平衡目标，勿做 CBPT"。容量管理目标确定后，医生需要通过书面形式将其传达至患者的责任护士，并在 CBPT 过程中随时关注液体平衡目标的执行情况。同时，医生要根据护士的反馈及患者血流动力学变化，对液体平衡目标进行及时的调整。

从上述案例中可以看到，首先，医生虽然设定了液体平衡目标，但过于简单，仅设定了 24 小时平衡目标，没有细化到每小时；其次，脱水率没有及时根据入量及液体平衡目标进行及时的调整，应该给予护理动态调整脱水率的权利。

二、护士在 CBPT 容量管理中的职责

重症血液净化团队的护士应在头脑中确立"液体第一"的理念，在 CBPT 的过程中时刻关注患者的容量状态和液体平衡情况。为使 ICU 的重症患者实现精准化容量管理，避免液体的大出大入，护士应每小时根据医生制订的全身液体平衡目标、容量安全值以及单位时间内液体出入量情况，滴定式动态调节血液净化的脱水率。避免发生只记录出入量，而不调整脱水率，导致患者容量失衡的发生。也就是说，在 CBPT 的容量管理中，护士应由被动记录，转变为主动调节。本节开始的案例即提示我们，要预估每小时入出量，及时调整脱水速率，以达到每小时的液体平衡目标。此外，护士交接班时应尤其重视容量管理目标的传达，并在容量安全值超过规定的上、下限范围时，及时通知医生。

三、CBPT 容量管理的医护配合

在 CBPT 过程中，医生及护士应该随时沟通，密切配合，确保实现液体平衡管理目标。医生应根据血流动力学变化和全身液体平衡情况，随时调整全身液体平衡目标并通知护士。管理目标应以书面形式通知护士。护士应与医生沟通确认管理目标，监测并主动调节血液净化的脱水率，以达到医生设置的液体平衡目标；交接班时还应保证相应液体平衡目标的准确传达。当患者血流动力学指标出现明显改变或容量安全值超过规定的上、下限范围时，护士要及时通知医生，由医生对患者的液体目标进行再评估及调整（详见本书第六章第六节相关内容）。

第二节　重症血液净化抗凝的医护配合

重症血液净化抗凝的主要目标是实现血液净化管路及血液净化器内血液的充分抗凝，尽量延长其使用时间，从而减少因凝血而导致频繁更换耗材，以及因此导致的治疗中断，提高治疗效率，降低医疗费用；减少因凝血导致的血小板、凝血因子及其他血液细胞的消耗，减少输血机会以及输血相关并发症的发生。良好的抗凝同时可以明显降低医护人员的工作量，机器设备报警的减少也可以改善医护人员及患者的情绪及心理状态，有利于医护人员更好地开展工作。

影响抗凝成功实施的因素和环节有很多，包括了患者自身因素、血管通路因素、血液净化管路和血液净化器的安装与预充、治疗模式的选择、治疗参数的设置、及抗凝方案的制订与实施等。这就要求医护人员认真负责，密切配合，才能确保重症血液净化治疗的正常进行。

一、抗凝对医生的要求

医生应熟练掌握各种抗凝方案及相关知识；根据患者病情及治疗目的选择恰当的血液净化方法，在充分评估的基础上选择合理的抗凝方案及抗凝剂的剂量；如果条件允许，尽量选择能延长血液净化器寿命的治疗模式，比如选用 CVVHD 或 CVVHDF 模式；并合理设置治疗参数，尤其注意滤过分数应小于 30%，设置合适的前、后稀释量等。同时应将抗凝的监测目标明确通知护士，并依据监测的结果及时、合理地调整抗凝剂量，必要时调整抗凝方案。当机器频繁报警或护士难以处理时，医生应及时查找原因并采取措施解除报警。当出现抗凝相关的并发症时，需及时采取正确的处理措施，使其对患者的危害降低到最低程度。

二、抗凝对护理的要求

护士需接受严格系统的重症血液净化培训之后方可独立管理接受血液净化治疗的患者。在血液净化治疗开始前正确连接管路及血液净化器，并认真做好预充；做好血管通路和血液净化管路的维护；护士应熟练掌握各种抗凝方案，并正确实施，及时进行血液标本的采集并完成抗凝指标的监测，并将监测的结果及时通知医生；护士应熟悉机器的性能，关注相关监测参数的变化，比如跨膜压、引血压、回血压等，及时发现管路及滤器内血栓形成情况；同时，护士应熟悉并能够及时处理各种机器报警，以保持血液净化治疗时血流的通畅，减少血流中断。对于处理失败的报警，应立即通知医生进行解决，避免长时间或反复血流中断导致发生凝血。

重症血液净化治疗过程中，护士还需注意观察患者的生命体征及有无异常反应，注意患者有无胸闷、气短、寒战、低血压、皮疹等过敏反应；注意穿刺部位有无出血或肿胀；对于枸橼酸钠局部抗凝患者，护士还应关注患者是否出现口唇麻木、四肢抽搐、恶心呕吐、心律失常、心率减慢等异常表现，预防并及时发现枸橼酸蓄积及其他代谢并发症。

进行抗凝监测时尤其应注意采血位置的选择。使用局部抗凝时，必须注意血液净化管路与中心静脉导管连接方式对凝血监测结果的影响。当管路正接时，管路引血端采集的血样可代表患者体内的血样，测得的凝血结果反映了患者体内的凝血状态。当管路反接时，由于"自循环"现象，在血液净化管路的引血端采集的血样不能代表体内的血液标本。比如，枸橼酸抗凝反接时，引血端采集的标本中钙离子浓度要低于患者体内实际的钙离子浓度。因此，管路反接时应避免使用引血端标本监测体内凝血状态。

三、抗凝的医护配合

在抗凝的实施过程中，需要医生与护士紧密配合。

护士在血液净化治疗开始前及治疗过程中要注意观察患者的凝血状态，比如皮肤是否存在瘀点或出血点，穿刺部位是否出血或肿胀，观察尿液、痰液、胃液等体液及粪便的颜色等，并及时和医生进行沟通，协助医生根据患者的凝血状态合理制订抗凝方案或者及时调整抗凝方案。医生则应重视护士提供的细节问题，从中发现异常的凝血表现，及时完善相关检验或者调整抗凝方案。

抗凝方案制订后,医生应通过书面形式及时与护士沟通,并告知注意事项,尤其是一些特殊的护理要求或护理项目;护士应严格执行抗凝方案,并依照医嘱进行抗凝指标的监测,并提醒医生关注抗凝结果或者及时将检验结果通知医生;医生应及时掌握抗凝指标的检测结果,并决定是否调整抗凝剂的用量,并通知到护士。

当观察到监测的跨膜压、回血压等压力参数异常或短时间内快速升高,或者观察到管路内或血液净化器内形成明显血栓时,护士应及时通知医生;医生则应及时进行评估,判断监测指标异常的原因,及时调整治疗参数或解除故障,比如当引血压频繁过低报警时,医生应检查血管通路通畅情况,必要时调整血液净化导管位置或深度;当判断血栓形成时,应预判管路及血液净化器的寿命,及时调整抗凝治疗的参数设置、改变抗凝方案,或者及时结束治疗,回血更换耗材,避免管路内凝血导致回血失败、血液损耗或者其他不良后果。

护士如观察到患者出现皮疹、寒战甚至血压下降等过敏反应或者疑似枸橼酸蓄积的异常表现,应及时通知医生采取相应治疗或抢救措施。

第三节　重症血液净化院感防控的医护配合

重症患者往往存在免疫力低下、多脏器功能障碍、长期 ICU 驻留、机械通气以及合并糖尿病等基础疾病之类感染的高危因素,加之患者临时性血管通路的建立和持续的血液净化运行均增加了血行感染的风险。血行感染相比于其他部位的感染风险更高,对患者预后影响更大。重症患者自身的体质及 ICU 内严峻的微生物环境决定了一旦发生感染可能导致致命的结果。因此,如何在进行重症血液净化治疗期间做好院感的预防是摆在 ICU 医生和护士面前的又一道难题。

一、重症血液净化院感防控对医生的要求

首先要选择合理的部位建立血管通路,从减少感染的角度,应尽量选择右侧颈内静脉,避免股静脉。推荐超声引导下穿刺置管,避免反复穿刺导致局部血肿形成增加感染概率。穿刺置管操作遵照外科无菌操作规程进行,铺足够大的无菌手术单,要求能够覆盖患者全身。合理选择皮肤消毒液,首选氯己定醇消毒皮肤。患有疖肿、湿疹等皮肤病,患感冒等呼吸道疾病,感染或携带有耐甲氧西林金黄色葡萄球菌的医护人员,在未治愈前不应进行手术操作。注意每天对血管通路进行评估,怀疑出现导管相关感染时尽快拔除导管,重新建立血管通路。患者停止血液净化治疗时,尽早拔除血液净化导管。

注意血液净化管路和血液净化器使用时间不宜过长,即使没有发生凝血等情况,同一套管路或血液净化器使用时间建议不超过 72 小时。同时还需注意积极控制血糖。治疗期间注意监测患者体温、血常规、降钙素原(PCT)等指标变化,合理使用抗生素防治感染。

二、重症血液净化院感防控对护理的要求

安装及连接管路时注意无菌及规范操作,按要求做好手卫生。加强对血管通路的管理,注意观察穿刺部位有无红肿渗出等。穿刺点应选择透气好的无菌透明贴膜或无菌纱布覆盖,定期消毒并更换敷料。敷料出现潮湿、松动、污染时立即更换;皮肤消毒面积应大于敷

贴面积,一般为 10cm×10cm,消毒后自然晾干。氯己定酒精的消毒待干时间需 30 秒。接触导管接口或更换敷料时,须进行严格的手卫生,并戴无菌手套,不能以戴手套代替洗手。必须使用一次性物品,并尽量减少连接头的数目。导管使用应规范化,每次使用导管应注意消毒导管的引血、回血端接头,并在封管时更换肝素帽,避免管腔直接暴露在空气中。患者擦身时要注意保护导管,避免导管被污染。

血液净化管路的连接应严格遵循无菌原则。治疗过程中保持血液净化管路的密闭性。置换液配制及更换时均应严格遵循无菌原则。上机、下机操作时也要做好院感的防控。为防止感染,护士每天对血液净化机外部进行擦洗消毒;明显被污染的表面应使用浓度不低于 500mg/L 的含氯消毒剂消毒。

三、重症血液净化院感防控的医护配合

为做好感染预防工作,医生护士应互相提醒,做好无菌操作及加强手卫生。护士定期对穿刺部位进行消毒及护理,发现感染迹象时应及时报告医生,由医生进行评估后采取正确处理措施(拔除导管、改变穿刺部位更换导管或使用抗生素等)。医生及护士均应严格执行一次性使用物品的规章制度。血液净化治疗管路预充后,在未被破坏管路密闭的情况下必须 24 小时内使用。医生在开具血液净化治疗处方时也应尽量选择商售成品置换液,避免人工配制置换液过程中引起污染以及增加护士的工作量。管路及血液净化器等耗材使用时间较长时护士应及时提醒医生,医生决定是否更换或继续使用。

第四节 重症血液净化培训的医护配合

进行重症血液净化治疗需要选用经过系统培训及有经验的医疗及护理人员,尤其是有经验的护士来看护设备及患者,可减少报警,提高血液净化治疗效率,减少治疗并发症,降低治疗成本,保证患者安全,避免意外事件。因此,建立完善的重症血液净化培训体系培训专业的医护队伍显得尤为重要。

一、医生重症血液净化培训的内容

医生的培训内容主要是与重症血液净化及血流动力学相关的基础理论及知识、超声引导下中心静脉穿刺置管技术、抗凝监测相关设备(ACT、血栓弹力图等)使用方法、各种型号血液净化设备性能及使用方法、管路安装方法、报警原因及处理方法等。

二、护理重症血液净化培训的内容

包括重症血液净化及血流动力学相关基础理论知识、抗凝监测相关设备(ACT 等)使用方法、血液净化设备性能及使用方法、血液净化管路安装及预充方法、报警原因及处理方法、常见血液净化的上、下机操作等。

三、重症血液净化培训的医护配合

重症血液净化的培训应理论联系实践,需要科学合理地设置培训课程。医生与护士应同时参加课程培训,互通有无。就重症血液净化的基础知识而言,一般来说,医生的掌握程

度高于护士,因此,在培训过程中,护士应多向医生请教心中的疑问及困惑,医生应热情主动地答疑解惑。就实际操作经验来说,医生未必比护士观察得更仔细,因此,医生应虚心向护士学习细节问题。在课程内容及设置上既要安排经典的理论及知识,保证培训体系的完整性及全面性,也可以由医生或护士根据自身情况制订课程题目并灵活调整,以保证培训的实用性及针对性。培训中可以安排医生和护士分别承担讲课任务,并定期交换讲课内容,通过主讲课程来促进思考,发现问题,并不断提高。应安排实习老师负责实习指导。每次培训结束建议进行考核,对考核结果进行量化评分,基础理论及实践操作相结合,完成全部培训并考核通过后方可独立开展工作。

(崔 嵩 李艳霞)

参 考 文 献

1. Lasocki S,Lemarié P,Vidal-Husser S,et al. High fidelity simulation for nurse training reduces unplanned interruption of continuous veno-venous hemofiltration sessions in critically ill patients,a randomised controlled study. Intensive Care Med Exp,2015,3(Suppl):1-2.

2. Lehmann C. Nursing in renal replacement therapy exemplified by continuous veno-venous hemofiltration (CVVHF). Kinderkrankenschwester,2013,32(4):148-151.

3. Romero-García M,de la Cueva-Ariza L,Delgado-Hito P. Update in continuous renal replacement techniques. Enfermeria Intensiva,2013,24(3):113-119.

第三篇
集成血液净化技术

　　集成血液净化技术是在血液滤过、血液透析、血液吸附、血浆置换等单一技术的基础上，将不同原理或方式的技术整合在一起的复合血液净化技术。与基本血液净化技术相比，集成血液净化技术具有更强的清除能力、副作用更少以及选择性更高等优势。

　　重症患者的血液净化治疗常常需要一定的集成技术，我们称之为集成血液净化治疗；此外，如果同一个患者在病程的不同阶段用到了不同的基本血液净化技术，也认为是一种集成血液净化治疗。重症血液净化具有集成的特征即表现在上述两个方面。

　　集成血液净化技术相对复杂，要求使用者有扎实的血液净化基本功，能根据患者的病情个体化地选用最佳的血液净化方式，重症医学科的医护人员应逐步去了解和掌握这些集成技术。从基本血液净化技术到集成血液净化技术，是重症血液净化技术由起步到成熟、由单一向多元化发展的一个过程，需要从事重症的医护人员在熟练基本血液净化技术的基础上进一步提高自身的血液净化本领，以使更多的重症患者受益。

　　本篇将对常用的集成血液净化技术进行介绍，主要包括：延长低效透析（SLED）、连续静-静脉血液透析滤过（CVVHDF）、血液吸附集成连续血液净化（HA＋CBPT）、血浆吸附（PA）、血浆吸附集成连续血液净化（PA＋CBPT）、双重血浆置换（DFPP）和血浆透析滤过（PDF）。

第十二章 延长低效透析技术

第一节 延长低效透析的集成构成

延长低效透析（sustained low-efficiency dialysis，SLED）最早由美国阿肯色州大学医学院 Marshall 教授在 1998 年提出，是应用传统的透析机器并通过减慢透析液流量和血液流速，持续透析治疗 8～12 小时的一种血液净化方式。

SLED 是介于间歇血液透析（intermittent hemodialysis，IHD）和连续血液净化治疗（continuous blood purification，CBPT）之间的一种血液净化方式，它减少了这两种治疗方式的缺点和限制。从肾脏替代的方式上来看，SLED 是 IHD 与 CBPT 的集成，也称杂合肾脏替代治疗。SLED 的集成构成见图 12-1-1。

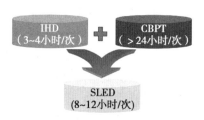

图 12-1-1　延长低效透析的集成构成

SLED 包括延长低效每日透析（sustained low-efficiency daily diaysis，SLEDD）和延长低效每日透析滤过（sustained low-efficiency daily diafiltration，SLEDD-f）。SLED 与延长的每日透析（extended daily dialysis，EDD）、缓慢连续透析（slow continuous dialysis，SCD）等治疗模式一起被称为延长的间歇性肾脏替代治疗（prolonged intermittent renal replacement therapy，PIRRT）。2012 年改善全球肾脏病预后组织（Kidney Disease：Improving Global Outcomes，KDIGO）提出延长的间歇性肾脏替代治疗（PIRRT）可以安全地治疗血流动力学不平稳的患者，但是需要更多的研究比较其他的治疗模式。

SLEDD 溶质清除主要是通过弥散原理，SLEDD 与 IHD 相比，小分子溶质清除率高（Kt/V 1.3～1.5），很少出现透析失衡现象。如果使用高通量透析器，会增加中分子溶质的清除。尿素动力学模型提示 SLEDD 和 CBPT 均有效控制急性肾损伤（acute kidney injure，AKI）合并高分解代谢引起的氮质血症。

由于 CVVH 同时存在对流，因此对于中分子的清除，SLEDD 不如 CVVH。Marshall 等提出 SLEDD 系统改革，报道了 SLEDD-f 的初步技术和临床经验，以弥补 SLEDD 对中分子清除能力较差的缺陷,通过在线血液透析滤过增加对流清除中分子溶质。使用高通量透析器,在 SLEDD 基础加上一定量的置换液(100ml/min),可以结合弥散和对流的清除方式,增加溶质清除率,弥补 SLEDD 对中分子清除能力较差的缺陷。同时 SLEDD-f 透析器的膜有吸附功能,可吸附炎症因子。即便如此,对维生素 B12 的清除也远远低于对尿素的清除。与 CBPT 相比,它对中分子毒素的清除明显相对逊色。SLED、CBPT、IHD 三种治疗特点比较见表 12-1-1。

表 12-1-1　SLED、CBPT、IHD 治疗特点比较

	IHD	CBPT	SLED
清除毒素	弥散	弥散和(或)对流	弥散和(或)对流
机器类型	标准 IHD 机器	标准 CBPT 机器	IHD 机器或带有 SLED 功能的 CBPT 机器
水处理设备	需要	非必需	需要
透析液流量(ml/min)	500～800	25～30(CVVHD)	100～300
血流量(ml/min)	300～400	100～200	200～300
置换液流量(ml/min)	50～100(HDF)	25～30(CVVH)	50～100
通常的脱水率	1000～5000ml/4h	100～200ml/h	1000～4000ml/8～12h
持续时间	3～4h	持续	8～12h
频率	每周 3 次	持续	3～7 天/周
操作时间	通常白天	持续	白天或晚上
血管通路	内瘘/移植血管/中心静脉导管	中心静脉导管	中心静脉导管
抗凝要求	低	高	较低
血流动力学	不稳定	稳定	相对稳定
透析失衡综合征	易发生	不易发生	能发生
花费	$	$$$	$$

第二节　延长低效透析的基本操作

一、透析机

用来提供进行 SLED 的理想机器应该满足:能灵活的调整透析液流量,允许较低的透析液流量,保证缓慢持续低效治疗。这些机器允许治疗的持续时间可多样选择,允许延长甚至持续治疗。操作护士或技师能够很容易操作界面。机器能够改变治疗模式从间断的普通透析模式到 SLED,从治疗开始,允许两种治疗方式都能够被方便的选择,没有任何拖延。SLED 可用透析中心的普通透析机进行治疗,Fresenius 4008S 系列机器、Fresenius Genius、金宝 200S、F2008H、F2008K 等机器,均可以应用,具体实施根据透析机的型号、治疗持续时间和超滤的耐受性决定。

透析液流量变化根据临床需要和透析机可调控的规格范围。控制透析液流量的主要因素是对超滤的耐受性。如果患者对超滤的耐受性较高,治疗时间可缩短,如 6～10 小时,透析液流量可调高,如 300ml/min。如果超滤耐受性较低,持续时间则相应延长,如 10～18 小时,甚至持续进行,透析液流量则相应降低例如 100～200ml/min。治疗时间选择根据患者的利益,许多中心晚间进行治疗,以便患者利用白天时间进行各种诊断治疗程序,避免治疗中断。

Fresenius 4008S 机器仅能将透析液流量最低调至 300ml/min,有一种例外就是 4008S ARrT plus,能够常规将透析液流量调至 200ml/min,而 5008 系列机器则能够将透析液流量调至 100ml/min。

二、透析液成分

单通透析机在线生成的透析液可能造成反超引起内毒素从透析液进入患者体内,如果这种情况发生在危重患者,可能导致患者持续炎症状态,微循环损害,细胞因子介导的损伤等一系列不利影响。最近的数据虽然不充分,但认为尽管 SLED 是弥散治疗,仍强烈推荐其透析液要比普通透析透析液的纯度提高。

透析液成分的变化根据临床需要调整,通常情况,钾 3.0mmol/L,钙 0.75～1.25mmol/L,碳酸氢盐 28～32mmol/L。如果治疗需要延长超过 8 小时,需要将钾的浓度提高,降低碳酸氢盐的浓度。

脱水率取决于患者的临床需要和血流动力学的稳定性。如果高脱水率可以耐受,指定的脱水目标能在短时间完成。如果不能耐受高脱水率,则治疗时间相应延长。运转时间较长的机器,不能支持超过 8 小时的治疗,脱水率 70ml/h,甚至更低可能会使机器经常发生报警。这些限制在 Fresenius 4008 和 5008 系列不存在,超滤率在这些机器专有的 SLED 界面很容易设定。

三、抗凝

普通肝素是最常用的抗凝剂,主要原因是抗凝效果稳定。通常,肝素在大多数 SLED 治疗中同时输注,但是高达 40% 的 SLED 治疗可在无抗凝剂的情况下照常完成。肝素抗凝,首剂 1000～2000IU,追加 500～1000IU/h,目标是使活化部分凝血活酶时间延长 1.5 倍,或高于正常 10～20 秒。在 SLED 治疗中,肝素暴露明显低于 CBPT。平均每个治疗日肝素需要量 4000～10 000IU,用量少于 CBPT 50%～75%。无肝素抗凝,用生理盐水 15～30 分钟定期冲洗透析滤器,能保证 SLED 的常规运用。

Caires 对危重的急性肾衰患者进行了 421 次 SLED 治疗,其中有 269 次为无肝素治疗,管路凝血发生率为 15%。因此认为应用生理盐水定期冲洗管路,SLED 很少发生管路凝血现象。

局部枸橼酸钠抗凝,从血路管引血端输入 4% 枸橼酸钠溶液,根据血流量调整剂量 100～200ml/h 不等,枸橼酸输入速度 20～31mmol/h,由血路管回血端输入 10% 氯化钙或 10% 葡萄糖酸钙溶液,保证钙离子以 2mmol/h 的速度回输体内,补充被螯合的钙,通过调节钙的滴速保持抗凝效果和血钙浓度正常(患者血离子钙水平 1.0～1.2mmol/L)。研究证实,用标准透析装置在 AKI 患者进行 SLED 治疗,枸橼酸抗凝安全有效。

对肝素诱发血小板减少患者,可以用凝血酶抑制剂阿加曲班,在无严重肝功能障碍患者,首剂 250μg/kg,在治疗过程中每分钟追加 2μg/kg。

四、血管通路

SLED 的血管通路通常应用中心静脉导管。慢性肾功能不全患者动静脉内瘘在 SLED 治疗通常不提倡使用,长时间留置内瘘穿刺针,可能造成内瘘的使用寿命降低,穿刺处不易愈合等不良影响。

五、透析器

可使用标准的透析器及血液净化管路。为提高中分子毒素的清除能力,可应用高通量透析器。不同的膜有不同的清除特性。例如,用聚酰胺膜通过弥散清除毒素的能力明显低于其他膜成分。

SLEDD-f 使用常规的血液透析滤过机,血流量 250~350ml/min,透析流量 200ml/min,置换液流速 100ml/min,置换液在线生成,保证微生物计数、内毒素浓度、细胞因子的活性降至最低,每天持续治疗 8 小时,或至少隔天治疗。

第三节 延长低效透析与其他血液净化方式的比较

一、SLED 与 IHD

在过去的十年间,肾脏替代治疗取得显著进展,在危重患者急性肾衰的肾脏替代治疗模式中,IHD 有一定的用武之地,但同时也有一定的限制。对于急性肾衰患者,大量液体在短时间内清除会导致低血压,血流动力学不平稳。IHD 的溶质清除是间断发生的,结果导致对尿毒症毒素及酸中毒控制较差。有限的液体清除和尿毒症毒素清除导致在营养支持方面受到限制。快速的溶质转移导致脑细胞水肿和颅内压增高。低通滤器、生物不相容反应增加炎症因子的释放,与高通滤器比较,这些炎症因子的影响加重肾脏进一步损伤,延缓肾功的恢复,甚至影响患者的生存。

SLED 可在普通透析机应用低血流量和低透析液流量缓慢持续地进行治疗,对于血流动力学的影响较小,因此可减少低血压的发生,提高心血管耐受性。在毒素及液体清除方面明显优于 IHD,能够保证患者足够的营养支持。SLEDD 较传统 IHD 提供更多的小分子溶质的清除,引起小分子溶质失衡的可能性更低,应用高通量透析器,可清除更大分子量的溶质。它应用普通血液透析机,结合 CBPT 血流动力学稳定的特点,同时结合 IHD 的易操作性、费用低廉等特点,目前已被广泛采用。尤其是在血流动力学不稳定的危重患者被认为是安全、有效的。

Marshall 等学者在 IHD 与 SLED 的治疗比较方面做出了大量的研究。他们对 37 例因严重透析低血压而难以耐受 IHD 的患者进行 SLEDD 治疗,血流量(201.1±7.5)ml/min,透析液流量 100ml/min。SLEDD 治疗时间(10.41±2.73)小时。共进行 145 次,在观察的 18 个月、145 次 SLEDD 治疗中,只有 11 次(7.6%)由于严重低血压而提前结束。治疗前后的平均动脉压和脉搏均数差异均无统计学意义($P>0.05$)。该研究认为 SLED 是一个可用于不能耐受 IHD 治疗的患者,并且可替代传统的 CBPT,但仍需要开展前瞻性研究直接对比这两种治疗方式。同时 Marshall 等又对 SLED 过程中的尿素动力学模型进行研究,发现在 SLED

治疗中,尿素分布均匀,尿素再循环几乎不存在。和 IHD 相比,SLED 能够更有效的清除小分子物质,且溶质分布不均衡的可能性更小。

Vanhllder 等应用前瞻性对照研究证实缓慢低效透析的优点超过 IHD,由 SLED 使用生物相容性好的透析膜,能够纠正营养不良,清除细胞因子,矫正代谢性酸中毒,对残肾功能影响小,因此临床预后较好。

SLED 应用低通透析器,白蛋白丢失微不足道,但是氨基酸的丢失与持续肾脏替代治疗是可比的,因此 SLED 患者在营养摄入中蛋白质应该增强。

二、SLED 与 CBPT 比较

SLED 与 CBPT 相比具有相似的优势:①连续、缓慢地清除水分和溶质,容量波动小,血浆渗透压下降缓慢,有利于血浆再充盈,能够较好地维持血流动力学稳定。很少出现透析失衡综合征及低血压。所以在治疗过程中不易加重脏器的缺血,保证肾脏的灌注,有利于肾脏功能的恢复。②溶质清除率高能使氮质血症控制在稳定水平。虽然 SLED 技术使用低透析液流量、低血流量的方案,但因为透析时间延长,充分性也得到了保障,能很好地控制水、电解质平衡,清除毒素。③提供了充分的液体清除,为全静脉营养等营养支持及调节酸碱和电解质平衡提供了保障。同时 SLED 具有 CBPT 不具备的优点:①抗凝剂用量低,甚至可进行无肝素透析,在有明确出血的危重症患者中使用较安全,减少了出血的危险性,拓宽了临床应用范围。②对设备要求低、对专业技术要求低、治疗费用低、护理工作量少等。

SLED 与 CBPT 在血流动力学、死亡率方面相似,在透析开始时危重症急性生理学与慢性健康状况评分Ⅱ(APACHE Ⅱ)相同下,SLED 的死亡率没有增加。

Berbece 和 Richardson 比较 SLEDD(23 例患者,165 次治疗)与 CBPT(11 例患者,209 天治疗)在费用、抗凝剂、小分子溶质清除方面的异同,SLED 每天 8 小时,6 次 / 周,血流量 200ml/min,透析液流量 350ml/min,CBPT 置换液流速 1L/h;尽管治疗耐受时间 SLEDD 短[(7.5±1.1)h/d vs(21.3±0.5)h/d],但是平均每天超滤容量及存活率在两种治疗方案是可比较的。在 SLEDD 组中 2/3 患者不用抗凝剂,透析器一样保持良好。SLED 可以提供与 CBPT 等同的小分子毒素的清除能力,但是花费却明显减少。

许多学者比较过,CBPT 和 SLED 的小分子溶质清除能力是一致的,都可以有效控制 AKI 的高分解代谢,但 SLED 对中分子的溶质清除能力不如 CBPT。SLEDD-f 结合弥散和对流,可清除中分子溶质。

来自 4 个重症监护室的 77 例伴有 AKI 的重症患者,分别有 30 例 CBPT、13 例 SLED、34 例 IHD 治疗患者。比较 SLED 治疗与 CBPT 治疗的耐受性和可行性。结果 SLED 治疗血流动力学不稳定发生 22 例次,发生率为 56.4%;CBPT 发生 43 次,发生率为 50%,($P=0.51$)。而中断治疗方面 CBPT 有 30 例次(34.9%),SLED 11 例次(28.2%),IHD 为 16 例次(16.3%),CBPT 与 SLED 的中断发生率差异也无统计学意义。提示两种血液净化治疗方式在血流动力学方面的影响大致相同。德国的 Kielstein 等人对 39 例重症 AKI 患者进行了前瞻性随机对照研究,19 例患者接受 CVVH 治疗,其余 20 例患者接受 SLED 治疗。两组患者在治疗前后的平均动脉压,心率、心排出量和血管系统性阻力等方面的差异均无统计学意义,升压药物用量也相似。因而证实 SLED 在血流动力学的影响方面与 CVVH 不相上下。

第四节　延长低效透析在重症患者中的应用

近年来，随着 SLED 在临床应用日趋广泛，关于 SLED 在危急重症患者中的研究亦逐渐增多。2007 年 Pesacreta 等人调查了美国 27 个医学中心重症患者的肾脏替代治疗模式选择，发现约 7.3% 的患者接受 SLED 为主的治疗模式，IHD 与 CBPT 分别为 57% 及 35.7%。该研究还指出，极少的患者采用了单一的治疗模式，约 20% 的患者在不同时期分别采用了上述 3 种治疗模式。

SLED 能提高 AKI 患者的生存率。有学者对外科手术后血流动力学不稳定或容量负荷过重的急性肾衰竭患者采用 SLED 和 CBPT 治疗，纳入 101 例患者，38 例接受 SLED 治疗，其余患者接受 CVVH 治疗。结果表明，高龄、低水平的首次透析后平均动脉压、高水平的透后尿素氮是死亡的独立影响因素。采用 SLED 治疗后，患者透析后的平均动脉压（MAP）高于采用 CBPT 治疗后，这是 SLED 能降低患者病死率的重要原因。HOLT 等回顾性研究显示了 SLED 治疗合并脓毒血症的重症 AKI 患者，患者伴有多器官衰竭、应用血管活性药物，伴有无尿，他们是继发于非手术治疗的脓毒症。8 例患者接受 SLEDD-f 治疗，13 例患者接受 SLEDD，为每天 8～16 销售治疗。以肾脏替代治疗开始 30 天内存活率作为结果。结果显示 SLEDD-f 组患者 30 天存活率为 100%，而 SLEDD 组有 38%。SLEDD-f 与 SLEDD 相比更有利于升压药的撤离，因此推断可能更有利于患者的肾功能恢复及提高整体生存率。因此对于合并脓毒血症的危重症患者，SLEDD-f 的生存优势可以堪比 CBPT。

一项 SLED 的随机对照显示，232 位患者随机分组进入 SLED 及 CBPT 治疗，SLED 组应用透析机，CBPT 组置换液 35ml/(kg·h)，SLED 组 90 天死亡率 49.6%，CBPT 组 55.6%（$P=0.43$）。在治疗期间，两组血流动力学稳定性方面无明显差异。与 CBPT 组比较，SLED 组有更低的机械辅助通气率，血液输注量减少、费用及护理时间均明显减少。在合并急性肾衰的危重症患者中，74 例行 SLED 治疗，158 例行 CBPT 治疗，经过调整人群、伴随疾病、基础肾功能、相继出现的器官衰竭等情况进行评分。临床观察开始肾脏替代治疗 30 天的死亡情况，30 天仍依赖肾脏替代治疗情况，病情早期恶化情况三方面，在两组间均无明显差异。研究显示在血流动力学不稳定的 AKI 患者，SLEDD 可作为一种肾脏支持治疗的替代选择。一项调查了 421 人长达五年的 SLEDD 回顾性研究显示，与发表的数据 CVVHDF 1 年死亡率 55% 比较，SLEDD 治疗模式，在 ICU 或医院死亡比率分别为 34% 和 45%，这些患者中 71% 存活，生活质量较好，12% 出院后仍需要接受透析治疗，总花费与 CVVHDF 比较降低。研究结论显示在合并急性肾损伤的危重症患者，与 CVVHDF 比较，无论长期还是短期治疗结果及性价比，SLED 可能是更适合的肾脏替代治疗方式。

在不同国家，在 3 个 ICU 病房，由于政策变化，从 CBPT 改为 SLED 治疗，并没有增加患者的死亡率。在世界各地，SLED 治疗模式已经流行，在 ICU 中，AKI 患者有 24% 进行 SLED 治疗，因此是值得推广的重症患者肾替代治疗模式。

在血流动力学不稳定的危重症患者，SLED、CBPT 两种治疗模式均可以选择。SLED 被认为是一种接近于 CBPT 的治疗，同时价格相对低廉。但对于脑水肿、高钠血症等容易发生透析失衡综合征的患者，尽量选择低剂量的 CBPT 而非 SLED，以避免脑水肿的加重。对于重症多脏器功能衰竭、严重脓毒症、重症胰腺炎、感染中毒性休克等疾病，SLED 治疗仍是重要挑战，并且 SLED 对患者远期预后影响的还需要长期深入观察。在临床治疗过程中，医生要根据患者的具体情况在不同时机选择个体化的治疗模式是今后发展的趋势。SLED 治疗的临床实践依然经验不足，对患者预后影响的还需进一步探索。开展多中心和大规模的前瞻对照研究是将来发展的方向。

（刘　红）

参 考 文 献

1. Edrees F，Tingting Li，Vijayan A. Prolonged Intermittent Renal Replacement Therapy. Advances in Chronic Kidney Disease，2016，23（3）：195-202.

2. Ad-hoc Working Group of ERBP，Fliser D，Laville M，et al. A European Renal Best Practice（ERBP）position statement on the Kidney Disease Improving Global Outcomes（KDIGO）clinical practice guidelines on acute kidney injury：part 1：definitions，conservative management and contrast-induced nephropathy. Nephrol Dial Transplant，2012，27：4263-4272.

3. 王志刚. 杂合肾脏替代治疗的临床应用与发展前景. 中国血液净化，2011（1）：1-4.

4. Mahaldar A. Slow low efficiency dialysis in critically sick patients. Clinical Queries Nephrology，2013，2（3）：116-119.

5. Tolwani AJ，Wheeler TS，Wille KM. Sustained low-efficiency dialysis. Contrib Nephrol，2007，156：320-324.

6. Caires RA，Abdulkader RCRM，Costa e Silva V T，et al. Sustained low-efficiency extended dialysis（SLED）with single-pass batch system in critically-ill patients with acute kidney injury（AKI）. J Nephrol，2016，29：401-409.

7. Fiaccadori E，Regolisti G，Cademartiri G，et al. Efficacy and safety of a citrate-based protocol for sustained low-efficiency dialysis in AKI using standard dialysis equipment. Clin J Am Soc Nephrol，2013，8：1670-1678.

8. Iqbal1 S，Faruq MO. Renal Replacement Therapy in Critically Ill：Current Trend and New Direction. Bangladesh Crit Care J March，2015，3（1）：17-21.

9. Umber1 A，Wolley MJ，Golper TA，et al. Amino acid losses during sustained low efficiency Dialysis in critically ill patients with acute kidney injury. Clinical Nephrology，2014，81（2）：93-99.

10. Kitchlu A，Adhikari N，Burns K E，et al. Outcomes of sustained low efficiency dialysis versus continuous renal replacement therapy in critically ill adults with acute kidney injury：a cohort study. BMC Nephrol，2015，16：127.

第十三章　连续血液透析滤过技术

连续血液透析滤过（continuous hemodiafiltration，CHDF），又称连续静-静脉血液透析滤过（continuous veno-venous hemodiafiltration，CVVHDF），是连续血液净化治疗中常用的技术之一。它与连续血液滤过（continuous hemofiltration，CHF）和连续血液透析（continuous hemodialysis，CHD）技术均常用于重症患者的肾脏支持治疗。与后两者不同的是，它是一种集成技术。本章将对 CHDF 的集成构成、工作原理、与其他连续血液净化的比较及其在重症患者中的应用进行阐述。

第一节　连续血液透析滤过的集成构成

CHDF 将连续血液滤过和连续血液透析两种血液净化技术有机地融合于一身，形成了一种新的连续血液净化模式。可以将 CHDF 看作是 CHF 和 CHD 的集成，在同一个血液净化器上同时运用对流及弥散原理对溶质进行清除。CHDF 的集成构成见图 13-1-1。

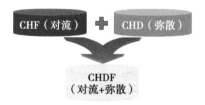

图 13-1-1　CHDF 的集成构成

在 CHDF 中既有血液透析的部分，也有血液滤过的部分。透析液在血液净化器的膜外走，与膜内的血流方向相反；置换液可以在血液净化器之前（前稀释）或之后（后稀释）进入血液。废液中既含有血液透析的废液，也含有血液滤过的滤出液。CHDF 的连接方式见图 13-1-2。

第二节　连续血液透析滤过的基本操作

作为连续血液净化治疗的一种治疗模式，CHDF 的安装预充、抗凝、容量管理及报警处理等与其他 CBPT 模式相同，在此不做赘述。本节只讲一些 CHDF 有别于其他 CBPT 模式的基本操作。

一、CHDF 的准备

CHDF 需要有至少四个动力泵的血液净化设备和相配套的管路和血液净化器方可以实行。四个动力泵分别为血泵、滤出泵、置换液泵及透析液泵。由于泵的限制，CHDF 的置换液往往不能同时通过前稀释和后稀释方式输入，通常只选择后稀释方式输入。

欧美的一些重症监护病房配备了水处理设备，CHDF 的透析液可以采用在线透析液。在国内，重症监护病房内不常规配制水处理设备，因此 CHDF 的透析液与置换液相同，两者可以置于同一个袋子里同时输入，也可以分两个袋子分别输入。

二、CHDF 的参数设置

（一）CHDF 的剂量

连续血液净化的溶质治疗剂量是指单位时间内按照体重校正的废液流量，单位为 ml/(kg·h)。对于 CHDF 来说，废液既包括透析液，也包括超滤液，因此其剂量公式为：

CHDF 的剂量 =（置换液速率 + 透析液速率 + 脱水速率）/ 体重（仅有后稀释时）

如果 CHDF 有前稀释，其清除溶质效率低于后稀释，需要进行校正。

校正系数 = 滤器血浆流速 /（滤器血浆流速 + 前稀释流速）

但 CHDF 一般不采用前稀释，所以往往不需要校正。

KDIGO 指南推荐在实际临床工作中 CBPT 设定处方剂量为 25～30ml/(kg·h)。对于 60kg 体重的患者而言，治疗剂量一般为 1500ml/h。需要强调的是，在脱水率为零的情况下，CHDF 的透析液和置换液总量设为 1500ml，而不是透析液和置换液各 1500ml。

（二）CHDF 的置换液与透析液比例

在 CHDF 治疗总剂量不变的情况下，增加置换液比例有助于增加中分子溶质的清除，但会导致跨膜压增加和滤器内红细胞浓缩，缩短滤器寿命；增加透析液的比例有助于降低跨膜压，从而延长滤器寿命。由于弥散和对流对小分子溶质的清除效率接近，在治疗剂量不变的情况下，改变 CHDF 的透析液和置换液比例，对小分子溶质的清除效率没有明显影响。

当治疗目标以清除小分子溶质时，由于不同的置换液和透析液比例对小分子清除效率没有影响，比例设置的主要考虑因素为滤器寿命，因此应提高透析液的比例，降低置换液的比例，有助于延长滤器寿命；当置换液的比例降为 0 时，实际上 CHDF 就变成了 CHD。

当治疗目标为清除中分子溶质为主或同时清除中、小分子溶质时，应提高置换液的比例，降低透析液的比例，以增加中分子溶质的清除；当透析液的比例降为 0 时，CHDF 就变成了 CHF。但当置换液的比例较大（接近 100%）时，由于滤过分数较高，往往容易发生滤器寿命缩短，因此，还要兼顾滤器凝血的风险。

当患者存在高凝状态，在充分的抗凝下滤器寿命仍较短时，应减少置换液比例而增加透析液的比例，以延长滤器寿命，减少治疗的中断。

因此，CHDF 的透析液和置换液比例不是固定不变的，而是要根据治疗的目的和患者的凝血风险个体化调整。

（三）CHDF 的滤过分数计算与凝血风险评估

CHDF 由于包含血液滤过部分，因此也需要通过滤过分数来评价滤器凝血的风险。滤过分数（filtration fraction，FF）被定义为超滤液流速 Q_{UF} 与流经滤器的血浆流速 Q_P 的比值，

是评价 CBPT 时滤器发生凝血风险的一个重要指标。FF 可以通过以下公式计算:

$$FF = Q_{UF}/Q_P = Q_{UF}/[Q_B(1-Hct)+Q_R^{PRE}]$$

$$Q_{UF} = Q_R^{POST} + Q_R^{PRE} + Q_{UF}^{NET}$$

其中 FF,滤过分数;Q_{UF},超滤液流速;Q_P,流经滤器的血浆流速;Q_B,血流速;Hct,血细胞比容;Q_R^{PRE} 前稀释置换液流速;Q_R^{POST} 后稀释置换液流速;Q_{UF}^{NET} 净超滤率。

从上述公式可以看出,CHDF 中的置换液部分对滤过分数有一定影响,而透析液部分对滤过分数没有任何影响。当 CHDF 的置换液和透析液的比例为 1:1 时,置换液的速率只有同剂量 CHF 的一半,滤过分数也只有同剂量 CHF 的一半,因此 CHDF 发生凝血的风险明显低于 CHF。而当 CHDF 中置换液的比例增大,滤过分数也随之增大,CHDF 与 CHF 的凝血风险也逐渐接近。反之,如果降低 CHDF 的置换液比例,滤过分数会明显降低,滤器的凝血风险也会随之降低,此时 CHDF 的凝血风险与 CHD 接近。

第三节 连续血液透析滤过与其他血液净化方式的比较

CHDF 与 CHD 和 CHF 属于连续血液净化的三种不同治疗模式,它们既有很多相似的地方,也在溶质的清除效率及滤器凝血等方面存在着一定的不同。本节对这三种模式进行了比较。

一、溶质清除效率的比较

在 CHDF 模式中,对流与弥散在同一滤器内进行,两者之间可能会产生相互影响,但研究表明这种影响并不大。

(一)小分子溶质清除效率

对于肌酐、尿素氮等小分子溶质,弥散系数 ≈ 筛选系数 ≈1。因此,在治疗剂量相等的情况下,后稀释 CHF、CHD 和 CHDF 三者对小分子溶质的清除效果相近,前稀释 CHF 的清除效率相对较低;而当治疗剂量需求进一步增高,CHD 和 CHDF 由于可以不受滤过分数限制,在短期快速清除小分子溶质方面更有优势。

(二)中分子溶质清除效率

对于中分子溶质,由于其弥散系数 < 筛选系数 <1。因此,在治疗剂量相等和使用相同截留分子量血液净化器的情况下,CHF 对于中分子的清除效果要好于 CHD;CHDF 对中分子溶质的清除能力介于两者之间。前稀释 CHF 的清除效率同样低于后稀释 CHF。但由于CHD 和 CHDF 可以不受滤过分数限制,可以通过进一步提高治疗剂量的方式增加对中分子溶质的清除。有研究表明,三种模式采用高截留分子量血液净化器均有助于提高中分子溶质的清除率。

二、血液净化器凝血风险的比较

连续血液净化的不同模式对血液净化器的寿命也有不同的影响。有研究显示,在相同抗凝、置换液量与透析液量相等的情况下,CHD 模式的血液净化器使用寿命要明显长于 CHF 模式。这是因为:①血液净化器内的血液被浓缩;②CHF 模式是通过跨膜压驱使溶质进行跨膜转运的,如果溶质分子量很大,则容易在跨膜压的作用下,黏附在半透膜上,堵塞血液净化器。而 CHD 模式血液浓缩很小,另外跨膜压也很小,所有血液净化器发生堵塞的机会要小。

前稀释 CHF 由于进入血液净化器前血液被稀释,相较于后稀释 CHF 来说,不容易出现血液净化器内凝血。而对于 CHDF 模式而言,透析液和置换液设置比例的不同,置换液是经前稀释还是后稀释,对于血液净化器寿命都会有不同影响,一般来说,血液净化器中的血液浓缩越严重、跨膜压越高,血液净化器寿命相对越短。

因此,CBPT 不同模式对于血液净化器寿命的影响按从大向小排列:后稀释 CHF > 前稀释 CHF 或 CHDF > CHD。

综上所述,在相同剂量下,CHDF 清除溶质的能力并非最强。对于小分子溶质而言,CHDF 与后稀释 CHF 和 CHD 三者的清除效率相当。对于中分子溶质而言,CHDF 的清除能力介于后稀释 CHF 和 CHD 之间。在血液净化器寿命方面,由于血液滤过比血液透析容易产生较高的跨膜压,CHDF 和 CHD 模式下的血液净化器寿命一般长于 CHF 模式。因此三种 CBPT 模式各有优缺点,可根据重症患者病情个体化选用。CHDF 由于兼顾了 CHF 清除中分子效率高和 CHD 血液净化器寿命长的优点,有一定的优势。几种连续血液净化治疗模式的比较见表 13-3-1。

表 13-3-1 几种连续血液净化治疗模式的比较

	前稀释 CHF	后稀释 CHF	CHDF	CHD
原理	对流	对流	对流＋弥散	弥散
小分子溶质清除效率(相同剂量)	+++	++++	++++	++++
中分子溶质清除效率(相同剂量)	++	+++	+～+++	+
血液净化器的凝血风险	++	+++	+～+++	+

注:CHF,连续血液滤过;CHDF,连续血液透析滤过;CHD,连续透析

第四节 连续血液透析滤过在重症患者中的应用

作为连续血液净化治疗的一种模式,CHDF 具有清除血液内溶质和清除水分两大主要作用。CHDF 可以清除的溶质主要是分子量在 30 000Da 以下的中、小分子溶质。由于 CHDF 既可以清除中分子,也可以延长滤器寿命,因此,对于一些需要清除中分子致病溶质的高剂量连续血液化治疗,选择 CHDF 模式具有一定优势。例如,在对重症急性胰腺炎做高容量血液滤过治疗时,容易发生滤过分数过高的现象,从而影响滤器寿命;选用 CHDF 则可以在清除中分子溶质与延长滤器寿命之间做一个很好的平衡。

虽然目前有限的临床研究并没有发现 CHF、CHD 及 CHDF 三种模式对患者预后的影响有差异,但 CHDF 作为 CHF 和 CHD 的集成模式,在临床上的应用有一定的优势。通过对于置换液和透析液剂量的调整,CHDF 可以分别"模拟"出 CHF 和 CHD 模式:即当透析液设定为 0 时,其可以看做是 CHF,当置换液设置为 0 时,其可以看作是 CHD 模式。其调整过程简单灵活,不需要更换治疗模式及管路连接方法,因此很受临床医生的欢迎,一般情况下可以作为 CBPT 的首选模式。

重症患者的病情是多变的,CHDF 由于兼顾了 CHF 清除中分子效率高和 CHD 血液净

化器寿命长的优点，并且其透析液和置换液的比例可以根据治疗需要随时调整，可能受到更多的青睐。

（周恒杰）

参 考 文 献

1. 黎磊石，季大玺. 连续血液净化. 南京：东南大学出版社，2014.

2. Jeffrey RF，Khan AA，Prabhu P，et al. A comparison of molecular clearance rates during continuous hemofiltration and hemodialysis with a novel volumetric continuous renal replacement system. Artif Organs，1994，18（6）：425-428.

3. Parakininkas D，Greenbaum LA. Comparison of solute clearance in three modes of continuous renal replacement therapy. Pediatric critical care medicine，2004，5（3）：269-274.

4. Wald R，Friedrich JO，Bagshaw SM，et al. Optimal Mode of clearance in critically ill patients with Acute Kidney Injury（OMAKI）--a pilot randomized controlled trial of hemofiltration versus hemodialysis：a Canadian Critical Care Trials Group project. Crit Care，2012，16（5）：R205.

第十四章　双重滤过血浆置换技术

临床上常用血浆置换来清除血浆中的致病性大分子物质。血浆置换包括单重滤过血浆置换和双重滤过血浆置换（double filtration plasmapheresis，DFPP）。单重滤过血浆置换虽然操作相对简单，但由于每次治疗需要大量外源性血浆，其在临床上的开展受到一定的制约。为了节省血浆的使用，早在 1980 年，日本专家 Agishi 就提出 DFPP 的方法来代替单重血浆置换[1]。DFPP 可以选择性地清除血浆中的致病性大分子物质，而回收白蛋白等分子量相对较小的血浆蛋白，从而大大减少所需补充的外源性血浆用量，并减少血液传染病传播的机会。

第一节　双重滤过血浆置换的集成构成

双重滤过血浆置换，顾名思义，就是将血浆通过两次过滤，选择性地清除大分子致病物质的治疗方法。DFPP 是一种集成血液净化技术，从集成构成的角度来看，它是将两种类似的基本血液净化技术—血浆分离技术和血浆成分分离技术有机地叠加在一起而形成的。DFPP 的集成构成见图 14-1-1。

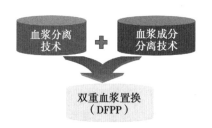

图 14-1-1　双重滤过血浆置换的集成构成

血浆分离技术采用的是普通的血浆分离器（一级膜），首先将血浆与血细胞进行分离。血浆成分分离技术采用的是血浆成分分离器（二级膜），将血浆中分子量相对较大的物质与分子量相对较小的蛋白进行二次分离；将分离后的含大分子致病物质的血浆弃掉，而将含白蛋白等分子量相对较小的血浆蛋白回收到血液中。DFPP 的工作原理见图 14-1-2。

血浆成分分离器是将血浆中的大分子蛋白和小分子蛋白进行分离的一种膜式分离器，其膜的平均孔径（代表截留分子量的大小）介于血液滤过的滤器和血浆分离器之间。根据所清除的致病物质分子量不同，又可制作出膜孔径不同的血浆成分分离器，供不同疾病治疗时选用。以日本旭化成公司的产品为例，其血浆成分分离器按照膜的孔径从小到大分为

EC-20W、EC-30W、EC-40W 和 EC-50W 四个不同的类型。EC-20W 膜孔径为 0.01μm，EC-30W 膜孔径为 0.02μm，EC-40W 膜孔径为 0.03μm，EC-50W 膜孔径为 0.035μm。可根据不同的疾病所需清除的致病物质分子量大小来选择合适的血浆成分分离器。几种不同膜的孔径比较见图 14-1-3。

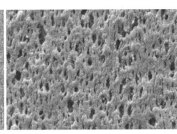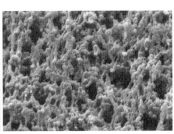

| 高通量滤器
膜孔直径<0.01μm | 血浆成分分离器（二级膜）
膜孔直径在0.01~0.035μm之间 | 血浆分离器（一级膜）
膜孔直径<0.3μm |

图 14-1-3　几种不同膜的孔径比较

第二节　双重滤过血浆置换的基本操作

一、双重滤过血浆置换的设备及材料准备

DFPP 需要专门的具有 DFPP 模式的多功能血液净化设备来进行操作。有的单位由于没有这种多功能血液净化设备，医生采用普通 CRRT 设备来进行简易式 DFPP，虽然临床上能够实现这种技术，但由于不够规范，特别是血浆成分分离器的血浆入口压压力过高不能及时报警，可能发生潜在风险，故我们不建议用不具备 DFPP 功能的普通血液净化设备来做 DFPP。

除了设备之外，DFPP 治疗还需要准备 DFPP 专用管路、普通血浆分离器和血浆成分分离器。需要根据疾病种类及致病溶质的分子量大小选择恰当的血浆成分分离器（详见本章第四节）。

二、双重滤过血浆置换的血管通路

DFPP 的血管通路一般采用中心静脉导管作为临时血管通路，可以保证足够的血流速，有利于治疗的顺利进行。成人可选择 12F 的中心静脉导管，儿童则根据年龄和体重选择适宜型号的中心静脉导管。穿刺部位可选择颈内静脉或股静脉。

由于 DFPP 对血流速的要求并没有像肾脏替代那样高，因此也可以采用外周静脉导管来进行 DFPP。Luis 等用外周静脉为一名 5 岁高脂血症小孩做了 90 余次 DFPP 治疗，取得了成功 [2]。由于中心静脉导管较粗，血流速较外周静脉大，因此治疗过程中丢失白蛋白的速度也较外周静脉快，有可能导致低血压或心率增快 [3]。

三、双重滤过血浆置换的参数设置

DFPP 的管路和血浆分离器安装和预充完成后，在正式治疗之前需要进行参数设置。DFPP 的主要参数设置如下：

1. **血流速度** 如果血管通路是中心静脉导管,血流速可设置为 100～150ml/min；如果是外周静脉,则根据引血压力的情况调整,由于外周血管条件所限,血流速度可能会降低至 50ml/min 左右。

2. **血浆分离速率** 一般以血浆分离泵(FP)与血泵(BP)的运转速度之比表示,通常 FP/BP=20%～30%。

3. **弃浆速率** 一般以弃浆泵(DP)与血浆分离泵(FP)的运转速度之比表示。DP/FP=10%～30%。

4. **置换液速率** 置换液的速率即补液泵(RP)的速率一般与弃浆泵设置为相同数值,即 DP∶RP=1∶1。置换液可以为外源性血浆、白蛋白或人工胶体。

5. **治疗时间** 每次治疗 2～5 小时,取决于血流速度、血浆分离速率及弃浆速率的快慢。

6. **剂量** DFPP 每次处理 4～10L 血浆,弃掉 0.5～1L 血浆,可以不输血浆,或少量输血浆。

7. **抗凝** 没有凝血功能障碍者,先给予肝素的负荷量 3000～5000IU 静推,之后给予维持量泵入。对于有出血风险的患者,可采用枸橼酸抗凝。

四、双重滤过血浆置换的报警处理

DFPP 的常见压力报警包括引血压、回血压、跨膜压(TMP)、血浆入口压等。各压力所在位置见图 14-2-1 双重滤过血浆置换的压力监测位置。

引血压与回血压的报警原因及处理同 CBPT,在此不再赘述。DFPP 的 TMP 用于评价血浆分离器(一级膜)功能,其正常值一般不超过 100mmHg。由于 DFPP 治疗时间较 CBPT 短,抗凝一般充分,所以血浆分离器 TMP 升高并不一定是血栓形成所致,也可能是血浆分离器被大分子致病物质堵塞所致。

血浆入口压是指血浆成分分离器(二级膜)入口处的压力,用于评价血浆成分分离器的性能。血浆入口压报警范围为不超过 500mmHg。由于血浆中不存在血小板和红细胞,血浆成分分离器内很难形成血栓,所以血浆入口压升高往往不是血栓形成所致,而是异常增多的大分子物质堵塞血浆成分分离器所致。

第三节 双重滤过血浆置换与单重滤过血浆置换的比较

双重滤过血浆置换与单重滤过血浆置换相比,虽然在操作的难易程度上相对复杂,每次治疗时间也较长,但由于它是选择性地清除血浆中的大分子致病物质,所以每次治疗可以处理更多的血浆量,可达单重血浆置换血浆处理剂量的 2 倍左右,可以清除更多的大分子致病物质[4]。与此同时,DFPP 所需的外源血浆量少,甚至可以完全不需要外源性血浆,很大程度上减少了血源性感染性疾病的传播,并节省了大量的血制品资源。此外,在治疗费用上,虽然 DFPP 增加了一个血浆成分分离器,但节省了大量外源性血浆的花费,所以 DFPP 与 PE 的单次治疗费用是相当的。DFPP 与 PE 的区别见表 14-3-1。

表 14-3-1 双重滤过血浆置换与单重滤过血浆置换的区别

	操作难易	血浆处理剂量	外源性血浆	治疗时间	清除溶质
单重滤过血浆置换	简单	小于 3L/ 次	每次需要 2～3L	2～3 小时	大中小分子（无选择性）
双重滤过血浆置换	相对复杂	3-10L/ 次	不需要或仅需 200～400ml	2～5 小时	大分子（有选择性）

第四节　双重滤过血浆置换在重症患者中的应用

一、DFPP 在重症患者中的应用

DFPP 在临床上主要用于免疫球蛋白、脂蛋白等大分子物质的清除。一些重症患者往往因为体内存在大分子的致病物质而发病，需要采用 DFPP 治疗来清除致病因子。这些疾病主要包括：高脂血症急性重症胰腺炎；器官移植后的急性排斥反应；免疫性神经系统疾病，如重症肌无力、吉兰巴雷综合征、多发性硬化等；风湿免疫性疾病，如重症系统性红斑狼疮等；血液系统疾病，如多发性骨髓瘤、血栓性血小板减少性紫癜等[5-7]。需要注意的是，DFPP 不适合用于清除与白蛋白结合的中小分子致病物质，更不适合清除游离的中小分子溶质。

临床上主要根据想要清除的致病物质的分子量来选择血浆成分分离器的型号。如致病物质为 IgG 抗体或其免疫复合物，由于 IgG 的分子量大小在 160kDa 左右，通常选择 EC-20W 或 EC-30W 血浆成分分离器，其截留分子量在 100kDa 以上，可以将分子量在 100kDa 以上的 IgG 等致病物质截留弃掉，而将 67kDa 的白蛋白回收入血。如果致病物质为 IgM（分子量 950kDa）或血脂（分子量常超过 1000kDa）等大分子，则可选用 EC-40W 或 EC-50W 血浆成分分离器，其截留分子量在 500kDa 以上，能将上述大分子截留清除[8]。不同的疾病所需的血浆成分分离器可按表 14-4-1 进行选择。

表 14-4-1 不同型号血浆成分分离器适应证及清除的致病物质

型号	适应证	清除的致病物质
EC-20W 或 EC-30W	吉兰巴雷综合征、多发性硬化、慢性炎性脱髓鞘多发性神经病	清除脱髓鞘因子、抗体等以改善症状
	重症肌无力	去除血浆中的乙酰胆碱受体抗体
	血栓性血小板减少性紫癜	除去血浆中抗血小板抗体
	天疱疮 / 类天疱疮	清除抗表皮 / 基底膜抗体 IgG 等以改善症状
	重症血型不合妊娠	去除血型不合而引发的同种抗体，防止新生儿溶血
	系统性红斑狼疮、类风湿关节炎	清除免疫复合物
	脏器移植后排斥反应	清除排斥反应抗体
EC-40W 或 EC-50W	原发性巨球蛋白血症	去除血浆 IgM 降低黏稠度以改善症状
	高脂血症、高脂血症胰腺炎	清除胆固醇和甘油三酯

注：EC-20W 膜孔径为 0.01μm，EC-30W 膜孔径为 0.02μm，EC-40W 膜孔径为 0.03μm，EC-50W 膜孔径为 0.035μm

由于血浆成分分离器的血浆入口压限制，在弃浆量相同的情况下，不同血浆成分分离器所能处理的血浆剂量并不相同。EC-20W 的膜孔径相对较小，血浆入口压容易升高，弃浆比率无法设置得过低，一般单次治疗仅能完成 3~5L 的血浆处理量。而且 EC-20W 对白蛋白和 IgG 的筛选系数分别为 0.6 和 0.2，其清除 IgG 的效率并不很高，在治疗同时会清除较多白蛋白。而 EC-50W 膜孔径较大，弃浆比率可以设置得很低（5%~10%）血浆入口压也不会报警，使达到同样血浆处理剂量所弃掉的血浆量更少，单次治疗可以完成 2~3 倍的血浆处理量。EC-50W 对白蛋白的筛选系数可达 0.9，而对脂蛋白的筛选系数小于 0.1，其对大分子脂蛋白的选择性清除能力更强，治疗过程中很少损失白蛋白。笔者采用 DFPP 治疗高脂血症急性重症胰腺炎，单次治疗可处理 9~10L 血浆量，血脂下降幅度高达 80%，弃浆量仅 500~800ml，可以只用人工胶体而不输外源性血浆完成治疗。

需要注意的是，DFPP 只能清除致病物质，而不能抑制致病物质的产生，所以往往要配合相应的药物（如免疫球蛋白、免疫抑制剂、激素等）来对原发疾病进行综合的治疗。对重症患者来说，一般行 1~3 次 DFPP 治疗，即可使致病的大分子物质降至满意水平，再根据患者的病情序贯药物治疗，或联合血液净化和药物的方法继续治疗。

二、DFPP 的并发症及防治

一般来说，DFPP 是安全可行的，但对于重症患者，仍可能出现以下并发症[9]：

（一）低血压

发生低血压的原因首先考虑容量改变，重症患者本身就可能存在血流动力学不稳定，双重滤过血浆置换的体外容量较多，开始阶段可能引起容量改变，发生低血压；在治疗过程当中，随着白蛋白丢失的增加，可能会发生体内液体转移，引起低血容量。因此，在开始阶段要注意血流速逐渐升高，最好采取引血端和回血端管路同时连接到血管通路上的"双接"方式；在 DFPP 治疗过程中注意补充足量的白蛋白或血浆。

发生低血压的另一个原因为血膜反应或血浆过敏，可能伴随出现皮疹、皮肤瘙痒、畏寒、高热等症状。应停止输入可疑血浆，立即予以糖皮质激素、抗组胺类药物治疗；积极抗休克治疗，包括输液及使用血管活性药物。必要时暂停 DFPP 治疗，待循环稳定后更换血浆分离器和血浆成分分离器再行 DFPP 治疗。

（二）溶血

溶血是膜式血浆分离较为常见的并发症。血浆分离器的跨膜压越高，越容易发生溶血。因此，治疗过程中应严格控制跨膜压小于 100mmHg。可以通过降低血流速或降低血浆分离速率的方式来降低跨膜压。

（三）出血倾向

虽然单次治疗对凝血功能影响不大，但对于凝血功能已经存在明显障碍的重症患者，或多次 DFPP 治疗后，患者可能会出现凝血机制明显减退，导致出血风险的发生。因此对于有高危出血倾向的患者，要慎重决定 DFPP 的指征和时机。如果必须要做，应根据患者的凝血功能提前或同时补充适量新鲜冰冻血浆（fresh frozen plasma，FFP）等凝血因子。

（四）感染

多次 DFPP，尤其是采用白蛋白作为置换液时，低免疫球蛋白血症总是存在，而且会持续几周时间，如果在此阶段同时合用免疫抑制剂，特别是出现白细胞减少时，感染机会大大提高，大剂量免疫球蛋白（100～400mg/kg）静脉注射可能有利于感染的控制。

由于仍可能需要少量血浆输入，DFPP也可能发生血液传染病，但其发生概率较单纯血浆置换明显减少。

（五）其他并发症

包括血管通路引起的血肿、血栓、导管相关性感染等并发症。

综上所述，DFPP是一种选择性较强的清除大分子致病物质的血液净化方法。由于能够节省大量外源性血浆和减少血源性感染性疾病的发生，比普通血浆置换更加精准，代表着一种历史趋势。重症医学科经常会收治一些高脂血症胰腺炎或自身免疫相关的重症患者，重症医师应尽快掌握这种集成血液净化技术，为更多的有DFPP治疗需求的患者解除病痛。

（杨荣利）

参 考 文 献

1. Agishi T，Kaneko I，Hasuo Y，et al. Double filtration plasmapheresis. Trans Am Soc Artif Intern Organs，1980，26：406-411.

2. Fernandez-Fuertes LF，Tapia MM，Nieves PI，et al. Low-density lipoprotein apheresis using double filtration plasmapheresis：27-month use in a child with homozygous familial hypercholesterolemia. Ther Apher Dial，2010，14（5）：484-485.

3. Yeh JH，Chen WH，Chiu HC. Hemodynamic effects of the different vascular accesses used for double-filtration plasmapheresis. J Clin Apher，2001，16（3）：125-129.

4. Higgins R，Lowe D，Hathaway M，et al. Double filtration plasmapheresis in antibody-incompatible kidney transplantation. Ther Apher Dial，2010，14（4）：392-399.

5. GalanCI，Demelo-Rodriguez P，Rodriguez FML，et al. Double filtration plasmapheresis in the treatment of pancreatitis due to severe hypertriglyceridemia. J Clin Lipidol，2015，9（5）：698-702.

6. Yeh JH，Lin CM，Chen WH，et al. Effects of double filtration plasmapheresis on nocturnal respiratory function in myasthenic patients. Artif Organs，2013，37（12）：1076-1079.

7. Lin JH，Tu KH，Chang CH，et al. Prognostic factors and complication rates for double-filtration plasmapheresis in patients with Guillain-Barre syndrome. Transfus Apher Sci，2015，52（1）：78-83.

8. Lumlertgul D，Suteeka Y，Tumpong S，et al. Double filtration plasmapheresis in different diseases in Thailand. Ther Apher Dial，2013，17（1）：99-116.

9. Yeh JH，Chen WH，Chiu HC. Complications of double-filtration plasmapheresis. Transfusion，2004，44（11）：1621-1625.

第十五章 血浆透析滤过技术

20世纪90年代至21世纪初,PE联合CHDF作为人工肝的一种形式曾被用于手术后肝功不全或脓毒症肝功异常导致的高胆红素血症的治疗,目的是清除蛋白结合毒素的同时更加有效地清除细胞因子。但是,复杂的管路连接增加了操作的复杂性,提高了感染的风险,也大幅增加了治疗的成本。2002年,日本学者Mori T和Eguchi Y等人首次报道了血浆透析滤过(plasma diafiltration,PDF)技术。PDF能以简单的管路连接方式,同步实现选择性血浆置换和血液透析滤过两种方法,同时清除中、小分子水溶性毒素和蛋白结合毒素。

第一节　血浆透析滤过的集成构成

PDF是将血浆成分分离技术和血液透析滤过(hemodiafiltration,HDF)技术有机地融合在一起所产生的一种新的血液净化技术(图15-1-1)。PDF使用膜式血浆成分分离器作为净化器,透析液在中空纤维膜的外侧流动利用弥散原理实现对中、小分子物质的清除;利用对流原理使中分子及白蛋白结合毒素通过纤维膜滤过清除,同时在血液净化管路上或经外周静脉补充外源性血浆或人血白蛋白作为置换液,补充损失的白蛋白。

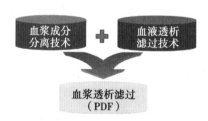

图15-1-1　血浆透析滤过的集成构成

PDF使用的血浆成分分离器的孔径介于透析器及普通血浆分离器之间,可允许水溶性的中、小分子溶质及白蛋白(包括与白蛋白结合的毒素)通过;分子量更大的免疫球蛋白、纤维蛋白原及绝大部分凝血因子无法通过。同时,在管路的回血端,需要补充适当的人血白蛋白或外源性血浆以弥补损失的白蛋白,维持血浆胶体渗透压及血流动力学的稳定。PDF与血浆置换相比,可减少免疫球蛋白及凝血因子的损失,从而减少对外源性血浆的需求,降低了大量输注外源性血浆带来的枸橼酸蓄积、代谢性碱中毒以及其他输血相关并发症的发生。因此,PDF的血浆成分分离部分可以看作是选择性血浆置换,只清除血浆中的小分子血浆蛋白(白蛋白等),而不清除大分子血浆蛋白。PDF的管路连接类似于血液透析滤过,但使用血浆成分分离器代替了血液滤过器（图 15-1-2）。

PDF 所用的血浆成分分离器多数为由聚乙烯 - 乙烯醇共聚物（EVAL）膜制成的 Evacure EC-2A（Kuraray，日本）或 EC-20W（Asahi，日本）。其平均膜孔径为 0.01μm，截留分子量为 100kDa，对白蛋白的筛选系数为 0.6，而对 IgG 等免疫球蛋白的筛选系数相对较低（<0.2）；可以在有效清除蛋白结合毒素和细胞因子同时，减少免疫白蛋白及凝血因子的丢失，从而有助于减少外源性血浆的用量。

第二节　血浆透析滤过的基本操作

一、PDF 的设备与材料准备

PDF 将血浆成分分离技术和血液透析滤过相结合，只使用一台血液净化设备，并将管路连接简化，可使用目前 ICU 中常见的具备 CHDF 模式的血液净化设备来实现治疗。

临床上多选用 EC-2A 或 EC-20W 这两种型号的血浆成分分离器行 PDF 治疗。如果想提高蛋白结合毒素的清除效率，PDF 的血浆成分分离器也可选用 EC-3A 或 EC-30W，其白蛋白的筛选系数可达 0.7，而 IgG 的筛选系数较高（0.35）；优点是提高白蛋白结合毒素和细胞因子的清除率，缺点是需要更多的外源性血浆。

PDF 的管路连接方式同 CHDF，目前绝大多数研究中使用后稀释。透析液及置换液可以使用常规的碳酸氢盐或乳酸盐置换液，但对于严重肝功能异常或乳酸明显升高的患者应该避免使用乳酸盐置换液。

二、PDF 的抗凝与参数设置

PDF 治疗过程中的抗凝方法及抗凝目标可以参考连续血液净化的抗凝方法。目前 PDF 的研究多来自于日本，这些研究中一般是使用甲磺酸萘莫司他抗凝，这与日本的临床习惯有关。对于严重肝功能衰竭患者应谨慎使用枸橼酸。

根据目前报道，PDF 的血流速多设为 80～100ml/min，透析液流量为 400～600ml/h，后稀释置换液流量约 280～450ml/h，白蛋白及外源性血浆可经血液净化管路以后稀释形式补充，也可以经外周静脉通路补充至患者体内，流量为 150ml/h。每次治疗时间约 6～8 小时。

Nakae H 报道治疗急性肝衰血流速为 100ml/min，透析液流量 600ml/h，后稀释置换液流量 450ml/h，25% 白蛋白 50ml＋新鲜冰冻血浆（FFP）1200ml 自患者外周静脉或血液净化管路补充，流量为 150ml/h。每次治疗时间 8 小时。

通过增加 PDF 后稀释置换液流量有可能提高对 TNF-α、IL-2、IL-8 等细胞因子的清除，但置换液流量的升高会增加外源性血浆的使用量，抵消 PDF 相较于血浆置换的优势。

三、PDF 的并发症及处理

PDF 的并发症类似于血浆置换及血液透析滤过的并发症，主要有：

（一）过敏及过敏性休克

主要由于患者对 PDF 管路及滤器膜过敏，或者由于输入外源性血浆或人血白蛋白导致。因此应控制每次 PDF 治疗的时间，一般不超过 8 小时，以尽量减少外源性血浆的输入量。

出现皮肤瘙痒、皮疹、畏寒、高热、胸闷、呼吸急促及血压轻度降低等症状的患者可减慢血泵流速并及时给予肾上腺糖皮质激素或异丙嗪等抗过敏药物，症状缓解后恢复正常治疗；严重者应立即停止 PDF 治疗并给予相应抗休克治疗。

（二）低蛋白血症或低血压

主要由于使用膜孔径较大的滤器或单次治疗时间较长，白蛋白等大分子物质丢失过多，而外源性血浆或白蛋白补充不足，体内血浆胶体渗透压明显下降导致有效循环血量不足引起，也可能由于晶体丢失过多或过敏导致血压下降。因此应合理选择滤器，一般使用 EC-2A 血浆分离器。注意及时补充适量的人血白蛋白及 FFP。治疗中注意监测钠离子浓度，维持水电解质平衡。患者出现头晕、出汗、恶心、心率增快及血压下降时应首先减慢血泵流速或透析液流速，加快胶体液补充速度，血压稳定后补充适当晶体。考虑过敏者使用抗过敏药物，必要时使用血管活性药物维持血压或暂停 PDF 治疗。

（三）低钙血症或代谢性碱中毒

相较于血浆置换发生率明显降低。主要由于输血导致大量枸橼酸进入血液，可能引发低血钙及代碱，使用枸橼酸钠抗凝时概率更大。因此应控制 FFP 的输入，注意监测血钙及碳酸氢根，避免使用枸橼酸钠局部抗凝。

（四）溶血

比较少见，可由于滤器跨膜压过高导致血细胞破坏，因此应密切监测跨膜压，控制后稀释流量，及时更换滤器。异型输血应绝对避免。输血中出现溶血应立即停止输血，保留血袋并复核血型，立即给予碳酸氢钠碱化尿液并加强利尿，注意监测血钾防治高钾血症。

（五）其他

出血、滤器或管路凝血多与抗凝技术有关，应合理选择抗凝剂，注意监测凝血功能动态调整抗凝剂入量。注意监测血小板数量，及时处理机器报警。滤器孔径过大或长时间 PDF 治疗可能导致部分凝血因子丢失导致凝血异常，应合理选择滤器并控制治疗时间，及时补充新鲜冰冻血浆。

第三节　血浆透析滤过与其他血液净化方式的比较

连续血液透析滤过是使用血滤器根据对流和弥散的原理实现血液净化的目的。血滤器的膜孔径较小，截留分子量一般小于 30kDa，高截留分子量滤器一般也不超过 60kDa，只能用于清除中、小分子物质及体内多余的水分，无法清除肝衰或脓毒症时体内产生的大分子细胞因子及蛋白结合性毒素等大分子，不适用于肝功能衰竭或严重脓毒症的治疗。血滤器不能清除白蛋白，对血浆胶体渗透压及血流动力学无明显影响，适用于血流动力学不稳定的重症患者。血滤器不能清除凝血因子，其对凝血功能的影响主要是由于抗凝剂导致；同时管路中或滤器中血凝块的形成可消耗部分血小板，影响患者止血。因此，治疗过程中不需要补充外源性新鲜冰冻血浆或人血白蛋白，从而节约了血液制品，降低了因此产生的医疗费用，也避免了大量输血导致的枸橼酸输入相关并发症及输血传播性疾病的发生。

血浆置换是使用膜式血浆分离器将血浆成分与血细胞分离。血浆分离器的孔径一般介于 0.2～0.4μm 间，为透析膜孔径的几十倍，截留分子量在 1000kDa 以上，可以同时清除血细胞以外的大、中、小分子物质，但同时也清除了血浆中重要的白蛋白及凝血因子，为避免出现血浆胶体渗透压的下降及凝血功能的异常需要及时补充大量外源性白蛋白及新鲜冰冻血浆,其补充量等同于分离弃掉的血浆量(单次治疗分离出的血浆量相当于患者体内血浆总量的1~1.5倍)。大量使用枸橼酸抗凝血浆的输入增加了枸橼酸蓄积以及代谢性碱中毒、低钙血症的风险,尤其对于合并严重肝功能异常的患者风险更高。

血浆置换联合连续性透析滤过虽然可以达到二者的综合作用,但至少需要2台血液净化设备、1个滤器加1个血浆分离器、两套管路同时运行;两台机器串联或并联运行对设备性能要求较高、管路连接复杂,操作技术难度大,容易触发机器报警,影响血液净化效率,增加凝血风险,也增加医护的工作量;过多的接口增加了细菌侵入管路的可能性,容易出现血行性感染,影响患者预后。同时,不能减少治疗过程中白蛋白、凝血因子及其他大分子蛋白成分的不必要损失,仍然需要补充大量新鲜冰冻血浆,无法避免其导致的并发症的发生。

PDF与其他血液净化方式的比较见表15-3-1。

表 15-3-1　PDF 与其他血液净化方式的比较

	PE	CHDF	PE+CHDF	PDF
需要血液净化设备数量	一台	一台	二台	一台
血液净化器	血浆分离器	血滤器	1个血浆分离器+ 1个血滤器	血浆成分分离器
操作复杂程度	简单	简单	复杂	简单
单次治疗时间	2~3小时	>24小时	间断+连续	6~8小时
细胞因子清除	强	弱	强	强
白蛋白筛选系数	1.0	0	1.0	0.3
对凝血影响	明显改善	小	明显改善	较小
外源血浆量	患者血浆量1~1.5倍	无	同PE	PE的1/3~1/2

注:PE,血浆置换;CHDF,连续血液透析滤过;PDF 血浆透析滤过

第四节　血浆透析滤过在重症患者中的应用

目前,在欧洲国家多使用MARS和Prometheus系统清除蛋白结合性毒素。相较于这两种方法,PDF系统更加简单,治疗成本更低(单次治疗PDF 1185美元,MARS 2600美元),对胆红素清除效率更高。因此,日本近年多使用PDF作为人工肝的一种形式来治疗严重肝功能衰竭,也有少量报道尝试将PDF用于脓毒症的治疗。在PDF基础之上,近年又陆续发展出"高流量PDF"、"连续血浆滤过吸附(CPDF)"等技术。

一、PDF 适应证及禁忌证

PDF目前主要用于治疗各种原因导致的肝功能衰竭或严重脓毒症。由于FDP既可以清除水溶性中小分子毒素,也可以清除部分蛋白结合毒素,还可以清除中毒后产生的大量炎性因子,所以完全有可能将其用于中毒的治疗,尤其适合于中毒导致的急性肝功能衰竭,但目前相关的报道并不多见。

PDF无绝对禁忌证。相对禁忌证包括严重活动性出血或DIC;对血浆、人血白蛋白等

有严重过敏史者；血流动力学异常，存在严重的低血压或休克等全身循环衰竭；不稳定期的心、脑血管梗死患者；重度脑水肿伴有脑疝等濒危症状；临床医生认为不适合 PDF 治疗的情况或不能耐受 PDF 治疗者。

二、高流量 PDF

北京地坛医院对 PDF 进行了改进，将透析液流量和 FFP 置换量分别提高，称为"高流量 PDF"，透析液流量设置为标准床旁透析流量 3000ml/h，每次补充 FFP 总量为 3000ml，治疗时间 6 小时，以期提高白蛋白结合毒素和水溶性毒素的清除效率。同时，研究者选用了 EC-2A、EC-3A、EC-4A 等 3 种不同的血浆成分分离器进行了对照研究，结果发现：①水溶性毒素清除率高。显示出对肝肾综合征（HRS）和肝性脑病的治疗前景。②白蛋白结合毒素的清除率高，增加透析液流量和 FFP 置换量可以提高蛋白结合毒素的清除率。血浆分离器膜孔径与白蛋白结合毒素清除率有关，膜孔径越大，清除效率越高。③从对白蛋白结合毒素的清除、降低胆红素和对凝血功能的影响几方面来看，使用 EC-4A 膜效果最佳。但该组治疗后血清白蛋白出现降低，EC-2A、EC-3A 两组均较治疗前略增高（增高无统计学意义），主要由于 EC-4A 膜孔径最大，蛋白筛选系数最高，导致白蛋白丢失过多。因此，使用 EC-4A 膜可能导致低蛋白血症，降低血浆胶体渗透压，导致渗透性脑水肿甚至影响血流动力学稳定。

三、连续血浆透析滤过（CPDF）技术

当患者出现多器官功能衰竭或血流动力学不稳定时进行 PDF 风险明显增加。针对此类患者，日本学者 KomuraT 等报道了"连续血浆透析滤过（CPDF）技术"。他们选择 10 例 ALF 患者采用 CPDF 治疗，主要评价指标为 CPDF 治疗 5 天后终末期肝病模型（MELD）评分、总胆红素和凝血酶原时间 - 国际标准化比值（PT-INR），以此来评价肝功能的改善程度；次要评价指标包括 CPDF 治疗 5 天后序贯器官衰竭评分（SOFA）和治疗 14 天后患者的生存率。结果显示：与治疗前比较，CPDF 治疗 5 天后 MELD 评分、总胆红素、PT-INR、SOFA 评分均有所改善。由于 ALF 病情复杂，有 9 例患者存活，1 例患者死于急性胰腺炎。在血流动力学稳定方面没有发生与治疗相关的副作用。由此研究人员认为，从目前的研究来看，CPDF 治疗对肝功能的支持作用是安全的，并且可以整体改善 ALF 患者的状况。

TakumiTaniguchi 等人报道，9 例因脓毒症休克合并肝衰、肾衰及呼衰的患者接受持续 7 天的 CPDF 治疗。结果所有的患者在进行一天 CPDF 治疗后血流动力学均改善，接受七天 CPDF 治疗后白细胞计数、C 反应蛋白、PCT、总胆红素及 SOFA 评分均降低，但 PT-INR 没有下降。患者最后全部治愈。证明 CPDF 治疗可以明显改善脓毒症休克合并肝衰患者的血流动力学状态和全身炎症反应。

总的来说，作为一种相对较新的集成血液净化技术，PDF 的治疗效果仍有待于进一步研究，也需要更多的工作来促进 PDF 的不断发展与成熟。

（崔 嵩）

参 考 文 献

1. Mori T, Eguchi Y, Shimizu T, et al. A case of acute hepatic insufficiency treated with novel plasmapheresis plasma diafiltration for bridge use until liver transplantation. Therapeutic Apheresis, 2002, 6(6): 463-466.

2. Sadahiro T, Hirasawa H, Oda S, et al. Usefulness of plasma exchange plus continuous hemodiafiltration to reduce adverse effects associated with plasma exchange in patients with acute liver failure. Critical Care Medicine, 2001, 29 (7): 1386-1392.

3. Yonekawa C, Nakae H, Tajimi K, et al. Effectiveness of combining plasma exchange and continuous hemodiafiltration in patients with postoperative liver failure. Artificial Organs, 2005, 29 (4): 324-328.

4. Oda S, Sadahiro T, Hirayama Y, et al. Non-renal indications for continuous renal replacement therapy: current status in Japan. Contributions to Nephrology, 2010, 166: 47-53.

5. Li M, Xue J, Liu J, et al. Efficacy of cytokine removal by plasma diafiltration using a selective plasma separator: in vitro sepsis model. Therapeutic Apheresis and Dialysis: Official Peer, 2011, 15 (1): 98-108.

6. Nakae H. Blood purification for intoxication. Contributions to Nephrology, 2010, 166: 93-99.

7. 王质刚，段钟平. 血液净化模式与临床应用. 北京：北京科学技术出版社，2004：220-222.

8. Komura T, Taniguchi T, Sakai Y, et al. Efficacy of continuous plasma diafiltration therapy in critical patients with acute liver failure. Journal of Gastroenterology and Hepatology, 2014, 29 (4): 782-786.

9. Taniguchi T, Oiajima M. Abstract 349: Effects of continuous plasma diafiltration therapy in septic shock with acute liver failure. Circulation, 2013 (No.22): A349.

10. Eguchi Y. Plasma dia-filtration for severe sepsis. Contributions to Nephrology, 2010, 166: 142-149.

11. Nakae H, Eguchi Y, Yoshioka T, et al. Plasma diafiltration therapy in patients with postoperative liver failure. Therapeutic Apheresis and Dialysis: Official Peer, 2011, 15 (4): 406-410.

12. Nakae H, Eguchi Y, Saotome T, et al. Multicenter study of plasma diafiltration in patients with acute liver failure. Therapeutic Apheresis and Dialysis: Official Peer, 2010, 14 (5): 444-450.

13. Hayashi H, Takamura H, Taniguchi T, et al. A case of living donor liver transplant recipient treated with novel blood purification "plasma diafiltration". International Surgery, 2013, 98 (4): 428-431.

14. Nakae H, Igarashi T, Tajimi K, et al. A case report of pediatric fulminant hepatitis treated with plasma diafiltration. Therapeutic Apheresis and Dialysis: Official Peer, 2008, 12 (4): 329-332.

15. 王质刚. 血液净化学. 第3版. 北京：北京科学技术出版社，2010.

第十六章　血液吸附集成连续血液净化技术

连续血液净化(CBP)技术通过弥散或对流的原理可以清除血液中的水溶性中、小分子量溶质，但不能清除蛋白结合性毒素或脂溶性物质。血液吸附技术通过吸附原理可以迅速清除血液中 CBP 所不能清除的的蛋白结合性和脂溶性物质，但吸附器非常容易饱和，无法持续进行治疗，而且不具备 CBP 所具有的容量管理功能。因此，临床上可以将上述两种血液净化方式串联为一种新的技术，即血液吸附集成连续血液净化技术(HA + CBP)，以增强对不同溶质的清除能力，或增加对容量的调控能力。

第一节　血液吸附集成连续血液净化的集成构成

HA + CBP 作为集成血液净化的一种形式，是以血液吸附(HA)技术与连续血液净化(CBP)技术为基础，将两种血液净化方式相串联，同时进行；或者在 CBP 基础上，间断或连续地进行 HA 治疗。HA + CBP 的集成构成见图 16-1-1。

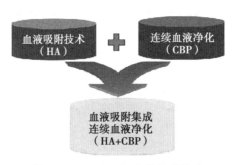

图 16-1-1　HA + CBP 的集成构成

HA + CBP 一般是在普通 CBP 体外管路中连接一个或多个血液吸附器，血液引出患者体外后首先经过吸附器，可以清除蛋白结合性、脂溶性或者水溶性物质，净化后的血液流经滤器，进一步清除残留的中、小分子水溶性物质或清除多余的水分。

血液吸附器可以是非特异性的炭罐或树脂罐，也可以是特异性的吸附器，如内毒素吸附器。非特异性吸附器一般能吸附清除中、小分子溶质(尤其是含苯环的分子)；特异性吸附器根据所带有的载体情况，能特异性地吸附目标溶质，包括内毒素，不同的细胞因子或脂蛋白等不同分子量的分子。

血液吸附器一般采取与滤器串联连接的形式。如果使用并联方式连接时，在引血端与串联相同的血液流速下，流经吸附器和滤器两个支路中的血液流量势必降低一半，这一方面会将增加凝血的发生风险，另一方面会降低连续血液净化的效率。并联时如果要让流经吸附器和滤器的血流速与串联时相同，则流经血管通路的血流量需要增加一倍，这往往是难以实现的。

由于血液流经滤器后往往被浓缩，如果将吸附器直接连接于滤器之后，则吸附器发生凝血的概率将大大增加，所以一般应将吸附器置于滤器之前（图 16-1-2）。

第二节 血液吸附集成连续血液净化的基本操作

一、HA＋CBP 的设备和材料准备

该项技术使用一台血液净化设备即可实施，但由于血液吸附治疗对设备的要求远低于 CBP 对设备的要求，因此，能够实施 CBP 的血液净化设备方可保障 HA＋CBP 的顺利进行。

所需准备的材料主要为进行 CBP 治疗所需的血液净化设备配套体外循环管路和滤器，还有对应型号的血液吸附器及延长连接管路。

由于 HA＋CBP 体外血路中既有吸附器又有滤器，对血管通路有着较高的要求。应选用较粗的血液净化导管（如 13F 导管），以避免引血不畅，反复报警。每次治疗前要检查血液净化导管是否通畅，避免引血后才发现导管不通畅。

二、HA＋CBP 的操作要领

1. **治疗时间** CBP 的治疗时间应大于 24 小时。根据患者的具体情况确定 HA 治疗的频次及使用吸附器的数量。和普通 HA 治疗类似，吸附器饱和后需及时更换，每个吸附器的使用时间一般为 2～3 小时。

2. **抗凝** 可以参照 CBP 的抗凝方案进行全身抗凝或局部抗凝，但由于吸附器比滤器更容易发生凝血，因此同时进行 HA 时抗凝的要求要高于单纯 CBP，抗凝剂的负荷剂量应适当增加，并尽量避免使用无抗凝技术。在治疗的过程中同样需要定时监测凝血功能。HA 可能增加血小板的损失，因此，需密切监测血小板数量，必要时及时补充血小板。

3. **吸附器更换** 拆卸原吸附器前应常规回血，然后进入自循环模式更换新吸附器，以避免直接更换引起的血液损失，但应注意避免因回血导致过多液体进入患者体内，尤其是在频繁更换吸附器、患者明显贫血、充血性心衰或血流动力学状态不稳定时。新吸附器连入管路前应人工预充，排净气体，以减少在线排气的麻烦。

第三节 血液吸附集成连续血液净化与其他血液净化方式的比较

血液吸附（HA）是利用吸附原理，通过吸附器非选择性地清除血液中脂溶性、蛋白结合性及水溶性的中、小分子溶质；免疫吸附也可清除大分子溶质。血液吸附器强大的吸附能力可以使血液中毒物迅速清除，血液中毒物浓度迅速降低，但吸附器容易达到饱和，清除能力迅速下降，血中毒物浓度波动较大，容易出现反弹，需定时更换吸附器；由于无法清除水分，因此 HA 对容量没有调节作用。

CBP 是利用对流 / 弥散原理, 通过滤器 / 透析器清除血液中水溶性的中、小分子物质, 无法清除脂溶性和蛋白结合率高的溶质。CBP 治疗时间较长, 虽然单位时间内清除溶质的效率并不高, 但由于可以持续清除溶质, 不容易出现溶质发生蓄积与反弹。CBP 可以清除水分, 具有容量调节作用。

因此, 将 HA 与 CBP 结合可以发挥各自优势, 既可以通过 HA 实现对于脂溶性及高蛋白结合率溶质的有效清除, 也可以通过 CBP 实现对水溶性中、小分子溶质的持续、平稳地清除。尤其对于某些中毒患者, 可以早期快速降低血中药物 / 毒物浓度, 并实现进一步的持续清除, 减少反弹。对于伴有肾功能损伤尤其是尿量减少的患者, 在 HA 治疗的同时进行 CBP 也可以实现肾脏替代治疗目的。

另外, HA 治疗可以导致大量血小板及凝血因子的损失, 长时间反复的更换吸附器加重这种损失, 增加输血的概率; 联合 CBP 治疗后, 可以减少 HA 的次数, 减少上述血液成分的损失, 减少输血可能性 (表 16-3-1)。

表 16-3-1　HA + CBP 与其他血液净化方式的比较

	HA	CBP	HA + CBP
原理	吸附	对流 / 弥散	吸附 + 对流 / 弥散
血液净化器	吸附器	滤器 / 透析器	吸附器 + 滤器 / 透析器
可清除的溶质	水溶性、脂溶性或蛋白结合的中、小分子溶质; 免疫吸附也可清除大分子溶质	水溶性中、小分子溶质	水溶性、脂溶性或蛋白结合的中、小分子溶质; 免疫吸附也可清除大分子溶质
液体管理能力	无	有	有
治疗时间	一般 2~3 小时	连续进行, > 24 小时	间断 + 连续, 按需更换吸附器
清除毒物	迅速, 但容易波动及反弹	缓慢, 但持续	迅速降低, 持续清除, 减少波动及反弹
凝血因子损失	较多	少	较多, 多次更换吸附器后损失更多
操作复杂性	简单	相对简单	略复杂

第四节　血液吸附集成连续血液净化在重症患者中的应用

HA + CBP 可应用于中毒患者的救治, 尤其对于伴有肾功能损伤、尿量减少甚至无尿的患者。

KOO JR 等将 80 例百草枯中毒患者随机分为两组, HA 组使用活性炭灌流 2 次, 每次 6 小时, HA + CVVH 组随后继续进行 CVVH 治疗, 24~36 小时更换滤器, 存活患者随访 3 个月。结果发现 HA + CVVH 组服毒后存活时间明显长于 HA 组。HA 组主要死于循环衰竭, HA + CVVH 更多死于肺纤维化导致的呼吸衰竭。薛兰芬等人使用强化 HA + CVVHD 的方法治疗百草枯中毒, 结果发现患者的生存率明显提高。

在百草枯中毒的抢救中, HA 可以迅速降低血液中的百草枯浓度, 但吸附器迅速饱和, 清除效率迅速降低; CBP 则可以持续地清除百草枯, 效率比较恒定; 将二者结合后可以在早期迅速降低血液中药物浓度，并持续对毒物进行清除，避免了血液中毒物浓度的反弹及大幅波动，可以减少早期死亡，延长患者存活时间，尤其适合于合并肾功能损伤的患者，但是否有助于降低病死率尚有待进一步观察。

除此之外，还有学者将 HA＋CBP 用于儿童溶血尿毒综合征（HUS）、多器官功能障碍综合征、中毒性表皮坏死松解症（TEN）等疾病的治疗中，取得了一定的疗效。

总之，HA＋CBP 作为一种集成血液净化方式，可以综合 HA 与 CBP 两种血液净化方式的优点，弥补各自的缺点，在实际应用中需要根据患者的病情及血液净化目的灵活地加以使用。

（崔 嵩）

参 考 文 献

1. 刘大为，杨荣利，陈秀凯，等. 重症血液净化：从理念到实践. 中华医学杂志，2012，92（45）：3169-3171.

2. 王质刚. 血液净化学. 第3版. 北京：北京科学技术出版社，2010.

3. Hong SY，Yang JO，Lee EY，et al. Effect of haemoperfusion on plasma paraquat concentration in vitro and in vivo. Toxicology and Industrial Health，2003，19（1）：17-23.

4. Koo JR，Kim JC，Yoon JW，et al. Failure of continuous venovenous hemofiltration to prevent death in paraquat poisoning. American Journal of Kidney Diseases：the Official，2002，39（1）：55-59.

5. 薛兰芬，陈敏，刘娜，等. 血液吸附联合血液透析治疗百草枯中毒的疗效分析. 中国血液净化，2014，13（2）：82-84.

6. 朱颖，董扬，徐达良，等. 连续性血液净化联合血液灌流在儿童溶血尿毒综合征中的应用. 中国当代儿科杂志，2013，15（1）：53-55.

7. 赵双平，邬娇，艾宇航，等. 连续静-静脉血液滤过单用与联用血液灌流治疗多器官功能障碍综合征的临床疗效比较. 中国危重病急救医学，2009，21（6）：373-374.

8. Lu-yi Liu，Yong-jian Zhu，Xiao-li Li，et al. Blood hemoperfusion with resin adsorption combined continuous veno-venous hemofiltration for patients with multiple organ dysfunction syndrome. World J Emerg Med，2012，3（1）：44-48.

9. Ming Bai，Yan Yu，Chen Huang，et al. Continuous venovenous hemofiltration combined with hemoperfusion for toxic epidermal necrolysis_ a retrospective cohort study. Journal of dematological treatment，2016，10，（24）：1-7.

第十七章　血浆吸附技术

　　血液吸附虽然简单易行，但由于吸附材料可能激活血小板，产生凝血或出血等并发症，尤其是对于血小板已经降低的患者。此外，有些吸附材料由于生物相容性较差，不能与血细胞接触。如果采用血浆吸附（plasma adsorption，PA）技术，则可以避免上述并发症的发生。

第一节　血浆吸附的集成构成

　　PA 是将两种基本血液净化技术—血浆分离技术和吸附技术并联在一起而形成的一种集成血液净化技术。其中吸附是直接清除致病溶质的关键技术；血浆分离是实现血浆与血细胞分离、为吸附提供血浆的保障技术。PA 的集成构成见图 17-1-1。

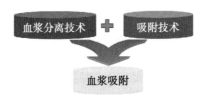

图 17-1-1　血浆吸附的集成构成

　　PA 的具体做法是将患者的血液引到体外管路，首先通过血浆分离器把血浆与血细胞分离，分离出的血浆通过吸附器，通过吸附原理清除致病溶质，最后净化后的血浆同血细胞一同返回体内（图 17-1-2）。

　　PA 是通过特异性或非特异性吸附材料，选择性或非选择性地清除血浆中的致病物质的一种血液净化方式。吸附大致可分为物理化学亲和吸附和生物学吸附两种。前者包括静电结合型、疏水结合型等，吸附材料主要有苯丙氨酸、色氨酸、硫酸葡聚糖、苯乙烯二乙烯苯等；后者包括抗原抗体结合型、补体结合型、Fc 结合型，均属于免疫吸附范畴，吸附材料主要有蛋白 A，抗低密度脂蛋白抗体、DNA、乙酰胆碱受体等。不同类型的吸附器，可以特异性或非特异性的清除血浆中的不同物质，从而达到治疗不同疾病的目的。常用吸附器类型及作用见表 17-1-1。

表 17-1-1　常用吸附器类型及作用

吸附器类型	适应证	清除的致病物质
活性炭、树脂	药物毒物中毒，脓毒症等	非选择性清除内、外源性毒物
A 蛋白吸附、多克隆抗人 IgG 抗体吸附	肾移植 免疫性肾病 血液病如先天性血友病 A、B 等 神经系统疾病如重症肌无力、吉兰巴雷综合征等 系统性疾病如红斑狼疮、类风湿关节炎、皮肌炎、多发性硬化等	免疫球蛋白，主要是 IgG
DNA 吸附	系统性红斑狼疮	抗 DNA 抗体
乙酰胆碱受体吸附	重症肌无力	抗乙酰胆碱受体抗体
ABO 血型抗原吸附	血型不配合的器官移植	抗 A 抗体和（或）抗 B 抗体
色氨酸吸附	重症肌无力等	抗乙酰胆碱受体抗体
胆红素吸附	高胆红素血症	胆红素
低密度脂蛋白吸附	高脂血症	低密度脂蛋白、胆固醇、甘油三酯等
中分子尿毒症毒素吸附	尿毒症	$\beta2\text{-MG}$
内毒素吸附	严重感染	内毒素
细胞因子吸附	严重感染、感染性休克	细胞因子如 TNF-α，IL-6，IL-10 等
粒细胞吸附	类风湿关节炎等	抑制过度活化白细胞

第二节　血浆吸附的基本操作

一、PA 的设备与材料准备

PA 需要专门具有"PA"模式的多功能血液净化设备。在缺少多功能血液净化设备时，应用普通血液净化设备，也可以实现"PA"模式，但一方面，由于无法监测血浆入口压，存在一定风险；另一方面，可能需要对原有血液净化管路进行改动，存在潜在感染的风险；或需要 PA 方式本来不需要的置换液来保证机器的运转；治疗过程中也可能会诱发机器报警等意外情况，因此不建议使用无 PA 模式的血液净化设备进行操作。

PA 治疗需要准备的材料包括 PA 专用管路、普通血浆分离器和吸附器。吸附器的选择取决于治疗的目的（表 17-1-1）。

二、PA 的参数设置

管路、血浆分离器及吸附器安装和预充完成后，在正式治疗之前需要进行参数设置。主要参数设置如下：

1. **治疗剂量**　一般单次吸附治疗的剂量为 2～3 倍血浆容量。血浆容量可以按照下述公式进行计算和估计：

$$成人的血浆容量 = BV \times (1 - HCT)$$

其中：血浆容量的单位为 ml，成人血容量 BV = 70ml/kg × 体重，体重单位为 kg。

2. **治疗时间**　由血流量、血浆分离率决定,一般持续时间为 3～8 小时,达到上述治疗剂量为宜。

3. **血流量**　治疗开始时血流量一般从 50～80ml/min 逐渐增加至 100～150ml/min。

4. **血浆分离率**　初始设置在 25%～30%,随着跨膜压的变化进行调整。

5. **抗凝方案**　普通肝素一般首剂量 0.5～1.0mg/kg,追加剂量 10～20mg/h。

低分子肝素一般选择 60～80IU/kg,推荐在治疗前 20～30 分钟静脉注射,无需追加剂量。

三、PA 的报警处理

PA 的常见报警包括引血压降低、回血压增高、血浆入口压升高等。各压力监测位置见图 17-2-1。

1. 引血压与回血压的报警原因及处理同连续性血液净化,在此不再赘述。

2. 血浆入口压是指吸附器入口处的压力,用于评价吸附器的性能。血浆入口压报警范围为不超过 500mmHg。血浆入口压高报警的原因主要为异常增多的大分子物质附着在吸附器上,导致吸附器堵塞所致。

3. 跨膜压是指血浆分离器膜两端的压力差,其值一般不超过 100mmHg。跨膜压报警的原因,主要为血浆分离器滤膜被形成的血栓或异常增多的大分子物质堵塞所致。

第三节　血浆吸附与其他血液净化方式的比较

在临床上,最常用的血浆分离技术是"血浆置换";而最常用的吸附技术是"血液吸附"。前者非选择性的清除血浆中的一切大、中、小分子的溶质,后者根据吸附剂的类型,选择性或非选择性的清除血浆中的目标溶质。

(一) PA 与血浆置换的比较

PA 与血浆置换均需应用血浆分离器将血浆与血细胞分离。前者通过吸附器,特异性或非特异性地清除血浆中的致病溶质;后者直接弃掉含有致病溶质的血浆,补充外源性血浆。这两种血液净化方式除原理不同外,最大的区别就在于是否需要补充外源性血浆。

输入外源性血浆可以带来输血并发症,包括疾病的传播、输血反应、发热反应、溶血反应、过敏反应等等,而大量血浆来自于不同的供血者,会显著增加上述并发症的发生率。另外,在血液资源紧张的当下,很难获得大量优质血浆来进行血浆置换治疗。PA 在有效清除血浆毒素的同时,避免了对于外源性血浆的依赖,节省血浆资源,减少输血并发症。

(二) PA 与血液吸附的比较

PA 与血液吸附均通过"吸附"原理清除溶质,前者吸附血浆中的溶质,后者吸附血液中的溶质。我们知道,血液中的溶质一般是以游离状态或蛋白结合状态存在,二者均存在于血浆之中,而很少与血液细胞结合,所以,对血浆进行吸附即可清除致病溶质。血液吸附治疗时,血细胞特别是血小板流经吸附器可发生活化、聚集,导致不良的后果,这也是 PA 与血液吸附的主要区别。

血细胞与吸附器接触,产生相互作用。对于血细胞来说,可能出现红细胞破坏增加,导致溶血;可能导致白细胞激活,白细胞升高;也可能会有部分血小板被吸附器所吸附,出现血小板下降的情况。当然,使用不同种类的吸附器,影响程度会有区别。例如,早期的活性炭吸附器吸附颗粒孔径大小不一,其大孔径部分可直接吸附血小板,因此更容易导致血小板下降,而树脂吸附器吸附颗粒孔径较为均一,吸附孔径远小于血小板直径,因此对血小板影响则较小。同时,流经灌流器的血液细胞,特别是血小板,参与到凝血机制当中,导致灌流器内血栓形成,堵塞灌流器,影响治疗效果。

虽然血液细胞的存在对于吸附治疗的影响是不良的,但血液吸附模式仍有其存在的重要价值。首先,血液吸附治疗所需设备简单,费用相对较低,在基层医院即可以开展;其次,血液吸附管路安装简单,花费时间较少,而且在单位时间内,血液吸附流经吸附器的血浆量更高,溶质清除效率更高,在一些急性中毒的早期治疗中更具有优势。因此,血液吸附无法完全被 PA 替代,二者各有治疗优势。

第四节　血浆吸附在重症患者中的应用

一、PA 在重症患者中的应用与疗效

(一)中毒

树脂吸附器及活性炭吸附器可以非特异净化性清除血浆中大多数药物及毒物,尤其是蛋白结合率高的毒物,因此,常常选择吸附作为急性重症中毒的首选血液净化方式。如前文所提到的,血液吸附实施简单迅速,在中毒急性期可以作为首选。在一些情况下,如中毒药物剂量巨大,中毒药物后果严重(如百草枯),或中毒药物有"反跳"倾向者,血液净化治疗往往需要持续较长一段时间。此时 PA 可以作为后续的序贯血液净化治疗手段。避免了对于血液细胞的影响,减少抗凝剂的使用,减少医源性并发症。

(二)肝衰竭

重症肝炎,肝衰竭,尤其合并高胆红素血症者,适合 PA 治疗。肝脏代谢障碍,可以导致大量对身体有害的代谢产物蓄积在体内,包括水溶性毒素(小分子物质),如 NH_3、GABA 等,以及白蛋白结合毒素(大分子物质),如硫醇,酚类,吲哚类,假性神经传导介质(苯乙醇胺),芳香族氨基酸,中链饱和脂肪酸,内源性苯二氮䓬类物质等等。采用树脂吸附器,可以非选择性清除大部分上述物质,从而维持内环境稳定。在高胆红素血症时,应用胆红素吸附器,可针对性免疫吸附胆红素及胆汁酸,避免其严重升高导致相关临床症状。近年来,针对肝衰竭同时合并高胆红素血症者,人们尝试在 PA 治疗时,把树脂吸附器和胆红素吸附器串联在血浆通路上,称作双重血浆分子吸附系统(DPMAS)(图 17-4-1),可有效非特异性清除代谢产物及特异性清除胆红素,起到了积极治疗的效果。

双重血浆分子吸附系统(DPMAS)治疗模式是采用中性大孔树脂和离子交换树脂两种吸附剂联合进行 PA 治疗,其中树脂吸附器是相对广谱性的吸附剂,具有大孔结构和极大的比表面积,依靠范德华力及骨架分子筛作用吸附中大分子毒素,如炎性介质、TNF-α、IL-6 等;离子交换树脂即胆红素吸附器,是针对胆红素的特异性吸附剂,依靠静电作用力及亲脂结合性特异性吸附胆红素、胆汁酸。两种吸附剂的组合应用双管齐下,可以迅速改善黄疸症状的同时清除炎性介质等有害物质。早期使用双重血浆分子吸附系统(DPMAS)治疗,可以清除患者体内释放的大量炎性介质,如 TNF-α、IL-1、IL-6、IL-8 等,防止或者延缓 MODS 的形成。与其他血液净化方式相比,PA 治疗模式,吸附剂不直接与血细胞接触,对

血液有形成分的破坏进一步减小，且减少了抗凝剂的使用，对凝血因子缺乏的肝病患者而言具有积极的临床意义。使用双重血浆分子吸附系统（DPMAS）治疗，能节约血浆资源，减少单纯血浆置换的反跳现象，避免潜在性感染风险。

当然，肝衰竭所导致的病理生理是极其复杂的，PA 并不能清除肝衰竭产生的所有代谢产物，而只是其中的一种替代治疗手段。而且 PA 可能消耗凝血因子，导致凝血功能异常甚至导致出血，对于合并肝功能障碍的患者可能加重病情。PA 联合其他血液净化方式，如 CBPT、血浆置换，可以更全面的清除肝衰竭产生毒素，减轻临床症状，改善预后。

（三）炎症性疾病

在严重感染、感染性休克、急性重症胰腺炎等疾病中，血液中的细胞因子如 TNF-α、IL-6、IL-10 等明显升高，其与疾病的严重程度相关。清除血液中的细胞因子能否改善预后，目前尚无确切结论，但更多研究结果告诉我们，清除血液中的细胞因子对改善炎症性疾病的临床症状是有益的。PA 可以清除血浆中的细胞因子，而研究告诉我们，细胞因子的清除主要靠吸附，对流清除仅占很小部分。也就是说，PA 清除细胞因子的能力要强于 CBPT。

在严重感染及感染性休克患者中，利用免疫吸附原理，使用内毒素吸附或细胞因子吸附，对严重感染患者进行内毒素吸附治疗，可能降低患者死亡率。

（四）器官移植排斥

肾移植和肝移植排斥反应，群体反应抗体增高（PRA），移植后超敏反应等，可以利用血浆免疫吸附的方法，清除血浆中的抗体，如 ABO 血型抗 A 抗体或抗 B 抗体，从而减轻排斥反应。

（五）其他疾病

如重症肌无力，吉兰巴雷综合征等疾病急性期时，可以表现出呼吸衰竭而危及生命。除了器官支持等对症治疗之外，可以通过血浆免疫吸附，清除血浆中的抗乙酰胆碱受体抗体及免疫球蛋白等抗体，从而减轻乃至阻止疾病的发生发展，可以明显缓解临床症状，缩短机械通气时间，缩短病程。

二、PA 的并发症及防治

1. **过敏反应** 治疗前各种滤器要充分预充，并且预充时注意检查吸附器。治疗过程中出现上述症状时给予糖皮质激素和抗组胺类药物、吸氧等对症治疗，必要时终止 PA 治疗，严重者出现休克时按过敏性休克处理。

2. **溶血** 查明原因，并予以纠正，如为血浆分离器破膜，及时更换。尤其需注意监测并控制跨膜压小于 100mmHg。

3. **出血** 多为抗凝剂过量所致。

4. **凝血** 包括血浆分离器、吸附器内凝血和管路凝血，多与治疗前肝素使用剂量不足，或患者处于高凝状态，或伴有高脂血症有关。术中密切观察跨膜压变化，调整肝素追加量。如跨膜压短时间内迅速升高，可临时追加肝素量。

5. **穿刺局部血肿、气胸、腹膜后出血** 肝衰竭患者凝血功能差，可酌情于治疗前输血浆、凝血酶原复合物等补充凝血因子。治疗中注意肝素用量。术中、术后要卧床休息，减少穿刺部位的活动，或局部止血。

（周恒杰）

参 考 文 献

1. Yaroustovsky M，Abramyan M，Krotenko N，et al. A pilot study of selective lipopolysaccharide adsorption and coupled plasma filtration and adsorption in adult patients with severe sepsis. Blood purification，2015，39（1-3）：210-217.

2. Lee K，Mun CH，Min BG. Development of a multifunctional detoxifying unit for liver failure patients. Blood purification，2012，34（3-4）：225-230.

3. Bergis D，Friedrich-Rust M，Zeuzem S，et al. Treatment of Amanita phalloides intoxication by fractionated plasma separation and adsorption（Prometheus®）. Journal of gastrointestinal and liver diseases：JGLD，2012 Jun，21（2）：171-176.

4. Kellum JA，Venkataraman R，Powner D，et al. Feasibility study of cytokine removal by hemoadsorption in brain-dead humans. Critical care medicine，2008 Jan，36（1）：268-272.

第十八章　血浆吸附集成连续血液净化技术

血浆吸附集成连续血液净化（PA+CBP），曾被称为配对血浆滤过吸附或联合血浆滤过吸附（coupled plasma filtration adsorption，CPFA），是一种相对复杂的集成血液净化模式。其治疗目的在于广谱、连续清除血液中的致病溶质，并同时调整水电解质酸碱平衡及维持内环境稳定。由于"联合血浆滤过吸附"命名中并没有体现出连续血液净化部分，因此导致人们对此模式的理解出现偏差，既往关于CPFA的文献中，有的把CPFA表述为血浆吸附集成连续血液净化，而有的却把CPFA等同于血浆吸附。为了方便理解，本文不采用"联合血浆滤过吸附"的提法，而称作"血浆吸附集成连续血液净化"。

PA+CBP的兴起与重症医学的发展有关。随着血液净化技术在重症患者中应用范围的扩大，人们发现，传统血液净化技术的"净化"能力并不理想。从20世界末，人们在重症领域开始对PA+CBP技术的应用及效果进行探索。Ronco教授在2003年对早期"CPFA"的研究进行综述时总结：CPFA+CBP可以降低严重感染及MODS中促炎性因子及抗炎性因子的数量。在早期体外实验、动物实验以及当时的两项临床试验中，CPFA+CBP可以有效清除细胞因子，改善血流动力学状态，促进免疫恢复。

由于技术操作复杂，价格昂贵等原因，PA+CBP技术在临床中的开展尚未普及，但由于强大的溶质清除能力，这种血液净化模式可能在未来的重症领域中得到越来越广泛的应用。

第一节　血浆吸附集成连续血液净化的集成构成

PA+CBP是一种复杂的集成血液净化技术，从集成构成的角度来看，它是将血浆吸附技术和连续血液净化技术串联在一起而形成的一种新的血液净化技术。其集成构成见图18-1-1。

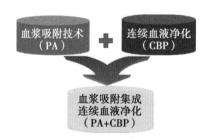

图18-1-1　血浆吸附集成连续血液净化的集成构成

在 PA+CBP 血液净化过程中，全血先由血浆分离器分离出血浆，血浆经吸附器吸附后与血细胞混合，再经血液滤过和（或）血液透析后回输到体内（图 18-1-2）。

PA+CBP 的治疗目的有二：第一，高效清除血液中的致病溶质。CBP 可以清除中、小分子溶质，但对于溶质的清除效率低于血浆吸附，联合 PA 之后，清除溶质的能力明显增强。虽然吸附器会饱和，但可以通过间断更换吸附器的方式实现连续吸附治疗。第二，调节容量负荷。这一作用是通过 CBP 部分实现的。

第二节　血浆吸附集成连续血液净化的基本操作

一、PA+CBP 的设备准备

PA+CBP 血液净化方式较为复杂，目前在 ICU 内常用的血液净化机多不能独立实现此种治疗方式。临床上目前有两种方法可以实现 PA+CBP。

（一）具有 PA+CBP 治疗模式的单台血液净化设备

目前，国内已有厂家推出了具备 PA+CBP 治疗模式的血液净化设备（详见附录一）。应用对应的管路、滤器及吸附器，按步骤进行安装和预充。实施相对简单、安全。

（二）两台血液净化设备串联

前文提到，PA+CBP 是血浆吸附与 CBP 两种方式的串联。在临床工作中，也可以使用两台血液净化设备，一台进行血浆吸附治疗，另一台进行连续血液滤过和（或）透析，将两台设备用三通串联到一起，便可以实现 PA+CBP，如图 18-2-1 所示。

此方法需要两台血液净化设备和两套管路，因此费用较高，也需要较大的护理工作量。当一台机器出现报警停止运转，另一台机器也会受影响，停止工作。但两个设备的各部位压力报警完善，也能保证治疗安全。两机串联治疗重症患者，必须密切监测，专人护理，避免因技术问题而导致不良临床后果。

减少机器报警，保证机器顺利运转，是完成此种 PA+CBP 治疗方法的关键。由于串联在一起，两台机器的血泵流速必须相同，否则必然会出现压力报警，从而增加管路凝血风险，并增加护理工作量。然而，即使血流速参数设置完全相同，由于机器运转误差的存在，两台机器的血流速度也会存在微小差别，这种血泵流速差别的存在，会导致每隔一段时间，出现前机回路压力或后机引血压力的报警，导致中断治疗。为解决这一问题，在两台机器串联时，利用两枚三通制造一开放"短路"（图 18-2-1）。这样，即使两台机器的血泵流速有些许差别，也可以通过短路得到调整及平衡。在短路中存在少量血液的"再循环"或"未净化"，对整体治疗不会产生影响。

二、PA+CBP 的参数设置

（一）血浆吸附治疗剂量

研究发现，血浆吸附对于溶质，特别是中分子溶质的清除能力要明显高于 CBP。在 PA+CBP 模式中，血液中的致病溶质可通过吸附器快速清除。研究发现，在感染性休克患者，PA+CBP 的血浆处理量可能会影响患者预后。一项在严重感染性休克患者中的研究发现，PA+CBP 的血浆处理量提高，可能会减少死亡率。因此，我们认为，在感染性休克等炎症性疾病中，较高的血浆吸附治疗剂量可能给患者带来更大的益处。

血浆吸附治疗剂量是由血浆流速和治疗时间决定的。血浆流速由以下参数决定：

1. **血流速** 即体外管路中血液的流速。通常设定值在 100～200ml/min。

2. **血浆分离率** 即分离出的血浆流量与流经血浆分离器的血流量的比值。设定值一般在 20%～30% 之间，相对应的血浆处理量在 30～40ml/min。

在现有关于 CPFA 的报道中，CPFA 很少有持续 24 小时进行的，可能与其临床工作量大，吸附器饱和后缺乏统一安全有效的更换方法有关。目前报道的大部分研究中，CPFA 治疗一般每日一次，每次治疗 6～10 小时或处理一定剂量（8～10L 左右）的血浆。

（二）CBP 治疗剂量

关于 CBP 治疗剂量在此种血液净化方式中的作用，目前缺少相关文献研究。但是，在连续血液净化治疗严重全身感染的研究中，与普通剂量相比，高剂量的 CBP 并未显示出对于改善预后的优势。因此，对于严重感染，PA＋CBP 的 CBP 部分达到 25～30ml/（kg•h）即可；而对于严重中毒，可提高 CBP 部分的治疗剂量。具体 CBP 参数调整可参见连续血液净化相关章节。

第三节 血浆吸附集成连续血液净化与其他血液净化方式的比较

PA 是利用血浆分离将血浆与血细胞分离，然后通过吸附器对血浆中的溶质进行选择性或非选择性清除，既可以清除水溶性溶质，也可以清除脂溶性或蛋白结合性溶质；既可以清除中、小分子溶质，也可以通过免疫吸附清除大分子溶质。吸附器强大的吸附能力可以使血浆中的致病溶质水平迅速下降，但吸附器饱和后清除能力迅速下降，致病溶质容易出现反弹；需定时更换吸附器；由于无法清除水分，PA 对容量没有调节作用。

CBP 是利用对流／弥散原理，通过滤器／透析器清除血液中水溶性的中、小分子物质，无法清除脂溶性和蛋白结合率高的溶质。CBP 治疗时间较长，虽然单位时间内清除溶质的效率并不高，但由于可以持续清除溶质，不容易出现溶质发生蓄积与反弹。CBP 可以清除水分，具有容量调节作用。

与单纯 CBP 相比，PA＋CBP 同时增加了血浆吸附的集成治疗，因此操作复杂，临床工作量大，且价格较为昂贵。此模式的其意义在于：在 CBP 清除致病溶质且维持容量平衡的基础上，非选择性的血浆吸附进一步加强了对包括细胞因子在内的中、小分子致病物质清除。将 PA 与 CBP 结合可以发挥各自优势，既增加了致病溶质的清除效率，又增加了致病溶质的清除范围。对于某些中毒患者，可以早期快速降低血中药物／毒物浓度，并实现进一步的持续清除，减少反弹。对于伴有肾功能损伤尤其是尿量减少的患者，在 PA 治疗的同时进行 CBP 也可以实现肾脏支持治疗的目的。PA＋CBP 与其他血液净化方式的比较见表 18-3-1。

表 18-3-1 PA＋CBP 与其他血液净化方式的比较

	PA	CBP	PA＋CBP
原理	吸附	对流／弥散	吸附＋对流／弥散
血液净化器	血浆分离器＋吸附器	滤器／透析器	血浆分离器＋吸附器＋滤器／透析器

续表

	PA	CBP	PA＋CBP
可清除的溶质	水溶性、脂溶性或蛋白结合的中、小分子溶质；免疫吸附也可清除大分子溶质	水溶性中、小分子溶质	水溶性、脂溶性或蛋白结合的中、小分子溶质；免疫吸附也可清除大分子溶质
液体管理能力	无	有	有
治疗时间	一般4～8小时/次，更换吸附器也可实现连续吸附治疗	连续进行，＞24小时	间断或连续，连续需要更换吸附器
清除溶质速度	较为迅速，停止治疗容易反跳	缓慢，但持续	快速＋持续清除，减少反跳
凝血因子损失	较多，多次更换吸附器后损失更多	少	较多，多次更换吸附器后损失更多
操作复杂性	相对简单	相对简单	复杂

第四节　血浆吸附集成连续血液净化在重症患者中的应用

　　PA＋CBP在重症患者中的应用尚处于研究及起步阶段，21世纪初，Ronco C及Formica M等分别综述了既往PA＋CBP的研究，认为可以降低严重感染及MODS中促炎性因子及抗炎性因子的数量；可以稳定血流动力学状态，促进免疫恢复；并可以减少AKI的发生率。

　　近年来关于PA＋CBP的临床研究主要聚焦于炎症性疾病，如急性胰腺炎、感染性休克、MODS等。"细胞因子风暴"是所有炎症性疾病的"共同通路"，PA＋CBP有可能会阻断或减缓这一过程，从而改善预后。PA＋CBP治疗感染性休克及MODS屡见于报道，相较于其他血液净化模式如HVHF等，PA＋CBP对于细胞因子的清除能力更强。2014年意大利的一项多中心研究中，192例感染性休克患者随机分组，实验组在标准治疗基础上进行连续5天，每天10小时的PA＋CBP治疗，对照组只进行标准治疗，结果发现，两组的住院病死率、90天病死率及30天内器官衰竭新发率没有差别；而亚组分析发现在PA＋CBP治疗中，血浆处理量增高可以降低病死率。这可能是因为血浆治疗剂量增加会更多的清除中、小分子致病物质。2015年发表的一篇PA＋CBP治疗严重感染的Meta分析，统计了1997—2003年中PA＋CBP与单纯CBP在治疗严重感染中应用的比较，结果发现PA＋CBP组的28天病死率低，且与对照组相比，平均动脉压及氧合指数改善均有统计学意义。

　　除了感染，PA＋CBP也应用于其他可以引起"细胞因子风暴"的疾病中。PA＋CBP治疗急性重症胰腺炎，可以降低血液中的细胞因子水平，如TNF-α、IL-1β、IL-6等，改善患者预后，对于氧合指数、血压以及肾脏功能，也均有不同程度的改善。研究报道，与单纯CVVH相比较，PA＋CBP治疗重症急性胰腺炎可以改善病死率，可以更好的清除血液中的细胞因。PA＋CBP治疗烧伤，同样有研究认为可以起到良好的治疗效果。除此之外，近期还有报道把PA＋CBP应用于创伤引起的横纹肌溶解。这些疾病的共同特点，是重症疾病引起血液中出现大量内源性的中、小分子的物质，而这些致病物质会导致病情进一步加重，出现脏器损伤及内环境紊乱。PA＋CBP模式，结合了吸附与对流/弥散的特点，具有强大的溶质清除能力，阻断疾病的进程，并维持内环境及容量的稳定，因此可能改善患者症状及临床预后。

　　总之，血浆吸附集成连续血液净化是一种复杂的集成血液净化模式，它具有强大溶质清除能力和调节水、电解质平衡的能力。"细胞因子风暴"是很多重症疾病的共同通路,是重症医学面临的难题。PA+CBP 模式可否减轻"细胞因子风暴"治疗重症疾病,需要进一步的研究,但其不失为一条可探索之路。

（周恒杰）

参 考 文 献

1. Ronco C, Brendolan A, d'Intini V, et al. Coupled plasma filtration adsorption: rationale, technical development and early clinical experience. Blood Purif, 2003, 21(6): 409-416.

2. Livigni S, Bertolini G, Rossi C, et al. Efficacy of coupled plasma filtration adsorption(CPFA)in patients with septic shock: A multicenter randomized controlled clinical trial. BMJ Open, 2014, 4(1): e003536.

3. Berlot G, Agbedjro A, Tomasini A, et al. Effects of the volume of processed plasma on the outcome, arterial pressure and blood procalcitonin levels in patients with severe sepsis and septic shock treated with coupled plasma filtration and adsorption. Blood Purif, 2014, 37(2): 146-151.

4. Bellomo R, Tetta C, Ronco C. Coupled plasma filtration adsorption. Intensive Care Med, 2003, 29(8): 1222-1228.

5. Livigni S, Bertolini G, Rossi C, et al. Efficacy of coupled plasma filtration adsorption(CPFA)in patients with septic shock: a multicenter randomized controlled clinical trial. BMJ Open, 2014 Jan 8, 4(1): e003536.

6. He C, Zhang L, Shi W, et al. Coupled plasma filtration adsorption combined with continuous veno-venous hemofiltration treatment in patients with severe acute pancreatitis. J Clin Gastroenterol, 2013, 47(1): 62-68.

7. Hazzard I, Jones S, Quinn T. Coupled plasma haemofiltration filtration in severe sepsis: systematic review and meta-analysis. J R Army Med Corps, 2015, 1(Suppl 1): i17-i22.

8. He CS, Shi W, Ye ZM, et al. Efficacy and safety of coupled plasma filtration adsorption combined with continuous veno-venous hemofiltration for multiple organ dysfunction syndrome patients with acute liver failure. Zhongguo Wei Zhong Bing Ji Jiu Yi Xue, 2007 Jan, 19(1): 47-49.

9. Meng A, Ren Y, Yang L, et al. Clinical study on continuous plasma filtration absorption treatment for burn sepsis. Zhonghua Shao Shang Za Zhi, 2014 Aug, 30(4): 310-314.

第四篇
重症血液净化与血流动力学

　　重症血液净化与血流动力学有着密不可分的联系。重症患者常存在血流动力学不稳定，往往需要进行血流动力学监测来指导治疗，当存在明显容量失衡或溶质失衡时，可能需要血液净化进行干预；在重症血液净化过程中，常需要大量的液体交换，可能会对容量、电解质、酸碱平衡和细胞内外的渗透压等内环境产生有害的影响，导致血流动力学不稳定和病情加重。良好的血流动力学管理是重症血液净化的质量保证。因此，如果没有较扎实的重症医学和血流动力学功底，患者很容易出现容量不足、容量过负荷或新的内环境紊乱，同样可影响脏器的灌注，甚至危及患者的生命，重症血液净化的质量将无法保证。

　　近年来，重症医学在血流动力学领域取得了快速的进展，带动着重症血液净化也不断发展。重症患者的容量调节区间变窄，容量不足和容量过负荷均会影响重症患者的预后。休克的患者需要在急救、优化、稳定和降阶梯几个阶段采用不同的液体治疗策略。以血流动力学为基础的恰当的目标导向治疗可改善重症患者的预后。对血流动力学不稳定的患者行血液净化，只有在血流动力学的指导下行目标导向治疗，才能做到精准恰当的容量管理，防止出现较大的容量波动，从而改善重症患者肾脏及整体预后。

　　本篇首先对全身血流动力学和肾脏血流动力学分别进行了介绍，然后针对重症血液净化中的特殊血流动力学问题，包括体外膜氧合时血流动力学监测进行了阐述。

第十九章 重症血液净化与血流动力学

第一节 血流动力学监测的内容和技术

血流动力学是一门研究血液及其组成成分在机体内的运动特点和规律性的科学。血流动力学监测则是指通过利用相应的血流动力学监测技术，获得人体血流动力学参数，了解人体血流动力学状态，并及时发现异常指标，从而经过治疗达到维持机体血流动力学状态稳定的最终目的。

目前，临床上血流动力学的监测技术已得到了飞速发展，从有创血流动力学监测到微创和无创血流动力学监测，从大循环监测到微循环监测。伴随着监测技术的发展，临床医师可以获得越来越丰富的血流动力学参数，由此可对重症患者的循环状态有一个更全面的掌控。例如，对于一个接受血液净化治疗的休克患者，利用先进的床旁血流动力学监测技术，临床医生可以很快得到有关心功能、前负荷、后负荷等指标的参数，迅速对休克类型做出判断，鉴别低血容量、心源性、分布性或是梗阻性休克，这样就能够更快更有针对性地对休克状态进行处理。

血流动力学的监测目的不仅仅是监测参数的获取，更重要的是根据参数进行血流动力学的调整，达到血流动力学治疗的目的。当前越来越多的血流动力学指标对临床医师解读能力提出了更高的要求。例如，临床上常常用中心静脉压作为反映心脏前负荷的一个监测指标，临床医师需要知道的是该指标受到其他诸多因素的影响，如胸腔内压、腹腔内压、心脏瓣膜反流、心脏顺应性等。同样，脉搏指示连续心排血量监测技术（PiCCO）可测得的全心舒张末期容积、胸腔内血容积，能够从不同角度反应心脏前负荷。但如果患者存在心内分流等情况时可能会影响数据对前负荷的判断。这就需要临床医师掌握好各项监测技术的原理，每个监测指标的真实临床意义和其不同的影响因素。此外，所有监测数据没有一个是严格意义上的绝对的正常值，尤其对于重症患者，病情随时在改变，机体状态也在随时改变，因此连续地观察、动态地比较才是正确思路。

一、血流动力学监测的内容

血流动力学监测内容可以分为大循环监测（前后负荷和心功能监测）、脏器功能监测和组织灌注监测。

（一）大循环监测

1. **前负荷指标**　心脏前负荷是指心肌舒张末期心肌纤维的初长度，目前常用的代表心脏前负荷的指标包括由压力指标和容量指标组成的静态前负荷指标以及功能血流动力学指标。静态前负荷指标包括中心静脉压（CVP）、肺动脉嵌顿压（PAWP）、全心舒张末容积（GEDV），右室舒张末期容积（RVEDV）等；功能血流动力学前负荷指标包括 PPV、SVV、收缩压变异率（SPV）、下腔静脉变异度等。

（1）中心静脉压：虽然作为压力指标来代替容积指标，其影响因素较多，且许多研究认为 CVP 并不能很好的代表前负荷和反应容量反应性，但 CVP 仍具有重要的临床价值。CVP 的应用需要注意以下几个问题：①因为 CVP 较多的影响因素，因此孤立的以 CVP 的数值高低作为前负荷的指标并不能为临床提供更多的信息。但是如果动态连续监测 CVP 变化，是可以动态反映血容积变化趋势的；②虽然 CVP 的影响因素多，但它同时也为解决临床问题提供了思路。例如一个呼吸困难的患者，CVP 数值较高，那么可以高 CVP 为一个临床问题出发点，寻找 CVP 高值的原因，在众多影响 CVP 高值的因素中很可能就是引起呼吸困难的原因所在，通过评估心功能，胸腔积液，容量状态，为查找呼吸困难的原因提供了帮助；③越来越多的研究证实液体正平衡预测较差的临床预后，因此以最少的容量状态满足机体需求是必要的。

（2）肺动脉嵌顿压：PAWP 也是反映前负荷的一个压力指标，与 CVP 相比，由于两者的测量部位不同，反映的意义也不同。PAWP 测量的是肺动脉嵌顿压，与左心室距离更近，能更好地反映左心室前负荷，而 CVP 测量部位更靠近右心室，代表右室前负荷。因为左心室的排出量决定了动脉系统的流量，左心室的前负荷与心排出量相关性更大。但 PAWP 的测量要明显复杂于 CVP 的测量，而且 PAWP 同样也存在一些影响因素，如血管活性药物、肺栓塞、机械通气、ARDS 等引起的肺血管阻力增加、二尖瓣瓣膜问题和左心功能。

（3）心室舒张末期容积：临床上最常用的反映容积的指标为左室舒张末期容积和全心舒张末期容积。右室舒张末期容积（RVEDV）作为反映右室前负荷的指标，可以通过漂浮导管测得。全心舒张末容积（GEDV）可以通过 PiCCO 监测技术测得。

虽然容积指标可能比压力指标更能反映前负荷，但容积指标由于测量方法的问题，从而受到一些影响因素的制约。RVEDV 测量主要受到右心的影响，如果静脉血未充分混合、心律失常、三尖瓣瓣膜有问题或先天性心脏病时会影响到测量的准确性。GEDV 的测量比 RVEDV 受的影响因素更多，因为测量技术中两个温度探头的距离更长，在此路径上所有影响热稀释曲线的因素都可能影响测量的准确性。

（4）脉压变异率（PPV），每搏量变异率（SVV），收缩压变异率（SPV）：临床上判断前负荷状态的目的是判断前负荷目前处于 Frank-Starling 曲线的哪一段，是否可以通过补充液体增加前负荷来提高心排出量。PPV、SVV 和 SPV 这三个指标是根据心肺交互作用原理为基础的动态前负荷指标。在机械通气时，左心室的每搏排出量在呼气相最低，而在吸气相达到峰值，呼吸运动对血流动力学会产生周期性变化，而这种变化在血容量不足时表现更为明显，因此可以根据每搏量的变化来判断心脏功能，预测前负荷状态和容量反应性。

这三个指标均反映了呼吸运动对心脏搏出量的影响，在应用这三个指标时其前提是在镇静良好的机械通气患者（不能用于自主呼吸患者），而且要求潮气量达到 8ml/kg 以上，无心律失常的状态；PPV 和 SPV 受外周血管阻力的影响，如在无充分液体复苏情况下应用去甲肾上腺素后两者的数值变小，会掩盖容量缺乏状态。

（5）下腔静脉呼吸变异度：通过超声可以探测到上腔或下腔静脉直径随呼吸运动的变

化,这种变化称之为腔静脉呼吸变异度。应用时应注意:下腔静脉的直径除了受到容量状态和操作者主观因素外,右心功能、瓣膜因素、肺动脉高压、腹腔高压也会影响判断;腔静脉呼吸变异率适用于机械通气的患者,当患者存在自主呼吸和心律失常时准确性较差。

2. **后负荷指标**　大动脉的血压是心室收缩时所遇到的后负荷,心脏收缩时,必须克服大动脉血压,才能将血液射入动脉血管内。过高的后负荷使心室射血时间延长,影响心排出量,而且会增加心脏做功。而维持适当的灌注压对于维持脏器功能是必不可少的。比如同样长期高血压导致肾功能不全的患者,积极控制血压是为了减少高血压对残存肾功能损害,但如果患者在重症状态下,积极降低血压到正常值可能会减少肾灌注,导致急性肾损伤的发生。

在临床上,得到最多的是外周动脉血压。然而外周动脉血压与中心动脉血压存在潜在的不同,外周动脉血压受外周反射的影响,并不能准确反映中心动脉血压,中心动脉压更直接决定了器官的灌注,才是治疗所预定的目标血压。外周血压放大和中心反射波增强是导致两者差异的主要原因。

在临床中,由于SVR不能直接测量,常使用以下公式进行计算,SVR=80(MAP-RAP)/CO。然而需要注意的是,因为SVR是通过计算而得来的,因此应该慎重分析SVR的变化。SVR增高可能是由于心功能不全引起的低CO,也可能是低血容量引起的代偿性外周血管收缩。但如果一个休克患者CO正常甚至高值,而血压偏低,SVR偏低,一般为分布性休克。

3. **心脏功能评估**　心脏功能评估主要从临床症状、生化标志物及心脏功能检查等方面分析。

(1)临床症状和体征评估:根据纽约心脏协会对于患者自觉症状将心功能分为四级:

Ⅰ级:体力活动不受限,日常活动不至于引起过度的乏力、心悸或呼吸困难等症状.

Ⅱ级:体力活动轻微受限,安静休息时无不适症状,但日常活动就会引起乏力、心悸、呼吸困难或心绞痛。

Ⅲ级:体力活动明显受限,安静休息时无不适症状,轻于日常活动即可引起乏力、心悸、呼吸困难或心绞痛。

Ⅳ级:静息时有心力衰竭和心绞痛症状。

左心功能不全的症状和体征:左心功能不全患者可存在劳力性呼吸困难、夜间阵发性呼吸困难或端坐呼吸,可伴有咳嗽、咳痰或咯血。双肺听诊可闻及肺底湿啰音。

右心功能不全的症状和体征:右心功能不全的患者一般合并左心功能不全,因此也存在呼吸困难症状。体查可见双下肢水肿、颈静脉充盈,淤血性肝大等体征。

(2)根据生化标志物评估:B型脑钠肽(BNP)和N-末端B型脑钠肽(NT-proBNP)是目前最常用和被公认的评估心功能指标,BNP和NT-proBNP水平的升高反映心肌负荷的增加。心肌细胞负荷增加时,如心衰,室壁张力增加,心肌细胞合成NT-proBNP和BNP。临床应用这两个指标时需考虑以下两个方面的问题:① BNP和NT-proBNP由肾脏清除,肾功能不全时BNP血清浓度会增高;②随年龄增加,eGFR下降,伴随BNP、NT-proBNP的浓度增加;③脓毒症、创伤、大手术、肺动脉高压等对浓度也有一定影响。另外,就BNP、NT-proBNP的测定而言,BNP半衰期20分钟,NT-proBNP半衰期120分钟,因此NT-proBNP在血中的浓度更高,持续时间更长。

(3)根据上腔静脉-动脉血二氧化碳分压差($Pcv-aCO_2$)和中心静脉血氧饱和度(SVO_2)评估:$Pcv-aCO_2 = VCO_2/CO \times k$,由公式可知$Pcv-aCO_2$与CO呈反比,是一个可以反映流量的指标,主要反映机体清除 CO_2 的能力,正常值小于等于 6mmHg。如果其值增大,则提示体内 CO_2 产生较多,而清除 CO_2 能力下降,有必要通过一些措施来提高心排出量。

SVO_2 是上腔静脉血和下腔静脉血混合后由肺动脉导管获得的静脉血氧饱和度,反映整个机体的氧平衡状态。然而,混合静脉血必须由肺的漂浮导管抽取,经常用上腔静脉血氧饱和度($ScvO_2$)来代替 SVO_2,而且发现两者虽然不相等,但存在较高的相关性。在应用过程中应注意两个参数的影响因素,如 $SCVO_2$ 除了 CO 的影响因素外,血氧含量、氧耗和血红蛋白含量也是影响其数值大小的重要因素。镇静、镇痛、降温以及机械通气降低氧耗、细胞氧利用障碍、高血红蛋白血症会增加 $ScvO_2$,应激、疼痛、寒战、高热增加氧耗,肺部感染、肺水肿降低了血氧含量以及贫血会降低 $ScvO_2$。

(4)心排出量(CO)评估:上一章节所提到的 PiCCO 技术、漂浮导管技术可通过肺热稀释法直接得出 CO 数值。利用超声心动图也可测量出 CO 值。

(5)心室收缩功能和舒张功能评估:左室射血分数(EF)是最常用的反应心脏收缩功能的指标,代表心脏每收缩一次,左室射血量占左室舒张末容积的百分数。二尖瓣环运动速度与位移可反映左心室的收缩功能。左心室压力上升峰值速率(dP/dt)也是反映左心室收缩功能的指标。

二尖瓣口血流频谱是评价左心室舒张功能最简便和最常用的方法,其中 E/A 是最常用的指标。经频谱型多普勒测定的舒张早期心室充盈速度与组织多普勒测定的舒张早期二尖瓣环运动速度比值(E/E′)被认为是较 E/A 更能反映心脏舒张功能的指标。

(二)脏器功能监测

在出现休克和组织灌注不足的情况时,皮肤和黏膜血管会代偿性收缩,来保证一些重要脏器的灌注量。皮肤可出现湿冷、苍白甚至花斑样改变。

患者出现呼吸频率加快,呼吸窘迫是常见的休克时对缺氧和酸中毒代偿的反应。一些研究表明,在休克早期的临床表现中,心率增快和呼吸频率增快是两个独立的预后指标。

对于出现尿量减少和肌酐升高的患者要警惕是否存在流量和血压的因素,往往提醒临床医师目前血流动力学状态已改变,应及时给予血流动力学调整,避免晚期造成肾衰竭。

因脑灌注压和血流量的下降可导致脑缺血缺氧,患者可出现的意识改变,这也是血流动力学发生改变的提示因素。

胃肠道作为缺血缺氧敏感的器官,在灌注不足情况下,会产生功能性改变,甚至可引起应激性溃疡,严重者黏膜上皮细胞受损,屏障作用受损,导致肠道内的内毒素或细菌进入体内,造成肠源性感染。

(三)组织灌注

这里的组织灌注指的是微循环和细胞代谢层面内容,目前正交极化光谱成像(OPS)和旁流暗视野成像(SDF)等可以直接观察微循环情况。有经皮氧分压、胃张力计测量胃黏膜 pH 值,乳酸等指标可以间接反映灌注和细胞氧代谢情况。

二、血流动力学监测技术

在重症患者的治疗过程中,血流动力学参数的获取有赖于血流动力学监测技术的发展。1929 年,Forssman 医师将导管从自己的肘前静脉插入体内测得了右心房压力,继而右心导管技术逐步发展。20 世纪 70 年代,Swan 和 Ganz 等人发明了肺漂浮导管技术来监测心排出量,并逐渐成为测量心排出量的金标准。之后 PiCCO 技术出现,并广泛应用于临床。由于避免了导管穿刺并发症及减少感染风险等原因,超声、胸阻抗监测技术、多普勒心排出量等无创血流动力学监测技术的应用也越来越多。此外,正交偏振光谱成像和旁流暗场成像等能够对微循环功能进行监测技术的出现是对临床血流动力学监测技术范畴的拓宽和丰富。

（一）无创血流动力学监测技术

1. **无创血压监测**　无创血压监测简便易行,可分为手动测压法和自动测压法。手动测压法是最为经典的测量血压方法,它根据听诊时柯氏音变化来确定收缩压和舒张压。在 ICU 中,自动测压法使用最广,它采用振荡技术测定血压,节省了大量时间和人力。在无创血压的测量过程中需要注意:袖带合适的宽度为上臂的 2/3 左右,袖带太窄或太松容易使压力数值偏高,袖带太宽则容易使数值偏低。儿童或肥胖患者应注意使用合适的袖带;心律失常的患者可能会无法记录实际血压;剧烈肢体活动可能会影响测量;对于动脉硬化患者,要测量四肢血压进行对比。另外,无创血压监测虽然可以设定时间间隔来连续监测血压变化,但对于重症患者仍不能及时发现血压剧烈变化的情况。

2. **重症超声**　超声在疾病诊断中具有快速、无创、简便等优点,近几年重症超声发展迅速。在 ICU 中,更加注重的是超声快速的优势,因其能够迅速对机体循环、呼吸以及其他脏器的功能状态进行判断和评估,而及时的调整治疗策略,为患者的治疗赢得时间。目前,一些重症超声的流程如 FEEL 方案、FALLS 流程、FAST 流程、BLUE 方案以及 ICU-SOUND 等流程的出现,使得重症超声在 ICU 中应用推广的可操作性加强。

3. **胸阻抗技术**　胸阻抗技术的基本原理是欧姆定律,测量时将电极分别安放在颈根部和剑突水平,心脏射血时,左心室内的血液迅速进入主动脉,主动脉血容量增加,体积增大,阻抗减少;当心脏舒张时,主动脉弹性回缩血容量减少,体积减少,阻抗增大。利用测量心动周期胸部电阻抗的变化来测定左心室收缩时间和计算每搏量,通过微处理机,自动计算出心排出量,并演算出一系列心功能参数。使用此项技术进行血流动力学监测时注意其抗干扰能力差,易受患者呼吸、心律失常等的干扰。

4. **多普勒心排血量技术（USCOM）**　多普勒心排血量技术原理是根据多普勒效应通过测定红细胞移动的速度来推算主动脉血流及心排出量。然而在其应用过程中存在的主要问题是主观性强,受操作者技术水平的影响较大,而且 USCOM 无法测量射血分数和观察心脏结构,所以不能代替彩色多普勒超声心动图检查。

5. **部分二氧化碳重复吸入法测定心排出量（NICO）**　NICO 测定 CO 的基本原理是根据改良 Fick 定律来测定 CO,认为在一定时间内进入或排出肺的气体量与肺毛细血管血流带走或释放的气体量相等。使用 NICO 时需注意若患者存在通气血流比例不匹配的情况将会导致 CO 测量出现差异,在高心排出量状态和肺泡死腔增加的情况下测得的 CO 是偏低的,而且该监测技术仅限应用于经气管插管后的进行机械通气的患者。

6. **正交偏振光谱成像和旁流暗场成像**　微循环障碍是休克重要的病理生理学改变,正交偏振光谱成像（OPS）和旁流暗场成像（SDF）可用于监测微循环功能。目前最常应用 OPS 和 SDF 的部位是口腔,利用这两项技术能够显示舌下微循环的情况。但测量时需注意,每个器官至少观测 5 个部位,避免探头压力对血流的影响,及时清除接触面的分泌物,另外调整焦点和对比度对于图像质量非常重要。

7. **皮下二氧化碳分压监测技术**　经皮二氧化碳分压监测的原理是应用一个含有加热

材料的电极来提高皮下组织的温度，加快了毛细血管的流速，并且增加了皮肤对气体的通透性，从而测得皮下组织的气体分压。在低灌注的情况下，组织细胞产生的二氧化碳会因为流量不足而不能及时被清除掉，因此经皮二氧化碳分压可以一定程度上反映局部组织灌注情况。然而，应用此项技术时需要注意的情况是，局部组织代谢情况、局部温度以及血管活性药物应用等引起的收缩皮肤血管作用可能会影响测量数值。

（二）有创血流动力学监测技术

1. 有创动脉血压监测 有创动脉血压监测是将导管置入体内动脉血管直接测量压力变化，压力换能器将压力转变为可以显示的心脏收缩周期中的收缩压和舒张压波形和数值的变化，甚至可以通过波形判断心功能。相对于无创血压监测，除了其动态、连续、精确的优点外，其在休克、体外循环转流的患者更具有优势。

2. 中心静脉压监测 中心静脉压（CVP）是指腔静脉与右心房交界处的压力。为测得中心静脉压常选择颈内静脉或锁骨下静脉置管。测量中心静脉压时，需将患者置于平卧位，压力传感器位置置于腋中线第四肋间隙。压力传感器与大气相通后调零点，将测压腔与压力传感器相通，做方波试验，观察中心静脉压波形并在呼气末读数，这样才能准确监测中心静脉压。

3. 肺漂浮导管监测 肺漂浮导管监测是将带气囊的导管在中心静脉穿刺后先后经过上腔静脉、右心房、右心室、肺动脉，最后嵌顿在肺动脉远端，出现典型的肺动脉嵌顿压波形。通过肺动脉漂浮导管除了可以检测 CVP、肺动脉压力、肺动脉嵌顿压这几个压力指标外，最为重要的是肺动脉漂浮导管还可以利用热稀释方法测量心排出量（CO）以及演算出来的其他血流动力学参数。

4. 脉搏指示持续心排出量监测（PiCCO） PiCCO 监测技术是将由经肺热稀释法测量 CO 和脉搏轮廓分析连续测量 CO 两种技术综合。脉搏轮廓分析连续测量 CO 是基于动脉波形是由每搏输出量、动脉顺应性和外周血管阻力之间作用，左室每搏量等于动脉波形收缩部分曲线下面积除以大动脉阻抗。

（张宏民　姚　波）

参 考 文 献

1. 刘大为，王小亭，张宏民，等. 重症血流动力学治疗——北京共识. 中华内科杂志，2015，54（3）：248-271.

2. Cecconi M，De BD，Antonelli M，et al. Consensus on circulatory shock and hemodynamic monitoring. Task force of the European Society of Intensive Care Medicine. Intensive Care Medicine，2014，40（12）：1795-1815.

3. Legrand M，Dupuis C，Simon C，et al. Association between systemic hemodynamics and septic acute kidney injury in critically ill patients: a retrospective observational study. Critical Care，2013，17（6）：R278.

4. Pinsky MR，Payen D Pinsky MR，et al. Functional hemodynamic monitoring. Critical Care，2005，9（6）：566-572.

第二节　重症超声与肾脏血流动力学

重症超声是在重症医学理论指导下运用超声针对重症患者，问题导向的多目标整合的动态评估过程是确定重症治疗，尤其血流动力学治疗方向及指导精细调整的重要手段。超声因其动态、直观、实时、快捷、准确、可重复等特点，已被国外发达国家和地区的ICU、麻醉和急诊等科室作为重症患者监测和评估的常规工具而广泛应用，近年来也在我国相关科室开始推广使用，并且中国的部分专家已经积极参与重症超声的国际性的授课与科研合作及指南的制定。血流动力学评估是重症超声中最重要、最有优势的监测内容之一；而肾脏血流动力学监测在肾脏导向的休克治疗、急性肾损伤防治以及血液净化时避免因其波动造成医源性肾损害等方面都十分重要。本章将详细讨论重症超声，尤其是重症肾脏超声对肾脏血流动力学的监测。

重症超声在全身和局部两个层面发挥肾脏血流动力学监测作用：①通过心肺超声指导包括肾脏在内的全身血流动力学调控；②通过肾脏超声监测指导肾脏灌注的维护。

一、心肺超声与全身血流动力学

肾脏是全身血流动力学的一个重要"用户"；全身血流动力学的稳定是维持肾脏充足灌注的基础。充分的肾脏灌注既需要足够的血流量，又需要充足的灌注压。在正常机体，肾血流量是具有自身调节功能的，即在一定范围内（血压在80~180mmHg），无论血压如何波动，肾脏都能通过自我调节功能使肾血流量维持相对稳定，使到达肾小管的溶质量相对不变，以控制其再吸收和排泄。而当血压超出这个范围时，如在80mmHg以下或180mmHg以上时，肾血流量的自身调节功能便不能维持，肾血流量将随血压的变化而变化。在肝硬化、感染、全身炎症反应综合征和心衰等病理情况下，上述机制可以发生改变，肾血流量也将随之发生变化，肾脏对心排出量和灌注压的需求也可能发生改变。

心肺超声（包括下腔静脉的超声）可全面的评价心功能、容量状态和容量反应性，从而指导血流动力学的调控，避免容量过多或过少；目前一些成熟的超声流程更加方便、快速的解决临床问题。心肺超声可以在全身血流动力学调控的层面上对AKI的诊疗提供有力的帮助。

二、肾脏血流动力学评估

虽然全身的血流动力学稳定是肾脏血流动力学稳定的基础，但是全身的血流动力学状态还不能代表肾脏的局部血流动力学状态。感染性休克时，心排出量可能高于"正常值"，但有可能仍然不能满足肾脏的需要；另外即使在正常血压下，如果存在引起入球小动脉和出球小动脉对上述调节机制反应变差，也可导致肾小球滤过率下降，引起急性肾损伤。

随着血流动力学理念的不断更新，血流动力学支持的目标也在不断地变化，与肾脏相关参数逐渐成为血流动力学连续与动态监测的项目之一。从组织器官灌注导向的血流动力学支持的层面上讲，肾脏的灌注状况的监测不仅仅是诊治AKI的需要，更是血流动力学监测中重要的一部分。为实现对休克时微循环的监测，诸多学者专注于"正交偏振广谱成像（OPS）"和"旁流暗场成像（SDF）"等观察舌下微循环的变化已评估休克的程度和对治疗的反应。事实上，针对肾脏微循环的监测技术也在不断进步，在这方面，重症超声的作用不断地被开发和利用。

（一）重症肾脏超声方法及意义

重症肾脏超声单纯从技术本身来讲与普通超声无异，但重症医学工作者将其同重症患者的监测与治疗结合起来，并实现了从诊断到监测、从静态向动态的转变，使同一台超声机、相同的检查方法发挥了不同的重要作用。重症肾脏超声利用的超声技术除了二维超声测量肾脏的大小、形态观察血肿或积液的变化，以及膀胱内的液体等，更重要就是与血流灌注相关的技术：彩色多普勒、脉冲多普勒、能量多普勒（power Doppler ultrasound，PDU）和超声造影（contrast-enhanced ultrasound，CEUS）等。通过彩色多普勒或能量多普勒可显示肾脏内血管，一般选取叶间动脉后可再采用脉冲多普勒技术得到其血流频谱，经过手工或自动描记可获得该血管的收缩期最高速率、舒张期最低速率和加速时间等，通过公式即可计算出肾脏阻力指数（renal resistive index，RRI），RRI＝（收缩期最高速率－舒张期最低速率）/收缩期最高速率。在血管顺应性正常的情况下，血管阻力与 RRI 成线性关系。RRI 反映的是单根血管的灌注，为反映整个肾脏的情况，有学者使用 PDU 获得肾脏的整体灌注图像，再采用半定量评分评价肾脏的循环。应用较多的半定量评分标准为 0～3 分四级法，即 0 分为检查不到肾脏血管；1 分为肾门可见少许血管；2 分为大部分肾实质内可见叶间血管；3 分为整个肾脏可见肾血管显像至弓状动脉水平。该评分方法可对评估肾脏的灌注并判断其预后具有一定的帮助。由于多普勒超声不能检测到低速的血流，在检查肾脏灌注时受到一定的限制。CEUS 则是经静脉注射微气泡超声对比剂，然后再实现不同病理状况下肾脏整体和局部血流的实时定量监测。CEUS 对判断疾病的严重程度、时程、肾脏灌注随时间的改变以及灌注异常的肾脏内血流再分布有一定的帮助；还有可能利用 CEUS 建立 AKI 治疗的目标或作为肾脏灌注是否充足的标记物；CEUS 或许也能用于评估 ICU 患者血流动力学调控的效果。新近发展的超声动态评估组织灌注（dynamic sonographic tissue perfusion measurement，DTPM）技术也开始有重症肾脏领域的学者涉足。DTPM 技术即通过 PixelFlux 软件实现超声研究血流灌注从半定量到定量的转变，具有原始数据的实时采集、重复性好、操作简便、无创性评价及可脱机分析等优点，其依托灌注参数及灌注分布曲线为载体，充分展示了心动周期中血流动力学特征，使盼望已久的用常规超声设备定量组织灌注成为可能，而且研究者还可根据需要任意选定 ROI 及 sub-ROI，为以后制订个体化治疗方案提供可行的依据。与超声造影相比，DTPM 技术观察时间不受限制、不需要特殊设备、能精确定量且没有超声造影剂的安全性等问题。

超声评估肾脏血流动力学虽然尚无成熟、统一的方案，但是国内外多个学者做了大量的探讨工作，有望探索出无创监测肾脏灌注的实用方案。重症肾脏超声不仅有利于肾脏血流动力学的监测，同时可将肾脏作为全身血流动力学监测的窗口，辅助调控全身血流动力学。下面将详述重症肾脏超声中相关指标的临床价值。

（二）重症肾脏超声监测指标与临床价值

1. 肾脏阻力指数应用的现状与未来 在 AKI 领域重症超声中研究最早最多的就是 RRI。较早的研究多集中在 RRI 对 AKI 的诊断和预测方面，其中部分研究证实其在肾移植、脓毒症等患者的 AKI 方面具有一定的预测价值。Darmon 在一家 24 张床的内科 ICU 观察了 51 名患者，35 人发生了 AKI，其中 22 人 AKI 超过 3 天（定义为持续性 AKI），非 AKI 组、短暂 AKI 和持续 AKI 组的 RRI 中位数分别为 0.71（0.66～0.77）、0.71（0.62～0.77）、0.82（0.80～0.89），$P = 0.0001$，并发现 RRI 与尿量相比能更好地诊断 AKI，从而得出 RRI 可预测可逆性 AKI 的结论。Bossard 等则针对另外一类 AKI 的常见人群——心脏外科术后患者 RRI 进行了研究，探讨是否可以像脓毒症患者一样使用 RRI 早期预警 AKI 的发生。该研究共纳入了 65 名 60 岁以上的老年患者，全部经历了心肺转流术且没有心律失常，血流动力学稳定，但都有动脉炎、糖尿病或肌酐清除率下降等一项以上的 AKI 危险因素，在术后立即测量 RRI；

结果显示：发生 AKI 的患者 RRI 显著高于没发生 AKI 的患者（0.79 与 0.68），不需要透析的 AKI 患者与需要透析的患者之间也存在差异，RRI 分别为 0.77 和 0.84，术后即刻 RRI 大于 0.74 可预测延时的 AKI，具有高度敏感性和特异性（0.85 和 0.94）。Schnell 等还将 RRI 结合胱抑素 C 等 AKI 生物标记物预测 AKI 的发生，发现 RRI 的预测价值优于胱抑素 C。

近来的一些研究开始关注 RRI 如何指导肾脏灌注的调控。Dewitter 等对 96 例脓毒症患者进行研究，发现未合并 AKI 的患者的 RRI 中位数（0.72）较暂时性 AKI（0.75）和持续性 AKI（0.77）患者低。只是在未合并 AKI 的患者中 RRI 与平均动脉压（mean arterial pressure，MAP）有弱关，在使用去甲肾上腺素的患者中 RRI 没有显著差异，且与去甲肾上腺素的剂量无关。该研究提示不能只根据 RRI 确定理想的 MAP。

Schnell 等为了判断 RRI 对容量负荷实验的反应，观察了 3 个 ICU 的 35 名做容量负荷实验的患者，其中 17 个患者有容量反应性。RRI 不论是在容量有反应组和无反应组，扩容前后均未观察到显著的变化；在无 AKI、暂时 AKI 和持续性 AKI 三个亚组，也没有发现扩容后的每搏量变化与 RRI 有相关性。至今相关的研究报道仍然比较少。

由于 RRI 的影响因素较多，对其正确解读需要对各种相关因素进行周密的分析；另外，RRI 的测量对患者的体位、呼吸动度、血管走向及测量者的技术要求较高，测量误差较大。Schnell 与 Darmon 针对 RRI 应用的现状与前景进行了综述，其结论是：RRI 可作为重症患者 AKI 危险因素的预测工具，有助于区分暂时性与持久性 AKI，或用于确定治疗性干预后肾脏灌注的改变；但是如在临床上非选择性的患者群中应用该项技术尚缺乏强度充足的研究；另外仍需要评估可能影响 RRI 数值各项因素的作用。最近，Darmon 的团队又采用系统回顾的方法分析了 1985 年至 2013 年间的 9 项研究，同样认为 RRI 是持久性 AKI 的预测指标。

2. 超声造影与急性肾损伤 在肾脏肿瘤和移植方面的研究已经在十几年前屡见报道，但是与 ICU 重症患者或 AKI 相关的研究仍不够充分。Schneider 等对 10 例健康受试者进行超声造影并测量基线时、注射低剂量［1ng/（kg·h）］和高剂量血管紧张素Ⅱ［3ng/（kg·h）］时以及口服卡托普利 1 小时后的灌注指数，同步采用对氨基马尿酸清除法测量有效的肾血浆流量，发现对应四个时间点的"灌注指数"中位数分别为 188.6、100.4（-47%，$P<0.02$）、66.1（-65%，$P<0.01$）和 254.7（$+35\%$，$P>0.2$）；而对应的有效肾血浆流量分别为 672.1ml/min、572.3（-15%，$P<0.05$）、427.2（-36%，$P<0.001$）ml/min 和 697.1（$+14\%$，$P<0.02$）ml/min；"灌注指数"与有效肾血浆流量的变化相互平行；从而认为 CEUS 可检测血管紧张素Ⅱ和卡托普利导致的肾皮质微循环的变化。Imamura 等为观察非甾体类抗炎药对健康人肾脏血流动力学的影响，给 10 名健康受试者服用不同的非甾体类抗炎药，服药前后每天做两次 CEUS，实时记录图像，计算感兴趣区的信号密度并通过软件描记时间 - 强度曲线，发现服用双氯芬酸钠后平均峰密度显著下降［分别为（$26.0\times10^{-4}\pm17.4\times10^{-4}$）AU 与（$19.2\times10^{-4}\pm12.0\times10^{-4}$）AU；$P=0.022$］，但服用依托度酸前后没有显著变化。Dong 等采用丙三醇注射法制作新西兰兔急性肾衰模型，然后在不同时段采用 CEUS 对肾皮质进行实时定量评估，并与血肌酐和尿素及彩色多普勒图像进行比较，发现达峰时间和曲线下面积（AUC）在丙三醇注射前为（5.86 ± 2.57）s 与（124.4 ± 46.7）dB·s，注射后 6 小时为（7.66 ± 2.05）s 与（288.1 ± 64.9）dB·s，前后有显著差异，$P<0.05$；曲线升支斜率和降支斜率由（3.00 ± 1.22）dB/s 和（0.19 ± 0.15）1/s 降至（2.80 ± 1.45）dB/s 和（0.09 ± 0.02）1/s（$P<0.05$）；24 小时后只有 AUC 显著升高。可见在该肾衰模型中早期 6 小时，CEUS 定量指标可预测肾皮质血流动力学改变。

时间 - 强度曲线法有很多缺陷,例如:方法复杂、耗时、需要有经验丰富的操作者等等。因此,这项技术在临床上没能得到广泛开展。近来有人开发了一种新的定量测定方法,称之为到达时间参数成像(ATPI)。这种技术集成于超声设备,因此能够在床旁实时定量测定。Göcze 等对需要进行肝脏灌注评估或者大动脉术后评估的患者中存在发生 AKI 的高危因素的 10 位患者进行了肾脏灌注评估,4 位为非 AKI 患者,1 位处于 1 期 AKI,另外 5 位处于 2 或 3 期 AKI,其中有一位患者需要肾脏替代治疗。超声造影检查给予单次快速静脉注射 2ml SonoVue 造影剂。超声造影 - 到达时间参数成像技术以六个主要类别的造影剂的流入时间(IT)为基础产生颜色编码图谱(红色,IT\0.5 秒达到最大浓度;橙色,IT\1 秒;黄色,IT\1.5 秒;绿色,IT\3 秒;蓝色,IT\8 秒;深蓝色,IT\8 秒)。分别评估皮质下极、皮质中级和皮质上极的流入时间。每一个肾脏总灌注时间是通过所有到达时间的总和。与其他患者相比,处于 2 或 3 期的 AKI 患者往往需要使用较高剂量的血管升压药物,叶间动脉的阻力指数也较高(0.74 vs 0.67,$P=0.153$),微循环灌注也明显延迟(平均总流入时间 17.3 秒 vs 5.6 秒,$P=0.001$)。此外,出现严重肾脏并发症的患者,其总平均流入时间亦显著增加。超声造影 - 到达时间参数成像技术能够使微循环改变在中度和重度 AKI 中被发现,并且可能在预测大出血中发挥作用。CEUS-ATPI 能够探测到中度 / 重度 AKI 患者微循环的改变情况,从而能够早期预测肾脏严重并发症的发生。在超声造影基础培训 8 小时后被普遍熟练地在床旁操作。

从这些研究中我们可以看出 CEUS 可以用来监测肾脏皮质的血流动力学的改变,我们进一步的希望是通过 CEUS 的监测结果实现对肾脏血流动力学的调控;但是我们知道不同种类的休克和不同原因导致的 AKI,其肾脏血流动力学的状况可能有很大不同。目前相关的临床研究还比较少,未来的研究或许能告诉我们 CEUS 监测下的调控目标和根据 CEUS 监测进行调控是否能改变休克和 AKI 患者的预后。

3. 能量多普勒超声与肾脏灌注 PDU 采用斑点跟踪技术利用血流中红细胞的密度、散射强度或能量分布,也即利用单位面积下红细胞通过的数量级信号振幅大小进行成像,可理解为以红细胞作为造影剂的超声技术;相对彩色多普勒(CDFI)对探头扫描的角度要求较小,对血流的敏感性高,不会发生混叠,能显示极低速度的血流,因此能更好地显示肾脏的血流;较 RRI 对测量技术的要求相对低一些;而相对于 CEUS 而言省却了注射造影剂的一系列问题,如不需要造影剂和特殊的软件。Bude 等首次报道了 PDU 对肾皮质血流灌注的显像能力,此后,有众多学者使用 PDU 探讨各种肾脏疾病对肾脏血流的影响,但用于 AKI 的临床研究仍然较少。陈秀凯等应用能量多普勒超声监测 40 例 AKI 患者的肾脏血流,并采用 4 级半定量法进行评分,按照 PDU 评分结果对患者进行分组,发现 3 分组的 ICU 病死率和 28d 病死率均低于 2 分组和 1 分组;3 分组中 AKI 分期 3 期人数少于 2 分组和 1 分组(分别为 1、4、9 例)[$\chi^2=16.103$,自由度(df)$=4$,$P=0.003$],且持久性 AKI 人数少于 2 分组和 1 分组(分别为 3、9、10 例),差异有统计学意义($P<0.05$);肾脏能量多普勒超声评分(<3 分)与死亡和行长期持续肾脏替代治疗(>3 天)结局密切相关($P<0.05$),该研究认为 PDU 可用于 AKI 患者的肾脏血流动力学监测,并可根据 PDU 评分评估 AKI 的严重程度和预后。半定量法的 PDU 监测虽然没有 CEUS 的定量方法精确,但是检测简单迅速,其临床实用性需更多的临床研究给予支持。

4. 超声动态评估肾脏灌注技术 2004 年德国学者 Scholbach 首次提出超声动态评估

组织灌注（dynamic sonographic tissue perfusion measurement，DTPM）技术，并应用于肾脏功能的评估，近年来其应用已扩展至其他领域，但是有关 ICU 重症患者相关的研究鲜见报道。DTPM 技术初期临床应用证实其可敏感、真实地反映血流动力学变化，有望成为揭示器官组织血流灌注与其功能及疾病发生发展相互影响的重要手段，为临床决策提供新的血流动力学指标。但其也存在一定的局限性：对血流显像的图像质量要求较高，因此彩色超声仪器及功能需达到一定要求；标准化图像采集，即彩色多普勒频率及彩色增益需保持在一定合理的范围内，其为进行比较的先决条件；需离线分析、ROI 的大小和形状应根据需要选取。这些不足可能会一定程度上限制其在不便改变体位和需实时、动态监测的 ICU 重症患者中的应用。

总之，重症超声技术是超声技术与重症医学理念的完美结合，以肾脏为目标和以治疗 AKI 为目的的心肺血管超声和肾脏超声分别从全身和局部两个层面实现对重症患者肾脏血流动力学的监测；不仅有助于及时的判断 AKI 的病因，更对维持理想的肾脏灌注提供了有效的依据。当然，血流动力学与 AKI 领域的深入发展对肾脏灌注的精确监测提出了更高的要求，重症医学工作者尚需通过不懈努力不断推动重症超声技术的前进；方便的超声技术监测肾脏灌注将越来越成熟。重症肾脏超声结合心肺超声将对 AKI 的诊断和评估乃至治疗提供更加可靠和及时的帮助。

（陈秀凯　王小亭）

参 考 文 献

1. Bougle A，Duranteau J. Pathophysiology of sepsis-induced acute kidney injury：the role of global renal blood flow and renal vascular resistance. Contrib Nephrol，2011，174：89-97.

2. 陈秀凯，李素玮，刘大为，等. 中心静脉压在感染性休克所致急性肾损伤中的作用. 中华医学杂志，2011，91（19）：1323-1327.

3. Clevert DA，D'Anastasi M，Jung EM. Contrast-enhanced ultrasound and microcirculation：Efficiency through dynamics current developments. Clin Hemorheol Microcirc，2013，53（1）：171-186.

4. Cokkinos DD，Antypa E，Kalogeropoulos I，et al. Contrast-enhanced ultrasound performed under urgent conditions. Indications，review of the technique，clinical examples and limitations. Insights Imaging，2012.

5. Kellum JA，Lameire N. Diagnosis，evaluation，and management of acute kidney injury：a KDIGO summary （Part 1）. Crit Care，2013，17（1）：204.

6. Le DM，Bougle A，Deruddre S，et al. Renal Doppler ultrasound：a new tool to assess renal perfusion in critical illness. Shock，2012，37（4）：360-365.

7. Schnell D，Camous L，Guyomarc'h S，et al. Renal perfusion assessment by renal Doppler during fluid challenge in sepsis. Crit Care Med，2013，41（5）：1214-1220.

8. McArthur C，Baxter GM. Current and potential renal applications of contrast-enhanced ultrasound. Clin Radiol，2012，67（9）：909-922.

9. 陈秀凯，黄立锋，王小亭，等. 能量多普勒超声对急性肾损伤的评估价值. 中华医学杂志，2012，92（47）：3354-3357.

10. Rosenbaum C，Wach S，Kunath F，et al. Dynamic Tissue Perfusion Measurement：A New Tool for Characterizing Renal Perfusion in Renal Cell Carcinoma Patients. Urol Int，2012，90（1）：87-94.

11. Lumb P, Karakitsos D. Critical care ultrasound. Philadelphia: Saunders, 2014.

12. GöczeI, Renner P, Graf BM, et al. Simplified approach for the assessment of kidney perfusion and acute kidney injury at the bedside using contrast-enhanced ultrasound. Intensive Care Med, 2015, 41: 362.

13. 王小亭, 刘大为, 于凯江, 等. 中国重症超声专家共识. 中华内科杂志, 2016, 55(11): 900-912.

第三节　重症血液净化对血流动力学的影响

虽然血液净化治疗的理念不断更新, 从间断到持续, 从单一到集成; 设备不断趋于精确, 使血液净化治疗能够更加有效、安全, 但血液净化本身仍然会对肾脏等器官甚至全身的灌注产生显性或隐性地产生影响。重症血液净化对血流动力学的影响主要包括对血流动力学监测的影响和在血液净化过程中如何进行血流动力学治疗两方面内容。

一、重症血液净化对血流动力学监测的影响

目前心排出量的测定采用热稀释法较为常见, 如肺动脉漂浮导管和 PICCO 监测技术测量 CO, 这些技术能够准确地提供一些血流动力学参数, 但是它们对注射液体的温度和容积以及血液温度漂移敏感。血液净化治疗要将一定量的血液从体内引到体外, 这能够影响血流的分布和血液温度。因此血液净化治疗理论上对热稀释法测量 CO 有影响。有研究证明, 在行连续血液净化治疗(CBPT)过程中 CO 测量的数值确实要比停止 CBPT 的测量的数值要低, 然而这种差别很小时可以忽略不计。另外, 研究还发现在启动和停止血液净化的短时间内对于 CO 的测量影响较大。因此在行血液净化时没有必要停止血液净化来测量 CO。

血液净化治疗对血压的影响。对于重症患者, 往往选择 CBPT。相对于间歇性血液透析治疗, 因其持续性超滤, 对水和溶质的清除速度慢, 对血容量影响小, 而且滤器的生物相容性好, 血流速度相对慢, 因此更适合于血流动力学不稳定的重症患者。但 CBPT 中, 低血压仍是较为常见的并发症。有研究证明在上机约 12min 内血液与滤器接触后会产生缓激肽反应, 造成短暂性低血压, 另外, 这种缓激肽释放反应只是在一小部分患者发生, 究其原因是由于个体差异性决定的。另外, 脱水量设置不合适可造成低血压。虽然 CBPT 比间断透析脱水速度要慢很多, 但如果其脱水速度超过回水速度或血管内容量耗竭, 也会产生低血压情况。

血液净化结束要进行回血, 这时大约 200～300ml 血液会回输到体内, 这时对于心功能不全的患者尤其需要关注血流动力学变化。

二、血液净化过程中的血流动力学治疗

在 ICU 中行血液净化治疗的一个重要的作用就是要调整患者体内容量状态, 优化血流动力学状态。在血液净化过程中, 如何对容量进行管理, 脱水量和脱水速度都是值得探讨的问题。首先, 应掌握血液净化平衡量的计算。行血液净化的患者平衡量的计算, 可分患者和血液净化两个方面的出入量, 每小时液体平衡量＝同期入量－同期出量。然而单纯把握每小时平衡量并不能保证循环稳定, 因为重症病患者的循环容量是随时变化的。如果感染加重, 血管内容量的水分会分布到第三间隙中, 如果保持每小时出入量不变, 循环血容量会越来越少, 会引起血容量不足。而当病情在恢复期时, 第三间隙中的水分会回到血管

内,造成血管内容量增多,这时如果仍保持每小时出入量变化,体内会出现容量过负荷的状态。因此,行血液净化进行容量管理必须有明确代表体内血容量状态的目标。目前代表容量负荷状态最常用的指标是CVP。因为血液净化进行容量管理时机体一般是处于过负荷状态,因此需要脱水治疗,但脱水需要一个目标。研究证明,容量过负荷状态或容量不足对于预后和器官功能都有不良影响。因此,快速寻找一个恰当的CVP目标,并维持这个目标显得尤为重要。在保证组织灌注的情况下,CVP越低,越有利于全身的静脉回流,从而改善器官灌注。脱水寻找最低CVP时应该掌握几个临床指标:脱水过程中HR、MAP不会有较大变化,Pc-a$CO_2 \leqslant 6$,Scv$O_2 \geqslant 70\%$,lac$\leqslant 2$mmol/L或持续呈下降趋势,上述临床指标如果都满足可基本认为脱水对循环未造成影响,可继续脱水,直到不再满足上述其中一项指标,此时的CVP可认为是目标CVP。确定好CVP后,在血液净化过程中可持续监测CVP变化,随时调整每小时的入量和出量。需要每小时调整脱水率来维持CVP,从而能够更精确和更有效的管理液体平衡,维持循环稳定,保证血液净化治疗顺利进行。

在进行血液净化过程中,通过吸附和超滤来清除中分子的促炎和抗炎因子,可以调节全身炎症反应和抗炎反应的平衡。全身性感染发生时,机体抗炎反应和炎症反应存在失衡,有研究发现,CBPT可明显降低了感染性休克患者血液中炎症介质的水平和去甲肾上腺素的使用剂量,稳定了血流动力学状态。

(张宏民　姚　波)

参 考 文 献

1. Wang X,Chen H,Liu D,et al. The correlation between CVP-derived parameters and the prognosis of critically ill patients. J Crit Care,2017,40:257-264.
2. 王小亭,刘大为,柴文昭,等.中心静脉压评估感染性休克患者容量反应性的应用.中华内科杂志,2008,47(11):926-930.
3. 刘大为,王小亭,张宏民,等.重症血流动力学治疗——北京共识.中华内科杂志,2015,54(3):248-271.
4. Herreragutiérrez M E,Sellerpérez G,Ariasverdu D,et al. Hemodynamic improvement after continuous renal replacement therapies:Not only immunomodulation. J Trans Int Med,2015,2(1):11-17.

第四节　连续血液净化与血流动力学治疗

连续血液净化治疗(continuous blood purification therapy,CBPT)是一种床旁连续进行的血液净化方法。CBPT具备良好的血流动力学耐受性,尤其适合血流动力学不稳定的重症患者,故在重症医学领域起着举足轻重的作用。随着技术与方法的进步,目前已广泛应用于急性肾损伤(AKI)、液体管理、代谢溶质管理、外源性溶质管理以及清除过多的炎症介质等方面。然而,CBPT作为一种体外血液循环操作,其本身亦会引起一定的循环波动。

一、血流动力学治疗与AKI

众所周知,重症患者发生AKI可显著增加死亡风险,然而AKI在ICU中的发生率居高不下,依然形势严峻,在一项针对重症患者AKI发生因素的研究中显示,由直接循环因素(包括低血容量和心源性休克)导致AKI占47.3%[1]。肾脏损伤与血流动力学波动密切相关,

Poukkanen M 等[2]研究发现严重感染患者入 ICU 第一个 24 小时使用多巴酚丁胺、静脉使用呋塞米的日剂量、24 小时乳酸最高值以及 MAP 低于 73mmHg 的持续时间均会加速 AKI 的进展。作为人体的一个非常重要的器官，肾脏同样需要适当的前负荷（即流量和压力）和后负荷（即 CVP 和静脉充血）来维持正常的功能。

首先，CVP 是器官保护的后向压力目标，我们常用"MAP-CVP"代表肾脏的灌注压，事实上，肾脏内的灌注压随血液的流经途径逐级下降，正常情况下肾小球毛细血管的平均压和肾小管旁毛细血管内压分别在 50mmHg、10mmHg 左右，因此 CVP 作为肾脏的后负荷其值越高，肾脏的阻力也越大，高的 CVP 并未能增加肾脏灌注流量却增加了其后负荷，从而降低了肾脏灌注。有文献显示感染性休克患者低 CVP 组 AKI 的发生率明显低于高 CVP 组，当 CVP 接近 10mmHg，要保持高度警惕，需及时避免进一步增加容量[3]。另一项研究也发现严重脓毒症患者的 CVP 与 AKI 的发生呈线性相关，即随着 CVP 的升高，其发生 AKI 的危险性增大[4]。王小亭等对 105 例感染性休克患者的研究[5]亦显示 CVP 与肾脏功能关系密切，在入 ICU 第 5 天时低 CVP（CVP<8mmHg）患者组的血清肌酐值明显低于高 CVP（CVP>12mmHg）患者组，且死亡率更低，明显提高感染性休克患者 28 天生存率；这提示在感染性休克早期尽可能降低并维持 CVP<8mmHg 可避免肾脏功能的进一步损害，提高重症患者的生存率。

其次，以右心功能受累为常见原因的静脉充血亦引起静脉回流障碍，肾静脉压力升高，肾小球滤过率下降，从而导致 AKI 的发生。Guinot PG 等[6]利用 TTE 监测心外术后 AKI 患者的右心功能时发现，心外术后早期患者出现右心功能不全与血清肌酐的升高明显相关，其导致 AKI 的原因并不在于心排出量的下降，而是静脉充血。

第三，液体过负荷（定义为一段时间内液体积聚超过基础体重的 10%）会导致肾静脉压力升高，肾间质水肿，肾血流灌注下降，并可使肾小球球囊腔内压力增高，因而导致持续 AKI[7]。而液体过负荷是液体治疗或疾病发展过程中的常见现象。刘大为等在"重症血流动力学治疗 - 北京共识"[8]中提出容量（液体）过负荷可以导致肾脏灌注受损，加重急性肾损伤（推荐强度：8.24±0.86）。多项研究亦提示液体过负荷程度越重，需要肾脏替代治疗时间越长，肾脏功能恢复的可能性则越小[9, 10]。针对 ARDS 患者的研究中同样提示液体正平衡与 AKI 的发生率息息相关[11]。反之 AKI 患者行 CBPT 治疗时液体负平衡量越多，肾功能则越可能得以恢复[12]。因此当我们利用 CBPT 对 AKI 重症患者进行容量管理时，实施液体负平衡，减轻肾间质水肿，将明显提高此类患者的肾功能恢复率及生存率。

由此可见，重症 AKI 患者对液体管理要求很高，而利用 CBPT 进行容量管理可及时改善肾脏灌注[13]。尤其对于血流动力学不稳定的重症 AKI 患者，提倡应用 CBPT 治疗，通过维持血流动力学稳定，减少肾脏功能进一步恶化，从而降低透析依赖[14]。CBPT 既可降低 CVP，改善静脉充血，又能减轻液体过负荷，改善肾脏灌注，同时可在血流动力学不稳定时应用、并能够维持血流动力学稳定，换言之，CBPT 可以通过血流动力学治疗来救治 AKI。

二、CBPT 是重要的血流动力学治疗手段

我们常说的容量代表循环系统内的容量，包括心脏的前负荷；而体内还有相当一部分水存在于组织间隙中。而对于重症患者，我们需要管理的液体范围不仅是循环系统内的容量，还包含组织间隙内的水分。既往研究已表明 ICU 中有高达 70% 的重症患者处于液体过负荷状态[15]。而液体过负荷状态经常见于过多容量复苏后、急性失代偿性心力衰竭及心外

术后(尤其心包剥脱术后)等情况。

　　既然需要进行液体管理,首先要清楚目前患者处于液体治疗中的哪一期(复苏期、最佳化期、稳定期、撤退期)[16],然后选择正确的液体治疗方向与措施。其次需准确评估机体液体分布情况。有研究提出利用生物阻抗向量分析技术(BIVA)或许可以进行容量平衡的临床评估[17];另一项研究亦指出利用生物阻抗向量法分析人体体液分布状态预测 ICU 患者的预后优于传统的记录液体平衡方法,可以精确指导 CBPT 进行液体治疗[18]。

　　基于每一个重症患者均有其最佳的液体状态及循环内容量状态,故对液体及容量过负荷患者需及时进行反向复苏。那么当需要紧急并快速移除液体或者利尿药物治疗无效时需选择机械性液体去除方法[19]。CBPT 的优势就在于可随时控制液体去除的速度。如:对于充血性心衰和心包剥脱术后患者,循环内容量快速增加或导致右心室迅速扩张、通过室间隔作用致使左心室急性充盈受限,出现心排出量减低、组织灌注严重不足,此时若自主尿量和应用利尿剂后效果不佳均提示需紧急机械性去除(即 CBPT)液体。

　　引起液体过负荷的病因不同,CBPT 脱水速度应不同。对于心肾综合征患者,初始应以最快的速度进行负平衡,当肺水肿得到改善后则需减慢脱水速度。对于感染性休克患者需待临床稳定后进行缓慢的脱水以限制体内液体进一步的积聚。单纯肾脏损害患者的脱水速度则可快于严重脓毒症或感染性休克患者。

　　综上所述,CBPT 可维持液体平衡,当需纠正液体过负荷时,其是不可或缺的重要手段,尤其对于合并心功能不全的重症患者的液体管理至关重要;还可利用 CBPT 进行容量复苏,能预防液体过负荷的发生。总之,CBPT 不单单是为治疗 AKI,替代器官功能,其更重要的作用是血流动力学治疗的重要手段。总之,以液体过负荷管理为中心、稳定血流动力学贯穿重症患者容量管理的全程。

三、CBPT 时的血流动力学管理

　　CBPT 时难免出现血压下降甚至导致肾功能进一步恶化,研究显示有 43% 的重症患者在 CBPT 初始治疗的 1 小时内发生低血压[20]。前面亦提到 MAP 低于 73mmHg 的持续时间会加速 AKI 的进展[21]。因此如何在 CBPT 时维持循环稳定显得尤为重要。

　　首先,进行严密的血流动力学监测:在行 CBPT 时一些患者的血流动力学变化无法预测,故建议进行密切的血流动力学监测,尽最大可能减少血流动力学波动。而如何进行监测呢?有研究显示 CBPT 期间利用超声心动图、食管超声等监测手段可更好地对液体治疗、病因及速度等进行管理[19]。另一项研究亦发现利用超声测量的下腔静脉直径及其变异度判断 CBPT 过程中的液体反应性有显著统计学差异,可用于 CBPT 的循环管理监测[22]。

　　其次,CBPT 相关的平衡监测:CBPT 时需对脱水速度进行定期重新评估,通过监测心排出量和反应容积的指标,及时发现有效循环血量减少的迹象,并根据相应的临床变化及时调整。

　　再者,采取有效的预防措施:作为一种体外循环装置,CBPT 期间出现血流动力学不稳定与血液流量、循环血容量变化等密不可分。那么我们在 CBPT 治疗初始适当减低血泵泵速的加量时间,或许可以避免循环波动。Glenn M Eastwood 等[23] 比较了两种 CBPT 初始调节血泵速度的方法(3~10 分钟增加血泵速度 20~50ml/min、1~4 分钟增加血泵速度 50ml/min)对于循环的影响,结果发现 CBPT 初始给予慢泵速调节比常规泵速调节方法更有利于循环的稳定,减少低血压的发生,避免肾脏功能的再损伤。

四、CBPT 时应建立血流动力学治疗目标

血液净化清除了血液中的某些成分，均会对血流动力学产生不同程度的影响，需要动态监测循环状态，那么进行血液净化时应确立相应的血流动力学治疗目标[8]。CVP 是评价前负荷的一项简易指标，虽然它也不是一个完美的指标，但它的数值极易获得，总是最早被提及，总能最早被干预，其动态变化能够比较准确地反映 CBPT 时血容量的相对变化，有利于指导脱水速率的调整。因此 CVP 可作为 CBPT 治疗期间首选的血流动力学治疗目标。另外利用超声测量下腔静脉内径、容量治疗前后的变化及其随呼吸变异度，可及时发现静脉充血的程度，调整脱水速率。

既往研究发现心力衰竭是发生 AKI 的主要危险因素，有 30% 的心衰患者合并肾功能不全，因此心功能不全的患者进行 CBPT 时的液体管理需要给予更多地关注[24, 25]。尤其对于右心功能不全者，当右室舒张末压超过左室舒张末压时，室间隔将在舒张期凸向左心室，左室充盈随之降低，心排出量下降，导致循环波动，此时经积极脱水、降低右房压等治疗后，可见心排出量上升。在这个过程中，即时超声心动图将及时发现右心及室间隔等的变化，迅速进行反向液体复苏，维持血流动力学稳定。对于一些特殊的心脏情况如瓣膜赘生物等，反向液体复苏同样可起到至关重要的作用，而这些病因的发现经常离不开及时应用心脏超声。

另外肺部超声在容量监测方面亦有其特殊作用。当肺组织中的液体量增多时，肺部超声表现为垂直于胸膜的彗星尾征，即 B 线。B 线的条数、密度及分布区域与血管外肺水程度密切相关；不同 B 线特点代表肺部不同的含水量[26]。一项针对肺部超声预测 PAWP 的研究中显示，若患者的肺部超声是以 A 线优势，则其具有较低的 PAWP，而 B 线优势型提示间质水肿，PAWP 较高[27]。所以在肺水肿治疗过程中，肺部超声显示的 B 线随液体负平衡出现变化，连续评估其变化有助于判断治疗效果，指导治疗速度及力度。反之，在液体治疗过程中，连续评价肺部 B 线情况，可早期发现血管外肺水增多，避免液体复苏过度，已有相关研究正在进行中。

因容量过负荷可引起腹腔脏器水肿，腹壁顺应性减低，导致腹腔高压的发生，影响肾静脉回流，引起或加重已经出现的 AKI，而 CBPT 可以脱水减轻水肿，从而改善腹腔内高压。此刻：腹腔压力就是血流动力学治疗目标！

因此，在应用 CBPT 时应建立相应的血流动力学治疗目标。

五、肾脏血流动力学

重症血流动力学治疗 - 北京共识[8] 指出，肾脏、脑、胃肠道等脏器灌注及代谢均有不同特点，亦有不同的血流动力学目标，而器官特异性是设定血流动力学治疗目标的重要依据。当某一个器官的损害尤为突出时，这种以器官特异性的目标为指导的血流动力学治疗意义更大。肾脏与全身的水、电解质平衡、毒素和废物以及药物和微量元素的代谢等密切相关，而且作为休克等病理生理状态下是最易受累的器官，肾脏对于维持血流动力学稳定有更加苛刻的要求，同时肾脏功能的改变也在一定程度上反映了血流动力学状态的变化。因此密切评估肾脏血流与灌注情况可以为血流动力学治疗提供器官导向的目标，是重症患者的器官灌注的窗口。

那么我们首先来了解一下肾脏的血流。肾脏血液供应丰富，正常成人安静时每分钟约有 1200ml 的血液流经两侧的肾，占心排出量的 1/4～1/5，其中 90% 左右的血液分布在肾皮质，10% 左右分布在肾髓质。肾动脉由腹主动脉垂直分出，其分支经叶间动脉→弓形动脉→小叶间动脉→入球小动脉。每支入球小动脉进入肾小体后，又分支成肾小球毛细血管网，后者汇集成出球小动脉而离开肾小体。重症超声作为肾脏血流评估的一种无创方法，广泛应用于重症患者。其肾脏血流技术包括彩色多普勒、脉冲多普勒、能量多普勒（power Doppler ultrasound，PDU）、超声造影等，新近发展的超声动态评估组织灌注技术也开始有重症肾脏领域的学者涉足。

常用指标与相关研究如下。

（一）彩色多普勒超声可以通过肾脏血流的监测反应肾脏灌注的变化

通常观察肾脏血流包括肾门处动脉、段间动脉、叶间动脉和弓状动脉；并可利用 CFA/CCD 彩色多普勒速度能量图进行半定量评分（4 级法），即：0 级未检测到肾脏血管；1 级肾门可见少许血管；2 级可见肾门及大部分肾实质内的叶间动脉；3 级可见肾血管至弓状动脉水平。陈秀凯等 [28] 应用能量多普勒超声（PDU）监测 AKI 患者的肾脏血流证实 PDU 可用于 AKI 患者的肾脏血流动力学监测，并可根据 PDU 评分评估 AKI 的严重程度和预后。

（二）多普勒超声还可以测得能一定程度反映肾脏动脉血流的阻力指数

阻力指数（RI）评估不同疾病状态的重症患者的肾脏功能的敏感度及特异度亦不相同，其对判断 ICU 中持续 AKI 患者肾功能的敏感度较高，而对判断心外术后 AKI 患者的特异度较高。因 RI 是肾脏血流速度的比值，而不是血流量的比值，除了受肾血流本身的影响外，还受许多其他因素影响，比如年龄、血管弹性、MAP、肾间质压力及腹腔内压力等 [29]。另有研究发现利用超声监测 RI 在容量负荷试验时的改变与尿量的增加相关，并早于尿量的变化 [30]。但是有研究显示对脓毒症患者进行容量负荷试验前后 RI 与 SV 变化无明显相关性 [31]。张宏民等研究 [32] 提示感染性休克患者在维持 CVP 不变时，如果提高 CO 及 MAP，肾血流评分能够增加，也就是说在不明显增加 CVP 的前提下，提高 CO 和 MAP 有利于改善肾脏的血流灌注。

（三）肾脏微气泡造影对比超声技术

肾脏微气泡造影对比超声技术的研究有增加趋势，它对于肾脏微循环及肾脏血流灌注的评价作用已得到较多学者的认可 [33]。

肾脏血流动力学相关研究已经如火如荼，依然需要更加深入，对血流动力学治疗起指导作用的研究在路上。

总之，CBPT 与血流动力学之间关系密切，其不仅是进行脏器支持，更是血流动力学治疗的重要手段。在 CBPT 期间维持循环的稳定并建立明确的血流动力学治疗目标更有利于重症患者的血流动力学管理，从而改善脏器功能和患者预后。而关注肾脏血流动力学将为 CBPT 血流动力学治疗提供更广阔的空间。

（王　翠　王小亭）

参 考 文 献

1. Hoste EAJ, Bagshaw SM, Bellomo R, et al. Epidemiology of acute kidney injury in critically ill patients: the multinational AKI-EPI study. Intens Care Med, 2015, 41（8）: 1411-1423.

2. Poukkanen M，Wilkman E，Vaara ST，et al. Hemodynamic variables and progression of acute kidney injury in critically ill patients with severe sepsis: data from the prospective observational FINNAKI study. Crit Care，2013，17（6）：1.

3. Chen XK，Li SW，Liu DW，et al. Effects of central venous pressure on acute kidney injury in septic shock. Zhonghua Yi Xue Za Zhi，2011，91（19）：1323-1327.

4. Legrand M，Dupuis C，Simon C，et al. Association between systemic hemodynamics and septic acute kidney injury in critically ill patients: a retrospective observational study. Crit Care，2013，17（6）：1.

5. Wang XT，Yao B，Liu DW，et al. Central venous pressure dropped early is associated with organ function and prognosis in septic shock patients: a retrospective observational study. Shock，2015，44（5）：426-430.

6. Guinot PG，Arab OA，Longrois D，et al. Right ventricular systolic dysfunction and vena cava dilatation precede alteration of renal function in adult patients undergoing cardiac surgery: An observational study. Eur J Anaesth（EJA），2015，32（8）：535-542.

7. Prowle JR，Kirwan CJ，Bellomo R. Fluid management for the prevention and attenuation of acute kidney injury. Nat Rev Nephrol，2014，10（1）：37-47.

8. 刘大为，王小亭，张宏民，等. 重症血流动力学治疗 - 北京共识. 中华内科杂志，2015，54（3）：248-271.

9. Heung M，Wolfgram DF，Kommareddi M，et al. Fluid overload at initiation of renal replacement therapy is associated with lack of renal recovery in patients with acute kidney injury. Nephrol Dial Transplant，2011：gfr470.

10. Chen H，Wu B，Gong D，et al. Fluid overload at start of continuous renal replacement therapy is associated with poorer clinical condition and outcome: a prospective observational study on the combined use of bioimpedance vector analysis and serum N-terminal pro-B-type natriuretic peptide measurement. Crit Care，2015，19（1）：1.

11. Liu KD，Thompson BT，Ancukiewicz M，et al. Acute kidney injury in patients with acute lung injury: impact of fluid accumulation on classification of acute kidney injury and associated outcomes. Crit Care Med，2011，39（12）：2665.

12. Gaião SM，Gomes AA，Paiva JAOC. Prognostic factors for mortality and renal recovery in critically ill patients with acute kidney injury and renal replacement therapy. Revista Brasileira de terapiaintensiva，2016，28（1）：70-77.

13. Obi Y，Kim T，Kovesdy CP，et al. Current and Potential Therapeutic Strategies for Hemodynamic Cardiorenal Syndrome. Cardiorenal Med，2015，6（2）：83-98.

14. Prowle JR，Bellomo R. Continuous renal replacement therapy: recent advances and future research. Nat Rev Nephrol，2010，6（9）：521-529.

15. Basso F，Berdin G，Virzì GM，et al. Fluid management in the intensive care unit: bioelectrical impedance vector analysis as a tool to assess hydration status and optimal fluid balance in critically ill patients. Blood Purif，2013，36（3-4）：192-199.

16. Hoste EA，Maitland K，Brudney CS，et al. Four phases of intravenous fluid therapy: a conceptual model. Brit J Anaesth，2014，113（5）：740-747.

17. Forni LG，Hasslacher J，Joannidis M. Bioelectrical impedance vector analysis in the critically ill: cool tool or just another 'toy'？. Crit Care，2015，19（1）：1.

18. Samoni S，Vigo V，Reséndiz LIB，et al. Impact of hyperhydration on the mortality risk in critically ill patients admitted in intensive care units：comparison between bioelectrical impedance vector analysis and cumulative fluid balance recording. Crit Care，2016，20（1）：1.

19. Rosner MH，Ostermann M，Murugan R，et al. Indications and management of mechanical fluid removal in critical illness. Brit J Anaesth，2014，113（5）：764-771.

20. Akhoundi A，Singh B，Vela M，et al. Incidence of adverse events during continuous renal replacement therapy. Blood Purif，2015，39（4）：333-339.

21. Poukkanen M，Wilkman E，Vaara ST，et al. Hemodynamic variables and progression of acute kidney injury in critically ill patients with severe sepsis：data from the prospective observational FINNAKI study. Crit Care，2013，17（6）：1.

22. Guiotto G，Masarone M，Paladino F，et al. Inferior vena cava collapsibility to guide fluid removal in slow continuous ultrafiltration：a pilot study. Intens Care Med，2010，36（4）：692-696.

23. Eastwood GM，Peck L，Young H，et al. Haemodynamic impact of a slower pump speed at start of continuous renal replacement therapy in critically ill adults with acute kidney injury：A Prospective Before-and-After Study. Blood Purif，2011，33（1-3）：52-58.

24. McAlister FA，Ezekowitz J，Tonelli M，et al. Renal insufficiency and heart failure prognostic and therapeutic implications from a prospective cohort study. Circulation，2004，109（8）：1004-1009.

25. Cartin-Ceba R，Kashiouris M，Plataki M，et al. Risk factors for development of acute kidney injury in critically ill patients：a systematic review and meta-analysis of observational studies. Crit Care Res Pract，2014，2012：691013.

26. Picano E，Pellikka PA. Ultrasound of extravascular lung water：a new standard for pulmonary congestion. Eur Heart J，2016：ehw164.

27. Lichtenstein DA，Mezière GA，Lagoueyte JF，et al. A-lines and B-lines：lung ultrasound as a bedside tool for predicting pulmonary artery occlusion pressure in the critically ill. Chest J，2009，136（4）：1014-1020.

28. 陈秀凯，黄立锋，王小亭，等. 能量多普勒超声对急性肾损伤的评估价值. 中华医学杂志，2012，92（47）：3354-3357.

29. Le Dorze M，Bouglé A，Deruddre S，et al. Renal Doppler ultrasound：a new tool to assess renal perfusion in critical illness. Shock，2012，37（4）：360-365.

30. Moussa MD，Scolletta S，Fagnoul D，et al. Effects of fluid administration on renal perfusion in critically ill patients. Crit Care，2015，19（1）：1.

31. Schnell D，Camous L，Guyomarc'h S，et al. Renal perfusion assessment by renal Doppler during fluid challenge in sepsis. Crit Care Med，2013，41（5）：1214-1220.

32. 张宏民，刘大为，王小亭，等. 感染性休克患者肾血流评分与肾血管阻力指数的关系. 中华医学杂志，2014（027）：2102-2105.

33. Schneider A，Johnson L，Goodwin M，et al. Bench-to-bedside review：Contrast enhanced ultrasonography-a promising technique to assess renal perfusion in the ICU. Crit Care，2011，15（3）：1.

第二十章　急性肾损伤与肾脏血流动力学

第一节　肾脏的"前负荷"与"后负荷"

肾脏是人体的一个重要器官,它肩负着排除体内代谢产物和有毒物质,维持水、电解质和酸碱平衡的重要任务。肾脏发生功能障碍,不仅会引起内环境紊乱,更重要的是会影响患者预后,增加死亡率。肾脏自身的血流动力学(如肾脏的灌注压、肾血流量、肾血管阻力)改变在肾损伤的发病中起着重要作用。在很多疾病状态下,致病因素先引起全身血流动力学(如血压、容量、心排出量等)的变化;全身血流动力学改变又会使肾脏血流动力学发生变化,从而引起肾小球滤过率下降,肾功能发生异常和损害。因此,肾脏自身的血流动力学应该值得关注。众所周知,心脏在最佳的前负荷和后负荷的情况下,能发挥最大的泵血功能,而在前后负荷过度时,则会出现心功能不全甚至衰竭。将前、后负荷的概念引入肾脏的血流动力学,目的也是以维护肾脏的灌注和保护肾脏的功能为目的,深入理解肾脏的血流动力学特点,从而为探讨休克、心功能不全和急性肾损伤等临床问题打下坚实的病理生理学基础。心脏的前负荷,我们一般指心脏的容量负荷;而后负荷,一般指心脏的压力负荷。讨论肾脏的"前后负荷"时,既然是借用心脏的学术用词,用于肾脏这个没有泵作用的器官和心脏相比,未免有牵强之处,我们应重点关注如何有助于理解肾脏的相关问题,而不是在名词是否规范上花费太多的精力。本文中肾脏前、后负荷的定义主要依据该因素对肾脏的影响是从以肾脏的循环为核心,是影响进还是出肾脏或是肾小球的血管因素,把影响进入肾脏或是肾小球的血管因素称作肾脏或肾小球的"前负荷"而把离开肾脏的血管影响因素称作肾脏或肾小球的"后负荷"。

一、肾脏的血管

虽然和其他器官类似,肾脏的血管也包括动脉系统、静脉系统和毛细血管三个部分,但是,肾脏的血管系统与其他器官在结构和功能上都有很大的不同。肾动脉由腹主动脉垂直分出,其分支经叶间动脉→弓形动脉→小叶间动脉→入球小动脉;每支入球小动脉进入肾小体后,又分支成肾小球毛细血管网,之后不是集合成静脉而是汇集成出球小动脉而离开肾小体。出球小动脉再次分成毛细血管网,缠绕于肾小管和集合管的周围;即肾血液供应要经过两次毛细血管网,然后才汇合成静脉,由小叶间静脉→弓形静脉→叶间静脉→肾静脉流入下腔静脉。

肾小球毛细血管网介于入球小动脉和出球小动脉之间,而且皮质肾单位入球小动脉的口径比出球小动脉的粗 1 倍。因此,肾小球毛细血管内血压较高,有利于肾小球的滤过作用;肾小管周围的毛细血管网的血压较低,可促进肾小管的重吸收。

二、肾脏的"前负荷"

肾脏工作的前向动力主要来自两个方面,一是流经肾脏的血流,二是肾动脉压。

(一)肾脏的血流

肾的血液供应很丰富。正常成人安静时每分钟有 1200ml 血液流过两侧肾,相当于心排出量的 1/5～1/4。其中约 80%～90% 的血液分布在肾皮质层,由入球小动脉提供,10%～20% 分布在外髓和内髓,由出球小动脉提供。通常所说的肾灌注量主要指肾皮质血流量。当心排出量降低时,全身血流量降低,肾脏的灌注量也随之下降。为保持肾脏的灌注,肾血流量通过各种机制在一定范围内保持恒定;但在低血容量休克等病理状况下,调节机制失常,肾脏血流量可能会下降;而在感染性休克时,AKI 可发生在肾血流量可能增加的情况下。在治疗过程中,液体复苏及血管活性药物等都会对肾血流量及肾脏灌注产生一定的影响。

1. **肾血流量的自身调节**　在正常机体,肾血流量(RBF)是具有自身调节功能的,即在一定范围内,无论血压如何波动,肾脏都能通过自我调节功能使 RBF 维持相对稳定,从而保证肾小球滤过率相对恒定,使到达肾小管的溶质量相对不变,以控制其再吸收和排泌。离体肾实验观察到,当肾动脉的灌注压(相当于体内的平均动脉压 - 中心静脉压)由 20mmHg 提升到 80mmHg 的过程中,肾血流量将随肾灌注压的升高而成比例地增加。当肾灌注压在 80～180mmHg 范围内变动时,肾血流量保持在一个稳定的水平不变,进一步加大灌注压,肾血流量又将随灌注压的升高而增加。这种不依赖肾外神经支配使肾血流量在一定血压变动范围内保持不变的现象,称为肾血流量的自身调节。

关于自身调节的机制,目前主要有肌源反应(MR)、管 - 球反馈(TGF)及第三调节机制三种解释。肌源反应学说认为,当肾灌注压增高时,血管平滑肌因灌注压增加而受到牵张刺激,这使得平滑肌的紧张性加强,血管口径相应地缩小,血流的阻力便相应地增大,保持肾血流量稳定;而当灌注压减小时则发生相反的变化。由于在灌注压低于 80mmHg 时,平滑肌已达到舒张的极限;而灌注压高于 180mmHg 时,平滑肌又达到收缩的极限。因此,在80mmHg 以下和 180mmHg 以上时,肾血流量的自身调节便不能维持,肾血流量将随血压的变化而变化。只有在 80～180mmHg 的血压变化范围内,入球小动脉平滑肌才能发挥自身调节作用,保持肾血流量的相对恒定。如果用罂粟碱抑制血管平滑肌的活动,自身调节便告消失。管 - 球反馈学说认为,当肾灌注压升高时,肾血液量和肾小球滤过率的一时增加使钠的滤过量随之增多,后者刺激致密斑的钠感受器,反馈性地促进肾小球旁器分泌肾素,局部作用于入球小动脉增加其阻力,以维持血流量相对恒定。第三调节机制尚不完全明确,可能包括腺苷三磷酸、血管紧张素Ⅱ或肌源反应的慢组分。此外,还不能完全排除其他因素如肾内组织液压力、代谢产物等因素在肾血流量自身调节中的作用。在静息状态下,肾血流量自身调节的 50% 由肌源反应完成;35%～50% 由管 - 球反馈完成;第三调节机制所起的作用不足 15%。

2. **肾血流量神经体液调节**　肾血流量的神经、体液调节使肾血流量与全身的血液循环调节相配合。肾交感神经活动加强时,引起肾血管收缩,肾血流量减少。体内儿茶酚胺能使肾血管收缩，肾血流量减少。血管升压素和血管紧张素等也能使肾血管收缩；前列腺素和一氧化氮可使肾血管扩张。

总之，通常情况下，在一般的血压变化范围内，肾脏主要依靠自身调节来保持血流量的相对稳定，以维持正常的泌尿功能。在紧急情况下，全身血液将重新分配，通过交感神经及儿茶酚胺的作用来减少肾血流量，使血液分配到脑、心脏等重要器官，这对维持脑和心脏的血液供应有重要意义。

（二）肾动脉压

如上文所述，肾脏的灌注压稳定在一定范围之内，是维持肾脏血流量的保证。病理状态下，自身调节的有效血压范围缩小，对血压调控目标的要求提高。另外，从压力的角度，肾脏需要一定的灌注压才能保证血液进入肾脏的微循环。过低的血液会导致低灌注，而过高的血压则可能造成肾脏血管内皮细胞损伤、肾小球纤维化。肾动脉压与肾静脉压之差即肾脏的灌注压，因此肾动脉压是影响肾脏灌注压高低的重要因素；但是，肾动脉压临床上不能直接测得，往往用全身动脉血压来代替。事实上从腹主动脉至肾动脉再到肾静脉压力逐级下降，因此肾动脉压与全身动脉压之间存在较大的差距。全身血压的变化值也会高压动脉血压的变化值。此外，在不同的病理状态下，因患者基础状况和自身调节能力的不同，患者要求的肾动脉压和血压目标也会有所不同。

三、肾脏的"后负荷"

肾静脉压是阻止肾脏血液回流至心脏的因素，可以认为是肾脏的"后负荷"。早在19世纪就有人发现当肾静脉压超过10mmHg，就可能导致尿量减少。1861年，Ludwig就此提出肾静脉压增加、肾小静脉充盈压迫远端肾小管并导致梗阻从而造成尿量减少的假说。22年后，Heidenhain提出表示支持该观点，并进一步提出肾静脉压增高和肾动脉压下降都能导致肾脏血流减少。为验证Ludwig和Heidenhain的假说，1931年Winton采用离体狗的肾脏实验中，观察了不同肾脏静脉压力和输尿管压力下肾脏血流和尿量的关系；Winton同时也发现了增加的肾静脉压一部分反向增加了肾小球静水压和肾动脉压，从而增加尿量，但增加的肾小球静水压又反作用于肾小管导致尿量减少，这两种机制反向作用大致相抵；肾静脉压力增加导致的肾血流减少和尿量的减少要强于等值的肾动脉压力的增加。临床上我们不便直接测量肾静脉压，常用中心静脉压（CVP）作为替代，而把MAP-CVP看作近似的肾脏灌注压。在我们积极的尝试休克的早期目标导向治疗（early goal-directed therapy，EGDT）与AKI的救治方案等过程中，MAP常常被高度重视，为提高肾脏等器官的灌注压和血流量，经常通过扩容或血管活性药物提高MAP；但却常常忽略数值相对于MAP小的似乎"不值得一提"的CVP。事实是，从腹主动脉至肾动脉、叶间动脉、肾小球入球、出球动脉各级动脉的静水压要逐级下降，在正常灌注压时，叶间动脉的压力降可达25mmHg；到达肾脏的静脉系统，静水压进一步下降，到达肾静脉时，其静水压为降至比CVP要高2～3mmHg。可见血压升高时肾脏各级动脉的压力相应升高，但增加的数值也会逐级降低；为增加心排出量进而提高动脉压进行扩容时，心脏的前负荷升高了，肾脏的"后负荷"也就随之升高了。当正压通气时，右心的前负荷虽然有所降低，但CVP的增加，仍可能增加肾脏的"后负荷"。CVP的升高可能会抵消MAP的升高，导致肾脏灌注压未能显著升高并造成肾脏的淤血和肾小管的受压。如果说肾脏的"前负荷"与肾脏的充血程度相关，而肾脏的"后负荷"则与肾脏的淤血程度密切相关。

近年来肾脏的"后负荷"逐步被临床医生关注。Boyd 等回顾性分析了 VASST 研究中的 778 例感染性休克患者的总体病死率与 CVP 的关系，发现 12 小时内液体平衡与 CVP 相关，CVP 小于 8mmHg 组病死率最低，其次是 CVP 8～12mmHg 组，而 CVP 大于 12mmHg 组的病死率最高，并提及液体正平衡患者影响肾脏功能恢复。同在 2013 年 Legrand 等的研究则从液体治疗的角度即容量的角度重点关注 CVP 与 AKI 的关系，回顾性分析了 137 例脓毒症患者入住 ICU 24 小时内血流动力学指标［包括 CVP、心排出量、MAP 和中心静脉血饱和度（$ScvO_2$）或混合静脉血饱和度（SvO_2）］与 AKI 的相关性，发现 AKI 患者舒张压低而 CVP 高，CVP 与新发生的或持续性的 AKI 呈线性相关而其他血流动力学参数则与之无相关性。与二者不同，陈秀凯等的研究从压力的角度探讨了感染性 AKI 患者 CVP 与 AKI 发生与预后的关系；按行 PiCCO 后 24 小时 CVP 分成两组，低 CVP 组 41 例，CVP≤10mmHg，高 CVP 组 45 例，CVP＞10mmHg，发现在两组其他血流动力学参数对比无显著差异，但高 CVP 组的 AKI 发生率明显高于低 CVP 组，高 CVP 组的 ICU 病死率明显高于低 CVP 组。由此可见，容量过负荷和呼吸等原因导致的 CVP 升高均可称为 AKI 发生和不良预后的危险因素。"保持尽可能低的 CVP"逐渐被更多的学者接受并应用于 AKI 救治的临床实践中。

四、肾脏水肿、血肿、腹腔高压与肾脏的负荷

肾脏水肿、血肿、腹腔高压能提高整个肾脏包膜内的压力，进入肾脏的血流会显著下降，血液流出肾脏的阻力也会增加，这些情况会从肾脏的"前负荷"和"后负荷"两个方面对肾脏的血流动力学产生不利的影响，从而导致或加重 AKI。其中腹腔高压最为复杂，从腹腔和胸腔两个方面影响着肾脏的血流动力学。成人正常的腹腔内压（IAP）＜8mmHg，世界腹腔间室隔综合征协会将腹腔内压力高于 12mmHg 定义为腹腔高压（intra-abdominal hypertension，IAH）。IAP 增高导致膈肌向头侧移位，20%～80% 的 IAP 转移到胸腔，导致胸腔内压增高，增加的胸腔内压直接压迫心脏，降低左、右心室的舒张末期容积；IAH 使来自腹部或下肢的静脉回流量下降，导致右室前负荷降低；增加的腹腔和胸腔内压直接压迫血管床导致左室后负荷增加，上述综合效应显著降低了 IAH 患者的心排出量和肾动脉血流量，即"肾脏的前负荷"的角度影响肾脏的灌注。IAH 还增加中心静脉压和肾静脉压力，即通过增加肾脏"后负荷"降低肾静脉血流，导致肾脏淤血，肾动脉血流量和肾皮质灌注减少，从而降低肾小球滤过率，诱发急性肾损伤。IAH 导致的心排出量和血压下降还反射性激活交感神经系统和肾素 - 血管紧张素 - 醛固酮系统，导致广泛性血管收缩，肾动脉血流和肾小球滤过率下降。

总之，关注肾脏血流动力学既要考虑前向增加肾脏血流和压力的因素，也要考虑血流后向流出肾脏的阻力，二方面因素共同影响肾脏的灌注。血压、心排出量、中心静脉压、肾包膜内压力和腹腔压力都可能对肾脏的"前负荷"与"后负荷"产生影响，临床上对其中的某个因素调控时，可能同时对其他因素产生影响，切忌顾此失彼。

第二节　肾脏在血流动力学管理中的地位

众所周知，血流动力学支持的目标就是要保证全身各个组织、器官稳定而充足的灌注，从而为它们维持有效的功能提供基础条件。生理状况下血流丰富的肾脏，则很容易受血流

动力学状态的影响。同时，肾脏与全身的水、电解质平衡、毒素和废物以及药物和微量元素的代谢等密切相关，对于维持血流动力学稳定有更苛刻的要求。另外，肾脏的血流与功能改变也在一定程度上反映了全身血流动力学状态的变化，严密的观察肾脏的灌注与功能的动态改变有助于我们实现对血流动力学的监测与掌控；还有，肾脏在代谢功能之外也参与炎症反应与内分泌功能，对血流动力学有着直接或间接的影响；再有血流动力学支持的各种措施在维护全身或肾脏灌注的同时也可能会带来相应的肾脏损害，故对支持血流动力学的各种治疗策略也提出了更高的要求。因此，全面细致的认识肾脏在血流动力学管理中的地位对理解和维护肾脏乃至全身的血流动力学十分重要。

一、肾脏是血流动力学的用户

肾脏作为全身众多器官之一，在全身血流动力学的"灌溉"之下，发挥其重要的生理功能。不同的血流动力学状态影响着生理和病理状态下的肾脏，从而可能导致生理状态下的肾脏发生 AKI，或是已经损伤的肾脏出现好转或恶化。心排出量、血氧含量、红细胞浓度等影响着肾脏的氧输送；而血压和中心静脉压分别作为"前、后负荷"影响肾脏的灌注压。鉴于 AKI 与患者不良预后相关，保持合适的血流动力学也就成了 AKI 防治的一个重要内容。加强血流动力学监测又不增加有创导管的相关性感染；保证肾脏灌注而又不增加血流动力学治疗带来的副损伤；保存了尿量又不延迟肾脏的恢复；早期 CRRT 又不增加因血流动力学波动造成的医源性肾损害等等，都是肾脏对血流动力学提出的要求，相关的课题涉及感染防控、监测方法的选择、优化血流动力学管理、液体和血管活性药物的选择、输血和促红细胞生成素的使用指征、允许性低滤过、CRRT 实施流程等诸多方面。

二、肾脏是全身血流动力学监测的窗口

随着血流动力学理念的不断更新，血流动力学支持的目标也在不断变化，与肾脏相关参数逐渐成为血流动力学连续与动态监测的项目之一。从组织器官灌注导向的血流动力学支持的层面上讲，肾脏的灌注状况的监测不仅仅是诊治 AKI 的需要，更是血流动力学监测中重要的一部分。首先是利用尿量反应肾脏灌注，尿量很早就成为诊断休克和评价治疗休克效果的指标之一，并且业内有尿量是第二个心排出量的说法。其次是血肌酐、血尿素的水平参与 AKI 及休克的诊断。此后中性粒细胞明胶酶相关脂质运载蛋白、胱抑素 C 等各种 AKI 相关生物标记物出现，使 AKI 的诊断得以提前，也是对常规血流动力学的监测有益补充。为实现对休克时微循环的监测，诸多学者专注于正交偏振广谱（OPS）成像"和"旁流暗场成像（SDF）等观察舌下微循环的变化已评估休克的程度和对治疗的反应。事实上，针对肾脏微循环的监测技术也在不断进步，在这方面，重症超声的作用正在被不断地开发和利用；比如有关肾动脉阻力指数、通过彩色多普勒和能量多普勒进行肾脏血流评分以及肾脏超声造影评估肾脏灌注等技术在容量复苏等休克的治疗手段中应用的研究逐渐增多，这将为我们通过肾脏灌注的监测指导休克的治疗提供越来越多的证据。总之，针对肾脏灌注的直接或间接手段与全身血流动力学参数相互补充，有助于完善血流动力学的监测。

三、肾脏血流动力学与全身血流动力学统一中存在区别

基于肾脏的血管结构特点，肾脏的灌注不仅受全身血流动力学变化的影响，还与肾脏

局部因素有关。全身的血流动力学状态不佳，肾脏的灌注很难正常维持；但全身血流动力学参数"正常"，肾脏仍然可能处于低灌注状态；也可能在感染性休克等情况下，血压仍偏低的情况下，肾脏的血流量已经高于生理情况。因此，全身的血流动力学状态不能代表肾脏的局部血流动力学状态。在血流动力学的监测与调控中都必须考虑到二者之间的统一和差别，避免以偏概全。兼顾全身和肾脏局部的监测组合有利于全面掌握重症患者的血流动力学状态。监测全身血流动力学的技术手段发展相对迅速和成熟，如肺动脉导管、脉搏指示连续心排血量监测（PiCCO）、唯捷流、EV1000 等，开展较为普遍，但是临床能直接监测肾脏灌注的实用技术仍然很匮乏。肾脏灌注监测是具有 AKI 高危因素重症患者的重要监测项目，临床能直接监测肾脏灌注的实用技术仍然很匮乏，目前主要通过监测尿量、肾脏损伤标记物或肾脏功能参数的变化间接推断。静脉注射对氨基马尿酸，计算出肾血浆流量的经典方法，但方法较为繁琐，不适宜 ICU 使用。肾血流图是另一项用于检查肾脏是否正常的辅助检查方法。适量静脉注射能快速通过肾脏的邻 [131] 碘马尿酸钠等放射性示踪剂，利用它能迅速通过肾脏分泌和排泄的原理，利用肾图仪或 SPECT 探测和记录双肾时间放射性计数曲线，得到反映肾小球和肾小管功能的滤过率及肾有效血浆流量的数值。主要用于诊断尿路梗阻，选择肾切除对象（如肾结核者有一侧无功能肾图，可作为手术切除的指征）监护移植肾以及肾性高血压局部缺血的检查。重症超声技术把彩色多普勒、脉冲多普勒、能量多普勒（power Doppler ultrasound，PDU）和超声造影（contrast-enhanced ultrasound，CEUS）等与重症医学紧密结合用于肾脏灌注的评价，对进一步监测和理解血流动力学提供更多的临床资料。肾脏导向的血流动力学管理理念逐步进入到 AKI 与休克的治疗之中，将有助于治疗目标从限于大循环改善进步到微循环的整体改善，避免肾脏成为器官衰竭大赛中的冠军。

四、肾脏对血流动力学的影响

相对于血流动力学影响肾脏功能，关于肾脏影响血流动力学的资料还比较匮乏，但这个问题已经被重视；不仅有动物实验在探讨其可能的机制，AKI、CKD 后心功能障碍以及 AKI 后并发 sepsis 的临床研究也已见报道。首先肾脏与水、电解质的平衡调节密切相关，当出现急性或慢性肾损伤时，患者可能有水钠潴留、全身水肿、心脏液体过负荷等表现，即为Ⅲ型和Ⅳ型心肾综合征即"急性肾心综合征"、"慢性肾心综合征"。其次，肾脏还会对全身的血管张力产生影响。肾素 - 血管紧张素 - 醛固酮系统与自主神经系统之间存在着正反馈，它们的异常，将直接导致心血管系统的异常；当出现肾损伤时，酸性代谢产物的堆积将影响血管对儿茶酚胺的反应性；局部产生的炎性介质也会进入循环，导致血管通透性增加，出现毛细血管渗漏综合征，血管内的液体向组织间转移，有效循环血量减少。再次，肾脏还是分泌促红细胞生成素等激素的内分泌器官，当促红细胞生成素分泌不足时，血红蛋白合成不足，会直接对氧输送产生影响。可见肾脏对维持血流动力学稳定具有重要的作用。

五、AKI 防治对血流动力学治疗策略的影响

休克治疗中使用的液体、血管活性药物和正性肌力药物在维持血流动力学稳定的同时，也可能会给肾脏带来一定的副损伤。近年来讨论较多话题包括胶体液对肾功能的副作用、小剂量多巴胺不能改善肾功能等，已经逐步改变了血流动力学治疗规范或指南中的部分内容。

综上可见，肾脏作为与机体稳态密切相关的器官之一，在血流动力学支持中地位十分重要，既受机体血流动力学改变的影响，又影响着血流动力学的状态；对肾脏灌注和肾脏功能的监测常常是血流动力学监测的一部分，AKI的防治也常常是血流动力学治疗重要组成；防治AKI的策略的持续进展也不断地改变着血流动力学支持的策略。

第三节 血流动力学管理与急性肾损伤

休克、心功能不全等各种血流动力学紊乱和高血压的降压治疗都可导致急性肾损伤。血流动力学治疗的目的是改善包括肾脏在内的全身各个器官、组织的灌注，以维持其生理功能。为达到改善器官、组织灌注的目的，在当代指南与规范的指导之下，我们针对具体患者制订个体化的血流动力学治疗目标，但是随着重症医学的不断前进，更多更好的证据不断出现，目的没变，我们的目标却在不断地朝着更加精准的方向进行调整。为防治AKI，在肾脏导向的血流动力学支持中，不断涌现出体现精细化血流动力学管理的问题，比如，全身血流动力学与肾脏血流动力学之间的联系与差异，如何监测肾脏血流动力学，是否追求最大的心排出量，是否需要高平均动脉压，CVP要不要尽可能的低，如何防治血流动力学治疗带来的副损伤等，通过临床实践和基础研究这些问题的答案也越来越接近真实情况。

一、导致急性肾损伤的血流动力学改变

病理状态下，肾脏对血流动力学的自身调节能力下降。各种类型的休克、低心排量综合征、急性妊娠高血压综合征及高血压的降压治疗等均可能导致全身和（或）肾脏血流动力学的改变，从而导致急性肾损伤。

低心排出量作为低血容量休克、梗阻性休克和心源性休克的共同特征，肾脏自身调节不能满足肾脏灌注需要时即可导致肾脏损伤和（或）功能障碍。感染性休克在扩容和血管活性药物应用之后可能会出现心排出量高于"正常"，肾脏的血浆流量也可能会随之增加；由于肾脏内血流分布的异常和肾脏内皮细胞和上皮细胞受到的生物损伤，仍有可能出现AKI。

近年来重症肾脏病学者尤其是急性透析质量倡导工作组（acute dialysis quality initial，ADQI）中的成员针对以急性心脏功能障碍导致的AKI，即I型急性心肾综合征（cardiorenal syndrome，CRS）做了更为深入的研究和总结。能导致AKI的急性心脏事件包括急性失代偿性心衰（ADHF）、急性冠脉综合征（ACS）、心源性休克及心脏手术相关的低心排综合征等。左室射血分数（LVEF）下降的急性心衰患者要比LVEF未受损害的心衰患者更易发生较重的AKI。无论是ADHF还是ACS，并发AKI后均与高并发症和高死亡率相关。AKI与各种原因导致的ADHF短期和长期心血管死亡率相关。而且AKI的严重性与死亡率之间存在生物学梯度。与ADHF相关的AKI延长了患者的住院时间，也增加了再住院率。ACS相关的AKI增加了不良预后的风险。即使血清肌酐急性轻度升高，也会增加死亡率。AKI患者发生心衰、反复ACS等心血管事件的风险及再住院的可能均明显增加。ACS并发AKI的患者发生终末期肾病的可能性更大。ADHF或ACS相关的AKI会进一步加重心脏损害，影响心脏功能，从而使肾功能进一步恶化。I型CRS导致AKI的病理生理机制包括：低心排出量、交感神经兴奋导致肾脏血管收缩、心功能不全导致CVP升高和肾脏间质水肿等。I型CRS中的心-肾相互作用会协同加速心脏和肾脏的损伤和功能障碍。

急性妊娠高血压综合征、慢性高血压等可导致肾脏的慢性损害，但是为了治疗高血压状态，在降压治疗过程中，如果死板的追求高血压管理指南中正常血压目标，降压过快过低，由于肾脏在相当长的时间内适应了在较高血压水平上的灌注压调节，可能会出现尿量的突然减少和（或）肌酐的上升，即出现"正常血压"水平上的AKI。这种情况下应该严密观察患者尿量、急性肾损伤的生物标记物和肾脏超声等肾脏指标以及乳酸、SvO_2、$P_{V-A}CO_2$等全身指标的动态变化，制订出特定患者、特定阶段的个体化血压目标。

二、血流动力学治疗与急性肾损伤

（一）血流动力学治疗目标与优化氧输送

休克的病理生理机制是氧输送不能满足氧需而导致组织和细胞缺氧，因此，纠正氧输送不足是理所应当的救治目标。"超正常氧输送"曾经被极力推崇，但临床和基础研究发现，过高的氧输送不仅无益，甚至有害。复苏的目标也逐渐从最大的心排出量向最佳心排出量，乃至最佳的组织灌注指标转变。Chawla等于2012年提出了"允许性低滤过（permissive hypofiltration）"的理念。我们知道，心肌梗死患者最重要的治疗就是处理原发病因，让心脏休息，少做功。类似于心肌梗死患者，让AKI患者休息的办法就是早期实施肾脏替代治疗以替代肾脏功能，使肾脏处于休息状态（允许性低滤过），等待肾功能的恢复。尽管维持恰当的RBF是预防AKI的方法之一，但是，在患者已经发生了AKI之后，通过增加RBF和GFR以期改善肾功能的做法增加了肾脏的工作负担，可能对患者无益，甚至有害。从血流动力学的角度理解"允许性低滤过"，就是要在提高肾脏灌注、防治肾损伤和复苏带来的肾脏副损伤之间寻找最佳的平衡点。

优化氧输送的理念由来已久，但是，优化的标准是什么？针对肾脏或其他某个器官的优化目标是否相同？迄今尚难以设定一个统一的标准。CVP、CI、动脉血乳酸、SvO_2/$ScvO_2$、静动脉二氧化碳分压差（venous-to-arterial difference in PCO_2，$P_{V-A}CO_2$）等都曾被当做优化氧输送的评价指标。实际上没有哪个指标是绝对的好或是绝对的不好，在理解群体目标和个体需求的差异的基础上，正确的解读相关的参数，才是关键。比如只有深刻的理解了EGDT中CVP $8\sim12mmHg$的治疗目标和具体患者中的CVP越低越好的不同与统一，才有在寻找特定患者最佳CVP时少走弯路。积极复苏改变感染性休克患者的低动力状态非常重要，但是，感染性休克患者心排出量控制在什么水平才能最大限度地减少AKI的发生，目前尚无定论。杨荣利等的研究显示，$CI<2.5L/(min\cdot m^2)$者AKI的发生率最高；CI为$2.5\sim4.0L/(min\cdot m^2)$和$CI>4.0L/(min\cdot m^2)$者，AKI的发生率无显著差异。复苏至理想的心排出量是让动脉血乳酸、SvO_2/$ScvO_2$、$P_{V-A}CO_2$等指标满意，而这些指标又反过来是评价理想心排出量的参数。事实上，有了这些指标我们仍然很难知道理想的心排出量究竟是什么，仍需将血流动力学参数、氧代谢参数以及肾脏损伤与功能相关的各项指标紧密结合进行综合评价，还要考虑到肾脏功能恢复等临床问题。

除扩容外，使用正性肌力药物是提高心排出量的另一个方法。最常用的药物包括多巴酚丁胺和肾上腺素。多巴酚丁胺通过增加感染性休克患者的心排出量而改善器官组织灌注，其中肾脏的灌注也可部分改善。临床研究显示，对于肾脏功能轻度受损的危重患者，多巴酚丁胺并不增加患者的尿量，但明显增加肌酐清除率，提示多巴酚丁胺能改善肾脏灌注。肾上腺素治疗感染性休克并非一线用药，仅被用于液体复苏和其他血管活性药物无效的顽固病例，易诱发心动过速，导致心肌耗氧增加，并能引起严重的代谢紊乱，包括高血糖、乳酸增高、低钾血症和酸中毒。Giantomasso 等将 0.4μg/（kg•min）的肾上腺素用于感染性休克羊的复苏，发现肾上腺素能明显降低肾血流量，增加尿量，但不增加肌酐清除率。Day 等的研究发现，肾上腺素增加了感染性休克患者的肾血管阻力，RBF/CI 降低，而尿量及肌酐清除率未见改善。肾上腺素对肾脏的作用尚需进一步的研究。

最近，ProCESS（Protocol-based Care for Early Septic Shock）研究比较了不同的复苏方案对感染性休克患者预后的影响，未能发现 EGDT 组患者的预后优于标准治疗组和常规治疗组；标准治疗组 AKI 发生率（6.0%）高于 EGDT 组（3.1%）和常规治疗组（2.8%），但各组之间的住院时间没有显著性差异；提高氧输送的两个重要的方法（输血和使用多巴酚丁胺）也未被证实有效。该研究带来了一次针对 EGDT 的讨论高潮：感染性休克患者是否需要实施 EGDT？是否需要监测 CVP、ScvO$_2$、动脉血乳酸？输血和使用多巴酚丁胺的指征等。ProCESS 的作者客观评价了 EGDT 对休克治疗的卓越贡献，也呈现了 ProCESS 研究的局限性。ProCESS 研究貌似是对 EGDT 的否定，实际上却是在 EDGT 基础上对提出"优化氧输送"方案提出了更高的要求，需要进一步的研究与实践来解决。

（二）容量过负荷与容量反应性评价

理解了前述肾脏的"前、后负荷"，我们知道，液体超负荷不仅无益，反而有害。CVP 8～12mmHg 这一宽泛的复苏目标可能需要输注大量的液体，而近年来的多项研究发现，AKI 后患者液体正平衡会显著增加病死率，而使用利尿剂通过改变液体平衡可明显提高患者存活率。刘大为等率先提出"保持尽可能低的 CVP"的治疗理念逐渐被国内外学者所接受，主张既要避免休克复苏时过度补充液体，也要避免休克复苏后期液体在体内过长时间存留，强调从压力的角度重视 CVP 对肾脏所起的"后负荷"作用。容量状态和容量反应性的评估是实施优化的血流动力学中首要的一步。容量反应性是指快速扩容后，患者心脏指数（cardiac output index，CI）增加 10%～15%，它属于功能性血流动力学的范畴，有助于指导患者扩容。患者存在容量反应性，不一定需要补液；如果没有容量反应性，输液不会改善患者的血流动力学状态。容量反应性虽然不能评估最佳的容量，但对避免给予休克和（或）AKI 患者实施无效且过量的扩容有一定的实用性。临床上不能获得 CI 时，常常采用某些替代指标，如心脏的充盈压（CVP 和肺动脉嵌压）、下腔静脉变异度、收缩压变异度、脉压变异度、每搏量变异度和主动脉流速等。CVP 和肺动脉嵌压难以评价患者的容量反应性，而上述基于心肺交互作用的指标具有更好的评估价值。为了避免无容量反应性或扩容空间较小的患者被输注了过量的液体，可以通过"微量容量负荷试验"进行容量反应性评估。被动抬腿试验和呼气末阻断试验则是不需要额外输液的容量负荷试验，也是很方便、实用的选择。

（三）复苏液体与急性肾损伤

复苏液体的种类是 AKI 防治中的一个重要问题。液体与药物一样，也要考虑其毒性和副作用。选择胶体还是晶体，人白蛋白是否优于人工胶体，晶体液是否需要降低氯离子浓度等问题一直在被热议，似乎有了答案，又似乎更多困惑，但相信我们离真理会越来越近。

人工胶体因其相对容易获得，成为休克尤其是感染性休克时最常用的复苏液体。羟乙基淀粉又是其中临床应用最为广泛的人工胶体之一，但动物实验和临床研究均有羟乙基淀粉存在肾毒性的报道。2012 年最有影响力的三个相关试验 CRYSTMAS、6S 和 CHEST 进一步探讨了晶胶体复苏的问题，也都重点涉及了肾脏功能的问题。CRYSTMAS 为前瞻、多中心、双盲、随机对照研究,174 例达到血流动力学稳定的患者中,使用羟乙基淀粉和盐水的患者分别为 88 例和 86 例,两组急性肾衰的发病率为 24.5% 和 20%,但统计学无显著差异(P = 0.454),两组 90 天的病死率、出血和瘙痒症的发生率也没有显著差异,只是羟乙基淀粉组达到治疗目标所需的液体量显著少于氯化钠组。多中心双盲平行对照的 6S 试验纳入了 798 例患者,羟乙基淀粉组行肾替代的比例显著高于林格液组(22% 比 16%),此外,两组的 90 天病死率(51% 比 43%)和出血的发生率(10% 比 6%)也有显著差异。CHEST 研究纳入 7000 例重症患者发现羟乙基淀粉与等渗盐水相比在 90 天病死率方面没有差异,但需 RRT 更多(7.0% 比 5.8%;RR:1.21;95%CI 1.00~1.45;P = 0.04)。如果说 CRYSTMAS 只是证明了昂贵的羟乙基淀粉在 AKI 等指标是不比廉价的盐水差,而 6S 和 CHEST 研究则进一步找到了否定羟乙基淀粉的证据。可见淀粉和明胶等胶体液相对于晶体液没有显著的优势,并有潜在的包括肾脏损伤等在内的附加损害,从而影响患者的最终预后。2013 年发表的"Surviving Sepsis Campaign: International Guidelines for Management of Severe Sepsisand Septic Shock: 2012"也明确将晶体液作为容量复苏的基本液体选择,且为 1B 级推荐。当然 6S 和 CHEST 也因研究设计方案存在的不足而受到争议:6S 研究,患者入组前已行液体复苏,入组时患者基本获得血流动力学稳定;CHEST 研究,尽管患者在入 ICU 前并未行液体复苏,但入 ICU 至试验入组的平均时间达 10 小时,且患者试验入组时 CVP、乳酸与 6S 研究无显著差异;2 项研究纳入的患者在不需要大量液体复苏的情况下输注大量羟乙基淀粉,且未进行容量反应性评估,极易导致容量过负荷,增加患者病死率。

最新晶胶复苏(Colloids Versus Crystalloids for the Resuscitation of the Critically Ill,CRISTAL)的研究纳入 2857 例急性低血容量状态、需要紧急液体复苏的患者,入组时所有患者收缩压 93mmHg(1mmHg = 0.133kPa),心率 105 次 /mm,中心静脉压(CVP)7mmHg,肺动脉楔压 12mmHg,心指数 2.8L/(min•m²),尿量 40ml/h,乳酸 2.3mmol/L,随机分为胶体组和晶体组,两组患者基本情况无差异,行不同类型液体复苏,其中胶体组羟乙基淀粉使用比例占 68.8%。结果显示,28 天病死率胶体组与晶体组无差异(25.4% vs 27%;P = 0.26),而 90 天病死率明显降低(30.7% vs 34.2%;P = 0.03)。或许掌握好适应证及复苏剂量,胶体复苏仍存优势,胶体复苏能改善患者脏器功能及降低病死率。剂量是否是羟乙基淀粉增加 AKI 风险的唯一因素我们尚不得而知,如果需要更多量的液体,如何选择也是个很现实的问题。最近又有一项荟萃研究得到了不支持羟乙基淀粉的结果,纳入了 2013 年 2 月以前的 10 项研究,共 4624 人,使用羟乙基淀粉进行复苏组 AKI 发生率和 RRT 的需求均增加。争论没有停止,但大家对 AKI 的关注已经导致了临床进行容量复苏时所选择的液体种类已经发生了变化。近来有学者提出,羟乙基淀粉的使用限于感染性休克血流动力学极不稳定、需要紧急容量复苏时,即感染性休克 6 小时内,存在低血压或心动过速、少尿或无尿、血乳酸 >5mmol/L、ScvO₂<70%,容量反应性阳性,并严格按照 EGDT 行血流动力学及氧代谢复苏;此外,考虑羟乙基淀粉可能存在的肾脏毒性,不建议基础存在肾功能不全的患者使用其复苏,也不建议经积极液体复苏仍无尿的患者继续使用其复苏。

羟乙基淀粉作为大分子物质,肾脏不良反应与累积剂量呈正相关,可能机制为高渗性损伤、高血液黏滞性引起微循环病变等,因此每日剂量不超过 50ml/kg。研究发现,羟乙基淀粉 130/0.4 或 0.42 累积剂量低于 50ml/kg,不良反应明显降低,且剂量越低,并发症越少。淀粉评价研究(BaSES)对感染性休克患者行胶体复苏时,每输注一份胶体液同时给予等量晶体液,降低尿渗透压及血液黏滞性,预试验结果提示羟乙基淀粉复苏改善患者生存率,不增加患者肾损伤发生率。寻找最优化的胶体液及晶体液输注比例、兼顾复苏效能及安全性是今后研究的一个方向。此外,从平均分子量、取代级、羟乙基淀粉的加工材料和适当的溶剂等方面开展进一步的工作,或许能让羟乙基淀粉更好地发挥作用。

另有研究提示,明胶等人工胶体同样有肾毒性的问题,且有更高的过敏率和影响凝血功能等的副作用。

天然胶体人白蛋白是否会是更好的复苏液体呢?事实上人白蛋白的境遇像坐过山车一般。从为低蛋白血症患者补充白蛋白天经地义,到 1998 年 Cochrane Injuries Group 在 *BMJ* 杂志发表的系统回顾令白蛋白跌入低谷,再到 SAFE 研究后大家小心翼翼的再次启用白蛋白,至今仍未再现之前对白蛋白的热捧,也鲜见专门针对白蛋白对 AKI 预后影响的研究。2004 年发表的一项大规模多中心随机双盲研究 SAFE(Saline versus Albumin Fluid Evaluation)将生理盐水与 4% 白蛋白的复苏效果进行比较,未发现两者在住 ICU 时间、住院时间、机械通气时间、肾脏替代时间及 28 天死亡率等方面存在明显差异。但遗憾的是,该研究没有对严重感染的亚组患者在急性肾衰的发病率、需要做肾脏替代治疗的比率及肾脏替代的时间等方面进行分析。

相比平衡盐溶液,0.9% 氯化钠作为高氯溶液,可能引起 AKI。Chowdhury 等发现,生理盐水较平衡盐溶液明显降低患者肾脏血流速及皮质灌注。Yunos 等亦发现,限制含氯液体的输注明显降低重症患者 AKI 及 RRT 的发生率。平衡液以其物美价廉、低肾毒性和同样的有效性有被推崇的趋势。

(四)肾脏灌注压与血管活性药物

肾脏是对血流量和灌注压有双重需求的器官,全身血流动力学紊乱和肾脏灌注不良是重症患者诱发 AKI 的重要原因之一。研究发现,MAP<65mmHg 是 AKI 发生的独立危险因素。对于围术期外科患者,无论是术前、术中或术后优化血流动力学参数,维持恰当的 CI 或氧输送均能降低 AKI 发生的风险。对于感染性休克患者,严重脓毒症指南建议将 MAP 维持在 65mmHg 以上。有研究发现,与维持 MAP<75mmHg 的感染性休克患者比较,维持 MAP≥75mmHg 者降低了 AKI 的发生率,但没有降低病死率。该研究结果提示,维持较高的 MAP 可能会降低感染性休克患者 AKI 的发生率。在最近的 SEPSISPAM(Assessment of Two Levels of Arterial Pressure on Survival in Patients With Septic Shock)研究中,研究对象为感染休克患者,与将 MAP 维持于 65~70mmHg 的患者比较,将 MAP 维持于 80~85mmHg 的患者未能获得更高的 28 天和 90 天存活率;在伴有慢性高血压的患者中,维持较高的灌注压能降低患者肌酐倍增和需要肾脏替代治疗的发生率。由此可见,对于没有慢性高血压的患者,休克复苏的目标血压不必过高;对于伴有慢性高血压的患者,维持的目标血压需要个体化对待。

严重感染及感染性休克的治疗往往离不开去甲肾上腺素等血管活性药物的使用,感染性休克指南建议我们根据适当的复苏指标合理选用多巴胺、去甲肾上腺素、多巴酚丁胺等药物,可以更有利于经积极液体复苏无效的顽固休克的救治。当严重感染合并 AKI 时,血管收缩药物的使用往往存在争议,因为担心这些药物会引起肾血管收缩,降低肾血流量和肾脏灌注,加重已经存在的 AKI,深入的研究正在逐渐改变既往的理念和临床实践。

1. **去甲基肾上腺素** 在正常人或低血容量性休克患者中,去甲基肾上腺素产生明显的缩血管效应，会减少肾血流量和尿量，但对肌酐清除率无显著影响。在感染性休克患者中，去甲基肾上腺素能够提高血压，增加尿量，改善肾小球滤过率，肾血流量常不会减少，甚至会升高。很多临床研究显示，应用去甲基肾上腺素治疗感染性休克不会加重肾损伤，并且有助于改善预后。目前，去甲基肾上腺素是治疗感染性休克并发 AKI 患者的一线血管活性药物。

2. **血管加压素** 感染性休克患者可能存在精氨酸血管加压素（arginine vasopressin，AVP）的相对或绝对不足，引起血管张力降低，AVP 通过作用于分布在内脏、肾和冠状动脉等全身血管平滑肌的 V_1 受体，发挥血管收缩效应。AVP 能恢复顽固性血管舒张性休克的血管张力，因此，小剂量补充 AVP 可能对感染性休克有效。在去甲基肾上腺素疗效不好的难治性休克中，AVP 的应用逐渐增多。一项对照、实验研究将 0.02IU/min 的 AVP 用于感染性休克羊的复苏中发现，AVP 可降低心率和心排出量，引起肠系膜血管收缩和肠系膜血流下降，但AVP 选择性扩张肾小球入球小动脉，收缩出球小动脉，可增加尿量和肌酐清除率。AVP 还可作用于肾脏集合管的 V_2 受体，发挥抗利尿作用，由于低剂量 AVP 对 V_2 受体的作用有限，而其对全身血管和肾血管的作用改变了肾内血流动力学，导致尿量和 GFR 增加，这种效应超过了它的抗利尿作用，从而引起尿量增多。而在非感染性休克的动物模型中，AVP 降低了肾血流量、GFR 与利钠效应。Gordon 等针对感染性休克患者进行的一项临床研究中，根据使用血管活性药物的差别，将患者分为 AVP 组与去甲基肾上腺素组，两组患者的病死率无显著差异；但在亚组分析中，对于伴有轻度肾损伤（RIFLE-R 级别）的感染性休克患者，AVP 组的 90 天病死率显著低于去甲基肾上腺素组。由于 AVP 收缩外周血管而无正性肌力作用，还可导致心脏、手指和内脏缺血，因此，AVP 不能用于治疗低心排出量的心源性休克患者和低血容量休克患者。

两项多中心临床研究显示，特利加压素（甘氨酸加压素）对治疗肝肾综合征相关的 AKI 有较好的临床效果，但是否优于去甲基肾上腺素还缺乏相关证据。目前的研究尚未能证实血管加压素在改善存活率和降低肾脏替代治疗需要率方面优于单用去甲基肾上腺素。

3. **多巴胺与非诺多泮** 小剂量多巴胺对肾脏没有保护作用，各指南已不推荐常规应用。作为较为常用的一种血管收缩药物和正性肌力药物，多巴胺治疗感染性休克合并心肌收缩力下降患者有一定优势，但因多巴胺所致的心律失常发生率高于去甲基肾上腺素，其地位在进一步下降。非诺多泮作为选择性多巴胺受体 -1 激动剂有可能增加肾血流量。在一项前瞻、双盲、安慰剂对照研究中，共纳入了 300 例严重脓毒症患者，预防性注射非诺多泮显著降低了 AKI 的发生率。而最近 Bove 等进行的一项针对心脏手术后的 AKI 患者使用非诺多泮的 RCT 研究显示，不仅不能比安慰剂减少对 RRT 的需求，也不能降低 30 天病死率的风险，并且与低血压发生率的增加相关。由于非诺多泮用于防治 AKI 的临床证据尚不足，其是否能降低 AKI 患者的发生率、透析需要率和病死率尚需进一步的临床研究。

随着临床与基础研究的不断深入以及血流动力学监测技术的日新月异，AKI 的治疗理念也在不断改进与完善，体现个体化的 AKI 患者临床管理方案也将日益成熟。尽管血流动力学管理是 AKI 防治的重要内容，AKI 的发生和发展还受血流动力学之外诸多因素的影响，血流动力学调控不能解决 AKI 的所有问题，提高对 AKI 的综合认知水平将是重症医学从业人员防治 AKI 的必经之路。

第四节　急性肾损伤对血流动力学的影响

不断出现的证据证实，血流动力学与 AKI 之间影响是双向的，AKI 对血流动力学的影响也不能被忽视。

一、容量方面的影响

容量过负荷和容量不足都是 AKI 的高危因素。AKI 导致的容量过负荷，从而引起充血性心力衰竭是最常见和最容易理解的内容。此外，在 AKI 患者的治疗过程中，常常因尿量不足需限制液体入量，这就难以避免在这个过程中有一部分时间入量其实是不足的；期间的血压也许看上去是"满意的"，但是包括肾脏在内的组织、器官水平的灌注很可能就是不足的。对于实施 RRT 的患者，实施 RRT 前可能是容量过负荷的，而停止 RRT 前为延迟下一次 RRT，可能会人为造成容量相对不足。适当的血流动力学监测、实施允许性低滤过的理念、早期 CRRT、避免过早地将 CRRT 转换为 IRRT（intermittent renal replacement therapy）有助于精准地控制容量。

二、电解质紊乱与心、血管功能

钾、钙、钠、镁等电解质与细胞膜动作电位周期密切相关，是维持正常的心肌收缩力、舒张功能和心律、保持血管张力的重要因素。AKI 常可导致高钾、高镁、高钙、低磷等电解质紊乱，AKI 的药物治疗和 RRT 又可能导致包括各种类型的电解质紊乱。临床中要严密监测和及时处理这些紊乱状态，保持稳态。

三、酸中毒和毒素

AKI 时酸性产物和尿素等毒素清除不足造成体内堆积。在 RENAL 研究中，35% 的重症患者在启动 CRRT 时存在酸中毒。酸性产物可通过改变 β 受体的表达和细胞内钙离子的转运直接降低心肌收缩力。在 CKD 患者尿毒症毒素与心血管毒性有关。在 AKI 患者这些毒素对心血管有何影响，是否在时程上与 CKD 有所不同，因资料匮乏尚不得而知。部分研究可间接推断尿毒症毒素对心功能有负性作用。Kingma 等的研究发现 AKI 狗冠状动脉缺血的阈值降低，推断毒素可能对冠状动脉有不利影响。

四、细胞因子与炎症趋化因子

多个动物实验显示 TNF-α、IL-1β、IL-6，IL-2 和干扰素 γ（IFN-γ）等因子与心肌抑制、冠状动脉收缩等有关。在 CKD 的患者中也可以看到细胞因子增多有心功能不全和心室重构有关，可以推断细胞因子对 AKI 患者心功能可能也有不利的影响。

五、神经、内分泌因素和 NO/ROS 的失衡

AKI 时神经内分泌和交感神经系统的紊乱、肾素 - 血管紧张素 - 醛固酮系统的不当激活，可造成心率增快、心排出量下降、血管收缩、水钠潴留、心肌纤维化而进一步加重心功能衰竭。NO 作为一种细胞内信使分子，具有扩张小血管、改善缺血心肌灌注、增加心肌收缩力、

抗炎、抗凋亡等作用,并能促进钠的排泄和抑制管 - 球反馈。但 NO 的释放过量或不足,则产生一系列病理作用。AKI 会导致 ROS 生成增多、NO 利用率降低,NO/ROS 处于失平衡状态。NO/ROS 的失衡引起氧化应激及抗氧化应激的失衡,可增加交感神经节前纤维的活性。

六、AKI 对 sepsis 的影响

sepsis 常常与休克接踵而来。AKI 是否和如何导致 sepsis 的数据还比较少,但是近年来已经有研究开始进入这个领域。Mehta 等对 611 例 AKI 患者进行分析,发现其中的 40% 患者在诊断 AKI 5 天后发生 sepsis,这部分患者(AKI 后 sepsis)的病死率高于无 sepsis 的患者(44% vs 21%,$P < 0.0001$),接近于 AKI 前 sepsis 组的患者 AKI(48% vs 44%,$P = 0.41$)。AKI 后 sepsis 组的患者较之前 AKI 前 sepsis 组有更高的透析率和更长的透析时间。该研究未能揭示 AKI 导致 sepsis 高发和预后差的病理机制,但对于提高 AKI 后 sepsis 的重视有一定的帮助,有助于今后打破"AKI、sepsis、休克、AKI 加重"的怪圈,降低病死率。

七、血液净化治疗对血流动力学利与弊

血液净化作为 AKI 治疗的重要措施之一,与血流动力学的支持相互依托。如何稳定血流动力学使 RRT 得以实施,又如何实施 RRT 使血流动力学得以稳定,一直是重症医学工作者热衷的话题。血液净化尤其是持续性血液净化可清除炎症介质,改善休克患者的血流动力学。但是也常常因初始体外引血过快、容量管理不当、滤器生物相容性差、导管相关血流感染等因素导致血流动力学波动,甚至发生顽固的休克。一方面正确的选择适当的模式、剂量、时间把现有的血液净化实施好,减少血流动力学的波动,另一方面开发新的血液净化模式或进行新的杂合、发明新的透析器 / 滤器 / 吸附器,或可有助于加速肾功能的恢复,对间接改善血流动力学也将有一定的积极作用。

综上可见 AKI 不仅是血流动力学治疗成败的结果,更可以影响血流动力学治疗的效果;治疗 AKI 不仅是改善肾脏功能的需要,更是全身血流动力学治疗,乃至全身器官功能维护的需要;肾脏导向的血流动力学支持则不仅是为了改善肾脏灌注,更是血流动力学治疗本身的需求。双向结合 AKI 防治与血流动力学管理将改善二者的治疗理念,从而改善 AKI、心功能不全和休克等患者的预后。

(陈秀凯 刘大为)

参 考 文 献

1. 刘大为. 临床血流动力学. 北京:人民卫生出版社,2013:662-695.
2. Legrand M,Dupuis C,Simon C,et al. Association between systemic hemodynamics and septic acute kidney injury in critically ill patients:a retrospective observational study. Crit Care,2013,17:R278.
3. Boyd JH,Forbes J,Nakada TA,et al. Fluid resuscitation in septic shock:a positive fluid balance and elevated central venous pressure are associated with increased mortality. Crit Care Med,2011,39:259-265.
4. 陈秀凯,李素玮,刘大为,等. 中心静脉压在感染性休克所致急性肾损伤中的作用. 中华医学杂志,2011,91(19):1323-1327.
5. 陈秀凯,丁琪,刘大为,等. 早期目标导向性利尿对重症患者预后的影响. 中华医学杂志,2013,93(23):1815-1818.

6. Schnell D，Reynaud M，Venot M，et al. Resistive Index or color-Doppler semi-quantitative evaluation of renal perfusion by inexperienced physicians：results of a pilot study. Minerva Anestesiol，2014，80：1273-1281.

7. 陈秀凯，黄立锋，王小亭，等. 能量多普勒超声对急性肾损伤的评估价值. 中华医学杂志，2012，92（47）：3354-3357.

8. 张宏民，刘大为，王小亭，等. 感染性休克患者肾血流评分与肾血管阻力指数的关系. 中华医学杂志，2014，94（27）：2102-2105.

9. Valika AA，Costanzo MR. The acute cardiorenal syndrome type I：considerations on physiology，epidemiology，and therapy. Curr Heart Fail Rep，2014，11：382-392.

10. Prowle JR，Leitch A，Kirwan CJ，et al. Positive fluid balance and AKI diagnosis：assessing the extent and duration of creatinine dilution. Intensive Care Med，2015，41：160-161.

11. de Witt B，Joshi R，Meislin H，et al. Optimizing oxygen delivery in the critically ill：assessment of volume responsiveness in the septic patient. J Emerg Med，2014，47：608-615.

12. Chawla LS，Kellum JA，Ronco C. Permissive hypofiltration. Crit Care，2012，16：317.

13. Joshi R，de Witt B，Mosier JM. Optimizing oxygen delivery in the critically ill：the utility of lactate and central venous oxygen saturation（ScvO$_2$）as a roadmap of resuscitation in shock. J Emerg Med，2014，47：493-500.

14. 杨荣利，王小亭，刘大为. 感染性休克致急性肾损伤的血流动力学特征及对预后的意义. 中华内科杂志，2009，48（9）：715-719.

15. Yealy DM，Kellum JA，Huang DT，et al. A randomized trial of protocol-based care for early septic shock. N Engl J Med，2014，370：1683-1693.

16. Myburgh JA，Finfer S，Bellomo R，et al. Hydroxyethyl starch or saline for fluid resuscitation in intensive care. N Engl J Med，2012，367（20）：1901-1911.

17. Dellinger RP，Levy MM，Rhodes A，et al. Surviving Sepsis Campaign：International Guidelines for Management of Severe Sepsis and Septic Shock：2012. Crit Care Med，2013，41（2）：580-637.

18. SerpaNA，Veelo DP，Peireira VG，et al. Fluid resuscitation with hydroxyethyl starches in patients with sepsis is associated with an increased incidence of acute kidney injury and use of renal replacement therapy：a systematic review and meta-analysis of the literature. J Crit Care，2014，29（1）：185，e1-7.

19. Annane D，Siami S，Jaber S，et al. Effects of fluid resuscitation with colloids vs crystalloids on mortality in critically ill patients presenting with hypovolemic shock：the CRISTAL randomized trial. JAMA，2013，310（17）：1809-1817.

20. Asfar P，Meziani F，Hamel JF，et al. High versus low blood-pressure target in patients with septic shock. N Engl J Med，2014，370：1583-1593.

21. Bove T，Zangrillo A，Guarracino F，et al. Effect of fenoldopam on use of renal replacement therapy among patients with acute kidney injury after cardiac surgery：a randomized clinical trial. JAMA，2014，312（21）：2244-2253.

22. Kellum JA，Lameire N. Diagnosis，evaluation，and management of acute kidney injury：a KDIGO summary（Part 1）. Crit Care，2013，17：204-219.

第二十一章 重症血液净化中特殊的血流动力学问题

第一节 重症血液净化如何脱血管外肺水

重症患者血管外肺水（extravascular lung water，EVLW）增多较为常见，流行病学调查显示大约30%~60%的ICU患者存在可被探测到的EVLW增多，其原因是导致EVLW增多的疾病例如严重感染、急性心力衰竭、急性肾损伤（acute kidney injury，AKI）、急性呼吸窘迫综合征（acute respiratory distress syndrome，ARDS）、低蛋白血症等在重症患者人群中更加多见。根据病因不同，EVLW增加既可以是全身液体超负荷（fluid overload，FO）的肺部表现，也可能单独存在而没有全身FO。众多研究已经证明无论全身液体超负荷还是EVLW增多都与重症患者的预后密切相关。液体超负荷不仅可以造成血管外组织间隙和细胞内液体蓄积，引起相应的症状和损害，如在体循环可以表现为软组织水肿、内脏器官水肿，促进和加重各器官功能障碍，特别是对于颅内压、腹腔内压增高者；也可以造成血管内循环血容量增加，使心血管系统处于功能超负荷状态，增加心脏做功，这对于心脏功能本已受损的患者尤为危险；在肺循环常表现为EVLW增多，导致肺间质水肿和肺泡内水肿、肺顺应性下降、通气和弥散功能异常等；在微循环层面可以导致氧弥散距离增加，降低线粒体内氧分压。

减轻和消除全身液体超负荷状态是ICU对重症患者进行血液净化的治疗目的之一，特别是消除增多的EVLW以改善心肺功能。然而EVLW增多并不总是伴随着血管内血容量过多或者全身液体超负荷，例如ARDS时，甚至可能在循环容量不足的情况下，而肺脏的非心源性肺水肿却很严重。因此通过血液净化治疗降低血管内容量容易一些，但脱出EVLW可能并不容易。虽然较多研究已经观察了血液净化治疗对急性心衰患者和慢性肾功衰竭患者心脏功能的影响，但改变重症患者心脏前负荷对于EVLW影响的研究资料并不丰富，系统性的探讨血液净化治疗如何清除EVLW更为少见，但这却是重症血液净化领域必定涉及的内容。

一、重症血液净化脱血管外肺水的理论基础

EVLW是指分布在肺血管以外的液体，包括细胞内液、肺泡内液体和肺间质液。EVLW增多可因肺血管静水压增高，迫使液体向组织间隙漏出增加导致，如左心功能衰竭、血容量过多；或因毛细血管通透性增高、血管内外渗透压梯度改变而使液体从血管内向血管外渗漏增加，如肺炎、ARDS、烧伤等。从病理生理角度看，EVLW主要受肺毛细血管内流体静水压、肺毛细血管通透性、血浆胶体渗透压、肺淋巴循环及肺泡表面活性物质的影响。对于

肺脏来说,细胞内液的变化常不显著,EVLW改变主要是肺泡内液和肺间质液体量的改变。

组织液是由血浆经毛细血管壁在毛细血管动脉端生成的,除大分子蛋白质外的血浆中物质都可以经毛细血管壁进入组织细胞间隙形成组织液;组织液一部分在毛细血管静脉端再被重吸收入血,一部分进入细胞内成为细胞内液,少量进入毛细淋巴管形成淋巴液回流至静脉系统。正常情况下,组织液不断生成,又不断被重吸收回血,始终保持着动态平衡,使血容量和组织液量维持相对稳定。因此,清除组织液的机制主要依靠减少毛细血管动脉端漏出/渗出、增加静脉端回吸收、增加淋巴回流量等方法。

单纯从净脱水的角度讨论血液净化治疗似乎并不复杂:血液净化设备无论是采用透析或超滤的实现模式,是持续缓慢超滤还是紧急快速大剂量负平衡的实现方式,都是从血管内将液体直接移除到体外,形成液体净负平衡。这种净负平衡首先使血容量减少,然后通过神经体液调节机制控制毛细血管前后阻力,使毛细血管流体静水压下降,促进组织液从组织间隙回吸收进入血管,补充丢失的血容量,最后细胞内液也逐渐被转移至细胞外。这个过程最期待的理想状态是:血管内容量被外移减少,但始终能够保持有效循环血容量充足,对组织灌注和代谢不产生任何不利影响,达到脱水过程与血流动力学恰到好处的平衡与稳定。当液体从组织间隙回吸收入血管内的速度与液体脱出体外的速度达到稳定平衡态时,就可以不断地脱水,直到机体已经没有过量液体蓄积时,或者代偿机制失效,这种平衡被打破而迫使脱水治疗停止。然而事实上,这从来都不是一个很容易被探测、准确定量和能够稳定运行的过程,受到患者原发疾病、疾病所处不同病理生理阶段、患者血流动力学波动状态、心血管系统代偿与调节能力、儿茶酚胺等内分泌功能状态、药物、毒素、炎症反应、血管内外与细胞内外渗透梯度等众多因素影响。临床常常见到的情况是:保守的脱水过程虽然血流动力学能够保持稳定,但不能迅速达到脱水缓解临床症状的治疗目标;太快脱水又常常出现血流动力学不稳定,迫使脱水停下来,甚至可能对患者造成即刻的严重危害;有时患者存在明显的全身性水肿,却可能脱水很困难,甚至还需要进行补液治疗,而有时累计脱出的液体总量又远超任何一个有经验的医生最大胆的预期。相比研究休克时如何进行血流动力学复苏抢救治疗而言,对血液净化治疗如何脱出超负荷液体和EVLW的研究就显得较为欠缺了。

二、脱水的最佳时机

液体超负荷与EVLW增多随着严重程度的进展,会带来从轻到重的病理生理改变。北京协和医院马遂教授提出了器官功能从无症状性损害到终末状态的五个级别的概念,即:A(asympomatic,无症状)、B(beginning of symptom,开始出现症状)、C(compensation,代偿)、D(decompensation,失代偿)和E(end stage,终末状态)。虽然什么时机开始脱水对预后最佳没有明确答案,但是在肺水肿造成的心肺功能损害达到D级之前或早期进行干预无疑是正确的、人文的和经济的。比较引人注目的研究例如ARDSNet研究发现,发病后第四天时的累计液体平衡量与患者病死率、机械通气时间和住ICU时间显著相关。而以治疗措施干预液体超负荷和EVLW增多,则可以使患者获益,另一项针对212例感染性休克导致ARDS患者的队列研究中,研究者证明在初始6小时内经充分液体复苏之后,给予患者限制性液体管理策略,使最初7天内至少2天达到液体负平衡,能显著改善患者病死率(18.3%对56.6%,$P < 0.001$)。

血液净化治疗已经是重症医学科几乎每天都在进行的治疗,但是仍然经常遇见脱水困难的病例,最常见的障碍是血流动力学不稳定,特别是对休克患者。一方面这些患者多数是刚刚经历了容量复苏治疗,休克的病因可能尚未彻底去除,休克打击也使心血管系统很脆弱,血容量管理本已十分困难;另一方面,肺水肿的成因多是静水压增高、肺血管渗透性增强、血管内外渗透梯度异常等共同作用所致,使得早期进行脱水治疗甚为困难。因此,在考虑进行脱水治疗前,需要慎重评估肺水肿和液体超负荷的严重程度,并权衡脱水治疗可能带来的风险。实际上近年来的一些观点很有趣,例如说液体是一种药,液体超负荷是一种病。脱水的最佳时机一方面取决于患者疾病的发展阶段,另一方面取决于液体超负荷量对机体的影响程度。对于危重患者的液体管理可以分为几个阶段,最初的液体复苏阶段是尽快调整血管内容量,保障全身氧输送充足;此后是维持循环稳定和调整液体成分、胶体渗透压、电解质等平衡;第三阶段是在保证组织灌注的前提下进行脱水,以尽早实现以最小的静脉回流阻力、最少的心脏做功、最少的组织器官水肿损伤来帮助器官功能恢复。

三、脱水前的全身液体超负荷与血管外肺水定量评估

进行治疗之前的患者现况评估、预期治疗目的的设置、需要分阶段达到的目标计划,是精确治疗(precision treatment)和损伤控制(damage control)必不可少的步骤。然而依靠氧合指标、胸部听诊或者床旁胸片等常规方法都很难可靠的探测 EVLW 程度。目前 PiCCO 已经可以床旁通过采用跨肺热稀释法进行 EVLW 定量测量,与双示踪剂法等其他测量方法相比具有较好的一致性。一些学者已经证明 EVLW 数值是反映 ARDS 严重程度较好的一个指标,是 ARDS 患者较好的预后指标。以 EVLW 增高作为肺水肿的指标,较多研究证实了 EVLW 增高导致患者机械通气时间显著延长、病死率上升等不良效应。

脱水治疗前准确的评估 EVLW,并且在脱水过程中动态评价脱水效果和是否达到血液净化脱水治疗目标无疑是有重要意义的。然而这类文献却并不丰富,循证医学尚未能建立 EVLW 量与脱水量之间的量效关系,也很少有依据 EVLW 指导脱水治疗的可靠经验或证据力度很强的临床研究。一些学者已经在这方面做出了有益的探索,例如陈小枫等对 163 例 ARDS 患者分为常规治疗组、高容量血滤(HVHF)组、PiCCO + HVHF 组(辅以 PiCCO 监测指导液体管理),发现 HVHF 组和 PiCCO + HVHF 组各指标均较常规治疗组明显改善,且 PiCCO + HVHF 组各指标较 HVHF 组心指数(CI)、EVLW、胸腔内血容量指数(ITBVI)改善更明显;HVHF 组和 PiCCO + HVHF 组衰竭器官数、机械通气时间、ICU 住院时间、住院病死率均较常规治疗组降低,且 PiCCO + HVHF 组较 HVHF 组降低更为明显(31.0% vs 41.8%, $P < 0.05$)。

以 PiCCO 测量 EVLW 时需要注意的是液体超负荷时可能伴有胸腔积液,积液量多大程度上会影响 PiCCO 测量数值的准确性尚没有一致的研究结果。与 EVLW 类似,全身液体超负荷的严重程度定量评估也很困难,床旁探测方法均不十分理想。例如对于规律透析患者而言比较准确的体重增长比例(常以体重增长 > 10% 作为液体超负荷指标),对重症患者因为条件限制或病情变化多端,这个指标并不很适用。近年来发展迅速的临床重症超声技术,对重症患者液体超负荷、肺水肿的诊断和定量有所帮助,然而有研究显示,单独使用肺超声对肺水肿的诊断敏感性和特异性尚待提高,如在 33% 肺炎患者中呈现 EVLW 增多的假阳性,在 37% 心源性肺水肿中呈现 EVLW 正常的假阴性。联合心肺超声有助于提高准确性,

床旁肺超声以超声慧尾征进行肺水半定量，以心脏超声和上下腔静脉超声探查心脏前负荷状态，对于液体超负荷与肺水肿的探查具有快速、便捷、可重复性好的优点。但是临床超声检查与 PiCCO 监测 EVLW 或全心舒张末容积（GEDV）等指标相比较哪个更对临床治疗决策有帮助还知之甚少。其他生化检测指标如 BNP/NT-proBNP 等也有学者研究，但是还未能有效地用于指导脱水治疗。

也许全身液体超负荷与 EVLW 增多并不是能够用一两个指标进行定量描绘的，制定一个多指标并赋予不同指标权重的量表也许更合理。无论如何，在制订血液净化治疗计划前，评估全身液体超负荷状态、肺水肿程度，并在治疗过程中动态监测，对于实现治疗目标、减少不良并发症是有意义的，探索更精确的指标也是必要的。

四、血液净化脱血管外肺水过程中的监测和效果评价

脱水过程往往因患者疾病严重程度、操作者经验等干扰因素而变化多端，但是监测与评价的基本要求不会改变：其一是精确与动态的血流动力学监测，其二是液体超负荷程度和肺水肿损害的临床表现得以有效监测；三是通过监测防止不良反应和损伤控制。从这几点应该可以看出来，血液净化脱水的过程，实际上是临床血流动力学治疗密不可分的一部分。因此，对脱水过程中的监测仍必须遵循血流动力学监测与治疗的目标与目的设置、灌注与代谢监测、压力与容量监测、循环与器官功能平衡等原则。并不是只有对患者休克的复苏治疗叫做血流动力学治疗，复苏之后的循环功能维护，脱水治疗和减停血管活性药物都是血流动力学治疗的内容。

但是在血液净化治疗时，上述监测指标又有其特殊性，也因为这些特殊性，才更加要求监测精确、动态，和要求监测手段更丰富、专业知识更扎实。血液净化治疗对血流动力学监测的数据准确性有一定影响，使得血液净化治疗时对监测数据解读需要更加谨慎，例如在暂停和重新开始血液净化治疗的较短期间，由于血液温度会产生短暂变化，可以使热稀释法测定数据不准确；而反映组织灌注与代谢的指标乳酸和碱剩余（BE），受血液净化治疗的影响更大。乳酸的分子量为 90 道尔顿，能够被设备清除，有研究者测定发现，血液净化治疗清除乳酸量甚至可以占到全身乳酸清除总量的 30%；因为置换液是含碳酸氢钠液，使 BE 数值也受到更加显著的影响而难以用于指导治疗。

血液净化治疗脱水过程监测的密集程度，一方面决定了低血压、低灌注等不良反应出现的次数和严重程度，希望能够在血压未下降之前发现代偿期反应指标和灌注不足临床表现是密集监测的目的，等到发生低血压再进行处理，则缺血低灌注损伤已经可能产生后果了，甚至有时直接导致严重的循环崩溃和重建困难；另一方面，监测决定了达到预设脱水目标的速度，因为组织液回吸收入血的速度并不能探知，所以每小时净脱水的平衡量很难预估，只能以血流动力学稳定为底线，在密切监测的基础上不断尝试调整脱水速度。

五、血液净化设备、模式相关的影响

血液净化设备的发展非常迅速，现代设备具有多模式选择、多点位监测、精密报警锁定等功能，这些功能对保障操作的安全顺利进行必不可少，但是对脱水的目的来说差异并不明显。更多的影响是通过选择不同模式、滤器和剂量，改变患者体内物质代谢，削弱代谢废物和炎性介质等对心血管系统的不良影响，改善毛细血管通透性，从而使组织液的回吸收

与负平衡的实现更容易。

近年来在治疗模式方面的研究很丰富,例如对联合血浆滤过吸附(CPFA)、高截留分子量(high cut-off, HCO)血液滤过等在重症患者中的应用研究,虽然并无一致性推荐和指南,但是技术发展趋势已经一目了然。其他与脱水和血流动力学不稳定相关的设备问题,已经受到厂商和临床医生的关注,例如滤器的生物相容性问题、滚动泵的流量误差问题、血液引出体外和回流体内的热平衡问题等,相信技术进步的速度会超过我们想象。

不论何种模式,血液净化要达到的总脱水量要通过每小时出超量与总脱水时间实现。我们在面对休克血容量不足时,总会争分夺秒的尽快补足血容量,并且需要同时严密监测以防止容量过负荷加重心脏做功和肺水肿;在液体超负荷脱水时,需要监测的指标、体征并无任何不同,因此可以说血流动力学监测在有和没有血液净化治疗、何种模式治疗的条件下是一致的。当然会有复杂程度、密集程度、紧迫性和患者风险方面的差异。近年来讨论较多的是连续血液净化和间断血液净化对患者的影响,虽然一些研究从病死率上没有显示差异,但是多数学者主张是在疾病严重状态下,采用持续治疗可以获得更平稳的血流动力学和代谢物质清除,以减少继发损害。对于以脱水为目的的血液净化治疗,持续与间断进行会对重症患者产生多大影响,还缺乏对比资料,但是从规律透析的患者人群中经常看到如果透析不充分,常需要增加透析频率或延长透析时间,以获得更好地液体清除。总之,对EVLW脱水的顺利进行是在稳定血流动力学的基础上得以实现的,模式和设备的影响是次要因素。

六、血液净化设备以外的辅助办法

1896年Sdarling提出了液体通过血管内皮屏障的方程,迄今仍然适用。由于决定EVLW量的主要因素是肺血管内外静水压差、渗透压梯度、淋巴回流等,所以在脱水过程中除了对血液净化模式、脱水速度可以进行选择外,其他辅助方法也有很多研究者进行了探索。

1. **降低肺血管内外静水压梯度**　肺血管内外的静水压梯度受血管内静水压、组织间隙静水压、胸腔内压、肺内压的共同影响。实验测量的肺毛细血管静水压正常值为4.5～13mmHg,肺间质静水压为-8～-17mmHg。肺血管内静水压临床不可直接测量得到,可以以肺动脉嵌压(PAWP)为参考替代指标,二者的相关性取决于肺血管阻力。脱出EVLW理论上需要降低血管内静水压,同时不降低肺间质静水压,或者至少血管内外静水压差要下降,才有利于减少间质液生成、促进回吸收。因此,调整左心前后负荷增加心排出量以降低静水压是常用的方法。

调整机械通气参数,主要是呼气末正压(PEEP),维持适当的肺间质内压力,是否有助于减少EVLW也有学者进行了研究,但结果并不一致。例如邱海波等在绵羊ARDS模型上观察到PEEP<5cmH$_2$O,对EVLW没有影响,PEEP 10～15cmH$_2$O则显著减少EVLW量;而Maybauer等以正常绵羊作为实验对象,发现增加PEEP至10cmH$_2$O可以通过减少淋巴回流使EVLW量增加。这两个实验结果差异的原因,可能的原因是肺间质静水压对EVLW量的影响对于有和没有毛细血管通透性增加的肺是不一样的。对于ARDS肺由于毛细血管通透性增高,胶体渗透压所起到的阻止血管内水外渗的作用大大减弱,压力梯度阻止外渗的作用占主导;而正常肺的血管内胶体渗透压是决定因素,压力梯度对EVLW生成作用居次要地位,反而对淋巴回流构成影响;再有,这两种情况下淋巴回流量可能是不同的,ARDS造成的肺水

肿可以激活淋巴泵功能,能够使淋巴回流量增加5～10倍,使得PEEP的阻碍回流作用弱化。

可以看出在采用血液净化治疗脱水时,针对静水压增高性肺水肿和通透性肺水肿的策略是有所不同的,对静水压增高性肺水肿降低血管内静水压、提高血管内胶体渗透压、适当降低肺间质压力可能是有效地;而对通透性肺水肿,降低血管内静水压和提高胶体渗透压的作用相对要小一些,通过调节PEEP适当提高肺间质压力可能更有帮助。

2. **增加渗透压梯度** 对重症患者休克复苏使用晶体与胶体液之争由来已久,同样在脱水方面,尽管根据Starling方程采用胶体液获得更高的血管内外胶体渗透压差,有利于脱出组织间隙的液体,但仍然存在争议。临床常对血流动力学稳定阶段的低蛋白血症患者用白蛋白、人工胶体来调节血管内胶体渗透压,以利尿剂或血液净化设备和控制液体输入量达成液体负平衡,来实现远离液体超负荷和肺水肿带来的危害。这类研究数量并不少,多数研究所观察到的脱水或者限制水肿效果可以表现为肺功能的改善如氧合指数(PaO_2/FiO_2)、肺顺应性改善,甚至戴呼吸机时间、住ICU时间也有减少,但是转化为病死率改善的结果却不多见,即便有改善,研究的样本量也较少,证据力度尚有待提高。尽管如此,能够让存活者恢复更好更快的办法,已经值得推荐临床应用了。

3. **改善肺毛细血管通透性** 对于通透性肺水肿,依靠降低静水压减轻肺水肿常难以达到目的,应用胶体液希望改变渗透梯度也常因白蛋白和人工胶体可以渗漏到间质中而效果有限,因此如果能够改善肺血管通透性显然是标本兼治的办法,但是遗憾的是有效的办法并不多。一些研究观察到一氧化氮(NO)能够降低肺动脉压和肺血管阻力,从而降低肺血管通透性,也可以吸入到通气较好的肺泡中,扩张局部血管,改善通气血流比。一些研究发现糖皮质激素能减轻肺部炎症渗出,促进肺泡表面物质合成,稳定细胞溶酶体膜,从而改善毛细血管通透性。近年来对乌司他丁的临床应用和研究不断增加,显示乌司他丁对毛细血管通透性具有保护作用。应该注意的是,对这些药物效应的研究多是以动物模型或者患者出现肺损伤同时就给予的,是否在已经形成肺水肿之后用药仍然有效,和在血液净化治疗时是否具有辅助效用还有待进一步观察。

虽然如上述讨论的各种方法和策略能够帮助脱出血管外肺水,但实际上很大程度仍然是由患者病情阶段决定。从临床角度看,EVLW增加和全身液体超负荷大部分是一种疾病发生发展的病理生理现象,但是其中仍有部分原因是由于液体平衡管理失当。所以在考虑血液净化如何脱出血管外肺水之前,严格的循环血流动力学管理、液体出入量管理、心肺功能监测是很重要的工作。

(谢志毅)

参 考 文 献

1. Sakka SG, Klein M, Reinhart K, et al. Prognostic value of extravascular lung water in critically ill patiens Chest, 2002, 122(6): 2080-2086.

2. Rosenberg AL, Dechert RE, Park PK, et al. Review of a large clinical series: association of cumulative fluid balance on outcome in acute lung injury: a retrospective review of the ARDSnet tidal volume study cohort. J Intensive Care Med, 2009, 24: 35-46.

3. Murphy CV, Schramm GE, Doherty JA, et al. The importance of fluid management in acute lung injury secondary to septic shock. Chest, 2009, 136: 102-109.

4. Vincent JL，Sakr Y，Sprung CL，et al. Sepsis in European intensive care units：results of the SOAP study. Crit Care Med，2006，34：344-353.

5. 陈小枫，叶纪录，朱志云，等. 脉搏指示连续心排血量监测指导高容量血液滤过治疗急性呼吸窘迫综合征的评价. 中华危重病急救医学，2014，26（9）：650-654.

6. National Heart，Lung，and Blood Institute Acute Respiratory Distress Syndrome（ARDS）Clinical Trials Network. Comparison of two fluid-management strategies in acute lung injury. N Engl J Med，2006 Jun 15，354（24）：2564-2575.

7. Stewart RM1，Park PK，Hunt JP，et al. Less is more：improved outcomes in surgical patients with conservative fluid administration and central venous catheter monitoring. J Am Coll Surg，2009 May，208（5）：725-735；discussion 735-737.

8. 胡马洪，张庚，许秀娟，等. 早期连续血液滤过对脓毒性休克肺循环通透性的影响. 中华急诊医学杂志，2012，21（11）：1251-1256.

9. De Laet I，Deeren D，Schoonheydt K，et al. Renal replacement therapy with net fluid removal lowers intra-abdominal pressure and volumetric indices in critically ill patients. Ann Intensive Care，2012，20（2）Suppl 1：S20.

10. Martin GS，Mangialardi RJ，Wheeler AP，et al. Albumin and Furosemide Therapy in Hypoproteinemic Patients With Acute Lung Injury. Crit Care Med，2002；30（10）：2175-2182.

第二节 重症血液净化时低血压的评估与处理

低血压（hypotension）是血液净化时经常发生的不良反应，文献报道慢性肾衰长期透析患者，透析过程中低血压的发生率为 5%～30% 不等；重症患者进行连续肾替代治疗（continue renal replacement therapy，CRRT）时报道的低血压发生率达 10%～50% 不等。虽然目前没有明确的低血压临界值和持续时间定义，通常将血液净化开始后直至治疗结束后短时间内，出现收缩压 <90mmHg，或收缩压较平时下降 >20mmHg，并伴有临床症状，认为是血液净化相关低血压。欧洲最佳操作指南（The European Best Practice Guidelines，EBPG）对血液透析低血压（intradialytic hypotension，IDH）的定义与此近似：透析时出现血压下降和临床症状，血压下降指收缩压下降至少 20mmHg，或者平均动脉压下降至少 10mmHg。尽管各标准不一致，与常用的休克的诊断标准略有不同，但是都强调了必须存在低血压的临床表现，其目的是不以某个数值为阈值而以表现为导向，有利于早发现早干预。

血液净化过程中的低血压的本质就是休克的发生发展过程，依据引起组织灌注不足的严重程度和持续时间不同，对患者的损害程度也不同。临床表现是全身器官低灌注的代偿期与失代偿期的各种症状表现，典型临床表现为皮肤苍白、湿冷、花斑，心率增快或严重心动过缓，呼吸急促，神志改变等。程度较轻时出现心悸、头晕、视物模糊、黑蒙、面色苍白、呕吐、出汗、打呵欠、嗜睡等症状；严重时可以出现呼吸困难、心绞痛发作、意识丧失、甚至诱发严重心律失常，可以导致猝死。

一、血液净化治疗时低血压的类型和机制

如果按时间划分，低血压可以发生在开始血液净化时、血液净化过程中、血液净化结束

后短时间内。最为常见的时间是初始运转血液净化设备的数分钟内,和血液净化治疗接近达到预设目标之前。低血压的类型按照血流动力学分类,可以分为因有效循环血容量不足导致的低血容量性休克;因自主神经调节异常、感染、生物相容性异常、热平衡效应引起血管异常扩张导致的分布性休克;和因为心肌灌注减少、电解质紊乱等导致心律失常或心功能抑制导致的心源性休克;因管路内血栓形成并脱落导致肺栓塞是在血液净化时罕见但严重的并发症,属于梗阻性休克。

(一)低血容量所致低血压

低血容量是最为多见的血液净化相关低血压原因,当血液净化设备使血管内容量迅速减少超过了液体从组织间液回吸收入血的再充盈速度时,患者将通过神经体液调节,使心率、心肌收缩力增加以代偿提高心排出量,全身外周血管阻力增加以提高血压,使静脉系统内非张力容量转变为张力容量以增加回心血量等代偿机制启动。然而对于重症患者而言,低血压往往是多种影响因素混杂形成,例如患者原先存在的基础疾病、感染性休克或心源性休克状态,往往使机体代偿潜能有限或受损,低血压常来得更加突然和急剧。近年来高通量血液滤过(HVHF)的应用增多,有研究显示钠和钙的大量快速转移也可以加剧血流动力学不稳定。

1. 血液净化设备初始运转时的低血压　在连接患者与血液净化设备,血泵开始运转的数分钟内,即可发生低血压,特别是正在使用血管收缩药物的休克患者和体重较低的成人或儿童,称为血液净化初始低血压(circuit start hypotension)。通常认为这种血液净化开始后迅速发生的低血压与两个因素有关:一是血液被快速引流至体外,使有效循环血容量突然降低、机体不能迅速代偿所致;二是血液与管路和滤器接触,因生物相容性不良导致体内释放缓激肽等扩血管物质所致。血液净化管路大约能够容纳150~200ml血液,血泵转速通常需要达到150~250ml/min,因此可以造成一分钟内失血将近200ml的效果,这对于容量状态不佳和依赖血管活性药物的患者是一个较为猛烈的波动。一部分患者可以通过代偿反应逐渐恢复,另一些则需迅速调整设备、有效循环血容量和血管收缩药物剂量。临床操作者常采用的解决办法是初始血泵从低转速开始,逐步上调至目标转速,例如从50ml/min起步,每5分钟后上调50ml/min,直至达到150~250ml/min。例如Kim等采用这种缓慢开始的上机方式,对52例应用去甲肾上腺素的休克患者进行了205次CRRT上机,上机前后的MAP和去甲肾上腺素剂量波动较小,16次(7.8%)出现MAP下降超过20mmHg,23次(11.2%)需要增加去甲肾上腺素剂量大于50μg/min,没有心跳骤停、心律失常和被迫停机事件发生。另外也较常采用动静脉端同时连接患者的等容量上机方式,而不是按照一些设备操作说明建议的先连接动脉端,开动血泵后管路内预充液体废弃,直至血流到达静脉端再连接患者。

2. 血液净化过程中的低血压　血液净化治疗过程中的低血容量导致的低血压,多数与短时间内大量超滤液体负平衡,使有效循环血容量急剧减少、心排出量降低所致,特别是在血液净化进行了较长时间,脱水量已经接近治疗目标时。连续血液净化治疗往往不像短时间断透析那样导致患者自身液体平衡波动巨大,低血压往往发生较为缓慢,程度较缓和,对重症患者细致观测血流动力学监护参数多能及时发现、易于纠正;然而有些患者本身处于高度依赖血管活性药物或者心脏功能极差的休克状态,循环稳定性很脆弱,即使少量液体平衡的波动,也可以导致循环崩溃且难以重建。

3. 失血性休克 在血液净化期间和治疗结束后一段时间内，因抗凝并发症导致严重的出血，例如消化道大出血，可以引起失血性休克。临床也可见到在股静脉穿刺部位形成巨大血肿，血液丢失在肌间隙甚至后腹膜间隙，导致失血性休克。

（二）与低血容量无关的低血压

血液净化时的并发症主要为四类：抗凝相关并发症，如出血；导管相关并发症，如感染、血栓栓塞等；体外管路相关并发症，如膜反应；治疗相关并发症，如心律失常、置换液温度过高、脱水不当等。

1. 与抗凝相关的低血压 以严重出血最为致命，特别是脑出血和脑疝，报道的血液净化导致脑出血的发生率为 0.1%～1.8%。但是有研究报道，采用肝素或低分子肝素抗凝，应用常规剂量和严密监测抗凝指标不能预测脑出血的发生，是否无抗凝或局部抗凝血液净化可以降低脑出血风险，尚无确切资料。

2. 与导管相关的低血压 连续血液净化时中心静脉导管相关性血流感染并不少见，表现为血压下降、寒战、高热等，但是发热往往被血液净化治疗掩盖不易被发现。血液净化时可以在导管静脉端形成腔内血栓，使静脉端回流阻力增大而被迫停机，如果采用手动回血，有可能使栓子脱落入血，形成严重的肺栓塞。表现为患者氧饱和度突然下降、血压迅速降低，可以迅速导致死亡。

3. 与体外管路相关的低血压 滤器生物相容性不良导致体内释放缓激肽等扩血管物质，使阻力血管和容量血管异常扩张，血流再分布，可以引起低血压。生物相容性问题不易确定，只能依靠技术进步解决，医生唯一可做的只有严密监测、有预料、有治疗措施。

4. 与血液净化治疗相关的低血压 除了液体平衡设置不当外，临床上常见各种类型的心律失常导致低血压，心律失常多由于电解质异常或酸碱平衡紊乱等诱发，患者并发的心肌病变、冠心病、心力衰竭、严重贫血等也易诱发心律失常。心律失常以心房扑动、心房颤动最为常见，室性心律失常以频发室性期前收缩为主，严重者可有室速室颤，迅速恶化血流动力学状态，但是血液净化期间发生急性心肌梗死的报道少见。室速和室颤是血液净化期间猝死的主要原因。

（三）与血液净化治疗无关的低血压

重症患者与慢性肾衰长期规律透析患者不同，往往处于呼吸循环不稳定状态，以及严重感染、营养不良和多器官功能不全等疾病状态，血液净化治疗本身会对上述状态产生干扰，同时原发疾病自身也仍然存在和会恶化进展。例如重度 ARDS 不断调整机械通气参数，寻找最佳 PEEP 的过程中，会对胸腔内压、心脏功能、静脉回流量等产生显著影响，造成低血压，当然血液净化设置不当更加可能加重血压波动。其他肺源性因素例如张力性气胸、气道梗阻、大片肺不张等都可能造成血压骤降。与血液净化无关的其他部位的感染，例如腹腔内感染、胆道系统感染、颅内感染等，都可能在血液净化过程中发生。但是上述这些与血液净化操作并不直接相关，需要考虑到和细致分析。

二、低血压的严重程度评估

鉴于危重症患者血液净化时常常已经存在休克状态、心血管功能障碍和神经体液调节机制受损等因素，同时患者原本存在的意识障碍导致低血压代偿期表现不易被发现，以及低血压低灌注对已有器官功能障碍的再次严重打击，就需要更加重视对重症患者低血压的预防、监测和评估,监测的密集度要更高、获取信息要更加充分。

当一个血液净化治疗中的患者突然出现血压下降和一系列临床症状时,评估的内容并非仅限于评估组织低灌注的严重程度,更重要的是评价致命程度和背后的致命性病因,特别是寻找除了血容量不足以外的其他可以引起血压骤降的严重疾病并予以紧急处置。重症医学专业医生通常遵循的原则是疑病从重、降阶梯诊断思维,即先寻找紧迫的致命性疾病线索,如果没有明确发现,再寻找紧迫但短时间内不致命的病因,最后才能从容不迫的寻找非紧迫非致命疾病或原因。致命程度不仅依据血压数值确定,更重要的是低血压引起的症状或并发症是否足以立即致命。通常按照三步法完成评估:

第一步:心跳骤停评估,判定是否需要立即进行心肺复苏(CPR),特别是对突然意识丧失的患者采用。

第二步:致命的临床状况检查,参考高级创伤生命支持(advanced trauma life support,ATLS)的评估办法,按照如下顺序进行初步快速评估。

1. **气道维护能力评估(A, airway maintenance)** 极度低血压、并发脑血管意外、急性冠脉事件等情况下,可以出现舌后坠、呕吐误吸、气道痉挛等问题,使气道不通畅,严重时可能引起窒息迅速导致死亡。

2. **呼吸状况评估(B, breathing and ventilation)** 血液净化时突发心脑血管等严重并发症,低血压可能只是表现之一,呼吸的异常往往提示情况严重且更加迅速致死,例如停止呼吸、张口呼吸、叹气样呼吸、喘息等呼吸困难表现。

3. **循环状况评估(C, circulation)** 严重心律失常、急性冠脉事件均可以导致低血压,触摸脉搏、测量血压、给予持续监护都是必需的。

4. **失能情况评估(D, disability)** 意识丧失、言语能力丧失、肢体运动能力丧失,属于严重但不立即致死的状况,是寻找是否为神经系统突发疾病导致低血压的重要线索。

5. **全面体格检查与设备检查(E, exposure/equipment)** 对患者再次进行全面查体,如心肺听诊、腹部查体等,以发现可疑线索。与呼吸机出现故障和早期分体多泵组合式血液净化设备出现故障时需要立即人机脱离不同,目前的血液净化设备在遇到故障时会立即停止运转,可以在进行检查评估患者之后,再检查和寻找可能发生的因设备障碍所致患者损害。

第三步:在确保前两步检查完毕并获得了稳定可靠的气道与通气能力后,及时获取实验室检查、影像学检查信息以协助诊断。例如血气分析、离子分析、血红蛋白变化、肺部疾病、心电图和床旁超声等,以获取更多信息评估患者安全与分析原因。

三、低血压的一般对症处置

重症患者在血液净化过程中发生的低血压经常只有监护仪监测到血压、心率出现异常,而因为镇静、机械通气、昏迷等原因,患者没有主诉和其他显著征象。此时的一般处置是将患者体位摆放平卧,同时降低血泵流速并调低超滤量,暂时给予零平衡。然后在数分钟内对低血压应按照致命程度进行分析与紧急处置,即前述的 ABCDE 次序。例如最紧急的心跳骤停的 CPR-BLS 操作和 ACLS 操作、非心跳骤停患者建立和保证畅通的人工气道、有效的通气保证氧与二氧化碳交换、充足的静脉通路保证扩容和输注血管活性药物所需等,这是对症治疗的层次。对严重低血压可以立即使用升压药物维持基础灌注压力,然后积极寻找病因线索,以便采取相应的抢救措施。

四、低血压的原因分层分析与处置

在对症紧急处置的基础上，再根据常见病因和当前发现的线索对低血压原因进行分层分析。实际上，对待任何一位患者，在住院期间突发血压下降，都遵循同样的一个猜测、分析、证实、对因治疗的过程，以求有效治疗的及时和精准，只不过血液净化患者有其特殊影响因素或病因。分层分析仍然采用从重到轻、从最紧迫到不紧迫的次序。

（一）心源性

心脏原因出现的低血压是紧急的致命的，影响血流动力学的严重心律失常或是液体平衡管理失当导致的急性左心衰，或者急性心肌梗死，通常心电监测和心电图检查结合仔细的查体和床旁重症超声快速检查，可以初步建立或排除心脏问题的疑诊，必要时急查一些相关的生化指标更有助于诊断。处置方法视病情而具体确定，如抗心律失常、调整心脏前后负荷，以及紧急血管再通等。

（二）肺源性

张力性气胸、气道梗阻、大片肺不张、肺栓塞等肺源性问题，严重到能够导致低血压的程度都是需要快速确定和解除病因的。依靠血氧饱和度、呼气末二氧化碳分压、血气分析监测，和细致的查体，结合紧急 X 线检查，以及重症肺部超声检查，能够迅速明确，并采取最有效的治疗措施，例如调节呼吸机设置参数、胸腔闭式引流、纤支镜吸引等，都是重症医学科常规治疗措施。

（三）失血失液性

虽然由于液体平衡管理不当导致低血压是血液净化相关低血压最常见的原因，但除非突发的严重大量失血，否则血压下降多是逐渐进展的过程，可以放在心肺原因排除之后考虑。监测中心静脉压、血气分析、血红蛋白变化等有助于判断。血液净化过程中不断根据血流动力学参数和参数动态变化趋势调节超滤速度，对于防止低血压是十分必要的，这也是重症患者的血液净化治疗要以重症专业医生为核心制订计划和监测调整治疗剂量，而不是透析室医生为主的重要原因。通过血液净化血管通路和设备可以顺利进行快速补液和输血。一些学者根据血液净化时血钠的变化曲线，调节置换液或透析液钠浓度，能够减少低血压的发生。

（四）脑源性

虽然颅内重要部位的出血或梗死与栓塞是致命的，但确定诊断需要转运患者进行 CT扫描，因此对血压下降伴意识改变的患者，也应在排除心肺原因之后，且在能获得稳定可靠的通气和初步纠正严重低血压之后，才能外出检查，以避免电梯间死亡和 CT 室死亡。如果是脑出血则必须停止所有抗凝药物；如需降颅压治疗，甘露醇可以使用，能通过血液净化清除。

（五）其他原因

在把心、肺、脑疾病和严重失血失液排除之后，其他原因所致低血压的病因去除的紧迫性略微缓和一点，在对症治疗同时，获取有关线索，例如寒战发热、生化代谢指标异常等都有助于诊断和原因去除。置换液温度过高可以导致外周阻力血管扩张、容量血管扩张，导致相对血容量不足和血管阻力下降，引起低血压，因此一些学者采用低温血液净化，初始采用 35.5～36℃的置换液时可防止血管扩张、增加内源性儿茶酚胺的分泌、增加血管外周阻力,从而减少低血压的发生。针对 AKI 终末期、慢性肾衰竭或正在使用升压药物的休克患者,因其自主神经调节能力降低或者心血管代偿储备能力不足,易于在血液净化过程中发生低血压,一些学者尝试了同时给予低剂量血管加压素、盐酸米多君或预先调高升压药剂量等方式,目前尚缺乏循证医学资料推广应用。

低血压是重症血液净化过程中最常见的不良事件之一,不仅是威胁患者生命与健康安全的严重不良事件,也是中断血液净化治疗的主要原因之一;不仅使血液净化的治疗目标不能实现,而且使昂贵的管路、滤器、置换液废弃,降低患者医疗费用的使用效率。有研究证实低血压也是血液净化通路如中心静脉内管路、动静脉瘘中血栓形成的原因之一。尽管设备、模式、技术人员熟练度不断进步,但是血液净化过程中低血压的发生率仍然较高。同时重症患者本身存在的基础疾病和感染、机械通气等并发状况,使得多因素混杂,精准的原因分析并不容易。再者,一些常用的组织灌注与代谢监测指标例如碱剩余、乳酸等也受到血液净化治疗的明显影响,敏感性下降。因此,唯有通过密集监测、不断修正液体平衡目标、调整抗凝指标,以期预防低血压发生;发生低血压后进行准确的严重程度评估、快速紧急处置和条理清晰的病因分层分析,以期对症治疗和对因治疗精准有效。

(谢志毅)

参 考 文 献

1. Kim IB, Fealy N, Baldwin I, et al. Circuit start during continuous renal replacement therapy in vasopressor-dependent patients: the impact of a slow blood flow protocol. Blood Purif, 2011, 32(1): 1-6.

2. Eastwood GM, Peck L, Young H, et al. Haemodynamic Impact of a slower pump speed at start of continuous renal replacement therapy in critically Ill adults with acute kidney injury: a prospective before-and-after study. Blood Purif, 2012, 33(1-3): 52-58.

3. Paul E. Hemodynamic Parameters to Guide Fluid Therapy. Transfusion Alter Transfusion Med, 2010, 11(3): 102-112.

4. Mora-Bravo FG, De-La-Cruz G, Rivera S, et al. Association of intradialytic hypotension and convective volume in hemodiafiltration: results from a retrospective cohort study. BMC Nephrol, 2012, 13: 106.

5. Ino-Oka E, Urae J, Sekino M, et al. Blood pressure and sympathetic nerve tone relation during hemodialysis may reflect cardiovascular dysfunction. Intern Med, 2011, 50(22): 2741-2748.

6. Maria J Santiago, Jesús López-Herce, Javier Urbano, et al. Complications of continuous renal replacement therapy in critically ill children: a prospective observational evaluation study. Crit Care, 2009, 13(6): R184.

第二十二章　呼吸透析与血流动力学

第一节　体外膜氧合概述

一、体外膜氧合（ECMO）简介

体外生命支持系统（extracorporeal life support system，ELSS），通常称为体外膜肺氧合（extracorporeal membrane oxygenation，ECMO），是一种改良的体外循环及呼吸支持系统，对于常规治疗策略无效时的顽固性循环或呼吸衰竭患者提供体外心肺功能支持。它通过一种以循环血流泵与体外氧合器为核心组成的人工体外循环装置，进行以体外替代性气体交换支持和心脏替代支持为目的的心肺支持。ECMO 同时可以降低重症患者对其他常规心肺支持措施的要求，代替部分心脏做功，可减少血管活性药物的使用以及下调机械通气参数（降低潮气量、呼吸频率、氧浓度等），减少心肺继发性损伤，为心肺功能的恢复赢得时间。

目前临床上 ECMO 支持的方式主要有三种：从静脉到动脉（VA）、从静脉到静脉（VV），从动脉到静脉（AV）。不同模式的 ECMO，适应证也不尽相同，简单地说 VV-ECMO 通常用于单纯呼吸支持的患者，而 VA-ECMO 用于有循环衰竭的患者，而 AV-ECMO 主要指体外二氧化碳清除装置。常见的 ECMO 连接方式见图 22-1-1 和图 22-1-2。

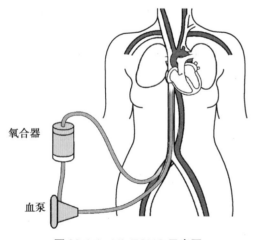

图 22-1-1　VA-ECMO 示意图
（从股静脉到股动脉）

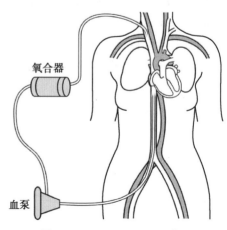

图 22-1-2　VV-ECMO 示意图
（股静脉到颈内静脉）

二、ECMO 气体交换原理

(一) 机体氧代谢

正常状态下的氧输送（DO_2）是指单位时间里（每分钟）心脏通过血液向外周组织提供的氧输送量，它是由 SaO_2、Hb 和 CO 三者共同决定的：DO_2（ml/min）$= 1.36 \times SaO_2 \times Hb \times CO \times 10$。氧消耗（$VO_2$）为机体每分钟实际消耗氧量，$VO_2 = 1.36 \times CO \times CavO_2 \times 10$ ml/min。氧消耗与氧输送的比值为氧提取率（O_2ext）。机体在正常代谢状况下，DO_2 储备足约为 1000ml/min，VO_2 约为 $200 \sim 250$ ml/min，即 O_2ext 仅为 $20\% \sim 25\%$ 已能满足此时组织氧代谢的需要。

当代谢率保持恒定时如全麻状态下，由于心排出量减少，氧输送明显下降，但此时机体也可通过提高 O_2ext 来保证 VO_2 满足氧代谢的需求，即 VO_2 并没有随着 DO_2 的下降而减少，VO_2 和 DO_2 是非依赖的。虽然 O_2ext 可以根据机体自身代谢情况而进行调整，但是它最高能达到 70% 氧提取率，超过 O_2ext 的极限后如 DO_2 进一步下降时，VO_2 则不能通过 O_2ext 的升高来保持不变，导致 VO_2 追随 DO_2 变化而变化，即 VO_2 与 DO_2 呈依赖性。此时 VO_2 不能满足氧需求，机体存在缺氧。正常成人氧需 $3 \sim 4$ ml/(kg·h)，而氧输送可达到 20ml/(kg·h)，因此正常情况下氧输送有很高的代偿范围，即便是氧输送下降到正常值的一半，由于 O_2ext 代偿性的提高，氧输送与氧耗在非依赖区，机体仍然没有缺氧。

(二) ECMO 与氧合

氧合器通过空氧混合器进行氧合，当血液流经氧合器时，气体通过氧合器中气血膜，靠膜两侧气体压力梯度进行气体交换。氧合器中血液氧合的状况受到氧合器效能的影响，总体反映氧合器效能的因素称为额定流量（rated flow）。

1. **额定流量** 是指单位时间内将正常静脉血氧合血红蛋白比例由 75% 提高到 95% 的血流量，额定流量越低，氧合器效能越低。在额定流量以下，单位时间内氧合器供氧量受 ECMO 血流量的影响，甚至呈线性相关。然而如果 ECMO 血流量超过额定流量，将不能充分氧合，不再额外增加供氧量。额定流量受到氧合器表面积、膜材质、膜厚度，氧合器应用时间等因素的影响。

2. **气流量** 氧合器气流量和血流量比值应为 1:1。由于氧离曲线的特征，在正常范围氧分压 100mmHg 以上，氧分压对氧含量的贡献小。使用高气流量吸氧可使氧分压上升，然而氧分压从 150mmHg 增加到 500mmHg，氧含量增加仅 1.4ml/dl。因此进一步提高 ECMO 氧合器气流量对氧合影响小。

3. **动脉血氧含量或氧饱和度** VV-ECMO 时，经 ECMO 氧合器氧合的血回到体内静脉系统中与体内未氧合的静脉血在肺动脉混合，然后再经肺氧合。最终的动脉血氧含量或氧饱和度受到 ECMO 血流膜氧合与回心血流肺氧合这两部分的共同影响。

VA-ECMO 时，一部分血流经 ECMO 氧合器氧合后直接泵到动脉系统，而其余血流回心经肺氧合，再经心脏泵到动脉系统。这两股不同氧合状况的血流在动脉系统交汇。不管 VV-ECMO 还是 VA-ECMO，血氧含量均受 ECMO 流量和肺氧合情况的影响，而且由于再循环（下文将提到）的存在，不同的置管方式也会影响动脉血的氧合情况，而且不同部位的置管除了影响整体的血氧含量，对于局部的血氧含量影响更明显，例如股动静脉置管 VA 方式，置管部位远端肢体氧饱和度为 100%，氧分压可达 $500 \sim 600$ mmHg，若此时患者肺功能极差，而 ECMO 流量不够高，心脏功能恢复正常，则此时经肺不充分氧合的血灌注上半身，使得冠脉血流、脑及右上肢的血流可能仍处于缺氧状态，因此会发生上下半身氧饱和度存在差异，所以临床上对于实施 VA-ECMO 的患者，可以通过观察右侧肢体情况来初步估测患者自身肺的氧合功能。

4. **混合静脉血氧含量或氧饱和度** VV-ECMO 时，经 ECMO 氧合器氧合的血回到体内静脉系统与体内未氧合的静脉血在肺动脉混合。最终的混合静脉血氧含量或氧饱和度应由这两部分血氧含量或氧饱和度分别乘以各自流量在除以 CO 而得。

VA-ECMO 时，经 ECMO 氧合器氧合的血流直接流到动脉系统，而混合静脉血氧含量或氧饱和度反映经外周组织摄取利用后残存的氧量，反映全身氧代谢状况，是否存在组织缺氧，一般情况下，应保持 $SvO_2 > 70\%$。

SvO_2 数值过高或过低均不正常，过低说明氧输送较低或者机体氧利用增加，过高说明氧输送过高或者组织氧利用情况不佳，针对 ECMO 患者 SvO_2 变化情况对机体氧代谢的反应说明，详述如下表：

表 22-1-1 SvO_2 变化与原因

SvO_2 下降	DO_2 下降	CO 下降	心衰、心肌抑制、心律失常、PEEP 增加、ECMO 流量低
		SaO_2 下降	呼衰、吸痰
		Hb 下降	贫血
	VO_2 增加	需氧量增加	发热、寒战、惊厥、呼吸做功增加
SvO_2 增加	DO_2 增加	CO 增加	心功能改善、ECMO 流量过剩、正性肌力药物应用、血管阻力下降
		SaO_2 增加	肺功能改善、FiO_2 增加
		Hb 增加	输血
	VO_2 下降	利用减少	低温、麻醉、麻痹、肌松、脓毒症、氰化物中毒

注：SvO_2，静脉血氧饱和度；DO_2，氧输送；VO_2，氧耗量；CO，心排出量；SaO_2，动脉血氧饱和度；PEEP，呼气末正压；ECMO，体外膜氧合；Hb，血红蛋白；FiO_2，吸入氧浓度

5. **再循环** 理想状态下，ECMO 应引流体内氧含量最低的静脉血，以期发挥氧合器的最大作用。然而在 VV-ECMO 时，由于引流管与灌注管的位置可能会离得很近，或者是静脉系统总体容量不足，可能导致一部分刚被体外氧合回到体内的氧合血又重新被抽吸到体外再次氧合，称为再循环。再循环降低了组织氧的利用效率，使得"无效氧合"增加，从而可能会造成实际血氧含量较低，影响患者预后。再循环除了 VV-ECMO 中存在，在部分 VA-ECMO 中也可能存在，例如股动静脉 VA-ECMO 时，如心脏本身有较大的输出量，经体外氧合的血返回动脉系统后主要灌注下半躯体，灌注后又从股静脉被引流到体外，再次氧合导致再循环。再循环明显降低 ECMO 的效率，实际有效循环量 = ECMO 流量 − 再循环量，然而计算再循环量非常复杂。在 VV-ECMO 时，从上下腔静脉、冠状窦及 ECMO 灌注回流的血都有可能被引流到体外或直接返回心脏。此时减少再循环的方式是确保引流通畅的前提下，保持引流管与灌注管间隔距离 20cm 以上。在 VA-ECMO 时，减少再循环的方式是避免引流和灌注同在下半身或上半身。如从股静脉引血而从颈动脉灌注，可适当减少再循环。

（三）ECMO 对 CO_2 清除

ECMO 对 CO_2 清除是通过氧合器中气血膜两侧 CO_2 压力梯度来驱动。血中 $PaCO_2$ 大于吸入气体 $PaCO_2$，因此血 CO_2 向气体中弥散而被清除。影响 CO_2 清除的因素有氧合器吸

入气体流速（sweep gas flow）、气流中 CO_2 浓度以及膜面积等。

与氧合状况相反，在 $PaCO_2$ 正常水平以下，$PaCO_2$ 对血液中 CO_2 含量的影响大，几乎呈线性相关。$PaCO_2$ 对从 52mmHg 下降到 40mmHg，CO_2 含量可能下降 12.5ml/dl，增加吸入气流量能有效增加血 CO_2 的清除量。

（隆 云 王 旭）

参 考 文 献

1. Kulkarni T，Sharma NS，Diaz-Guzman E. Extracorporeal membrane oxygenation in adults：A practical guide for internists. Cleveland Clin J Med，2016，83（5）：373-384.

2. Zonies D. ECLS in trauma：Practical application and a review of current status. World J Surg，2017，41（5）：1159-1164.

3. Macdonald PS，Jansz PC. Extracorporeal membrane oxygenation for acute cardiogenic shock：How do you mend a broken heart. Transplantation，2016，100（9）：1795-1796.

4. Chiumello D，Brioni M. Severe hypoxemia：which strategy to choose. Crit Care，2016，20（1）：132.

第二节 体外膜氧合与血流动力学

一、ECMO 对血流动力学的影响

ECMO 虽然是用来辅助衰竭的心脏或肺脏的治疗措施，但由于它可与机体自身循环发生交互作用，如果不了解 ECMO 对患者血流动力学的影响，则可能会出现不良并发症。不同形式的 ECMO 对患者血流动力学的影响并不相同。

（一）VA-ECMO 对血流动力学的影响

不同的置管方式具有不同的血流动力学特征。股静脉引流股动脉灌注时，经 ECMO 氧合的血和经肺氧合的血在主动脉混合，各器官的灌注取决于两股血流的比例。通常认为上半身包括心脑等重要器官由经肺氧合血灌注，而下半身腹腔内脏及下肢由经 ECMO 氧合血灌注，如果此时患者肺功能极差，那么就会造成上半身和心脑等重要器官的缺氧，而采用股静脉引流和颈动脉灌注方式则可保证脑和上半身的血流灌注。由于心脏自身灌注是来源于主动脉根部冠脉血流，通常认为是经肺氧合的血流灌注。如果本身肺功能极差，为了改善心脏的灌注可以再置一根相对细的灌注管，将灌注血流分流一部分到颈内静脉返回心脏，即所谓的 VAV 模式。这样可以保证一定程度氧合的血流返回心脏改善氧合，但灌注血流分流的量较难把控。

离心泵驱动器提供的是持续血流，此时随 ECMO 流量加大，心脏后负荷增加，由心脏泵出的血流将逐渐减少，表现为脉压逐渐下降。当动脉血流几乎完全由 ECMO 提供时，此时出现仅有平均动脉压而无脉压的现象。有学者称这种现象称为心肌顿抑。心肌顿抑表现为没有动脉波形，ECHO 提示左室游离壁运动欠佳等。心脏顿抑的发生率约 2.4%～38%，表现为心电活动正常，而脉压小于 10mmHg；V-A ECMO 时心肌顿抑多发生在 48 小时内，如果 4～5 天内未恢复则意味着不可逆性心肌损伤。目前关于心肌顿抑的原理尚不明确，但主要的原因可能与高流量 ECMO 运转时带来过高的左室后负荷以及心肌供血氧含量较低

有关。当 V-A ECMO 运转时，高速血流直对主动脉瓣，导致后负荷增加并阻止左室射血；由于冠脉灌注主要来源于肺氧合的血液，而很多重症患者肺氧合功能有问题，所以心肌氧供减少，这也是造成心肌顿抑原因，其他影响因素还包括缺血再灌注损伤和代谢等因素。

（二）VV-ECMO 对血流动力学的影响

VV-ECMO 时因不影响回心血流量，对血流动力学的直接作用影响较小。然而，对于严重缺氧患者而言，由于 VV-ECMO 可以间接改善冠脉和肺循环氧合，可以稳定血流动力学和增加心排出量。

（三）AV-ECMO 对血流动力学的影响

依靠动静脉血压压力差驱动的 AV-ECMO 对血流动力学影响较大。不同管径选择而对循环影响也不一致。通常选择 13F 的动脉插管而 15F 的静脉插管，此时分流量或 ECMO 血流量可达 1L/min 左右，为常规 CO 的 20%，此时需要代偿性增加 CO 才能维持血流动力学稳定。

二、ECMO 与血流动力学监测

血流动力学监测对于血流动力学不稳定患者具有重要的临床意义，一些重要的血流动力参数如平均动脉压（MAP）、心排出量（CO）、中心静脉压（CVP）、肺动脉楔压（PAWP）等在判断左右心功能方面具有十分重要的意义。

正常情况下，CO 全部来源于自身心脏的射血，所以 CO 的下降在一定程度上可以反映左心射血能力的下降，但是实施 ECMO 的患者，循环系统中的血流很大一部分是来源于人工泵，所以 CO 不能够准确反映心脏的射血情况。实际上除了 CO 外，ECMO 对血流动力学和氧输送的影响大，使得常规的血流动力学监测指标（CVP、PAWP 等）失去其原本意义。但是，必要的血流动力学参数在实施 ECMO 时具有十分重要的指导意义，尽管很多参数都不再适用，仍有一些具有参考和指导意义，总结如下表，表中除了血流动力学的参数，还有反映机体氧合情况的参数，详见表 22-2-1。

表 22-2-1　ECMO 参数监测及意义

参数	意义
心律	判断有无心律失常（室速、室颤等），出现时需要及时处理（抗心律失常药、电复律）
平均动脉压（MAP）	$MAP = CO \times SVR$，MAP 的下降可能由于 CO 不足（需要增加 ECMO 流量或者应用强心药）；SVR 下降（使用缩血管药）
动脉波形	由于 ECMO 血流为非搏动性，而经心脏射出的血液是搏动性的，所以动脉波形上出现搏动说明心肌存在收缩力，波形上搏动越明显说明心肌收缩功能越好，这在一定程度上可以反映心肌的恢复情况；如果动脉波无搏动，有可能是心肌收缩差（心室辅助装置），也有可能是因为后负荷过大（需要下调流量、舒张血管）
ECMO 流量（L/min）	流量过低会造成组织灌注不足，从而达不到 ECMO 治疗的最终目的，流量过低可能的原因：有效血容量不足（扩容）；ECMO 转速过低（增加转速）；SVR 过高（使用舒血管药物）
血气参数（PaO_2、$PaCO_2$）	PaO_2 过低可能是由于 ECMO 参数设置不够（上调流量、增加转速）、氧合器效能降低、上肢缺氧（例如股静脉-股动脉 ECMO 时，肺的氧合功能很差会导致氧合不好的血液灌注上半身，此时可以通过机械通气设置改善肺的氧合，或者改为 VAV 模式等）
SvO_2、乳酸	SvO_2 下降以及乳酸增高表明氧输送不足或是氧耗增加，所以需要增加氧输送（上调 ECMO 流量、纠正贫血等）和降低氧耗（镇静镇痛、降温等）

　　由于 ECMO 时很多血流动力学参数不再适用，而心脏超声由于其操作简单、结果稳定可靠成为在 ECMO 实施过程中十分重要的评估手段。使用心脏超声可评估即时的心脏容量状态、心脏收缩性和心脏做功。常用的参数包括心室内径、心室容积、射血分数、左心室等容收缩期压力最大变化速率（dp/dt_{max}）、每搏输出量等。Nicholas C 等采用微型经食管超声实时动态监测手段评估 ECMO 撤机过程中心功能的恢复情况，结果发现对于接受 ECMO 支持的急性心源性休克患者，超声评估心功能的恢复情况具有较高的准确性，并能有效指导 ECMO 患者顺利撤机。回顾性研究显示：当 VA-ECMO 流量降低至 1min/L，左室射血分数（LVEF＞25%）、主动脉 VTI＞12cm 和二尖瓣环侧壁收缩期峰值速度（lat S′）≥6cm/s 是预测 ECMO 成功脱机的独立危险因素。所以，对于实施 ECMO 的患者，当一些血流动力学参数不再适用时，可以选择超声来进行心功能的评估，具有较高的参考价值。

（隆　云　王　旭）

参 考 文 献

1. O'Neill WW，Kleiman NS，Moses J，et al. A prospective，randomized clinical trial of hemodynamic support with Impella 2.5 versus intra-aortic balloon pump in patients undergoing high-risk percutaneous coronary intervention：the PROTECT II study. Circulation，2012，126：1717.

2. Kulkarni T，Sharma NS，Diaz-Guzman E. Extracorporeal membrane oxygenation in adults：A practical guide for internists. Cleveland Clin J Med，2016，83（5）：373-384.

3. Lee JJ，Han SJ，Kim HS，et al. Out-of-hospital cardiac arrest patients treated with cardiopulmonary resuscitation using extracorporeal membrane oxygenation：focus on survival rate and neurologic outcome. Scand J Trauma Resusc Emerg Med，2016，24：74-82.

4. Matteo Pozzi，Carlo Banfi，Daniel Grinberg，et al. Veno-arterial extracorporeal membrane oxygenation for cardiogenic shock due to myocarditis in adult patients. J Thorac Dis，2016，8（7）：495-502.

5. Aissaoui N，Luyt CE，Leprince P，et al. Predictors of successful extracorporeal membrane oxygenation（ECMO）weaning after assistance for refractory cardiogenic shock. Intens Care Med，2011，37：1738-1745.

第五篇
重症疾病的血液净化治疗

重症血液净化是重症医学和血液净化技术在应实践的需要，逐步牵手并紧密结合再自成体系。虽然重症血液净化的主要任务是预防和治疗需要或可能需要血液净化的重症疾病，但其所能干预的疾病种类、技术、治疗的目标随着对相关重症疾病的认识和血液净化理念与技术的发展在不断发展和调整，有广度和深度上的拓展也不乏某些领域中某些技术使用指征的缩水甚至淘汰。

从重症的角度，我们需要不断探索其病理生理机制，力图找到是内环境哪些平衡被打破而导致了疾病；还要知道内环境中某种失衡是否只是某些物质在体内的质或量的变化，以及这种物质是否需要并有可能被某种方式的血液净化所清除。在精准医疗的时代，重症患者对包括重症血液净化的各种治疗手段自然提出比普通患者更高的"个体化"要求；而其中的儿科重症，又因其在疾病谱和生理特点等方面与成人的诸多不同，从而使其在"群体个体化"的基础上，升级了个体化从层次。

从血液净化的角度，我们当然希望每种模式都是以一当十的"神器"，但事实上每种模式都不可避免地具有其局限性。比如最常用的连续血液滤过，从发展之初效力较低的动静脉方式到能力显著增强、调控越来越精密的静静脉血滤，我们曾经为之欣喜，并不断尝试把它的适用范围从肾衰竭扩大到早期 AKI、急性呼吸窘迫综合征、重症急性胰腺炎、全身性感染和各种中毒等等。我们又逐渐发现，这把神器并没有我们期望的那么理想，即使我们不断地提高它的剂量和提早开始的时间。曲折的前进中我们又针对不同的疾病，探索着新的血液净化方式，还通过已有血液净化方式的组合，即"集成血液净化"，对重症疾病打出组合拳。

因此，重症血液净化需要知己，即要了解这个特种部队中各个小分队的不同的战斗力；也要知彼，即要透彻的理解重症疾病的特点与难点。本篇是在前面详细阐述了重症血液净化的基础理论的基础之上，针对 ICU 中最为常见的需要重症血液净化理念与实践给予帮助的疾病，请到在相关领域有实战经验的专家分章节进行阐述。因篇幅所限和对受众人群的考虑，仍有某些疾病未能被收录，此外新的疾病尤其是现在和未来可出现的导致多个器官功能受损的传染性疾病如 Ebola、Zika 病毒病等也难以全部涉及。也会有一些疾病，目前仅限于本书所及的方法，在新的理念与技术出现后，新的手段可能会对其进行补充或是替代。作为重症血液净化的战友，我们希望和大家一起战斗，相互学习，共同进步。

（陈秀凯）

第二十三章　急性肾损伤与肾脏支持治疗

第一节　急性肾损伤概述

急性肾损伤（acute kidney injury，AKI）是一组由各种原因所致的肾脏结构和功能在短时间内发生改变的临床综合征，表现为肾小球滤过率（glomerular filtration rate，GFR）突然或持续性下降，尿素和其他代谢产物在血液中蓄积而出现的临床综合征，是目前住院患者常见并发症。AKI 存活患者中，肾功能很难完全恢复，可进展为慢性肾病（chronic kidney disease，CKD），甚至发展为终末期肾病（end-stage renal disease，ESRD）及多器官功能衰竭。

虽然肾脏还有其他重要功能（如：肾小管的浓缩与重吸收，激素分泌等），肾脏的损伤也不一定表现为肾小球功能的改变，但出于实用性的目的，急性肾损伤（acute kidney injury，AKI）完全是以肾小球功能改变而制定的概念。同样出于实用的目的，AKI 定义是基于血肌酐和尿量变化。在不久的将来，AKI 的定义有可能因引入特殊的肾脏细胞损伤标记物而发生改变。

与其他的重要器官不同，当循环血容量不足或是血容量真正的减少（比如：出血，脱水）或是其他病理条件导致的肾脏灌注减少（比如：急性失代偿的左心衰竭，肾动脉狭窄）时肾脏功能会降低。把 AKI 当作只是肾脏本身的疾病，会引起困惑，尤其是肾外因素经常是肾脏功能损伤或器质性损害的原因。类似于心脏停搏的概念，当心脏停搏时甚至可能心脏是空的而心肌收缩力是正常的；AKI 只是肾脏功能的损伤这时肾脏本身结构却是正常的。最后，还有相反的情况：肾脏结构已经受到了损害却没有临床表现，即亚临床 AKI 形式——请参见下文中的"器质性损害"。

一、急性肾损伤相关的概念

（一）少尿

虽然尿量既是相当敏感的肾脏功能指标，又是肾小管损伤标记物，但尿量和肾脏功能/损伤之间的关系是复杂的。举个例子，当肾小管通畅并且肾小管的重吸收功能正常时，也可以有明显的少尿。容量不足和低血压可强力地刺激加压素分泌，导致的结果是远端肾小管和集合管对水充分地通透，从而使尿量极度减少和尿最大限度地浓缩（> 500mmol/kg）。相反，当肾小管受到损伤时，强大的浓缩功能受到损坏，尿量可能仍然正常（即非少尿型肾衰）。在临床医学中通过尿液分析来判断肾小管功能已经有很长的历史。事实上，高尿渗透压（尿渗克分子浓度）加上低尿钠是少尿和氮质血症时肾小管功能完整的强有力证据。但是这不能解释为肾脏是"良好的"或"肾前性的"肾功能损伤。完整的肾小管功能可见于各种肾脏疾病（如肾小球肾炎），特别是在疾病初期。在 ICU 脓毒症与急性肾衰竭最相关，在没有任何特异性指标改变时，肾功能已经发生了改变。最后，尽管严重的少尿甚至是无尿可能起因于肾小管损害，也可能是由于尿路梗阻、完全的动脉或静脉的闭塞。这些情况将导致快速的、不可逆的肾脏损害，需要被迅速地识别和处理。

（二）氮质血症

通常把以尿素氮形式存在的高血氮状态称为氮质血症。血清氮或血尿素氮（blood urea nitrogen，BUN）正常值高限因年龄、种族、性别及饮食结构（素食者低）而有所不同，但是一般低于 8.5mmol/L 或 24mg/dl。近年来，氮质血症常被用于各种原因导致的 GFR 的下降，表现为 BUN 和肌酐的升高。肌酐和 BUN 可以自由地被肾小球滤过，而肌酐可以被少量地重吸收（也部分被肾小管分泌），BUN 的重吸收有流量依赖性。因此，随着肾小管流量的减少尿素重吸收和血液浓缩增加。BUN 和肌酐在肾脏生理中的差异有助于探讨氮质血症的病因，但应用中存在重大的局限性（见病因学）。

（三）急性肾损伤或器质性损害

单用少尿和氮质血症定义急性肾脏疾病都没有足够的敏感性、特异性和反应及时性。

1. **急性肾损伤** AKI 的概念应包括从肾功能微小改变到需要进行肾替代治疗的整个肾脏功能损害范畴（详见诊断和分期）因此，AKI 的概念开拓了一个新名词。AKI 不是急性肾小管坏死（acute tubular necrosis，ATN）和 ARF 的同义词，而是还包括了不太严重的情况（甚至是肾前性的氮质血症）。实际上，AKI 的确可以被认为是包括了所有原因导致的肾脏功能损伤和肾脏结构损害。这一点很重要，因为不能只关注肾衰竭或是接受透析的和 ATN 等有临床症状又经病理手段明确诊断（很少能确证）为肾损伤的患者，AKI 与高住院病死率紧密相关，要求我们改变这样的思维方式。Hoste 等的一项研究显示，只有 14% 达到 RIFLE 标准"F"级的患者接受了 RRT，但这部分患者的住院病死率却是同一个 ICU 中非 AKI 患者的 5 倍。

2. **器质性损害、亚临床 AKI 及肾功能贮备** 肾脏器质性损害可能发生在肾功能下降之前，之后或同时。这是因为肾功能减低可能是机体适应性的变化；比如，循环血容量减少后的反应。AKI 的概念试图包括无肾功能丧失的肾脏损伤，而通常形式的 AKI（比如：脓毒症）却并不产生可容易地被现存影像技术发现的结构改变。组织病理学没有揭示损伤的证据，这是因为虽然经常有轻微的和不均匀的病理改变，却很少为 AKI 的患者做肾活检。应用敏感的肾损伤生物标志物（如：嗜中性明胶酶相关载脂蛋白，肾损伤分子 -1）的研究显示，有些患者虽然没有肾损伤生物标志物的依据但却有肾功能的下降；而其他患者相反。其中的第二个研究人群被认为处于一种我们现在没有能力检测的亚临床 AKI 形式。有一点很重要，要认识到"亚临床"不等同于轻微或不重要。这是因为在肾功能低于正常之前，健康的肾脏能承受肾单位显著地丧失。一个健康的年轻人可以拥有强大的肾脏储备，肾脏可以耐受显著的打击却没有 AKI 时的表现；而对一个慢性肾病的患者来说，很小程度的损伤却可以导致临床型 AKI。亚临床型 AKI 的生物学结构后果目前还不明确。损害可能会痊愈，或者造成肾功能贮备的永久丧失。预后可能取决于患者本身的特点（特别是年龄，也可能还有遗传因素决定康复）以及肾脏损伤的类型和持续时间。

二、急性肾损伤流行病学

2004 年 AKI 诊断标准的确定，使 AKI 流行病学调查研究的可信性增高，并使对全球不同国家和地区的 AKI 流行病学资料进行 Meta 分析成为可能。2013 年 ANS AKI 顾问组（Acute Kidney Injury Advisory Group of the American Society of Nephrology）对 AKI 概念提出后的 2004—2012 年间全球 AKI 流行病学研究进行 Meta 分析，，成人住院患者 AKI 的总发生率为 21.6%（95%CI 19.3%～24.1%），儿童为 33.7%（95%CI 26.9%～41.3%）；成人 AKI 相关总病死率为 23.9%（95%CI 22.1%～25.7%），儿童为 13.8%（95%CI 8.8%～21.0%）。2013 年国内前瞻性多中心的流行病学调查有 22 家 ICU 参与，纳入患者 3063 例，采用 RIFFLE 标准（Risk、Injury、Failure、Loss 及 End Stage Renal Disease），结果显示 ICU 中 AKI 的发生率为 31.5%。

三、急性肾损伤的诊断和分期

（一）RIFLE 标准

为了标准化 AKI 的定义，急性透析质量倡议组织（ADQI）通过广泛的专家共识，提出了 RIFLE 标准。"RIFLE"是 Risk、Injury、Failure、Loss 和 End Stage Kidney Disease 的首字缩写，分别代表了风险、损害和衰竭三个升高的严重程度级别与肾功能丧失和终末期肾病两种结局。前三个严重程度级别是根据血肌酐或尿量中最差值来确定。后两个预后标准，肾功能丧失和终末期肾病，是依据肾功能丧失持续的时间。RIFLE 标准从最初被提出，已经被广泛的采纳，并开创了精确诊断、治疗和研究 AKI 的新时代。然而几乎从一开始就存在这样一个问题，用血肌酐的相对改变来定义 AKI，就意味着已有 CKD 的患者（和升高的基础肌酐）如达到诊断标准需要更大的血肌酐增加绝对值。例如，一个患者血肌酐是 70mmol/L（0.8mg/dl）意味着该患者的肌酐达到 105mmol/L（1.2mg/dl）或绝对值增加 35mmol/L 才符合 AKI 的标准。而一个血肌酐 200mmol/L（2.26mg/dl）的患者，只有当他的血肌酐达到 300mmol/L（3.39mg/dl）或绝对值增加 100mmol/L 才达到 AKI 标准。虽然血肌酐的相对变化适用于不同的患者，因为它反映肾小球滤过率的相对变化（不管血肌酐的基线水平如何，血肌酐的成倍增加反映的是 GFR 下降了 50%），但是血肌酐增加 <100mmol/L 的患者似乎也有临床意义。另外，对比肾功能正常的患者而言，慢性肾病的患者要想观察到肌酐相对增加（如：50%）比观察到固定的升高值（如 35mmol/L）需要更长的时间。

（二）超越 RIFLE：AKIN 和 KDIGO

AKI 网络（acute kidney injury network，AKIN），一个国际性、跨学科的专家小组，倡议把 RIFLE 修改成包含 48 小时内血肌酐绝对值的少量增高（26.5mmol/L），并作为 AKI 的替代标准。2012 年，改善全球肾脏病预后组织（Kidney Disease Improving Global Outcomes，KDIGO）采用了被 AKIN 修正过的 RIFLE 标准，并且也包含了针对儿科患者的修改意见（表 23-1-1）。

表 23-1-1　AKI 分期标准

分期	血肌酐标准	尿量标准
1	基线值的 1.5～1.9 倍或增加 ≥26.5μmol/L（或 0.3mg/dl）	<0.5ml/(kg·h)，6～12h
2	基线值的 2.0～2.9 倍	<0.5ml/(kg·h)，≥12h
3	基线值 3.0 倍以上，或增加 ≥353.6μmol/L（4mg/dl），或开始 RRT，或小于 18 岁，eGFR 降至 35ml/(min·1.73m²)	<0.3ml/(kg·h)，≥24h 或无尿≥12h

eGFR：肾小球滤过率估计值；AKI 分期采用最差值（血肌酐和尿量）。参见 KDIGO 的 AKI 临床指南：Kidney International Supplements 2012，2（1）：1-138

AKI 被定义为满足下列条件之一：

- 48 小时内肌酐升高≥26.5μmol/L（0.3mg/dl）
- 已知或推测 7 天内肌酐升高≥基础值
- 尿量＜0.5ml/（kg•h）持续 6 小时

KDIGO 的 AKI 临床实践指南强调了应该对 AKI 高危人群，甚至在明确获得 AKI 证据之前就该开始进行干预。这种说法是基于假定在一定比例的患者中 AKI 是可以预防的。实际上仅在某些类型的 AKI 患者（多数有显著的肾中毒损伤）获得了这方面的证据。尽管如此，推测如果早期预测或诊断 AKI 就可以避免或减轻 AKI 的发生还是有道理的。

最近，Kellum 等针对实施 KDIGO 诊断标准时，尿量和血肌酐改变并非一定同步的问题进行了研究。该研究显示：尿量和血肌酐同时达标的 AKI 患者预后更差；同时不论是尿量还是血肌酐达到了某个 AKI 级别的标准，都对 1 年后的生存曲线产生影响；即使单纯少尿而肌酐没有变化的 AKI 人群的一年生存率也会下降；即使不关联 AKI 严重程度，AKI 持续时间也是影响预后的重要因素；更令人吃惊的是，低肌酐基线值和小变化绝对值的患者与高基线值和相对大变化绝对值的患者相比较，其风险相当。

（三）急性肾损伤的生物标记物

在不久的将来，损伤性生物学标记物将有望取代或扩充功能性标记物（尿量和血肌酐）。一些有潜力的血清和尿标记物已经被确定。将来，肾脏细胞损伤标记物很有可能被用于定义 AKI，并且有潜力在出现功能紊乱之前就对 AKI 做出诊断。到那时，可靠的能代表尿量和血清肌酐的标记物，再经过 RIFLE 标准的修正，才终将成为我们能提供的最佳品。

近年来已对肾损伤分子 -1（KIM-1）、胱抑素（cystatin-C）、中性粒细胞明胶酶脂质相关运载蛋白（NGAL）、白细胞介素 -18（IL-18）、肝脂肪酸结合蛋白（L-FABP）等进行大量的研究。与血 Cr 比较，这些新型生物标记物能更早地发现 AKI，并能不同程度地预测患者是否需要 RRT 或死亡。不同的新型生物标记物在肾脏的表达有所差异，受 AKI 的严重程度、持续时间、检测时机以及病原学等因素的影响。其中与肾小管损伤关系密切的有肾损伤分子 1（kidney injury molecule，KIM-1）、中性粒细胞明胶酶相关脂质运载蛋白（neutrophil gelatinase associated lipocalin，NGAL）、N- 乙酰氨基葡萄糖苷酶（N-acetyl glucosaminidase，NAG）、白细胞介素 18（interleukin-18，IL-18）等，与肾小球损伤关系密切的有 β_2- 微球蛋白（β_2 microglobin，β_2M）和胱抑素 C（cystatin C，CysC）等。

1. KIM-1　KIM-1 是一种 I 型跨膜糖蛋白，相对分子量为 90kDa，其表达的组织特异性较高，正常成人肾脏几乎不表达，缺血或中毒性损伤时，受损的肾小管上皮细胞表达增强，其代谢产物经尿液排出，检测方法主要为酶联免疫法，其可在尿液中较长时间稳定，受尿液理化因素影响较小，检测尿液中 KIM-1 的水平可间接反映肾小管受损情况。目前的动物实验及临床研究显示，在肾功能受损时，KIM-1 出现异常的时间早于血 Cr、β_2M 及尿中管型，在反映肾小管损伤方面特异性较高。

2. NGAL　NGAL 是目前发现的最稳定的 AKI 生物标记物之一，相对分子量 25kD，是脂质运载蛋白家族成员，能与特异性中性粒细胞颗粒上的中性粒细胞明胶酶共价结合的蛋白质，由 178 个氨基酸组成。免疫细胞、肝细胞及肾小管上皮细胞等多种组织细胞均有表达，而非肾脏特异性表达。临床监测方法主要为免疫比浊法和酶联免疫吸附法。血浆中 NGAL 经肾小球自由滤过，然后在近曲小管通过内吞被重吸收。正常人肾脏仅有远端小管和集合管上皮细胞表达，但在 AKI 患者中，主要表达于增殖的近曲小管细胞。有研究显示，血及尿中 NGAL 有助于体外循环术后儿童 AKI 的早期诊断。

3. NAG　NAG 是一种溶酶体酸性水解酶，广泛存在于各种组织器官、体液及血细胞的溶酶体中，相对分子量 140kDa，可水解 β-N- 乙酰氨基葡萄糖苷和 β-N- 乙酰氨基半乳糖苷，近端肾小管上皮细胞中含量丰富。正常情况下，血清 NAG 不能通过肾小球滤过膜，且血浆中的半衰期仅 5 分钟，故尿 NAG 升高主要反映肾小管损伤，是肾小管功能受损的敏感指标，其测定方法有比色法和荧光光度法，但 NAG 仅在酸性尿液中较稳定。

4. IL-18　IL-18 是一种促炎细胞因子，主要在单核 - 巨噬细胞表达，相对分子量为 18kDa，结构及功能上属于 IL-1 家族，临床常用检测方法为酶联免疫吸附法，动物实验及临床研究表明，IL-18 在反映缺血 - 再灌注损伤导致的肾小管损伤方面具有较高的特异性，与肾移植后肾功能的恢复显著相关。

5. CysC　CysC 是一种半胱氨酸蛋白酶抑制剂，相对分子量为 13kDa，所有有核细胞均可产生，以恒定速率分泌至血液，经肾小球滤过，肾小管完全重吸收及分解代谢，且不被肾小管分泌，其浓度仅受肾小球滤过率影响，而不受其他因素如年龄、性别、种族、肌肉情况等影响。研究表明，血清及尿 CysC 较血 Cr 更敏感地反映肾小球滤过功能的变化。

6. β_2M　β_2M 是由淋巴细胞、血小板及多形核白细胞产生的小分子球蛋白，相对分子量为 11.8kDa，是由 99 个氨基酸组成的单链多肽，是细胞表面人类淋巴细胞抗原的 β 链部分，正常人的合成率及从细胞膜上释放量相当恒定，可以通过肾小球自由滤过，99.9% 在近端肾小管重吸收，并在肾小管上皮细胞中分解破坏，正常情况下，排出量甚微。血清中 β_2M 浓度可以反映肾小球滤过功能，受肾外因素影响较小，较血 Cr 更准确，尿中 β_2M 增高，提示肾小管受损。

7. 金属蛋白酶抑制因子（TIMP-2）和胰岛素样生长因子结合蛋白 7（IGFBP7）　最近 Kashani 等针对细胞周期停止蛋白 TIMP-2 和 IGFBP7 对 AKI 的早期诊断价值进行了系统研究。TIMP-2 与 IGFBP7 在肾脏上皮细胞处于应激状态下由肾小管细胞表达。他们先后进行了两个多中心观察性研究——探索实验与验证实验。在探索实验中，汇总了三个中心 522 例有 AKI 高危因素成年患者的血清与尿液 340 个标记物的检测数据，其中包括 KIM-1、cystatin-C、NGAL、IL-18 和 L-FABP 以及 TIMP-2 和 IGFBP7 等，筛选出两个最好的标记物——TIMP-2 与 IGFBP7。在验证研究中进一步证实，TIMP-2 与 IGFBP7 诊断 AKI 优于其他标记物。此后，已有研究将 TIMP-2 与 IGFBP7 应用在心脏术后等不同 AKI 高危人群中。TIMP-2 与 IGFBP7 作为 AKI 的早期生物标记物可能具有广阔的临床应用前景。

四、急性肾损伤的病因与发病机制

AKI 并非一种疾病，而是由多种病因引起的急性肾损伤性病变；不同危险因素引起的 AKI 发病机制不同。习惯上，一般根据病因作用于肾脏部位的不同进行分类。近年来，随着对 AKI 研究的深入，越来越多的研究按照 AKI 病因直接分类，以便更有利于对其发病机制进行研究和更好地指导临床治疗，如缺血性 AKI、脓毒性 AKI、造影剂相关 AKI、手术相关 AKI、挤压综合征致 AKI、心肾综合征、肝肾综合征等。

（一）按照致病因素在肾脏作用部位分类

根据致病因素在肾脏直接作用的部位不同，习惯分为肾前性、肾性及肾后性因素。三类因素所致的 AKI 都会有轻有重（AKI 1～3 期）；无论是哪一类因素引起的 AKI，只要血肌酐升高，即意味着肾脏本身（肾小管、肾小球或肾间质）可能开始发生功能性或器质性损伤。

（二）直接按病因分类

引起 AKI 常见的危险因素主要包括肾缺血、脓毒症、肾毒性药物、外科大手术、挤压伤、肾移植及其他脏器功能不全，如心衰、肝衰、胰腺炎、ARDS 等。每一种危险因素又会有多种机制参与 AKI 的发病。按病因直接对 AKI 进行分类更加有利于其发病机制的研究，从而能更好地指导临床。

1. 缺血 - 再灌注与氧化应激　肾脏缺血 - 再灌注时，可诱发细胞代谢障碍、氧化应激（oxidative stress，OS），产生大量氧自由基、激活补体系统，造成肾损伤。在代谢方面，缺血缺氧持续存在，可进展为线粒体功能障碍导致 ATP 耗竭、细胞坏死；同时，细胞膜依赖 ATP 的通道活性发生障碍，细胞膜通透性增高，水钠潴留，细胞肿胀坏死；同时无氧酵解增加和细胞内酸中毒，可导致细胞功能障碍。病理检查可见肾小管上皮细胞刷状缘消失，细胞脱落，堵塞肾小管，管压增高，进而引起小管液反流及外渗，GFR 降低，尿液减少。缺血 - 再灌注还可通过多种途径激活补体系统，产生多种具有生物活性的片段，激活炎症反应。

OS 是一种氧化剂产生和消除的速率不能相平衡的状态。活性氧（reactive oxidative species，ROS）和活性氮（reactive nitrogen species，RNS）产物增多一方面会增加自由基的产生，另一方面可致大分子物质包括蛋白、脱氧核糖核酸（DNA）和脂质的氧化反应增强。此外，脂质过氧化增强，尤其是多不饱和脂肪酸，过氧化产物会与 ROS/RNS 一样，促使自由基的级联反应持续进行。

2. 脓毒症相关急性肾损伤　脓毒症致 AKI 的发病机制复杂且涉及很多方面，包括肾内血流动力学改变、肾缺血 - 再灌注损伤，肾小管周围毛细血管微循环障碍、内皮细胞功能障碍、肾实质炎症细胞浸润、血管球血栓形成、坏死细胞及碎片堵塞肾小管、脓毒症诱导的免疫反应、内毒素所致炎症因子（肿瘤坏死因子、白细胞介素、血小板活化因子及白三烯等）释放及炎症瀑布反应、NO 及一氧化氮合酶诱导生成及肾组织细胞凋亡等。近年来研究倾向于脓毒症时肾血流量未必均减少，甚至有时因为心排出量增加，全身血流量的增加，肾血流量也随之增加，但仍然会发生肾损伤，这可能与缺血之外的机制有关，比如再灌注损伤。脓毒症时再灌注损伤可产生大量氧自由基和羟自由基，这些自由基均加重脂质过氧化进而损伤细胞及线粒体膜结构及功能；脓毒症所致 AKI 中，天冬氨酸特异性半胱氨酸蛋白酶 3（caspase-3）活化增加，致使凋亡诱导因子和细胞色素 C 释放及 B 淋巴细胞瘤 2 基因（B-cell lymphoma 2，Bcl-2）完整性缺失，在大量免疫细胞和非免疫细胞凋亡的同时，肾小管上皮细胞也出现凋亡；大量炎症介质释放导致肾小管上皮细胞刷状缘消失，肾小管上皮细胞脱落，堵塞肾小管等。

3. 围术期急性肾损伤　肾脏低灌注造成肾髓质血流量减少常是导致围术期肾损伤的首发原因。无论是既往已经存在 CKD 的患者还是术前肾功能正常的患者，对于低灌注和低氧，高代谢需求的外层肾髓质（髓质的摄氧占肾脏的 90%）都是极易受损的部位。全身低灌注状态或是一些特殊的手术操作，比如血管手术中钳夹动脉，都会造成缺血 - 再灌注损伤。但尸检结果与临床推断不完全相符，病理显示围术期 AKI 的细胞损伤与细胞病性缺氧（cytopathic hypoxia）关系更密切，而非细胞坏死或凋亡。此外，手术的炎症反应导致大量炎症介质释放，也是导致围术期肾损伤的重要原因。

4. 横纹肌溶解致急性肾损伤　横纹肌溶解症（rhabdomyolysis，RM）是多种病因引起的横纹肌损伤,表现为细胞膜完整性破坏,肌细胞内容物(肌红蛋白、肌酸激酶以及电解质等小分子物质)释放至细胞外液及血循环中,可诱发 AKI。RM 致 AKI 的发病机制包括肾内血管收缩、肾小管阻塞和肌红蛋白直接细胞毒性作用,三种机制有相互协同作用。游离血红蛋白与 Tamm-Horsfall 蛋白相互作用形成管型,导致远端肾小管阻塞,GFR 降低,随后肾内血管收缩,肾小球滤过压代偿性增加。肌红蛋白诱导 OS 反应产生炎症介质,可促进肾内血管收缩和肾小管缺血,在此过程中低氧诱导因子(hypoxia inducible factor-1,HIF-1)、血红素氧合酶 -1(hemeoxygenase-1,HO-1)、促红细胞生成素(erythropoietin,EPO)也参与导致肾损伤。

5. **造影剂诱导急性肾损伤**　造影剂致 AKI 是由碘造影剂引起的急性肾功能障碍。造影剂诱导 AKI 的机制包括:①造影剂可增加全血黏滞度,降低血细胞比容,减少红细胞变形,诱导红细胞在髓质区的聚集,造成髓质区直小血管血流高阻力,髓质区缺血缺氧。②诱发 OS,脂质过氧化增强,氧自由基直接损伤肾小管。③直接导致近曲小管上皮细胞空泡形成,间质水肿,小管变性和溶酶体酶释放增加,同时可增加钙离子内流,破坏细胞骨架,细胞完整性破坏,甚至死亡。

五、急性肾损伤的风险评估

如果知道 AKI 相关危险因素并早期干预可改善预后,因此评估患者的 AKI 风险或者说确定 AKI 的危险因素很重要。关于 AKI 风险的广义的概念包括患者的易感因素和暴露因素。表 23-1-2 列出了一些常见的 AKI 易感因素和暴露因素。直觉告诉大家,多重易感因素和暴露因素同时存在风险更高。实际上大多数 AKI 患者不只一种易感因素和(或)暴露因素,而是有多种。但是,尚无可靠的临床或实验室判断标准给患者进行风险分层。缺少足够的风险分层会导致过度或不足地利用资源或进行"肾保护"治疗(比如接收低风险 AKI 患者入院,而对 AKI 高风险患者没有停用肾毒性药物)。目前还没有合适的,但已经努力着手开发更好的风险预测工具。

表 23-1-2　急性肾损伤的风险评估

暴露因素	易感因素
全身性感染	脱水或容量不足
重症疾病	高龄
休克	女性
烧伤、创伤	黑种人
心脏手术(尤其使用心肺转流)	合并慢性肾脏疾病
大型非心脏手术	慢性疾病(心肺肝)
肾毒性药物	糖尿病
造影剂	肿瘤
有毒动植物	贫血

与其他综合征一样,AKI 可由多种疾病诱发,所以应该从疾病和(或)诱发疾病的角度去观察,而不只是看成包含肾前性、肾性和肾后性状况的综合征。另外,重症患者的 AKI 常常是多因素导致的。如果有可能,确定 AKI 病因,尤其是可逆的病因很重要。图 23-1-1 提供了一个有 AKI 风险或诊断为 AKI 患者的诊断流程图。AKI 状况持续的时间越长损伤越不可逆。

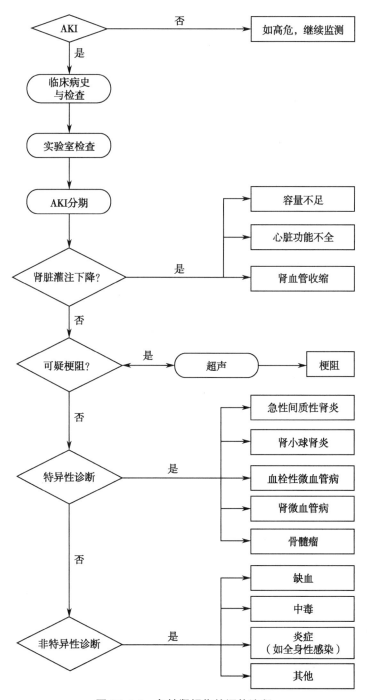

图 23-1-1　急性肾损伤的评估流程

六、急性肾损伤的临床判断

上文讨论的 AKI 的定义和分级系统提供了一个临床诊断 AKI 的框架,但是它们不能替代或排除临床判断。虽然大多数病例既符合支持 AKI 诊断标准也符合临床判断,但 AKI 仍然是一个临床诊断——不是所有 AKI 病例都符合所提出的 AKI 定义,也不是所有符合 AKI

定义的患者都能诊断为 AKI；但是一般来说例外的情况很少。比如人体内源性物质（比如：胆红素、抗坏血酸、尿酸）和各种药物（比如：头孢菌素、甲氧苄啶、西咪替丁）可能会干扰肌酐的测定，从而影响 AKI 的诊断。还有一个相似的问题就是尿量。特别是在 ICU 外，尿量经常不记录并且收集的数据可能也不准确，尤其是没下尿管的患者。最后，基于体重的尿量标准意味着有些过于肥胖的患者虽然没有任何肾功能的异常但却会满足 AKI 的标准。解释这些数据一定要结合临床判断。

相反，有很多情况下 AKI 病例却达不到 AKI 定义。这些病例应该区别于那些数据缺失和数据不可靠的病例。比如说，一个输入大量液体的患者也许会有血肌酐假性降低。类似的，大量输血会导致血肌酐更能反映供血者的肾功能而不是这个患者的。对这些病例来说，导致少尿的情况不多见。因此，即便血肌酐不升高，多数患者也会诊断。然而，临床医师也应该认识到大容量液体复苏或输注后可能会造成的血肌酐假性降低。众所周知，肌酐生成量也是会变化的，比如肌肉断裂时肌酐生成量增高而肌肉萎缩（包括晚期肝病）肌酐生成量降低。由于全身性感染时肌肉灌注降低，肌酐生成量也可能会降低。

七、血液净化时肾功能评估的特殊性

血液净化时仍然需要能准确评估肾脏功能，以便制订进一步的血液净化方案、调整药物剂量和评估肾脏功能恢复的可能性等。虽然 RIFLE、AKIN 及 KDIGO 标准根据肌酐、尿量的变化将 AKI 的严重程度进行分级，是肾功能评估的一个重要进步，但在患者实施血液净化时，尿量可能会因超滤量的变化而变化，肌酐则更是不可避免地会被清除，因此尿量和肌酐的应用价值受到很大的挑战。部分研究根据血液净化间歇期尿量的变化对肾脏功能恢复进行推测，亦有学者开始探寻不受血液净化影响的生物标记物。最近，Schilder 等的一项研究显示连续血液净化治疗不影响血 NGAL 的水平和尿 NGAL 作为生物标记物的价值。使用肌酐清除率计算血液净化患者抗生素等药物的剂量显然已经没有意义，目前尚无可供替代肌酐作为参照的其他指标选择，可参照本书有关"药物剂量调整"的章节。

八、急性肾损伤的防治原则

AKI 的防治一方面要积极优化全身血流动力学，尽可能避免使用肾毒性药物，控制感染，及时清除肾毒性物质，预防造影剂相关性肾损伤，以及防止 AKI 由轻到重的进展；另一方面要积极治疗原发病，去除病因，纠正离子紊乱，纠正酸碱平衡紊乱，维持内环境稳定，慎重决定进行肾脏替代治疗的时机、模式及治疗剂量。

九、急性肾损伤的预后

影响 AKI 近期预后（90 天以内的病死率）的临床疾病包括急性心肌梗死、急性心衰、大手术及危重症。影响 AKI 远期预后（90 天以后的病死率）的主要危险因素包括高龄、合并慢性疾病（如慢性肾疾病、心血管疾病或恶性肿瘤）以及遗留的其他脏器功能障碍。

AKI 医院内病死率与 AKI 病情严重程度呈线性正相关，病情越重，疾病分期越晚，病死率越高，需要进行肾脏替代治疗的患者病死率最高。伴有 AKI 但不需行肾脏替代治疗的重症患者，与没有 AKI 的重症患者比较，远期病死率会增加。

AKI 存活患者最主要的远期并发症是不同程度的肾功能障碍，AKI 是 ESRD 和 CKD 的独立危险因素，甚至有的患者需要长期肾脏替代治疗。液体过负荷及肾脏替代治疗模式选择会影响 AKI 远期并发症的发生。

（John A Kellum　万献尧　李素玮　陈秀凯）

参 考 文 献

1. Uchino S，Kellum JA，Bellomo R，et al. Acute renal failure in critically ill patients：a multinational，multicenter study. JAMA，2005，294（7）：813-818.

2. Bagshaw SM，Langenberg C，Wan L，et al. A systematic review of urinary findings in experimental septic acute renal failure. Crit Care Med，2007，36（6）：1592-1598.

3. Bagshaw SM，Langenberg C，Bellomo R. Urinary biochemistry and microscopy in septic acute renal failure：a systematic review. Am J Kidney Dis，2006，48（5）：695-705.

4. Hoste EA，Clermont G，Kersten A，et al. RIFLE criteria for acute kidney injury is associated with hospital mortality in critical ill patients：A cohort analysis. Crit Care，2006，10（3）：R73.

5. Bellomo R，Ronco C，Kellum JA，et al. Acute renal failure - definition，outcome measures，animal models，fluid therapy and information technology needs：the Second International Consensus Conference of the Acute Dialysis Quality Initiative（ADQI）Group. Crit Care，2004，8（4）：R204-R212.

6. Venkataraman R，Kellum JA. Defining acute renal failure：the RIFLE criteria. J Intensive Care Med，2007，22（4）：187-193.

7. Rosen S，Heyman S. Difficulties in understanding human "acute tubular necrosis"：limited data and flawed animal models. Kidney Int，2001，60（4）：1220-1224.

8. Brun C，Munk O. Lesions of the kidney in acute renal failure following shock. Lancet，1957，1：603-609.

9. Klenzak J，Himmelfarb J. Sepsis and the kidney. Crit Care Clin，2005，21（2）：211-222.

10. Lameire NH. The Pathophysiology of Acute Renal Failure. Critical Care Clinics，2005，21（2）：197-210.

11. Kellum JA，Sileanu FE，Murugan R，et al. Classifying AKI by Urine Output versus Serum Creatinine Level. J Am Soc Nephrol，2015，26（9）：2231-2238.

12. Schilder L，Nurmohamed SA，ter WPM，et al. The plasma level and biomarker value of neutrophil gelatinase-associated lipocalin in critically ill patients with acute kidney injury are not affected by continuous venovenous hemofiltration and anticoagulation applied. Crit Care，2014，18（2）：R78.

第二节　急性肾损伤与允许性低滤过

急性肾损伤（AKI）是重症患者常见的器官功能障碍，导致 AKI 发生的部分原因是肾脏血流量下降和 GFR 降低。改善全身和肾脏血流动力学、增加肾血流和 GFR 是 AKI 的常规救治措施，但却未显著改善 AKI 的预后。一项 meta 分析显示，成人患者住院期间 AKI 的发病率为 21.6%，病死率为 23.9%。存活的部分 AKI 患者，还可发展成为慢性肾脏病（CKD），需长期透析治疗，使得患者生活质量下降，医疗费用增加。对损伤的肾脏应采取保护性策略，2012 年 Chawla 等提出"允许性低滤过"的概念，其核心是"避免过度增加肾血流和 GFR 导致病情恶化"，具体包括：①避免损伤的肾脏过度做功；②通过适当的血液净化减轻肾脏负担。其治疗目标既要提高生存率又要减少肾功能的持续丢失。这样的"低滤过"才能避免潜在不良事件的发生（如液体过负荷、低磷、低体温等）。深入理解"允许性低滤过"的理念，将为 AKI 的救治打开另一扇窗。

一、尽早识别 AKI

识别 AKI 乃至 AKI 危险因素是实施"允许性低滤过"理念的前提。高龄、男性、黑种人、CKD、充血性心力衰竭、心脏外科手术、慢性肺病、全身性感染 / 感染性休克、心源性休克和肝肾综合征均是 AKI 的高危因素，其中，CKD 患者 AKI 的发病率较肾功能正常者高 3倍。肾损伤分子 -1（KIM-1）、胱抑素 C、中性粒细胞明胶酶脂质相关运载蛋白（NGAL）、白细胞介素 18（IL-18）、肝脂肪酸结合蛋白等生物标记物比肌酐、尿素等能更早发现 AKI，并有助于判断肾脏预后。最近，Kashani 等证实，尿金属蛋白酶组织抑制因子（TIMP-2）、结合胰岛素样生长因子结合蛋白 7（IGFBP7）优于其他 AKI 的标记物。Yang 等发现，G1-S 细胞周期停滞与 AKI 的发生相关，而 TIMP-2、IGFBP-7 是代表细胞周期停滞相关的蛋白。监测TIMP-2、IGFBP-7 等标记物有利于临床更早地发现 AKI，并有可能从病理生理机制上解释不同的 AKI，从而更早的实施"允许性低滤过"。

二、肾脏血流动力学的监测与调控

全身或肾脏血流动力学不稳定是导致 AKI 的重要因素之一。"允许性低滤过"是"允许性"地改善肾脏灌注，是在有效监测下对肾脏血流动力学的精细调控。

目前较为实用的监测手段依然有限，重症超声技术由于其便携、无创、可重复等优点逐步用于指导 AKI 的评估与治疗。肾阻力指数（RRI）可作为 AKI 危险因素的预测工具，有助于区分暂时性与持久性 AKI，或用于评估治疗后肾脏灌注的改变，但在临床上由于导致AKI 的病因不一，RRI 的实用性如何尚缺乏有力证据；另外还需评估可能影响 RRI 值的各项因素。肾脏超声造影用于 AKI 的临床研究鲜见报道。笔者采用能量多普勒超声（PDU）监测 AKI 患者肾脏血流动力学，PDU 评分可以评估 AKI 的严重程度和预后。肾脏超声动态监测可为 AKI 治疗中调控肾脏血流动力学提供参考。逐渐成熟的肾脏超声方案将为"允许性低滤过"的实施提供帮助。

在低心排出量情况下，肾脏灌注常明显减少，易发生 AKI，故积极复苏改变感染性休克患者的低动力状态非常重要。多项研究发现，AKI 后患者液体正平衡会显著增加病死率，而使用利尿剂改变液体平衡可明显提高患者存活率。笔者提出的"保持尽可能低的中心静脉压（CVP）"的治疗理念已逐渐被国内外学者所接受，主张既要避免休克复苏时过度补液，也要避免休克复苏后期液体在体内过长时间存留，并强调从压力的角度重视 CVP 对肾脏所起的"后负荷"作用。限制性的容量复苏、降低腹腔内压、不使用不必要的高水平呼气末正压（PEEP），均是降低 CVP 的重要措施，也符合"允许性低滤过"的理念。

针对肾血管的靶向血管活性药也是研究的一个热点。曾经是标准治疗的多巴胺已被弃用。目前有研究显示，非诺多泮、利钠肽等对 AKI 有防治作用，但仍缺乏有确切临床疗效的多中心 RCT 研究的支持。这类药物的初衷均是改善肾脏灌注，提高 GFR，如果按照"允许性低滤过"的理念调整肾脏血流动力学和上述药物剂量，或许这些药物能发挥更有益的作用。可见，全面评估理想的肾脏流量和灌注压是实施"允许性低滤过"的又一个重要方面。

三、适时、合理地实施血液净化

重症血液净化技术虽然源于肾脏替代治疗（RRT），但又有别于传统的 RRT，具有自己的理念与特征。虽然血液净化技术在 ICU 已广泛开展，但行血液净化的 AKI 患者的病死率和遗留 CKD 的发病率仍然很高，提示血液净化时机、模式、剂量等各方面仍需更深入的研究。"允许性低滤过"对重症血液净化提出更高的要求：①从全身角度要避免容量过负荷、体内过多毒素和高血钾等对肾外器官的影响，提高生存率；②从已损伤的肾脏角度减少清除负担，减少肾功能的持续丢失，减少 CKD 的发生。

（一）血液净化开始的时机

多项观察性研究显示，早期 RRT 可降低 AKI 患者的病死率，但目前尚无大型 RCT 研究确定早期 RRT 的指征。各项研究对早期 RRT 的定义也千差万别。近来一些研究基于 RIFEL 标准，对低 RIFEL 分级组与高 RIFEL 分级组进行比较，评估不同血液净化开始时机对预后的影响，但也有很明显的局限性：①轻度 AKI 也有可能有严重的代谢紊乱；②合并 CKD 的 AKI 可能在很早就有应进行 RRT 的指征。Leite 等采用了 AKIN 的标准区分"早和晚"，但与以往不同的是，该研究不是比较 AKI 损伤级别，而是以达到 AKIN 3 期是否超过 24 小时行 RRT 作为分组标准，结果发现，早期（达到 AKIN 3 期 24 小时内行 RRT）组病死率低于晚期组（51.5% vs 77.9%，$P=0.001$），且机械通气时间、RRT、ICU 留治时间缩短。按照"允许性低滤过"理念，容量过负荷和过多的代谢废物均是增加肾脏负荷的因素，应尽早清除；此外，相同的 AKI 分级中，是符合尿量标准还是肌酐标准以及相同尿量下不同的容量状态，肾脏的损伤程度也会有所不同。因此制订"早期血液净化"的定义和评价指标，除了要考虑发病时的肌酐和尿量，还应关注 AKI 可能的预后。

（二）选择合适的剂量

理论上讲，高容量血液滤过（HVHF）可清除更多的炎性介质，可减轻肾损伤，避免肾脏"高滤过"。多项动物实验显示，HVHF 可改善全身性感染动物的血流动力学并降低病死率。亦有一些小规模临床研究认为，HVHF 可能改善患者的预后，但目前尚无大规模临床试验支持。2012 年全球改善肾脏病预后工作组（KDIGO）颁布的 AKI 诊治指南推荐，AKI 患者行 RRT 时应置换出 20～25ml/（kg·h）废液。最近发表的 IVOIRE（hIgh VOlume in Intensive caRE）研究入选了 18 个 ICU 的 140 例感染性休克合并 AKI 的患者，对比了置换出 70ml/（kg·h）废液与 35ml/（kg·h）废液间的预后差别，结果显示，28 天病死率、血流动力学及器官功能改善方面两剂量间无差别。虽然 IVOIRE 试验不能为 HVHF 一锤定音，但风靡一时的 HVHF 因其作用不明确、高劳动量和高医疗资源消耗已逐渐降温。如从清除炎性介质的角度实施更有效的血液净化，或许不是再增加剂量，而是在滤器的材料、血液净化的模式上进一步探讨。

（三）血液净化的集成技术

血液净化时既要清除各种代谢废物和炎性介质，又要避免血液净化对循环的不利影响。不同的模式清除杂质的能力不同，对血流动力学的影响也不同。KDIGO 颁布的指南推荐，对血流动力学不稳定、急性脑损伤、颅内压升高或弥漫性脑水肿的 AKI 患者，建议选择连续血液净化治疗。延长低效透析是介于连续血液净化治疗与间断肾脏替代治疗间的 RRT 方式，被认为是狭义的集成（hybrid）技术，已在世界上多个重症肾脏中心广泛使用，但仍缺乏较大规模的 RCT 研究对比持续低效每日透析与其他治疗 AKI 的血液净化模式的效果。考虑导致 AKI 的原发病的复杂性和多因性，单纯使用一种血液净化方式或技术有时达不到治疗效果。当遇到大分子溶质及蛋白结合率高的溶质时，为更有效地清除致病物质，可组合不同血液净化技术，即广义的集成技术，如连续血液透析滤过、血液吸附集成连续血液净化、血浆吸附集成血液净化等。从单一到集成，是重症血液净化由起步到成熟、由单一向多元化发展的过程，既是探索 AKI 治疗的重要方向，也是利用血液净化救治重症患者的希望之路。

综上所述，"允许性低滤过"的理念改进了 AKI 的防治思路，对 AKI 的预警、监测、治疗均提出了更高的要求，也让我们在血液净化的诸多方面面对更多的挑战。在这个尚存大量不为人知的问题，既神秘又充满无限科学魅力的领域里，救治 AKI 依然任重而道远。

（陈秀凯　刘大为）

参 考 文 献

1. Susantitaphong P，Cruz DN，Cerda J，et al. World incidence of AKI: a meta-analysis. Clin J Am Soc Nephrol，2013，8: 1482-1493.

2. Chawla LS，Kellum JA，Ronco C. Permissive hypofiltration. Crit Care，2012，16: 317.

3. Kashani K，Al-Khafaji A，Ardiles T，et al. Discovery and validation of cell cycle arrest biomarkers in human acute kidney injury. Crit care，2013，17: R25.

4. Yang QH，Liu DW，Long Y，et al. Acute renal failure during sepsis: potential role of cell cycle regulation. J Infect，2009，58: 459-464.

5. Schnell D，Darmon M. Renal Doppler to assess renal perfusion in the critically ill: a reappraisal. Intensive Care Med，2012，38: 1751-1760.

6. 杨荣利，王小亭，刘大为. 感染性休克致急性肾损伤的血流动力学特征及对预后的意义. 中华内科杂志，2009，48: 715-719.

7. Grams ME，Estrella MM，Coresh J，et al. Fluid balance，diuretic use，and mortality in acute kidney injury. Clin J Am Soc Nephrol，2011，6: 966-973.

8. Leite TT，Macedo E，Pereira SM，et al. Timing of renal replacement therapy initiation by AKIN classification system. Crit Care，2013，17: R62.

9. Khwaja A. KDIGO Clinical Practice Guidelines for Acute Kidney Injury. Nephron Clin Pract，2012，120: 179-184.

10. Joannes-Boyau O，Honore PM，Perez P，et al. High-volume versus standard-volume haemofiltration for septic shock patients with acute kidney injury（IVOIRE study）: a multicentre randomized controlled trial. Intensive Care Med，2013，39: 1535-1546.

11. Zhou F，Peng Z，Murugan R，et al. Blood purification and mortality in sepsis: a meta-analysis of randomized trials. Crit Care Med，2013，41: 2209-2220.

第三节　急性肾损伤的肾脏支持方法选择

肾脏支持治疗（renal support therapy，RST）是急性肾损伤（acute kidney injury，AKI）患者主要治疗方式之一，随着技术的不断发展，RST 对 ICU 内重症患者而言，不单纯只是对受损肾脏的替代治疗，更多的是作为 AKI 合并其他脏器功能障碍时一种重要的支持手段。

目前，临床上常用的 RST 方法主要包括腹膜透析（peritoneal dialysis，PD）、间歇性血液透析（intermittent hemodialysis，IHD）、连续血液净化（CBPT）和延长低效透析（sustained low-efficiency dialysis，SLED）等四种治疗方法。不同治疗方法各有所长、各有所短，重症患者该如何选择 RST 模式，目前尚缺乏公认统一的标准，临床医生需结合患者实际病情、治疗模式特点和本单位医疗条件等因素做出合理的选择。

一、腹膜透析（PD）

（一）腹膜透析的治疗原理

腹膜是一种生物性半透膜，成人的腹膜面积达 2.0～2.2m^2，远大于两侧肾脏的肾小球滤过面积（约 1.5m^2）和透析器膜面积（0.8～1.0m^2），因此，通过往腹腔内灌注适量的透析液，利用腹膜"半透膜"的生物特性，与腹膜另一侧毛细血管内血浆进行溶质和水分的交换，可以达到清除体内多余的水分、代谢产物和维持内环境稳定的目的。

（二）腹膜透析的优势与不足

PD 与 IHD、CBPT 等其他体外 RST 相比，其优势主要体现在：①技术简单，不需特殊的设备或者专业技术人员，价格低廉；②不需要建立血管通路，治疗过程中无需抗凝，出血风险低；③溶质清除速度缓慢，发生失衡综合征和影响颅内压变化可能性小；④无需体外血液循环，因此血流动力学耐受相对较好；⑤由于血液不会与合成膜的接触，更少激活炎症反应，且腹膜孔径足够大，其对炎症介质或细胞因子等的通透性可能高于高截留膜，因此，有学者认为，对脓毒症患者，PD 可能比传统 HD 和血液滤过有更为显著的优势。

但是，PD 在治疗 AKI 时的不足同样也不容忽视，主要包括：①发生腹膜炎的风险增加；②使用含葡萄糖透析液可导致葡萄糖吸收和高血糖；③葡萄糖透析液在高温灭菌和长期储存过程中会产生大量葡萄糖降解产物和晚期糖基化终产物，而此两者物质可破坏腹膜间皮细胞的结构和功能，最终导致腹膜纤维化、丧失超滤功能；④可导致腹腔蛋白的丢失；⑤治疗过程中超滤量无法预测且溶质清除可能不充分，特别是对于高分解代谢型患者、内脏血流灌注不足或者正使用升压药的患者。而 IHD 或 CBPT 所使用的现代机器，均具有精确的定量系统指导脱水，甚至很多机器还具备在线溶质清除监测功能；⑥此外，重症患者多合并呼吸衰竭，需机械通气支持，而 PD 会影响患者正常的膈肌运动造成功能残气量减少。但 Gokbel 等人的研究表明，在健康的持续不卧床 PD 患者中，尽管肺功能残气量减少，但是在腹部充满腹透液时吸气量增加，因此 PD 对通气的影响还需要进一步研究。

（三）腹膜透析在 AKI 中的应用

由于不需要使用昂贵的机器或消耗品，操作简单、易行，因此，PD 一直以来是慢性肾功能不全患者的主要 RST 模式之一，但在 AKI 中的运用证据有限。2014 年国际腹膜透析学会（ISPD）首次颁布了《急性肾损伤的腹膜透析治疗》指南，认为目前已有足够证据支持 PD 是一项适合应用于 AKI 的肾脏替代治疗方法。指南中主要参考了 2013 年发表的一篇系统性综述的研究结果。该综述共纳入 24 项相关研究并对研究数据进行分析总结，其中 13 项研究描述了仅用 PD 治疗的患者，11 项研究比较了 PD 和连续性或间歇性体外 RST 的不同（包括 4 项随机对照研究），总体而言，无论是观察性研究还是随机对照研究，PD 和体外 RST 之间在死亡率方面并无统计学差异，但在肾功能恢复方面，结果不一。另外，George 等人比较了 PD 与连续性静脉 - 静脉血液透析滤过（CVVHDF）在溶质控制和容量负荷纠正上的差异，结果显示，两者在纠正高钾血症和血流动力学紊乱方面的作用相当，但在尿素和肌酐的清除以及容量过负荷的控制方面，CVVHDF 明显优于 PD，而 PD 能更好地纠正酸中毒。

对无法获得体外 RST 治疗方式的医疗单元或者 AKI 患者无法承受体外 RST 的高额费用时，PD 不失为合适的选择。而当 PD 或体外 RST 均可获得时，如 AKI 患者存在以下几种情况时，可优先考虑 PD：①老年人、婴幼儿及儿童，此时可避免反复血管穿刺。国内外大量研究证明，PD 应用于 ICU 中或心脏术后并发 AKI 的儿童患者时，不仅临床可行性高，而且能有效地纠正水、电解质和酸碱平衡紊乱，较好地保护残余肾功能，改善患者预后。②患者无法耐受体外 RST，如心力衰竭、血流动力学不稳定或脑血管意外患者等，因与体外 RST 相比，PD 对血流动力学影响较小，导致颅内压变化可能性小。③凝血功能障碍伴明显出血或出血倾向患者，因 PD 无需抗凝，对凝血功能影响小。④血管条件差或无法建立血管通路的患者。

AKI 患者行 PD 的禁忌证同慢性肾脏疾病患者，包括已经证实的腹膜功能丧失，如广泛的腹部粘连；不可纠正的机械缺陷，如外科无法修补的疝、脐突出、腹裂及膀胱外翻等。而腹部大手术 3 天内、腹腔局部炎症或脓肿、晚期妊娠、肠麻痹或肠梗阻、肠造瘘、严重的椎间盘疾病、慢性阻塞性肺病等则为相对禁忌。

总之，对于 AKI 患者，PD 是一种可接受的 RST 治疗方式，临床医师可根据患者的个人状况、可用的医疗资源和医院环境进行合理的选择。

二、间歇血液透析（IHD）

（一）间歇血液透析的治疗原理

血液透析指将患者血液引至体外循环中，流经含半透膜的滤器时，与膜另一侧的透析液接触后，溶剂和溶质通过半透膜做跨膜移动，从而清除体内过多的水分、代谢产物和毒素，以此维持水、电解质和酸碱平衡的过程。其中溶剂（水分）主要依靠超滤作用清除，而溶质主要依靠弥散作用清除。此外，少部分溶质在超滤过程中随水分一起移动从而被清除，称之为对流作用。而间歇性血液透析意指血液透析的过程非持续性，是间歇性肾脏替代治疗（intermittent renal replacement therapy，IRRT）的主要治疗方式，与 CBPT 相对应，通常每次治疗持续时间 2～4 小时，每周 3～7 次，目标治疗剂量为 Kt/V 达 3.9/ 周。

（二）间歇血液透析的优势与不足

与 CBPT 相比，IHD 的主要优势在于：①技术条件要求相对较低，花费较少，具有相当大的治疗灵活性和可操作性，尤其适用于临床上需要 RST 的 AKI 患者人数波动性较大的情况；②因溶质清除以弥散作用为主，且透析液剂量大，因此对小分子物质和毒素的清除速度快；③治疗为间歇性，允许外出检查或接受治疗；④对抗凝要求较低。

而 IHD 的不足之处主要体现在：①液体清除速度快，血流速要求高，因此易发生低血压。②血浆中尿素氮等小分子物质清除速度快，而血管外组织、细胞内的尿素氮等尚未清除，使得细胞内外渗透压不平衡，水分由血浆中向组织、细胞内转移，发生失衡综合征，导致脑水肿、颅高压。③技术上相对复杂，需要专门的水处理系统。④对炎症介质等中大分子物质清除差。

（三）间歇性血液透析在 AKI 中的应用

IHD 一直以来，是终末期慢性肾脏病患者最主要的血液净化方式。但 AKI 患者不同于慢性肾脏病患者，肾功能恶化是急性（7 天内）发生的，多继发于其他疾病，合并其他脏器功能不全，病情较为危重，常表现出严重的内环境紊乱。而 IHD 需在短时间内迅速纠 AKI 所带来的内环境紊乱，与正常肾脏 24 小时不间断运行的工作方式相比，是激进的、非生理的。因此，20 世纪 80 年代早期，在 IHD 的基础上衍生出了 CBPT 这种更类似于正常肾脏的血液净化模式，起初被专家学者们认为对 AKI 尤其是重症 AKI 患者而言更好的血液净化模式，在全世界范围内得以迅速推广。随后多项随机对照研究（RCT）和 meta 分析试图去论证该观点正确与否，其中来自 Cochrane 协作网的 meta 分析是迄今为止最大的系统性分析。该 meta 分析共纳入 15 项 RCT（1550 名 AKI 患者），结果发现，在住院病死率（RR 1.01，95%CI 0.92～1.12）、ICU 死亡率（RR 1.06，95%CI 0.90～1.26）和肾功能恢复的存活患者数（RR 0.99，95%CI 0.92～1.07）等方面，IHD 和 CBPT 未存在显著差异。

IHD 对患者血流动力学的影响是限制其在重症 AKI 患者中使用的主要问题，但近年来随着技术的不断进步，包括引进容量控制透析机、常规使用生物相容性合成膜、使用碳酸氢盐透析液、增加透析剂量等，已大大地降低了 IHD 过程中低血压发生的可能性。因此，无论是 2012 版 KDIGO-AKI 指南还是 2015 年法国成人和儿童重症监护病房肾脏替代治疗的专家推荐意见（以下简称 2015 版法国 RST 专家意见），均强调对 AKI 患者而言，IHD 和 CBPT 同样有效，其中在 2015 版法国 RST 专家意见中其证据级别为强烈同意，临床医师在选择时，可考虑到它们的可用性和操作团队的经验。

总之，IHD 是 AKI 患者重要的 RST 模式，尤其对无其他脏器功能障碍的 AKI 患者而言，基于治疗费用等方面的考虑，IHD 是更为合适的选择，但对于血流动力学不稳定或伴有颅内压增高的重症 AKI 患者，不建议首选 IHD 治疗。

三、连续血液净化治疗（CBPT）

（一）连续血液净化的治疗原理

CBPT 被定义为采用每天连续 24 小时或接近 24 小时的一种连续性血液净化疗法以替代受损肾脏功能。与 IHD 不同，CBPT 采取了类似于肾脏的工作方式，持续而缓慢地纠正 AKI 患者的生理学异常。CBPT 时，溶剂（水分）的清除主要依靠超滤作用，而溶质的清除有弥散、对流和吸附三种方式。

根据不同的溶质清除方式，目前临床上常用的 CBPT 疗模式主要包括以下几种：缓慢持续性超滤（SCUF）、连续性静脉静脉血液透析（CVVHD）、连续性静脉静脉血液滤过（CVVH）、连续性静脉静脉血液透析滤过（CVVHDF）等。

（二）连续血液净化治疗的优势与不足

CBPT 与 IHD 相比，具有以下优势：①有利于血流动力学稳定。CBPT 为连续、缓慢、等渗地清除水和溶质，容量波动小有利于维持血流动力学稳定。②溶质清除率高。有研究显示，IHD（7 次 / 周）的每周 Kt/V 值与置换量 1L/h 的 CBPT 相当，如将置换量增加至 2L/h，则 IHD 必须达 7 次 / 周且 6～8 小时 / 次才能达到相同的尿素清除率。此外，CBPT 清除溶质的方式多样，可通过对流和吸附作用清除中、大分子溶质，通过对流和弥散作用清除小分子溶质。比如对脓毒症患者，通过 CBPT 可清除体内炎症反应所产生的中大分子炎症介质和细胞因子，阻断炎症级联反应，从而减轻脏器损害。③有利于营养支持和液体平衡。CBPT 接近于模拟人正常肾脏的生理功能，持续进行，有利于水、氮平衡的调控，既能满足患者大量液体输入的需要，可以不断的补充水分及营养物质，保证患者每日能量及各种营养物质所需,维持正氮平衡,又能根据病情需要随时调整液体平衡策略。④有利于维持血浆溶质浓度和细胞外液容量的稳定。CBPT 清除溶质和水分速度缓慢,且等渗地超滤有利于血浆再充盈、从而不会引起血浆内溶质浓度和细胞外液容量的巨大波动,避免失衡综合征的发生。⑤具有较好的生物相容性。CBPT 滤器膜多采用高分子合成膜,生物相容性好,不易激活补体系统、白细胞、血小板和内皮细胞,避免诱发"氧化应激反应"和"炎症反应",从而加重肾功能损伤、促进全身炎症反应甚至引起多脏器功能障碍。

虽然理论上 CBPT 比 IHD 更接近人的生理特点,但其不足之处也是不容忽视的,包括:①需要连续抗凝,因此出血的风险相对较大。②毒素清除速度较慢,并且滤过作用可能造成一些有益物质的丢失,如抗炎性介质、营养物质及治疗药物等。③存在加重患者脏器功能损伤的风险。如肝功能不全患者,如采用乳酸盐配方的置换液,可能会加重肝功能损伤。④患者长时间无法移动,使得外出检查或治疗受限。⑤低体温。⑥CBPT 费用高,工作量大,但目前尚无充分确实证据证实 CBPT 较 IHD 更为有效。

(三)连续血液净化治疗在 AKI 中的应用

ICU 内重症患者的复杂性促使 CBPT 技术应运而生。1996 年起,CBPT 开始应用于 ICU 中急性肾衰竭患者的抢救治疗,发展至今,CBPT 已在全世界范围内得以普及和推广,已然成为重症 AKI 患者首选的血液净化模式。CBPT 的初衷是希望借其类似于肾脏的工作方式,提高 AKI 患者的抢救成功率和肾功能恢复率。但就目前为止,仍未有循证学证据表明在改善 AKI 患者死亡率上,CBPT 优于 IRRT。但在肾功能恢复率上,相关研究结果不一。2013 年发表的一项 meta 分析共纳入了 23 项研究,包括 7 项随机对照研究和 16 项观察性研究,虽然结果显示,接受 IRRT 治疗的 AKI 患者比接受 CBPT 治疗的患者具有更高的透析依赖风险,但此差异主要来自于其中的观察性研究数据(RR 1.99,95%CI 1.53~2.59),而综合 7 项随机对照研究数据却显示两种治疗模式并无差异(RR 1.15,95%CI 0.78~1.68)。考虑到观察性研究和随机对照研究结果不符,因此无法据此推断 CBPT 和 IRRT 在提高 AKI 患者肾功能恢复率上孰优孰劣。

虽然现有的循证学依据表明 CBPT 和 IHD 对 AKI 患者同等有效,但 CBPT 对患者的血流动力学影响较小。对进行间歇性治疗的患者直接检测血容量后发现,即使小量的超滤也会造成患者循环血量的显著下降,而这种现象在 CBPT 时显著改善。Cochrane 协作网的 meta 分析也显示与 IHD 组相比,CBPT 组的平均动脉压较高、血管活性使用率较低。因此,在 2012 版 KDIGO-AKI 指南中明确建议对血流动力学不稳定的 AKI 患者,建议优先选用 CBPT 而非 IHD。另外,对存在颅脑损伤、脑水肿或颅内压升高的 AKI 患者,因 IHD 易发生低血压和失衡综合征,从而影响脑灌注压或加重脑水肿,所以无论是 2012 版 KDIGO-AKI 指南还是 2015 版法国 RST 专家意见,均建议对该类患者应采用 CBPT 的治疗模式。

总之,在血流动力学不稳定或颅脑损伤的 AKI 患者中,CBPT 是理想的选择;而对其他 AKI 患者,IHD 和 CBPT 的疗效相当。

四、延长低效透析(SLED)

(一)延长低效透析的治疗原理

延长低效透析(sustained low-efficiency dialysis,SLED)是指介于 IHD 和 CBPT 之间的血液净化方式,属于延长性间歇肾脏替代治疗(PIRRT),与此类似的还有低效每天透析滤过（sustained low-efficiency daily diafiltration，SLEDD-f）、延长的日间透析（extended daily dialysis，EDD）、延长夜间透析（sustained noctunal dialysis，SND）等多种治疗模式和名称。目前，临床上最常用的治疗模式为 SLED，仅需普通透析机，采用介于 IHD 和 CBPT 之间的超滤率（<350ml/h）、血流量（150～200ml/min）、透析液流量（100～300ml/min）和治疗持续时间（6～12 小时）的方案，缓慢清除患者的溶质和液体。

（二）延长低效透析的优势与不足

理论上，SLED 综合了 IHD 和 CBPT 的优点：①与 IHD 比较，SLED 的血流量和超滤率较低，因此对血流动力学的影响较小，对溶质清除速度缓慢，不易引起失衡综合征。②与 CBPT 相比，SLED 非连续性，外出检查或治疗方便，对抗凝要求低，出血风险小，且不需要使用价格昂贵的专门机器和成品置换液、透析液，节省了大量人力和物力。③虽然 SLED 技术使用低透析液流量、低血流量的方案，但是由于透析时间的延长，透析充分性也得到了保证。研究发现，在 SLED 过程中，尿素分布均衡，尿素再循环几乎不存在。和 IHD 相比，SLED 和 CVVH 能够更有效的清除小分子物质，且溶质分布不均衡的可能性更小，并且可采用 SLEDD-f 模式，结合弥散和对流的清除方式，增加溶质清除率。

但 SLED 毒素清除速度仍慢于 IHD，且目前该项技术缺乏统一的标准和规范，医疗单元普及范围和应用经验不如 CBPT、IHD 丰富。

（三）延长低效透析在 AKI 中的应用

目前针对 SLED 的研究主要集中于比较 SLED 与 CBPT 之间在 AKI 患者中疗效的差异，较少涉及 PIRRT 与 IHD 的相关比较分析。Abe 等人的随机对照研究显示，接受 SLED 治疗的 AKI 患者与接受 CBPT 治疗的患者相比，两者的住院生存率或 30 天生存率相似。Schwenger 等人的研究是迄今为止最大的随机对照研究，共纳入 232 例重症 AKI 患者，其中 115 例接受 SLED，117 例采用 CVVH，两者 90 天生存率无统计学差异（49.6% vs 55.6%）、血流动力学稳定性无明显统计学差异，但 SLED 组患者机械通气时间更短（17.7±19.4 日 vs 20.9±19.8 日）、ICU 住院天数更少（19.6±20.1 日 vs 23.7±21.9 日）、肾功能恢复时间更短（10.0±15.2 日 vs 10.5±14.0 日），并且输血率（1375ml±2573ml vs 1976ml±3316ml）和护理时间均下降，从而花费费用更少。但值得一提的是，在该研究中，SLED 和 CBPT 持续时间相近，分别为（14.9±4.4）小时和（15.9±4.2）小时。此外，2015 年发表的一项 meta 分析，选取了 2000—2014 年之间的 17 项相关研究，包括 7 项 RCT 和 10 项观察性研究，分别纳入 AKI 患者 533 例和 675 例。结果显示，EDD 组与 CBPT 组在肾功能恢复率、液体清除、ICU 住院时间和血肌酐、尿素氮的清除等方面均无显著差异；而在死亡率上，虽然总体而言两者并无差异（RR 0.90，95%CI 0.74～1.11），但在观察性研究中却发现 EDD 组死亡率更低（RR 0.86，95%CI 0.74～1.00）。因此，改善 AKI 患者预后上，现有的循证医学证据均表明两者疗效类似。

在血流动力学稳定上，与 IHD 相比，SLED 对于血流动力学的影响较小，但是否等同于甚至优于 CBPT，相关研究证据力度不足。虽然目前已有少部分研究表明，SLED 在维持血流动力学稳定的能力上并不逊于 CBPT，但这些研究质量较差。同样，在上述 meta 分析中，有 2 项 RCT 和 1 项观察性研究中比较了 SLED 和 CBPT 在治疗前后血管活性药物上调情况，结果均发现两种治疗模式并无差异。但 CBPT 组的治疗时间为 SLED 的两倍，如果将观察指标由"治疗前后血管活性药物上调幅度"改为"治疗过程中血管活性药物每小时变化速率"，可能结果会有差异。2012 版 KDIGO-AKI 指南中也仅表明，对血流动力学不稳定的患者，仍应首选 CBPT，SLED 仅在 CBPT 不可获得时考虑采用。

目前 SLED 已被 ICU 医生逐渐重视及应用，相关研究也正持续开展之中。结合现有的研究证据，对于普通 AKI 患者，SLED 可以替代传统的 IHD 和 CBPT，但对血流动力学障碍的重症患者，仍应首选 CBPT，次选 SLED。

综上所述，急性肾损伤的几种血液净化方法各有其特点，临床上应结合患者的具体情况进行选择。血液透析为常用的血液净化方式，其疗效好，费用低，但对于血流动力学不稳定或颅内压增高的重症患者不适用。连续血液净化治疗对血流动力学影响最小，适用于重症患者，但其价格昂贵，且与 IHD 相比，循证医学并未发现其对单纯 AKI 患者的治疗优势。延长低效透析为介于 IHD 和 CBPT 之间的新的治疗模式，研究认为其治疗效果确切，且对血流动力学影响较小，费用较 CBPT 低，但目前缺乏统一治疗标准及规范，有待于进一步研究和观察。腹膜透析技术简单，价格低廉，无需抗凝，对血流动力学影响小，但其溶质清除速度缓慢，无法精确控制液体清除量及速度，对于呼吸有一定不良影响，因此不常规应用于重症患者，但在血流动力学不稳定、凝血功能障碍、血管通路建立困难、颅内压升高风险或医疗条件受限的患者，也可以选择使用。急性肾损伤肾脏支持方法的具体比较见表 23-3-1。

表 23-3-1　急性肾损伤肾脏支持方法的比较与选择

方式	优点	缺点	适用的 AKI 人群
IHD	对小分子物质清除速度快 抗凝剂量小，或无需抗凝 治疗结束后患者无活动受限 费用低	需要水处理和透析设备 血流动力学稳定性差 中分子清除不佳 易发生透析失衡综合征	血流动力学稳定，没有脑水肿、肺水肿的患者
CBPT	可清除中、小分子溶质 血流动力学稳定 溶质清除速度持续而缓慢，不易引起透析失衡综合征 液体平衡容易控制	毒素清除速度较慢 需要持续抗凝 患者活动受限 低体温 价格昂贵	血流动力学不稳定或颅内压升高风险大的患者
SLED	与 IHD 相比，对血流动力学影响较小，不易发生透析失衡综合征 不需昂贵的设备和预充液，节省费用和人力物力	毒素清除速度较 IHD 慢 缺乏统一的标准和规范	介于 IHD 和 CBPT 之间，或作为 CBPT 与 IHD 治疗间的过渡
PD	技术简单 血流动力学稳定 无需抗凝 无需血管通路 费用低	对溶质清除效率低 蛋白丢失 液体清除速度和量无法精确控制 发生腹膜炎风险 高血糖风险 需要完整功能的腹腔 影响患者呼吸可能	血流动力学不稳定、凝血功能障碍伴明显出血或出血倾向患者、血管通路建立困难、颅内压升高风险或医疗条件受限的患者

注：IHD，间歇血液透析；CBPT，连续血液净化治疗；SLED，延长低效透析；PD，腹膜透析

（杨向红　陈敏华）

参 考 文 献

1. Cullis B，Abdelraheem M，Abrahams G，et al. ISPD guildlines/recommendations：Peritoneal dialysis for acute kidney injury. Perit Dial Int，2014，34（5）：494-517.

2. Chionh CY，Ronco C，Finkelstein FO，et al. Use of peritoneal dialysis in AKI：a systematic review. Clin J Am Soc Nephrol，2013，8（10）：1649-1660.

3. George J，Varma S，Kumar S，et al. Comparing continuous venovenous hemodiafiltration and peritoneal dialysis in critically ill patients with acute kidney injury：a pilot study. Perit Dial Int，2011，31：422-429.

4. Vinsonneau C，Allain-Launay E，Blayau C，et al. Renal replacement therapy in adult and pediatric intensive care：Recommendations by an expert panel from the French Intensive Care Society（SRLF）with the French Society of Anesthesia Intensive Care（SFAR）French Group for Pediatric Intensive Care Emergencies（GFRUP）the French Dialysis Society（SFD）. Ann Intensive Care，2015，5（1）：58.

5. Rabindranath K，Adams J，Macleod AM，et al. Intermittent versus continuous renal replacement therapy for acute renal failure in adults. Cochrane Database Syst Rev，2007，3：CD003773.

6. Kidney Disease：Improving Global Outcomes（KDIGO）：KDIGO clinical practice guidelines for acute kidney injury. Kidney Int Suppl，2012，2：89-115.

7. Schneider AG，Bellomo R，Bagshaw SM，et al. Choice of renal replacement therapy modality and dialysis dependence after acute kidney injury：a systematic review and meta-analysis. Intensive Care Med，2013，39：987-997.

8. Abe M，Okada K，Suzuki M，et al. Comparison of sustained hemodiafiltration with continuous venovenous hemodiafiltration for the treatment of critically ill patients with acute kidney injury. Artif Organs，2010，34（4）：331-338.

9. Schwenger V，Weigand MA，Hoffmann O，et al. Sustained low efficiency dialysis using a single-pass batch system in acute kidney injury - a randomized interventional trial：the REnal Replacement Therapy Study in Intensive Care Unit PatiEnts. Crit Care，2012，16（4）：R140.

10. Zhang L，Yang J，Eastwood GM，et al. Extended Daily Dialysis Versus Continuous Renal Replacement Therapy for Acute Kidney Injury：A Meta-analysis. Am J Kidney Dis，2015，66（2）：322-330.

第四节　造影剂相关急性肾损伤的防治

近年来，随着介入治疗以及医学影像学检查技术的迅速发展，接受造影检查和介入手术的患者不断增加，造影剂（contrast medium，CM）大量应用于临床。含碘 CM 是 X 线造影剂中最常用的一种，也是在 X 线下心血管显影的基本诊断用药物。目前用于心血管系统 CT 和数字减影血管造影检查的碘 CM 均为水溶性有机碘 CM，由此引起的造影剂相关性急性肾损伤（contrast induced acute kidney injury，CI-AKI）也逐渐被临床所重视。和 CM 相关的急性肾脏损害在临床上很常见，无论在门诊或住院患者均可发生。越来越多的证据表明 CM 所致急性肾损伤发生的危险因素、预防措施以及近期、远期预后和其他原因所致急性肾损伤（acute renal failure，AKI）相似，因此 2012 年 KDIGO（Kidney Disease：Improving Global Outcomes）指南对各种形式的 AKI 进行统一定义，将继发于血管内使用造影介质所致 AKI 定义为 CM 所致 AKI（CI-AKI）。CI-AKI 又称造影剂相关性肾病（contrast-induced nephropathy，CIN），是指在给予 CM 后引起的急性肾功能减退，是 CM 应用过程中的重要并发症，也是医源性肾衰竭的重要组成部分，它不仅对患者的临床预后不利，而且增加患者的医疗费用，目前已经成为重症医学、放射学以及心脏病学和肾脏病学专家共同关注的问题。CI-AKI 的名称较 CIN 更加符合重症医学科临床实际，并且 CI-AKI 是造成重症医学科住院患者 AKI 的主要原因之一。本节就 CI-AKI 的定义和诊断标准、流行病学、危险因素、发病机制及预防和治疗等方面进行探讨。

一、碘造影剂的分类

碘 CM 通常有三种分类方法：①按照在溶液中是否电离出离子分为：离子型和非离子型 CM；②按照渗透压分为：高渗、相对低渗和等渗 CM；③按照化学结构分为：单体和二聚体型 CM。

碘 CM 自研发以来，经历了从离子型到非离子型、从高渗到相对低渗直至等渗的发展过程：①高渗 CM 为离子型单体，其渗透压高达血浆渗透压的 5～7 倍；由于不良反应相对较多，目前已很少使用。②相对低渗 CM 是由于其相对于离子型高渗 CM（如泛影葡胺）渗透压明显降低而命名，包括非离子型单体和离子型二聚体两种 CM 剂型，其渗透压约为血浆渗透压的 2 倍。③在相对低渗 CM 之后进一步降低渗透压研发出了等渗 CM，等渗 CM 为非离子型二聚体，其渗透压与血浆渗透压相等。

目前常用的碘 CM 以相对低渗或等渗 CM 为主。

二、造影剂相关急性肾损伤的流行病学

目前，CI-AKI 发病率报道不一，范围可从 0 到 50% 不等。这种差异与患者是否存在导致 CI-AKI 的风险因素（如慢性肾脏病等），采用的诊断标准，CM 的种类和剂量，前瞻性还是回顾性的研究报道，肌酐值的测量时间，采用 AKI 早期标记物的不同，以及不同的介入技术有关。

CI-AKI 可增加住院病死率和死亡率，延长住院时间，增加住院危险事件的发生率。如心脏病介入后的 CI-AKI，被认为是预测心脏介入具有较高死亡率的风险因素，其发病率可作为 PCI 结果的质量指标。也有报道，CT 介入导致的 CI-AKI 也是增加患者 30 天和总体死亡率的独立的危险因素。Oxilan 登记系统发表的结果阐明了不同 CI-AKI 定义对其发生率的影响。在此登记系统里，CI-AKI 定义为血肌酐上升 >0.5mg/dl（44μmol/L）或上升 >25%，或 eGFR 下降 >25%，或满足上述三者之一。血肌酐的基线值为（1.12±0.3）mg/dl[（99±26.5）μmol/L]，其中 24% 的患者 eGFR < 60ml/min。CI-AKI 的发生率分别为 3.3%（SCr 上升 > 0.5mg/dl[44μmol/L]），10.2%（SCr 上升 >25%），7.6%（eGFR 下降 >25%）和 10.5%（满足三条标准之一）。同样 Hoste 等人报道的 787 例 ICU 患者中 CI-AKI 的发病率可达 16.3%，且 CI-AKI 可以增加肾脏替代治疗的需求，延长 ICU 和总住院时间，并增加 28 天和 1 年的病死率。

近年来，随着对 CI-AKI 认识的逐渐重视和深入，肾毒性较低的相对低渗和等渗 CM 的临床应用，CI-AKI 发病率有降低的趋势。

三、造影剂相关急性肾损伤的诊断标准

依据急性肾损伤网络（acute kidney injury network，AKIN）的诊断标准，CI-AKI 是摄入

CM 后血肌酐值较基础肌酐值急性升高（48 小时内）≥26.5μmol/L（0.3mg/dl），或较基础肌酐值增加≥50%（7 天内），或尿量 <0.5ml/kg，超过 6 小时。最常见的 CI-AKI 是在 3 天内曾给予 CM，且无其他原因可解释的急性肾功能减退，并伴有血肌酐值≥44.2μmol/L 的（0.5mg/dl）或较基础肌酐值增加≥25%。肌酐的峰值出现在 3～5 天，通常在 1 至 3 周内恢复正常水平。

2012 年 KDIGO（Kidney Disease：Improving Global Outcomes）指南对各种形式的 AKI 进行统一定义：48 小时内血肌酐增高≥0.3mg/dl（>26.5μmol/L），或血肌酐增高至≥基础值的 1.5 倍，且是已知或经推断发生在 7 天之内；或持续 6 小时尿量 <0.5ml/（kg•h）。

AKI 分级对于诊断和预后有积极意义。研究显示，AKI 等级越高，患者越需要 RRT，且病死率也增加。也有越来越多的证据显示 AKI 即使在症状上得到治愈，远期的慢性肾脏疾病、心血管疾病及死亡风险都有所增加。如果肌酐和尿量的分级不一致，应采纳较高（较重）的等级。由于 GFR 只能根据身高、体重、性别、年龄等进行估算，而肌酐则能够准确测量，因此指南在 AKI 的定义和分级中都采用肌酐作为评价指标。但此诊断标准也有一定的局限性，因为肌酐不仅仅是由于肾小球滤过率所决定，营养状况和近端肾小管功能及其他因素也影响肌酐的水平。近年来一些具有潜在意义的 AKI 早期标志物如：尿中性粒细胞明胶酶相关载脂蛋白（uNGAL）、血清胱蛋白酶抑制剂 C 等逐渐被重视，但应用于临床仍需进一步研究。

四、造影剂相关急性肾损伤的发病机制

CI-AKI 虽然具有重要的临床意义，但是其发生机制目前仍未被完全阐明。ICU 患者本身存在的基础疾病，如糖尿病，心功能不全，慢性肾衰竭，以及休克、贫血、肾毒性药物，血管活性药物等应用是导致和加重 CI-AKI 的重要原因。CI-AKI 的潜在机制包括直接细胞毒性的作用，自分泌和旁分泌因子干扰了肾血流动力学，流变学特性改变影响了肾血流动力学和肾小管动力学，以及局部组织缺氧。其中，肾髓质的缺氧是 CI-AKI 发生的关键机制。虽然这些机制共同作用导致了 CI-AKI 的发生，但是各种机制的重要性随着使用的 CM、患者存在的危险因素的种类和程度以及患者的水化状态的不同而不同。

（一）细胞毒性和血管收缩的影响

所有类型的碘 CM 在体外实验中均表现出细胞毒性。碘 CM 的细胞毒性主要依赖于碘，在光解作用下碘化物可以从 CM 分子中释放出来，极少量的游离碘化物也可能表现出很高的细胞毒性。CM 的细胞毒性损伤内皮细胞，打破血管舒张因子（如一氧化氮）和收缩因子（如活性氧、内皮素）之间的平衡引起肾直小动脉收缩。所有类型的 CM 引起直小动脉收缩的程度类似。髓质血管收缩造成缺血可引起肾血流阻力增加、肾血流量减少、肾小球滤过率下降，导致肾缺血、缺氧。此机制与血管活性物质失衡有关，此时腺苷、血管加压素、内皮素等缩血管物质活性增加，扩张血管物质如一氧化氮，前列腺素在核因子 -kB（nuclear factor-kB，NF-kB）介导下生成减少。CM 对肾小管细胞具有直接毒性作用，高渗性的 CM 可诱导肾小管上皮细胞出现细胞核碎裂，出现凋亡。

（二）黏度的影响

动物实验表明黏度是 CI-AKI 发病的一个主要因素。碘 CM 对 X 线的吸收取决于其含碘浓度，因此碘 CM 溶液需要有很高的碘浓度，这是通过很高的 CM 摩尔浓度实现的。不幸的是，碘 CM 溶液的渗透压与其摩尔浓度呈线性增长时，其黏度却与其摩尔浓度呈指数关系增长。碘 CM 溶液的黏度及其摩尔浓度之间的这种关系对其注射后血管内及肾小管内

的流体动力学有着重要的影响，在 CI-AKI 的发生中起着重要的作用。血管内血液流动阻力与血液黏度成正比，高黏度的 CM 使得血液中红细胞聚集、变形能力差，且增加了肾小管内液体的黏度，使液体流动阻力增大而"淤滞"于肾小管内，导致肾小管损伤、肾小囊内压增加、肾间质水肿，进而使肾髓质血流量减少，红细胞浓度和氧分压降低，延长球 - 管反馈反应，导致肌酐水平增高。

（三）渗透压的影响

当肾小管液的渗透压超过周围肾髓质的渗透压时才会发生高渗透压对肾小管细胞的直接损伤，渗透压和肾毒性的这种关系只在渗透压大于 800mmol/L H_2O 的高渗 CM 中被观察到，可能是因为只有这些 CM 才可能在肾小管内被浓缩达到这样的程度。因此，当 CM 的渗透压低于 800mmol/L H_2O 时，渗透压已不是影响 CI-AKI 发生的重要因素，这在相对低渗CM（渗透压为 400～800mmol/L H_2O）与等渗 CM（250～350mmol/L H_2O）及高渗 CM（渗透压为 1000～2500mmol/L H_2O）的对照研究中得到证实。高于血浆渗透压 5～8 倍的离子型CM 可导致肾脏血管收缩，血管内皮损害，红细胞变形及血流动力学改变，全身血管扩张，体液平衡失调，引起间接的肾小管毒性作用。

五、造影剂相关急性肾损伤的危险因素

在使用碘 CM 前应注意收集患者的危险因素，对其进行危险分层，评估其风险 / 获益。然而，对于急诊影像 / 干预治疗，极早期的影像学检查其临床获益显著高于等待评估的风险，因此不应该延迟检查。

筛查造影前即存在的基础肾功能损害。基础肾功能损害是发生 CI-AKI 最重要的危险因素，因此强烈推荐对急性或慢性肾脏损害进行筛查。目前尚无法确定 GFR 低于何值时CI-AKI 的发生风险增加。KDIGO 指南均推荐对于肾功能稳定的患者，应该采用 eGFR 评价肾功能。KDIO 指南认为，当基线 SCr 浓度在男性≥1.3mg/dl（115μmol/L）或在女性≥1.0mg/dl（88.4μmol/L）时［相当于 eGFR < 60ml/（min•1.73m²）］，CI-AKI 的发生风险具有临床重要性。然而，在 Bruce 等的研究中发现，只有当基线 SCr≥1.8mg/dl（159μmol/L）时，使用 CM 的患者发生"真正 AKI"的比例才显著高于对照组。因此，KDIGO 指南推荐在 eGFR < 60ml/（min•1.73m²）的患者应用 CM 时应当采取措施以降低 CI-AKI 的发生风险。鉴于更多新近研究的结果，这一阈值可能降低至 45ml/（min•1.73m²）（表 23-4-1）。

Mehran 等人针对经经皮冠状动脉介入治疗（percutaneous coronary intervention，PCI）制定了 Mehran 危险因素评分（表 23-4-2）。按照评分分为四种不同风险程度，随着程度的增加，相应的 CI-AKI 发生率和需要透析的比例也随之增加。

除基础肾脏病伴有肾功能损害之外，发生 CI-AKI 的其他危险因素包括糖尿病，高血压，慢性心功能衰竭，高龄，容量不足，血流动力学不稳定，同时使用肾毒性药物，以及应用过大剂量或高渗 CM。尽管糖尿病本身就是 CI-AKI 发生的危险因素，当慢性肾衰患者合并糖尿病时，它起到了危险"倍增器"的作用。

如果可能，应该在患者的循环衰竭或者慢性心功能衰竭所导致的血流动力学不稳定的状态得到纠正之后，再使用 CM。无 CI-AKI 危险因素者，宜在 48 小时后再重复使用 CM，而对于合并糖尿病或先前存在慢性肾功能不全者，宜推迟到 72 小时后再重复使用。如果使用 CM 之后肾功能有所下降，建议在肌酐恢复至基线水平后再考虑重复使用 CM。

表 23-4-1　CI-AKI 的危险因素

患者相关因素	过程相关因素
1）动脉注射前 eFGR<60ml/(min·1.73m²)	1）动脉使用 CM
2）静脉注射前 eFGR<45ml/(min·1.73m²)	2）高渗性 CM
3）合并下列疾病：	3）大剂量使用 CM
糖尿病肾病	4）短期重复使用
脱水	
充血性心衰（NYHA 3～4 级）且低 LVEF	
急性心肌梗死（<24 小时）	
主动脉球囊反搏	
围术期低血压	
低血细胞比容	
年龄>70 岁	
目前使用肾毒性药物	
4）已知或可疑 AKI	

表 23-4-2　Mehran 危险因素评分

危险因素	评分	
收缩压<80mmHg	5	
主动脉球囊反搏	5	
充血性心衰（Ⅲ/Ⅳ级或曾有肺水肿病史）	5	
年龄>75 岁	4	
血细胞比容（男性<39%，女性<35%）	3	
糖尿病	3	
CM 剂量	1	（每 100ml）
肾功能不全	4	肌酐>1.5mg/dl
	2	肾小球滤过率 40～60ml/(min·1.73m²)
	4	肾小球滤过率 20～40ml/(min·1.73m²)
	6	肾小球滤过率<20ml/(min·1.73m²)

总评分	CI-AKI 风险程度	需要透析风险程度
≤5	7.5%	0.04%
6～10	14%	0.12%
11～16	26.1%	1.09%
>16	57.3%	12.8%

最好停用同时使用的肾毒性药物，尤其是非甾体抗炎药（NSAIDs）、氨基糖苷类、两性霉素 B、大剂量的袢利尿剂和抗病毒药（如：无环鸟苷、膦甲酸钠）。研究发现，含有甘露醇和呋塞米的"强制等容利尿方案"l（forced euvolemic diuresis protocol）显著增加 CI-AKI 的风险。因此建议避免采用此类治疗方式，并且在造影前最好停用呋塞米治疗。

六、造影剂相关急性肾损伤的预防和治疗

（一）CI-AKI 的非药物性预防措施

目前对于 CI-AKI 尚无特殊治疗方法，因此预防 CI-AKI 非常重要。筛选并规避危险人群、选择合适的 CM 种类并控制其用量、使用相对低渗性离子型 CM 和非离子型 CM，减少其他肾毒性药物的应用等均可减少 CI-AKI 的发生率。

1. 评估 CI-AKI 的风险因素　评估 CI-AKI 的风险因素，特别是对于高危患者。评估治疗的益处和风险。如果有替代的方法应尽量选择替代方法。在使用碘 CM 前应注意收集患者的危险因素，对其进行危险分层，评估其风险及获益。然而，对于急诊影像 / 干预治疗，极早期的影像学检查其临床获益显著高于等待评估的风险，因此不应该延迟检查。

2. 选择合适的 CM

（1）高渗 CM 与等渗或相对低渗 CM 的比较：由于现代的放射医学中心高渗 CM 几乎被淘汰，所以近期发表的 RCT 研究不涉及高渗与相对低渗 / 等渗 CM 的比较。Goldfarb 等报道以及 Barrett 和 Carlisle 整合 24 项随机临床试验的荟萃分析均显示，肾功能正常的稳定患者使用高渗 CM 和相对低渗 CM 时 CI-AKI 的发生率呈相似的低水平，但在具有基础肾功能损害的患者，相对低渗 CM 的肾毒性低于高渗 CM。

（2）相对低渗 CM 和等渗 CM 的比较：关于高危患者使用等渗 CM 是否较相对低渗 CM 更为安全具有争议。在经动脉注射 CM 的研究中，部分研究显示等渗 CM（碘克沙醇）优于碘海醇和碘普罗胺。但是当碘克沙醇与碘帕醇、碘普胺和碘佛醇比较时并无显著差异。

一项荟萃分析总结了碘克沙醇和相对低渗 CM 相比较的研究。在纳入三项选择碘海醇作为相对低渗 CM 的研究中，碘克沙醇组 CI-AKI 的发生明显较低（RR 为 0.38，95%CI 为 0.21～0.68，$P<0.01$）。相反，在碘克沙醇与其他相对低渗 CM 进行比较的研究中，CI-AKI 的发生风险无显著差异（RR 为 0.95，95%CI 为 0.50～1.78，$P=0.86$）。因此，碘克沙醇与相对低渗 CM 相比较，并不显著降低发生 CI-AKI 的风险。但在已有肾功能减退的患者，碘克沙醇相比于碘海醇可降低 CI-AKI 的风险。

（3）CM 的剂量和使用方式：CI-AKI 的发生和 CM 使用的剂量有关。Nyman 等对接受冠脉成形术治疗的不同 eGFR 患者发生 CI-AKI［SCr 上升 >0.5mg/dl（44.2μmol/L）或发生少尿 / 无尿］的可能性进行了分析。这些患者的 CM 剂量（g-I）/eGFR 比值分别为 1:2、1:1、2:1 和 3:1。结果显示，当 g-I/eGFR 比值 <1 时，CI-AKI 发生率为 3%，当比值≥1 时，CI-AKI 发生率为 25%。其他一些初步研究的结果也显示，g-I/eGFR 比值 <1 在不伴有多种危险因素的患者是相对安全的。

动脉应用 CM 发生 CI-AKI 的风险高于静脉给药。CI-AKI 发生率在静脉应用碘 CM 组和对照组（未用 CM）之间没有显著差异。因此，静脉应用 CM 发生 CI-AKI 的风险可能很低。动脉注射 CM 后 CI-AKI 的高风险很可能和 CM 与肾脏的直接接触有关。

因此在选择 CM 时应选择相对低渗或等渗 CM，尽量避免大剂量使用，防止 CI-AKI 的发生。

（二）CI-AKI 药物性预防措施

1. 输液治疗　在应用 CM 时给予细胞外液扩容治疗，能够对抗其造成的肾脏内部血流动力学改变及直接的肾小管毒性作用，二者均在 CI-AKI 的病理生理过程中发挥作用。体液扩张所引起的神经体液改变能够改善 CM 诱导的肾髓质缺氧，包括降低血管加压素以及

抑制肾素 - 血管紧张素系统；此外，扩张肾脏血管的前列腺素合成增加也可能发挥一定的作用。扩张血容量还可能通过稀释 CM 的浓度而直接减少对细胞的损伤，尤其在髓质肾小管部分。同样，血管内的扩容治疗可能降低 CM 增加的肾小管液黏稠度。

扩容治疗目前虽然缺乏随机对照研究，但依然是普遍接受的用于降低 CI-AKI 发生率的方法。已被验证的用于 CI-AKI 预防的液体有低张盐水（0.45%）、等张盐水（0.9%）和等张的碳酸氢钠溶液。迄今还没有明确的证据指导预防 CI-AKI 的最佳补液速度和持续时间，但大多数研究建议应于注射 CM 前 3～12 小时开始并持续至 CM 用后 6-12 小时，按 1～1.5ml/（kg•h）的速度静脉滴注等渗盐水，维持充足的尿量。Mueller 等发现在 1620 例冠脉造影患者，静脉滴注 0.9% 的盐水与 0.45% 的糖盐溶液相比较能够显著减少 CI-AKI 的发生。Weisbord 等也发现造影前后持续滴注等张盐水似乎优于等量低张盐水的治疗。

2. **碱化尿液** 碳酸氢钠扩容可以碱化尿液，提高尿液 pH，可减少自由基的生成。自由基与 CI-AKI 的发生有关，因此理论上给予碳酸氢钠扩容碱化尿液能够降低 AKI 的发生。两篇关于碳酸氢钠和生理盐水扩容对比防治 CI-AKI 的文章显示，两组 CI-AKI 发生率无明显差异。荟萃分析显示碳酸氢钠具有潜在的预防 CI-AKI 作用，但对于血液净化治疗的需求和死亡率无显著性影响。因此仍需进行进一步研究证实其有效性。

3. **抗氧化剂治疗** 临床研究较多的是 N- 乙酰半胱氨酸（NAC），其可能通过抗氧化效应、诱导谷胱甘肽合成、扩张肾血管、抑制血管紧张素转化酶的生成和稳定 NO 等多重机制来减少 CM 对肾功能的损害。但有研究显示对于至少存在一项危险因素（年龄 >70 岁，低血压，糖尿病，肾衰，心衰）的 2308 例患者给予 1200mg 的 NAC，不能降低 CI-AKI 的发生率，而且和对照组相比较 30 天的死亡率和需要透析的比例均无明显差异。荟萃分析显示 NAC + 静脉碳酸氢钠的联合治疗与其他联合治疗方案相比，可以减少 35% 的 CI-AKI 发生风险（RR 0.65；95%CI 0.4～1.05），但未能显著减少需要透析治疗的肾衰竭的发生（RR 0.47，95%CI 0.16～1.41）。因此进一步研究有待进行。

4. **其他药物治疗** 如多巴胺，非诺多泮，心房利钠肽，茶碱 / 氨茶碱，钙通道拮抗剂，血管紧张素酶抑制剂 / 受体拮抗剂，前列腺素 E1，他汀类药物等也有研究用于 CI-AKI 的预防和治疗，但整体的效果仍不确切或不能降低 CI-AKI 的发生率，仍需进一步研究。

（三）造影剂相关急性肾损伤的血液净化治疗

造影剂相关急性肾损伤的血液净化治疗包括血液透析（hemodialysis，HD）和血液滤过（hemodiafitration，HF）。

1. **血液透析（HD）** CM 主要通过肾小球滤过清除，其总体和肾脏清除率均与肾小球滤过率（GFR）相关；因此在肾衰竭的患者，肾脏对于 CM 的排泄是延迟的。CM 能够有效地经过 HD 清除，一次性的透析治疗能够有效清除 60%～90% 的 CM。基于这些观察的结果，一些研究尝试对于 CI-AKI 的高危患者采用预防性 HD 的治疗方法。但大多数并未观察到 CI-AKI 发生率的降低。

Reineeke 等进行了一项前瞻性单中心实验，连续观察了 424 例肌酐在 1.3～3.5mg/dl（115～309μmol/L）并接受选择性冠脉造影检查的患者。结果显示，30～60 天后肌酐升高≥0.5mg/dl（44.2μmol/L）的发生情况在各组间无差异。结论并无依据显示在补液的同时进行预防性 HD 治疗能够改善预后，反而可能带来额外的害处。一项回顾性队列研究对 391 例进行心脏导管检查的患者[平均年龄（69±8）岁，伴有慢性肾功能不全，肌酐≥1.3mg/dl；≥115μmol/L]进行了分析,也未发现进行预防性 HD 治疗能够获益。

相反,Lee 等对 521 例患者进行的一项前瞻性随机对照实验研究结果显示,预防性 HD 治疗对伴有严重肾功能不全[基础的肌酐清除率为 13ml/(min·1.73m²)]进行择期冠脉造影或冠脉介入手术的患者可能有效。患者在造影术前 6 小时和术后 12 小时均接受生理盐水 1ml/(kg·h)静脉滴注,在此基础上随机分为术后即进行 4 小时 HD 治疗组或对照组。结果造影后 4 天时,HD 组的肌酐水平低于对照组。而血透治疗组 42 例患者中的 1 例(2%),对照组 40 例当中的 14 例(35%)需要临时性 HD 治疗。并且 HD 组中无一例患者,而对照组中有 5 例(13%)在出院之后仍需要依赖透析治疗(P<0.05)。

Cruz 等人系统回顾了肾脏替代治疗和常规治疗对 CI-AKI 发生率的影响,荟萃分析纳入 9 项随机对照试验,2 项非随机试验(共 1010 例患者)。肾替代治疗组 CI-AKI 发生率为 23.3%,标准治疗组 CI-AKI 发生率为 21.2%,肾替代治疗不能降低 CI-AKI 的发生率。亚组分析降低文献异质性后,HD 反而增加 CI-AKI 发生率,对于进展到终末期肾病阶段 RRT 没有效果。肾脏替代治疗不能降低医院死亡率。荟萃分析结论是预防性进行肾脏替代治疗不能降低 CI-AKI 的发生率,HD 可能增加 CI-AKI 的发生率。

基于以上研究,对于 HD 能否降低 CI-AKI 的发生率仍需进一步研究。因此对于 CI-AKI 不常规推荐预防性使用 HD。

2. 血液滤过(HF) HF 是利用流体静脉压力梯度促使血浆液体通过滤过膜从而产生滤过清除作用。从理论上来预测,采用高通量透析器进行的 HF 或血液透析滤过(HDF)的模式较应用低通量透析器进行的常规透析能够更有效地清除 CM。2010 年欧洲心脏病学会和心胸外科医师学会在心脏血管重建指南中推荐对于伴有严重肾衰的患者实施经皮冠状动脉介入(PCI)时进行持续静脉静脉血液滤过(CVVH)治疗,推荐 CVVH 的时间是 PCI 之前 6 小时,并在 PCI 后持续 24 小时。

Cruz 等人系统回顾了肾替代治疗对 CI-AKI 的影响,荟萃分析肾替代治疗 CI-AKI 发生率为 23.3%,标准治疗为 21.2%。纳入的 HF 或 HD 滤过研究 3 篇,2 篇采用 CVVH,1 篇采用持续静脉静脉血液透析滤过(CVVHDF)。HF 有两种方案,前/后方案,一种是 CM 给予前 4～6 小时,CM 时终止,CM 结束后再次开始;一种是 CM 给予后进行 18～24 小时。CVVHDF 在 CM 给予同时实施,进行 10 小时。荟萃分析显示不能降低 CI-AKI 的发生率。

在 2012 年的 KDIGO 指南中,对于 CI-AKI 高风险患者,建议不预防性使用 IHD 或 HF 来清除 CM。然而,对于 IHD/HF 预防 CI-AKI 的研究并没有停止。2013 年日本的一项研究认为,在造影同时进行血液透析可以降低 CI-AKI 发生率。在 2014 年 Carlo Guastoni 等人的一篇研究认为,接受冠脉造影的慢性肾功能不全患者,术后早期接受 6 小时的 CVVH 治疗,其造影剂排泄量相当于应用利尿剂 12 小时,而 CI-AKI 的发生率降低。

通过 HD/HF 治疗是可以清除血液中的造影剂的,但目前的临床研究并没有得到确切有效的证据,考虑到治疗的花费以及操作的可行性的因素,不提倡常规应用 HD/HF 进行 CI-AKI 的预防。但针对具有高危因素的患者,IHD/HF 预防 CI-AKI 可能是有益的。

总之,随着介入检查及治疗广泛应用于临床,CM 的广泛应用,应该高度重视 CI-AKI 的发生。但迄今对于 CI-AKI 仍以预防为主,并无肯定高效的主动防治 CI-AKI 的方法。今后仍需对 CI-AKI 的发病机制以及预防治疗措施进行更加深入的研究。

(朱桂军 胡振杰)

参 考 文 献

1. Hoste EA, Doom S, De Waele J, et al. Epidemiology of contrast-associated acute kidney injury in ICU patients: a retrospective cohort analysis. Intens Care Med, 2011, 37(12): 1921-1931.

2. Susantitaphong P, Eiam-Ong S. Nonpharmacological strategies to prevent contrast-induced acute kidney injury. Biomed Res Int, 2014, 2014: 463608.

3. Solomon R, Dauerman HL. Contrast-induced acute kidney injury. Circulation, 2010, 122(23): 2451-2455.

4. Seeliger E, Lenhard DC, Persson PB. Contrast media viscosity versus osmolality in kidney injury: lessons from animal studies. Biomed Res Int, 2014, 2014: 358136.

5. Sendeski M, Patzak A, Persson PB. Constriction of the vasa recta, the vessels supplying the area at risk for acute kidney injury, by four different iodinated contrast media, evaluating ionic, nonionic, monomeric and dimeric agents. Invest Radiol, 2010, 45(8): 453-457.

6. Laskey W, Aspelin P, Davidson C, et al. Nephrotoxicity of iodixanol versus iopamidol in patients with chronic kidney disease and diabetes mellitus undergoing coronary angiographic procedures. Am Heart J, 2009, 158(5): 822-828, e823.

7. Heinrich MC, Haberle L, Muller V, et al. Nephrotoxicity of iso-osmolar iodixanol compared with nonionic low-osmolar contrast media: meta-analysis of randomized controlled trials. Radiology, 2009, 250(1): 68-86.

8. Nyman U, Bjork J, Aspelin P, et al. Contrast medium dose-to-GFR ratio: a measure of systemic exposure to predict contrast-induced nephropathy after percutaneous coronary intervention. Acta Radiol, 2008, 49(6): 658-667.

9. Ji YX, Huang JA, Zong JP, et al. The serum levels of cytokines in patients with rheumatoid arthritis associated interstitial lung disease and their clinical significance. Zhonghua Jie He He Hu Xi Za Zhi, 2008, 31(4): 264-267.

10. Ellis JH, Cohan RH. Reducing the risk of contrast-induced nephropathy: a perspective on the controversies. AJR Am J Roentgenol, 2009, 192(6): 1544-1549.

11. Brar SS, Shen AY, Jorgensen MB, et al. Sodium bicarbonate vs sodium chloride for the prevention of contrast medium-induced nephropathy in patients undergoing coronary angiography: a randomized trial. JAMA, 2008, 300(9): 1038-1046.

12. Hoste EA, De Waele JJ, Gevaert SA, et al. Sodium bicarbonate for prevention of contrast-induced acute kidney injury: a systematic review and meta-analysis. Nephrol Dial Transplant, 2010, 25(3): 747-758.

13. Investigators ACT. Acetylcysteine for prevention of renal outcomes in patients undergoing coronary and peripheral vascular angiography: main results from the randomized Acetylcysteine for Contrast-induced nephropathy Trial(ACT). Circulation, 2011, 124(11): 1250-1259.

14. Pattharanitima P, Tasanarong A. Pharmacological strategies to prevent contrast-induced acute kidney injury. Biomed Res Int, 2014, 2014: 236930.

15. Vogt B, Ferrari P, Schonholzer C, et al. Prophylactic hemodialysis after radiocontrast media in patients with renal insufficiency is potentially harmful. Am J Med, 2001, 111(9): 692-698.

第五节 挤压综合征所致急性肾损伤的防治

挤压综合征（crush syndrome，CS）是四肢或躯干肌肉丰富部位长时间受到挤压，出现的以肢体肿胀、坏死、高钾血症、肌红蛋白尿以及急性肾损伤（acute kidney injury，AKI）为特点的临床综合征。CS 的核心环节是横纹肌溶解，引发肌细胞内容物外溢至细胞外液及血液循环中，导致有效循环血容量减少、电解质紊乱、AKI 及多脏器功能障碍等一系列并发症。地震、山体滑坡、矿难塌方、泥石流、飓风、战争等都可能产生大量 CS 患者。

CS 所致 AKI（crush syndrome induced acute kidney injury，CS-AKI）是地震等重大灾难后一种常见且严重的并发症。这些患者常常容易出现多种复杂的临床问题，包括大量出血，休克，严重感染，电解质紊乱，营养不良等。通过早期筛查，及时诊断，积极采取包括血液净化等合理治疗，可以使患者流行病学得到康复。

一、CS 及 CS-AKI 的流行病学

CS 可发生于各种创伤性事件，如意外事故或者自然灾难，而自然灾难可以在同一时间导致大批人员受害，从而导致 CS 的发生。CS 的概念最早于 1941 年提出，Bywaters 描述了 1941 年二次世界大战期间伦敦大轰炸后，4 例伤员从废墟中被救出并转运到医院进行救治，所有患者均发生了受压肢体肿胀、休克及急性肾衰竭，最后全部死亡。有报道统计一栋高层建筑倒塌，可导致 80% 的人员死亡，10% 轻伤，10% 的幸存者伴有严重创伤，幸存者中 70% 诊断为 CS。

据统计资料推测地震可造成 3%～20% 的 CS，其中接近 50% 的伤者将会发生 AKI。CS 发生后伴有较高死亡率。有报道 CS-AKI 患者的死亡率为 20%，伴多器官功能障碍综合征（MODS）时死亡率更高。地震相关 AKI 的死亡率约为 10%～20%，1999 年土耳其 Marmara 地震、2003 年伊朗 Bam 地震、2005 年巴基斯坦 Kashmir 地震的死亡率分别为 15%、19% 及 12.7%。

2008 年汶川地震是新中国成立以来发生的规模较大、损伤程度较为严重的地震灾害，造成重大人员伤亡。王莉等报道，四川省人民医院收治伤者 1970 例，发生 CS 为 110 例（5.58%），其中 CS-AKI 76 例（69.09%）。He Q 等报道 1827 例汶川地震伤者中，发生 CS 的有 149 例（8.2%）；CS 患者中有 62 例发生 AKI（41.6%），33 例接受了肾替代治疗（RRT）；CS 患者的死亡率是 6.7%（10 例），CS-AKI 的死亡率是 8.1%（5 例）。Zhang L 等报道了 211 名成年 CS-AKI 患者，其中 45 名老年患者（>65 岁），166 名非老年患者（15～64 岁）；死亡率老年患者 17.8%，非老年患者 10.2%（$P=0.165$）；统计学分析显示接收 RRT 治疗和死亡率均高于非老年患者（62.5% vs 10.5%，$P<0.001$），回归分析显示 RRT 和脓毒症是老年患者死亡的独立危险因素。

二、CS-AKI 发病机制

（一）横纹肌溶解

横纹肌溶解是导致 AKI 的主要因素之一。肌肉创伤并不都引起横纹肌溶解。地震中受到重创、挤压、过度肌肉活动、缺血、感染、代谢紊乱等因素影响，骨骼肌损伤、细胞膜破坏、细胞内容物（如肌酸磷酸激酶、乳酸脱氢酶、钾、磷、肌酐和肌球蛋白等）释放入血。损伤的

肌肉吸收大量水分导致低血容量,引起肾血管的收缩和肾小球滤过率的降低,从而引起肾小管重吸收增多。肌红蛋白很容易通过肾小球滤过到肾小管中,当小管液中的水分被逐渐重吸收后,肌红蛋白浓度升高,沉淀形成管型,阻塞肾小管,同时尿酸产生和分泌增多加重肾小管的梗阻。血浆肌红蛋白正常值 26～196U/L,肌肉损伤 0.5～2 小时即可升高,5～12 小时达高峰。肢体被挤压超过 24 小时后开始出现肌肉坏死,在伤肢减压后(不是挤压)3～12 小时 Mb 达高峰,如果不存在继续损伤,以后血浆肌红蛋白逐渐下降,1～2 天后可自行恢复正常。解压后 12 小时内出现褐色尿或自述"血尿",应该考虑肌红蛋白尿(需排除血红蛋白尿和血尿),无尿或少尿并持续 48 小时以上,即可确诊为 CS。另一方面,沉积的肌红蛋白和尿酸在小管液中 pH 值较低,肌红蛋白的溶解性降低,pH 值受小管液中的 Tamm-Horsfall 蛋白调节。小管内铁转运蛋白的分解释放铁,催化自由基产生,进一步加重了缺血性肾损伤。胃肠缺血导致内毒素吸收和细胞因子释放,加重了炎症反应和血流动力学的不稳定性。

(二)筋膜室综合征

许多横纹肌含有筋膜、骨和其他结构形成的密闭的间隔(筋膜室)。挤压伤早期,由于肢体受压造成受压部位肌肉损伤,肌膜通透性增加,水分、钠等溶液快速进入肌肉并堆积在肌肉组织内,引起肌细胞肿胀、肌内压增高,如果肌细胞肿胀,间隔内压力增加会导致肌细胞损伤和坏死,长时间可以引起周围神经不可逆的损伤。筋膜室综合征不及时处理加重了肌细胞损伤,细胞外液大量的体液进入受损肌肉,出现低血容量性休克,促进 AKI 的发生、发展。

(三)缺血再灌注损伤

由于组织缺血、缺氧,使体内超氧化物歧化酶生成受到抑制,加之由于线粒体缺氧损伤后能量代谢障碍,以致不能提供足够电子,从而产生大量氧自由基。自由基的氧化作用极强,可产生脂质过氧化物,破坏细胞膜的完整性,引起细胞膜离子泵功能减弱和局部电生理紊乱,使肾小管上皮细胞功能受损。

(四)炎症介质的作用

严重的挤压伤使横纹肌溶解,可生成和释放大量炎症因子,进入血液循环后可诱发一系列瀑布样病理连锁反应,引起全身严重炎症反应,导致毛细血管渗漏、内皮细胞损害、微血管血栓形成,最终导致微循环障碍、组织灌注不足,加重肾脏及其他脏器功能损害。

(五)钙离子的作用

当 CS 发生时,坏死或受损肌肉释放大量钾、肌球蛋白、磷和尿酸进入细胞外液,而细胞外钙则进入细胞内,造成低钙血症,肌细胞内大量游离钙触发肌肉收缩,引起能量耗竭。当大量坏死肌肉的钙化或异位骨化出现后,细胞内钙的积聚已经不可逆了。钙离子还能激活磷酸酯酶 A2 及各种血管活性分子和蛋白酶,引起自由基释放,加重高钾血症所致心血管抑制、严重心律失常、休克和 AKI。晚期,肌肉内积聚的钙重新释放入血循环,引起高钙血症。

三、CS 和 CS-AKI 的诊断

CS 诊断标准:①有长时间受重物挤压的受伤史;②持续少尿或无尿,或者出现红棕色、深褐色尿;③尿中出现蛋白、红细胞及管型;④血清肌红蛋白、肌酸激酶、乳酸脱氢酶水平升高;⑤AKI 证据。

CS-AKI 的诊断标准:国际肾脏灾难救助工作小组(RDRTF)使用的 CS 肾脏损伤的诊

断标准为：患者具有挤压伤并同时伴有下列任何一项：尿量＜400ml/d；血尿素氮＞40mg/dl；血肌酐＞2.0mg/dl；血尿酸＞8mg/dl；血钾＞6mEq/L；血磷＞8mg/dl 或血钙＜8mg/dl。此标准在 1999 年土耳其 Marmara 地震后的 CS 导致急性肾衰竭（ARF）的诊断中被普遍应用。Vanholder R 建议使用 AKI 替代 ARF 评价地震相关性肾损伤，AKI 定义为 48 小时内血肌酐升高超过 0.3mg/dl 或升高 50%，或尿量小于 0.5ml/（kg·h）超过 6 小时。

2012 年发表的 KDIGO（Kidney Disease：Improving Global Outcomes）指南统一 AKI 的诊断标准为：48 小时内血肌酐增高≥0.3mg/dl（＞26.5μmol/L），或血肌酐增高至≥基础值的 1.5 倍，且是已知或经推断发生在 7 天之内；或持续 6 小时尿量＜0.5ml/（kg·h）。

但这一标准的应用存在两个问题：由于挤压伤者多存在不同程度的血容量不足及肌肉损伤，单独应用血肌酐的变化判断 AKI 的合理性及准确性有待观察；同时，地震后大量伤员集中就诊，医护人力资源极度紧张，对于尿量的观察很难达到要求。

CS-AKI 患者尿白细胞介素（IL）-18、尿脂质运载蛋白（NGAL）、尿肾损伤分子 -1（KIM-1）均明显升高，其中 NGAL 与肾脏损伤程度正相关。此外，血清肌酸激酶（CK）可以作为一个 AKI 严重程度的预测指标，这些患者血清 CK 值越高，不但行筋膜切开术及截肢术比率越高，其急性肾衰竭及接受透析治疗例数越多，电解质紊乱更突出。因此，临床常用的血清 CK 是可以作为疾病严重程度和治疗选择的一个重要生物标志。

四、CS-AKI 的防治

2012 年欧洲发布了大型灾难挤压伤患者管理救治建议，2013 年我国专家借鉴国外相关临床指南，总结汶川、玉树地震伤员的救治经验，制定了 CS-AKI 诊治专家共识。

（一）CS 早期救治

低血容量休克和高钾血症是 CS 患者早期死亡的重要原因，因此是早期救治的重点。

1. 补液治疗

（1）尽早实施补液，发现伤员后，立即开始医疗评估，建立静脉通道，如不能静脉补液，应行口服补液。

（2）优先使用等渗的生理盐水，1000ml/h 的速度静滴［儿童：15～20ml/（kg·h）］。治疗 2 小时后输液速度减半，根据伤者的年龄、体重、基础疾病、受伤程度、血流动力学和容量负荷状况、环境温度以及尿量情况进行调整。

（3）除非存在失血性休克需要紧急扩容维持生命体征的情况，否则一般不选择胶体液（如羟乙基淀粉类）。

（4）避免使用含钾的液体进行液体复苏。

（5）对于合并高钠血症、高氯性代谢性酸中毒、低钙血症患者，依据实际情况补充 5% 葡萄糖溶液和 5% 碳酸氢钠溶液。如果出现低钙血症的症状，适当补充 10% 葡萄糖酸钙溶液，无症状的低钙血症可不予处理。

（6）密切监测尿量，液体输入 3L 后如仍无排尿，排除尿道撕裂伤后，留置尿管进行监测。若静脉补液后出现排尿［尿量＞0.5ml/（kg·h）］，但伤员后续不能密切监测，则液体限制在 3～6L/d。

2. 防治高钾血症

（1）尽快进行心电图和血清钾检测。

（2）明确高钾血症诊断后，给予葡萄糖酸钙静脉注射；碳酸氢钠与葡萄糖 - 普通胰岛素维持静脉滴注。

（3）给予阳离子交换树脂（降钾树脂）15g 口服。

（4）有尿的伤员，给予呋塞米静脉注射。

（5）因可导致肢体坏死、血栓形成等进一步损伤，不主张对长时间挤压的肢体短期使用止血带（防止因横纹肌溶解产生的钾、肌红蛋白等进入血循环），除非伤员发生危及生命的出血。

3. 预防 AKI

（1）补液扩容：参见前文。

（2）碱化尿液：碳酸氢钠（第 1 天总量为 200～300mmol，相当于 5% 碳酸氢钠溶液 300～500ml）静脉滴注，维持尿液 pH>6.5。

（3）避免、去除导致肾损伤的因素（如肾毒性药物、尿路梗阻、出血、感染、低血压、高血压、心力衰竭和贫血等）。

（4）没有证据表明袢利尿剂和多巴胺能预防挤压伤相关的 AKI。

（5）监测容量和电解质平衡。如果无尿的伤员出现容量负荷过多，则限制液体输入，并根据情况考虑实施血液净化治疗。

（二）筋膜室综合征的诊断及处理

1. 筋膜室综合征的诊断 应完善各项检查，准确判断病情。特别要明确有无筋膜室综合征。

诊断标准：①外伤后肢体肿胀严重，剧烈疼痛；②被动牵拉试验阳性；③血管搏动减弱或消失；④筋膜室内压明显升高。建议如下指征作为切开指征：①有明确、严重挤压伤史；②有 1 个以上筋膜间隔区受累，局部张力高（>35mmHg），明显肿胀，有水疱及相应的运动感觉障碍者；③持续增高的血浆肌红蛋白水平和尿液肌红蛋白试验阳性；④肾功能不好转或加重。

2. 筋膜室综合征的治疗 对明确筋膜室综合征诊断、具有手术指征，应早期实施充分筋膜和肌膜的切开减压；应严格掌握截肢指征，术前应由多学科专家综合评估，指征明确时应尽快手术；尽早应用足量有效抗生素积极防治感染，根据细菌学和药敏及时调整抗生素。注意预防破伤风和气性坏疽等特殊感染。

（三）CS-AKI 的血液净化治疗

1. 治疗时机 CS-AKI 一般呈高分解代谢型，患者常合并多器官损伤，部分患者存在难以控制的电解质、酸碱、容量负荷异常。因此，提倡早期积极进行血液净化治疗，迅速清除体内过多的代谢废物，减少并发症，维持机体水、电解质、酸碱内环境的平衡。出现少尿、无尿、氮质血症以及高钾血症、酸中毒等经补液治疗后无明显好转；或者如果补液 3L 以上仍无尿，合并容量超负荷的伤员，均应尽早进行血液净化治疗。根据以往的研究和本次地震伤患者抢救的经验，"尽早介入"是血液净化时机选择的关键。介入越早，患者器官支持成功率越高，多脏器功能障碍综合征（MODS）发生率和危重程度越低，死亡率也越低。文献显示，急性肾衰竭患者在 AKI 早期接受血液净化治疗与晚期治疗相比死亡率更低，在 MODS 的晚期进行血液净化治疗通常难以改善患者的整体预后。

发生横纹肌溶解时，肌红蛋白和肌酸肌酶（CK）是两种重要的生物标志物。肌红蛋白半衰期是 1～3 小时，发生横纹肌溶解后 8～12 小时升高，正常时 24 小时被从血液中清除。

CK 的半衰期是 1.5 天,发生横纹肌溶解后 2～12 小时升高,24～72 小时达峰,5～10 天后开始下降。肌红蛋白在尿液中的检测阳性率较低,有研究报道 CK 水平 >15 000U/L 的横纹肌溶解患者中仅 50% 可见到尿液肌红蛋白阳性,也有研究报道仅为 19%。因此,早期关注 CK 的血浆浓度对评估患者的治疗方案及预后具有更大的指导意义,血浆中 CK 的明显升高可早期提示横纹肌溶解的发生。血浆肌红蛋白需要经肾排泄,AKI 时它的代谢明显减慢,因此,它的浓度可用于评估血液净化治疗的效果,也需要进行动态监测。

McMahon 等人开发出一套针对横纹肌溶解患者的评分系统,用来评估或预测患者死亡或需要进行血液净化治疗的风险,如表 23-5-1 所示。

表 23-5-1　横纹肌溶解患者的风险评分

相关因素	β	积分
年龄(连续的)	0.022	...[a]
年龄(岁)		
>50～≤70	...[b]	1.5
>70～≤80	...[b]	2.5
>80	...[b]	3.0
女性	0.404	1
初始血钙 <7.5mg/dl	0.933	2
初始肌酐水平(mg/dl)		
1.4～2.2	0.589	1.5
>2.2	1.083	3
初始血磷(mg/dl)		
4.0～5.4	0.565	1.5
>5.4	1.221	3
初始 CPK >40 000U/L	0.805	2
初始碳酸氢根 <19mEq/L	0.811	2
基础没有癫痫、晕厥、锻炼、肌炎或者服用他汀类药物	1.301	3

缩写:CPK 肌酸磷酸激酶,a 年龄是绝对值,没有赋值;b 年龄是连续的,没有赋值

此评分系统总计 17.5 分,得分 <5 分者死亡或血液净化治疗风险较低,得分 >10 分者死亡或接受血液净化治疗风险较高,往往需要立即进行血液净化治疗。

2. **血液净化方法的选择**　可依据条件和病情采用不同的血液净化方式。目前常用的肾脏替代治疗方式有三种:间歇性血液透析(IHD),腹膜透析和连续性血液净化治疗(CBPT)。从尽快控制高血钾、减少抗凝剂使用剂量和高效利用透析机可选择 IHD。如出现下列情况均建议尽早进行 CBPT:①合并多脏器损伤或出现多脏器功能不全;②血流动力学不稳定;③血液透析或腹膜透析难以控制的容量超负荷;④严重感染、脓毒血症;⑤高分解代谢状态:每日递增肌酐 >44.2mmol/L,尿素氮 >3.57mmol/L,血钾 >1mmol/L;⑥难以纠正的电解质和酸碱平衡紊乱。

我们知道,常规的血液透析只能清除小分子量溶质,但使用高通量透析器后清除的溶质分子量可以增大很多,由于肌红蛋白的分子量达到了 17.8kDa,对其清除效率仍然很低,如果使用高截留分子量的滤器,由于膜孔径及膜面积的增大,可以明显增强对肌红蛋白的清除。

在 Heyne N 等人的研究中,使用标准的普通透析器时(AV1000S),CVVHD 模式下肌红蛋白清除量是 2.1ml/min;使用高通量透析器(P170H)时,持续缓慢低效每日透析(SLEDD)和血液透析(HD)模式下的肌红蛋白清除量分别是 3.3ml/min 和 3.7ml/min;改用截留分子量 45kD 的高截留分子量滤器(HCO1100)后,SLEDD 和 HD 模式下的肌红蛋白清除量分别是 21.7ml/min 和 44.2ml/min(图 23-5-1)。

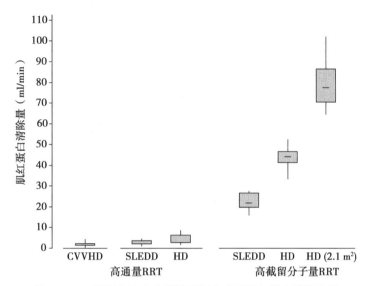

图 23-5-1 不同血液净化器及不同方式下肌红蛋白的清除量
(图片引自 Heyne N, et al. Nephron Clin Pract, 2012, 121: c159-c164)

通过上述结果可以看出,使用高截留分子量的滤器可以大幅提高肌红蛋白的清除量。

CBPT 较其他的血液净化模式有其以下优势:①有效清除肌红蛋白:在发生 CS 时,快速清除肌红蛋白对于肾功能的恢复非常重要。但肌红蛋白很难通过普通血液透析清除,而 CBPT 特别是连续静脉静脉血液滤过(CVVH)能够有效地清除肌红蛋白。②血流动力学稳定:CS 患者病情复杂,血流动力学极不稳定,CBPT 治疗更加合适。③清除炎症介质:严重的 CS 患者,特别是合并感染败血症者,循环中有大量的炎症介质,CBPT 能够有效地清除炎症介质,调节机体免疫环境,协助稳定内环境。④持续稳定地控制循环容量:CBPT 治疗通过持续稳定的超滤,能够很好地控制患者的体内容量状态和水负荷,为营养支持治疗创造条件。⑤稳定内环境:通过弥散、对流、吸附等多种方式,CBPT 治疗能够稳定地控制患者的电解质、酸碱平衡、体温等内环境状态,维持内稳态,为患者康复创造条件。

因此,连续血液净化治疗尤其是 CVVH 更适合 CS-AKI 患者的治疗。

至于 CVVHD,虽然使用常规的透析器对肌红蛋白的清除率很低,但使用高截留分子量滤器时,同样可以达到清除肌红蛋白的效果。2005 年,Naka 等人首次报道了使用高截留分子量滤器进行 CVVHD 治疗(HCO-CVVHD)清除肌红蛋白。目前文献报道 HCO-CVVHD 对肌红蛋白的平均清除量达到 39.2～131ml/min,而传统 CVVHD 的清除量一般小于 15ml/min。Buyun WU 等人在他们的工作中,使用 45kDa 截留分子量、2.1m² 膜面积的滤器进行 CVVHD 治疗,透析液流量 4L/h,测得的肌红蛋白清除量达到 43.7～61.3ml/min,为传统 CVVHD 治疗的 4 倍,效率甚至高于使用普通滤器的 CVVH(3.8～17.0ml/min)。

3. CBPT 治疗剂量　①在 CS 的急性期推荐每小时治疗剂量≥3L；②依据病情辅助以血浆置换、PDF 等技术；③病情稳定后可以逐渐减少 CBPT 治疗剂量或更换为血液透析（HD）治疗。

我们知道，无论是 CVVH 还是 HCO-CVVHD，增加置换液或透析液的流量均可以提高清除效率。根据 Ronco 等的研究结果，当置换液流量超过 35ml/(kg·h) 时，能够达到较好的溶质清除效率，对炎症介质的清除效果相对满意。鉴于 CS-AKI 患者通常合并严重的高代谢综合征，因此，建议置换液量至少应达到 35ml/(kg·h) 的水平。可能的话，应尽量使用持续高容量血液滤过（HVHF）模式进行治疗，在急性期推荐置换液流量≥3L/h。除了常规的治疗模式以外，还应根据病情辅以血浆置换和／或内毒素吸附等技术。有文献报道血浆置换能有效地降低血清肌红蛋白的浓度，显著改善患者病情。而对于合并严重败血症的患者，合理的开展内毒素吸附治疗，对于改善患者的血流动力学稳定性和整体预后则有相当大的作用。待病情好转后可逐渐减少 CBPT 治疗剂量，而患者血流动力学稳定后则可更换为 IRRT 直至患者肾功能恢复。

综上所述，我们建议：①对 CS 患者充分评估，对评分大于 10 分，或者血浆 CK 及肌红蛋白水平早期明显升高，尤其是出现肾功能损伤表现的患者应尽早开展血液净化治疗。②为尽快清除肌红蛋白和炎症介质，应使用高截留分子量的滤器而不是普通透析器或高通量透析器进行血液净化治疗。③推荐使用高容量血液净化治疗以增加肌红蛋白的清除。④根据患者的血流动力学状态及具体病情决定使用间断或连续性血液净化治疗模式，血流动力学稳定时透析液流量更高的高截留分子量血液透析对肌红蛋白的清除效率可能比 CBPT 更高；血流动力学不稳定时使用 CBPT，选 CVVH、CVVHDF 或 HCO-CVVHD 模式均可。

4. CS 血液净化治疗的抗凝方案　挤压综合征大部分患者存在活动性出血或高出血倾向，首选枸橼酸抗凝。不具备枸橼酸抗凝条件，可选择无抗凝治疗。病程后期，患者血液高凝状态，应根据病情改为全身抗凝，预防血栓并发症的发生。

5. CS 停止血液净化治疗的指征　①血清肌红蛋白、肌酸激酶水平基本恢复正常；②水、电解质和酸碱平衡紊乱得以纠正；③尿量开始恢复。可以停用 CBPT；而肾功能始终不能恢复正常的患者，可序贯间歇血液透析或腹膜透析维持治疗。

CS 常常合并肢体、胸部和腹部等多脏器损伤。CS-AKI 常常病情较重，多合并多种复杂的并发症，临床上需要早期预防，早期筛查。对于严重的 CS 相关 AKI，需要在选择合适的血液净化治疗的基础上，适当进行合理的外科手术（切开减压或者截肢手术），积极纠正电解质紊乱，针对性抗感染，营养支持，纠正贫血等综合性治疗手段相结合，从而提高疗效，减少致残率和死亡率。

但是目前，血液净化治疗能否改善 CS-AKI 患者的预后具有争议。有研究指出，虽然血液净化治疗能够清除肌红蛋白，降低血肌酐、尿素氮、血钾、缩短少尿期，缩短住院时间，但与传统治疗比较未显示出能够减低死亡率（RR 0.17，95%CI 0.02～1.37）。就目前而言，还缺乏血液净化治疗对于横纹肌溶解 AKI 有效性的直接循证证据，仍有待于进一步研究加以证实。

（朱桂军　胡振杰　崔　嵩）

参 考 文 献

1.　Gibney RT, Sever MS, Vanholder RC. Disaster nephrology: crush injury and beyond. Kidney Int, 2014, 85(5): 1049-1057.

2. Genthon A，Wilcox SR. Crush syndrome：a case report and review of the literature. J Emerg Med，2014，46（2）：313-319.

3. Hatamizadeh P，Najafi I，Vanholder R，et al. Epidemiologic aspects of the Bam earthquake in Iran：the nephrologic perspective. Am J Kidney Dis，2006，47（3）：428-438.

4. 王莉，何强. 血液透析在救治挤压综合征导致急性肾损伤中的作用. 中华肾脏病杂志，2008：533-533.

5. He Q，Wang F，Li G，et al. Crush syndrome and acute kidney injury in the Wenchuan Earthquake. J Trauma，2011，70（5）：1213-1217；discussion 1217-1218.

6. Zhang L，Fu P，Wang L，et al. The clinical features and outcome of crush patients with acute kidney injury after the Wenchuan earthquake：differences between elderly and younger adults. Injury，2012，43（9）：1470-1475.

7. Bosch X，Poch E，Grau JM. Rhabdomyolysis and acute kidney injury. N Engl J Med，2009，361（1）：62-72.

8. Konstantakos EK，Dalstrom DJ，Nelles ME，et al. Diagnosis and management of extremity compartment syndromes：an orthopaedic perspective. Am Surg，2007，73（12）：1199-1209.

9. Sever MS，Vanholder R，Lameire N. Management of crush-related injuries after disasters. N Engl J Med，2006，354（10）：1052-1063.

10. Section 2：AKI Definition. Kidney Int Suppl（2011），2012，2（1）：19-36.

11. 洪大情，张月，张萍，等. 地震相关挤压综合征急性肾损伤患者尿中肾损伤标志物的变化及意义. 肾脏病与透析肾移植杂志，2009，18（4）：334-337.

12. Li GS，Chen XL，Zhang Y，et al. Malnutrition and inflammation in acute kidney injury due to earthquake-related crush syndrome. BMC Nephrol，2010，11：4.

13. 康志敏，李贵森，陈秀玲，等. 地震致挤压伤者血清肌酸激酶检测的意义. 临床肾脏病杂志，2010（002）：68-70.

14. Sever MS，Vanholder R. Recommendation for the management of crush victims in mass disasters. Nephrol Dial Transplant，2012，27 Suppl 1：61-67.

15. Scharman EJ，Troutman WG. Prevention of kidney injury following rhabdomyolysis：a systematic review. Ann Pharmacother，2013，47（1）：90-105.

16. 挤压综合征急性肾损伤诊治协助组. 挤压综合征急性肾损伤诊治的专家共识. 中华医学杂志，2013，93（17）：1297-1300.

17. Section 5：Dialysis Interventions for Treatment of AKI. Kidney Int Suppl（2011），2012，2（1）：89-115.

18. Kruger Danielle，Han Joseph. Assessing acquired rhabdomyolysis in adults. Journal of the American Academy of Physician Assistants，2017，30，（1）：20-26.

19. McMahon Gearoid M，Zeng Xiaoxi，Waikar Sushrut S. A risk prediction score for kidney failure or mortality in rhabdomyolysis. JAMA Internal Medicine，2013，173，（19）：1821-1827.

20. Buyun Wu，Dehua Gong，Daxi Ji，et al. Clearance of myoglobin by high cutoff continuous veno-venous hemodialysis in a patient with rhabdomyolysis：A case report. Hemodialysis International，2015，19（1）：135-140.

21. Heyne Nils，Guthoff Martina，Krieger Julia，et al. High cut-off renal replacement therapy for removal of myoglobin in severe rhabdomyolysis and acute kidney injury：A case series. Nephron Clinical Practice，2013，121（3-4）：c159-c164.

第二十四章 急性肾损伤与肾脏支持治疗的热点问题

第一节 连续血液净化的开始与终止时机

连续血液净化治疗（CBPT）作为器官功能支持的重要手段之一，在重症患者的救治中发挥非常重要的作用。面对不同疾病状态的重症患者，何时开始进行 CBPT 以及何时终止 CBPT 仍存在较大的争议，至今尚未有一个统一的标准。

一、CBPT 的开始时机

虽然研究表明，当 CBPT 作为肾脏支持手段应用到重症患者的临床救治中时，早期开始 CBPT 对于改善患者的预后是有益的。但是 Metnitz 等也发现，接受 CBPT 的急性肾损伤患者的住院病死率要高于未接受 CBPT 的患者，究其原因一方面可能在于两者的疾病严重程度存在差别，另一方面也表明在 CBPT 治疗过程中的管理对于急性肾损伤患者的预后也是十分重要的。CBPT 发挥有益作用同时也给患者增加了许多额外的风险，包括穿刺导管相关的并发症，体外循环管路相关的机械性并发症，液体容量及电解质浓度的异常改变，血液暴露于体外循环管路所引起的体液和细胞介质的释放等等。因此，如何衡量 CBPT 对于患者的利弊在开始进行 CBPT 治疗时至关重要。

（一）用于判断 CBPT 开始时机的指标

Clark 等针对加拿大肾脏病科医生和重症医学科医生进行的一项有关 CBPT 开始时机的调查发现不同的医生所采用的标准之间存在较大分歧。目前有关 CBPT 开始时机的不同研究中所采取的判定开始 CBPT 的指标之间亦存在较大差异，包括血清尿素氮和肌酐水平、尿量、急性肾损伤严重程度、入住 ICU 时间、液体过负荷程度、AKI 的生物标志物等等。即使应用相同的评价指标，不同的研究中所选择的临界值也不同。

1. **血清尿素氮和肌酐水平** 血清 BUN 和 Cr 水平是临床上常用的评价肾功能的指标。众所周知，在急性肾损伤发展过程中，只有当肾小球滤过率下降到一定程度时，血清 BUN 和 Cr 水平才会升高。因此，血清 BUN 和 Cr 水平并不是早期反映患者肾功能障碍的指标。采用血清 BUN 和 Cr 水平作为衡量 CBPT 开始时机的临床研究中所应用的具体数值方面存在较大差异。20 世纪 70 年代的一些观察性研究表明，当患者血清 BUN 水平低于 90～150mg/dl 时开始 CBPT 治疗，其病死率要低于当血清 BUN 高于 163～200mg/dl 才开始 CBPT 治疗的患者。20 世纪 90 年代，Gettings 等人研究发现，对于创伤后 AKI 患者，在血清 BUN 水平低于 60mg/dl 时开始进行 CBPT 治疗，其生存率为 39%，明显高于在血清 BUN 高于 60mg/dl

时才接受 CBPT 治疗的患者（20.3%）。Karvellas 等回顾了 1985—2010 年间 15 项探讨 CBPT 开始时机的研究，虽然最终结论显示早期开始 CBPT 治疗对于降低重症患者 28 天病死率是有益的，但纳入的 15 项研究中所采用的"早期"或"晚期"的标准存在很大的差别，其中有 8 项研究采用了血清 BUN 水平作为衡量指标，早期 CBPT 治疗组血清 BUN 水平低于 21.4～35.7mmol/L，晚期 CBPT 治疗组血清 BUN 水平高于 21.4～40mmol/L。由此可见，虽然都采用血清 BUN 水平作为决定 CBPT 开始时机的指标，但到目前为止，不同的研究尚未能给出比较一致的临界数值供临床医生参考及应用。

除肾功能状态之外，临床上还有很多因素可能影响患者血清肌酐水平，包括年龄、性别、蛋白质的摄入、肌肉运动及一些特殊药物等。另一方面，对重症患者进行液体复苏治疗所造成的液体过负荷也常常使得血清肌酐水平的检测值低于患者的真实状态，从而延误了对 AKI 的诊断以及 CBPT 开始时机的判定。

2. **尿量** 尿量也是临床上用以评估肾功能的常用指标。尿量减少通常是重症患者发生 AKI 的警示信号，也提示患者的死亡风险增加。Sugahara 等人对 36 例冠脉搭桥术后发生 AKI 的患者进行研究发现，对于连续 3 小时尿量 <30ml/h 的 AKI 患者早期开始 CBPT 治疗，其 2 周之后的生存率为 86%；而那些在尿量 <20ml/h 超过 2 小时才开始进行 CBPT 治疗的 AKI 患者，其 2 周之后的生存率仅为 14%，两组之间存在显著差异。由于临床上能够影响尿量的因素较多，包括患者的心功能状态、重症感染、肾脏基础疾病、药物因素等等。因此在选择尿量作为判定 CBPT 开始时机的标准时需尽可能除外其他因素的影响，并要动态监测患者每小时尿量的变化以便于及时发现合适的 CBPT 治疗时机。

3. **AKI 严重程度** 急性肾损伤（AKI）是指各种原因所导致的 48 小时内肾功能突然持续的减退，血清肌酐绝对值增加超过 26.4μmol/L（0.3mg/dl）或 7 天内较基线水平增加超过 50%，或尿量低于 0.5ml/（kg·h）超过 6 小时。目前临床上常应用 RIFLE 标准、AKIN 标准和 KDIGO 标准来评估 AKI 的严重程度，但能否采用 AKI 分级来作为 CBPT 治疗时机目前研究结果不一。Bell 等对 224 例接受 CBPT 治疗的 AKI 患者进行回顾分析发现，在损伤期（injury）开始 CBPT 治疗的患者其 1 年生存率要高于在危险期（risk）开始 CBPT 治疗的患者，后者的生存率又高于在衰竭期（failure）才开始接受 CBPT 治疗的患者，而当肾功能已经丧失（lost）或进入到终末期肾病（end-stage）阶段才开始进行 CBPT 治疗的患者其 1 年生存率最低。旨在探讨 RRT 最佳治疗时机的著名研究，AKIKI 和 ELAIN 研究，也于 2016 年发表的最终研究结果。两项研究均以 KDIGO-AKI 分期作为区分早期和晚期 RRT 的标准，结果 ELAIN 研究显示早期 RRT 治疗有益，而 AKIKI 研究却显示早期 RRT 治疗无益于改善 AKI 患者的预后。虽然两项研究设计不同，存在样本量少等不足，但截然相反的研究结果还是提示我们在临床上仅参考 AKI 分期来确定是否需开始 RRT 治疗的依据是否充分。另外，需要注意的是，发生 AKI 的患者其严重程度不是一成不变的。Hoste 等进行的一项针对 5383 例入住 ICU 患者的调查发现，在入 ICU 时虽然分别仅有 434 例患者（8.1%）存在肾损伤风险和 383 例患者（7.1%）存在肾功能损伤，但在全部患者住 ICU 期间，共计有 1510 例患者（28%）发生过肾损伤风险，2273 例（42%）患者曾经发生过肾功能损伤，提示入住 ICU 的重症患者其肾功能状态以及发生 AKI 患者其肾损伤严重程度是随病情发展而不断变化的。因此，是否能采用 AKI 严重程度作为判断 CBPT 开始时机的指标，未来还需要更大型的多中心随机对照研究以证明。

4. 入住 ICU 时间 Shiao 等对 2002—2009 年间共计 1263 例接受 CBPT 治疗的 ICU 重症患者进行回顾分析，以患者入住 ICU 与开始 CBPT 治疗之间的时间间隔为依据，将患者分别分为早期 CBPT 治疗组（≤1 天）、中期 CBPT 治疗组（2~3 天）以及晚期 CBPT 治疗组（≥4 天），探讨入住 ICU 与开始 CBPT 治疗之间的时间间隔长短对患者预后的影响。结果发现，中期 CBPT 治疗组患者的生存率要明显高于早期 CBPT 治疗组和晚期 CBPT 治疗组，而无论过早还是过晚开始 CBPT 治疗对患者的预后都不利。研究者认为造成此种结果的原因可能在于，在患者入住 ICU 24 小时之内，疾病所带来的体内应激反应处于较强烈状态，器官功能及内环境紊乱较为严重，此时开始 CBPT 治疗可能不利于调整患者的容量状态以及影响早期药物治疗的有效浓度从而影响疗效。如果过晚开始 CBPT 治疗，则可能因为液体过负荷、毒素蓄积等因素的影响造成患者器官功能发生不可逆改变，丧失最佳治疗时机从而无法改善患者预后。因此，除那些危及生命的急性代谢紊乱需要立即开始 CBPT 治疗之外，建议对重症患者在入住 ICU 24 小时后再根据病情适时开始 CBPT 治疗。但此研究为回顾性研究，研究质量不高，临床上在 CBPT 治疗时机的决策上绝不能仅仅根据入住 ICU 时间。

5. 液体过负荷程度 脓毒症、多发创伤等重症患者常需要进行液体复苏治疗，但由于患者同时存在的毛细血管渗漏及肾功能障碍等因素的影响，在液体复苏过程中可能会出现液体过负荷的情况，造成肺及周身组织器官的水肿，影响氧合，增加患者的病死率。研究显示，急性肾衰竭的患者在开始 CBPT 治疗时其液体过负荷的严重程度与预后密切相关。Sutherland 等发现，对于接受 CBPT 治疗的儿童患者，如果在开始 CBPT 治疗时患儿液体负荷增加程度低于患病前体重的 10%，其病死率仅为 29.4%。相反，在开始 CBPT 治疗时如果患儿的液体负荷增加程度超过体重的 20%，则其病死率可高达 65.6%。对于儿童急性肾衰竭患者，超过体重 20% 的液体过负荷状态能够使死亡风险增加 8.5 倍。同样，在成人患者的研究中也发现，超过体重 10% 的液体过负荷也能够使死亡风险增加 2.1 倍。需要注意的是，对于那些存在液体过负荷的患者来说，往往提示其基础疾病的严重程度较重，需要大量液体进行复苏治疗以维持血流动力学稳定和器官灌注，而最终造成此类患者病死率增加的因素可能不仅仅是液体过负荷这单一因素的影响，需要对患者的基础疾病、各器官功能、氧供和氧耗等多因素进行全面分析判定。因此，临床医生在采用液体过负荷的严重程度作为开始 CBPT 治疗指征的时候，需要针对每个患者进行个体化、全面的分析判定。

6. AKI 生物标志物 急性肾损伤时，血清 BUN 及 Cr 水平的上升要晚于肾小球滤过率的下降，使得血清 BUN 和 Cr 水平不能早期反映肾脏受损的情况。在肾脏损伤及炎症反应作用下，由于肾脏和肾外细胞合成增加、通过受损肾小球滤过增加、肾小管重吸收功能下降以及炎症细胞释放增加等因素造成一些细胞因子和炎症介质在血液及尿液中浓度增加，从而能够先于血清 BUN 及 Cr 水平的增高来反映肾脏受损情况，这些细胞因子和炎症介质通常被称为肾损伤生物标志物。在肾损伤生物标志物中，能够反映肾脏结构损伤的标志物包括：中性粒细胞明胶酶相关脂钙蛋白（NGAL）、肾损伤分子 -1（KIM-1）、肝脏脂肪酸结合蛋白（L-FABP）和白介素 -18（IL-18），而半胱氨酸蛋白酶抑制剂 C（Cystatin C）和 N- 乙酰 -β-D- 氨基葡萄糖苷酶（NAG）能够反映肾脏发生功能性改变。由于生物标志物能够早期反映肾损伤的发生，因此，如果以此作为评估 CBPT 开始时机的指标，可能使得急性肾损伤患者得到早期干预，从而改善患者的预后。目前上述指标主要用于 AKI 的早期发现，在指导 CBPT 开始时机方面作用有限。

7. CBPT 的非肾脏替代适应证 CBPT 在重症患者的救治中除发挥肾脏替代作用之外，一些非肾脏疾病亦需要 CBPT 进行支持治疗，包括恶性高热、严重脓毒症、心功能衰竭、ARDS、挤压伤综合征、重症急性胰腺炎等。对于这些疾病的患者应该在什么时机开始进行 CBPT 治疗，则需要临床医生结合患者的时机需求进行个体化判定，目前尚无一致的推荐意见。

（二）CBPT 开始时机的综合评估策略

1. 绝对适应证 在 CBPT 开始时机方面，目前已经达成基本共识的是，对于危及生命的急性代谢紊乱，CBPT 作为"挽救性治疗"手段需在患者达到以下指标时立即开始：①急性氮质血症，BUN≥36mmol/L（100mg/dl）；②代谢性酸中毒，血清 pH≤7.15；③高钾血症，血清钾≥6mmol/L 伴有心电图异常改变；④尿量＜200ml/12h 或无尿；⑤出现尿毒症脑病、心肌炎等情况；⑥对利尿剂无效的液体过负荷或组织水肿（如肺水肿）等情况。以上为 CBPT 开始的绝对适应证。

2. 在不满足绝对适应证时 CBPT 的开始时机 对于重症患者来说，临床医生在选择什么时机开始 CBPT 治疗的时候，除了上述指标可以提供参考之外，尚需要评估患者的疾病需求及自身器官功能的代偿能力。在很多临床情况下，患者对肾脏功能的需求增加，如高分解代谢、营养支持治疗、液体复苏、特殊药物的应用、脓毒症、多发创伤以及多器官功能障碍等。而同时，由于患者一些自身因素的影响包括基础肾脏疾病、心功能情况、组织低灌注等等，常常使患者肾功能的代偿能力发生改变。因此，如何恰当的个体化评估患者疾病需求与器官功能水平之间的相互关系，能够帮助临床医生找到合适的时机进行肾脏替代或肾脏支持治疗。

ADQI 协作组在 2016 年的文章中提出，全身对肾脏的需求和肾脏能力之间是否存在失衡，有助于决定肾脏支持治疗的时机。如果肾脏的能力能够满足全身的需求，则不需要行肾脏支持治疗；如果肾脏的能力明显低于患者的全身需求，则应该行肾脏支持治疗。基于肾脏能力与全身需求之间的平衡决定肾脏支持治疗的时机见图 24-1-1。

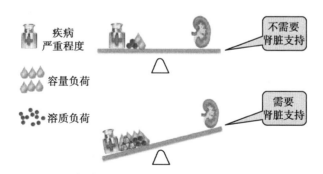

图 24-1-1 根据肾脏能力与全身需求之间的平衡决定肾脏支持时机
（引自 Blood Purif, 2016, 42（3）: 224-237.）

全身的需求包括慢性疾病负担，急性疾病的严重程度以及溶质和液体负荷。其中，慢性疾病负担相对不变，而疾病的严重程度、溶质负荷和容量负荷是动态变化的。这种供需平衡是动态变化的，应当定期评估，根据临床情况至少一天一次。不同临床情况下的全身需求与肾脏能力见表 24-1-1。

表 24-1-1　不同临床情况下的全身需求与肾脏能力

全身需求	肾脏能力	临床情况
高	正常	高代谢状态伴有正常肾功能
高	低	高代谢状态伴有 AKI 或 CKD
正常	低	正常代谢伴有 AKI 或 CKD
低	低	营养不良伴有 AKI 或 CKD

二、CBPT 终止时机

无论是肾脏替代治疗还是肾脏支持治疗，当需要进行 CBPT 治疗的临床问题得到解决之后，临床医生应该思考何时终止 CBPT 治疗。但是迄今为止，究竟应该在什么时机以及采用何种方式终止 CBPT 治疗的相关研究尚欠缺。Uchino 等对来自 23 个国家 54 个 ICU 共计 529 例 CBPT 治疗成功的重症患者进行研究发现，其中 313 例患者顺利终止 CBPT 治疗（成功组），其余 216 例患者需要再次接受 CBPT 治疗（复治组）。成功组患者的住院病死率要低于复治组患者，在停止 CBPT 治疗时血清 BUN 和 Cr 水平在成功组患者中也低于复治组，而尿量高于复治组患者，提示虽然尿量及血清 BUN 和 Cr 水平受到临床多种因素的影响，但仍是目前评估患者能否顺利终止 CBPT 治疗的重要指标。进一步分析发现，在没有利尿剂作用下如果患者的尿量超过 436ml，对于成功终止 CBPT 治疗的预测能力最强（ROC AUC 为 0.845），如果患者应用了利尿剂，则尿量要达到 2330ml 以上才能够预测成功终止 CBPT 治疗（ROC AUC 为 0.671）。

综上所述，对于重症患者 CBPT 治疗开始及终止时机均受多种因素的影响，需要临床医生进行全方位评估，并根据患者具体病情进行个体化选择。

（章志丹　马晓春）

参 考 文 献

1. Palevsky PM. Renal replacement therapy in acute kidney injury. Adv Chronic Kidney Dis, 2013, 20(1): 76-84.

2. Bagshaw SM, Cruz DN, Gibney RT, et al. A proposed algorithm for initiation of renal replacement therapy in adult critically ill patients. Crit Care, 2009, 13(6): 317.

3. Karvellas CJ, Farhat MR, Sajjad I, et al. A comparison of early versus late initiation of renal replacement therapy in critically ill patients with acute kidney injury: a systematic review and meta-analysis. Crit Care, 2011, 15(1): R72.

4. Metnitz PG, Krenn CG, Steltzer H, et al. Effect of acute renal failure requiring renal replacement therapy on outcome in critically ill patients. Crit Care Med, 2002, 30(9): 2051-2058.

5. Clark E, Wald R, Walsh M, et al. Timing of initiation of renal replacement therapy for acute kidney injury: a survey of nephrologists and intensivists in Canada. Nephrol Dial Transplant, 2012, 27(7): 2761-2767.

6. Fischer RP, Griffen WOJr, Reiser M, et al. Early dialysis in the treatment of acute renal failure. Surg Gynecol Obstet, 1966, 123(5): 1019-1023.

7. Gettings LG, Reynolds HN, Scalea T. Outcome in post-traumatic acute renal failure when continuous renal replacement therapy is applied early vs. late. Intensive Care Med, 1999, 25(8): 805-813.

8. Bagshaw SM, Gibney RT. Conventional markers of kidney function. Crit Care Med, 2008, 36(4Suppl.): S152-S158.

9. Macedo E, Bouchard J, Soroko SH, et al. Fluid accumulation, recognition and staging of acute kidney injury in critically-ill patients. Crit Care, 2010, 14(3): R82.

10. Prowle JR, Liu YL, Licari E, et al. Oliguria as predictive biomarker of acute kidney injury in critically ill patients. Crit Care, 2011, 15(4): R172.

11. Sugahara S, Suzuki H. Early start on continuous hemodialysis therapy improves survival rate in patients with acute renal failure following coronary bypass surgery. Hemodial Int, 2004, 8(4): 320-325.

12. Mehta RL, Kellum JA, Shah SV, et al. Acute Kidney Injury Network: report of an initiative to improve outcomes in acute kidney injury. Crit Care, 2007, 11(2): R31.

13. Bellomo R, Kellum JA, Ronco C. Defining and classifying acute renal failure: from advocacy to consensus and validation of the RIFLE criteria. Intensive Care Med, 2007, 33(3): 409.

14. Bell M, Lijestam E, Granath F, et al. Optimal follow-up time after continuous renal replacement therapy in acute renal failure patients stratified with the RIFLE criteria. Nephrol Dial Transplant, 2005, 20(2): 354-360.

15. Gaudry S, Hajage D, Schortgen F, et al. Initiation strategies for renal-replacement therapy in the intensive care unit. N Engl J Med, 2016, 375(2): 122-133.

16. Zarbock A, Kellum JA, Schmidt C, et al. Effect of early vs delayed initiation of renal replacement therapy on mortality in critically ill patients with acute kidney injury: the ELAIN randomized clinical trial. JAMA, 2016, 315(20): 2190-2199.

17. Hoste EA, Clermont G, Kersten A, et al. RIFLE criteria for acute kidney injury are associated with hospital mortality in critically ill patients: a cohort analysis. Crit Care, 2006, 10(3): R73.

18. Shiao CC, Ko WJ, Wu VC, et al. U-curve association between timing of renal replacement therapy initiation and in-hospital mortality in postoperative acute kidney injury. PLOS one, 2012, 7(8): e42952.

19. Henriquez-Palop F, Anton-Perez G, Marrero-Robayna S, et al. Water overload as a biomarker for heart failure and acute renal failure. Nefrologia, 2013, 33(2): 256-265.

20. Payen D, de Pont AC, Sakr Y, et al. A positive fluid balance is associated with a worse outcome in patients with acute renal failure. Crit Care, 2008, 12(3): R74.

21. Sutherland SM, Zappitelli M, Alexander SR, et al. Fluid overload and mortality in children receiving continuous renal replacement therapy: the prospective pediatric continuous renal replacement therapy registry. Am J Kidney Dis, 2010, 55(2): 316-325.

22. Bouchard J, Soroko SB, ChertowGM, et al. Fluid accumulation, survival and recovery of kidney function in critically ill patients with acute kidney injury. Kidney Int, 2009, 76(4): 422-427.

23. Martensson J, Martling CR, Bell M. Novel biomarkers of acute kidney injury and failure: clinical applicability. British Journal of Anaesthesia, 2012, 109(6): 843-850.

24. Pickering JW, Endre ZH. The clinical utility of plasma neutrophil gelatinase-associated lipocalin in acute kidney injury. Blood purify, 2013, 35(4): 295-302.

25. Haase M, Bellomo R, Devarajan P, et al. Accuracy of neutrophil gelatinase-associated lipocalin(NGAL)in diagnosis and prognosis in acute kidney injury: a systematic review and meta-analysis. Am J Kidney Dis, 2009, 54(6): 1012-1024.

26. Tiranathanaqui K, Amornsuntorn S, Avihinqsanon Y, et al. Potential role of neutrophil gelatinase-associated lipocalin in identifying critically ill patients with acute kidney injury stage 2-3 who subsequently require

renal replacement therapy. Therap Apher Dial，2013，17（3）：332-338.

27. Mcllroy DR，Wagener G，Lee HT. Neutrophil gelatibase-associated lipocalin and acute kidney injury after cardiac surgery：the effect of baseline renal function on diagnostic performance. Clin J Am Soc Nephrol，2010，5（2）：211-219.

28. Nejat M，Pickering JW，Walker RJ，et al. Urinary cystatin C is diagnostic of acute kidney injury and sepsis，and predicts mortality in the intensive care unit. Crit Care，2010，14（3）：R85.

29. Koyner JL，Bennett MR，Worcester EM，et al. Urinary cystatin C as an early biomarker of acute kidney injury following cardiothoracic surgery. Kidney Int，2008，74（8）：1059-1069.

30. Vaidya VS，Waikar SS，Ferquson MA，et al. Urinary biomarkers for sensitive and specific detection of acute kidney injury in humans. Clin Transl Sci，2008，1（3）：200-208.

31. Royakkers AA，Korevaar JC，van Suijlen JD，et al. Serum and urine cystatin C are poor biomarkers for acute kidney injury and renal replacement therapy. Intensive Care Med，2011，37（3）：493-501.

32. Pipili C，Ioannidou S，Tripodaki ES，et al. Prediction of the renal replacement therapy requirement in mechanically ventilated critically ill patients by combining biomarkers for glomerular filtration and tubular damage. J Crit Care，2014，29（4）：692.e7-13.

33. Cruz DN，de Geus HR，Bagshaw SM. Biomarkers strategies to predict need for renal replacement therapy in acute kidney injury. Semin Dial，2011，24（2）：124-131.

34. Uchino S，Bellomo R，Morimatsu H，et al. Discontinuation of continuous renal replacement therapy：a post hoc analysis of a prospective multicenter observational study. Crit Care Med，2009，37（9）：2576-2582.

35. Ostermann M，Joannidis M，Pani A，et al. Patient Selection and Timing of Continuous Renal Replacement Therapy. Blood Purif，2016，42（3）：224-237.

第二节　利尿剂的使用时机与方式

发生 AKI 的重症患者经常会发生少尿，利尿剂很常用。然而目前利尿剂在 AKI 患者中的应用仍存在争议。本文重点讨论利尿剂的适用人群，使用时机及方式。

甘露醇是一种渗透性利尿剂，主要作用于近曲小管和髓袢，通过渗透作用使水由细胞内向细胞外移动，既往曾用于造影剂相关性肾病和横纹肌溶解症中 AKI 的预防。然而，甘露醇与盐水水化预防造影剂相关肾病相比，并没有发现优势。在回顾性研究中，甘露醇不能降低横纹肌溶解症患者 AKI 发生率、病死率及对 RRT 的需求。而且，由于其渗透性利尿作用，甘露醇可能导致急性肾损伤。因此指南不推荐用甘露醇来预防 AKI。

袢利尿剂是作用最强也是 AKI 患者最常用的利尿剂，其中呋塞米是最常用的袢利尿剂。研究表明，对于发生 AKI 的患者，呋塞米可以通过减少患者的液体负荷降低病死率。本文主要介绍袢利尿剂的使用。

一、利尿剂用于 AKI 的指征

（一）调节液体平衡

重症患者在某些情况下如脓毒症时，经常需要液体复苏从而发生液体过负荷，同时可能伴有毛细血管通透性增高、间质和细胞水肿、细胞能量和代谢障碍，进而损伤器官功能。

液体过负荷如果伴有腹腔内高压或者肾静脉充血也可以直接加重肾功能损害，因此液体过负荷是预测患者发生 AKI 和病死率增加的独立危险因素。研究表明，重症 AKI 患者合并液体过负荷增加其 60 天病死率，AKI 后呋塞米用量与病死率下降有关（平均每天 100mg OR 0.54，95%CI 0.31～0.94），但当除外液体因素影响后，利尿剂的保护性作用下降了（平均每天 100mg OR 0.61，95%CI 0.35～1.07）。因此推断呋塞米对病死率的影响是由于其对液体平衡的调控，也就是说由于呋塞米减少了液体过负荷从而降低了病死率。

（二）判断 AKI 严重程度

从药理学角度，呋塞米利尿作用依赖于肾血流，近曲小管和髓袢的功能。由于少尿型 AKI 较非少尿型 AKI 患者预后差，且少尿导致液体过负荷和电解质失衡，因此临床医生经常应用呋塞米增加尿量把患者从少尿转变成非少尿状态。但需要注意的是，AKI 早期对呋塞米有反应可能提示 AKI 程度较轻，需要 RRT 的可能性小。呋塞米负荷试验（furosemide stress test，FST）有助于判断 AKI 患者是否进展成Ⅲ期 AKI。根据患者既往 7 天内是否应用过呋塞米决定其用量，单次静脉注射呋塞米 1.0～1.5mg/kg。密切监测血流动力学，如果 FST 后有低血容量发生，应及时补液；如果 FST 后没有低血容量表现则不需要补液。AKI 进展的患者 FST 后首个 6 小时尿量明显少于其他患者（P＜0.001）。FST 后首个 2 小时总尿量预测是否进展成 AKI 3 期的 ROC 下面积为 0.87（P＝0.001）。依据 FST 后首个 2 小时尿量预测 AKI 是否进展的理想 cut-off 值是小于 200ml（100ml/h），其敏感性 87.1%，特异性 84.1%。因此，早期 AKI 患者 FST 可以作为评价肾小管功能的新指标，从而判断此类患者 AKI 严重程度和是否进展，有助于判断开始或结束 CBPT 的时机（图 24-2-1）。

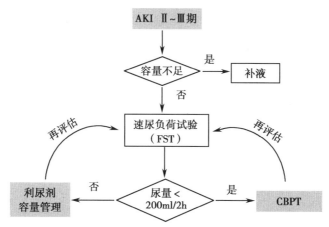

图 24-2-1 利尿剂在急性肾损伤肾脏支持治疗中的作用
AKI，急性肾损伤；CBPT，连续血液净化治疗

FST 是一项新的动态评价肾小管功能的方法，是预测 AKI 患者是否会进展的有力指标。结合危险程度评估、AKI 生物标记物和对 FST 的反应，可能有助于解决临床困惑的问题如 AKI 患者什么时候或者是否应该开始肾脏替代治疗治疗。

（三）调节溶质失衡

袢利尿剂增加肾脏排水、排酸、排钠、排钾和排钙，可以用于调节 AKI 患者的酸碱和电解质平衡。

二、利尿剂的使用方式

呋塞米可以持续静脉泵入也可以间断静脉推注。理论上，间断静脉推注可导致血容量波动过大，并且可能存在间歇期，此期间药物浓度可能低于治疗浓度，效果欠佳；持续静脉泵入既减少代偿性钠潴留的发生，避免血药浓度的峰谷效应，且每日呋塞米用量明显低于间断静脉推注，有助于减轻大剂量用药的肾毒性。尽管理论上持续静脉泵入有一定优势，有研究表明，持续静脉泵入呋塞米与单次大剂量静脉推注相比，并不能改善失代偿性心力衰竭患者的临床症状、改善肾功能或增加尿量，但此项研究中并未纳入收缩压低于 90mmHg 的休克患者。对于循环不稳定的患者，理论上持续泵入利尿剂可能更有利于维持血流动力学稳定或改善预后。

三、应用利尿剂的并发症

1. **低血容量**　利尿剂有助于减轻液体过负荷，然而过度利尿也可能导致患者的低血容量，低钠血症和肾脏灌注不足，因此应用利尿剂过程中需要评估整体容量状态，对利尿剂的反应，血流动力学是否稳定，临床上可以通过监测心排出量及组织灌注指标以示对脱水的耐受程度。此外，利尿剂维持液体平衡的作用与患者种类，基础疾病，利尿剂应用的时机、剂量和疗程，与神经内分泌轴的相互作用等方面相关，因此当患者对利尿剂没有反应时，应及时终止并早期开始RRT。

2. **耳毒性**　临床上，为了增加尿量可能会反复大剂量应用呋塞米（如 >1g/d）。由于严重肾衰竭影响呋塞米清除，增加了耳毒性的风险。尤其当血中呋塞米浓度超过 50μg/ml，同时应用氨基糖苷类抗生素或万古霉素者更甚，而重症患者可能应用镇静剂而无法表达相关症状，影响评估。

综上所述，袢利尿剂可用于存在液体过负荷的 AKI 患者，防止 AKI 患者病情加重，从而可能有助于减少血液净化治疗的使用。FST 可以判断 AKI 严重程度，从而有助于决定连续血液净化的时机。对于循环不稳定的患者，持续泵入呋塞米可能有助于维持血流动力学稳定，但尚需进一步研究证实。

（李　旭　杨荣利）

参 考 文 献

1. Ho KM, Power BM. Benefits and risks of furosemide in acute kidney injury. Anaesthesia, 2010, 65: 283-293.

2. Dass B, Shimada M, Kambhampati G, et al. Fluid balance as an early indicatorof acute kidney injury in CV surgery. Clin Nephrol, 2012, 77: 438-444.

3. Kambhampati G, Ross EA, Alsabbagh MM, et al. Perioperative fluid balanceand acute kidney injury. Clin Exp Nephrol, 2012, 16: 730-738.

4. Teixeira C, Garzotto F, Piccinni P, et al. Fluid balance and urine volume are & independent predictors of mortality in acute kidney injury. Crit Care, 2013, 17: R14.

5. Grams ME, Estrella MM, Coresh J, et al. Fluid balance, diuretic use, and mortality in acute kidney injury. Clin J Am Soc Nephrol, 2011, 6: 966-73.

6. Joannidis M, Druml W, Forni LG, et al. Prevention of acute kidney injury andprotection of renal function

in the intensive care unit. Expert opinion of the Working Group for Nephrology，ESICM. Intens Care Med，2010，36：392-411.

7. KDIGO Clinical practice guideline for acute kidney injury. Kidney Int Suppl，2012，2：1-138.

8. Chawla LS，Davison DL，Brasha-Mitchell E，et al. Development and standardization of a furosemide stress test to predict the severity of acute kidney injury. Crit Care，2013，17：R207.

9. FelkerGM，Lee KL，Bull DA，et al. Diuretic strategies in patients withacute decompensated heart failure. N Engl J Med，2011，364：797-805.

10. Goldstein S，Bagshaw S，Cecconi M，et al. Pharmacological management offluid overload. Br J Anaesth，2014，113：756-63.

11. Gaudry S，Hajage D，Schortgen F，et al. Initiation strategies for renal-replacement therapy in the intensive care unit. N Engl J Med，2016，375（2）：122-33.

第三节　连续血液净化治疗的剂量设定与调整

急性肾损伤（acute kidney injury，AKI）是重症患者常见的严重并发症之一。尽管肾脏支持技术有了很大进步，AKI 的相关病死率仍然高达 40%～60%。连续血液净化治疗（continuous blood purification therapy，CBPT）是 AKI 肾脏支持治疗的主要方式，但在很多方面仍然存在争议，其中 CBPT 的治疗剂量一直是人们所关注的热点问题之一。

在过去的 10 年里，人们已经就肾脏支持治疗的剂量和强度对 AKI 患者预后的影响进行了深入的研究，结果提示提高 CBPT 剂量或强度并不能带来更多益处，并不能改善 AKI 患者预后。同样 CBPT 剂量不足也会影响 AKI 患者的预后。曾有学者提出"肾脏剂量"和"非肾脏剂量"的说法，前者指 AKI 时进行肾脏支持治疗的剂量，一般较低；后者指用于调节全身炎症反应时的剂量，相对较高，比如高剂量血液滤过（high volume hemofiltration，HVHF）。实际上当 AKI 合并高钾血症时也需要较高的剂量；而 HVHF 清除炎症因子的效率并不高，脓毒症的患者合并 AKI 时，目前指南并不推荐 HVHF。因此，临床上在设定 CBPT 剂量时应该根据患者的病情和治疗目的进行个体化设定和调整。

一、探索 CBPT 最佳治疗剂量的研究

（一）肾脏支持治疗的剂量

2000 年，Ronco 等首次研究并阐述了什么剂量可能是 AKI 时充足的肾脏支持剂量。这是一个单中心、随机对照研究，比较了不同剂量连续性静 - 静脉血液滤过（continuous veno-venous hemofiltration，CVVH）对急性肾衰竭（acute renal failure，ARF）患者预后的影响，一共入选了 425 名 ARF 重症患者，其结果显示超滤率为 35ml/（kg·h）或 45ml/（kg·h）的后稀释 CVVH，相比较于 20ml/（kg·h），能够降低 ARF 患者的病死率（58% 和 57% vs 41%）。然而，随后的随机对照研究并没有得出一致的结果。一些研究发现，提高治疗剂量对于患者的 28 天、ICU 期间及整体住院病死率均没有显著性差异，肾功能恢复方面也如此。

导致这些研究结果相互矛盾的原因可能与这些研究样本例数相对较少、缺少双盲性、不同研究之间入选患者的差异性较大有关。随后，2008 年美国退伍军人事务 / 国家健康研究所（VA/NIH）急性肾脏衰竭实验网络工作组（the VA/NIH Acute Renal Failure Trial Network）

的 ATN 研究是一个多中心、前瞻性、大样本、随机对照研究，入选了 1124 名 AKI 患者，两组患者均将血流动力学状态作为肾脏支持治疗方式选择的依据，血流动力学不稳定者应用前稀释 CVVHDF 模式或延长低效透析（sustained low-efficiency dialysis，SLED）模式，稳定者应用 IHD，比较了 2 种强度肾脏支持治疗对 AKI 患者预后的影响，加强组[IHD 和 SLED：6 次 / 周，每次治疗目标值为 Kt/V_{urea} 1.2～1.4；CVVHDF：透析液和置换液比为 1:1，废液流速为 35ml/(kg·h)]，非加强组[IHD 和 SLED：3 次 / 周，每次治疗目标值为 Kt/V_{urea} 1.2～1.4；CVVHDF：透析液和置换液比为 1:1，废液流速为 20ml/(kg·h)]，其结果显示，60 天全因病死率、住院病死率、肾功能恢复情况均没有显著性差异，但是加强组低磷血症、低钾血症和低血压的发生率增加。

2009 年澳大利亚和新西兰的 RENAL（Randomized Evaluation of Normal Versus Augmented Level）研究，也是一个多中心、前瞻性、大样本、随机对照研究，入选了 35 家 ICU 的 1508 名 AKI 患者，比较了以废液流速计算的后稀释 CVVHDF 的治疗剂量 40ml/(kg·h)和 25ml/(kg·h)对 AKI 预后的影响，透析液和置换液比例为 1:1。结果证明，两组 90 天的病死率均为 44.7%，肾功能恢复情况相似，低磷血症在较高剂量组的发生率增加。

综合既往研究和 meta 分析，2012 年 KDIGO 指南提出，以实际废液流速计算（经过体重、前稀释、下机时间校正后），如果在 20～25ml/(kg·h)以内，CBPT 的治疗效果呈剂量依赖性，而 >25ml/(kg·h)的治疗剂量并不能改善 AKI 患者的病死率，同时应避免给予 AKI 患者低于 20ml/(kg·h)的治疗剂量。在实际临床工作中，考虑到滤器效能随时间下降及管路更换等问题，处方剂量 25～30ml/(kg·h)比较合理。

除了上述治疗剂量之外，还有人提出"低治疗剂量"。2013 年日本的一项研究发现，在严重 AKI 患者的 CBPT 中，与标准的治疗剂量[20～25ml/(kg·h)]相比，低治疗剂量[14.3ml/(kg·h)]的临床预后并没有差别。

（二）高剂量血液滤过

高剂量血液滤过（HVHF）曾被译为高容量血液滤过，但一方面容量一般指患者的体内液体量，单位是体积，而 HVHF 的单位是流量，译为"容量"不科学；另一方面，HVHF 实际上是将血液滤过的剂量加大，并非一种新的模式，译为"高剂量"有助于体现 HVHF 的本质。

2007 年 Honore 等将超滤率 >50ml/(kg·h)、持续 24 小时的 CVVH 模式定义为 HVHF；将更高剂量 100～120ml/(kg·h)，持续 4～8 小时，随后是普通剂量的 CVVH 模式定义为脉冲式 HVHF（pulse HVHF，PHVHF），后者最初是由 Ronco 等学者提出的。这个定义与 2001 年在澳大利亚墨尔本举行的重症肾脏会议所制定的定义一致，当时将超滤液流速 >50ml/(kg·h)，定义为 HVHF，>100ml/(kg·h)定义为非常 HVHF（very HVHF），也就是在那时，统一将"ml/(kg·h)"作为超滤液流量的单位。

将血液净化用于以炎症反应为主要表现的疾病的主要目的是非特异性清除炎症介质，有不同的病理生理机制支持这个观点。首先是 Ronco 和 Bellomo 所提出的"炎症介质峰浓度假说"，通过在炎症反应的早期清除血中炎症介质，有可能阻止炎症反应的瀑布效应。然后是 Honoré 等提出的"免疫调节阈值假说"，此学说吸引人的地方在于血液净化能够影响组织水平的炎症反应；第三是 Di Carlo 和 Alexander 提出的"介质输送假说"，HVHF 能够将淋巴液流速提高 20～40 倍，所以血液净化不仅能够清除血中的炎症介质，还能够通过提高淋巴转运，从而提高组织和间质的炎症介质向血中转移的速度和量，从而降低组织的炎症介质水平；最后是 Kellum 提出的"细胞因子动力模型假说"，即通过清除血中炎症介质，恢复血中和感染部位的炎症介质浓度梯度，有助于白细胞聚集和细菌清除，即通过调节免疫细胞功能达到血液净化的目的。

支持 HVHF 的临床研究证据主要来自于几个非对照研究以及一个大样本的随机对照研究后的再分析结果。将 2000 年 Ronco 的研究再分析显示，对于脓毒症 ARF 亚组，CVVH 治疗剂量由 35ml/(kg·h)增加至 45ml/(kg·h)能够进一步改善此类患者的预后，这无疑增加了人们对高容量血液滤过的期望和信心。但是，大家期待已久的 IVOIRE（hIgh VOlume in Intensive caRE）研究却得出了不同的结论，此研究为期 5 年，尝试进一步增加治疗剂量，结果发现相较于 35ml/(kg·h)，CVVH 70ml/(kg·h)并不能够降低感染性休克 AKI 患者 28 天病死率，也不能改善早期的血流动力学状态及脏器功能。为此，Lehner 等学者回顾了近些年有关 HVHF/PHVHF 与常规标准剂量比较的随机对照研究，符合条件的共有 7 个研究，4 个是 HVHF，3 个是 PHVHF，患者 558 名，meta 分析结果显示无论是 HVHF 还是 PHVHF，均不能降低这部分患者的病死率。HVHF 在肾功能恢复方面也没有优势，仅在 PHVHF 的时候，有研究报道能够快速稳定血流动力学或增加细胞因子的清除。所以，现有证据尚不能建议对这部分人群进一步增加治疗剂量。

二、CBPT 治疗剂量的个体化设定

血液净化的"标准"剂量是难以统一的，指南推荐 20～25ml/(kg·h)的校正剂量是基于大样本循证医学所得到的结果，但在具体患者、具体疾病上，仍需要根据临床情况对治疗剂量进行个体化调整。

在 CBPT 开始时，需要根据患者不同的病情，设定不同的初始剂量。如对于单纯肾脏功能替代者，CBPT 开始时可以采用指南推荐的 20～25ml/(kg·h)的治疗剂量；而对于中毒、高钾血症或重症急性胰腺炎等患者，初始治疗剂量应该适当偏高；在合并脑水肿、高钠血症等情况下，为避免渗透压的快速变化加重脑水肿，治疗剂量应该适当降低。

此外，在患者治疗过程中，随着病情的变化，也需要对治疗剂量进行动态调整。如 AKI 的患者若合并高钾血症，初始剂量可设置在较高水平，如 50ml/(kg·h)；当治疗几个小时之后，血钾降至正常水平，CBPT 的剂量也可以下调至正常水平，如 25ml/(kg·h)；如果患者两天后出现发热，高代谢状态，氮质血症增加，则应该将 CBPT 的治疗剂量上调，如 35ml/(kg·h)；当患者感染控制，高分解代谢状态缓解，则可将 CBPT 剂量再次降至 25ml/(kg·h)。

三、CBPT 溶质清除的质量评价

重症患者 CBPT 治疗剂量的制订需要结合溶质清除的目标，治疗过程中监测临床效果及质量评价指标，动态调整剂量（图 24-3-1）。

CBPT 治疗中，治疗剂量主要与溶质的清除相关，但溶质的清除不仅仅取决于治疗剂量的多少，很多其他因素也会影响溶质的清除，如滤器效能、治疗时间等等。

2016 年 ADQI 共识中提出，CBPT 开始后对病情产生影响，治疗过程中需要反复评估患者对治疗的反应，特别是治疗剂量是否合理。CBPT 溶质清除的质量评价指标主要包括溶质清除率、实际与处方剂量比、有效治疗时间等，具体见表 24-3-1。

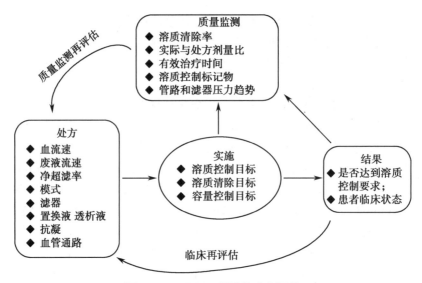

图 24-3-1 CBPT 剂量的动态调整
（引自 Blood Purif, 2016, 42: 238-247）

表 24-3-1 CBPT 剂量的质量评价指标

	定义	公式	参考值
溶质清除率	废液与血液中溶质浓度的比值，一般用尿素氮作为溶质。用于评估滤器的效能	废液尿素氮/血尿素氮（FUN/BUN）	≥0.8
实际与处方剂量比	实际废液量与处方废液量的比值，一般用 24 小时的平均值进行计算	平均实际废液量/平均处方废液量	≥0.8
有效治疗时间	24 小时内总的治疗时间	24 - 治疗中断时间	≥20
溶质变化指标	CBPT 目标溶质的绝对或相对改变	溶质（x+1日）/溶质（x日）	≤1
管路压力指标	包括管路和滤器的压力，可以通过滤器降压（P_{drop}）和跨膜压（TMP）进行评估。反应清除效率下降和治疗中断的风险	滤器降压、跨膜压绝对或相对的变化。	P_{drop}<?；TMP<?

其中，溶质清除率反映了滤器的功能，正常情况下，废液尿素氮/血尿素氮 ≈1，长时间的 CBPT 可使滤膜上形成血栓或蛋白膜，此时测定的废液尿素氮/血尿素氮值下降，提示滤器效能下降，如比值小于 0.8，则需要更换滤器。实际与处方剂量的比值、有效治疗时间反映了各种因素对 CBPT 的干扰，实际与处方剂量的比值越高，有效治疗时间越长，提示血液净化运行顺畅。溶质变化指标显示了目标溶质的变化趋势，其值小于 1 提示 CBPT 对于目标溶质的清除大于溶质的产生，反之则为溶质清除不足。管路和滤器的压力变化则提示管路或滤器凝血风险，凝血会导致治疗时间缩短，治疗效率下降。

综述所述，以肾脏支持为目的的连续血液净化治疗，指南建议实际治疗剂量为 20～25ml/（kg·h），由于 CBPT 常因前稀释的应用、滤器凝血、滤器效能下降以及治疗暂停等因素，在实际临床工作中设定处方剂量为 25～30ml/（kg·h）。HVHF 治疗炎症性疾病的效果目前没有足够证据。连续血液净化治疗剂量的设定应该遵循个体化的原则，动态调整。应该至少每天监测滤器效能，比如 FUN/BUN 比值，血中溶质动态变化等，来保证有效的溶质清除，同时保证药物浓度和治疗的有效性。

（刘丽霞　胡振杰　周恒杰）

参 考 文 献

1. Fujii T, Namba Y, Fujitani S, et al. Low-dose continuous renal replacement therapy for acute kidney injury. Int J Artif Organs, 2012, 35: 525-530.

2. RoncoC, Ricci Z. Renal replacement therapy in the critically ill: getting it right. Curr Opin Crit Care, 2012, 18: 607-612.

3. Van Wert R, Friedrich JO, Scales DC, et al. High-dose renal replacement therapy for acute kidney injury: systematic review and meta-analysis. Crit Care Med, 2010, 38: 1360-1369.

4. Claure-Del Granado R, Macedo E, ChertowGM, et al. Toward the optimal dose metric in continuous renal replacement therapy. Int J Artif Organs, 2012, 35: 413-424.

5. Ronco C, Tetta C, Mariano F, et al. Interpreting the mechanisms of continuous renal replacement therapy in sepsis: The peak concentration hypothesis. Artif Organs, 2003, 27: 792-801.

6. Joannes-Boyau O, Honoré PM, Perez P, et al. High-volume versus standard-volume haemofiltration for septic shock patients with acute kidney injury (IVOIRE study): a multicentre randomized controlled trial. Intensive Care Med, 2013, 39: 1535-1546.

7. Lehner GF, Wiedermann CJ, Joannidis M. High-volume hemofiltration in critically ill patients: a systematic review and meta-analysis. Minerva Anestesiol, 2014, 80: 595-609.

8. The RENAL Replacement Therapy Study Investigators. An observational study fluid balance and patient outcomes in the randomized evaluation of normal vs. augmented level of replacement therapy trial. Crit Care Med, 2012, 40: 1753-1760.

9. Bouchard J, Soroko SB, ChertowGM, et al. Program to Improve Care in Acute Renal Disease (PICARD) Study Group. Fluid accumulation, survival and recovery of kidney function in critically ill patients with acute kidney injury. Kidney Int, 2009, 76: 422-427.

10. Sean M. Bagshaw, MadarasuRajasekaraChakravarthi, et al. Precision Continuous Renal ReplacementTherapy and Solute Control. Blood Purif, 2016, 42: 238-247.

第四节　肾脏替代治疗时如何避免医源性肾损害

治疗与副损伤共同构成了各种临床干预过程[1]，同样也存在于血液净化之中。血液净化时的医源性肾损伤（hospital-acquired kidney injury, HAKI），就是在血液净化过程中的副损伤。虽然目前"血液净化相关医源性肾损伤"尚无明确的定义，但血液净化时常见尿量进一步减少、血肌酐下降缓慢等现象，似乎不能用"机器替代了肾脏，肾脏就休息了"来解释，并且伴随更加困难的后续治疗和更差的预后，这让我们不能再忽视"血液净化相关医源性肾损伤"的存在。脱水过多、血压不能控制稳定、血液净化相关的感染等问题与医源性肾损伤的相关性，逐渐被关注。由于关注度仍有不足和影响因素众多等原因，目前仍缺乏相关的大样本流行病学数据，但我们相信证据会越来越多，越来越全面；主要的暴露因素、相应的处理方案也将会逐步出现，从而推动血液净化在临床上的进步。本节拟初步探讨血液净化时可能损伤肾脏的原因和机制，从而加强我们对医源性肾损伤的警惕，并进一步提高血液净化的治疗作用。

一、提高对医源性肾损伤的警惕

由于实施血液净化的目的不同，可能会有几种不同情况的 HAKI：①原本没有肾脏功能损伤而新出现急性肾损伤（acute kidney injury，AKI）；②原本存在慢性肾脏疾病（chronic kidney disease，CKD）的基础上又出现 AKI，即 AKI on CKD；③再有就是 AKI 基础上的 AKI。前两种情况相对容易识别，而第三种情况常常会很难明确。我们不可否认血液净化时尿量减少的部分原因是导致 AKI 的原发疾病还处在进展之中，因此很难明确其原因就是血液净化治疗直接或间接的再损伤。还有些情况下，我们甚至难以确定是否给肾脏带来了损害，如治疗前患者已经出现无尿。众多研究也提示单纯 AKI、CKD 基础上的 AKI 都是患者不良预后的独立危险因素，虽然 AKI 基础上的 AKI 资料相对缺乏，但推测也必然不利于患者的恢复。实际上肾脏功能不仅是 AKI 患者需要关注，也是休克等患者需要关注的重点。从"肾脏导向的血流动力学治疗"等理念中，可以看出维持重症患者肾脏功能的重要性。因此诊断越是困难，越是要关注和提高警惕。一方面要密切关注可能导致 AKI 的各种危险因素，从预防的角度入手；比如高龄、既往有肾脏疾病、不得不使用有肾脏毒性的万古霉素、氨基糖苷类抗生素、两性霉素 B 等治疗药物或造影剂、有慢性心功能不全或糖尿病等对血流动力学改变耐受和自身调整能力差等，发生 AKI 的概率更高，均需要假定实施血液净化的每一步动作都有可能引发或加重肾损伤。另一方面是血液净化时早期、动态地监测与肾脏结构及功能有关的各项指标。虽然尿量和肌酐受液体平衡和血液净化清除等因素的影响，其变化也相对滞后，但仍可根据尿量变化与血液净化的相关性、肌酐下降幅度等辅助进行评估。肾损伤生物标记物，尤其是 NEGL 等不受血液净化影响的标记物，可以相对更早的发现 AKI，避免完全无尿及肌酐已达慢性肾脏疾病的尿毒症标准时才考虑到血液净化附加的肾脏损害，从而尽早干预，亡羊补牢；但是有关 AKI 基础上的 AKI，肾损伤生物标记物的价值鲜见相关的研究，在该领域进行更多的试验将有很实用的临床价值。

二、制订合理的血液净化目标

虽然血液净化的目的可能有所不同，可能是替代肾脏或肝脏、改善氧合、清除炎症介质等，但都需要通过制订血液净化的目标来实现[2]。主要包括液体清除量、肌酐下降幅度等，实现的途径则涉及血流速度、置换液剂量、时间等多个方面。液体清除量或液体平衡目标与肾功能的维护联系最为紧密[3]；既是实施血液净化时最常需要控制的参数，也是最容易出现偏差的内容。机体多余的血容量清除不及时，心脏的前负荷就会高，心功能差，肾脏的血流量就会低；肾脏"后负荷"过高，肾脏淤血就不能解除[4,5]；肺水肿不能改善，氧合差，肾脏的氧输送就可能受影响；腹水过多，腹腔压力增高，也会影响肾脏的灌注；因此我们不仅希望通过血液净化清除过多的血容量，还希望清除肺水、腹水、皮下及肌肉间等组织间水肿液，以改善氧合、减轻腹压和改善液体失衡的内环境等。但实际上血液净化直接清除的都是血管内的液体，液体清除过多过快，组织间液体不能及时回到血管，就会矫枉过正，导致有效容量不足，心脏的前负荷低，心排出量下降，从而导致肾脏的"前负荷"低，肾脏缺血。

由此可见脱水过快和过慢都可能导致肾脏功能损害或是不利于肾脏功能恢复。在疾病的进展阶段，毛细血管渗漏严重，患者可能存在严重的水肿或大量腹水，甚至可能影响了氧合，但不等于可以快速脱水；休克的恢复期，尿量可能很多，并且已经实现液体负平衡，但仍有可能有大量液体由组织间回到血液循环，导致血管内容量过负荷，此时需要迅速的清除过多的液体。可见在制订脱水目标时，必须综合评价患者的整体病情和血流动力学特点。另外，在血液净化的开始、结束及中间故障停机时，都是容量平衡容易失控的时间点，在容量调控的既定大目标之下，还需要在这些特殊的点上做更精密的计划。突然管路堵塞会导致不能完成既定的计划，要勤监测血液净化设备上的各项压力和报警参数，尽量避免突然停机，要在制订目标时考虑到这种突发情况时有发生的可能性。

快速清除肌酐和迅速"正常化"严重的高、低钠血症等也不利于维持内环境的稳定，在实现既定的液体平衡的过程中，也必须为这些参数制订目标，及时、适度调整置换液或透析液等液体的离子浓度、剂量等。血液净化尤其是高容量的血液滤过[6]，可能会大量清除对原发病有重要治疗作用的抗生素、维持循环稳定的血管活性药物及营养底物等，影响了患者的整体治疗，也会牵涉到肾脏功能的保护和肾脏的修复，制订血液净化的目标时要从给药总量和血液净化强度、患者的整体病情等方面综合考虑。

三、精准地调控血流动力学

血流动力学稳定是维护好肾脏功能的重要基础，而血液净化可通过调控液体量、清除炎性介质等途径对稳定患者的血流动力学起到积极的作用；同时也可能因为调控失控或是因其附加损害而导致血流动力学恶化，反过来又可能影响血液净化的顺利实施。可见精准的调控血流动力学相当重要。这可能需要从几个方面考虑：首先还是目标，合理的血流动力学调控目标；其次是满足需要的监测手段；然后是找到能实现目标的正确途径。

随着 AKI 相关基础研究和临床随机对照试验的逐步开展，允许性低滤过等 AKI 治疗理念也在不断涌现[7, 8]，相关血流动力学目标经过调整也日益精准。所谓"充足"的容量（实为过量）、高目标血压都未被目前的循证医学所支持[9, 10]，而不再是追求的目标。但具体到每个患者个体，合适的容量是多少、血压可维持到多低，仍需在床边反复滴定，而不是一个来自文献的具体数字。血液净化可能会导致血流动力学的波动，尤其是恶化，对维护肾脏功能是很不利的，因此我们不仅要做到"最终"达标或"总体"达标，还要尽可能早的、尽可能波动小的达到既定的目标；在这样的目标之下，谨慎地、平稳地实施血液净化。

目前已经有很多监测的手段，从有创的漂浮导管、到无创的超声等，可获得从简单到复杂的各种血流动力学参数。每一种监测手段都有其优势和不足，没有好不好和全不全，如果能满足监测患者的需要，越简单、越无创越好[11]。因此，监测的手段主要是根据监测的目的和需要关注的参数来进行选择。重症超声技术可同时监测全身和肾脏的循环，目前正在被逐步学习和应用[12]，并在实践中总结其对 AKI 防治的价值，具有很好的前景；但其广泛引用还要受到设备、培训和使用熟练程度、ICU 医生被授权等因素的影响。

血液净化时实现血流动力学管理目标的正确途径，常常是存在于对血流动力学波动的分析与调整中。虽然脱水常常是血流净化的目的之一，也常常是导致循环波动的原因，但是不能把循环波动都归结到脱水上。血液净化装置膜生物相容性差导致的补体、细胞因子系统激活、醋酸、枸橼酸等缓冲液过量、感染加重等都可是其原因。针对病因处理是根本，根据可能的原因,选择生物相容性高的透析器/滤器/血浆分离器、抗过敏治疗以碳酸氢盐缓冲液为主、控制感染等办法。在对症方面,扩容、强心和加去甲肾上腺素剂量都有可能升高血压,但在某一个时间点上或许只有其中的一种方法是正确的,这就需要我们根据监测的结果,认真分析原因,动态的调控血流动力学,不断地验证上一步治疗方法的正确性,制订下一步的调整手段,一步一步地实现治疗的目标;这是一个理论紧密联系临床的过程。

四、减少血液净化相关的感染

感染是 AKI 首要的病因,在各种类型的 AKI 中,感染相关 AKI 的死亡率也最高[13]。血液净化相关的感染同样是仍没有明确定义的概念,但是的确有一些感染是与之直接或间接相关的。

中心静脉导管是重症患者血液净化最常选择的通路。多个三通与导管连接,肝素封管等操作、引血不通畅时调整导管位置,局部渗血等因素使得用于血液净化时中心静脉导管比只是监测中心静脉压或是只是作为输液通路的导管面临更多的导管相关性血流感染。另外,频繁经管路采血监测电解质、凝血功能等导致的血流感染也不容忽视;而置换液在配制和使用过程中的污染更是个很少见但特别严重的问题。这是三个与血液净化直接相关的感染问题。除了参考各个学术组织的指南、参考意见和管理部门的规范,更重要的是把无菌操作牢记于心,渗透到操作的每一步中。

还有些感染是与之间接相关。如为了保证管路的通畅性和安全性,患者只能固定在某个体位,有时不得不减少翻身、侧卧位和半坐位,更难以实施俯卧位,与之相关的肺部感染、胸腔引流和上腹部的腹腔引流不充分等就可能导致相关的感染出现或加重。超声引导下的导管置入、选择优质的多侧孔导管可减少导管不通畅的发生,可以为正常翻身提高更多的机会,通过参加人力、适当的导管固定和保护、改进翻身的技巧等,争取不影响目标体位对这类感染的防控十分重要。

此外还要强调,某些抗生素可被血液净化大量清除,从而导致原本存在的和新发的感染不能有效的控制,而更容易成为 AKI 的致病因素。根据经验公式估算结合血药浓度的测定有助于确保抗生素有效地抗感染作用。

五、及时纠正贫血

足够的血红蛋白是足够的氧输送的重要保证,也是维持肾脏灌注充足的重要影响因素。穿刺部位出血、监测取血、管路堵塞的失血等都可能导致血红蛋白的降低。超声指导下的穿刺对减少穿刺部位出血能有一定的帮助;合理选择和使用抗凝方法尤其是枸橼酸抗凝能减少管路凝血和机体出血[14];而适度的监测频率可减少不必要的丢失。必要时则要据需要根据血红蛋白的化验值和血流动力学的监测指标及时输注红细胞。

六、保证治疗药物的血药浓度

这部分包含两个方面。一是要避免过高的药物浓度导致的肾脏毒性。二是要避免血液净化导致药物低于治疗浓度。出于减轻肾脏毒性的目的,在 AKI 患者中可减少某些药物的剂量,但是血药浓度不足则可能导致达不到治疗效果。这不仅包括容易被发现的前面已经提到的血管活性药物，还包括不容易被发现的抗生素、营养物质等。即使是相同的药物，因血液净化方式不同，清除的量也不同。如 ICU 常用的抗生素万古霉素，透析时基本不被清除，而血液滤过时可部分清除。调整的原则和方法可参见本书的相关章节。

总之，实施血液净化时要高度重视和防范医源性 AKI，不断提高血液净化的质量，最大程度的发挥其治疗作用。

（陈秀凯　李素玮）

参 考 文 献

1. 刘大为. 重症的治疗与再损伤. 中华危重病急救医学, 2014, 26(1): 1-2.

2. 刘大为. 重症治疗："目标"与"目的". 中华危重病急救医学, 2015, 27(1): 1-2.

3. 姚波, 刘大为, 王小亭, 等. 液体负平衡对感染性休克患者临床预后的影响. 中华医学杂志, 2014, 94(41): 3206-3210.

4. 陈秀凯, 李素玮, 刘大为, 等. 中心静脉压在感染性休克所致急性肾损伤中的作用. 中华医学杂志, 2011, 91(19): 1323-1327.

5. Rajendram R, Prowle JR. Venous congestion: are we adding insult to kidney injury in sepsis. Crit Care, 2014, 18(1): 104.

6. Joannes-Boyau O, Honore PM, Perez P, et al. High-volume versus standard-volume haemofiltration for septic shock patients with acute kidney injury(IVOIRE study): a multicentre randomized controlled trial. Intens Care Med, 2013, 39(9): 1535-1546.

7. 陈秀凯, 杨荣利, 刘大为. 救治急性肾损伤: 允许性低滤过与血液净化. 中华内科杂志, 2014, 53(6): 428-430.

8. Chawla LS, Kellum JA, Ronco C. Permissive hypofiltration. Crit Care, 2012, 16(4): 317.

9. Asfar P, Meziani F, Hamel JF, et al. High versus low blood-pressure target in patients with septic shock. N Engl J Med, 2014, 370(17): 1583-1593.

10. Yealy DM, Kellum JA, Huang DT, et al. A randomized trial of protocol-based care for early septic shock. N Engl J Med, 2014, 370(18): 1683-1693.

11. 刘大为, 王小亭, 张宏民, 等. 重症血流动力学治疗——北京共识. 中华内科杂志, 2015, 54(3): 248-271.

12. 陈秀凯, 黄立锋, 王小亭, 等. 能量多普勒超声对急性肾损伤的评估价值. 中华医学杂志, 2012, 92(47): 3354-3357.

13. Mehta RL, Bouchard J, Soroko SB, et al. Sepsis as a cause and consequence of acute kidney injury: Program to Improve Care in Acute Renal Disease. Intensive Care Med, 2011, 37(2): 241-248.

14. 周翔, 刘大为, 隆云, 等. 局部枸橼酸抗凝与全身肝素抗凝在围术期重症患者持续静脉 - 静脉血液滤过中的比较研究. 中国医刊, 2014, 49(3): 28-31.

第五节　连续血液净化治疗时药物剂量的调整

连续血液净化治疗（CBPT）在重症患者中的应用越来越多。同传统间断透析（IHD）比较，CBPT 用于重症患者时最突出的特点是可以持续清除溶质和水，从而避免电解质和液体平衡的波动，血流动力学稳定。尽管对于连续血液净化治疗在 ICU 的合理使用和适应证仍存在争议，但很重要的一点是要认识到 CBPT 用于重症疾病治疗可能对用药产生影响。更确切地说，在接受 CBPT 的重症患者中，理解药物剂量的影响因素是相当重要的。不同的治疗模式、罹患重症时发生的药代动力学和药效动力学变化以及影响药物剂量和清除的生化特性等因素都存在差异。

一、CBPT 技术

CBPT 包括多种技术和方法。由于溶质清除机制、血管通路、滤膜特性、血流速度、超滤和透析液等的不同，各种技术对溶质和药物清除的影响也存在差异。

（一）CBPT 基本模式

CBPT 主要有四种模式：连续血液透析、连续血液滤过、连续血液透析滤过和缓慢连续超滤。每一种技术在溶质清除机制（如对流或弥散）和置换液需求方面都存在差异。另外，每一种技术都可以使用动脉 - 静脉或静脉 - 静脉通路，但因静脉 - 静脉通路可以减少并发症风险，并能够产生持续和高效的溶质清除率，更常被采用（参见本书第六章）。

由于每种药物的物理化学性质、CBPT 设备特性和治疗过程的不同，CBPT 时药物清除差异会很大。

（二）滤器特性

血液净化时使用的滤器存在多方面差异，包括但不限于通透性、滤膜构成，滤器表面积等。没有哪一种滤膜被优先推荐，但需要注意不同滤膜之间的差别，并了解不同的滤器可能导致在溶质和药物清除方面的明显差异。

1. **滤膜通透性** 滤膜通透性基于血液净化使用方法不同而有差异。传统的低流量透析滤膜孔径较小，一般只能清除分子量小于 500Da 的小分子。相反，在 CBPT 中使用的滤器孔径增大，除了能清除小分子之外，还能够清除分子量在 30 000～50 000Da 之内的中分子。

药物或溶质通过滤膜的能力表述为筛选系数（sieving coefficient，SC）。SC ＝ CUF/CP（CUF ＝ 超滤液中药物浓度，CP ＝ 血浆中药物浓度）。SC ＝ 0；不能通过滤器；SC 达到一个单位（SC ＝ 1）的药物能够自由通过滤器。SC 在 0～1 之间，需要增加剂量或改变给药间隔。

一些药物的筛选系数可以通过发表的文献获得，而另外一些可以通过获得药物浓度计算得到。

2. **滤膜成分** IHD 滤器常由纤维素或人工合成物为基质的物质构成，而在 CBPT 滤器中常用的物质是人工合成物，包括聚丙烯腈纤维，聚酰胺纤维，聚砜等。同样的没有哪一种滤器最好，但因为人工合成物滤器比纤维素滤器有更好的生物相容性而更受偏爱。此外，要考虑的因素包括通透性的差别和对很多药物不同的筛选系数。一般来讲大孔径和高通量膜通常导致更多的药物清除，尤其是对于一些分子量较大的药物。

（三）CBPT 剂量

尽管清除差异主要依赖于采取何种治疗模式（如 CVVH 或 CVVHD）和采用的滤膜，但是一般来讲，高剂量（透析流量、超滤流量）导致溶质清除增加。所以，对于 CBPT 时药物的清除而言，增加流量就需要增加药物剂量或缩短给药间隔。

二、患者特性

重症患者的药代动力学参数可能会发生变化，从而影响药物的清除和分布。在考虑 IHD

和 CBPT 中的药物剂量时,和患者最相关的参数变化包括分布容积、蛋白结合率、代谢和清除能力(表 24-5-1)。

表 24-5-1　影响药物水平的患者因素

因素	机制	对药物水平的影响
高容量	分布容积增加 吸收减少	降低
低蛋白血症	未结合药物增加	增加
器官功能障碍	药物清除减少	增加

(一)分布容积

重症患者的分布容积可能发生变化,身体总水量和血管内容量增加或减少都有可能。据报道,分布容积增加见于水肿、腹水、胸腔积液、纵隔炎、低蛋白血症和术后引流的患者。高容量的患者可能需要更高的药物剂量,而低容量的患者则相反。CBPT 时伴随液体的清除,很多药物的分布容积降低。这可能导致当严重容量超负荷的患者体重恢复至发病前时却需要减少药物剂量,这看似有些荒谬。

当容量过负荷以及外周或肠道水肿时,经皮、皮下或口服途径的药物吸收就明显受影响。而随着 CBPT 的进行,当患者水肿减少时,药物吸收可能增加。

(二)蛋白结合率

重症患者的蛋白结合率可能受多种变量影响,包括但不局限于酸碱失衡和蛋白浓度的改变。酸碱失衡不利于蛋白结合。研究显示在重症患者中白蛋白浓度下降和 α_1 酸性糖蛋白增加都会发生蛋白结合率下降。由于只有未结合的药物可以通过滤器滤膜弥散,所以蛋白浓度或酸碱平衡的变化均可以影响体内可利用的未结合药物(活性药物)的量。这些变化最终影响能被血液净化清除的可利用药物的量。重要的是蛋白结合处于动态平衡中,由于自身的可持续特性,与 IHD 相比,CBPT 可以清除一部分蛋白结合率较高的药物。

(三)代谢

必须评估其他脏器的功能,从而确定药物原型及其代谢产物蓄积的可能性。

(四)清除能力

与非经肾脏清除的药物比较,经肾脏清除的药物更容易被 CBPT 清除。另外必须要考虑残存肾功能的存在,这可能进一步增加接受 CBPT 患者药物的清除。还有 CBPT 时液体的清除也会导致通过其他器官清除药物的变化。

三、药物特性

药物的许多固有特性决定了血液净化清除它们的能力。这些特性包括分子大小、分布容积、蛋白结合率和清除机制(肾脏或非肾脏清除)。

(一)分子量

小分子量药物(<500Da)能够被传统的低流量血液透析和 CBPT 有效清除,但只有 CBPT 能清除分子量较大的药物(膜孔径的最大截留值可达 30 000~50 000Da)。比如万古霉素(1400Da)不易被 IHD 清除,但是利用更大孔径的膜,即使是使用弥散治疗方式(连续血液透析)也可以被更多地清除。

（二）蛋白结合率

任何药物和蛋白结合的程度都会影响其被 CBPT 或透析清除的能力。和蛋白结合的药物形成复杂大分子（>50 000Da），不容易被 IHD 和 CBPT 清除；未结合的药物则可能通过滤器或透析器。

高筛选系数和低蛋白结合的药物容易被 CBPT 清除；筛选系数低或接近于 0 的药物不能被血液净化清除；高蛋白结合的药物仅有少量可以被 CBPT 清除，完全不能被 IHD 清除（表 24-5-2）。

表 24-5-2 部分药物的筛选系数和蛋白结合率

药物	筛选系数	蛋白结合率	药物	筛选系数	蛋白结合率
阿昔洛韦	+++	很低	地高辛	+++	低
两性霉素	+	很高	更昔洛韦	+++	很低
氨苄西林	++	低	庆大霉素	++	很低
头孢西丁	++	高	亚胺培南	+++	低
头孢他啶	+++	很低	苯唑西林	0	很高
环丙沙星	++	低	苯妥英	+	高
环保霉素	++	很高	哌拉西林	++	低
地西泮	0	很高	万古霉素	++	很低

（三）分布容积

分布容积小的药物通常是亲水性的，因为它们不能通过血管壁的细胞膜，而局限于血管内。大多数亲水性药物以原型从肾脏清除，所以分布容积小的药物更易被血液净化清除，可能需要增加剂量或给药频率。这类药物包括 β 内酰胺类、糖肽类、以及氨基糖苷类，但头孢曲松和苯唑西林除外；这两个药尽管是亲水性的，但都主要经胆汁清除，所以大部分不受 CBPT 影响。

相反，亲脂性药物能够自由通过质膜并潴留于组织，明显具有高的分布容积，在肝脏进行代谢。高分布容积的药物很少能够进入血液净化通路而被清除，也很少受肾脏清除率变化的影响（体外清除或残存肾功能）。高分布容积的药物在 IHD 时通常不需调整剂量，但 CBPT 可能对药物清除有较大影响，因为治疗时间的延长增加了药物从组织到血管内在分布的可能性，从而能够被清除。亲脂性的药物代表包括大环类脂类、氟喹诺酮类、四环素、氯霉素、利福平，但须除外左氧氟沙星和环丙沙星，这两种药物尽管是亲脂性药物，但都可经过肾脏清除，也可能被血液净化清除。

（四）清除途径

经肾脏清除的药物接受血液净化时可能需要增加剂量。另外具有残余肾功的患者接受 CBPT 可能需要增加更多的药物剂量。

（五）药效学原则

合适的抗生素剂量对接受血液净化患者非常重要。既要避免治疗失败，又要防止耐药性增加或副作用，所以必须考虑药效学因素。简单地讲，抗生素的作用按照药效学的定义可以分为时间依赖性或浓度依赖性药物。

1. **浓度依赖性** 浓度依赖性抗生素的效果主要与峰值浓度/最低抑菌浓度比值（Cmax/MIC）和曲线下面积/最低抑菌浓度比值（AUC/MIC）有关。浓度依赖性抗生素包括氟喹诺酮类，甲硝唑和氨基糖苷类。革兰阴性细菌建议 AUC/MIC 比值 >100，而革兰阳性菌建议 AUC/MIC>30。研究表明 Cmax/MIC 比值在 10~12 可以起到临床效果并能预防耐药性的增加。浓度依赖性抗生素对革兰阳性和阴性病原菌均具有抗生素后效应，所以可以允许浓度降到 MIC 值以下。浓度依赖性药物明显需要增加药物剂量以取得充分的 Cmax/MIC 或 AUC/MIC（见图 24-5-1）。

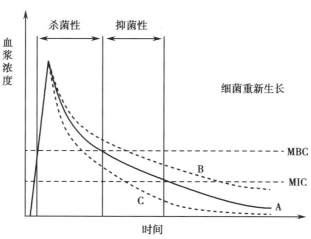

图 24-5-1 血浆浓度的时间变化及与 MIC 和 MBC 的关系
MIC：最低抑菌浓度；MBC：最低杀菌浓度

曲线 A 表示标准的关系，曲线 B 表示清除率降低，曲线 C 表示清除率增加。时间依赖的杀灭作用更易受药物清除增加的影响。如有可能，基于图中希望的血浆浓度对药物剂量进行调整。

2. **时间依赖性** 时间依赖性抗生素的效果主要与药物浓度超过 MIC 的时间（T>MIC 比值）或保持最低血浆浓度大于 MIC（Cmin>MIC）有关。时间依赖性抗生素包括 β- 内酰胺类、糖肽类、噁唑烷类以及唑类抗真菌药。这类药物要取得最大的效果需保持 Cmin 在 MIC 的 4~5 倍。时间依赖性抗生素避免谷值低于 MIC 值，因为大多数这类药物（碳青霉烯类除外）缺乏针对革兰阴性病原菌的抗生素后效应。时间依赖性药物需要增加给药频次以获得足够的大于 MIC 值的时间。

四、推荐剂量

CBPT 时药物推荐剂量需考虑到多种限制，包括仅有的少量研究可用去评估重症患者 CBPT 对药物使用的影响。这些研究主要是一些抗菌药的调查研究，在实验设计、CBPT 方法、研究人群方面存在差异，这就很难使其成为所有患者的通用数据。另外还存在药物信息资源的不一致性。很多药物信息资源提供了 IHD 时的调整，或者是一些早期使用的 CBPT 方式的调整，而这些对于目前使用的提供高清除率的新 CBPT 模式并不适用。

以下是基于现有文献做出的常用抗生素的推荐剂量（表 24-5-3）。这些推荐的局限性如上文所述。药物清除很大程度取决于肾脏替代的方法、滤器类型以及流速。适当的剂量需要严密监测药效反应、由于药物蓄积导致的不良反应以及和目标谷浓度相关的药物浓度水平。以下推荐一般仅适用于典型的成人患者，并不能取代临床判断。如果可能的话，应当监测治疗药物血药浓度从而使药物治疗更合理，并减少不良反应。

表 24-5-3　抗生素剂量推荐

药物	CrCl 30ml/min，未行 血液净化的剂量	传统 IHD 时剂量 （Kt/V 1.2 QOD）	CBPT 时剂量 [CVVH 25ml/（kg•h）]
头孢吡肟	首剂 1g 负荷量，500mg～ 1g/24h	透析后 500mg，Q24h	1～2g/12h（可连续输注， 2～4g/24h）
环丙沙星	500mg 口服或 400mg IV/24h	[†] 每次透析后 250～500mg 口服 或 200～400mg IV	250～500mg 口服或 200～ 400mg IV/12h
庆大霉素 *	24h 剂量	[†] 透析后给予治疗剂量，再根据 药物浓度调整（4hID 清除 30%）	24h 剂量
哌拉西林 - 他唑巴坦	70% 剂量，Q6h	2.25g/8～12h，透析后追加 0.75g	4.5g/8h
万古霉素 *	15～20mg/kg/24h	透析后 10～15mg/kg	15～20mg/kg/24h

注：* 应当始终根据治疗所需药物水平调整；[†] 对于浓度依赖性抗生素有一些作者建议 IHD 前 1 小时静脉使用高剂量

　　综上所述，对于接受 CBPT 的患者，为保证药物的治疗作用并尽量减少因浓度过高带来的药物附加损害，首先要有调整药物剂量的意识；其次要尽可能多地掌握 CBPT 时药效动力学和药代动力学相关文献作为支持证据；再有要同时考虑到患者、疾病、药物、CBPT 等多方面的因素。

（John A Kellum　石秦东　陈秀凯）

参 考 文 献

1. Joy MS，Matzke GR，Armstrong DK，et al. A primer on continuous renal replacement therapy for critically ill patients. Ann Pharmacother，1998，32：362-375.

2. Pea F，Viale P，Pavan F，et al. Pharmacokinetic considerations for antimicrobial therapy in patients receiving renal replacement therapy. Clin Pharmacokinet，2007，46（12）：997-1038.

3. Trotman RL，Williamson JC，Shoemaker DM，et al. Antibiotic dosing in critically ill patients receiving continuous renal replacement therapy. CID，2005，41：1159-1166.

4. Pea F，Viale P，Falanut M. Antimicrobial therapy in critically ill patients. Clin Pharmacokinet，2005，44（10）：1009-1034.

第二十五章 严重脓毒症与血液净化治疗

第一节 严重脓毒症与血液净化治疗概述

虽然目前对 sepsis 发病机制的研究已取得了实质性进展，但 sepsis 的病死率始终没有明显下降。重症血液净化作为 sepsis 的辅助治疗手段已应用了近十年，其有效性迄今为止仍然存在争议。近年来，我们对血液净化应用基本原理的理解更加深刻，血液净化治疗技术能力显著进步，在 sepsis 动物实验和小规模临床观察中，一些血液净化技术显示了其应用前景。我们审视过去十年中获得的关于 sepsis 病理生理的重要新见解，重新评估血液净化在 sepsis 治疗中的应用价值。

一、转变 sepsis 的病理生理观念

Sepsis 的病理生理学机制复杂，目前普遍接受的是，循环中的促炎和抗炎介质参与了复杂的瀑布样反应，引起细胞和器官功能障碍，严重时导致死亡。Sepsis 早期为促炎阶段，以微生物入侵、诱发促炎介质释放为特点。促炎介质（如 IL-6、TNF）的释放对防御微生物入侵有重要的作用。然而，促炎介质过度激活和全身性"外溢"可因过氧化应激、组织氧输送不足和弥漫性凝血功能障碍等多种原因对宿主产生潜在的损害。临床上，这些介质的"外溢"也与高动力型休克、多系统器官功能衰竭的进展相关。在大多数 sepsis 中，作为一种保护机制，持续炎症的存在可迅速诱发机体产生抗炎介质，防止促炎介质过度生成，但抗炎介质（如 IL-10、IL-4、IL-1 受体拮抗剂）长时间释放可导致免疫功能受损。虽然重度感染引起的全身性炎症是导致休克发展和器官损伤发生的主要原因，但不可否认 sepsis 也诱发了严重的免疫抑制，并成为影响病死率的重要因素。Sepsis 细胞毒性和免疫抑制的机制不明，或许是目前没有成功地制订出 sepsis 有效治疗方案的原因。理想的状态是在抑制自身免疫能力以减轻组织损伤的同时，增强对细菌的清除能力。对于这一难题，我们可从引起全身性感染的多因素性和趋化因子与细胞因子对白细胞游走的趋化作用方面得到部分答案。临床上，我们发现老年人更容易患 sepsis；提示免疫反应和功能障碍的免疫衰老模型显示：年老的动物和人类表现出更强的细胞因子反应和更差的细菌清除力，使得死亡率增加。最近的研究证实了感染病灶和全身循环之间的趋化因子浓度梯度的关键作用：全身炎症反应驱使免疫效应细胞进入血液循环，并进入远离病原体的组织，从而使机体对病原体的清除能力下降，远隔脏器的损伤增加。因此，sepsis 治疗的一个重要目标是在不降低感染部位的炎症反应强度的基础上，减轻全身性炎症反应。

二、血液净化治疗在 Sepsis 中的作用

机体对感染的反应十分复杂，理想的 sepsis 治疗方案需能够减弱机体的抗炎和促炎反应，提高对感染源的清除能力，并影响庞大的炎症信号传导网络中的各种细胞和介质。血液净化治疗在 sepsis 中的作用总结如下。

（一）广谱清除炎性介质

早期设计的血液净化装置用来清除肾衰竭患者体内的代谢产物和水，之后的临床研究发现血液净化可从 sepsis 患者的血浆中去除炎性介质，随后的小样本观察研究显示，血液净化治疗可以改善感染性休克患者的血流动力学并提高生存率。引起 sepsis 的大多数免疫介质为水溶性的中分子量物质，包括花生酸类、白三烯、补体、细胞因子、趋化因子和其他潜在但十分重要的短肽类和血管源性物质。血液净化技术可以通过对流、弥散和吸附清除这些炎症介质，其作用广泛并可调节，是血液净化在 sepsis 中应用的强有力的理论依据。现有技术可以实现降低血液中生物相关的因子浓度，如脂多糖（lipopolysaccharide，LPS）、细胞因子（如 IL-6、TNF-α、IL-10）、趋化因子、活化的补体（如 C3a、C5a）、凝血因子、花生酸类和白三烯等。

（二）改变趋化因子浓度梯度

Sepsis 大鼠相关研究显示：单纯 4 小时的血液吸附治疗能够降低 sepsis 诱导产生的介质浓度、改善大鼠的器官功能并提高 1 周的存活率。与无血液吸附治疗相比，血液吸附组大鼠平均生存时间显著延长（5.7 vs 4.5 天，$P < 0.05$），7 天整体生存率显著提高（52% vs 28%，风险比：0.49，$P < 0.05$）；多种血浆细胞因子、HMGB1、丙氨酸氨基转移酶和血清肌酐水平也在血液吸附治疗 72 小时后显著降低。有趣的是，对细胞因子和器官功能标记物的治疗效果并不是在治疗后即刻，而是在 48～72 小时后才出现。更为重要的是，在没有应用抗生素的情况下，血液吸附可以降低活动性感染的继发死亡率。这就提出了一个重要的问题：血液吸附治疗是怎么通过减弱细胞因子反应来提高感染生存率的？鉴于最近对 sepsis 中免疫抑制认识的进步，我们可以假设这种效果是通过去除血浆中的细胞因子和趋化因子，增强中性粒细胞在腹部感染病灶中的定植来实现的。未来还需要更多的研究来检验这个假设。

（三）恢复免疫功能

抗炎反应可导致白细胞处于低反应状态而不能执行免疫效应功能，这种状态被称为"免疫麻痹"。免疫反应标记物的下降，如人白细胞抗原（human leukocyte antigen，HLA）-DR 在单核细胞表面表达的下降，提示白细胞不能对新的感染做出反应，甚至不能清除原发感染，与 sepsis 患者继发感染和死亡率高度相关。这种反应最具特征的表现是白细胞"程序重组"，例如：长期暴露的这些细胞变得要么对先前产生的促炎症因子如内毒素和 IL-1α 反应性下降，要么非常积极的分泌抗炎细胞因子（如白细胞介素 -10）；单核细胞和树突状细胞可以下调抗原识别和表达的分子，如脂多糖受体（CD14）及淋巴细胞外源性抗原表达的主要组织相容性复合体（major histocompatibility complex，MHC）Ⅱ型蛋白。T 细胞、B 细胞和树突状细胞广泛的凋亡发生在外周和淋巴组织，而单核细胞和中性粒细胞是在此过程中的重要效应细胞。已有研究显示：血液净化可通过对单核细胞和中性粒细胞的调节以恢复免疫功能。

（四）调控中性粒细胞功能

快速补充白细胞是病原体清除的关键，白细胞到达炎症组织是一个多步骤的连续过程，

需要黏附分子和趋化因子的调节。当白细胞接触到病原体时,病原体通过吞噬被消灭,而氧化爆发是吞噬降解内在颗粒和病原体的关键反应。已经证明,sepsis患者的氧化爆发和吞噬能力是受损的。在一个猪的sepsis实验模型中,高容量血液滤过(high-volume hemofiltration,HVHF)[100ml/(kg·h)]能提高氧化爆发和多形核白细胞的吞噬能力,这表明HVHF能够稳定中性粒细胞功能。与低容量血液滤过和对照组相比,HVHF显著减少了细菌扩散和内毒素血症,并提高了长期(>60小时)存活率(67%、33%与0%)。

(五)改善单核细胞功能

抗原呈递功能是单核细胞最重要的功能之一。MHC Ⅱ和CD14在单核细胞表达,是抗原呈递过程的关键效应分子。HLA-DR是MHC Ⅱ的组成部分,是抗原呈递过程中的核心成分。HLA-DR在单核细胞表达的减少,被认为是单核细胞失活的标志。据报道,免疫抑制患者的HLA-DR百分比低于30%。Yekebas的研究,通过HVHF显著改善了MHC Ⅱ和CD12在单核细胞表达的下调。在一份临床研究中,联合血浆滤过吸附(coupled plasma filtration adsorption,CPFA)增加了sepsis患者单核细胞中HLA-DR的表达。

(六)恢复白细胞反应性

在体外,全血LPS刺激是评价白细胞反应性的重要方法。健康受试者受到LPS刺激后,体内产生大量的细胞因子,然而sepsis患者则表现为免疫抑制状态,以受刺激后细胞因子显著减少为特点。在实验动物和临床患者中,HVHF可防止sepsis诱发的内毒素低反应性。CPFA可以改善LPS刺激后sepsis患者白细胞的低反应性。

三、为改善这些技术我们都做了什么

过去的20年,随着技术进步和新技术、新策略的提出,血液净化疗法得到了改进。

(一)高剂量血液滤过(HVHF)

为增加对流的清除率,尝试提高血液滤过速度,并逐渐发展成高剂量血液滤过(HVHF)。2000年Ronco等单中心随机对照研究证实,置换液>35ml/(kg·h)治疗剂量优于20ml/(kg·h),可以显著降低AKI患者死亡率;45ml/(kg·h)治疗剂量可以提高脓毒症合并AKI患者的存活率。Ronco等率先提出CRRT剂量分为"肾脏剂量"[超滤20.0~35.0ml/(kg·h)]和"脓毒症剂量"[超滤42.8ml/(kg·h)]。为通过血液净化清除炎症介质,治疗或减缓炎症反应,HVHF治疗AKI和严重脓毒症曾经风靡一时。近期发表的IVOIRE研究共纳入了18个ICU的140例感染性休克合并AKI的患者,对比HVHF[70ml/(kg·h)]与标准剂量血液滤过[35ml/(kg·h)]对患者的临床疗效后发现,HVHF并不能改善患者的28天病死率、血流动力学及器官功能。IVOIRE研究结果与先前发表的ATN研究和RENAL研究结果一致。虽然这些不能为HVHF一锤定音,但风靡一时的HVHF因其作用不明确、高劳动量和高医疗资源消耗已逐渐降温。

(二)高截留分子量(high cut-off,HCO)膜

为了提高血液滤过时中等分子量介质的对流或弥散清除率,具有高通透性、大表面积和60~150kDa截流分子量的渗透膜被开发出来。随后,几种由不同化学成分组成的高截流分子量膜经过测试,结果显示其能够降低细胞因子水平和减少去甲肾上腺素的用量。然而,高滤过率的代价是白蛋白显著地丢失。

(三)高吸附膜

脓毒症患者行CBPT时使用高吸附膜,如经过表面处理的聚丙烯腈膜(AN69 ST或AN69

Oxiris)或聚甲基丙烯酸甲酯(PMMA)膜等,可降低炎症介质负荷,抑制上 - 下游炎症瀑布反应。虽然膜具有吸附饱和性,但可通过增加膜的表面积、增加内部吸附、增加更换频率的方式,改善吸附能力。

(四)内毒素吸附器

内毒素吸附器是将多黏菌素 B(PMX-B)固化到聚苯乙烯衍生纤维上。PMX 除了能清除革兰阴性菌外膜存在的内毒素,还能清除革兰阳性菌产生的花生四烯酸乙醇胺和活化的白细胞,不仅改善休克的治疗效果,还有望通过免疫活化作用和细胞凋亡的抑制作用等改善患者的预后。内毒素吸附在未来的脓毒性休克治疗中可能占有重要地位(详见本章第三节)。

(五)细胞因子吸附器

新开发的细胞因子吸附可能在以后脓毒性休克的治疗中起到重要作用。细胞因子吸附器具有强大的吸附细胞因子的能力。以 CytoSorb 为例,内含 10g 表面涂有聚乙烯吡咯烷酮的聚苯乙烯二乙烯基苯的共聚物,每个共聚物大小为 $300\sim800\mu m$,每克此材料的表面积为 $850m^2$,颗粒比一粒盐略大,与血相容,多孔,高吸附,孔径允许 50kDa 的分子通过,可清除血液中大部分炎症及抗炎细胞因子。在脓毒症动物的治疗中,CytoSorb 可迅速清除 $50\%\sim80\%$ 循环中的细胞因子,远远超过 HCO 甚至高吸附性膜。一项单独的研究随机将 43 名患者分组进行常规或 CytoSorb 治疗(每天 6 小时,连续 7 天)。治疗组患者 IL-1、MCP-1、IL-1ra 及 IL-8 水平有明显下降,IL-10 水平无变化,28 天死亡率明显下降($P=0.03$)。CytoSorb 最大的缺点是不能吸附内毒素,CYT-860-DHP 柱则具有同时吸附内毒素的功能,但目前尚未开展临床应用。

(六)吸附集成连续血液净化技术

为了高效的去除介质,一些联合不同血液净化技术优势的集成技术产生了。CPFA 就是这些技术中的一种。使用非特异性吸附介质,对分离后的血浆进行处理,处理后的血浆回到管路再进行标准的血液滤过。采用低流量血浆滤过方式,使得介质与吸附剂有较长的接触时间。两个小型研究表明,CPFA 能改善严重 Sepsis 和多器官功能不全患者的血流动力学状态和免疫功能。但是在单核细胞功能和血流动力学的改变的同时,没有检测到血浆 TNF-α 和 IL-10 水平的变化。

将来,最优的血液净化策略可能是一种联合物理 - 化学原理的技术。例如,最近开发出一种新的具有增强的吸附功能的血液滤过膜,允许高效的对流交换与内毒素吸附进行联合。

小　结

综上所述,严重的 Sepsis 和感染性休克可导致严重的免疫失衡,这种失衡可能通过血液净化的手段获得改善。血液净化的总体理念是在脓毒性休克的早期阶段清除大量释放的炎症因子和抗炎介质,恢复免疫平衡。尽管现在已经推出一些新的血液净化技术和材料,但它们仍处于临床试验的早期阶段。目前的研究显示出良好的发展前景,预示着未来可能取得显著的进步。Sepsis 引起的免疫功能障碍的新兴理论很好地契合了 sepsis 血液净化理念,并可能加速这种治疗方法的进展。但在广泛应用之前,需要获得其功效的确凿证据并对他们的成本效益进行评估。

(John A kellum　陈秀凯)

参 考 文 献

1. Hotchkiss RS，Coopersmith CM，McDunn JE，et al. Tilting toward immunosuppression. Nat Med，2009，15：496-497.

2. Turnbull IR，Clark AT，Stromberg PE，et al. Effects of aging on the immunopathologic response to Sepsis. Crit Care Med，2009，37：1018-1023.

3. Adib-Conquy M，Cavaillon JM. Compensatory anti-inflammatory response syndrome. ThrombHaemost，2009，101：36-47.

4. Alves-Filho JC，Freitas A，Souto FO，et al. Regulation of chemokine receptor by Toll-like receptor 2 is critical to neutrophil migration and resistance to polymicrobial Sepsis. Proc Natl Acad Sci USA，2009，106：4018-4023.

5. Call DR，Nemzek JA，Ebong SJ，Bolgos GL，et al. Ratio of local to systemic chemokine concentrations regulates neutrophil recruitment. Am J Pathol，2001，158：715-721.

6. Yekebas EF，Eisenberger CF，Ohnesorge H，et al. Attenuation of Sepsis-related immunoparalysis by continuous veno-venous hemofiltration in experimental porcine pancreatitis. Crit Care Med，2001，29：1423-1430.

7. Ronco C，Brendolan A，Lonnemann G，et al. A pilot study of coupled plasma filtration with adsorption in septic shock. Crit Care Med，2002，30：1250-1255.

8. Peng ZY，Carter MJ，Kellum JA. Effects of hemoadsorption on cytokine removal and short-term survival in septic rats. Crit Care Med，2008，36：1573-1577.

9. Rimmele T，Assadi A，Cattenoz M，et al. High-volume haemofiltration with a new haemofiltration membrane having enhanced adsorption properties in septic pigs. Nephrol Dial Transplant，2009，24：421-427.

10. Honore PM，Jacobs R，Joannes-Boyau O，et al. Newly designed CBPT membranes for sepsis and SIRS--a pragmatic approach for bedside intensivists summarizing the more recent advances：a systematic structured review. ASAIO J，2013，59：99-106.

11. Page M，Cohen S，Ber CE，et al. In vivo antibiotic removal during coupled plasma filtration adsorption：a retrospective study. ASAIO J，2014，60：70-75.

12. Joannes-Boyau O，Honoré PM，Gauche B，et al. High volume versus standard-volume haemofiltration for septic shock patients with acute kidney injury（IVOIRE study）：a multicentre randomized Controlled trial. Intensive Care Med，2013，39：1535-1546.

13. Payen DM，Guilhot J，Launey Y，et al. Early use of polymyxin B hemoperfusion in patients with septic shock due to peritonitis：a multicenter randomized control trial. Intensive Care Med，2015，41（6）：975-984.

第二节　连续血液净化治疗与脓毒症

迄今为止，脓毒症的连续血液净化治疗（CBPT）研究集中在 CBPT 的治疗剂量上。但许多大型实验的研究结果并未显示更高的治疗剂量对患者有益，因此，大家的目光转向其他改良的治疗方式，以进一步增加炎症介质的清除。在这些探索中，特殊血液净化膜得到了更多的关注。现在已上市并使用的血液净化膜有很多种，其中高截留分子量膜、高吸附膜都是特别为脓毒症患者设计的，这类膜最大的优势是既具备传统血液净化膜的功能，又有抗炎的能力。应用特殊的工艺，可将肝素吸附于膜表面，此类覆盖肝素的膜，起初是为不能应用全身肝素抗凝的患者研发的，随后的研究显示，这类膜有捕获炎症因子的能力。

一、高剂量血液滤过（HVHF）与脓毒症

目前，高剂量血液滤过（HVHF）仅作为感染性休克合并急性肾损伤时的辅助治疗方式，这项应用的证据来源于回顾性研究及一些小型的随机实验。结果显示：HVHF 可使早期血流动力学稳定并缩短高级生命支持时间。一些实验中，HVHF 可减少脏器功能损伤，缩短 ICU 居住时间，但并未在所有研究中得到一致的结论。在队列研究中，HVHF 显示可降低死亡率，但尚未在前瞻性随机对照实验中得到证实。

HVHF 改善脓毒症的机制尚不明确，目前认为，血液净化可同时降低体内过高的炎症及抗炎因子水平，从而帮助机体达到免疫稳态。在炎症反应中，有多种炎症反应因子通过复杂的作用机制参与其中，近年来，所有试图通过干预其中某个单一因子从而控制炎症瀑布效应的研究均未成功。因此，非选择性的清除大多数炎症因子和细菌内毒素更为可行。HVHF 治疗脓毒症的机制有三个假说。① Ronco 及其团队：在脓毒症早期清除细胞因子，阻止炎症瀑布效应出现，从而减少内皮，组织和器官损伤；② Hornore 和 Matson："免疫调节阈值假说"，认为降低血液中的细胞因子浓度后，可以使组织中的细胞因子浓度随之下降，从而使这两个部位的细胞因子浓度达到新的平衡，此理论可以解释血液净化仅降低血液内细胞因子的浓度就可能改善预后的原因。③ Di Carlo 和 Alexander 的"介质转运假说"，认为 HVHF 应用大量的晶体液作为置换液可能增加淋巴回流，炎症介质可通过此途径持续由组织向血液内回流，继而清除。④ Deng 及其团队提出血液吸附或 HVHF 可直接作用于细胞水平，通过调节或"重新编程"单核细胞，中性粒细胞及淋巴细胞，而达到免疫重建作用。目前，血液吸附与 HLA_DR 表达之间的作用关系尚不明确，如果这项"细胞"理论得到证实，血液净化将不止应用于感染性休克的早期治疗。从血浆中清除炎症介质可重建血浆和感染组织之间的浓度梯度，这个梯度决定了白细胞转移的路径，方向及细菌的清除。"细胞动力概念"及"细胞毒模型"可更好的解释高细胞因子水平同病死率的关系。

实施 HVHF 的重要问题是治疗剂量和时间没有明确的规定：剂量从少量增加到非常大剂量[120ml/（kg·h）]，时间从非常短到延长（8 小时）。实施持续 HVHF 需要治疗剂量 50～70ml/（kg·h），至少连续 4 天。目前，最宜接受的是 2007 年的 Pardubice 年会上，Hornore 及其团队提出的概念，持续 HVHF 为 24 小时高流量[50～70ml/（kg·h）]治疗；间断 HVHF 为 4～8 小时非常高流量[100～120ml/（kg·h）]治疗，之后序贯 CVVH。有 2 项大规模随机 HVHF 研究基于此定义展开。IVOIRE 队列：140 名感染性休克同时合并 AKI 的患者，随机接受连续 4 天 35ml/（kg·h）或 70ml/（kg·h）的治疗，每 48 小时更换滤器，单个患者治疗总剂量超过 95% 的既往实验，比较两组之间 28 天 90 天的死亡率。其中，两组的血流动力学指标、应用机械通气时间和 ICU 住院日期均无明显差别，但 90 天的肾功能恢复情况实验组较高，仅有不到 5% 左右的患者 3 个月之后仍需透析治疗，与其他研究中 SOFA 评分相近的患者比较，IVOIRE 队列中的患者 28、60、90 天的死亡率明显降低，其原因可能为早期进行 HVHF 治疗（在 RIFLE）分级的损伤阶段）。一项基于 Pardubice 定义 HVHF 应用的 Meta 分析中，Bagshow 和 Honore 发现，HVHF 对脓毒症的死亡率无影响。

二、脓毒症相关的血液净化膜

高截留分子量（high cut-off, HCO）滤器与普通滤器相比，可清除更多的炎症介质，在脓毒症的治疗中越来越受到关注。血液净化膜材料包括人工合成纤维如聚醚砜（PES）、聚丙烯腈（PAN/AN69）、聚甲基丙烯酸甲酯（PMMA）及乙烯-乙烯醇等。新型的 AN69 ST 和 Oxiris 膜对细胞因子的吸附性更好，生物相容性更好。

（一）高截留分子量膜

Morgera 等人首先在感染合并 AKI 的患者中评价高截留分子量膜的临床应用。30 名患者随机应用高截留分子量膜（60kDa/P2SH Gambo）或传统高通量膜（35kDa/Polyflux 11s）。与传统膜相比，高截留分子量膜组患者的去甲肾上腺素用量明显下降（$P = 0.0002$），IL-6 和 IL-Ra 清除增加了 10 倍（$P = 0.0001$）。

HICOSS 研究的结论肯定了高截留分子量膜血液净化在治疗上的安全性，但其效能未见明确优势。这项试验中，感染性休克合并急性肾损伤的患者随机分为常规治疗组和 HCO 膜（60kDa）组，应用 CVVH 模式持续治疗 5 天。此研究在纳入 81 名患者后即停止，因二者在 28 天死亡率（31% HCO，33% 常规治疗组）、血管活性药物剂量、机械通气时间和 ICU 住院时间上无明显差别。两组之间的白蛋白水平未见差别，提示 HCO 在临床应用的安全性可以肯定。体外试验中，在 11 名健康人的血液中加入内毒素后再用 100kDa HCO 滤器分别行 16.6ml/（kg•h）及 80ml/（kg•h）剂量的治疗。HCO 滤器清除细胞因子的数量是普通滤器的 10 倍。在横纹肌溶解患者（外伤或非外伤性），应用高截留分子量膜可以更有效的清除肌球蛋白和其他肌肉降解产物。但截留分子量为 60kDa 的 HCO 膜（SepteX）会引起白蛋白的少量丢失，而中截留分子量膜（如截留分子量为 50kDa）导致的白蛋白丢失微乎其微，可忽略不计。

综上所述，HCO 膜仍在研究阶段，在感染性休克及横纹肌溶解的患者中有应用的潜力；虽然没有有力的证据，仍推荐最低治疗剂量 35ml/（kg•h）。

（二）高吸附膜

1. 表面处理的聚丙烯腈膜（AN69 ST） 吸附是一个物理化学过程，使膜在 CBPT 治疗中捕获一些分子（如炎症介质、细胞因子、抗生素和蛋白等）。CBPT 膜本身的极性和离子电荷，使其具有吸附的能力，强吸附能力的膜甚至可以吸附超出其分子截流量的分子，从而清除分子量在 0.5k～60kDa 之间的炎症介质及抗炎介质。

Rogiers 等在犬急性内毒素休克模型中发现应用聚丙烯腈膜较聚砜膜有较短暂的血流动力学优势，可能与聚丙烯腈膜吸附了更多的炎症介质有关。

目前 AN69 ST 膜被研发出来，其表面处理包括在原聚丙烯腈膜的基础上增加了第二层聚乙烯亚胺和第三层肝素。AN69 ST 与 AN 69 Oxiris 有很大不同，其聚乙烯亚胺层是 Oxiris 的 1/3，（此厚度不具备表面吸附内毒素的能力）。处理过的第二层可使肝素附着，其肝素浓度为 Oxiris 的 1/10，不具备生物活性。这种表面经过处理及电荷修饰的膜较聚丙烯腈膜相比，具有更大的吸附能力。此设计使膜具有吸附多种抗生素的能力如氨基糖苷类、多黏菌素、万古霉素以及乳酸。AN69 ST 膜有强大的吸附 HMGB-1 的能力。体外实验中，治疗最初 15 分钟吸附速度（60.8±5.0）ml/min，第一小时吸附近 100μg。清除 HMGB-1 与脓毒症临床改善之间的关系，近期已有研究证实，但尚缺乏大型随机研究的确认。当膜达到饱和后，吸附清除细胞因子的能力将明显下降。膜的面积越小,达到饱和的时间越短。因此,膜面积最小应达到 1.5m²,这样对流的能力也相应增强。如果在表面吸附同时还能在膜内部进行吸附,达到饱和的时间将会延迟,可能在治疗进行 12 小时后仍有吸附功能。需要强调的一点,如果要利用膜的吸附功能,就应规律更换。频繁的更换膜在临床上会增加治疗费用,同时增加护理和 CBPT 小组的工作强度。同样,频繁更换膜的情况可能仅限于体内内毒素水平对疾病发展有重要影响的感染性休克极早期。在什么时机更换膜能够达到最佳的经济 - 疗效比,目前仍需研究。

设计 AN69 ST 的初衷是治疗过程中不需要使用抗凝剂,但在临床应用时与其他未经肝素处理的膜相比,其寿命未见延长。事实上,肝素处理的膜,只有在充足的全身抗凝及高流量状态下才能发挥最好的效能,如体外膜肺氧合(ECMO)。

虽然 AN69 ST 已经在实验中应用于脓毒症的治疗,但在 CBPT 中应用时,需要注意避免治疗中抗生素和其他有益物质的清除效应。

2. AN69 Oxiris 膜 与 AN69 ST 相比,AN69 Oxiris 膜的三层结构具有更厚的聚乙烯亚胺及肝素层,膜表面带正电,可吸附带负电荷的内毒素,与旧的聚丙烯腈膜相比,具有更大的表面吸附能力。AN69 Oxiris 同样具有更大的内部吸附能力,可以非选择的吸附多种炎症介质。Rimmele 等人在感染性休克 6 小时治疗模型中,比较普通 AN69 和 AN69 Oxiris 膜:应用 AN69 Oxiris 膜组的动物,血流动力学指标更加稳定;需液体复苏,出现乳酸酸中毒及肺动脉高压的比例更低。但目前尚无在人感染性休克中应用 AN69 膜的对照试验。

3. 聚甲基丙烯酸甲酯(PMMA)膜 PMMA 可吸附分子量 65kDa 的炎症介质,但其吸附 HMGB-1 的能力仅有 AN69 ST 的 1/2,PMMA 较其他材质的滤过膜有更好的清除细胞因子的能力,这种清除是通过其吸附作用实现的。

尽管出于商业原因,PMMA 膜未行大的改良,但它吸附内毒素的能力几乎与 AN69 Oxiris 相似。PMMA 在选择性吸附内毒素的同时,还可非选择性的吸附其他物质。长期应用 PMMA 膜透析的患者血浆 β2 微球蛋白水平、腕管综合征发生的比例明显下降。PMMA 孔径大,可以清除同型半胱氨酸、戊糖素和溶解的 CD40;PMMA 膜含有阴离子的组成部分,可清除游离的免疫球蛋白,因此,PMMA 能同时吸附上游(内毒素)和下游(CD40)细胞因子,阻止炎症反应瀑布。这种免疫调节作用可作为严重感染时的补充及辅助治疗。PMMA 在临床中的应用较广泛,感染性休克患者早期 CBPT 治疗时应用 PMMA 膜可显著降低 TNF-a、IL-6、IL-8 水平,并提升 IL-10 水平,从而改善血流动力学氧输送并减少器官衰竭。

因此,在感染性休克时使用高吸附膜行 CBPT 可达到降低炎症介质负荷,抑制上 - 下游炎症瀑布反应的目的。虽然膜具有吸附饱和性,但可通过增加膜的表面积、增加内部吸附、增加更换频率的方式,改善吸附能力。仍需大型前瞻随机实验对这些膜的性能进行评价。

小 结

综上所述,除了在脓毒症合并 AKI 时进行肾脏支持治疗,目前不推荐 HVHF 用于脓毒性休克的常规治疗,但其价值仍待进一步评估。高截留分子量膜(如 SepteX)能够清除更多的炎症因子,在治疗脓毒症的效果方面尚在评价中。虽无较强的临床证据支持,仍建议脓毒症合并 AKI 需增加炎症介质清除时,可在 CBPT 中使用高吸附滤器,如 AN69ST、PMMA 和 Oxiris 膜。AN69 Oxiris 膜可同时吸附内毒素和细胞因子。PMMA 膜是强有效的内毒素及多种表面细胞因子的吸附剂。多孔的 SepteX 膜在 CVVH 治疗模式中也有较好的吸附能力。高吸附膜 AN69ST 和 PMMA 能吸附可观数量的重要抗生素如多黏菌素，阿米卡星和万古霉素，在治疗过程中应注意抗生素调整。

（Patrick M Honoré   苏晓蕾）

参 考 文 献

1. Palewsky PM，Zhang JH，O'Connor TZ，et al. Intensity of renal support in critically ill patients with acute kidney injury. N Engl J Med，2008，359：7-20.

2. Bellomo R，Cass A，Cole L，Finfer S，et al. for the RENAL replacement Therapy Study Investigators. Intensity of continuous renal-replacement therapy in critically ill patients. N Engl J Med，2009，361：1627-1638.

3. Morgera S，Haase M，Kuss T，et al. Pilot study on the effects of high cutoff hemofiltration on the need for norepinephrine in septic patients with acute renal failure. Crit Care Med，2006，34：2099-2104.

4. Yumoto M，Nishida O，Moriyama K，et al. In vitro evaluation of high mobility group box 1 protein removal with various membranes for continuous hemofiltration. Ther Apher Dial，2011，15：385-393.

5. Thomas M，Moriyama K，Ledebo I. AN69：Evolution of the world's first high permeability membrane. Contrib Nephrol，2011，173：119-129.

6. Herrera-Gutiérrez ME，Seller-Pérez G，Arias-Verdu D，et al. Hemodynamic improvement after continuous renal replacement therapies：Not only immunomodulation. J Transl Intern Med，2014，2：11-17.

7. Joannes-Boyau O，Honoré PM，Gauche B，et al. High volume versus standard-volume haemofiltration for septic shock patients with acute kidney injury（IVOIRE study）：a multicentre randomized Controlled trial. Intensive Care Med，2013，39：1535-1546.

8. Ronco C，Tetta C，Mariano F，et al. Interpreting the mechanisms of continuous renal replacement therapy in sepsis：the peak concentration hypothesis. Artif Organs，2003，27：792-801.

9. Honoré PM，Matson JR. Extracorporeal removal for sepsis：acting at the tissue level--the beginning of a new era for this treatment modality in septic shock. Crit Care Med，2004，32：896-897.

10. Di Carlo JV，Alexander SR. Hemofiltration for cytokine-driven illnesses：the mediator delivery hypothesis. Int J Artif Organs，2005，28：777-786.

11. Honore PM，Jacobs R，Boer W，et al. New Insights regarding Rationale，Therapeutic Target and dose of Hemofiltration and Hybrid Therapies in Septic AKI. Blood Purification，2012，33：44-51.

12. Clark E，Molnar AO，Joannes-Boyau O，et al. High-volume hemofiltration for septic acute kidney injury：a systematic review and meta-analysis. Crit Care，2014，18：R7.

13. Haase M，Kellum JA，Ronco C. SubclinicalAKI--an emerging syndrome with important consequences. Nat Rev Nephrol，2012，12：735-739.

14. Oudemans-van Straaten HM，Ostermann M. Bench-to-bedside review：Citrate for continuous renal replacement therapy，from science to practice. Crit Care，2012，16：249.

15. Honoré PM，Jacobs R，Boer W，et al. New Insights Regarding Rationale，Therapeutic Target and Dose of Hemofiltration and Hybrid Therapies in Septic Acute Kidney Injury. Blood Purif，2012，33：44-51.

16. Naka T，Haase M，Bellomo R. 'Super high-flux' or 'high cut-off' hemofiltration and hemodialysis. Contrib Nephrol，2010，166：181-189.

17. Honoré PM, Jacobs R, Joannes-Boyau O, et al. Continuous renal replacement therapy-related strategies to avoid colistin toxicity: a clinically orientated review. Blood Purif, 2014, 37: 291-295.

18. Premru V, Kovač J, Buturović-Ponikvar J, et al. High cut-off membrane hemodiafiltration in myoglobinuric acute renal failure: a case series. Ther Apher Dial, 2011, 15: 287-291.

19. Davies B, Cohen J. Endotoxin removal devices for the treatment of sepsis and septic shock. Lancet Infect Dis, 2011, 11: 65-71.

20. Honore PM, Jacobs R, Joannes-Boyau O, et al. Newly designed CBPT membranes for sepsis and SIRS--a pragmatic approach for bedside intensivists summarizing the more recent advances: a systematic structured review. ASAIO J, 2013, 59: 99-106.

21. Page M, Cohen S, Ber CE, et al. In vivo antibiotic removal during coupled plasma filtration adsorption: a retrospective study. ASAIO J, 2014, 60: 70-75.

22. Honore PM, Jacobs R, Joannes-Boyau O, et al. Continuous renal replacement therapy allows higher colistin dosing without increasing toxicity. J Transl Intern Med, 2013, 1: 6-8.

第三节　内毒素吸附疗法与脓毒症

细菌和病毒等病原微生物侵入机体后，导致机体产生过多的 TNFα、IL-1β 及 IL-6 等炎症因子，进而导致脓毒症、甚至脓毒症休克的发生。针对脓毒症休克的内毒素吸附疗法——多黏菌素 B 直接血液吸附（direct Hemoperfusion with a Polymyxin B-immobilized fiber, PMX-DHP），除了能清除革兰阴性菌外膜存在的内毒素，还能清除革兰阳性菌产生的花生四烯酸乙醇胺和活化的白细胞，不仅改善休克的治疗效果，还有望通过免疫活化作用和细胞凋亡的抑制作用等改善患者的预后。本节从脓毒症的病理生理出发，阐述 PMX-DHP 对脓毒症休克的意义和临床治疗效果。

一、脓毒症的定义和病理生理学

（一）什么是脓毒症和脓毒症休克

2016 年第三次国际共识（SEPSIS 3.0）定义脓毒症为"严重感染引起的宿主反应失调（失控的炎症反应）导致的致命性器官功能障碍"。临床上脓毒症表现为存在感染，序贯器官衰竭评分（sequential organ failure assessment, SOFA）急性升高≥2 分。脓毒性休克是指脓毒症中存在严重循环障碍和细胞代谢异常，死亡率明显增加的一部分患者，临床上表现为虽经充分的液体复苏后仍存在低血压和高乳酸血症（乳酸 >2mmol/L），需要血管活性药物维持平均动脉压≥65mmHg。

（二）脓毒症炎症介质的级联反应

革兰阴性菌的内毒素和革兰阳性菌自身的肽聚糖等病原体相关分子（pathogen-associated molecular patterns, PAMPs），通过单核 / 巨噬细胞等免疫细胞表面的 Toll 受体（toll-like receptor, TLR）识别信号并传达导致炎症介质水平升高。一氧化氮和自由基的产生和补体的活化相结合，损伤血管内皮，导致血管通透性增加。不同阶段病原微生物刺激产生的炎症介质是不同的。最早产生的花生四烯酸乙醇胺与休克的发生有关。1～2 小时后产生 IL-1 和 TNFα，2～3 小时后产生炎症因子 IL-6。最后 8～12 小时产生 HMGB1（high mobility group box1），该炎症介质会导致多器官功能障碍，从而导致患者死亡。另外，无论是革兰阴性菌还是革兰阳性菌所致的脓毒症休克，血液中花生四烯酸乙醇胺水平均有显著增加。

二、脓毒症的治疗

2012 年国际战胜脓毒症指南推荐的集束化治疗认为：早期的抗感染治疗和液体复苏在脓毒症治疗中非常重要。在抗感染药物应用前，应完善 2 次血培养检查。研究认为抗感染药物应用每推迟 1 小时，死亡率可增加 7.3%，推荐 3 小时以内早期应用广谱抗感染药物。监测代表组织灌注的血乳酸水平，如果存在低血压、高乳酸血症，早期快速补液治疗（30ml/kg 的晶体液）。PMX-DHP 是早期液体复苏效果差，需要血管活性药物升压时，脓毒症休克的治疗方法之一。

三、针对脓毒症休克的 PMX-DHP 治疗

（一）PMX-DHP 的适应证及方法

PMX-DHP 的柱内填充着结合了多黏菌素 B 的聚苯乙烯衍生纤维（图 25-3-1）。多黏菌素 B 可吸附、清除内毒素。PMX-DHP 的适应证为：内毒素血症，或是可疑革兰阴性菌感染病例，脓毒症休克需要血管活性药物维持血压。

中心静脉穿刺置管主要选择颈内静脉，80～120ml/min 的血液流量，血液吸附治疗时间至少为 2～3 个小时；依据柱的吸附能力，一次治疗也可以持续 12～24 小时。抗凝药物使用甲磺酸萘莫司他或肝素。

（二）PMX-DHP 的升压作用和改善预后的机制

有研究认为 PMX-DHP 除吸附内毒素以外，还可吸附花生四烯酸乙醇胺；花生四烯酸乙醇胺的清除是提升血压的主要机制。PMX-DHP 可降低由于革兰阴性菌、革兰阳性菌所致脓毒症休克血液中升高的 ANA、2-AG 浓度，改善循环。PMX-DHP 不仅对铜绿杆菌等革兰阴性杆菌所致的脓毒症休克有效，对 MRSA 等革兰阳性球菌所导致的脓毒症休克也有一定的改善效果。Nishibori 等报道，PMX 柱还可特异吸附、清除单核细胞减少细胞因子的产生，同时增加 HLA-DR 和 CD16 的产生和表达，通过免疫激活作用改善预后。

另有研究显示，PMX-DHP 治疗前后，一些细胞因子（IL-10，IL-18，HMGB 1）、金属蛋白酶 -9（MP-9）、纤溶酶原激活抑制剂 -1（PAI-1）、嗜中性弹性酶、血小板因子 4、β- 凝血球蛋白等都有一定的减少。但是，这样的减少，是 PMX-DHP 膜的直接作用，还是由于内毒素、花生四烯酸乙醇胺的减少所间接造成的还有待进一步研究。

（三）国外临床效果的验证

日本在 1998 年将 PMX-DHP 作为治疗脓毒症休克方法被纳入医疗保险的治疗范畴，因而在伦理方面不能进行随机对照试验（RCT）。目前针对 PMX-DHP 临床效果的 RCT 研究，主要来源于除日本外的国家。

2009 年 EUPHAS 研究，选取意大利 10 个病房中腹部感染导致脓毒症休克患者 64 例（APACHE II约 20 分，SOFA 评分约 10 分），分为常规治疗组和 PMX-DHP 治疗组进行随机对照试验，结果发现 PMX-DHP 治疗可以明显改善患者心血管系统 SOFA 评分和急性期死亡率。2013 年 Zhou 等对 8 项研究进行系统综述，发现 PMX-DHP 可有效降低脓毒症休克的死亡率（风险比率 0.69，95%CI 0.56～0.84，$P < 0.001$）。

　　但内毒素吸附疗法治疗脓毒性休克得到的并非都是阳性结果。2015 年发表的一个法国 18 家 ICU 的多中心研究采用内毒素吸附对 243 名腹膜炎引起的脓毒性休克患者（发病 12 小时内）进行治疗，发现两次 PMX 吸附（每次 2 小时）既不能降低死亡率，也不能减少器官衰竭的发生。

　　更新的研究提示，在脓毒性休克发病更早的时间（8 小时之内）开始 PMX 血液吸附，并且采用较长的吸附时间（16～24 小时）可改善脓毒性患者的预后。

小　结

　　严重脓毒症的主要治疗包括集束化治疗及抗感染治疗，对循环不稳定的脓毒症休克患者来说 PMX 血液吸附不仅可以纠正休克，也可能改善预后。但是，目前的研究对于内毒素吸附疗法对脓毒症的治疗效果尚有争议，2016 年国际脓毒症指南也没有对脓毒症的血液净化治疗给予推荐意见。因此，还需要更多的研究来证实内毒素吸附疗法在脓毒性休克治疗中的地位。

（苏晓蕾　宫丹丹）

参 考 文 献

1. M Singer CSD, Seymour CW. The Third International Consensus Definitions for Sepsis and Septic Shock（Sepsis-3）. JAMA, 2016, 315(8): 801-810.

2. Dellinger RP, Levy MM, Rhodes A, et al. Surviving Sepsis Campaign Guidelines Committee including the Pediatric Subgroup. Surviving sepsis campaign: international guidelines for management of severe sepsis and septic shock: 2012. Crit Care Med, 2013, 41: 580-637.

3. Nishibori M, Takahashi HK, Katayama H, et al. Specific removal of monocytes from peripheral blood of septic patients by polymixin B-immobolized fiber column. Acta Med Okayama, 2009, 63(1): 65-69.

4. Cruz DN, Perazella MA, Bellomo R, et al. Effectiveness of polymyxin B-immobilized fiber column in sepsis: a systematic review. Crit Care, 2007, 11: R47.

5. Cruz DN, Antonelli M, Fumagalli R, et al. Early use of polymyxin B hemoperfusion in abdominal septic shock: the EUPHAS randomized controlled trial. JAMA, 2009, 301: 2445-2452.

6. Zhou F, Peng Z, Murugan R, et al. Blood purification and mortality in sepsis: a meta-analysis of randomized trials. Crit Care Med, 2013, 41: 2209-2220.

7. Payen DM, Guilhot J, Launey Y, et al. Early use of polymyxin B hemoperfusion in patients with septic shock due to peritonitis: a multicenter randomized control trial. Intensive Care Med, 2015, 41(6): 975-984.

8. Chihara S, Masuda Y, Tatsumi H, et al. Early induction of direct hemoperfusion with a polymyxin-B immobilized column is associated with amelioration of hemodynamic derangement and mortality in patients with septic shock. J Artif Organs, 2017, 20(1): 71-75.

9. Yamashita C, Hara Y, Kuriyama N, et al. Clinical effects of a longer duration of polymyxin B-immobilized fiber column direct hemoperfusion therapy for severe sepsis and septic shock. Ther Apher Dial, 2015, 19(4): 316-323.

第二十六章 肝衰竭与人工肝治疗

第一节 肝衰竭概述

肝衰竭是多种因素引起的肝细胞大块、亚大块坏死或严重损害,导致其合成、解毒、排泄和生物转化等功能发生严重障碍或失代偿,除了黄疸、迅速进展的肝性脑病(hepatic encephalopathy,HE)、低凝血症、腹水等表现外,最终可出现多脏器功能不全(multiple organ disfunction syndrome,MODS)。根据既往有无慢性肝病病史,目前趋向于将肝衰竭分为急性肝衰(acute liver failure,ALF)和慢肝急衰(acute on chronic liver failure,ACLF)两种类型。ALF又可分为暴发性肝衰竭(fulminant hepatic failure,FHF)与亚急性肝衰竭(SALF)。

ALF在发达国家的发病率少于10/1 000 000/年,2010年 *Lancet* 杂志综述显示,在世界发达国家ALF总体年发生率每年为1~6/1 000 000。2011年我国一项肝衰竭发病率统计,19 879例住院肝病患者中有1486例肝衰竭患者,总体发病率为7.48%。

一、肝衰竭病因

在发展中国家,病毒感染为主要原因,绝大多数为A型、B型、E型肝炎病毒;在美国和西欧许多国家,急性病毒感染并不是常见原因,而以药物诱发的肝损伤为主。公共卫生措施(如接种疫苗和改善卫生条件)等是导致肝炎病毒感染在美国和许多西欧国家的发生率降低的重要因素。

(一)病毒

病毒性肝炎仅少数病例(<1%)导致ALF,主要为肝炎病毒,甲、乙、丙、丁、戊型肝炎病毒(HAV~HEV)。90年代,在北美和欧洲中心地区,尽管50%的ALF病例系急性病毒性肝炎,但在许多情况下,并无特异病毒性肝炎抗原(即HAV、HBV、HCV、HDV和HVE)的证据。在全球范围内将许多原因尚不明确得病例,称为血清学阴性或诊断不明的肝衰竭,可能涉及多种因素,有毒素或自身免疫性肝损伤、未知的病毒感染以及儿童中未知的代谢紊乱。

(二)药物及中毒

药物诱发的损伤是ALF的第二大原因。最常涉及的包括抗结核药(异烟肼、利福平、吡嗪酰胺)、抗生素(磺胺类、复方新诺明、酮康唑)、抗惊厥药、抗抑郁药、非甾类抗炎药和氟烷衍生物(吸入性麻醉剂),其他尚有金制剂、单胺氧化酶抑制剂、丙戊酸钠、二硫化物等。药物因地区和用药习惯不同而异,在许多发达国家(美国和欧洲北部)非处方对乙酰氨基酚(扑热息痛是最常用的镇痛剂)处于主要地位。

（三）自身免疫性肝炎（autoimmune hepatitis，AIH）

在 ALF 并非不常见，且 AIH 导致的 ALF 死亡率高，常需肝移植治疗，约 40% 的患者对 AIH 的标准疗法获益。

（四）遗传和获得性代谢障碍

包括威尔逊病、微泡型脂肪肝、Schmidt 综合征等，虽不常见，但是 ALF 重要的原因之一。

（五）血管源性

1. 肝细胞缺血性坏死　各种原因引起的心排量降低，引起肝细胞缺血。大多数病例，系慢性充血性心衰患者发生心排量急性减低。

2. 肝静脉闭塞　①在 Budd-Chiari 综合征，血管闭塞累及大支肝静脉。②静脉闭塞累及中央小叶静脉，主要原因是吡咯双烷类生物碱、抗肿瘤化疗及放疗，后两个原因往往关联。③高凝血症导致肝静脉流出道阻塞等。

（六）恶性肿瘤

在 ALF 发病中少见，可见于转移瘤或肝脏恶性肿瘤浸润（如原发性肝淋巴瘤），常发生于老年人。

（七）其他原因

ALF 其他罕见的原因包括热射病或癫痫持续发作的高温损伤、妊娠 HELLP 综合征（溶血，肝酶升高和血小板降低）等。

二、肝衰竭分型

根据病理组织学特征和病情发展速度，肝衰竭可被分为四类：急性肝衰竭、亚急性肝衰竭、慢加急性（亚急性）肝衰竭和慢性肝衰竭，见表 26-1-1。

表 26-1-1　肝衰竭的分型

命名	定义
急性肝衰竭	急性起病，无基础肝病史，2 周以内出现以Ⅱ度以上肝性脑病为特征的肝衰竭临床表现
亚急性肝衰竭	起病较急，无基础肝病史，2~26 周出现肝功能衰竭的临床表现
慢加急性肝衰竭	在慢性肝病基础上，出现急性（2 周内）肝功能失代偿的临床表现
慢加亚急性肝衰竭	在慢性肝病基础上，出现亚急性（2~26 周内）肝功能失代偿的临床表现
慢性肝衰竭	在肝硬化基础上，出现肝功能进行性减退引起的以腹水或肝性脑病等为主要表现的慢性肝功能失代偿的临床表现

三、肝衰竭临床表现

（一）"三高一低"征

临床医师将其主要临床表现概括为"三高一低"，即高度乏力、高度消化道症状、高度黄疸及低凝血症。

1. 高度乏力　为严重的全身中毒症状，并随病程的延长而日益突出和严重。患者全身情况极差，超乎寻常的乏力。表现为精神委靡、无欲状、不愿睁眼、不愿回答问题。常被迫卧床，生活不能自理。四肢抬举困难，双手握力消失，起床或翻身均需他人帮助，常有"肢体分离感"甚或"濒死感"。

2. **高度消化道症状**　较急性肝炎的消化道症状严重且持续时间长，一般常超过两周。表现为食欲极度减退、顽固恶心、频繁呕吐、顽固性呃逆、重度腹胀（中毒性鼓肠或腹水）。

（1）中毒性臌肠：是中毒性肠麻痹的表现。一般出现于黄疸高峰期，严重者腹部高度膨隆、腹壁紧张、表面光亮，叩诊呈鼓音。明显鼓肠时常伴有呃逆。

（2）腹水：腹水的出现亦大致与黄疸高峰期相接近，常与中毒性鼓肠同时出现。

3. **高度黄疸**　黄疸往往在短期内进行性加重，血清总胆红素（TBil）> 171μmol/L。但 ALF 或 FHF 者由于肝细胞一次性大面积坏死，早期血中 TBil 尚未蓄积，黄疸很浅，甚至尚未出现黄疸；尔后呈迅速加深趋势，TBil 平均每日增长 > 17.1～34.2μmol/L。

4. **低凝血症**　凝血酶原及大部分凝血因子均在肝细胞合成，且在血中半衰期很短，从几小时至二十几小时。肝细胞大面积坏死或肝功能严重障碍时，血中凝血因子水平迅速减低，凝血酶原时间（PT）明显延长，PTA < 40% 是诊断 ALF 的前提条件。患者可出现牙龈、口腔黏膜自发性出血，鼻出血，皮肤瘀斑，注射部位渗血或消化道出血。少数可出现颅内出血及弥散性血管内凝血（DIC）。

（二）肝性脑病（hepatic encephalopathy, HE）

肝性脑病系肝功能不全引起的神经精神症候群，根据病情严重程度，肝性脑病有 4 级分度和 5 级分度，临床较常用的为 4 级分度。

1. **0 度（亚临床脑病）**　无症状，常表现为智力、个性、情绪的改变，脑电图（EEG）(-)，视觉诱发电位（VEP）(+)。

2. **临床 I 度**　出现嗜睡，智能减退，无欲、对外界反应迟钝，记忆力与定向力差，轻度性格改变，行为异常，烦躁、焦虑等，EEG(-)，VEP(+)。

3. **临床 II 度**　睡眠倒错、精神错乱，定向力和计算力减退，继之烦躁不安、谵妄甚至狂躁及扑翼样震颤，EEG(+)，VEP(+)。

4. **临床 III 度**　昏睡、尿便失禁，EEG(+)，VEP(+)。

5. **临床 IV 度**　浅昏迷直至深昏迷，EEG(+)，VEP(+)。

肝性脑病 Schiff 分级法见表 26-1-2。

表 26-1-2　肝性脑病 Schiff 分级法

分级	症状	体征	EEG
Ⅰ. 前驱期	性格改变，行为失常	无阳性体征	-
Ⅱ. 昏迷前期	意识错乱，构音不清，计算书写障碍	扑翼震颤 +，肌张力增高，腱反射亢进	+
Ⅲ. 昏睡期	嗜睡，可唤醒，问话无反应	扑翼震颤 +，肌张力增高，锥体束征 +	+
Ⅳ. 昏迷期	昏迷、谵语、狂躁、抽搐	扑翼震颤 -，肌张力增高，或减弱，反射消失	+

（三）肝肾综合征（hepatorenal syndrome, HRS）

传统认为是严重肝病时发生的一种进行性、功能性肾功能不全。其病理生理学特点是内脏血管床血管扩张的同时体循环血管阻力下降、动脉血压降低和心排出量下降，促使肾脏血管强烈收缩导致肾小球滤过率下降，而肾小管功能尚能维持，肾组织学正常。这些特点主要与肝功能损害、门静脉高压、血液循环功能障碍、心脏病变和肾脏神经、体液调节异常等因素相关。临床主要表现为进行性少尿或无尿、血肌酐（CRE）和尿素氮（BUN）升高。

（四）急性肝衰竭的并发症

通常认为 ALF 的并发症主要有肝性脑病、肝肾综合征、出血、感染和电解质紊乱。除上述器官 / 系统损伤外，ALF 还常伴随脑水肿、血流动力学紊乱和肺损伤。

1. **脑水肿**　既往认为脑水肿是 HE 的结果，新近的研究认为脑水肿可能是引起或使 HE 加重的机制之一。脑水肿可与 HE 同时存在，亦可以在表现出 HE 之前单独存在。ALF 脑水肿绝无慢性过程，其发生基础是快速发生的广泛肝细胞坏死，基本无可逆性，往往演变成脑疝而致死。脑水肿的发生除与谷氨酰胺渗透性溶质增多，Na^+-K^+-ATP 酶抑制等引起星状胶质细胞肿胀和颅内压升高外；尚与内毒素、细胞因子所致的血脑屏障通透性增高，血流动力学改变导致脑血流灌注不足等因素有关。

2. **ARDS**　表现为低氧血症，细胞因子级联反应、过氧化物损伤是导致 ARDS 的主要环节。

3. **血流动力学改变**　FHF 和 ACLF 均存在高动力循环，表现为心排量增高和外周血管阻力降低，系周围动脉扩张所致。这种低外周阻力循环是一种"脆性循环"，血流动力学极不稳定，极易演变成低动力循环。

四、肝衰竭的治疗

（一）病因治疗

部分病因所致的肝衰竭具有相应的针对性治疗措施，故对病因未定的肝衰竭应行肝脏活检明确病因。乙型病毒性肝炎所致的 SALF 或 ACLF 应用核苷类药物抗病毒治疗尚无足够证据支持。

（二）内科综合治疗

肝衰竭 I° 脑病患者可在内科病房治疗。当进展至 II° 脑病或合并急性肾功能不全、脓毒症（Sepsis）等并发症时，应及时转至 ICU 病房进行加强监护治疗。

1. **一般支持治疗**　包括绝对卧床休息，静脉营养支持保证每日足够的热量，纠正低血糖和电解质紊乱。

2. **抗炎保肝治疗**　应用甘草甜素类药物，还原型谷胱甘肽、腺苷蛋氨酸、N- 乙酰半胱氨酸等。

3. **控制肝细胞坏死，促进肝细胞再生**　促肝细胞生长素、前列腺素 E_1 脂质体等。

4. **免疫调节治疗**　胸腺素 α1 等免疫调节剂。ALF 早期，或自身免疫性肝病及急性酒精中毒所致肝衰竭时，可酌情使用肾上腺糖皮质激素治疗。

5. **调节肠道微生态**　应用益生菌及益生元制剂。

（三）并发症的处理

1. **肝性脑病**

（1）去除诱因：如感染、消化道出血及电解质紊乱等。

（2）减少氨及其他肠源性毒素吸收：限制饮食的蛋白摄入，应用乳果糖、拉克替醇等清理、酸化肠道。

（3）脱氨：静脉输注精氨酸、鸟氨酸 - 门冬氨酸等。

（4）纠正氨基酸失衡：输注支链氨基酸。

（5）镇静：对不可能控制的躁动，可使用低剂量、短时效的地西泮类药。

（6）气道保护及呼吸支持：Ⅲ°昏迷的患者应下鼻胃管，并进行气管插管。

（7）清除假性神经递质：血浆置换等血液净化治疗。

2. 脑水肿

（1）体位和护理：头部抬高 30°，增加脑脊液引流和脑静脉回流降低颅内压（ICP）。

（2）头部体温或亚低温：降低脑代谢、减轻脑水肿。

（3）脱水：甘露醇 0.5～1g/kg，每 6 小时静脉注射。若合并顽固少尿或急性肾衰竭（ARF），可采用血液净化脱水。

（4）镇静剂：丙泊酚通过抑制代谢减少脑血流量而降低 ICP，剂量为 6mg/（kg·h）。

（5）维持血钠：静注高渗盐水维持血钠在 145～155mmol/L 之间。

3. 肝肾综合征

（1）限制液体入量。

（2）增加肾灌注：可应用白蛋白扩容＋特利加压素（terlipressin）或去甲肾上腺素等血管活性药物。

（3）肾脏替代治疗：宜选用连续血液净化，而不是间歇血液透析模式。

4. 感染

常见病原体为大肠埃希菌等 G^- 菌，首先应依据细菌流行和耐药趋势经验性应用抗生素；并及时根据临床反应和细菌学药敏结果进行针对性用药。

5. 出血并发症

（1）低凝血症：维生素 K 为基本治疗，其他不做预防性补给。当 PTA＜20%（INR＞7），或出现自发性的出血，或准备进行侵入性操作，应进行治疗性补给。根据凝血成分缺失状态，补充新鲜冰冻血浆（FFP）、凝血酶原复合物、纤维蛋白原过低和血小板。

（2）门脉高压性出血：降低门脉压药物首选生长抑素类似物，其他尚有垂体后叶素、硝酸酯类药物等。必要时采用三腔管压迫止血。

（3）急性胃黏膜病变：常规预防性应用 H_2 受体拮抗剂。出血期可用质子泵抑制剂、生长抑素类似物静脉泵入，胃管内注入硫糖铝等胃黏膜保护剂。

（4）DIC：补充新鲜血浆、凝血酶原复合物、纤维蛋白原、血小板等凝血物质；纤溶亢进期出血，可应用氨甲环酸或止血芳酸等抗纤溶药物。

（四）人工肝治疗

分为生物型人工肝、非生物型人工肝和组合型人工肝。目前临床上仍以非生物型人工肝治疗为主，主要包括一系列血液净化方法。肝衰竭疾病过程中，体内出现大量不同性质的代谢产物，其中很多对机体会产生不利影响。根据肝衰竭的严重程度及并发症，选择适当的血液净化方法，对可逆性肝衰竭，提供暂时支持，为肝细胞再生及肝功能恢复创造条件；对不可逆性肝衰竭，则是过渡到肝移植的桥梁。

（五）肝脏移植

亚太肝病学会（APASL）建议预后评分估计在 3 个月内死亡的患者应该接受肝移植；如果出现肝肾综合征则需要早期干预，然而，对于 HRS 而无尿的患者不建议进行肝移植。肝移植的禁忌证包括：①血液动力循环不稳定，需大量血管活性药物维持；②严重细菌感染；③霉菌感染；④脑水肿或并发颅内出血。

（郭利民　蒲　琳）

<h1 style="text-align:center">参 考 文 献</h1>

1. 中华医学会感染病学分会肝衰竭与人工肝学组. 肝衰竭诊疗指南. 中华临床感染病杂志, 2012 Dec, 5 (6): 321-327.

2. Lee WM, Stravitz RT, Larson AM, et al. Introduction to the revised American Association for the Study of Liver Diseases Position Paper on acute liver failure 2011. Hepatology, 2012, 55 (3): 965-967.

3. Bernal W, G Auzinger, Dhawan A, et al. Acute liver failure. Lancet, 2010, 376 (9736): 190-201.

4. Rockey DC, Seeff LB, Rochon J, et al. Causality assessment in drug-induced liver injury using a structured expert opinion process: comparison to the Roussel-Uclaf causality assessment method. Hepatology, 2010, 51 (6): 2117-2126.

5. Li J, Zhang L, Xin J, et al. Immediate intraportal transplantation of human bone marrow mesenchymal stem cells prevents death from fulminant hepatic failure in pigs. Hepatology, 2012, 56 (3): 1044-1052.

6. Steadman RH, Van Rensburg A, Kramer DJ. Transplantation for acute liver failure: perioperative management. Curr Opin Organ Transplant, 2010, 15 (3): 368-373.

7. García-Pajares F, Almohalla C, Lorenzo Pelayo S, et al. Early and extended therapy for recurrent hepatitis C after liver transplantation. Transplant Proc, 2012, 44 (6): 1571-1573.

8. Jalan R, Gines P, Olson JC, et al. Acute-on chronic liver failure. J Hepatol, 2012, 57 (6): 1336-1348.

9. 中华医学会感染病学分会肝衰竭与人工肝学组. 非生物型人工肝治疗肝衰竭指南 (2016 年版). 中华临床感染病杂志, 2016, 9 (2): 97-103.

<h2 style="text-align:center">第二节　急性肝衰竭的血液净化治疗</h2>

急性肝衰竭(acute liver failure, ALF)是一种高病死率的临床综合征,近年来随着内科治疗和 ICU 监护的进展,病死率有所降低,但如果不进行肝移植的话,病死率仍然在 60% 以上。人工肝系一广义的术语,用于描述可替代肝脏功能的体外人工装置,用以支持患者生存等待自体肝细胞再生或桥接至肝移植。人工肝大体可分为生物型人工肝和非生物型人工肝。迄今生物型人工肝尚处于临床试验或动物试验阶段,非生物型人工肝包括一系列血液净化技术,按血液净化技术的原理组成及复杂程度,可分为基本血液净化技术和集成血液净化技术。

一、基本血液净化技术

(一)间歇血液透析(intermittent hemodialysis, IHD)

HD 应用小孔径($F < 0.01\mu m$)中空纤维膜,小分子溶质依赖膜两侧的浓度梯度弥散,可析出血液中分子量在 15 000Dalton 以下的水溶性溶质,纠正水、电解质紊乱和酸碱平衡失调。20 世纪 50 年代至 70 年代曾用 HD 治疗肝昏迷,虽可降低血氨水平、促进部分患者清醒,但不能影响肝昏迷的病程,不能提高肝衰竭患者的最终生存率。因此 20 世纪 70 年代即有"HD 去除血氨并不影响肝昏迷的病程,HD 治疗肝衰竭无效"的定论。HD 疗效不满意的原因一方面与毒素清除效力局限有关,不能清除假性神经递质等大分子蛋白结合毒素;

另一方面与 IHD 固有的缺陷有关,短时间内血浆内溶质非等渗大量清除可导致渗透性脑水肿。现在 HD 已不再作为一种人工肝支持模式单独使用。

(二)连续血液净化(CBPT)

血液滤过系通过膜两侧的压力梯度对流清除水溶性溶质,中空纤维膜($F<0.02\mu m$)允许分子量在 50 000Dalton 范围内的中、小分子溶质通过。中分子物质包括内毒素、细胞因子、炎症介质及某些致昏迷物质。由于脱水连续、缓慢、等渗等特点,2012 年 KIDGO 建议,CBPT 更适合血流动力学不稳定及存在脑水肿的患者。用于 HE 脑水肿、HRS 的治疗在一定程度上克服了 IHD 非等渗清除带来的严重并发症,但也存在不能有效清除肝衰竭的蛋白结合毒素等缺陷。

(三)血浆置换(plasma exchange, PE)

1. PE 是临床最常应用的人工肝治疗模式。PE 分为离心式(centrifugal)和膜式(membrane)两类,人工肝多采用后者。MPE 系利用大孔径($F=0.30\mu m$)中空纤维膜分离技术,将血液中含有毒素的血浆成分(主要为蛋白结合毒素)滤出膜外丢弃,同时将等量的新鲜血浆或新鲜冰冻血浆(FFP)与膜内的血液有形成分一起回输体内。可清除肝衰竭毒素和某些致病因子(如病毒,蛋白结合性药物或毒物等),补充肝衰竭所缺乏的凝血因子等必需物质,针对性地纠正肝衰竭所导致的代谢紊乱。

PE 的缺陷为不能有效清除中小分子的水溶性溶质,有感染经血传播疾病,出现过敏反应等的不良事件的风险。另外,PE 可引起血中枸橼酸浓度增高,枸橼酸血症可致高钠血症、低钙血症及代谢性碱中毒,最不利的影响是严重抑制 ALF 患者的动脉血酮体比值(AKBR,即乙酰乙酸 /β- 羟丁酸比值),加重肝脏代谢负担,并可能影响肝细胞再生。还有 PE 属于间歇性治疗范畴,短时 PE 可使血浆胶体渗透压锐减,加剧间质水肿,出现脑水肿、肺水肿等严重并发症,类似于透析失衡综合征表现。

2. 高容量血浆置换(high volume plasmapheresis, HVP)　常规 PE 的目标血浆交换剂量为个体患者的血浆容量;HVP 系用更高的血浆交换容量进行血浆置换治疗,希冀能取得更好的临床疗效,但其临床应用远不及 PE 普遍。20 世纪 90 年代,丹麦哥本哈根大学医院的医生们陆续发表了一些 FHF/ALF 患者应用 HVP 治疗的临床报告,其目标血浆交换量为患者的全血容量,约为理想体重(Wt)的 16%。2013 年中国台湾学者已有应用 HVP 治疗药物性 ALF 的个案报道,其目标血浆交换量为患者个体血浆容量的 1.5~2.0 倍。

陆续有一些用 HVP 做急诊肝移植前支持治疗的报告,早期的治疗经验认为:ALF 尚残存肝功能患者,在最终决定做肝移植前,可进行 HVP,以维持临床稳定,直至进行肝移植。2016 年 Larsen 等报告了一项丹麦、英国、芬兰联合进行 HVP 的多中心随机对照开放试验结果。共入选 183 例 ALF 患者,结果整体住院存活率增加,分层分析显示,HVP 可提高未行肝移植患者的生存率,但 HVP 却不能改善肝移植患者的存活率。进一步研究显示,患者存活率的提高与免疫调控、肾功能,心血管状态、SOFA 和慢性肝衰 - 序贯脏器衰竭(CLIF-SOFA)评分改善有关。

迄今在人工肝治疗肝衰竭的大规模 RCT 中,这是一项唯一有正性结果的临床试验。但该试验时间跨度(12 年)过长,结果显示移植前的 HVP 对肝移植患者存活率无显著影响。HVP 较常规 PE 使用的 FFP 要多 2~3 倍,而对 ALF 患者的总体疗效(60% 左右)与常规 PE 相比并无明显优势,故 HVP 治疗 ALF 是否有临床推广价值尚值得商榷。

二、集成血液净化技术

近 20 多年来,随着肝衰竭病理生理学和临床研究的不断深入,以及血液净化技术的进展,非生物型人工肝的治疗模式亦发生了的变化。早期的 IHD 和 HA 已被摒弃;我国广为应用的 PE 囿于血浆来源短缺及潜在的不良反应,应用亦受到限制。一些新型的杂合血液净化技术相继出现,如欧洲的分子吸附再循环系统(molecular adsorbents recirculating system,MARS)和 Prometheus 系统(又称"成分血浆分离吸附",fractionated plasma separation and adsorption system,FPSA);日本首推的血浆滤过透析(plasma diafiltration,PDF);我国有李氏人工肝系统,以及高容量 PDF、连续血浆滤过吸附(continuous plasma filtration and adsorption,CPFA)、重复白蛋白透析(repeated pass albumin dialysis,RPAD)等。

(一)血浆吸附(plasma adsorption,PA)

由于吸附剂与血细胞直接接触,激活血小板,引起低血压、血小板减少等不良反应,在肝衰竭治疗中不推荐使用血液吸附的治疗模式。血浆吸附是通过血浆分离器把血浆与血细胞分离,避免了血细胞和吸附剂接触产生的不良作用,血浆流经吸附柱清除毒素或病理产物,其对水、电解质及酸碱平衡无调节作用。

1. 中性树脂吸附　中性树脂可吸附 500～30 000Da 分子量的物质,除致肝昏迷物质外,可吸附分子量更高的蛋白结合毒素,包括部分胆红素、胆汁酸、以及内毒素、细胞因子等炎性介质。目前在急性肝性脑病的治疗中,多采用 PA 中性树脂吸附的模式。

2. 阴离子树脂胆红素吸附　由于阴离子树脂的血液相容性问题,仅限于在 PA 治疗中使用。阴离子树脂可特异性地吸附胆红素、胆汁酸,专用于高胆红素血症的治疗。由于阴离子树脂可吸附凝血因子和白蛋白,可引起凝血酶原时间(PT)延长和白蛋白水平下降,故对凝血功能低下的患者应联合或改用 PE 治疗。

(二)白蛋白透析(albumin dialysis,AD)

白蛋白分子的表面分布有众多的亲脂性结合位点,血浆脂溶性物质可与其结合而被运输。如血浆中的未结合型胆红素大部分与白蛋白呈可逆性结合而被转运。两者当量浓度比低于 1∶1 时(血浆胆红素浓度相当于 600μmol/L 或 36mg/dl),胆红素主要结合在白蛋白的高亲和位点上。当胆红素与白蛋白两者比值超过 1∶1 时,胆红素则结合在白蛋白其他的低亲和部位,第二部位发生的结合可以轻易地被其他有机阴离子取代。AD 系在透析液中的加入白蛋白,利用其空位优势跨膜与血浆白蛋白竞争结合毒素,在清除水溶性毒素的同时达到清除亲脂性毒素的目的。

1. 单次通过白蛋白透析(single pass albumin dialysis,SPAD)和重复通过白蛋白透析(RPAD)　应用血液净化机和高通量透析器以及白蛋白浓度为 2%～6% 左右的透析液,以 CVVHD 模式进行。透析液流速 1～2L/h,连续进行 6～24 小时。增加透析液中的白蛋白浓度或透析液流速可提高清除效率,并可对 ACLF 患者进行长期治疗,但这均可产生高额的治疗成本。在各种病因引起的 FHF、ACLF 和肝内胆汁淤积合并急性肾衰的病例个案报告中,SPAD 能有效地清除胆红素,降低 HE 级别,改善肾功能和 MODS,支持患者桥接至肝移植或肝脏自主恢复。一项 12 例 ALF 和 ACLF 患者的疗效分析表明,SPAD 显著降低 TBil、DBil、尿素氮(BUN)和肌酐(Cr)水平;治疗期间血流动力学稳定,无治疗相关并发症;但高危患者 16 天住院存活率仅 16.7%。13 例对乙酰氨基酚诱发 ALF 的回顾性病例对照显示,

SPAD 治疗组与对照组比较，ICU 生存率、1 年生存率、肝脏恢复率、和肝移植转诊率均无显著性差异。

SPAD 治疗成本高，在单次通过后，透析液中白蛋白与毒素结合并没达到饱和，据此人们提出了重复通过白蛋白透析（RPAD）技术。即在 SPAD 基础上，一定量的白蛋白透析液在膜外反复循环通过，治疗时间 6～8 小时，以使透析液中的白蛋白充分与毒素结合，治疗效果最大化。有研究发现，RPAD 对于蛋白结合毒素的清除率优于 MARS。在治疗结束后，弃掉白蛋白透析液而连接置换液/透析液，可以序贯 CBPT 治疗，从而节省治疗成本。

2. MARS　是基于白蛋白透析（albumin dialysis, AD）建立的治疗系统，由血液、白蛋白和透析液三个循环所组成。白蛋白循环是通过管路将主透析器（中空纤维膜滤器，膜孔径为 60～60kDa）外腔、低流量透析器内腔、活性炭柱和阴离子树脂柱串联起来构成密闭回路，内部预充 16%～20% 的白蛋白溶液 600ml。血液循环和透析液循环则需要透析机或血滤机配合完成。治疗时血液通过滤器膜内腔循环，膜外为白蛋白透析液。血液的中、小分子水溶性毒素可自由跨膜向透析液弥散；而白蛋白结合的亲脂性毒素，则被膜外高浓度白蛋白的空位竞争结合，转移至透析液中。白蛋白透析液中的水溶性毒素流经低通量透析器时按常规透析原理被清除；白蛋白结合毒素在流经活性炭柱和阴离子树脂柱时被吸附清除。白蛋白透析液在线净化后又重复下一个循环，直到吸附柱饱和为止，治疗过程约持续 6～8 小时。业已有多个评价 MARS 的小规模前瞻性随机对照研究（RCT），结果证实 MARS 可降低 TBil 水平，降低颅内压、减轻 HE 程度，改善 HRS，提高 MAP、降低门脉压、改善血流动力学，对 ACLF 患者的治疗具有短期益处。RIFLE 研究是迄今为止 MARS 最大的前瞻性 RCT，共 166 例 ACLF 患者入选，MARS 组与 SMT 组 28 天病死率分别为 40.8% 和 40.0%，并未显示出生存率的优势。FULMAR 研究是对 ALF 的一项大型 RCT，102 例患者有 66 例进行肝移植，患者至肝移植的中位数时间为 16.2 小时，6 个月生存率 MARS 组为 86.9%，常规治疗组为 76.6%，统计学差异无显著性（P=0.28）。肝脏支持的时间过短可能影响疗效的评价。

3. SPAD 与 MARS 的比较　体外试验显示 SPAD 清除 TBil 和血氨的能力大于 MARS，临床回顾性对照研究发现，SPAD 在胆红素清除率、患者病死率等方面与 MARS 区别不大。最近一项前瞻性交叉 RCT 报告，32 例肝衰竭患者共进行了 69 周期的交叉治疗。MARS（透析液流速 2000ml/h，持续 8 小时）或 SPAD（4% 白蛋白透析液流速 700ml/h，持续 7 小时）随机开始。结果两种疗法均可降低血清胆红素水平，但降低胆汁酸（TBA）、BUN 和 Cr 水平，增加白蛋白结合性能上 MARS 显著优于 SPAD。两种疗法透析液流速和治疗时间不同（P=0.001）是造成这种差异的原因。铜与铜蓝蛋白呈强结合，循环中的铜与白蛋白松散结合而转运。暴发性 Wilson 病患者中血铜明显升高，铜不能被吸附和透析所清除，含铜的白蛋白透析液也不能用做再循环。故 SPAD 在暴发性 Wilson 病的驱铜治疗中具有特殊意义。

（三）Prometheus 系统

该系统是 PA 和 HD 两个回路串接组成的集成治疗模式。PA 回路包括一支血浆成分分离器、一支中性树脂吸附器和一支阴离子吸附器；HD 则采用高通量透析器来清除水溶性毒素。成分血浆分离器其蛋白筛选系数小于常规血浆分离器，可选择性滤出白蛋白结合的毒素供吸附清除，同时保留凝血因子和肝细胞生长因子等分子量更大的有用成分，故称为成分血浆分离吸附（fractionated plasma separation and adsorption, FPSA）。Fresenius 公司在 4008 H 血透机加上 PFSA 扩展组件,产品命名为 Prometheus 系统。Prometheus 是基于血浆蛋白直接吸附和血液高通量透析;MARS 是基于白蛋白间接吸附和间接低流量透析,故 Prometheus 能较 MARS 更有效地清除白蛋白结合毒素和水溶性物质。Prometheus 与MARS 的随机交叉对照试验显示,Prometheus 对 TBil、DBil、IBil 的清除显著优于 MARS;而对 TBA、血氨和 BUN 的清除与 MARS 相似;维持血清白蛋白浓度、改善血流动力学作用上不及 MARS,与 MARS 能清除某些血管活性物质有关。另有对照试验表明,除了 TBA外,Prometheus 对 TBil、尿素氮、Cr 等绝大多数毒素清除率均显著高于 MARS。一些非对照的临床研究提示,Prometheus 可显著改善 ALF 和 ACLF 患者的临床生化指标,降低 ALF患者的颅内压,桥接患者至肝移植。Prometheus 治疗总体安全,治疗初始可发生 MAP 一过性降低,个别病例可出现凝血功能障碍或管路凝血。欧洲曾进行一项 FPSA 对 ACLF 生存率研究的大型前瞻性 RCT(HELIOS 试验),FPSA 组 77 例;单纯 SMT 组 68 例。FPSA 组与SMT 组相比较,28 天生存率分别为 66% 和 63%($P=0.70$);90 天生存率分别为 47% 和 38%($P=0.36$)。无论肝移植与否,FPSA 均不能提高 ACLF 生存的可能性。

(四)血浆透析滤过(PDF)

血浆透析滤过(PDF)是运用 CHDF 后稀释模式,将滤器更换为血浆成分分离器。在滤过透析溶质的对流弥散过程中,会有大量血浆白蛋白滤出,即清除了白蛋白结合毒素。丢失的血浆白蛋白部分用 FFP 或白蛋白从后稀释液中补充,这就用一支滤器同时完成了 PE和 HDF。

PDF 是日本在 2002 年首先开展的,采用蛋白筛选系数 0.26 的滤器(EC-2A),血流速100ml/min;透析液和置换液流量均为 600ml/h;置换液中碳酸盐平衡液 460ml/h,FFP 1200ml +25% 白蛋白溶液 60ml,160ml/h,治疗持续 8 小时。PDF 除病例报告个案外,2010 年日本进行了一项 PDF 治疗 ALF 的多中心研究。21 例 ALF 和 ACLF 患者,共进行了 124 次 PDF 治疗。治疗后 TBil、IL-18 和胱抑素 C 水平显著降低,28 天和 90 天生存率分别为 70.0% 和 16.7%。

2009 年作者报告了应用不同孔径滤器进行高流量 PDF 的临床研究,采用蛋白筛选系数为 0.26(EC-2A)、0.66(EC-3A)和 0.76(EC-4A)三种不同血浆成分分离器;透析液流量为3000ml/h;置换液为 FFP 3000ml,600ml/h;治疗持续 6 小时。结果示各组 TBil 的降幅均在36% 以上,Cr 和血氨降幅分别为 30% 和 60% 左右,效率优于低流量 PDF。虽然滤器膜孔径越大,白蛋白结合毒素的清除效率越高,但 EC-4A 会造成白蛋白过多丢失,有组织水肿、甚至脑水肿的风险。从疗效及安全性综合考虑,宜选用 EC-3A 蛋白分离器。EC-2A 分离器白蛋白滤过丢失少于置换液补充,故适于合发 HRS、脑水肿患者的延长时间(12 小时)治疗。

三、人工肝治疗的个体化选择

急性肝衰竭可分为 ALF 和慢加急性肝衰竭(acute on chronic liver failure,ACLF)两型。ALF 是以前不存在肝硬化且发病时间 <26 周的患者,出现包括凝血异常,通常 INR≥1.5,以及任何程度 HE。如在发病 1~2 周内出现 HE,2~4 周内病情进展迅速,短期内病死率高。常合并脑水肿,脑水肿导致死亡占患者总死亡的 30%~50%。ACLF 是代偿性肝硬化因某些促发事件突然恶化,最常见者为脓毒症或上消化道出血等,在 2~4 周内以 ALF 起病,主要表现为黄疸、HE 或肾功衰竭,由于伴有多系统器官衰竭(MOF)3 个月内的死亡率增加,中期的死亡率为 50%~90%。人工肝支持系统对肝衰竭患者最终病死率的影响尚缺乏循

证医学的证据,欧洲进行的几项大规模的人工肝临床试验均是以 ACLF 或 ALF 为对象进行的。如 2012 年报告的欧洲 Prometheus 治疗 ACLF 的 HELIOS 试验(146 例),2013 年报告的欧洲 MARS 治疗 ACLF 的 RIFLE 研究(166 例)和法国 MARS 治疗 ALF 的 FULMAR 研究(102 例),治疗组与对照相比均未获得阳性结果。在精准医学下,肝衰竭的人工肝治疗首先要达到个体治疗化的初始目标,主要着眼于纠正肝衰竭导致的病理生理紊乱、逆转可能引起患者死亡的肝外器官功能障碍。因此,人工肝个体化选择需针对肝衰竭的类型、代谢紊乱的特点以及肝外受累的脏器,选择具体的治疗模式。

(一)根据肝衰竭的类型

1. ALF ALF 患者以前不存在肝病,基于肝脏强大的再生潜力,如能痊愈肝功能可恢复至肝衰竭前的状态,在人工肝治疗中该组患者可能获益最大。ALF 的诊断一经做出,应立即开始治疗,而且需要大强度、小间隔的连续治疗。ALF 时 INR 增高的病因包括合成缺陷与高凝状态,较 ACLF 更能耐受恶化的 INR 值,故 ALF 早期治疗以解毒为主。

2. ACLF ACLF 比 ALF 更常见,并且通常发生在代偿性肝硬化患者,因触发事件肝功能急性恶化,以并发器官衰竭和高死亡率为特征。ACLF 人工肝治疗的目的是在急性失代偿期支持肝功能,直到肝功能恢到基线和(或)进行肝移植。在内科药物治疗无应答时,开始人工肝支持治疗。治疗的模式及力度需灵活掌握,对于凝血功能严重障碍的患者,PE 不可或缺;当 INR>2.3,PLT<$60×10^9$/L 时,应采用间断模式,治疗之间应有间歇日。

(二)根据肝衰竭代谢特点

肝衰竭代谢障碍引起的病理生理功能紊乱主要体现在,内源性和外源性毒素在血液和组织中蓄积导致的 HE 和黄疸;以及凝血因子合成不足导致的低凝血症。

1. HE 循环中神经毒素升高在肝昏迷中起重要作用,其中包括氨、芳香族氨基酸、游离脂肪酸、酚类、硫醇等。人工肝的早期尝试是始于 FHF 肝昏迷。1990 年 Splendiani 等以意识和临床状态改善为指标,评价了 HD、HA、HF 及 PE 对 ALF 肝昏迷的疗效。HD、HA 及 PE 的有效率分别为 40%、50% 和 37.5%;HF 的有效率达到 78%,但治疗病例数较少。

HVP 具有降低 FHF/ALF 患者 HE 严重度的作用。HVP 可增加脑灌流压(COP)、脑血流(CBF)和脑的氧代谢率(CMRO2);推测与血浆神经抑制因子被清除有关。连续性血液净化治疗(CBPT),在清除血氨的同时,维持内环境稳定,适合脑水肿和血流动力学不稳定的患者,适合于在 HE 中应用。

2. 黄疸 肝脏代谢排泄障碍,胆红素、胆汁酸等蛋白结合代谢产物在体内蓄积。ALF 初始血清胆红素水平可不很高(达不到 171μmol/L 或 10mg/dl),但每日上升幅度很快(>17.1μmol/L 或 1mg/dl),恢复期常并发严重的淤胆。ACLF 起病即以黄疸为主要表现,血清胆红素浓度以及其在治疗后的变化趋势均是独立的死亡率预测因子。在存活的患者中,最初几次治疗后 TBil 即开始减低并呈持续性,而在死亡患者中 TBil 似乎仅在治疗后即刻降低,而后迅速反跳且对进一步治疗应答不佳。针对胆红素血症的干预指征为 TBil>16~20mg/dl(260~340μmol/L)且连续 3 天 TBil 趋势斜率>0。终止治疗指征为 TBil<16mg(260μmol/L),且连续 3 天不再上升(TBil 趋势斜率<0)。阴离子树脂可特异性吸附胆红素,PA 阴离子树脂吸附专用于高胆红素血症的治疗。阴离子树脂可吸附凝血因子和白蛋白,可引起 PT 时间延长和白蛋白水平下降。对凝血功能低下者应联合或改用 PE 治疗。

3. 凝血功能障碍 多数凝血因子在肝脏合成,且其在血中半衰期很短(数小时至数十小时），故 PTA 或 INR 是反映肝脏合成功能的灵敏指标。PE 在清除假性神经递质和胆红素等蛋白结合毒素的同时，尚能补充大量凝血因子，纠正低凝血症。PTA<26% 患者是 PE 绝对指征，有出血并发症的患者治疗后 PTA 应>40%；无出血倾向的患者治疗 PTA 应>30%。

（三）根据衰竭的脏器

ALF 可伴有迅速进展的多脏器衰竭，其中以脑水肿、颅内高压（intracranial hypertension，ICH）为主；ACLF 通常导致一个或多个脏器衰竭，具有较高的短期病死率，病死率与脏器衰竭的数目相关。故人工肝除了需要替代复杂的肝脏代谢功能之外，尚需逆转导致患者死亡的多脏器功能障碍（MODS）。

1. 脑水肿 ALF 脑水肿与 HE 的严重程度有关，Ⅰ°～Ⅱ°HE 很少发生脑水肿；Ⅲ°HE 脑水肿的风险增至 26%～36%；Ⅳ°肝昏迷脑水肿发生率达 66%～76% 或更多。ALF 中 ICH 的发生率平均为 40%，ICH 的病死率高达 66%～96%。HD 虽可脱水，但 ALF 患者行 HD 治疗时，可观察到 ICP 的剧烈变化，尤其是在治疗的第 1 小时内。HD 失败的 FHF 患者中 81% 存在脑水肿。PE 和 HD 一样，均属于间歇性治疗范畴，可导致低血浆胶体渗透压，加剧间质水肿，可出现脑水肿、肺水肿等严重并发症。因此，ALF 有脑水肿风险的患者应使用 CBPT。

2. 肾衰竭 ALF 可伴发肾功能不全或衰竭；而在肝硬化急性失代偿中，最常见衰竭的器官是肾脏。急性损害的形式可表现为急性肾损伤（AKI）或Ⅰ型 HRS；或在原有的 2 型 HRS 的基础上合并 AKI 或转化换为Ⅰ型 HRS。IHD 是经典的肾脏替代疗法（RRT），过去的报告显示，IHD 治疗 FHF 合并肾衰的存活率极低（12%），治疗肝硬化合并肾衰则无一例存活；一些非对照的临床研究提示，大多数患者在治疗期间死亡，常合并动脉低血压、凝血功能障碍、和消化道出血等严重不良反应。2006 年美国肝病学会（AASLD）的指南建议，HRS 需要肾脏支持时推荐使用连续的而不是间歇的方式。CBPT 可提高严重 AKI 的短期生存率，有助于急性可逆性失代偿的患者的治疗或桥接患者至肝移植。但从目前发表的研究来看，在 HRS 背景下 AKI 治疗的 RRT 模式选择尚无基于证据的指导意见，但在血流动力学不稳定的患者中 CBPT 可能优于 IHD。MARS 和 Prometheus 系统的疗效也尚未明确。

3. MODS ALF 和 ACLF 均存在"脓毒症样免疫麻痹"（sepsis-like immune paralysis），在全身炎症反应进展为 MODS 和免疫功能麻痹等方面具有与脓毒症类似的特征。肝硬化存在固有免疫和适应性免疫功能紊乱，被称为"肝硬化相关免疫功能障碍综合征"（cirrhosis associated immune dysfunction syndrome，CAIDS），ACLF 的发生是促炎和抗炎过程失衡的最坏结局。初始的细胞因子风暴引起体循环和微循环显著改变，最终形成 MOF。因此人工肝支持也必须是多功能的，包括非选择性清除细胞因子等炎性介质，恢复免疫细胞的反应性，进行多脏器支持治疗，或许还有促进肝脏再生的潜力。然而，细胞因子毒性和动力学说与临床患者预后和生存率改善之间尚存在巨大差距。因此，目前不再单纯基于血浆炎症介质清除率等瞬时改变，而注重对血流动力学的改善以及对器官的功能影响。在急性 FHF 或 ACLF 中，CBPT 对血流动力学不稳定、或有颅内压增高风险患者的处理可能有利。MARS、Prometheus 以及 PDF 等体外肝脏支持系统均有稳定血流动力学、降低颅内压、肾脏替代等多脏器支持作用。

（四）个体化选择的路径

目前人工肝支持对肝衰竭患者生存率的影响，尚未获得循证医学的最终证实。这是因为肝衰竭患者病情极其危重和极不稳定，运用大规模 RCT 进行评价非常困难。遵循精准医学的理念,人工肝治疗需回归肝衰竭的病理生理学,基于患者个体代谢紊乱和脏器衰竭的特征,针对性地选择适宜的治疗模式,将对肝衰竭患者的临床状态、疾病病程和最终转归产生正面影响。在此,作者提出人工肝个体化选择的路线图(图26-2-1)供临床参考。

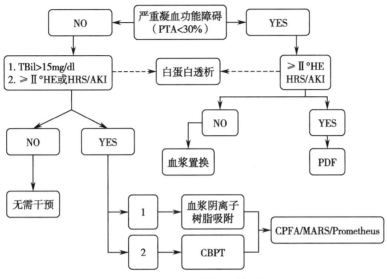

图 26-2-1　人工肝个体化选择路线图

(郭利民　蒲　琳　熊号峰)

参 考 文 献

1. Lee KC, Stadlbauer V, Jalan R. Extracorporeal Liver Support Devices for Listed Patients. Liver Transpl, 2016, 22(6): 839-848.

2. Bañares Rafael, Catalina María-Vega, Vaquero Javier. Molecular adsorbent recirculating system and bioartificial devices for liver failure. Clin Liver Dis, 2014, 18(4): 945-956.

3. 郭利民. 组合式人工肝的原则及临床应用. 中华肝脏病杂志, 2009, 17(5): 326-327.

4. Tsipotis Evangelos, Shuja Asim, Jaber Bertrand L. Albumin dialysis for liver failure: A systematic review. Adv Chronic Kidney Dis, 2015, 22(5): 382-390.

5. Hajime Nakae, Yutaka Eguchi, et al. Multicenter study of plasma diafiltration in patients with acute liver failure. Therapeutic Apheresis and Dialysis, 2010, 14(5): 444-450.

6. 中华医学会感染病学分会肝衰竭与人工肝学组. 非生物型人工肝支持系统治疗肝衰竭指南. 中华临床感染病学杂志, 2016, 9(2): 97-103.

7. Stutchfield BM, Simpson K and Wigmore SJ. Systematic review and meta-analysis of survival followingextracorporeal liver support. British Journal of Surgery, 2011, 98(5): 623-631.

8. Demetriou AA, Brown RS Jr, Busuttil RW, et al. Prospective, randomized, multicenter, controlled trial of a bioartificial liver in treating acute liver failure. Ann Surg, 2004, 239(5): 660-667.

9. Kribben A, Gerken G, Haag S, et al. HELIOS Study Group. Effects of fractionated plasma separation and adsorption on survival in patients with acute-on-chronic liver failure. Gastroentrology, 2012, 142(4): 782-789.

10. Bañares R，Nevens F，Larsen FS，et al. Extracorporeal Liver Support With The Molecular Adsorbent Recirculating System（MARS）In Patients With Acute-On-Chronic Liver Failure（AOCLF）. The RELIEF Trial. Hepatology，2013，57（3）：1153-1162.

11. Saliba F，Camus C，Durand F，et al. Albumin dialysis with noncell artificial liver support device in patients with acute liver failure：a randomized，controlled trial. Ann Intern Med，2013 15，159（8）：522-531.

12. Larsen FS，Schmidt LE，Bernsmeier C，et al. High-volume plasma exchange in patients with acute liver failure：An open randomized controlled trial. J Hepatol，2016，64（1）：69-78.

13. Mitzner SR. Extracorporeal liver support-albumin dialysis with the Molecular Adsorbent Recirculating System（MARS）. Annals of hepatology，2011，10（1）：S21-S28.

14. Moreau R and Arroyo V. Acute on Chronic Liver Failure：a New Clinical Entity. Clin Gastroenterol Hepatol，2015，13（5）：836-841.

15. Shinozaki K，Oda S，Abe R，et al. Blood purification in fulminant hepatic failure. Contrib Nephrol，2010，166：64-72.

16. Mitzner SR. Extracorporeal liver support-albumin dialysis with the Molecular Adsorbent Recirculating System（MARS）. Annals of hepatology，2011，10（Suppl 1）：S21-S28.

17. Lee WM. Stravitz RT. Larson AM. Introduction to the Revised American Association for the Study of Liver Diseases Position Paper on Acute Liver Failure 2011. Hepatology，2012，55（3）：965-967.

18. Olson JC，Wendon JA，Kramer DJ，et al. Intensive Care of the Patient with Cirrhosis. Hepatology，2011，54（5）：1864-1872.

19. Karvellas CJ and Bagshaw SM. Advances in management and prognostication in critically ill cirrhotic patients. Curr Opin Crit Care，2014，20（2）：210-217.

20. Leckie P，Davenport A，Jalan R. Extracorporeal Liver Support，Blood Purif，2012，34（2）：158-163.

21. Nadim MK，Kellum JA，Davenport A，et al. Hepatorenal syndrome：the 8th international consensus conference of the Acute Dialysis Quality Initiative（ADQI）Group. Crit Care，2012，16（1）：R23.

22. Karvellas CJ and Bagshaw SM. Advances in management and prognostication in critically ill cirrhotic patients. Curr Opin Crit Care，2014，20（2）：210-217.

23. Sipeki N，Antal-Szalmas P，Lakatos PL，et al. Immune dysfunction in cirrhosis. World J Gastroenterol，2014，20（10）：2564-2677.

24. Jalan R，Gines P，Olson JC，et al. Acute-onchronicliverfailure. J Hepatol，2012，57（6）：1336-1348.

25. Rimmelé T，Kellum JA. Clinical review：blood purification for sepsis. Crit Care，2011，15（1）：205.

26. Nevens F，Laleman W. Artificial liver support devices as treatment option for liverfailure. Best Pract Res Clin Gastroenterol，2012，26（1）：17-26.

27. BacherA. Extracorporeal liver support with multipass albumin dialysis or plasmapheresis and filtering systems in acute liver failure. Liver International，2011，31（Suppl 3）：16-18.

28. Christoph Sponholz，KatjaMatthes，Dina Rupp，et al. Molecular adsorbent recirculating systemand single-pass albumin dialysis in liverfailure- a prospective，randomized crossover study. Critical Care，2016，20（1）：2-12.

29. 王宇，郭利民，熊号峰，等. 不同成分血浆滤过透析治疗重型肝炎患者56例. 世界华人消化杂志，2009，17（23）：2433-2437.

30. Liu CT. Chen TH. Cheng CY. Successful treatment of drug-induced acute liver failure with high-volume plasma exchange. J Clin Apher, 2013, 28（6）: 430-434.

31. Larsen FS, Schmidt LE, Bernsmeier C, et al. High-volume plasma exchange in patients with acute liver failure: An open randomizedcontrolled trial. J Hepatol, 2016, 64（1）: 69-78.

第三节 人工肝治疗的个体化抗凝

人工肝是借助体外物理、化学或生物性装置,去除严重肝病时血液内毒性物质,从而帮助肝脏功能自发恢复或为肝移植创造条件的一系列方法。体外血液循环是人工肝治疗的基础和必要条件,而抗凝措施又是体外循环的关键环节。血液与异物表面的接触会激活凝血系统,促使血栓形成和继发纤溶。人工肝治疗中既要使用抗凝剂来防止血浆分离器、生物反应器、血液管路凝血,又不能抗凝过度导致出血。肝病患者往往有凝血机制的障碍,如依据肾衰竭时血液透析的肝素用量,对多数肝病患者显然偏大。另外,由于人工肝治疗方法较多,治疗时患者凝血状态、治疗方式、治疗时间、循环血流量、管路压力、抗凝药物药代动力学等等都有较大差别,抗凝剂使用不当易导致出血并发症或体外循环管路凝血的发生。

人工肝治疗中使用抗凝剂有两个主要原则:第一、尽量减轻治疗膜和管路对凝血系统的激活作用,长时间维持滤器和管路的有效性。第二、尽量减少全身出血的发生率,即抗凝作用局限在体外循环管路内而对患者全身影响最小。理想的抗凝技术应具有下列特点:抗凝剂用量小,维持体外循环有效时间长;不影响或可改善治疗膜的生物相容性;抗血栓作用强而致出血作用弱;药物后作用时间短,且抗凝作用主要局限在滤器和管路内;监测手段方便、简单,最好适合床边进行;长期使用无严重不良反应;使用过量时有拮抗剂对抗等。尽管目前还没有哪一种抗凝剂可满足以上所有条件,但在临床选择时还应考虑这些特点和要求。同时,如果更多了解正常凝血机制、肝病时凝血变化的特点和不同抗凝剂的作用机制,就更容易理解人工肝治疗时个体化抗凝的必要性及复杂性。

一、正常凝血机制

人体内凝血过程通常分为:①内源性凝血途径;②外源性凝血途径;③共同凝血途径。现已日益清楚,所谓内源性或外源性凝血并非绝对独立的,而是互有联系,目前认为,外源性途径即组织因子途径是生理性凝血反应的启动物,而内源性途径对凝血反应开始后的维持和巩固起非常重要的作用(详见本书第七章第一节)。在肝脏疾病患者中,凝血状态又具有其自身的特点。

二、肝脏疾病的异常凝血机制

(一)重症肝病凝血机制异常的原因

1. **凝血因子合成障碍** 重症肝病如重症肝炎、肝硬化、各种肝衰竭时,由于肝细胞的广泛性和进展性的坏死、溶解、变性、水肿、假小叶的形成、纤维胶原组织的增生,导致肝细胞合成蛋白质和凝血因子的功能出现程度不一的损害,肝细胞清除和灭活有害物质和活化凝血因子的功能也有程度不一的减退。

2. **血小板量和质的改变** 随着肝细胞损害的加重,血小板数量减少,巨核细胞增生程度减低,血小板寿命缩短。

3. 纤溶亢进 原发性纤溶是由于肝病时,全身血管内皮的损害,由内皮细胞合成和分泌的组织纤溶酶原激活剂(t-PA)和尿激酶纤溶酶原激活剂(u-PA)的活性增强。此外,肝病时肝脏清除和灭活 t-PA 和 u-PA 的功能减低。继发性纤溶见于肝病并发弥散性血管内凝血。

4. 引起止凝血异常的其他原因 包括内毒素血症加重凝血机制的紊乱;循环抗凝物质的增多;肝内微循环障碍;血管内皮细胞损害,血管通透性增加等。

(二)肝脏疾病凝血功能的异常变化

1. 凝血酶原时间(PT) 反映外源凝血系统和血循环中有无抗凝物质的常用试验。有文献报道 PT 延长代表因子Ⅱ、Ⅴ、Ⅶ、Ⅹ的凝血活性低于正常人的25%;急性肝炎患者 PT 延长率为 10%~15%,慢性肝炎为 15%~51%,重症肝炎为 90%,肝硬化为 71%。PT 愈延长,出血愈严重,病死率也愈高。

2. 活化部分凝血活酶时间(APTT) 缺乏内源性凝血系统中任何一个因子或血循环中有抗凝物质时,APTT 延长。有文献报道:急性肝炎患者 APTT 延长率为 20%~25%,慢性肝炎为 26%~51%,重症肝炎为 85%~100%,肝硬化为 82%~85%。病死者较存活者更为延长。

3. 凝血因子活性(F:C)和抗原性(F:Ag)测定 有文献报道,各种类型的肝炎患者,FⅡ:C、FⅤ:C、FⅦ:C、FⅨ:C、FⅩ:C、FⅪ:C、FⅫ:C 的促凝活性均降低,FⅠ:Ag、FⅡ:Ag、FⅩⅢa:Ag 也降低,它们降低的程度与肝脏损害的严重性呈正相关关系。

由于肝病患者存在凝血机制异常,凝血功能已出现异常变化,对抗凝剂更加敏感。在抗凝治疗时,除应减少抗凝剂用量外,还要考虑抗凝剂使用后凝血监测指标的变化情况,以保证治疗的安全进行。

三、人工肝治疗时凝血的评价方法和指标

(一)循环血路肉眼观察

若出现血液呈深暗色,血浆分离器或透析器引血端出现血凝块,滴壶和静脉空气捕捉器有泡沫,跨膜压逐渐上升,均提示体外循环可能发生凝血。此时可从引血端夹住管路,用生理盐水冲洗,间或用止血钳轻敲分离器引血端,同时观察引血端、回血端压力,直到血路通畅。

(二)循环血路压力监测

引血端压力和回血端压力的变化可反映体外循环凝血部位。血泵后滤器前压力增高,回血端压力降低,说明滤器或回血壶发生凝血;泵后滤器前压力和回血端压力均升高,说明回血端血管通路有凝血;跨膜压逐渐上升,提示血浆分离器或滤器凝血。

(三)凝血时间监测试验

1. 活化凝血时间(ACT) ACT 与 WBPTT 相似,不同的是用硅藻土加速凝血过程。重复性较 WBPTT 差,尤其在血中肝素浓度较低时,试验结果更不稳定。正常值 120~150 秒。

2. 活化部分凝血活酶时间(APTT) 取 APT 试剂 0.1ml 和 0.1ml 被检血浆一起放入试管中,37℃孵育 300 秒,再加入 25mmol/L 的氯化钙 0.1ml,不断摇动直至白陶土颗粒变粗或成丝,即为凝固终点。正常值:男性 31.5~43.5 秒,女性 32~42 秒。本法省时、精确、重复性好。

（四）血凝仪和血栓／止血成分检测

目前开展的血栓／止血成分检测方法，主要有凝固法、底物显色法、免疫法、乳胶凝集法等。在血栓／止血检验中最常用的凝血酶原时间（PT）、活化部分凝血活酶时间（APTT）、纤维蛋白原（FIB）、凝血酶时间（TT）、内源凝血因子、外源凝血因子、高分子量肝素、低分子量肝素、蛋白 C、蛋白 S 等均可用凝固法测量。所以目前半自动血凝仪基本上都是以凝固法测量为主，而在全自动血凝仪中也一定有凝固法测量。凝固法分为光学法和磁珠法两类。光学式血凝仪是根据凝固过程中浊度的变化来测定凝血的。磁珠法的测试原理是交替电磁场使测试杯内特制的去磁小钢珠保持等幅振荡运动，凝血激活剂加入后，随着纤维蛋白的产生增多，血浆的黏稠度增加，小钢珠的运动振幅逐渐减弱，当运动幅度衰减到 50% 时确定凝固终点。磁珠法进行凝血测试，完全不受溶血、黄疸及高脂血症的影响，甚至加样中产生气泡也不会影响测试结果，适合在肝病患者中检测使用。

四、普通肝素抗凝

普通肝素注射后 5～10 分钟出现作用峰值，继而作用下降，半衰期为（37±8）分钟。体内肝素在肝脏灭活后经肾脏排出，其清除的速度取决于所给的剂量。肝功能衰竭的患者，尤其是肝肾综合征的患者，肝素的灭活和清除功能都降低，使肝素的半衰期延长可达 60～90 分钟。

重型肝炎肝衰竭患者存在严重凝血机制的障碍，肝素应用后凝血指标如 APTT 的变化更加敏感，小剂量肝素应用后即可引起 APTT 的显著变化。应通过实时监测凝血指标随时调整肝素用量。总的原则是在保证治疗顺利进行及不因管路凝血而中断的前提下，应用尽可能小的肝素量。

1. **传统肝素抗凝策略及方法**　①根据经验用药法：是临床医师根据患者病史、主诉、症状及自身经验使用抗凝药，虽然最终 APTT 都能达标，但疗效有限，达标时间长短不定。②肝素标准治疗量表法（standard care nomogram）：其推荐对所有抗凝患者，肝素冲击量为 5000U，维持静脉点滴量为 1000U/h。③据体重调节肝素量表法（weight-based heparin dosing nomogram）。以上治疗方法对于重型肝炎患者显然是不合适的。

2. **重型肝炎与肝衰竭人工肝治疗的普通肝素抗凝法**　对重型肝炎及肝衰竭患者，进行凝血指标的监测以调整肝素用量是必要的，以确保治疗的有效性和安全性。

（1）常规肝素化：首先给予全身肝素化抗凝，然后给予肝素持续泵入，调整肝素用量，一般 APTT 或 ACT 延长 80% 较好，但最长不超过基础值的 180%。治疗结束前 30～60 分钟停用肝素。

（2）边缘肝素化：给予小剂量肝素持续泵入，以维持 APTT 或 ACT 比基础值延长 40%。

（3）体外局部肝素化：在血管通路的引血端连续泵入肝素，使血液在体外通路中保持肝素化状态，而在回血端用鱼精蛋白中和肝素，以保证患者的凝血时间在正常范围内。

（4）无肝素治疗：包括肝素盐水预冲、调高血流量、定期生理盐水冲洗和选择治疗器。适用于有高危出血倾向的患者。可在常规预冲的基础上采取改良式预冲排气方法：冲洗时将连接好血管路的分离器从膜件夹上取下，不断地搓动分离器，或用叩诊锤样物体敲打分离器盖部边缘，以加快分离器内空气分子溢出速度，尽可能排除小气泡，尤其是微小的贴壁气泡，直到分离器血液入口端不再有微小气泡溢出为止。在严格执行人工肝血浆置换操作规程的基础上,通过改良预冲,干预排气,无肝素抗凝人工肝血浆置换还是安全可行的。

肝素应用后 APTT 是非常敏感的监测指标,举例说明:某患者在人工肝治疗中给予肝素持续泵入,用试管法凝血时检测凝血时间延长在正常值的 2 倍以内,通过半自动血凝仪床旁检测 PT 较治疗前亦无进一步明显延长,而 APTT 已超过基础值的80%以上,达 100 秒以上。说明肝素用量偏大,应停用肝素,密切观察,必要时用鱼精蛋白中和。因肝素的半衰期比较短,一般停用后 APTT 可逐渐下降至安全范围内。如肝素用量不足,应根据 APTT 结果及时追加肝素。不同人工肝方法治疗时间不同,治疗方式不同,体外管路的生物相容性不同,应分别考虑,不可用相同的肝素给药模式。如血浆置换时肝素用量过大导致 APTT 显著延长,甚至大于检测上限,出血风险加大,但该风险有可能由于治疗时间短、血浆置换时肝素置换出体外以及置换时大量输入正常血浆而被掩盖。而连续血液滤过治疗时间较长,肝素长时间应用后安全隐患加大,应监测 APTT,使其最长不超过基础值的 180%;不同治疗模式肝素用量也不尽相同,相对于后稀释法血液滤过,前稀释方法可用更小的肝素用量。另外,如果血小板计数偏低,肝素的用量应更加慎重。

APTT 是检测内源性途径凝血因子缺陷的过筛实验,是目前监测肝素治疗的最常用方法。但一些因素可能影响 APTT 的结果,在应用中应综合考虑。影响 APTT 结果的因素有:①患者状况和疾病状态:某些疾病使肝素与血浆蛋白非特异性结合增加或使肝素清除率增加。②肝素分子量和分子链:不同长度的肝素其抗凝作用可能不同;肝素的清除与分子量大小有关,分子量越大,清除越快。③标本的采集、放置时间、离心程度(是否有残留的血小板),标本和试剂中是否有气泡。④不同批号的 APTT 试剂。⑤测量 APTT 的方法。⑥药物对 APTT 的影响。如苯妥英钠、纳洛酮及某些造影剂,可使 APTT 延长;口服避孕药及雌激素可使 APTT 缩短。⑦体重、性别、年龄、吸烟史等也与 APTT 相关。

3. 普通肝素抗凝的不良反应 肝素诱导的血小板减少综合征,包括肝素应用后出现的暂时性血小板数目减少和迟发性血小板数目减少两种。前者与肝素诱导血小板可逆性黏附和集聚有关,是暂时性和可逆性的。后者发生率低,但危险性大。其发病机制与肝素诱导免疫系统产生血小板抗体有关。肝素是从动物组织提取的黏多糖,具有免疫原性。因此,肝素应用后,偶尔会出现过敏反应,表现为寒战、发热、荨麻疹、血压降低,甚至过敏性休克。肝素引起的低血压可用小剂量的血管收缩剂、正性心肌收缩药物和补充血容量纠正。

五、其他抗凝剂的应用

(一)枸橼酸盐局部抗凝

一般枸橼酸盐的使用方法是通过在体外循环引血端输入枸橼酸盐,螯合血中的离子钙,防止体外循环内凝血。然后向患者体内输入钙剂补充体内的钙离子,维持体内钙离子正常,以达到体外局部抗凝的目的。枸橼酸钠抗凝与常规肝素、低分子肝素相比,对凝血机制的激活最少,有助于改善体外循环的生物相容性。枸橼酸盐局部抗凝的优点是血流量不需要很大,治疗器凝血发生率很低,但方法繁琐,需要两个输液泵并监测体内、体外血钙水平。枸橼酸盐主要在肝脏及肌肉内经有氧代谢途径代谢,在肝功能严重异常以及严重缺氧、休克时枸橼酸的代谢受阻,容易发生枸橼酸蓄积,产生不良反应,因此在此类患者中的应用需谨慎。此外,枸橼酸钠进入体内代谢可产生碳酸氢根及钠离子,容易发生代谢性酸碱失衡或高钠血症等离子紊乱，需加强监测。

枸橼酸盐抗凝的方案很多，浓度及用量各单位报道不一，以往的研究病例多为肾衰竭患者，对肝功能不良患者的应用还有待进一步的临床观察和积累经验。有学者观察了不同浓度的枸橼酸盐抗凝的效果和安全性，结论是两组的疗效和安全性相似，但较高浓度的枸橼酸盐抗凝减少了液体的输入量，有助于减少体液负荷。总的原则是：治疗前先测定基础凝血时间（APTT 或 ACT）和血浆钙水平。治疗中监测血钙水平，根据需要复查并调节钙剂输入速度，保持血钙浓度在正常范围内；根据 APTT 结果调整枸橼酸盐用量；监测血气水平，维持酸碱平衡，防止低氧血症。治疗结束时，同时停止枸橼酸盐和钙剂的输入。

Ferrari 等人报道了对 4 例脓毒症休克并肝功能异常的患者使用局部枸橼酸抗凝进行了 22 次累计 163 小时的 CPFA 治疗，结果并没有出现枸橼酸蓄积及其他代谢性并发症。Torsten Slowinski 等人在他们的研究中更是纳入了 133 例使用枸橼酸抗凝 CVVHD 治疗的患者，并依据血浆胆红素基线水平将其分为肝功能正常组（48 例）、轻度肝衰组（43 例）及重度肝衰组（42 例），观察并比较他们的滤器使用寿命、代谢性并发症的发生情况。结果发现 3 组患者中，严重碱中毒、酸中毒、低钙血症及高钙血症的发生率并没有统计学差别，仅有 3 例患者出现枸橼酸代谢异常的表现，滤器使用时间达到 72 小时的比例超过了 96%。因此，他们认为，枸橼酸局部抗凝在肝衰患者中使用是安全的。

对于在肝功能异常及休克、缺氧的患者中应用枸橼酸抗凝是否安全，目前仍存在争议，尚需要更多的研究去验证其安全性。

(二) 低分子量肝素(LMWH)抗凝

普通肝素的抗凝活性在于它能特异地与抗凝血酶Ⅲ结合，抗凝血酶与凝血酶与至少 18 糖单位的糖链结合，才能发挥抗凝血酶Ⅲ的抑制作用。LMWH 分子量小，只有 25%～40% 的低分子量肝素含有至少 18 糖单位，较短的糖链不能催化凝血酶的抑制，但仍保留与抗凝血酶Ⅲ的结合能力及对凝血因子X的抑制作用。LMWH 主要通过较强的抗Xa 因子活性而达到抗凝效果，抗凝血酶活性较弱，血小板计数降低少见，凝血时间延长不显著，故出血危险性也相对较低。加之 LMWH 用量较小，因而部分凝血活酶时间和凝血酶时间很少延长，对有出血危险的患者能够在不加重或诱发出血的同时，起到较好的体外抗凝效果，是一种较安全的抗凝剂。但对有活动出血的患者使用的安全性，还有待进一步观察。

LMWH 的应用剂量，一般首剂给 3000～4000 抗Xa U/ml，维持量为 750 抗Xa U/h，或以单剂 5000 抗Xa U/ml，可维持 4 小时治疗不发生凝血。应用 LMWH 前后 APTT 或 ACT 变化不明显，而宜用血浆抗Xa 因子活性来监测 LMWH 的抗凝疗效。一般将血浆抗Xa 因子活性控制在 0.4～0.5U/ml 为宜，有出血倾向患者在 0.2～0.3U/ml。人工肝治疗一般只有数次，每次持续数小时，多数首剂应用即可。有学者评价低分子肝素和普通肝素在人工肝脏中的疗效与安全性，结果发现低分子量肝素组血浆置换过程中的抗凝有效率高于对照组，差异有统计学意义，说明低分子量肝素在辅助人工肝脏的治疗中可能发挥更好的作用，而且两组患者治疗过程中均未出现明显的出血倾向。另外，国外已有一些新的抗凝药物如直接凝血酶抑制剂如比伐卢定（bivalirudin）和阿加曲班（argatroban）用于体外管路抗凝的一些报道，但尚需积累更多临床数据和使用经验。

最后，特别需要指出的是，重症肝病患者凝血状态变化的个体化差异非常突出，无论应用何种抗凝剂，严密动态监测都是必不可少的，例如一个急性肝衰竭进展期患者，可能存在高凝状态，但数小时之后便可进入低凝状态。而对一个严重肝硬化患者，体内凝血 - 抗凝系统常处于一个非常脆弱的平衡状态，一旦打破这种平衡，很容易发生出血等并发症。

（段钟平　陈　煜）

参 考 文 献

1. 段钟平. 人工肝脏治疗学. 北京：中国医药科技出版社，2002.

2. 许家璋，段钟平. 实用人工肝及血液净化操作手册. 北京：中国医药科技出版社，2005.

3. 陈煜，段钟平，韩大康，等. 重型肝炎人工肝血浆置换肝素应用的实时检测. 中华肝脏病杂志，2005，13（6）：465-466.

4. 潘业，欧宏杰，曾建勇，等. 血浆置换术中普通肝素及低分子肝素钠的应用分析. 中国医学工程，2015，23（1）：96-97.

5. 叶永妍. 无肝素抗凝联合改良式预冲排气法在人工肝血浆置换中的应用效果观察. 中华现代护理杂志，2013，19（11）：1342-1343.

6. Antonic M，Gubensek J，Buturovic-Ponikvar J，et al. Treatment efficacy and safety during plasma exchange with citrate anticoagulation：A randomized study of 4 versus 15% citrate. Artif Organs，2016，40（4）：368-375.

7. Coughlin MA，Bartlett RH. Anticoagulation for extracorporeal life support：Direct thrombin inhibitors and heparin. ASAIO Journal，2015，61（6）：652-625.

8. Kaplan A，Raut P，Totoe G，et al. Management of systemic unfractionated heparin anticoagulation during therapeutic plasma exchange. J Clin Apher，2015，31（6）：507-515.

9. Slowinski T，Morgera S，Joannidis M，et al. Safety and efficacy of regional citrateanticoagulation in continuous venovenoushemodialysis in the presence of liver failure：the Liver Citrate Anticoagulation Threshold（L-CAT）observational study. Crit Care，2015，19：349.

第二十七章　重症急性胰腺炎与血液净化治疗

第一节　重症急性胰腺炎概述

一、重症急性胰腺炎相关概念及其变迁

重症急性胰腺炎(severe acute pancreatitis,SAP)是多种病因引起的胰腺局部炎症、坏死和感染,并伴有全身炎症反应和多器官功能损害的疾病。急性胰腺炎(acute pancreatitis,AP)在世界范围内是最常见的需要紧急收治入院的消化系统疾病之一,年发病率每10万人口13～45例。在美国每年因急性胰腺炎入院的患者达27万人次,总花费超25亿美元。急性胰腺炎中大多数患者,病程呈自限性,预后较好,20%左右为重症患者临床经过凶险,病死率高达30%。重症急性胰腺炎是重症监护病房常见的急危重症,疾病早期的全身炎症反应以及后期胰腺坏死感染所导致的脓毒症和器官功能衰竭均需在ICU内治疗,ICU治疗是重症急性胰腺炎治疗的重要组成部分。

关于急性胰腺炎的分类及管理最为经典是1992年的亚特兰大标准,将急性胰腺炎分为轻重两型,随着对急性胰腺炎病理生理认识的进一步深入,这一标准已不能满足于临床。遂于2013年初在 GUT 上发表了《2012版急性胰腺炎分类:亚特兰大国际共识的急性胰腺炎分类和定义的修订》,对亚特兰大标准中的相关概念及管理做了修订。此外,2013年7月,美国胃肠病学会(American College of Gastroenterology,ACG)发表了急性胰腺炎的管理指南,国际胰腺协会(International Association of Pancreatology,IAP)与美国胰腺协会(American Pancreatic Association,APA)也同时推出了最新版急性胰腺炎处理循证医学指南(IAP/APA指南),三个文件内容代表了当前对急性胰腺炎定义、诊断和处理的最新共识。

1. **急性胰腺炎(acute pancreatitis,AP)的诊断标准**　临床上符合以下3项特征中的2项,即可诊断为AP:①与AP符合的腹痛(急性、突发、持续、剧烈的上腹部疼痛,常向背部放射);②血清淀粉酶和(或)脂肪酶活性至少高于正常上限值3倍;③增强CT、MRI或腹部B超发现AP征象。

2. **AP的分类**　分为三类,即轻型急性胰腺炎、中度重症急性胰腺炎和重症急性胰腺炎。

(1)轻型急性胰腺炎:特点是不伴有器官功能障碍及局部或全身并发症,不需特殊干预可自行缓解,死亡非常罕见(<3%),占AP的大多数(80%左右)。

(2)中度重症急性胰腺炎(moderately severe acute pancreatitis,MSAP):伴有一过性的器官功能障碍(48小时内可自行恢复),或伴有局部或全身并发症而不存在持续性的器官功

能障碍（48小时内不能自行恢复）。MSAP的病死率远低于SAP。

（3）重症急性胰腺炎（SAP）：必须伴有持续的器官功能障碍。持续的器官功能障碍定义为超过48小时以上的、不能自行恢复的器官功能障碍，涉及的器官仅限于呼吸系统、心血管和肾脏（表27-1-1）。

表27-1-1 急性胰腺炎严重度定义

亚特兰大标准（1992）	亚特兰大修订版（2013）
轻型急性胰腺炎	轻型急性胰腺炎
没有器官功能衰竭	没有器官功能衰竭
没有局部并发症	没有局部并发症
重症急性胰腺炎	中度重症急性胰腺炎
1. 局部并发症和（或）	1. 局部并发症和（或）
2. 器官功能衰竭	2. 暂时性器官功能衰竭（<48h）
消化道出血（>500ml/24h）	重症急性胰腺炎
休克-收缩压≤90mmHg	持续性的器官功能衰竭>48h[a]
$PaO_2 \leq 60mmHg$	
肌酐≥2mg/dl	

注：[a] 持续的器官功能衰竭现在是以修订的 Marshall 评分来定义的

3. 局部并发症的定义 急性胰腺炎的局部并发症主要有4个：急性胰周液体集聚（acute peripancreatic fluid collection，APFC）、胰腺假性囊肿、急性坏死集聚（acute necrotic collection，ANC）、包裹性坏死（walled-off necrosis，WON），其他局部并发症还可能有胃排空功能不全（胃输出道梗阻）、脾静脉及门静脉栓塞、结肠坏死。

（1）急性胰周液体集聚（APFC）：APFC发生在急性间质水肿性胰腺炎早期阶段，在CT图像上可见均质的、无包膜的液体，大多数APFC可以被自发吸收，不需特殊处理，少数会发展为胰腺假性囊肿。

（2）胰腺假性囊肿：胰腺假性囊肿是由APFC演变而来的，有完整的包膜，内容物无坏死组织等实体组织，如果有胰腺或胰周坏死组织，则称为包裹性坏死（WON）。从起病到假性囊肿形成一般至少需要4周时间。

（3）急性坏死集聚（ANC）：在急性坏死性胰腺炎起病的前4周，胰腺或胰周坏死组织以及周围的液体，统称为ANC，以区别于APFC。在急性胰腺炎起病的第1周，ANC很难与APFC鉴别，因为很难判断有无胰腺或胰周组织坏死，但1周后一旦确定有胰腺或胰周组织坏死，则应称为ANC，而不是APFC。ANC可能会继发感染。

（4）包裹性坏死（WON）：ANC经过炎症包裹形成完整有包膜的WON大约需要4周时间，WON也可能会继发感染。

与亚特兰大标准（1992）相比，新的标准对急性胰腺炎局部并发症和全身并发症的定义、病情严重度的判断和分类做了较多修订，更加科学、实用、可行，对指导急性胰腺炎的治疗及其他外科重症疾病的治疗都起重要作用。

二、重症急性胰腺炎发病机制

有关急性胰腺炎的确切发病机制目前尚未十分明确。近年来的研究已由"胰酶消化学说"、"自由基损伤学说"转至"胰腺微循环障碍学说"、"胰腺腺泡内钙超载学说"、"白细胞内皮细胞间相互作用学说"和"细胞因子学说"等方面。

大多数学者认为，急性胰腺炎是致病因素引起胰腺腺泡细胞内的胰蛋白酶过度激活，进而导致腺体自身消化和局部炎症反应。当细胞内阻止胰蛋白酶原活化或降低胰蛋白酶活性的保护机制被抑制后，急性胰腺炎随即发生。这些保护机制包括：无活性的胰蛋白酶原的合成，胰蛋白酶的自溶，酶的区室作用，降低细胞内游离 Ca^{2+} 浓度，合成特殊的胰蛋白酶抑制剂，如丝氨酸蛋白酶抑制剂 Kazal 1 型（serine protease inhibitor Kazal type 1，SPINK1）。

当胰蛋白酶原在腺泡细胞内被激活为有活性的胰蛋白酶后，其他一些酶，如弹性蛋白酶，磷脂酶 A2，补体和激肽途径也被激活。另外，中性粒细胞、巨噬细胞和淋巴细胞等释放的炎症介质如 IL-1、IL-6、IL-8，胰腺组织内的淋巴细胞释放 TNF-α，这些炎症介质的释放导致了全身的炎症反应和远隔器官的损害。

急性胰腺炎无论病因如何，它的最终结果总是局部和全身性炎症反应，这与炎性介质的过度生成有关，这些炎性介质主要包括源于血浆或组织液的缓激肽、补体等，以及源于炎性细胞的溶酶体成分、血管活性胺、花生四烯酸代谢产物、细胞因子（TNF、IL-6、IL-1、PAF）等，大量的研究表明，AP 时受损的胰腺组织可作为抗原或炎性刺激物，激活巨噬细胞（Mψ）等炎症细胞释放肌酸激酶（creatine kinase，CK），进而触发炎症介质的瀑布样级联反应，它还能直接损害血管内皮细胞，而且可以通过上调多形核粒细胞表面的黏附分子和内皮细胞配位子，使两者接触时间延长、且黏附更紧密，加剧内皮损伤，从而使毛细血管通透性增加，进一步加重胰腺的微循环障碍及远隔脏器的损伤。

三、重症急性胰腺炎早期的病理生理

重症急性胰腺炎通常是以局部非感染性炎症开始，并逐渐影响全身多个器官的功能。炎症反应期从发病开始，持续到 7～10 天。可表现为发热、呼吸急促、心动过速、白细胞增多等表现。过度的全身炎症反应可导致脏器功能损伤，甚至发展为 MODS，包括休克、急性呼吸窘迫综合征（acute respiratory distress syndrome，ARDS）、急性肾损伤（acute kidney injury，AKI）、急性胃肠功能障碍、神志障碍和凝血功能障碍等，这一阶段病情虽然危重，但在现代 ICU 的器官功能支持治疗下，仍有较高的生存率。循环功能改变是以血液分布异常为特点，循环容量不仅因为局部渗出、腹水、呕吐等原因而绝对不足，而且由于血管的异常扩张导致相对不足。这是由于炎性介质的作用使周围血管异常扩张、血液重新分布所致。

四、重症急性胰腺炎病情严重度评估与危险度分层

SAP 病情的变化迅速，病情凶险，单凭临床经验难以估计，严重度的评估有利于判断病情，指导是否入住 ICU 或转诊等临床治疗，也是国内和国际间学术交流的必备临床资料。20 多年来，急性胰腺炎的严重度评估有了很大的发展。经历了 3 个阶段，全身评分、局部评估、炎症反应和多器官功能评分。

（一）全身评分系统

包括 Ranson 评分，纳入了入院时的 5 项临床指标和入院 48 小时的 6 项临床指标，合计 11 分。当评分在 3 分以上时，即为重症胰腺炎。但由于 Ranson 评分都是根据患者入院 24 或 48 小时内的病情，不能动态估计严重度，而且评分未包括患者以往的身体状况。急性生理和慢性健康状况评分系统（acute physiology and chronic health evaluation，APACHE）Ⅱ评估重症急性胰腺炎严重度评估的优点是，不但有急性指标和年龄参数，还有慢性健康评分，其次是不受入院后的时间限制，可反复评估，达到动态观察、监测疾病过程的目的，1992 年亚特兰大标准规定，将 APACHE Ⅱ评分在 8 分或 8 分以上规定为重症急性胰腺炎，并且可在病程的任何时间内应用。

（二）局部严重度评估

最初有人采用胰腺坏死组织评估方法和腹腔渗液的量和颜色评估方法。80 年代开始，动态的增强 CT 扫描成为判断胰腺坏死的金标准，在众多给予 CT 的评分中，Balthazar 评分被最广泛接受，包括了胰腺和胰外的病变，定量较为准确，评分方法简单易掌握，因而具有代表性。

（三）多器官功能不全与炎症反应评分系统

近年来的研究发现，过度炎症反应和多脏器功能障碍是影响患者预后的最重要因素之一，全身评分系统和局部评估系统无法准确反映多器官功能障碍的 SAP 患者的病死率。APACHE Ⅱ评分中包括部分脏器功能指标，如血肌酐、心率、Glasgow 评分等，但也未能代表完整的器官功能，需要针对多脏器不全的 SAP 患者进行全面器官功能评估。器官功能衰竭的评分系统非常多（如 AOSF 评分、MOF 评分、OSF 评分等），但这些评分都是针对终末期患者，不适合早期重症胰腺炎的器官功能评估。当前较广泛应用的是 Marshall 的 MODS 评分。MODS 评分系统用 6 个器官系统的简单生理指标来反映器官功能，这些器官包括肺、肾、肝、心血管、血液学和神经系统。

五、重症急性胰腺炎的 ICU 初始管理

（一）ICU 收治指征

2013 IAP/APA 指南推荐 ICU 收治指征包括：当患者入院后确诊急性胰腺炎，参照"重症医学学会（Society of Critical Care Medicine，SCCM）"指南定义，出现如下 1 个或以上指标阳性，应立即转入 ICU 治疗：①脉率 <40 次 / 分或 >150 次 / 分；②动脉收缩压 <80mmHg（<10.7kPa）或平均动脉压 <60mmHg（<8.0kPa）或动脉舒张压 >120mmHg（>16kPa）；③呼吸频率 >35 次 / 分；④血清钠 <110mmol/L 或 >170mmol/L；⑤血清钾 <2.0mmol/L 或 >7.0mmol/L；⑥ PaO_2 <50mmHg（<6.7kPa）；⑦ pH<7.1 或 >7.7；⑧血糖 >800mg/dl（>44.4mmol/L）；⑨血钙 >15mg/dl（>3.75mmol/L）；⑩无尿；⑪昏迷状态。此外，符合修订版亚特兰大标准定义的重症急性胰腺炎患者（如：持续存在器官功能衰竭）也应收住 ICU 治疗。

当前不建议依据单一指标常规检查（如：C 反应蛋白、血细胞比容、BUN 或降钙素原）来决定患者是否收住 ICU。如果患者存在病情恶化的高度风险，如持续 SIRS 状态、老年患者、肥胖患者、需持续性液体复苏，以及新亚特兰大标准的中度重症急性胰腺炎患者均应当收住 ICU 过渡。

（二）液体复苏

液体复苏是急性胰腺炎早期重要治疗措施之一，有研究表明，SAP 早期液体复苏能显著降低过度炎症反应和器官功能衰竭的发生率，并能降低在院死亡率。因此，2013 IAP/APA 指南指出：急性胰腺炎患者行早期液体复苏（入院后首个 24 小时内）与持续全身炎症反应状态 / 器官功能衰竭发生率下降相关。当前指南的基本共识推荐：

1. 积极液体复苏，即提供给每个患者 250～500ml/h[或者 5～10ml/(kg·h)的速度]等张晶体液，或者除非有心血管、肾脏或其他相关并存疾病因素存在。早期积极的液体复苏通常是指在最初的 12～24 小时内，超出这个时间窗液体治疗需要另外评估。

2. 液体丢失严重的患者，表现为低血压、心动过速，可能需要更加快速（弹丸式）补液，并反复评估患者的液体需求。

3. 判断患者对于首次液体复苏的反应基于如下指标中的 1 项或以上：①生命体征：心率<120 次 / 分，平均动脉压 65～85mmHg（8.7～11.3kPa）及尿量>0.5～1ml/(kg·h)；②血流动力学指标：中心静脉压等前负荷指标、血乳酸等组织灌注指标；③生化指标：血细胞比容 35%～44%。

4. 乳酸林格液可能是首选的等张晶体代替液。近年来多项随机对照研究（randomized controlled trial，RCT）研究比较了羟乙基淀粉（hydroxyethyl starch，HES）和平衡液（Ringer lactate）用于脓毒症患者液体治疗的效果，结果表明，羟乙基淀粉显著增加了肾衰竭的发生率和死亡率，因此，目前临床对羟乙基淀粉的液体治疗持谨慎态度。需注意的是新的研究关注到高氯浓度晶体可能与重症患者肾功能损害有关，因此，目前倾向使用平衡盐溶液。

如何监测和判断 SAP 液体反应性是另一个难点。由于 SAP 患者存在腹腔高压的因素，一般的血流动力学指标都可能存在准确性的问题。总体来说，多参数完整评估替代单一参数更为可靠。

（三）腹腔间隔室综合征（abdominal compartment syndrome，ACS）的处理

腹腔高压是急性胰腺炎的常见病理生理变化和并发症，ACS 是指持续性的腹腔内压力>20mmHg（伴或不伴腹主动脉灌注压<60mmHg），与新发器官功能衰竭相关。

腹内压是指稳定状态下的腹腔内压力，需要进行客观的测定。目前推荐方法是在膀胱内灌注 25ml 的生理盐水。行机械通气的重症急性胰腺炎患者尤其在当临床病情恶化时，应考虑行腹腔内压力测定。腹腔高压（intra-abdominal hypertension，IAH）定义为持续或反复出现的腹腔内压力升高，压力值>12mmHg。据报道，有 60%～80% 的重症急性胰腺炎患者会出现 IAH，但只有一部分会演变为 ACS。IAH 分级如下：Ⅰ级腹腔内压力 12～15mmHg；Ⅱ级 16～20mmHg；Ⅲ级 21～25mmHg；Ⅳ级>25mmHg。

急性胰腺炎伴 ACS 的内科治疗：降低腹腔内压力的措施应针对导致 IAH 的最主要因素：①空腔脏器容量：鼻胃管引流，促进胃肠道动力，放置肛管，必要时行内镜减压；②血管内 / 外液：按需行容量复苏，若容量过负荷可行血液超滤或利尿；③腹壁扩张：充分镇静镇痛以降低腹壁肌肉张力，必要时行神经肌肉阻滞。

急性胰腺炎伴 ACS 的外科治疗：当患者存在持续性腹腔内高压（>25mmHg）伴有新发器官功能衰竭，应用药物治疗、鼻胃管 / 肛管减压等措施无效，经过多学科讨论后可行侵袭性减压操作。尽管重症急性胰腺炎时行减压以治疗 ACS 的情况少见，但其可能是挽救生命的措施。2013 年国际 IAH/ACS 指南探讨了含急性胰腺炎在内的不同条件下 ACS 的流行病

学及病因,提供了以循证医学为基础的诊断及治疗措施。指南指出,由于剖腹手术明显存在弊端,针对 ACS 及 CT 发现大量腹腔积液的患者应当考虑行经皮穿刺置管引流。经皮穿刺置管引流能即刻并持续地改善病情,如无效再行开放手术减压。

六、重症急性胰腺炎胰腺坏死组织感染的预防

(一)预防性抗生素的作用

多年来抗生素应用通常是重症急性胰腺炎感染预防的主要手段。但其实际效果多年来一直存在争议。早年多个研究结果显示,预防性抗生素使用可以降低感染的发生率和死亡率。既往指南推荐急性坏死性胰腺炎常规使用抗生素预防感染,而且推荐碳青霉烯类抗生素早期、足量和长程使用。然而,2007 年 Dellinger EP 等报告了在北美和欧洲 32 个中心的随机双盲、比较美罗培南与安慰剂对照的临床研究,结果显示,重症急性坏死性胰腺炎预防性应用碳青霉烯类抗生素并不能预防感染的发生。当前普遍的共识是不推荐静脉预防性应用抗生素以防止感染并发症。

最新指南尽管作为高度共识,不推荐在急性胰腺炎时静脉预防性应用抗生素以防止感染性并发症,但是在实践中,对于存在胰腺外感染、坏死性胰腺炎怀疑有感染及准备行进一步外科处理时,应当静脉使用抗生素。

(二)选择性肠道去污作用的重新评价

通常认为胰腺坏死感染的细菌来源于肠道,选择性肠道去污(select intestinal decontamination, SDD)被认为是预防 SAP 感染的重要途径。Luiten 等于 1990 年到 1993 年间,将来自 16 家医院的 102 名重症急性胰腺炎患者,随机分为标准治疗组和 SDD 组,采用口服和直肠给药(多黏菌素 E、两性霉素和诺氟沙星)的途径肠道去污。结果发现 SDD 组死亡率明显下降(22% vs 35%,$P = 0.048$),显著降低革兰阴性杆菌感染($P = 0.003$),平均开腹的次数也显著降低($P < 0.05$)。结果提示,重症急性胰腺炎患者 SDD 可以明显减少感染性胰腺坏死的发生率,并显著降低死亡率。但该项研究两组患者存在非随机全身应用抗生素治疗的情形,因此,对该研究结果的解读较谨慎。IAP/APA 指南推荐急性胰腺炎患者行 SDD 对于预防感染性并发症显示了一些益处(GRADE 2B,低度共识),需进一步的研究。

(三)早期肠内营养预防胰腺坏死组织感染的作用

SAP 的营养支持实践,大致分为 3 个阶段:全胃肠外营养(total parenteral nutrition, TPN)模式、阶段性营养支持模式和早期肠内营养(enteral nutrition, EN)模式。

多个 RCT 研究证实,早期肠内营养显著降低胰腺坏死感染的发生率,最新一项大型 RCT 研究结果并未提示早期肠内营养的益处,该项研究的患者入选和研究方法受到质疑。当前临床实践中普遍接受早期 EN 模式,多个指南的普遍共识包括:①重症急性胰腺炎患者,推荐行肠内营养来预防感染并发症的发生,避免使用肠外营养,除非肠内营养途径无法建立、肠内营养不能耐受或者单纯的肠内营养无法满足患者的能量需求(强烈推荐,高级别的证据质量);②经鼻胃管喂养和经鼻肠管喂养在安全性和有效性方面大致相同。

从最新的指南中可以看出 SAP 营养治疗的几大趋势:①肠内营养的作用和地位越来越重要,肠外营养成为二线选择;②过去以"控制胰酶为重心"的模式,越来明显被"以肠源性感染预防治疗为中心"的模式所取代,早期肠内营养是近年最大的实践进展。同时,我们也注意到,尽管有 RCT 研究结果支持 SAP 时经胃肠内营养的可行性,但是,在临床实践中

较重的病例胃排空障碍显著,耐受性显著下降,实施经胃肠内营养有许多困难,尚待进一步RCT研究证实。

(四)肠道益生菌的作用

一项针对预计发生感染的重症急性胰腺炎患者的RCT研究发现,特别联用肠道益生菌株(如:Ecologic 641)未能预防感染性并发症,反而增加了死亡率。因此,IAP/APA指南不推荐针对急性胰腺炎患者预防性应用肠道益生菌以防止感染性并发症(GRADE 1B,高度共识)的发生。由于肠道益生菌的类型和剂量等不同,肠道益生菌的作用尚需要进一步研究证实。

七、重症胰腺炎的外科治疗

重症胰腺炎外科开腹手术的病死率仍高达11%~39%,微创引流技术有可能是进一步降低病死率的重要途径。目前针对感染胰腺坏死组织的微创引流技术主要包括:经皮置管引流、内镜辅助下后腹膜清创术、经胃内镜引流等。微创治疗与传统的开腹手术比较,手术创伤应激小,术后并发症少,尤其对于病情危重、血流动力学不稳定、多器官功能衰竭或凝血功能障碍的患者,具有更为重要的意义。

坏死性胰腺炎外科操作(包括放射介入、内镜及外科手术)的指征如下:

①临床怀疑或证实为感染性坏死性胰腺炎,伴临床病情恶化,尤其当坏死灶已形成包裹;②缺乏感染性坏死的证据,但急性胰腺炎发病后器官功能衰竭持续数周,尤其当坏死灶已形成包裹。外科操作少见指征是:①腹腔室隔综合征;②急性持续性出血;③小肠缺血;④大的包裹性坏死灶导致持续的胃肠道或胆道梗阻(一般在胰腺炎发病4~8周后)。

八、重症急性胰腺炎的血液净化治疗

血液净化治疗已经成为ICU中重症患者救治的成熟技术之一,能通过调节促炎和抗炎因子的平衡,改善机体免疫麻痹,减轻器官功能损害。在胰腺炎治疗中,血液净化的有效作用包括:①对促炎因子有显著的清除作用;②对机体免疫紊乱的调节作用;③对器官有显著的保护作用;④目前多数的临床研究和临床应用报告表明,在急性胰腺炎早期应用CBPT有助于改善患者的炎症反应,减轻器官功能损害,并改善患者的预后。血液净化应用于SAP的临床治疗尚有很多问题没有解决。但无论如何,血液净化治疗将逐渐成为伴有MODS的SAP重要的辅助治疗措施。

重症急性胰腺炎的认识和治疗观念的变化带来了疗效的进步,但目前仍然有一部分的患者经积极治疗不能存活,住院时间依然很长,治疗费用依然高昂。还有许多临床实际问题没有解决,需要进一步研究和实践。

(李维勤)

参 考 文 献

1. Yadav D,Lowenfels AB. The epidemiology of pancreatitis and pancreatic cancer. Gastroenterology,2013,144:1252-1261.

2. Peery AF,Dellon ES,Lund J,et al. Burden of gastrointestinal disease in the United States:2012 update. Gastroenterology,2012,143(5):1179-1187.e1-3.

3. Appelros S, Lindgren S, Borgstrom A. Short and long term outcome of severe acute pancreatitis. Eur J Surg, 2001, 167(4): 281-286.

4. Bradley EL 3rd. A clinically based classification system for acute pancreatitis. Summary of the International Symposium on Acute Pancreatitis, Atlanta, Ga, September 11 through 13, 1992. Arch Surg, 1993, 128(5): 586-590.

5. Banks PA, Bollen TL, Dervenis C, et al. Classification of acute pancreatitis—2012: revision of the Atlanta classification and definitions by international consensus. Gut, 2013, 62: 102-111.

6. Tenner S, Baillie J, DeWitt J, et al. American College of Gastroenterology guideline: management of acute pancreatitis. Am J Gastroenterol, 2013, 108(9): 1400-1415; 1416.

7. Besselink M, van Santvoort H, Freeman M, et al. IAP/APA evidence-based guidelines for the management of acute pancreatitis. Pancreatology, 2013, 13(4 Suppl 2): e1-e15.

8. Buter A, Imrie CW, Carter CR, et al. Dynamic nature of early organ dysfunction determines outcome in acute pancreatitis. Br J Surg, 2002, 89: 298-302.

9. Guidelines for intensive care unit admission, discharge, and triage. Task Force of the American College of Critical Care Medicine, Society of Critical Care Medicine. Crit Care Med, 1999, 27(3): 633-638.

10. Gardner TB, Vege SS, Pearson RK, et al. Fluid resuscitation in acute pancreatitis. Clin Gastroenterol Hepatol, 2008, 6(10): 1070-1076.

11. Wu BU, Hwang JQ, Gardner TH, et al. Lactated Ringer's solution reduces systemic inflammation compared with saline in patients with acute pancreatitis. Clin Gastroenterol Hepatol, 2011, 9(8): 710-717.

12. Perner A, Haase N, Guttormsen AB, et al. Hydroxyethyl starch 130/0.42 versus Ringer's acetate in severe sepsis. N Engl J Med, 2012, 367(2): 124-134.

13. Yunos NM, Bellomo R, Hegarty C, et al. Association between a chloride-liberal vs chloride-restrictive intravenous fluid administration strategy and kidney injury in critically ill adults. JAMA, 2012, 308(15): 1566-1572.

14. Mao EQ, Tang YQ, Fei J, et al. Fluid therapy for severe acute pancreatitis in acute response stage. Chin Med J(Engl), 2009, 122(2): 169-173.

15. Mao EQ, Fei J, Peng YB. Rapid hemodilution is associated with increased sepsis and mortality among patients with severe acute pancreatitis. Chin Med J(Engl), 2010, 123(13): 1639-1644.

16. Mole DJ, Hall A, McKeown D, et al. Detailed fluid resuscitation profiles in patients with severe acute pancreatitis. HPB(Oxford), 2011, 13(1): 51-58.

17. Kirkpatrick AW, Roberts DJ, De Waele J, et al. Intra-abdominal hypertension and the abdominal compartment syndrome: updated consensus definitions and clinical practice guidelines from the World Society of the Abdominal Compartment Syndrome. Intens Care Med, 2013, 39(7): 1190-1206.

18. De Waele JJ, Leppaniemi AK. Intra-abdominal hypertension in acute pancreatitis. World J Surg, 2009, 33: 1128-1133.

19. Al-Bahrani AZ, Darwish A, Hamza N, et al. Gut barrier dysfunction in critically ill surgical patients with abdominalcompartment syndrome. Pancreas, 2010, 39: 1064-1069.

20. Mentula P, Hienonen P, Kemppainen E, et al. Surgical decompression for abdominal compartment syndrome in severe acute pancreatitis. Arch Surg, 2010, 145: 764-769.

21. Kramer KM, Levy H. Prophylactic antibiotics for severe acute pancreatitis: the beginning of an era. Pharma-cotherapy, 1999, 19(5): 592-602.

22. Dellinger EP, Tellado JM, Soto NE, et al. Early antibiotic treatment for severe acute necrotizing pancreatitis: a randomized, double-blind, placebo-controlled study. Ann Surg, 2007, 245(5): 674-683.

23. Luiten EJ, Hop WC, Lange JF, et al. Controlled clinical trial of selective decontamination for the treatment of severe acute pancreatitis. Ann Surg, 1995, 222(1): 57-65.

24. Sawa H, Ueda T, Takeyama Y, et al. Treatment outcome of selective digestive decontamination and enteral nutrition in patients with severe acute pancreatitis. J Hepatobiliary Pancreat Surg, 2007, 14(5): 503-508.

25. 李维勤. 重症急性胰腺炎患者营养模式的变迁. 肝胆外科杂志, 2009, 17(5): 328-329.

26. Singh N, Sharma B, Sharma M, et al. Evaluation of early enteral feeding through nasogastric and nasojejunal tube in severe acute pancreatitis: a noninferiority randomized controlled trial. Pancreas, 2012, 41(1): 153-159.

27. Besselink MG, Van Santvoort HC, Buskens E, et al. Probiotic prophylaxis in predicted severe acute pancreatitis: a randomised, double-blind, placebo-controlled trial. Lancet, 2008, 371: 651-659.

28. 李维勤. 重症急性胰腺炎手术治疗的共识与争论. 肝胆外科杂志, 2008, 16(4): 241-243.

29. van Santvoort HC, Besselink MG, Bakker OJ, et al. A step-up approach or open necrosectomy for necrotizing pancreatitis. N Engl J Med, 2010, 362(16): 1491-1502.

30. Babu RY, Gupta R, Kang M, et al. Predictors of surgery in patients with severe acute pancreatitis managed by the step-up approach. Ann Surg, 2013, 257(4): 737-750.

31. Rodriguez JR, Razo AO, Targarona J, et al. Debridement and closed packing for sterile or infected necrotizing pancreatitis: insights into indications and outcomes in 167 patients. Ann Surg, 2008, 247: 294-249.

第二节　重症急性胰腺炎的血液净化治疗

重症急性胰腺炎（severe acute pancreatitis, SAP）是多种病因引起的胰腺局部炎症、坏死和感染，并伴全身炎症反应和多个器官功能损害的疾病。尽管近年来 SAP 的综合治疗已取得重要进展，但病死率仍较高。近年来随着对 SAP 病理生理和疾病发展过程认识的加深，以及血液净化技术在重症医学科的开展，血液净化治疗重症急性胰腺炎获得了一定的成功，成为重症急性胰腺炎的一种新的有效治疗方法。

一、重症急性胰腺炎的发病机制：炎症介质学说

近年来急性胰腺炎（severe acute pancreatitis, SAP）的发病机制研究取得了重要进展。从单纯的"胰酶消化学说"开始，发现"自由基损伤"、"微循环障碍"、"胰腺腺泡内钙超载"、"白细胞过度激活"和"白细胞内皮细胞间相互作用"等学说都与急性胰腺炎的发生、发展有密切的联系。其中炎性介质和细胞因子在 SAP 发病中的作用备受重视。

现已阐明，胰腺局部在损伤因素作用下，通过一系列机制，机体内单核巨噬细胞、中性粒细胞和淋巴细胞等炎性细胞激活，释放大量的炎症因子，造成细胞因子"瀑布级联反应"，相继造成休克、急性肾损伤（acute kidney injury, AKI）和急性呼吸窘迫综合征（acute respiratory distress syndrome, ARDS）等脏器损伤，进而导致多器官功能障碍综合征（multiple organ dysfunction syndrome, MODS）。其中，ARDS 和 AKI 是重症急性胰腺炎患者最常见

的器官功能障碍。大量文献表明，MODS 是急性胰腺炎患者病程延长以及死亡率升高的一个独立危险因素。此外，轻型和重症急性胰腺炎的患者相比，重症患者血清中肿瘤坏死因子 -α（Tumor Necrosis Factor-α，TNF-α）、白介素 -1β（interleukin-1β，IL-1β）、IL-6 等炎症因子的水平显著升高，并且与胰腺炎的严重程度以及机体炎症反应的临床表现成正相关。

与此同时，胰腺周围的渗出液中含有较多的毒性物质、血管活性物质等，这些物质作为促炎因子，通过腹膜不断吸收后引起炎性细胞过度激活，释放大量细胞因子和炎性介质，引起脏器间质充血水肿、炎性细胞浸润等组织学改变。同时，体内抗炎机制也在发生"对抗"，产生大量免疫性因子，引发机体的免疫反应。这种促炎、抗炎之间的对抗会根据机体的状态而达到一定的平衡或者失衡。随着病情的进展，肠道机械屏障受损、免疫失调、肠壁通透性增高等因素导致细菌易位，引发严重感染，产生的毒素激活单核细胞释放大量炎症介质，造成二次打击，从而形成严重的恶性循环。

炎症因子的过度释放引发的级联效应是急性胰腺炎病程进展的关键，清除过多的炎症因子、恢复促抗炎之间的平衡，可以减少机体炎症反应，从而减轻组织损伤。血液净化治疗可以非选择性的清除多种炎症介质、毒素和体内过多的脂质、淀粉酶、脂肪酶、胰蛋白酶、磷脂酶及胆红素等，并能减轻组织水肿，纠正水和电解质紊乱、稳定机体内稳态、增强免疫系统功能，从而可以阻止重症急性胰腺炎患者的各种严重并发症的发展，提高治愈率，降低死亡率。因此，血液净化治疗已成为当前救治重症急性胰腺炎的重要手段之一。

二、重症急性胰腺炎血液净化治疗的目的、指征与方法选择

不同病因、不同阶段的重症急性胰腺炎，血液净化的目的是不同的，具体主要包括：清除炎症因子、肾脏支持以及血脂清除。针对不同的治疗目的，采用的血液净化技术会有差别。

（一）清除炎症因子

目前连续血液净化用于重症急性胰腺炎过度炎症反应的治疗仍有争议，国际上仅有日本急性胰腺炎指南中推荐应用连续血液净化治疗，目前尚处于探索阶段。

连续血液净化应用于重症急性胰腺炎的研究证据：重症急性胰腺炎的实验对象往往是猪，诱导出重症急性胰腺炎模型后开展连续血液净化治疗研究，包括递质的清除、对呼吸循环功能、血气及脏器的病理研究等。Yekebas 等得研究显示，在实验性坏死性胰腺炎的猪中，血 TNF-α、IL-1β、IL-6 和磷脂酶的浓度急剧升高，通过 CVVH 对这些递质的清除作用，可明显延长猪的生存时间，且预防性 CVVH 相较于已出现临床损害后的治疗性 CVVH，猪的生存时间更长。同时，Yekebas 还比较了不同置换量以及是否更换滤器的 CVVH 对实验性坏死性胰腺炎的影响，发现：① CRP 的基础浓度是 10mg/L 以下，发生胰腺炎后其血浆浓度可升高 25 倍，血滤可减弱 CRP 的反应性升高，且在及时更换滤器的情况下更明显。②白细胞计数在重症急性胰腺炎时可出现双相变化（初始时的白细胞升高和后继脓毒症时的白细胞减少），有趣的是，15 头不伴脓毒症的猪不出现白细胞减少。③ TNF-α 是一主要的促炎因子，在胰腺炎早期其血清中的浓度剧烈升高，当发展到脓毒症时又急降至基础水平。后期的下降是与其体外实验一致的，也就是在体外用内毒素刺激多型核中性粒细胞后，其分泌 TNF-α 的能力进行性下降。另外，这一研究还表明，大流量的血液滤过不仅可以清除血液中过高的 TNF-α，而且还可以阻止脓毒症时 TNF-α 过度下降。④ TNF-β1、IL-10 是两种重要的抗炎因子，胰腺炎可致其血浆浓度大大增高，血滤能有效地清除这两种细胞因

子。有趣的是，其清除效率不受滤过率及更换滤器的影响，即各组的滤过系数比较稳定，约0.51～0.63。更有趣的是，Yekebas 等人的另一个实验研究表明，血滤对 IL-10 清除的越多，其血清中的浓度反而越高，并且不伴脓毒症猪的 IL-10 水平更高。这可能是由于 CVVH 的免疫调节作用有益于抗炎因子的合成。南京军区总医院的系列研究表明，在重症急性胰腺炎猪模型中观察到，持续血液滤过能有效能显著清除 IL-6 等介质，控制过度炎症反应，延长动物生存；临床研究表明，持续血滤减轻患者过度炎症反应、改善器官功能。

单核细胞的主要组织相容性复合体（major histocompatibility complex，MHC）Ⅱ分子表达在细胞免疫中起重要作用，Yekebas 等人的研究发现，单核细胞的 MHC Ⅱ分子和 CD14（内毒素受体）在全身感染性疾病中表达下调，通过 CVVH 可以显著增强其表达，并稳定白细胞的功能，提高巨噬细胞的吞噬能力。这一研究还表明，血滤并不影响胰腺本身的组织病理变化，但可显著减轻胰腺以外的组织的病理损伤，可减轻肺透明膜的形成和出血，减轻肾小管和肾小球的损害。

尽管当前连续血液净化用于重症急性胰腺炎非肾脏并发症尚有争议。但鉴于重症胰腺炎患者早期不仅存在内环境紊乱，还存在代谢失衡和过度的炎症反应，大部分专家及研究认为，早期行连续血液净化治疗清除炎症介质和纠正水电、酸碱平衡，维持内环境稳定可能对病情发展有利，但应当严格掌握适应证：①早期（发病 72 小时内）急剧的炎症反应造成血流动力学不稳定、高热、呼吸急促等，经一般处理无效，作为辅助治疗措施预防全身病变急剧加重；②用于高脂血症性胰腺炎，拟为主要治疗措施之一；③用于重症急性胰腺炎合并严重水电酸碱平衡紊乱的纠治。

何时开始对重症急性胰腺炎患者进行连续血液净化治疗，到目前为止尚无定论。大多数学者认为，治疗的时间越早，疗效越好，一般应在确诊的 48 小时内进行。日本的研究表明，相比于出现脏器功能衰竭后再接受治疗的患者，无脏器功能衰竭之前就开始连续血液净化治疗的胰腺炎患者，无论是 ICU 住院天数还是生存率均显著改善。临床实践提示，根据重症急性胰腺炎患者的病情，如出现明显的全身炎症表现（如心率加快、发热）、血氧饱和度降低、明显腹胀和精神症状时即应开始连续血液净化治疗，可减少并发症的发生率、缩短住院时间、防治 MODS 的发生，改善预后。Pupelis 等人通过对 111 例重症急性胰腺炎患者采用连续血液净化治疗疗效分析，认为早期开展血液净化治疗对胰腺炎患者是安全和有效的，可以显著降低患者的平均住院时间和病死率。

既往研究中重症急性胰腺炎往往较多使用较高的治疗剂量，高剂量血液滤过（HVHF）是指血液滤过量在 50～100ml/（kg•h），目的是为了能最大限度地清除毒素和炎症因子。HVHF 采用高置换量、高通量、大面积、生物相容性好的滤器，早期采用能有效清除循环中的内源性抗体及炎症介质，减轻组织损伤，改善心、肺、肾、肝脏等系统的功能。Jiang 等研究发现，HVHF 治疗重症急性胰腺炎较低容量血液滤过连续血液净化治疗预好。此外，早期性 HVHF 能降低重症急性胰腺炎患者的感染率和中转手术率。但也有研究表明，HVHF 对营养物和药物代谢造成大量丢失，不宜长时间应用，近年更有研究表明 HVHF 并不能改善患者的预后，因此，目前尚不明确重症急性胰腺炎最优的治疗剂量是多少，尚需进一步的临床研究。

吸附对于炎症因子的的清除作用要远高于血液滤过。一些临床研究应用血浆吸附联合连续血液净化的方式（即 CPFA）清除炎症因子治疗 SAP，发现对炎症因子的清除以及对临床预后的改善均有较好的作用。但这些研究样本量较小，需待进一步的研究证实这一结论。

（二）SAP 的肾脏支持治疗

重症急性胰腺炎可以导致急性肾损伤，乃至 MODS。目前连续血液净化治疗 AKI 重症患者的指征，尚无统一标准，以前大多数学者认为当内科治疗失败时、患者出现尿毒症综合征或者水、电解质失衡时，才应当开始给予连续血液净化治疗，这种标准对于病情稳定或单纯性 ARF 的患者可能是合理的，但对于 ICU 中复杂性 AKI 患者是十分危险的，因为这些 AKI 重症患者往往伴 ARDS、心血管功能衰竭、高分解代谢等，当前伴 AKI 重症患者连续血液净化治疗已达成共识，欧洲连续血液净化在 ICU 中的应用指征：①尿（尿量<200ml/12h）；②极度少尿/无尿（尿量<50ml/12h）；③高钾血症（K^+>6.5mmol/L）；④严重代谢性酸中毒（血 pH<7.1）；⑤氮质血症（血尿素氮>30mmol/L）；⑥明显的组织水肿，尤其是肺水肿；⑦严重高钠血症（Na^+>160mmol/L）或低钠血症（Na^+<115mmol/L）；⑧尿毒症脑病、尿毒症心包炎、尿毒症神经/肌肉损伤；⑨高热；⑩药物过量和可透析的毒素。

有学者认为，连续血液净化不仅使替代肾脏功能，同时还担负多器官功能支持，故人们提出肾脏支持治疗及器官支持治疗指征两部分。

（1）肾脏支持治疗指征：①急诊治疗指征：高钾血症、酸中毒、肺水肿；②尿毒症并发症；③控制溶质水平；④清除液体；⑤纠正酸碱和电解质平衡。

（2）多器官功能支持治疗指征：①营养支持；②急性心衰时清除液体；③心肺旁路时清除液体与炎症介质；④脓毒症时调节细胞因子水平；⑤ ARDS 时纠正呼吸性酸中毒，清除水分与炎症介质；⑥ MODS 时调节液体平衡。

在重症急性胰腺炎合并 AKI 时，血液净化的治疗模式首选连续性血液净化。虽然证据并没有显示在一般肾脏替代时连续性血液净化较 IHD 有更多的临床获益，但 SAP 患者通常存在低血压、过度炎症反应、离子酸碱失衡等情况，连续性血液净化对血流动力学影响更小，对炎症因子清除能力强，持续的治疗更有利于容量的稳定和内环境平衡，因此更适合 SAP 合并 AKI 的患者。

（三）血脂清除

高脂血症可以诱发胰腺炎，其在胰腺炎的病因中，仅次于胆源性胰腺炎和酒精性胰腺炎，排在第三位。清除血甘油三酯可以缓解胰腺炎的进展和加重，是高脂血症胰腺炎的重要治疗手段。一般来说，血甘油三酯水平大于 10mmol/L 的患者可以接受清除血脂的血液净化治疗，从而达到血甘油三酯<5mmol/L 的安全水平。

血浆置换和双重滤过血浆置换是临床上常用的清除血脂的血液净化方式。血浆置换和双重滤过血浆置换具有降低血脂和降酶的作用，同时还能清除炎症介质。Saravanan 等的报告显示，通过约 4L 的血浆置换，血甘油三酯水平下降了约 73%～82%，血黏滞度下降了 50%，胰腺炎较快获得了痊愈（详见本章第三节）。

三、重症急性胰腺炎血液净化期间的容量管理

血容量管理和控制是重症胰腺炎血滤过过程中最重要也是最基础的环节。血滤过程中存在诸多容量相关问题：如容量不足，可造成组织低灌注，导致全身器官功能的损害，同时也可引起肾脏功能恢复延迟；如液体超负荷，可引起心力衰竭，肺水肿，过量容量负荷还可加重胃肠道水肿、阻碍组织利用氧等。具体容量管理方法可参见本书第六章第六节。

综上所述,血液净化技术在重症急性胰腺炎的治疗中起着重要的作用,根据患者的病情和治疗的目的选择合理的血液净化方法,把握治疗时机,有助于患者病情的恢复。

(李维勤　沈　骁)

参 考 文 献

1. Banks PA, Bollen TL, Dervenis C, et al. Classification of acute pancreatitis—2012: revision of the Atlanta classification and definitions by international consensus. Gut, 2013, 62: 102-111.

2. Tenner S, Baillie J, DeWitt J, Vege SS. American College of Gastroenterology. American College of Gastroenterology guideline: management of acute pancreatitis. Am J Gastroenterol, 2013, 108(9): 1400-1415; 1416.

3. Besselink M, van Santvoort H, Freeman M, et al. IAP/APA evidence-based guidelines for the management of acute pancreatitis. Pancreatology, 2013, 13(4 Suppl 2): e1-15.

4. Gubensek J, Buturovic-Ponikvar J, Romozi K, et al. Factors affecting outcome in acute hypertriglyceridemic pancreatitis treated with plasma exchange: an observational cohort study. PLoS One, 2014, 9(7): e102748.

5. He C, Zhang L, Shi W, et al. Coupled plasma filtration adsorption combined with continuous veno-venous hemofiltration treatment in patients with severe acute pancreatitis. J Clin Gastroenterol, 2013, 47(1): 62-68.

6. 王兴鹏, 李兆申, 袁耀宗, 等. 中国急性胰腺炎诊治指南(2013, 上海). 中国实用内科杂志, 2013, 33(07): 530-535.

7. La-Ping C, Jun-Jing Z, Ya-Fen Y, et al. Clinical effects of pulse high-volume hemofiltration on severe acute pancreatitis complicated with multiple organ dysfunction syndrome. Therap Apher Dial, 2013, 17(1): 78-83.

8. Pupelis G, Plaudis H, Zeiza K, et al. Early continuous veno-venous haemofiltration in the management of severe acute pancreatitis complicated with intra-abdominal hypertension: retrospective review of 10 years' experience. Ann Intens Care, 2012, 2 suppl 1: 1-12.

第三节　高脂血症重症急性胰腺炎的血液净化治疗

近年来,由于饮食结构改变及生活方式快速化,高脂血症胰腺炎的发病率呈逐渐升高趋势,此病发病急、病死率高、易反复,且易造成误诊,治疗方式与其他原因导致的胰腺炎也有不同。

一、高脂血症胰腺炎的概念

目前认为高脂血症胰腺炎的发生与血清甘油三酯(TG)值密切相关,而与血清胆固醇值关系较小,故高脂血症胰腺炎(hyperlipidemic pancreatitis, HLP)又称为高甘油三酯血症胰腺炎。

高脂血症性胰腺炎的诊断主要依赖胰腺炎临床症状结合高脂血症而定:①参照中国急性胰腺炎诊治指南符合急性胰腺炎的临床诊断及分级:具备急性的临床表现和生化改变,且 Ranson 评分≥3; CT 分级 D 或 E; APACHE Ⅱ评分≥8。②血甘油三酯(TG)>11.3mmol/L,或血 TG 值在 5.65～11.3mmol/L 之间,但血清呈乳糜状,并且排除急性胰腺炎的其他致病因素如胆道结石、微结石、Oddi 括约肌功能障碍、药物性、细菌病毒感染等。对于血脂高于参考值范围,但血清又不呈乳糜状者则只能称作伴高脂血症的胰腺炎或是胰腺炎的应激导致血脂一过性升高。

二、高脂血症急性胰腺炎的发病机制

目前高脂血症诱发和加重急性胰腺炎的确切发病机制尚不完全清楚，经国内外众多学者的研究，目前认为高甘油三酯血症导致胰腺炎的机制可能有以下几点：

（一）胰腺微循环障碍

高脂血症可导致血浆黏稠度升高，血浆处于高凝状态，导致胰腺微循环障碍；血清脂质颗粒积聚，阻塞胰腺血管。

（二）胰酶的自身消化

胰腺及胰周高浓度的 TG 被胰脂肪酶水解，局部产生大量游离脂肪酸，诱发酸中毒，激活胰蛋白酶原，从而促发一系列的胰酶酶原活化，进而导致胰腺发生严重的自身消化。

（三）血小板激活

高血脂激活血小板，释放具有强烈缩血管作用的血栓素 A2（TxA2），同时损伤胰腺血管内皮细胞，使有扩血管作用的前列腺素（PGI2）分泌减少，导致 TXA2/PGI2 失衡，加重胰腺微循环障碍。

（四）游离脂肪酸直接损伤

胰腺中的胰酶使三酰甘油分解为游离脂肪酸，直接对胰腺细胞产生毒性损伤，导致胰腺缺血坏死，自溶的胰腺释放更多的有毒物质进入循环。

（五）应激变化

胰腺炎时，全身应激，血清儿茶酚胺、胰高血糖素、生长激素等脂解激素水平升高，这些激素作用于脂肪细胞的激素敏感性脂酶，使脂肪组织的 TG 分解。

（六）胰岛素变化

应激时胰岛素分泌相对减少或出现胰岛素抵抗，脂蛋白脂酶 LPL 活性依赖于胰岛素，因而 LPL 的活性下降，引起高 TG，同时卵磷脂酰基转移酶活性也下降，对 HDL 表面的胆固醇不能酯化进入 HDL 核心，使 HDL 水平下降。

近年来亦有研究指出，高脂饮食可以导致细胞膜和细胞器膜脂肪酸含量及其构成的比例发生变化，因此影响信号传导过程，引起细胞内钙的异常增加。而钙离子是细胞内重要的第二信使，参与细胞内众多的生理功能和代谢过程，包括酶原激活、细胞凋亡。

Martinez MA 等人通过分离高脂肪饮食的大鼠胰腺腺泡细胞，再予 CCK 刺激后，发现其细胞内 Ca^{2+} 的上升高于正常细胞，细胞释放的淀粉酶、LDH 也明显上升；另有研究发现，当给予不同浓度的棕榈酸刺激胰腺腺泡细胞，细胞内 Ca^{2+} 持续上升（主要来自于内质网），而细胞内钙的上升已经被认为是细胞酶原激活的重要途径之一。

三、高脂血症胰腺炎的传统治疗

（一）一般治疗

HLP 的一般治疗包括禁食禁水、胃肠减压、充分液体复苏、质子泵抑制剂、胰酶抑制剂、预防性抗生素、维持水电解质平衡、肠内或肠外营养等措施。此外，研究表明 HLP 治疗关键在于迅速降低甘油三酯：血 TG 浓度若能降至 5.65mmol/L 以下可防止胰腺炎的进一步发展，并避免应用致 TG 值增高的治疗措施，如全胃肠外营养（TPN），脂肪乳剂的摄入应慎重；HLP 发病 72 小时内绝对禁止静脉输入各种脂肪乳剂，防止血 TG 值进一步升高，加重胰腺病理损伤;当患者腹痛减轻,血 TG 值≤5.65mmol/L 而单纯静脉输注高糖补充能量难以控制血糖者,可输入短、中链脂肪乳剂,使之直接经门静脉代谢而不产生全血乳糜状微粒;HLP后期,患者一般状态差而无法实施肠内营养时,若血 TG 值在 1.7～3.4mmol/L,在严格监测血脂条件下,可输入短、中链脂肪乳剂 24 小时量≤750ml,长链脂肪乳剂 24 小时量≤250ml。脂肪乳剂输入 12 小时后,若血 TG 值 >5.65mmol/L,应立即停用。脂肪乳剂使用过程中,应定期复查脂肪廓清试验,实验阳性者应及时停用。

(二)降脂药物的应用

可通过鼻饲管或肠内营养管给予降脂药。降血脂药物能有效的降低 20%～60% 血 TG水平,对原发性 HLP 首选贝特类降脂药,如非诺贝特、吉非罗齐、苯扎贝特等。其降脂机制为增强脂蛋白酶活性,促进 TG 水解,有数据称贝特类降脂药能降低 50% TG 水平并同时升高 20% 高密度脂蛋白胆固醇的水平。Jain 等研究表明,长期服用非诺贝特可以使血清 TG水平维持正常,并能有效阻止胰腺炎的复发。烟酸类对升高高密度脂蛋白作用明显,并能通过抑制极低密度脂蛋白的合成而降低 30%～50% 的血清 TG 水平,因此其降低 TG 的效率比贝特类低。他汀类药物对以胆固醇升高为主的高脂血症作用明显,故不作为首选。因口服降脂药起效较慢,患者发病期间常有腹胀,不宜进食,故多建议预防性使用。

(三)肝素和胰岛素的应用

脂蛋白酶(LPL)是内、外源性脂肪代谢的关键酶,对血脂的清除起重要作用。持续静脉滴注肝素(或皮下注射低分子肝素)和胰岛素(血糖控制在 11.1mmol/L 以下)能够激活LPL,加速乳糜微粒降解,显著降低血 TG 值,改善胰腺微循环,防止中性粒细胞激活,是治疗 HLP 的手段之一。有研究将血浆置换与胰岛素等药物的降脂速度进行对比,发现血浆置换的降脂速度是药物的两倍。因此,对于病情较重、甘油三酯水平较高的 HLP,血液净化可能是更好的选择。

三、高脂血症胰腺炎血液净化治疗

(一)血液净化治疗的目的和时机

HLP 的临床过程不同于其他原因引起的胰腺炎,早期脏器功能衰竭及后期胰腺脓肿、假性囊肿等并发症发生率较高,其治疗关键在于迅速降低三酰甘油和阻断全身炎症反应。通过禁食、胰岛素、肝素等内科处理,可使部分 HLP 患者的血脂水平下降;但重度高脂血症胰腺炎患者对上述治疗反应差,且不能阻断已发展的炎症反应,应早期进行血液净化干预。

血液净化清除血脂的时机应尽早进行,但并非所有高脂血症胰腺炎患者均需要接受血液净化治疗。一般来说,血甘油三酯在 5～10mmol/L 的患者,经过禁食会降至正常范围;对于甘油三酯 >10mmol/L 的 HLP 患者,如果病情不是很重,也可以先采用禁食和药物降脂的方式,如果治疗 24 小时后甘油三酯下降明显,则不需要血液净化,否则应改行血液净化治疗。对于病情危重,特别是合并脏器功能损伤的重症 HLP 患者,由于存在体内应激,药物降脂往往无效,应尽快行血液净化清除血脂和炎症因子,以避免在观察期间病情继续加重,影响预后。

(二)HLP 的血液净化方式

由于甘油三酯在体内与脂蛋白结合,往往以低密度脂蛋白、极低密度脂蛋白及乳糜微粒的形式存在,分子量从几十道尔顿到几百万道尔顿不等。因此血液滤过和血液透析不能有效清除血脂，普通的吸附器清除血脂的效率也不高。能有效清除血脂的血液净化方式包括血浆置换、双重滤过血浆置换和血脂免疫吸附。

1. **血浆置换（PE）** 血浆置换可以快速有效地清除血液内的甘油三酯，在 HLP 早期阻止其进行性加重，减轻局部及全身炎症反应，减轻症状，改善预后。血浆置换通过对流原理，非选择性的清除血液中的甘油三酯及其他血浆成分，一般单次治疗清除血浆在 1～1.5 个血浆量左右，同时需要向体内输注新鲜冰冻血浆，以补充丢失的凝血因子及白蛋白等物质。该模式清除效率较高，缺点在于需要大量异体血浆的输注，可能导致输血相关并发症，如发热反应、过敏反应、疾病传染等。

2. **双重滤过血浆置换（DFPP）** 双重滤过血浆置换通过一级血浆分离膜把血细胞和血浆分离，血浆通过二级膜（血浆成分离器），把其中的大分子血浆（含脂蛋白）与小分子蛋白（主要是白蛋白）分离，之后小分子蛋白同血细胞一起返回体内，而大分子蛋白则被排出体外。与单重血浆置换相比这种方法选择性强，保留了血浆里的有用成分如白蛋白、凝血因子等；而丢弃的血浆量少，使得每次双重血浆置换可以处理 2 个以上血浆量，因而可以清除更多的甘油三酯。需要外源性血浆量较少，减少血液传染病的传播，但操作相对复杂，费用相对较高。

3. **血脂免疫吸附** 除了血浆分离的方法，有一些特异性吸附血脂的方法可供选择。如：

（1）脂蛋白直接血液吸附：对于高甘油三酯血症引起的胰腺炎，Fresenius 公司开发的脂蛋白血液吸附系统（direct adsorption of lipoprotein，DALI）利用聚丙烯酸中带负电荷的羧酸基团多聚阴离子直接选择性吸附带正电荷的 ApoB 脂蛋白颗粒，可以迅速降低血清甘油三酯水平，逆转高血脂对胰腺造成的损伤，从而缩短病程，改善预后。

（2）血浆免疫吸附法：血脂的血浆免疫吸附包括两种高选择性的血液净化方法，一种是免疫吸附法（IA）；另一种是硫酸右旋糖酐纤维素吸附系统（DSA）。两种方法均先通过血浆分离技术将血浆与血细胞分离，然后分别用带有特异性抗 LDL/Lp（a）抗体的免疫吸附柱或带有负电荷的硫酸右旋糖酐纤维素吸附柱对血脂进行特异性吸附。

4. **肝素介导体外低密度脂蛋白沉淀系统（HELP）** HELP 是一种较为复杂的集成血液净化技术，也能高选择地完成降脂治疗。它先通过血浆分离技术将血浆与血细胞分离；然后将分离出来的血浆与肝素和醋酸盐的混合液（pH 4.85）以 1:1 的比例混合，使 pH 值达到 5.12，即 LDL 等电点，表面带大量负电荷的肝素与带有正电荷的 LDL、Lp（a）、VLDL 最大限度地结合形成沉淀，在脂质沉淀器中去除；去除脂肪的清洁血浆经阴离子交换柱吸附肝素，在经碳酸氢盐透析恢复生理状况后，随分离的红细胞混合返回体内。

（三）HLP 血液净化降脂治疗的终点

高脂血症急性胰腺炎的血液净化降脂治疗终点通常为甘油三酯水平降至 5.65mmol/L 以下，停止血液净化治疗。治疗过程中需监测凝血、电解质、酸碱平衡、血甘油三酯（TRIG）、总胆固醇（CHOL）、白蛋白（ALB）等，同时观察治疗过程中患者的不良反应、液体平衡及其他脏器功能变化情况，及时调整血液净化治疗参数。

尽早去除病因可以阻止胰腺炎进一步加重，是胰腺炎治疗的关键之一，例如胆原性胰腺炎应该早期解除胆道梗阻。高脂血症是 HLP 的致病因素，因此早期快速降低血甘油三酯是治疗的关键。虽然部分患者通过禁食和药物治疗可以降低血脂，但对于部分重症 HLP 患者效果欠佳。血液净化可以快速有效的降低血甘油三酯水平，其中血浆置换、双重血浆置换和血脂免疫吸附是效果较好的方式。当然,血液净化治疗也只能是 HLP 综合治疗的一个方面,并不能取代必要的药物、手术、引流等治疗措施。在临床中,由于单个医疗机构 HLP 血液净化治疗的病例是不多的,更需要多中心联合对血液净化的疗效、费用与疗效等进行循证医学研究,以利于今后更好地指导 HLP 的临床治疗。

(刘思伯　周恒杰　杨荣利)

参 考 文 献

1. 中华医学会消化病学分会胰腺疾病学组,王兴鹏,李兆申,等. 中国急性胰腺炎诊治指南(2013,上海). 中华胰腺病杂志,2013,13(07):110-112.

2. He C,Zhang L,Shi W,et al. Coupled plasma filtration adsorption combined with continuous veno-venous hemofiltration treatment in patients with severe acute pancreatitis.. Journal of Clinical Gastroenterology,2013,47(1):62-68.

3. Claudia S,Giancarlo L,Claudia M. Severe hypertriglyceridemia-related acute pancreatitis:myth or reality?. Therapeutic Apheresis & Dialysis,2013,17(4):464-465.

4. Yilin Z,Jing Y,Ping Z,et al. Adjunctive Continuous High-Volume Hemofiltration in Patients With Acute Severe Pancreatitis A Prospective Nonrandomized Study. Pancreas,2010,40(1):109-113.

5. Marie Louise M,Mark Berner H,et al. Cytokines and organ failure in acute pancreatitis:inflammatory response in acute pancreatitis.. Pancreas,2012,41(2):271-277.

6. Gubensek J,Buturovic-Ponikvar J,Romozi K,et al. Factors affecting outcome in acute hypertriglyceridemic pancreatitis treated with plasma exchange:an observational cohort study. PLoS One,2014,9(7):e102748.

第二十八章　中毒的血液净化治疗

第一节　中毒的血液净化治疗概述

伴随着机械和电子技术的发展,血液净化治疗方式逐渐扩展、应用范围不断扩大。临床上常利用体外血液净化装置清除蓄积在体内的药物或毒物、体内代谢产物、异常血浆成分,以纠正机体内环境紊乱。

中毒的处理原则是:清除毒物,解毒,维持呼吸、循环等重要功能。清除毒物包括:①清除未吸收的毒物:催吐、洗胃、导泻及皮肤和眼内污染物的清洗等;②对已吸收毒物的排除:补液促排、血液净化。急性中毒性疾病是全身性疾病,重度中毒患者病情危重,病程发展迅速,在解毒药物有限的情况下,若单纯应用洗胃、导泻、补液促排等治疗方法疗效不显著,中毒患者的病死率较高。而血液净化治疗可清除体内已吸收毒物、降低体内毒物浓度、减少毒物致伤效应,以缩短中毒患者住院时间、提高中毒治疗救治成功率,已成为目前中毒性疾病常用和有效的重要毒物清除治疗手段。

目前常用的中毒血液净化治疗模式主要有:血液吸附(HA)、血液透析(HD)、血浆置换(PE)、血液滤过(HF)、血液透析滤过(HDF)以及连续性血液净化治疗(CBPT)等。在急性中毒中,血液吸附和血液透析是临床上最常用的清除毒物的血液净化技术。但在重症中毒患者的处理中,由于病情较复杂,常常需要联合进行多种模式的连续血液净化治疗。

一、中毒血液净化治疗的适应证

1. 服毒剂量过大,超过自身清除能力,已达或超过中毒致死量者。
2. 合并机体内环境发生严重紊乱者(如酸碱失衡、电解质紊乱等)。
3. 病情进行性恶化,合并脑功能障碍者。
4. 合并心血管功能不全者。
5. 合并严重的全身水肿者(包括脑水肿、肺水肿等)。
6. 合并重症感染者。
7. 合并多器官功能障碍综合征者。
8. 合并严重肝肾功能不全,对毒物或毒性代谢产物的清除能力障碍者。
9. 能够产生代谢障碍和(或)延迟效应的毒物中毒(如甲醇、百草枯等)。

二、中毒血液净化治疗的相对禁忌证

目前尚无血液净化的绝对禁忌证,但下列情况选择血液净化治疗需审慎考虑或严密监护:

1. 重要脏器(如颅内、肺、消化道等)的严重活动性出血或有全身出血倾向,或有应用抗凝药物禁忌者。

2. 经积极扩容、升压药物应用及全身辅助支持治疗,中毒患者仍处于严重低血压状态,收缩压持续小于90mmHg。

3. 有严重的贫血、周围循环衰竭、严重的心肺功能不全等情况时应尽量避免进行血透。

4. 严重的血小板减少或有严重的白细胞减少者。

三、中毒血液净化治疗的方式选择

为更好的清除体内毒物,降低中毒的严重程度,需根据毒物种类选择合适的血液净化治疗方式。选择原则为:

根据毒物的分子特性及毒物代谢动力学特点:

1. 毒物的分子量。

2. 毒物的溶解性。

3. 毒物的蛋白结合率。

4. 毒物的表观分布容积。

5. 毒物的半衰期。

6. 毒物的血达峰时间。

7. 机体对毒物的清除率。

正确选择最适宜的血液净化治疗方式,是救治成功的前提。每种毒物的分子特性及毒物代谢动力学特点不同,在开始治疗前,详细查阅毒物的以上特点,是正确选择血液净化方式的前提。

毒物的表观分布容积代表毒物在血管内外分布的比例。与血液中蛋白结合率高的毒物,表观分布容积小,主要分布在血管内,被机体排泄的速度快,清除率高;反之,与组织蛋白结合率高的毒物,其表观分布容积大,主要分布在血管外,排泄速度慢,在机体内停留时间长,易出现毒物的二次分布和二次中毒现象,即指血液中的毒物被清除后,病情出现好转,但随着与组织结合的毒物释放到血液中,引起血液中毒物浓度再次增高,出现病情反复,也称为"反跳"。因此在应用血液净化治疗过程中,治疗时机强调早期干预,治疗模式和频率强调应用连续性血液净化模式或序贯多次治疗。

四、血液净化救治中毒的临床应用

(一)血液吸附(HA)

血液吸附是通过具有高效、广谱和解毒效应的吸附装置/血液吸附器,清除血液中内源性或外源性毒物,达到清除体内已吸收毒物的作用。可用于中、小分子毒物的治疗,尤其是含有苯环的毒素;对脂溶性高、易与蛋白结合的毒物具有优于血液透析的清除效果。HA是目前临床上一种非常有效的血液净化治疗方式,它的设备要求及操作相对简单,适用于基层医疗单位对中毒患者的早期救治。

1. 通过血液吸附能清除的毒物（表 28-1-1）

表 28-1-1 血液吸附能够清除的毒物

分类	药物
镇静催眠药	巴比妥类、苯二氮䓬类、氯丙嗪、水合氯醛、苯海拉明、格鲁米特、乙琥胺、异丙嗪
解热镇痛抗风湿药	对乙酰氨基酚、阿司匹林、对乙酰氨基酚、秋水仙碱、保泰松
抗抑郁药	阿米替林、氯氮平、丙米嗪、三环类抗抑郁药
心血管类药	地高辛、硫氮草酮、美托洛尔、氨氯地平、普鲁卡因胺、奎尼丁
抗生素类	氯霉素、克林霉素、庆大霉素、异烟肼、氨苄西林、氯霉素
抗肿瘤药	多柔比星、甲氨蝶呤、卡莫司汀
毒蕈	鹅膏菌素
杀虫剂	有机磷类、氯丹
除草剂	百草枯、敌草快、有机氯
杀鼠剂	毒鼠强、氟乙酰胺、溴敌隆、溴鼠灵
其他	氨茶碱、西咪替丁、酚类、茶碱

2. 治疗要点提示 脂溶性高的毒物在人体主要分布在脂肪组织，HA 治疗后血中浓度下降，患者病情好转或无好转，但在血液吸附结束一定时间后（几小时或一天），脂肪组织中的毒物不断释放入血，血中浓度再次升高，导致病情再次加重。因此，对于脂溶性高的毒物应在血液吸附后严密观察病情变化，必要时可连续血液吸附 2～3 次，或根据病情增加血液吸附次数，以达到较好的治疗效果。

血液吸附治疗时间要适当，每次 2 小时吸附剂已达到饱和，延长治疗无效，若继续治疗需更换吸附器，以达到最佳治疗效果。老年人和肝肾功能不全患者其毒物在体内的半衰期延长，因此当服毒量大或毒物检测量高的危重患者，应尽早应用血液净化治疗。

虽然血液吸附有较好的清除毒物作用，应用广泛，但其治疗结束后容易出现中毒"反跳"现象，也不能代替解毒药物的应用。在已知毒物有解毒或拮抗药物治疗的情况下，首选解毒或拮抗药物的尽早、足量、足疗程应用，在此基础上联合血液吸附等血液净化治疗。

3. HA 治疗的主要并发症

（1）血小板减少：治疗过程中监测出凝血功能、血小板、有无出血情况，必要时可减少抗凝剂的应用；

（2）低血压：HA 要求一定的血流量，因而治疗起始体内血容量减少易导致血压下降，尤其在重度中毒合并低血压状态的患者。临床应用中，急性重度口服多种降压药物中毒的患者[如钙离子拮抗剂和（或）β 受体阻滞剂和（或）ACEI/ARB 类，合并 / 不合并苯二氮䓬类安眠药物]，往往存在顽固性低血压状态，必要时可在扩容、升压药物应用及全身辅助支持治疗情况下，进行 HA 的治疗。

（3）凝血与出血：可根据患者治疗前的凝血状态等综合情况，在推荐剂量范围内（体内肝素化首次剂量 1.0～1.5mg/kg，维持剂量 10～15mg/h），调整抗凝剂的用量，减少凝血与出血风险。

（4）发热反应：少见。主要是由于灌流器微粒脱落，出现寒战、发热等。

（二）血液透析（HD）

血液透析是利用半透膜两侧溶质浓度梯度差及溶质弥散转运机制，并根据半透膜平衡原理，将患者血液内毒物经弥散运动通过半透膜至透析液中，清除血液中外源性或内源性毒物，达到清除体内已吸收毒物的目的。可用于小分子量、水溶性、低蛋白结合率的毒物。血液透析能部分替代正常肾脏排泄功能，因而可用于合并肾衰竭并严重水、电解质、酸碱平衡的治疗，改善肺水肿。临床上常用于血液透析清除的毒物主要有甲醇、乙醇、乙二醇、异丙醇、汞盐、砷、铊、铁、钾、钡、钠、四氯化碳、三氯乙烯、尿素氮、肌酐、水杨酸等。

在急性中毒性事件中，常见的甲醇中毒和乙二醇中毒病情危重、病程发展迅速，明确诊断后应尽早行血液透析治疗，疗效显著。

（三）血浆置换（PE）

血浆置换是将患者血液经体外循环引入血浆分离器，使血细胞成分（白细胞、红细胞、血小板）与血浆分离，弃去分离的血浆，按比例补充一定量的正常新鲜血浆或白蛋白，达到清除患者体内血浆中与蛋白结合的毒物的作用。适用于清除分子质量大、血浆蛋白结合率高、但不易被血液吸附或血液透析清除的毒物或致病因子，包括抗体、免疫复合物、冷凝蛋白、红细胞破坏产物、内源性毒素、炎症因子，因新鲜冰冻血浆中含有大量的凝血因子，对于伴发凝血功能障碍的中毒患者有改善凝血功能的作用。但 PE 因需消耗大量稀缺的血浆和血浆制品，且费用昂贵，因而限制了应用。临床上主要适用于急性重度中毒合并重要脏器衰竭的患者，如毒蕈中毒、鱼胆中毒、稀料中毒、对乙酰氨基酚中毒、甲硝唑中毒，同时合并肝衰竭，早期大剂量激素冲击治疗联合血浆置换多可有效挽救患者生命。

PE 治疗的主要并发症：①低钙：因新鲜冰冻血浆或白蛋白液中含有枸橼酸盐作为抗凝剂，大量快速输入体内可引起枸橼酸中毒反应（低血钙、肢体抽搐、心律失常），因此在治疗过程中需补充钙剂。②过敏反应：与置换液中输入的血浆或白蛋白有关，可在血浆置换前应用苯海拉明，治疗中出现的过敏反应若可查明血袋，未用完的血可弃用，并应用糖皮质激素。严重过敏反应导致休克者，需及时终止治疗。③低血压：在血浆置换过程中，体内血浆被大量去除，致胶体渗透压降低，输入白蛋白、血浆发生超敏反应、枸橼酸反应低血钙等复合因素可导致低血压。可调节输入量和血浆滤出的速度来调节。

（四）连续血液净化治疗（CBPT）

血液滤过是以对流的方式清除血液中的中、小分子毒素和水分，对中分子物质的清除能力优于透析，适用于病情重、血流动力学不稳定、内环境紊乱的急性中毒合并多器官功能障碍的患者，能达到清除炎性介质、改善细胞功能，重建机体免疫内稳态的效果。对于一些水溶性、蛋白结合率低的毒素引起的急性重度中毒（如二甲双胍、乙二醇、甲醇、苯胺、砷化氢等），CBPT 可有效清除毒素。CBPT 的治疗时间通常需要持续 24 小时以上。为提高清除毒素的效率，用于中毒早期救治的 CBPT 通常要求较高的治疗剂量。为避免毒物的反跳，临床中也常采用序贯性血液净化方法，即先采用 HA 迅速降低血液毒物浓度，再采用 CBPT 持续不断清除毒物，可有效避免"反跳"现象。

（五）集成血液净化

由于基本的血液净化模式对毒物的清除效率有限，因此，对于毒性强或服毒量大的严重中毒患者，为提高治疗效率，可实施集成血液净化治疗。比如对百草枯中毒患者可以采

取血液吸附 / 血浆吸附集成连续血液净化治疗（HA＋CBPT 或 PA＋CBPT），以求在单位时间内清除更多的毒素，从而改善患者的预后。

（邱泽武　王春燕）

参 考 文 献

1. Ghannoum M，Nolin T D，Lavergne V，et al. Blood purification in toxicology: nephrology's ugly duckling. Advances in Chronic Kidney Disease，2011，18（3）：160.

2. Saito A. Current progress in blood purification methods used in critical care medicine. Contributions to Nephrology，2010，166（166）：100-111.

3. Patel N，Bayliss G P. Developments in extracorporeal therapy for the poisoned patient. Advanced Drug Delivery Reviews，2015，90：3.

4. Hirasawa H. Indications for blood purification in critical care. Contributions to Nephrology，2010，166（166）：21.

5. 贵春梅，艾宇航，黄绍华. 序贯性血液净化对重度有机磷农药中毒并发呼吸衰竭患者疗效分析. 中国现代医学杂志，2010，20（22）：3452-3454.

6. 宋岩，李冀军，张壹言，等. 连续性血液净化与常规血透治疗乳酸酸中毒比较. 中国血液净化，2002，1（6）：7-9.

7. Tian T，Wang Y，Nie Z，et al. Efficiency of hemoperfusion on clearing thallium based on atomic absorption spectrometry. Zhonghua Wei Zhong Bing Ji Jiu Yi Xue，2015，27（4）：259-262.

第二节　有机磷农药中毒的血液净化治疗

有机磷酸酯类主要作为农业和环境卫生杀虫剂使用，如敌百虫（dipterex）、乐果（rogor）、马拉硫磷（malathion）、敌敌畏（DDVP）、内吸磷（systox E1059）、和对硫磷（parathion 605）等。在发展中国家，有机磷农药是最常用的农药之一，可以轻易获得。全球每年有超过 300 万例的有机磷中毒，口服有机磷农药自杀死亡人数超过 25 万，占到自杀人数的 30%，也是较为常见的中毒。

一、有机磷农药的毒代动力学及中毒机制

有机磷农药具有脂溶性高、分子量小（分子量一般＜2500Da）和挥发性强等特点，可通过皮肤、胃肠道、眼睛和呼吸系统迅速吸收，并在脂肪组织、肝脏和肾脏中分布和蓄积，其进入中枢神经系统，使外周和中枢的乙酰胆碱水平明显升高而产生毒性作用。其在脂肪组织中蓄积和代谢再分布，自动代谢能力较弱，口服有机磷农药后 6 小时即可达到血液峰浓度且半衰期较长，主要在肝内进行生物转化和代谢，24 小时内通过肾由尿排泄，48 小时后完全排出体外。

有机磷农药主要的毒理机制是抑制胆碱酯酶的活力，导致神经肌肉接头处的乙酰胆碱大量聚集，从而引发一系列临床症状。有机磷酸酯类与乙酰胆碱酯酶牢固结合，其结合位点为乙酰胆碱酯酶酯解部位的丝氨酸羟基。乙酰胆碱是中枢和外周神经系统的内源性神经递质，主要作用为兴奋毒蕈碱型胆碱受体（M 胆碱受体）和烟碱型胆碱受体（N 胆碱受体），乙酰胆碱化学式 $C_7H_{16}NO_2$，分子量 146.21，半衰期 2 分钟，主要被乙酰胆碱酯酶水解，乙酰

胆碱酯酶在神经细胞体内合成,沿轴突转运到神经末梢。有机磷化合物与乙酰胆碱酯酶结合后可生成磷酰化乙酰胆碱酯酶而不易被水解,造成乙酰胆碱酯酶活性的抑制。

二、有机磷农药中毒的临床表现

(一)急性中毒

乙酰胆碱的持续刺激使胆碱酯酶受体麻痹,最终导致 M 样症状(恶心、呕吐、腹泻、分泌物增加、瞳孔缩小等)、N 样症状(肌纤维震颤)和中枢神经系统症状(头晕、头痛、谵妄、昏迷等)的发生。

中毒较轻者有头痛、头晕、流涎、恶心、呕吐、腹痛、多汗、乏力、肢体麻木、视力模糊等症状,全血胆碱酯酶活力降至 50%~70%;中度中毒者,除上述症状外,进而出现精神恍惚,言语不利,步态蹒跚,呼吸困难,肌束颤动,中度瞳孔缩小等,全血胆碱酯酶活力降至 30%~50%;重度中毒者,病情进展迅速,瞳孔极小,对光反应迟钝,严重时血压下降,心率加快,口腔及呼吸道有大量分泌物,导致呼吸困难,口唇及指端明显发绀,甚至于呼吸衰竭,患者呈现昏迷、大小便失禁状态,全血胆碱酯酶活力降至 30% 以下。

(二)中间综合征

中间综合征多发生在重度有机磷中毒后 24~96 小时及复能药物用量不足患者,是由于脂类有机磷或脂肪内有机磷代谢产物向循环内释放导致的,可出现周围肌肉和呼吸肌麻痹。此外,还可引起心脏损伤,患者的交感神经和副交感神经功能出现紊乱,导致心律失常。

三、有机磷农药中毒的治疗

大量研究证据显示,血液及组织中高浓度的有机磷对机体重要脏器具有直接损害作用,常导致死亡。有机磷农药中毒后的主要死因是呼吸衰竭,另外中毒性休克、中毒性脑病、中毒性心肌炎及心跳骤停等亦是重要死因。因此对中毒患者应早期给予及时有效的治疗。

治疗原则包括三个方面:第一,尽快终止毒物吸收并清除进入体内的毒物。第二,短时间内迅速达到阿托品化并应用胆碱酯酶复能剂。第三,维持有效循环血量,保护重要脏器功能,防治感染,稳定内环境,对症支持治疗。保持呼吸道通畅,避免误吸。出现呼吸衰竭应给予机械通气,出现低血压时使用升压药物维持血压。

(一)清除残留毒物

早期积极清除毒物是基础,患者入院后应积极洗胃,使用清水或碱性液,总量 30 000~80 000ml。敌百虫禁用碱性液洗胃,以免变为毒性更强的敌敌畏。同时给予导泻,促进胃肠道内毒物排出。

(二)药物治疗

药物治疗主要是给予抗胆碱能药物及胆碱酯酶复能剂。早期足量应用阿托品,尽快达到阿托品化。阿托品化的临床表现为:瞳孔较前散大,口腔干燥,皮肤大汗消退,颜面发红,听诊肺部湿啰音减少或消失,心率增加等。应注意避免阿托品中毒对机体造成危害。盐酸戊乙奎醚为新型选择性抗胆碱药,能通过血脑屏障进入脑内,使乙酰胆碱阻断脑内毒蕈碱受体(M 受体)和烟碱受体(N 受体)的激动作用,由于该药对 M_2 受体基本无作用,不会对心率造成影响;对外周 N 受体无明显拮抗作用。胆碱酯酶复能剂的主要作用是恢复被抑制的胆碱酯酶活性,常用碘解磷定和氯解磷定。

（三）血液净化治疗

机体吸收有机磷农药后约 6～12 小时血中浓度达高峰，有的药物经肝脏代谢可生成毒性更强的物质，并通过肝肠循环再吸收维持血中毒物浓度在较高水平。因此，对于重症患者或甲拌磷等代谢较慢的农药中毒的患者，入院后除积极采取综合治疗外，应尽早行血液净化治疗，清除体内已吸收的毒物，减轻对重要脏器的损害。

1. **血液净化方式的选择**　由于有机磷农药多为脂溶性，蛋白结合率高，所以有机磷中毒的血液净化治疗的方式包括了血液吸附、血浆吸附、血浆置换等。需要注意的是，蛋白结合率高的毒物很难通过弥散或对流的方式清除，因此不推荐使用透析或连续血液净化治疗来清除有机磷。

（1）血液吸附（HA）：血液吸附治疗可利用强大的非选择性吸附作用清除血液中的有机磷，达到清除毒物的目的。HA 还可以及时清除体内的炎症介质，减轻机体炎性损伤。

有机磷农药具有较大的分布容积，一次治疗后，循环血液中的有机磷浓度暂时下降；数小时后，分布于全身组织器官中的毒物可重新入血，导致血药浓度回升。另外，消化道中残留的毒物吸收入血，以及有机磷肝肠循环的存在也可以导致血药浓度回升，即"中毒反跳"。因此，对急性重度有机磷中毒患者，建议 12～24 小时重复 HA 治疗一次；并动态监测胆碱酯酶的变化，如果本已好转的胆碱酯酶又出现下降，应再次行血液净化治疗，防止"反跳"的发生。近年的研究证实，增加 HA 的次数能有效清除体内的有机磷农药，减少中间综合征、中毒反跳的发生。

（2）血浆吸附（PA）：血浆吸附的原理是首先应用血浆分离器分离出血浆（血细胞成分返回体内），再利用吸附器对血浆中的毒物进行特异或非特异性吸附。由于吸收入血的有机磷农药主要分布于血浆中，使用连续 PA 可以持续地清除毒物，并避免血小板激活和吸附器的过早饱和，尤其适用于容易出现反跳的有机磷中毒患者。

（3）血浆置换（PE）：血浆置换是指用血浆分离器将患者的血液分离出血浆和血细胞，弃去含有致病物质的血浆，同时将等量新鲜冰冻血浆回输患者体内，从而清除血浆中致病物质的血液净化方法。PE 能迅速清除血液循环中的有机磷农药，并可直接去除积聚在血浆内的乙酰胆碱和老化的磷酰化胆碱酯酶；输入的异体新鲜冰冻血浆可补充活力良好的胆碱酯酶及人体各种生理酶，对解除有机磷毒物对乙酰胆碱酯酶的抑制、促进胆碱酯酶活力恢复起到积极作用。

（4）连续血液净化治疗：由于有机磷毒物的蛋白结合率高，连续血液净化治疗很难清除有机磷农药成分，因此一般不作为此类患者的常规血液净化方式，对于合并 AKI 的有机磷中毒患者可以考虑使用 CBPT 支持肾脏功能，维持内环境稳定。

2. **血液净化联合静脉注射脂肪乳剂治疗有机磷中毒**　大多数有机磷农药是高度脂溶性，脂肪组织中的浓度比血液中的浓度高 20～50 倍。脂肪乳剂能溶解脂溶性药物，促使其并从毒性位点分离。因此，有文献报道静脉注射脂肪乳剂联合血液吸附来治疗重度有机磷农药中毒。这种治疗方案包括两个方面：一是静脉输注脂肪乳剂；另一方面使用血液吸附清除组织中有机磷物质。这一策略的优点在于：首先，通过分离和去除有毒物质以减轻有机磷农药对患者的毒性作用；其次，解毒药物的剂量可以减少，减轻其副作用；第三，脂肪乳剂可以为禁食患者提供能量。

总之，针对有机磷农药中毒这种临床常见疾病，应根据不同种类农药的特点在早期采取综合性治疗措施。对重症患者或半衰期较长的农药（如甲拌磷）中毒患者，在使用药物治疗的同时,应根据病情选择适当的方式尽早进行血液净化治疗。对于服药量大,毒性强的患者应增大血液净化的频次或剂量,并动态监测胆碱酯酶活性,预防反跳的而发生。

(李元忠　安丽丽)

参 考 文 献

1. Chowdhary S, Bhattacharyya R, Baneriee D. Acute organophosphorus poisoning. Clin Chim Acta, 2014, 431: 66-76.

2. Tang X, Wang R, Xie H, et al. Repeated pulse intra-muscular injection of pralidoxime chloride in severe acute organophosphorus pesticide poisoning. Am J Emerg Med, 2013, 31(6): 946-949.

3. Eyer F, Meischner V, Kiderlen D, et al. Human parathion poisoning. A toxico-kinetic analysis. Toxicol Rev, 2003, 22(3): 143-163.

4. Sarkar S, Nandi M, Mondal R, et al. Organophosphorus-induced extrapyramidal intermediate syndrome in an adolescent suicide attempt survivor. J Neurosci Rural Pract, 2014, 5(3): 276-278.

5. Nurulain SM. Different approaches to acute organophosphorus poison treatment. J Pak Med Assoc, 2012, 62(7): 712-717.

6. Gunnell D, Eddleston M. Suicide by intentional ingestion of pesticides: a continuing tragedy in developing countries. Int J Epidemiol, 2010, 12(3): 224-226.

7. Haapio M, Koivusalo A, Makisalo H. Extracorporeal blood purification for poisonings. Duodeccim, 2012, 128(20): 2157-2165.

8. Liang MJ, Zhang Y. Clinical analysis of penehyclidine hydrochloride combined with hemoperfusion in the treatment of acute severe organophosphorus pesticide poisoning. Genet Mol Res, 2015, 14: 4914-4919.

9. Dunn C, Bird SB, Gaspari R. Intralipid fat emulsion decreases respiratory failure in a rat model of parathion exposure. Acad Emerg Med, 2012, 19(5): 504-509.

第三节　百草枯中毒的血液净化治疗

百草枯(paraquat, PQ)属联吡啶杂环化合物,有二氯化物和二硫酸甲酯盐两种白色结晶,无味,易溶于水,微溶于酒精,在酸性及中性溶液中稳定,遇碱易水解。百草枯1882年合成,1962年用作除草剂。急性百草枯中毒(acute paraquat poisoning)是指百草枯进入人体后出现以急性肺损伤为临床特征的农药中毒。百草枯对人畜毒性高,亚洲地区百草枯中毒高发,其病死率80%～100%[1, 2]。急性呼吸衰竭是重度中毒患者直接死亡原因,急性肾损伤(acute kidney injury, AKI)致少尿或无尿亦是患者死亡的重要原因[3]。

一、百草枯中毒的发病机制

(一)中毒途径

百草枯可经消化道、皮肤和呼吸道进入人体。其中口服自杀和误服是常见的中毒方式。成人口服最低致死剂量约为16mg/kg,大于30mg/kg将迅速导致患者多脏器功能衰竭而死亡[3]。

(二)毒物代谢动力学特点

口服吸收迅速,吸收率为1%～5%,2～4小时血液浓度达峰值,迅速分布到肺、肾脏、肝脏和肌肉组织。百草枯在肺泡上皮细胞中能够逆浓度梯度主动转运故肺组织含量可较血液中的浓度高。进入人体的百草枯很少降解，主要以原形经肾脏排泄。据报道90%以上被吸收的百草枯在口服后12～24小时内经肾脏排泄，肾小管不吸收，其半衰期84小时[3,4]，但实际尿液排泄百草枯时间往往更长。

（三）毒理

百草枯进入人体通过诱导氧化应激反应而产生大量的活性氧自由基和过氧化物离子，由此引起细胞和组织的急性过氧化损伤，导致肺、肾脏、肝、心肌、胃肠道和脑的系统损害。多年来，"过氧化应激"学说是百草枯诱导中毒患者组织、器官损伤的公认机制。由于百草枯在肺泡上皮细胞中能够逆浓度梯度主动转运和蓄积特点，导致Ⅰ型和Ⅱ型肺泡上皮细胞的肿胀、变性和坏死。除此以外，百草枯对皮肤和食管黏膜有明显的刺激和腐蚀的局部作用。

二、百草枯中毒的主要临床表现

临床表现取决于毒物摄入途径、速度、中毒量和中毒前的身体情况。

（一）局部损害

皮肤暴露者可出现红斑、水疱、溃疡和坏死。经口中毒者可见口腔和食管上端灼伤和溃烂。眼暴露者常发生结膜或角膜灼伤，吸入者可出现鼻出血。

（二）系统损害

1. **呼吸系统**　肺是百草枯损伤的主要器官。轻度中毒可无明显临床症状，重度中毒常表现为严重的胸闷、伴呼吸功能的进行性恶化，进行性肺组织渗出和实变伴急性呼吸窘迫等重度中毒患者的特征性改变。咳嗽、咳痰、咯血不明显。急性肺损伤超过肺组织的10.8%[5]，提示患者预后不良，多在1～3周死亡。少数患者出现纵隔气胸和锁骨上皮下气肿。

2. **消化系统**　口服中毒患者常出现胸骨后烧灼感，恶心、呕吐、腹痛、胃肠道出血。咽喉部疼痛可是轻度中毒患者唯一的临床表现。重度中毒患者1～3天出现肝损伤和急性肝坏死。由于中毒7天内患者出现纵隔气胸患者常常伴有严重的食管黏膜损伤，其死亡率近100%，故百草枯的局部腐蚀损伤作用应高度关注。

3. **泌尿系统**　AKI是中毒患者的早期常见表现。重度中毒患者呈现进行性少尿，可有少量蛋白尿，血尿，无明显腰痛和浮肿。无尿和少尿是患者死亡的危险因素。

4. **其他**　患者可有心悸、气短、低血压、休克；头晕、头痛、抽搐、昏迷，出现多脏器功能衰竭。

三、百草枯中毒的辅助检查

（一）毒物测定

为明确诊断，应进行胃液、呕吐物、血液和尿液的毒物检测。服毒后应尽早测定血液百草枯浓度，为防止错过血液吸收峰值，可重复测定。24小时后血液中百草枯浓度＞1mg/L是患者预后不良的指标。可疑中毒患者均应进行尿液百草枯定性和定量检测。

（二）影像学检测

肺部X线和CT检测不仅可协助诊断，而且可提供肺损伤的定量检测，故对百草枯中毒病情监控有重要意义。

四、百草枯中毒的治疗

百草枯中毒目前无特效解毒药,主要治疗措施包括了洗胃、导泻、血液净化、药物治疗及对症支持治疗等。

(一)减少毒物吸收

1. 清除毒物污染 脱去毒物污染衣物,肥皂水清洗污染皮肤;服毒者用复方硼砂漱口液或氯己定(洗必泰)漱口;眼污染用2%～4%碳酸氢钠溶液冲洗15分钟,后用生理盐水冲洗。

2. 洗胃 口服中毒者应快速进行洗胃,但百草枯有腐蚀性,洗胃时要慎重。建议用碱性液体(如肥皂水)充分洗胃,服毒1小时内用白陶土60g或活性炭30g吸附。由于百草枯从胃反流有加重食管的二次腐蚀损伤作用,故留置胃管洗胃为佳,不推荐催吐法。

3. 导泻 番泻叶(10～15g加200ml开水浸泡后冲凉)或硫酸镁、甘露醇、大黄等导泻。

4. 补液利尿 应积极静脉补液,维持循环容量,并应用呋塞米等利尿促使毒物排泄。

(二)百草枯中毒的血液净化治疗

由于百草枯中毒抢救难度高,预后差,死亡率高,所以百草枯中毒患者应尽早进行血液净化治疗,2～4小时内进行效果较好。百草枯分子量不高(257),水溶性,分布容积大(1.2L/kg),但蛋白结合率低(6%),内源性清除率为24ml/(min·kg)[3, 6]。故理论上,血液吸附(HA)、血液透析(HD)和连续血液净化治疗(CBPT)均可清除患者血液中的百草枯。

1. 血液吸附技术

(1)HA对PQ清除的有效性:Tabei K等[7]在1982年研究了体内、外活性炭血液吸附对百草枯的清除效能,发现当流量为200ml/min时,在160分钟内可以将PQ浓度为0.1mg/L的4L溶液中93%～99%的PQ清除干净;半数清除时间为16分10秒;当流量为100ml/min时,半数清除时间为49分30秒;而且从一名百草枯中毒患者血液吸附前后的血浆PQ浓度发现,单次HA治疗即可清除血液循环中99%的PQ。Hong SY等[8]2003年的实验也得到了相同的结果。当吸附流量为250ml/min时,6小时的体外HA治疗可以将400mg/L的PQ浓度降至1.5mg/L;进一步检测了105例急性百草中毒患者吸附前后的血浆PQ浓度发现,经过4小时的HA治疗后,存活组及死亡组血浆PQ浓度较HA治疗前分别下降了80.39%±19.9%和67.29%±19.2%。这些证据证实了活性炭血液吸附对血液循环中PQ清除的有效性。

(2)HA对生存时间的影响:Suzuki K等[9]研究了强化血液吸附(在口服PQ的第一天行HA治疗大于10小时)与普通血液吸附(在口服PQ的第一天行HA治疗小于10小时)对患者生存率的影响,尽管强化HA治疗组总死亡率81%(17例/21例)与普通HA治疗组的总死亡率73.7%(14例/19例)无统计学差异,但强化HA治疗组与普通HA治疗组死亡病例存活时间分别为(177.4±137.7)小时和(75.6±53.0)小时,存在显著性差异。田甜等[10]通过Meta分析方法比较了国内学者有关常规治疗加HA治疗与仅给予常规治疗对百草枯中毒死亡病例存活时间的影响,共5项研究纳入数据分析,结果提示血液吸附仅能延长死亡病例存活时间。

(3)HA对存活率的影响:虽然HA治疗能够延长急性PQ中毒患者生存时间,但其能否降低百草中毒患者总的死亡率却存在较大分歧。早在1983年,Mascie-Taylor BH等[11]就提出,当PQ中毒剂量为成人致死剂量时,HA不能降低其死亡率。Bismuth C等[12]认为虽然HA等体外血液净化技术能够有效清除血液中的PQ,但没有确切的证据证明其能提高百草枯中毒的生存率。由于百草枯吸收后能够很快地分布于组织中,所以当清除手段开始进行时,在血流丰富的肝、肾和肺泡细胞中百草枯已经达到了致死浓度,故通过血液吸附改变毒物的代谢和排泄,并不能达到成功地治疗中毒的目的。Hampson EC 等[13]回顾性分析 42例 HA 治疗百草枯中毒的疗效后发现:无论 HA 或 HA＋HD 均不能提高存活率。Botella de Maglia J 等[14]回顾性分析了 29 例百草枯中毒患者,HA 治疗组的死亡率为 75.0%(12 例 /16例),与非 HA 治疗组的死亡率 61.5%(8 例 /13 例)无统计学差异。因此,他们认为活性炭血液吸附不能降低百草枯中毒的死亡率。

2007 年田甜等[10]通过对 20 项随机对照试验(RCT)和临床对照研究(CCT)进行 Meta分析后认为,HA 可以降低百草枯中毒患者的死亡率。2009 年王静等[15]通过对国内 9 项CCT 进行 Meta 分析后认为,血液吸附可降低百草枯中毒的病死率。但前述研究者均同时指出,由于纳入分析的 RCT 及 CCT 的质量均较低(王静等采用 Jadad 评分标准评价纳入研究文献质量时,所有 9 项 CCT 研究均小于 3 分),同时存在发表偏倚、语种偏倚等多种偏倚,降低了系统评价结论的可靠性。

(4)HA 疗效评价不一致的原因分析

1)百草枯中毒严重程度不一致影响了 HA 疗效的判定:入院时血浆 PQ 浓度和服毒至入院时间是决定 PQ 中毒预后的重要因素。1979 年,Proudfoot[16, 17]根据 71 例患者的不同时间点的血浆 PQ 浓度,绘制了 Proudfoot 曲线,被广泛用于判断百草枯中毒严重程度和预测结局。若 PQ 中毒后 4、6、10、16 及 24 小时后血浆 PQ 浓度低于 2.0、0.6、0.3、0.16、0.1mg/L则可能存活。Sawada 等[18]于 1988 年研究 30 例百草枯中毒患者血清 PQ 浓度与预后之间的关系,提出了百草枯中毒严重性指数(severity index of PQ poisoning, SIPP)来预测结局。SIPP 被定义为口服百草枯至开始治疗的小时数与入院时血清 PQ 浓度(mg/L)之间的乘积。若 SIPP＞10h•mg/L 死亡可能性极大。大量文献和 PQ 的毒代动力学特点都证明血液净化对超过致死量多倍的 PQ 中毒不能降低病死率。Hampson EC 等[15]研究认为百草枯中毒患者任何时候血浆浓度大于 3mg/L,血液吸附治疗不能挽救患者生命。Yamamoto I 等[19]对所有患者进行多次 HA,直到尿中检测不到 PQ 为止,结果所有 SIPP＜10h•mg/L 的患者均存活,而 26 例 SIPP＞10h•mg/L 的患者均死亡。由于以往的研究大多没有根据血浆 PQ 浓度或SIPP 进行分组比较,导致过高或过低 PQ 浓度的患者纳入严重影响了疗效评价。

2)HA 治疗时间及频率不一致:目前国内、外研究者对于如何选择 HA 治疗剂量的问题存在较大争议。1997 年 Yang TS 等[20]设计了动物实验发现:10 头小母猪口服百草枯70mg/kg,2h 后接受血液吸附,但 HA 治疗时间不同,其中 6 头猪接受 2 小时的 HA 治疗,4 头猪接受 6 小时的 HA 治疗,结果 2 小时治疗组死亡率 100%(6 头 /6 头),而 6 小时治疗组死亡率仅为 25%(1 头 /4 头)。Tabei K 等[4]检测了 PQ 中毒患者 HA 前后血浆 PQ 浓度,发现单次 HA 治疗即可清除血液循环中 99%。但 Bismuth C 等[14]却发现,一旦停止 HA,将有一部分 PQ 从组织中再释放到血液,血浆中的百草枯浓度就会发生升高。Koo JR 等[21]的 RCT研究发现:观察组在 HA 治疗一次后随机进行连续性静脉 - 静脉血液滤过治疗(CVVH),而对照组则进行 1～2 次的 HA 治疗。其死亡率分别为 66.7%(24 例 /36 例)和 63.6%(28 例 /44例)。虽两组死亡率无统计学差异,但死亡病例的存活时间观察组与对照组存在统计学差异(5.0 天 ±5.0 天 vs 2.5 天 ±2.1 天,P＜0.05)。上述证据表明 HA 治疗频率及 HA 持续时间可显著影响疗效。

3）开始 HA 治疗的时间差异：口服 PQ 的毒代动力学特点是：①吸收迅速；②分布到肺、肾脏、肝、肌肉快；③ PQ 在肺泡上皮细胞中能够逆浓度梯度主动转运而达到蓄积，肺组织含量高；④ PQ 与组织广泛结合，表观分布容积（Vd）大。故多数学者认为在肺中 PQ 浓度未达到引起不可逆损害的峰值前是 HA 治疗的最佳时间。Tabei K[7] 等对开始血液吸附的时间进行统计分析后发现：在入院时血浆 PQ 浓度相近甚至更低的情况下，开始行 HA 的时间越晚，患者死亡率越高。Hong SY[8] 等研究也认为从 PQ 达到峰浓度开始，越早开始进行 HA 治疗，HA 清除 PQ 的效力就越高。因此开始 HA 治疗的时间将直接影响其疗效。

总之：① HA 能够有效清除血液中游离 PQ，延长中毒患者的生存时间；②由于各研究选择患者中毒严重程度不一致、血液吸附持续时间和频率不同、开始 HA 治疗时间的差异，最终影响了生存率的判定；③对 PQ 的毒代动力学特点缺乏充分的认识，也是 HA 救治百草枯中毒成功率低的原因。根据 PQ 的毒代动力学特点尽早使用 HA 清除循环系统中的 PQ、减少 PQ 的组织分布，仍是治疗急性百草枯中毒的关键环节之一。将 HA 集成其他血液净化方法有望进一步提高抢救成功率。但是确定 HA 治疗急性百草枯中毒的疗效尚需进行设计合理、执行严格、多中心、大样本且随访时间足够的 RCT 研究。

2. **血液透析技术**　韩国学者 Hong SY[8] 测定了 HA 和 HD 治疗 105 例百草枯中毒患者的 PQ 浓度发现：在 90 分钟内 HA 能够迅速降低患者血液百草枯水平，超过 HD 的清除率，之后清除率持续下降，低于 HD 的清除率。而 6 小时的 PQ 清除总量 HD 高于 HA。HD 较 HA 对百草枯清除率低 5～7 倍。

3. **连续血液净化技术**　Koo JR 等 [21] 采用前瞻性随机对照观察了 CVVH 对 80 例百草枯中毒治疗的疗效。其中 44 例患者仅接受 HA 为对照，其余 36 例患者接受 HA＋CVVH 治疗。结果发现 HA＋CVVH 治疗组患者存活时间显著高于单纯 HA 组，但死亡率两组没有显著性差异。

4. **体外膜肺氧合（extracorporeal membrane oxygenation，ECMO）技术**　ECMO 应用于抢救 PQ 中毒均为病例报告。虽然 ECMO 无法阻断或抑制肺组织纤维化的进程，但是 ECMO 可很快纠正患者急性缺氧，减轻由呼吸衰竭引起的一系列相应并发症所带来的危害，改善体内主要脏器的功能，使多数极重度 PQ 中毒患者安全度过了 PQ 中毒致急性肺损伤的渗出期，从避免了患者死于早期急性肺泡炎，故目前认为 ECMO 技术是 PQ 中毒患者能够接受肺移植治疗的"桥"。

5. **血液吸附集成连续血液净化技术**

（1）技术优势：百草枯中毒早期，血液吸附能够在 90～120 分子钟内迅速减低患者血液百草枯水平。由于治疗时间短，患者消化道吸收和组织的再分布易造成血液百草枯毒物浓度"反跳"，致病情反复，需通过 CBPT 对百草枯持续清除来避免单纯血液吸附的"百草枯中毒反跳现象"，维持内环境的稳定，及时地清除毒物产生的炎性因子，纠正或预防百草枯诱发机体过度的炎症反应。血液吸附与 CBPT 集成充分发挥了血液吸附与 CBPT 的技术优势，弥补了各自技术的缺陷。

（2）血液吸附集成连续血液净化技术的治疗指征：由于血液循环是毒物进入到患者重要脏器和毒物再分布的主要途径，血液吸附集成连续血液净化技术可从血液中主动清除毒物，故我们认为：①有百草枯接触史，血液或尿液高效液相色谱检测到百草枯或尿液定性试验阳性；②有百草枯接触史，伴有肺损伤、SCr＞133μmol/L；血液谷丙转氨酶或天冬氨酸氨基转移酶>70IU 或总胆红素>36.6μmol/L 均是血液吸附集成 CBPT 的指征。

（3）血液吸附集成连续血液净化治疗的时机、剂量和模式：急性百草枯中毒的"黄金"抢救治疗窗短，故该技术的应用遵循"尽早开始，早期持续、序贯治疗、完全清除"的原则。尽早开始：患者一但确诊急性百草枯中毒并有指征应尽早开始治疗。早期持续：持续进行血液净化治疗 48～72 小时，之后每天 CBPT 治疗 12 小时持续 3～7 天。序贯治疗：首选血液吸附，2～4 小时后开始 CBPT 治疗。如患者口服量大，估计中毒重，可在引血端串联吸附器，每 2 小时更换吸附器，血液吸附治疗持续不超过 8 小时。完全清除：血液与尿液高效液相色谱法检测不出百草枯是 CBPT 的停用指征。

（4）血液吸附集成连续血液净化治疗的抗凝问题：百草枯中毒行 CBPT 治疗的主要问题仍是抗凝。CBPT 开始前我们按常规静脉给予普通肝素 3000IU，随后每小时给予 300～500IU 维持量。由于百草枯中毒患者易出现高凝，血液吸附损失血小板，且我们接诊的患者大多已用抗凝剂，故患者血液吸附 CBPT 治疗更强调"个体化原则"。

（5）血液吸附集成连续血液净化治疗的并发症：急性百草枯采用的血液吸附集成连续血液净化治疗的并发症与临床常见肾衰患者行 CBPT 治疗相似。由于百草枯有较强的局部腐蚀作用，经口中毒患者常有舌咽部的出血，故需严密监测血红蛋白的下降及出血的情况。除此以外，医源性低磷血症、低钾血症等并不少见，需要静脉补充电解质。

总之，血液吸附集成连续血液净化治疗在抢救急性百草枯中毒患者中应用例数还不多，其经验还需进一步积累。积极开展随机多中心前瞻性对照研究是未来发展的方向。

（三）药物治疗

1. 抗自由基药　如过氧化物歧化酶、谷胱甘肽、大剂量维生素 C 和维生素 E 等。

2. 糖皮质激素　建议早期应用糖皮质激素，减轻肺纤维化。

3. 环磷酰胺、硫唑嘌呤可减轻症状，但不能改善病理损害。对已有肝、肾损伤患者不使用环磷酰胺。

（四）对症支持治疗

1. **器官功能支持**　监测重要器官功能。上消化道出血应用质子泵抑制药；肾衰竭时行血液透析；呼吸衰竭时行呼吸机通气支持。肺纤维化致呼吸衰竭者行肺移植。

2. **吸氧问题**　吸入高浓度氧会加速氧自由基形成，增强百草枯的毒性，加重肺损伤作用，故只有当出现低氧血症时，才考虑给予吸氧。

五、预防

由于百草枯中毒无特效治疗方法，每年出现大量中毒及死亡病例，因此，在我国境内自 2014 年 7 月 1 日起，已经停止了百草枯水剂登记和生产许可、停止生产，并自 2016 年 7 月 1 日起停止水剂在国内的销售和使用。尽管如此，由于百草枯除草效果确切，价格低廉，缺乏理想的替代产品，目前仍有很多地方在非法使用，也不排除个别不法厂商改头换面后进行生产和销售，导致百草枯中毒仍时有发生。此种情况下，相关部门必须加强市场监管，严格执法，并继续加强对农民的安全防护教育，严格执行农药保存和使用的规范，包括在盛装农药容器上标志警告内容以防误服，不逆风向喷洒农药和暴露皮肤，穿长衣长裤，戴防护眼镜等。希望随着社会的发展和科技的进步，百草枯中毒的悲剧最终不再发生。

（彭　艾）

参 考 文 献

1. Lee JW，Hwang IW，Kim JW，et al. Common Pesticides Used in Suicide Attempts Following the 2012 Paraquat Ban in Korea. J Korean Med Sci，2015，30（10）：1517-1521.

2. Yin Y，Guo X，Zhang SL，et al. Analysis of paraquat intoxication epidemic（2002-2011）within China. Biomed Environ Sci，2013，26（6）：509-512.

3. Dinis-Oliveira RJ，Duarte JA，Sánchez-Navarro A，et al. Paraquat poisonings：mechanisms of lung toxicity，clinical features，and treatment. Crit Rev Toxicol，2008，38（1）：13-71.

4. Gawarammana IB，Buckley NA. Medical management of paraquat ingestion. Br J Clin Pharmacol，2011，72（5）：745-757.

5. Kang X，Hu DY，Li CB，et al. The volume ratio of ground glass opacity in early lung CT predicts mortality in acute paraquat poisoning. PLoS One，2015，10（4）：e0121691.

6. Houzé P，Baud FJ，Mouy R，et al. Toxicokinetics of paraquat in humans. Hum Exp Toxicol，1990，9（1）：5-12.

7. 中国医师协会急诊医师分会. 急性百草枯中毒诊治专家共识（2013）. 中国急救医学，2013，6：484-489.

8. Hong SY，Yang JO，Lee EY，et al. Effect of haemoperfusion on plasma paraquat concentration in vitro and in vivo. Toxicol Ind Health，2003，19（1）：17-23.

9. Suzuki K，Takasu N，Okabe T，et al Effect of aggressive haemoperfusion on the clinical course of patients with paraquat poisoning. Hum Exp Toxicol，1993，12（4）：323-327.

10. 田甜，何庆. 血液净化治疗急性百草枯中毒的系统评价. 世界急危重病医学杂志，2007，4（05）：2034-2035.

11. Hampson EC，Pond SM. Failure of haemoperfusion and haemodialysis to prevent death in paraquat poisoning. A retrospective review of 42 patients. Med Toxicol Adverse Drug Exp，1988，3（1）：64-71.

12. de Maglia JB，Belenguer TJE. Paraquat poisoning. A study of 29 cases and evaluation of the effectiveness of the "Caribbean scheme". Med Clin（Barc），2000，115（14）：530-533.

13. 王静，刘京铭. 血液吸附在百草枯中毒中临床疗效的文献评价. 中国中西医结合肾病杂志，2009，10（12）：1085-1086.

14. Kang MS，Gil HW，Yang JO，et al. Comparison between kidney and hemoperfusion for paraquat elimination. J Korean Med Sci，2009，24 Suppl：S156-160.

15. Yamamoto I，Saito T，Harunari N，et al. Correlating the severity of paraquat poisoning with specific hemodynamic and oxygen metabolism variables. Crit Care Med，2000，28（6）：1877-1883.

16. Yang TS，Chang YL，Yen CK. Haemoperfusion treatment in pigs experimentally intoxicated by paraquat. Hum Exp Toxicol，1997，16（12）：709-715.

17. Koo JR，Kim JC，Yoon JW，et al. Failure of continuous venovenous hemofiltration to prevent death in paraquat poisoning. Am J Kidney Dis，2002，39（1）：55-59.

18. Tsatsakis AM，Perakis K，Koumantakis E. Experience with acute paraquat poisoning in Crete. Vet Hum Toxicol，1996，38（2）：113-117.

19. 刘便，李素娜. 血浆置换对百草枯中毒的疗效观察. 中国社区医师（医学专业），2011，8（13）：253.

20. Bertram A，Haenel SS，Hadem J，et al. Tissue concentration of paraquat on day 32 after intoxication and failed bridge to transplantation by extracorporeal membrane oxygenation therapy BMC Pharmacol Toxicol，2013，14：45.

21. 许崇恩, 郭摇玲, 张摇涛, 等. 体外膜肺氧合技术抢救百草枯中毒的经验和教训. 中国体外循环杂志, 2012, 10 (3): 148-150.

第四节　毒蕈中毒的血液净化治疗

蘑菇是大型真菌的子实体, 其中食用后会造成人、畜中毒症状者为毒蘑菇, 也称毒蕈。目前世界上已统计毒蕈种类 1000 余种, 我国最新考证共 435 种。毒蕈中毒事件一年四季都有发生, 我国多集中在每年 8、9 月份的阴雨季节。大部分毒性较弱, 引起如急性胃肠炎等食物中毒症状; 少数毒性较高的食用后短时间内即可造成多脏器功能损害, 甚至导致死亡。ICU 内收治的多为出现多脏器功能损害的重症中毒患者。因此, 了解患者所食用毒蕈的种类、所含毒素成分及中毒特点, 对治疗十分必要。血液净化治疗既可清除毒素, 又可支持脏器功能, 在重症毒蕈中毒患者的抢救中具有重要作用。

一、毒蕈中毒的毒理

毒蕈的毒性成分较复杂, 目前已知约 150 余种, 理化性质相对稳定, 大多数加热后活性不消失。一种毒蕈可含有多种毒素, 一种毒素亦可存在于多种毒蕈中。大多数毒素的毒性作用较弱, 仅引起胃肠道不适; 少数毒性较高者, 食用后即可导致患者迅速死亡。目前研究较多的毒素有以下几类:

(一) 环肽类毒素

包括鹅膏毒肽 (amanitin)、鬼笔毒肽和毒伞肽等, 参与毒素组成的氨基酸大多是非蛋白质氨基酸。误食野生毒蕈引起的中毒事件中, 95% 以上是由环肽类毒素含量较高的鹅膏毒蕈引起的, 病死率高 (有报道误服后中毒死亡率成人 >20%, 儿童 >50%), 仅一个子实体就可致死。鹅膏毒肽为双环八肽, 是引起毒蕈中毒的主要毒素; 鬼笔毒肽为双环七肽、毒伞肽为单环七肽, 口服不吸收, 毒素直接入血或注入腹腔时可出现中毒症状, 亦可通过破损黏膜吸收。

鹅膏毒肽为慢作用毒素, 毒性较鬼笔毒肽强 10～20 倍, 致死量约 0.1mg/kg, 食后 9～12 天死亡, 在鹅膏蕈中含量最高, 且毒性最强, 理化性质稳定, 易溶于水、酒精, 一般烹调不能使其破坏, 饮用菌汤也可中毒; 同食酒精可使类双硫仑样物质毒力增强, 使中毒程度加深。鹅膏毒肽主要作用于肝脏, 可抑制 RNA 聚合酶活性, 经胃肠道吸收后, 由血液循环到达肝细胞, 肝细胞膜主动转运鹅膏毒肽至细胞内形成毒素 - 蛋白复合物, 再由巨噬细胞吞噬作用直接快速吸收, 并在细胞内释放鹅膏毒肽, 直接造成细胞破坏及相邻肝细胞损伤, 导致鹅膏毒肽在体内毒性大大增加。此毒素可刺激淋巴及巨噬细胞释放 TNF, 产生的大量自由基也对肝脏造成损伤。毒素与聚合酶解离, 经胆汁排入肠道后, 又可被肠道再吸收经门静脉进入肝脏, 反复对肝细胞造成破坏, 最终导致肝功能衰竭。毒素进入体内后经肾脏排泄, 在肾小管内毒素进行反复重吸收, 从而对肾小管造成损伤。同时对胰腺的 β 细胞发挥细胞毒作用, 使患者出现低血糖。除肝、肾、胰腺外, 尚有肺、脑、胃肠道、心脏、胆囊受累的报道。

鬼笔毒肽及毒伞肽均为快作用毒素, 直接入血后 2～4 小时可导致死亡。其毒理机制为毒素进入肝细胞后专一性地与肝细胞内的 F-action 的微丝蛋白紧密结合, 破坏了 G-action 与 F-action 之间的平衡, 大量形成 F-action- 毒肽复合体, 造成肝细胞下肌动蛋白支撑的细胞膜的骨架结构破坏，引起细胞膜通透性的改变，使得细胞水肿、渗漏，最终导致急性肝衰竭。但此两种毒素在胃肠道黏膜屏障完整情况下，不能被吸收或分解，仅在黏膜破溃时可极少量吸收，不足以引起致死性中毒症状。

（二）丝膜菌毒素

代表为奥来毒素（orellanine），100～200g 新鲜毒蕈子实体可致死，中毒的潜伏期很长，约 36 小时至 17 天，毒性作用于肾脏。理化性质非常稳定，经烹煮或多年贮藏，毒性依然存在。奥来毒素具有与双吡啶除草剂（如百草枯、敌草快）相似的结构，可影响 NADPH 的形成，使机体更易被自由基破坏，从而引起过氧化反应和细胞脂膜破坏，导致肾脏功能衰竭。

（三）甲基肼化合物

化学结构与异烟肼相似，与维生素 B6 结合生成腙，导致谷氨酸脱羧酶降低活性，减少氨基丁酸的形成，可导致肝坏死和细胞色素 P450 的活性下降。

（四）双硫仑样毒素

墨汁鬼伞蘑含有此类毒素，食用 72 小时内饮酒可发生双硫仑样反应。中毒机制可能为乙醛脱氢酶抑制，导致乙醛蓄积有关。

（五）蝇蕈碱

具有抗胆碱能作用，其作用机制似乙酰胆碱，但不能被乙酰胆碱酯酶降解，不能通过血—脑脊液屏障，不能兴奋骨骼肌的乙酰胆碱受体和自主神经系统，可刺激心脏乙酰胆碱受体，导致腺体分泌和肌肉松弛。

（六）吲哚类化合物

常见毒素为光盖伞素，此毒素在碱性磷酸酶的作用下，脱羧酸变成对中枢神经系统作用更强的二甲-4-羟色胺，可使食用者产生共济失调、幻觉、运动功能亢进等表现。

（七）异唑衍生物

毒素为异鹅膏蕈氨酸和异鹅膏胺，耐热。鹅膏蕈氨酸与 NMDA 结构类似，异鹅膏胺与氨基丁酸结构类似，在体内刺激 NMDA 受体和氨基丁酸受体而产生毒性作用。

（八）胃肠刺激毒素

与毒蕈内的热不稳定蛋白有关，加热不能完全灭活。

（九）溶血性毒素

成分尚不明确，可能含有抗原成分，导致免疫性溶血性贫血。

二、毒蕈中毒的类型、分期及临床表现

（一）毒蕈中毒的类型及临床表现

毒蕈中毒按临床表现可分为以下四类：

1. **胃肠炎型** 食用毒蕈后 10 分钟至 2 小时起病，少数 6 小时内起病，轻症表现为恶心、呕吐、腹泻、腹痛，与普通急性胃肠炎症状相似；重症患者出现剧烈呕吐及水样腹泻，可伴有水、电解质紊乱及低血容量性休克。病程一般数小时至 3 天左右，如能及时支持治疗，预后较好。

2. **神经精神型** 神经症状：食用毒蕈后 10 分钟至 2 小时出现副交感神经兴奋，表现为流涎、出汗、流泪、呕吐、腹泻、腹痛、尿潴留、瞳孔缩小、心率减慢、血压下降，严重时可出现呼吸困难及肺水肿。精神症状：食用毒蕈后 30 分钟至 2 小时出现，表现为幻觉、精神错

乱、躁狂与迟钝交替，部分出现癫痫发作，可伴有副交感神经兴奋症状，持续约 6～12 小时。此型预后较好。

3. **溶血型**　食用毒蕈 6～12 小时内发病，最长可达 2 天。除恶心、呕吐、腹痛、腹泻等胃肠道症状外，出现溶血表现，如腰痛、贫血、肝脾肿大、黄疸、血红蛋白尿等，重症患者可出现急性肾衰竭，多数患者同时合并中枢神经系统症状。

4. **多脏器损伤型**　食用毒蕈数小时至 30 小时内发病。最初表现为胃肠炎症状，多数持续 1～2 天后缓解，并进入假愈期。假愈期约持续 1～2 天，随后出现严重肝、肾、心、脑等重要脏器损害，以肝、肾损害最为严重，是毒蕈中毒最严重的类型。肝损伤一般在服用毒蕈 3～4 天后出现，表现为黄疸、转氨酶增高、肝大、出血倾向、肝性脑病等急性肝衰表现；肾脏损伤多由奥来毒素等直接作用于肾脏所致，也可继发于肾前性容量不足或溶血，部分患者可转为慢性肾功能不全；心肌损害表现为心律失常、低血压、休克、心肌梗死等，原因为细胞破坏导致离子紊乱如高钾，亦有毒素对心肌的直接作用；少数患者可出现中毒性脑炎、呼吸循环衰竭等。轻型患者需 2～3 周进入恢复期，重症患者可因多脏器功能衰竭死亡。

（二）毒蕈中毒的临床分期

典型的毒蕈中毒临床过程可分为四期：

1. **潜伏期**　为食用后 36 小时至 17 天。潜伏期的长短与中毒的程度有关，潜伏期越短，病情越严重：轻度中毒，潜伏期 10～17 天，临床表现为口渴、多尿，数天后症状即可迅速改善；中度中毒，潜伏期 6～10 天，症状较但无严重肾功能损伤，3 至 4 周后恢复；重度中毒，潜伏期 2～3 天，迅速出现肾衰竭，死亡率高。

2. **肾外期表现**　为胃肠炎症状及嗜睡、痉挛等神经症状，持续 1 周左右。

3. **肾损伤期**　起始阶段尿量增加，随后出现血尿、蛋白尿，逐渐进入少尿期，出现急性肾衰竭，病理可见间质性肾炎和肾小管坏死。

4. **恢复期**　几个星期至几个月不等，大部分患者经短期血液净化治疗后，肾功能可恢复到接近正常，但仍有少部分患者发展为慢性肾衰竭，需要长期肾脏替代治疗或肾移植。

三、毒蕈中毒的诊断及鉴别诊断

毒蕈中毒的诊断有以下要点：有食用毒蕈史；潜伏期较短，发病急剧；多为群发；病情的严重程度与进食量相关；无人与人之间接触发病；所食用剩余物饲喂动物可产生相似中毒症状。

鉴别诊断　胃肠炎型与细菌性食物中毒、急性胃肠炎鉴别；神经精神型与精神分裂症、有机磷中毒鉴别；溶血型与其他引起溶血性贫血等疾病鉴别；多脏器损伤型与暴发型肝炎、急进型肾小球肾炎等疾病鉴别。

四、毒蕈中毒的实验室检查

目前仅有少数专业实验室具备检测部分毒蕈毒素的能力，如鹅膏肽类、奥来毒素等，大部分医院尚无检测能力。一般实验室检查为血常规、肝、肾功能，电解质、凝血等常规检测指标。

五、毒蕈中毒的一般治疗

（一）清除毒物

一经确诊，应立即清除毒物，包括催吐、洗胃、导泻、胃肠道吸附毒素及血液净化清除毒素等。部分毒素食用后存在肝肠循环，3 天之内都可能被反复吸收，因此洗胃及导泻不应有明确时间限制。洗胃后继续应用活性炭吸附肠道内附着的毒素，剂量为成人 50～100g，小儿 1～2g/kg；亦可应用蒙脱石散等。同时用硫酸钠导泻，促进消化道内未吸收的毒物排出。血液净化清除毒素详见后文。

（二）解毒剂或减毒剂

1. 巯基络合剂　含巯基的化合物可以和双环类毒素结合，破坏毒素中的硫醚键，使其毒力减弱，对肝损害型毒蕈中毒有一定疗效，对处于假愈期的患者，早期用药可能使肝脏损害程度减轻。成人用法：5% 二巯基丙磺酸钠 5ml 每日 2 次肌注或静滴，疗程 5～7 日。

2. 青霉素 G　可取代与白蛋白结合的环肽类毒素，促进肾脏对毒素的排泄，减少肝脏对毒素摄入，达到减毒目的。使用剂量为成人 400 万 U/d 或每千克体重 0.5 万～1 万 U/d，儿童每千克体重 1 万 U，连用 3 日。

3. 中药治疗　有研究显示紫灵芝对多种毒蕈中毒有较好的治疗效果，用法为 50g 紫灵芝粉煎水口服，每日 3 次。

（三）对症改善临床症状药物

1. 阿托品等抗胆碱药物　拮抗毒蕈碱的乙酰胆碱能作用。出现胆碱能神经兴奋症状患者可给予阿托品 0.5～1mg 皮下注射或肌内注射，每半小时至 6 小时 1 次，必要时可加大剂量或静脉持续泵入给药。

2. 抗惊厥药物　对有精神症状、惊厥或抽搐者可给予镇静或抗惊厥治疗，常用药物为地西泮，对毒蕈中毒导致抽搐及惊厥效果较好。

3. 肾上腺糖皮质激素　适用于溶血型及其他重症中毒患者，使用原则为早期、短程、足量。剂量为地塞米松 20～40mg/d，连续 3～5 日，必要时可加大剂量或延长疗程。

（四）合并急性肝衰竭的治疗

1. 积极肠内营养，限制蛋白摄入，必要时行肠外或部分肠外营养支持。

2. 纠正低蛋白血症，补充白蛋白或新鲜血浆，并酌情补充凝血因子。

3. 纠正水电解质及酸碱平衡紊乱。

4. 可应用青霉素 G 和水飞蓟素。

5. 重症患者考虑使用激素，泼尼松 40～60mg/d。

6. 酌情使用促肝细胞生长素。

7. 应用肠道微生态制剂、乳果糖或克拉替醇。

8. 人工肝支持治疗（详见血液净化治疗部分）

（五）合并急性肾损伤的治疗

1. 少尿期的治疗

（1）低盐、优质低蛋白饮食，积极营养支持，减少体内蛋白质分解。

（2）液体容量管理，防止容量超负荷，严格控制液体摄入。

（3）纠正离子紊乱，预防及处理高钾血症。

（4）纠正代谢性酸中毒轻者可应用碳酸氢钠静点纠正；严重失代偿患者应行血液净化治疗。

（5）酌情适当应用利尿剂。

（6）积极预防及控制感染，避免应用可能加重肾损害药物。

（7）血液净化治疗（详见血液净化治疗部分）。

2. 多尿期治疗 维持水，电解质和酸碱平衡，控制氮质血症，预防感染等。

六、毒蕈中毒的血液净化治疗

血液净化治疗是毒蕈中毒的重要治疗手段，在中毒起始阶段，血液净化可清除毒素，减少毒素在体内的蓄积，减轻靶器官损害；在已造成严重脏器功能不全时，可作为器官功能支持或替代方式，为器官功能恢复或移植手术赢得时间。

（一）血液净化治疗目的和时机

对毒蕈中毒患者进行血液净化治疗的目的主要是早期清除毒蕈毒素以及对合并急性肝衰竭或 AKI 的患者进行肝、肾脏功能支持，维持机体内环境稳定等。

如果为了清除毒蕈毒素应尽早开始血液净化治疗，但导致中毒的毒素类型及其严重程度在早期往往很难确定，造成临床决策困难。另外，对于早期合并肝、肾、神经功能损伤或凝血功能紊乱时亦应尽早开始血液净化治疗，对脏器功能进行支持，维持内环境稳定，纠正凝血功能紊乱。

（二）血液净化清除毒蕈毒素

血液净化清除毒蕈毒素的难点在于，毒蕈中毒早期往往为胃肠炎症状，并非所有患者都进展为重型，无法对所有有轻度症状的食用毒蕈的患者采用血液净化治疗。但对于潜伏期较短，早期症状较重的患者，可考虑在病程早期尚未出现脏器衰竭时使用血液净化清除毒蕈毒素，以预防或减轻脏器功能损伤。

曾有多种血液净化方式被用于毒蕈毒素的清除，国内外已有报道的包括血液透析、血液滤过、血浆置换（PE）、血液吸附（HA）、血液透析联合血液吸附、血浆置换联合血液滤过等。由于毒蕈毒素部分与血浆蛋白（如免疫球蛋白）结合，单纯使用普通血液透析及血液滤过清除毒素，可能效果一般。采用 HA 或 PE 方式可清除与蛋白结合的毒素。采用 HA＋CBP 有助于在单位时间内清除更多的毒素。

1. 血液吸附 毒蕈毒素常与血浆蛋白结合，肝肾功能损害及溶血又产生大量的代谢产物，通过吸附器可快速有效地吸附清除毒素、红细胞溶解产物、胆红素等，以阻断中毒早期毒素对肝细胞产生的肝毒性，阻止病情发展，保护心、肾等重要器官免受损害，为受损细胞恢复赢得时间。血液吸附越早进行越好，3 小时内效果最佳。

2. 血浆置换 PE 可非特异性清除血浆内的毒性物质，包括水溶性、脂溶性及蛋白结合毒素，对溶血型中毒和多脏器损伤型中毒有较好疗效，中毒早期越早进行效果越好。推荐每日 1 次治疗，置换 1～2 倍总血浆量，直至临床症状缓解。

（三）毒蕈中毒合并 AKI 的血液净化治疗

毒蕈中毒患者可出现 AKI，少部分可发展至尿毒症。

AKI 行血液净化治疗指征为：①严重高钾血症，血钾≥6.5mmol/L 或出现严重心律失常；②容量超负荷，且对利尿剂无反应；③严重代谢性酸中毒。

国外部分研究显示在出现 AKI 阶段开始血液净化治疗,患者肾脏功能恢复相对较好,发展至慢性肾功能不全或者需长期肾脏替代治疗的概率明显下降。

目前常用的血液净化方法包括:

1. **间断血液透析(IHD)** 可快速清除水溶性小分子物质,如尿素氮、肌酐、钾等。主要适用于全身血流动力学稳定、仅出现 AKI、肝功能基本正常、无严重脑水肿的患者。

2. **连续血液净化治疗(CBPT)** 如 CVVH、CVVHD、CVVHDF 等方式,主要通过对流的方式清除水溶性的小分子或中、小分子溶质,纠正电解质失衡,并可调节容量状态,维持内环境的稳定。对溶质和水的清除相对弛缓,血流动力学影响小,适用于全身血流动力学不稳定、合并急性肝、肾损伤和急性脑水肿的患者。

3. **延长低效透析(SLED)** 兼有前两种血液净化治疗的优点。治疗时间每次 8~12 小时,对血流动力学影响较小,可维持内环境稳定;同时又有治疗间歇,利用普通血液透析机即可实现,比 CBPT 花费低。为近年来研究较多的治疗方式。

(四)毒蕈中毒合并肝衰竭的血液净化治疗

毒蕈中毒患者可出现致死性肝衰竭,积极有效的肝脏功能支持对抢救极为重要。基于血液净化技术的非生物型人工肝支持系统(artificial liver support system,ALSS)可清除有害代谢产物,补充必需物质,稳定内环境,暂时替代肝脏的部分功能,为肝功能恢复或进行肝脏移植创造条件。

肝脏支持治疗的适应证有:严重凝血功能障碍,PT 活动度介于 20%~40%;高胆红素血症;肝性脑病等。

治疗中毒时无绝对禁忌证,相对禁忌证为有严重活动性出血或 DIC;对治疗过程中所用血制品或药品如血浆、肝素和鱼精蛋白等严重过敏;循环衰竭;心脑梗死非稳定期;妊娠晚期等。

目前非生型人工肝支持系统的主要治疗方式包括血液滤过(HF)、血浆置换(PE)、胆红素吸附(BA)、血浆透析滤过(PDF)、反复通过白蛋白透析(RPAD)、MARS 和 Prometheus 系统等。由于治疗原理不同,不同支持方式均有其优势及不足,可根据患者的具体情况选择单独或联合使用。

PE 能补充人体必要的蛋白质、凝血因子等必需物质,对高胆红素血症及凝血功能障碍的改善尤其显著,适用于严重肝功能衰竭导致的高胆红素血症、凝血功能紊乱等,但需要输入大量血浆,在很多地区受到限制。

血浆胆红素吸附可以相对特异性地清除血浆中的胆红素,适用于急性肝衰竭导致的高胆红素血症治疗。但合并严重凝血功能障碍时不宜使用胆红素吸附,而应采用血浆置换。

PDF 既可清除水溶性中、小分子量溶质及胆红素,也可清除蛋白结合性毒素及部分炎症介质,同时可以调节容量及电解质平衡,适用于肝衰竭合并肝肾综合征、高胆红素血症、肝性脑病或水、电解质紊乱患者。

CBPT 可以清除水溶性中、小分子量溶质,增加膜的截留分子量后尚可清除肝衰产生的血氨、游离胆红素、游离脂肪酸、芳香族氨基酸等。适用于各种肝衰竭伴肝肾综合征、肝性脑病、水电解质紊乱及酸碱平衡失调等。CBPT 尤其适用于血流动力学不稳定及有脑水肿的肝性脑病患者。

分子吸附循环系统(MARS)、普罗米修斯系统(Prometheus system)等集成血液净化系统也可以同时清除多种毒素，具有强大的肝脏支持功能，但系统复杂，设备昂贵，目前尚未广泛开展。

综上所述，在毒蕈中毒的救治中，血液净化治疗既是清除毒物的重要手段，同时也是多器官功能障碍时重要支持疗法。在常规的中毒救治基础上，血液净化治疗能够有效地清除体内的毒素，预防和改善多器官功能障碍，并改善患者预后。

（韩世权　苏晓蕾）

参 考 文 献

1. 图力古尔，包海鹰，李玉. 中国毒毒蕈名录. 菌物学报，2014，33（3）：517-548.

2. Munstermann S，Heinicke HJ，Kayser M. Acute renal failure as a sequela of mushroom poisoning with Cortinarius speciocissimus. Medizi- nische Klinik，2002，2：96-98.

3. 孟庆义. 毒蕈中毒的临床诊断与治疗. 中国临床医生，2012，40（8）：5-8.

4. 中华医学会感染病学分会肝衰竭与人工肝学组，中华医学会肝病学分会重型肝病与人工肝学组. 肝衰竭诊治指南（2012 年版）. 中华临床感染病杂志，2012，5（6）：321-327.

5. McKenzie TJ，Lilegard JB，Nyberg SL. Artificial and bioartificial liver support. Semin Liver Dis，2008，28（2）：210-217.

6. Wlodzimirow KA，Eslami S，Abu-Hanna A，et al. A systematic review on prognostic indicators of acute on chronic liver failure and their predictive value for mortality. Liver Int，2013，33（1）：40-52.

7. Ding YT，Xu QX，Qiu YD，et al. Molecular adsorbent recycling system in treating pationts with acute liver failure：a bridge to liver transplantation. Hepatobiliary Pan SCreat Dis Int，2004，3（4）：508-510.

8. Saliba F，Camus C，Durand F. Albumin dialysis with a non cell artificial liver support device in patients with acute liver failure：a randomized，controlled trial. Ann Intern Med，2013 Oct 15，159（8）：522-531.

9. Zbigniew MS，Jeffrey LW，Nicholas B，et al. Guidelines on the use of therapeutic apheresis in clinical practice—evidence-based approach from the Apheresis Applications Committee of the American Society for Apheresis. Journal of Clinical Apheresis，2010，25：83-177.

第二十九章　神经重症的血液净化治疗

第一节　合并脑水肿的神经重症的血液净化治疗

血液净化是把患者血液引至体外并通过血液净化装置,除去其中的某些致病物质(毒素),达到净化血液,治疗疾病的目的。在 ICU 中,急性肾功能损伤(AKI)是应用血液净化的最常见疾病,而神经重症患者也常常由于脑肾交互作用出现急性肾功能损伤、肾毒性药物导致(例如甘露醇的大量应用)急性肾功能损伤或者慢性肾功能损害基础上合并了神经重症情况也需要进行血液净化治疗。本文就目前合并脑水肿的神经系统重症(包括脑出血、大面积脑梗、创伤、肝性脑病、中毒、中枢神经系统感染导致脑水肿等)的血液净化治疗进行介绍。

一、脑 - 肾交互作用

人体器官与器官之间存在千丝万缕的网络连接,相互影响,制约平衡。在神经重症患者由于脑功能障碍而易于出现急性肾功能损伤,同样在急性肾损伤患者,也常常出现神经系统功能障碍,包括在血液净化治疗的过程中,常常导致脑水肿、脑疝形成,这些都源于肾脏和大脑间有着微妙的交互作用,充分地了解脑肾交互作用,有助于理解和管理神经重症患者和血液净化治疗。

大脑通过神经和内分泌通路调节肾脏功能,大脑的神经冲动可以调节肾脏的血流、肾小球滤过率、血钠的代谢等等,垂体后叶素可以通过肾脏调节水和渗透压的平衡,而肾脏不仅仅是神经冲动调节的靶器官,其又可以通过无髓鞘或细小的有髓鞘纤维传递到神经系统和对侧肾脏进行反馈调节。脑和肾脏是全身唯一具有在一定的血压波动范围内血流自动调节功能的两个器官,或许这是脑肾间交互作用的重要环节。在一项研究中对 18 例重度颅脑损伤患者通过公式法计算出肌酐清除率和肾小球滤过,同时应用多模式计算机系统进行了颅内压和平均动脉压记录并计算出压力反应指数以反映脑血管自动调节功能,发现在脑血管自主调节能力保留良好的脑外伤患者,肌酐清除率和肾脏清除率增加,且预后良好,提示脑损伤与肾损伤间的关联可能与脑血流的自动调节能力相关,当然也有人认为其研究的有关参数测试是间接获得的,样本量较小,结果还有待更进一步地确定。

急性肾损伤时脑组织及功能也会受到显著影响。在肾缺血和双侧肾切除动物模型中可以见到实验动物自主行为减少,运动缓慢。2008 年的一项研究表明缺血性急性肾损伤可以引起脑内神经元固缩和微小神经胶质瘤的增加,也可以导致脑微血管蛋白渗漏及血管通透性增加,进而增加了脑血管疾病及脑功能障碍的发生率。当肾小球滤过率降低到 60ml/（min·1.73m²）以下和 Cr/Alb 比率 >30mg/g 时，脑卒中的发病率显著升高。美国肾脏病数据库（USRDS）在 2009 年报告，年龄 >65 岁人群的尿毒症人群中，脑卒中发病率达 9%。

　　脑肾交互作用的病理生理过程尚不完全清楚，炎症介质学说是目前认为的主要机制。分子水平的研究显示，各器官异常情况与中性粒细胞浸润、炎症因子、细胞凋亡和氧化应激、尿毒症毒素有关，多种机制相互联系，共同发挥作用。有研究发现，在急性肾损伤时（AKI）脑组织有大量白细胞激活和浸润，并伴有大量炎症性细胞因子（TNF-α、IL-1、IL-6、IL-10、ICAM-1 等）的产生，炎症因子介导了细胞凋亡机制主要包括功能细胞凋亡的增加及炎症细胞凋亡延迟的紊乱，进而导致了脑微血管通透性改变及功能损伤。急性炎症反应、细胞凋亡的紊乱导致了患者体内活性氧基团大量增加，同时患者体内肝超氧化物歧化酶（SOD）、过氧化氢酶（CAT）活性降低和肝谷胱甘肽（GSH）水平的降低，使患者处于很强的氧化应激环境中，这也在一定程度上加重了脑、肾等器官的损伤。尿毒症毒素可以引起心肌梗死、脑卒中、外周血管病，也可能引起尿毒症脑病、神经系统病变及尿毒症肺等，AKI 时尿毒症毒素急性累积，不可避免损伤脑功能。因此，大脑与肾脏有着密切的联系，当肾脏或大脑损伤时均会影响到对方的功能。

　　血液净化治疗同样也有可能导致或加重脑损伤。有研究发现，无脑外伤或脑卒中的慢性肾功能不全患者中较大比例存在认知功能损伤，血液透析可能是影响其认知功能的原因之一。一项对透析前后认知功能进行对比的研究发现，有一部分患者透析后可出现认知减退，这可能由于肾功能不全时尿素氮等代谢物的增加导致渗透压逐渐增高，脑神经及胶质细胞的渗透浓度也逐渐增高，当开始快速血液透析时，由于脑内细胞膜上的尿素转运蛋白限制导致在血浆、脑脊液及脑间质中形成浓度梯度，进而导致脑水肿，出现认知障碍。同时，当透析开始时，脑血流可能会减少，局部脑皮质氧交换减少，并且随着超滤量的增加大脑中动脉血流将进一步减少。这些改变导致神经重症合并慢性肾功能不全的患者进行血液净化治疗时可能加重原有神经功能损伤。

　　明确脑肾间交互作用机制以及血液净化治疗过程中的脑肾相互影响，有助于加强在神经重症患者血液净化治疗中的决策和管理，改善神经重症患者的预后。

二、血液净化治疗在神经重症中的适应证

（一）神经重症患者合并急性肾功能损伤

　　神经重症患者合并急性肾损伤（AKI）并不罕见，并且合并 AKI 的重症神经疾病患者预后更差。最新的一项研究综合分析了 2002—2010 年美国所有缺血性脑卒中合并 AKI 的患者，发现在缺血性脑卒中患者有高达 5.3% 的患者合并 AKI，其中进行血液净化治疗的患者为合并 AKI 患者的 0.6%；研究还发现合并 AKI 的患者遗留中至重度残疾、出现脑出血的比例更高，院内死亡率也更高。这可能是由于 AKI 时，水钠等电解质平衡快速打破，代谢毒素快速累积，游离氨基酸及神经递质改变，以及脑内炎症介质的增加等加重了脑损伤，导致长期预后不良。

　　神经重症患者继发 AKI 的危险因素主要有：

　　1. 肾功能随年龄的增长而逐渐减退，肾血管硬化情况逐渐增高，约 30% 的老年人合并有肾小球动脉硬化的病理基础，老年人激素代谢紊乱或肾组织对激素的敏感性异常，尿液

浓缩功能减退，加以渴觉敏感性降低，易出现脱水而致血容量不足导致肾损伤，因而老年患者中 AKI 发生率更高。年龄大于 50 岁的正常人肾动脉硬化很常见，致使肾小球滤过率下降，影响肾功能，因此老年神经重症患者伴有隐匿性或轻度肾功能障碍常见，尤其是伴有高血压、高血脂、糖尿病等基础疾病的中老年人，肾脏更容易受损。

2. 甘露醇的影响　甘露醇在人体内不被分解，且能被肾小球滤过，几乎不被肾小管吸收，主要经肾脏排泄，是一种临床应用最广泛的降颅内压药物，脑水肿颅内压升高的患者常需使用甘露醇降低颅内压，但研究表明使用甘露醇是脑外伤患者发生 AKI 的独立危险因素。大量应用甘露醇不仅可引起水、电解质紊乱，导致肾前性肾损伤，而且可改变肾血管、肾小管细胞膜的通透性，引起肾缺血、肾组织水肿及肾小管坏死，从而导致 AKI。甘露醇可引起与剂量有关的可逆性肾损害，需控制使用剂量、改进肾功能监测方法、及时纠正其他肾损伤因素、以尽早预防并予以及时治疗，停药后大部分患者肾功能可以恢复正常。

3. 另外，神经重症患者循环管理、高渗盐水、造影剂等的使用是引起 AKI 的医源性因素。在临床治疗过程中需尽可能避免医源性 AKI 的发生。

应用血液净化治疗既可以是神经重症疾病合并 AKI 时的肾脏替代治疗，也可以通过清除相关物质来达到脑保护的作用，特别是当合并 AKI 的神经重症患者出现脑水肿甚至脑疝时，血液净化可以通过调节内环境、维持稳态来减轻液体负荷促进脑水肿消退。

（二）神经重症患者合并慢性肾功能不全

最近有一项台湾回顾性研究，纳入 2000—2007 年的 4416 例创伤性脑外伤（TBI）病例，其中合并终末期肾病的 TBI 患者 1104 例，统计分析发现合并终末期肾病的 TBI 患者的一年死亡率明显增加，相关并发症更多，ICU 停留时间、住院时间均明显增加。研究认为这可能与慢性肾功能不全以及长期血液透析导致的脑内微量出血、腔隙性梗死、脑白质病变等有关。对于神经重症合并慢性肾功能不全患者的血液净化治疗应尽量避免采用间歇性血液透析（IHD）模式，以避免脑水肿、脑疝发生，详细注意事项将在后文具体阐述。

（三）肝性脑病

有研究对爆发性肝炎的患者应用人工肝系统支持及连续血液净化治疗时行颅内压监测，发现患者颅内压可基本控制在正常范围之内。血液净化治疗可改善肝功能衰竭患者肝性脑病症状，相关研究表明连续血液净化治疗比传统的间歇血透治疗对颅内压影响更小更安全。肝性脑病进行血液净化治疗目的是清除血氨及其他蛋白结合毒素，改善患者的昏迷程度。针对血氨可以使用 CBPT，针对蛋白结合毒素可以选择血浆置换、PDF 等治疗方式。进行 CBPT 时注意容量管理，强调液体负平衡，从而达到治疗脑水肿的目的。单纯血氨升高时可以考虑高容量血滤治疗，但合并氮质血症、高钠血症等渗透压升高时，需注意下调治疗剂量，避免透析失衡综合征的发生。

（四）脓毒症相关性脑病

脓毒症相关性脑病是脓毒症导致的中枢神经系统功能紊乱，代谢改变可能是其发病机制之一，其中氨基酸失衡有着重要作用。理论上血液净化治疗能够通过改善氨基酸平衡作为脓毒症相关性脑病的治疗方式。有研究对比了脓毒症相关性脑病患者、脓毒症无脑病患者和健康志愿者的内毒素和 IL-6 水平，支链氨基酸／芳香氨基酸比例，发现脓毒症相关性脑病患者内毒素、IL-6 水平明显高于无脑病组和健康志愿者，支链氨基酸／芳香氨基酸比例明显降低，而在对脓毒性脑病组患者应用多黏菌素 B 吸附器进行血液吸附治疗后 12 小时，发现吸附治疗 12 小时前后脑病组内毒素水平、IL-6 水平明显下降，支链氨基酸／芳香氨基酸比例明显上升，表明使用多黏菌素 B 吸附器行血液吸附治疗可能改善脓毒症相关性脑病，但该研究没有对最终预后进行比较，而且研究样本较小，其结果还需进一步的证实。

（五）其他

重型颅脑创伤后可合并出现高钠血症、低钠血症等电解质紊乱，而乳酸酸中毒、酮症酸中毒、严重的代谢性酸碱失衡、高钙血症等内环境紊乱常导致意识状态改变，如持续无法纠正可能导致大脑不可逆的损伤。血液净化是一种快速有效的治疗方式，特别在合并肾功能不全的情况下，在临床实践中也得到了应用，但目前相关研究较少。治疗过程中需注意内环境紊乱的纠正速度，根据患者实际情况，调整治疗剂量及置换液配制浓度，以避免发生不利的并发症，比如低钠血症纠正速度过快导致中枢神经系统脱髓鞘病变。

除此以外，连续血液净化还可以用于重型颅脑外伤后中枢性高热及心肺复苏后亚低温的辅助治疗。

三、血液净化在合并脑水肿神经重症中的应用

（一）血液净化方式和时机的选择

由于血液净化对全身的调节会导致机体内环境改变，可能导致脑水肿加重，不同模式的血液净化治疗可能对大脑的影响有所不同。常规的间歇性血液透析（IHD）就可能导致脑水肿，在脑损伤时更加容易导致脑水肿，这不仅与其引起渗透梯度和血 pH 值的快速改变有关，还与其在透析时导致平均动脉压波动，引起脑灌注压波动有关。

Andrew Davenport 比较了不同血液净化方式对渗透压的影响，发现 CBPT 较 IHD 对血浆渗透压的影响明显要小。CBPT 由于对渗透压和循环的改变更小，因此相对 IHD 对颅内压的影响也更小。对急性脑水肿或脑疝的神经重症患者，选用 CBPT 可能更加安全，而间歇性血透治疗（IHD）可能导致脑水肿加重、颅内压增高以及低血压、心律失常，应该避免。当只能进行 IHD 治疗时，需要注意调整治疗处方使其对有效血容量和循环稳定性的影响降至最小，比如使用更高钠浓度的透析液或置换液、更低浓度的碳酸氢盐、减小引血速度和透析流量等以减少透析失衡综合征的发生概率。

腹膜透析（PD）因具有无需全身肝素化、对血流动力学影响极小，同时也能持续缓慢的清除体内水分和溶质的特点，也广泛用于急慢性肾损伤患者的治疗中。与 CBPT 治疗相比较，PD 费用低于 CBPT，具有一定的优势。因此，对于急性脑出血伴 AKI 的老年人、婴幼儿、儿童、血流动力学不稳定者、凝血功能障碍伴出血倾向者、有心血管基础疾病者，尤其是对基层医院或经济条件差的患者，腹膜透析也不失为一种可以考虑的治疗方法。

关于神经重症患者血液净化治疗时机，目前尚无有关血透前最佳尿素氮浓度的研究，但我们的实践表明 BUN < 30mg/dl 可能减少 ICP 增加的风险，因此较早开始血液净化治疗可能避免内环境的明显波动。

（二）警惕透析失衡综合征（dialysis disequilibriumsyndrome，DDS）

透析失衡综合征首先报道于 1962 年一个有关脓毒症和神经系统疾病 IRRT 治疗的小规模研究。放射影像和尸检结果均提示 DDS 的病理改变为脑水肿。有研究证实在慢性肾功能不全行周期性透析治疗的患者，其大脑组织水含量在透析后出现明显增加，并且与透析后认知功能减退相关。血液净化导致脑水肿加重甚至脑疝形成主要与 DDS 相关。

引起透析失衡综合征的病因是多方面的。主要的原因可能与短时间内的溶质水平快速下降有关。血液净化治疗时细胞外尿素水平快速下降,而脑细胞内尿素排出缓慢、水分快速向细胞内移动,进一步加重脑细胞水肿。

虽然随着认识的加深,DDS 已很少发生,但是在重度脑损伤时,大脑更容易受内环境紊乱的影响。有研究表明,脑损伤时脑组织水通道蛋白表达更高,可能更容易导致 DDS 的发生。

对神经系统重症进行血液净化治疗时,应选择连续血液净化方式,避免 IRRT 方式;对存在脑水肿、低血压等高风险的病例开始 CBPT 治疗时,需要注意置换液含钠浓度,引血速度及治疗剂量均需减小,避免透析失衡综合征的发生。

(三)抗凝方式的选择

神经重症患者常常由于本身存在颅脑创伤、颅脑出血或外科手术等因素影响,原有的凝血、抗凝及纤溶之间的平衡被打破,纤溶亢进引发凝血物质、纤维蛋白原的消耗,不论其凝血功能是否正常,均存在高危出血风险;并且由于神经系统的特殊性,一旦出血,可能是致命性并发症。因此,在神经重症患者血液净化治疗过程中存在抗凝相对禁忌证,对于脑出血急性期等患者来说更是存在全身抗凝的禁忌证,应避免使用全身抗凝,可考虑局部抗凝或无抗凝。2012 年 KDIGO 指南推荐枸橼酸抗凝为无枸橼酸抗凝禁忌的 AKI 患者进行CBPT 时抗凝首选。故临床上对于神经重症患者血液净化治疗时首选行枸橼酸盐局部抗凝。使用无抗凝技术时管路及滤器内易形成血栓,消耗了体内的凝血因子及血小板,容易导致凝血功能异常,增加了出血风险及不必要的输血;频繁更换管路和滤器,导致有效治疗时间减少,降低治疗效率,也增加了患者的医疗费用。因此,在能够开展枸橼酸盐局部抗凝的单位不建议选择无抗凝技术。

虽然脑出血急性期的患者具有较高出血风险,但是随着病程的进展,出血的风险可能会逐渐地降低。此时,应重新评估出血风险,根据出血风险的程度适当调整抗凝方案。

(四)液体平衡目标

液体平衡目标的设定和管理是血液净化治疗的重点内容之一。对于脑出血等神经重症患者来说,早期往往合并严重的脑水肿及高颅内压状态,需要大量的脱水药物降低颅内压。此时的液体管理应该十分严格,按照三级液体管理的要求每小时计算液体平衡量,除非患者存在严重的低血容量状态,液体出入量应保持负平衡。如果有条件,应监测颅内压及中心静脉压,并在此指导下调整液体平衡目标。存在低血容量休克时,可适当补液,但应避免颅内压的明显增加;脑出血等患者高颅压常发生分布性休克,此时应使用缩血管药物比如去甲肾上腺素等维持血压,尽量避免液体的大量正平衡,以免加重脑水肿导致颅内压进一步升高。

综上所述,脑肾交互作用,药物性损伤及慢性肾功能损伤等因素常常导致神经重症患者需要进行血液净化治疗。神经重症患者一旦合并肾损伤,需尽早开始血液净化治疗。血液净化启动时机的合理选择,有利于对血流动力学及内环境的稳定,可以保证患者的安全。在血液净化的模式选择上主要是避免内环境的急剧变化,CBPT 在这方面有更多的优势,在合并脑水肿的重症神经系统疾病中具有更好的效果,已经成为目前的主要选择,但治疗过程中需避免透析失衡综合征发生,以免加重脑水肿甚至脑疝形成。治疗过程中循环、凝血、内环境等管理原则与其他疾病基本相同,但由于神经系统的特殊性,神经重症患者的血液净化无论患者凝血功能是否正常均属于高出血风险患者,应尽可能采用枸橼酸盐局部抗凝,对于没有条件的单位也可使用无抗凝方法,避免全身抗凝,以免导致致命性颅内出血。

(张丽娜 崔 嵩)

参 考 文 献

1. Freeman WD, Wadei HM. A brain-kidney connection: the delicate interplay of brain and kidney physiology. Neurocrit Care, 2015, 22 (2): 173-175.

2. Liu M, Liang Y, Chigurupati S, et al. Acute kidney injury leads to inflammation and functional changes in the brain. J Am Soc Nephrol, 2008, 19 (7): 1360-1370.

3. Nguyen DN, Spapen H, Su F, et al. Elevated serum levels of S-100beta protein and neuron-specific enolase are associated with brain injury in patients with severe sepsis and septic shock. Crit Care Med, 2006, 34 (7): 1967-1974.

4. Dias C, Gaio AR, Monteiro E, et al. Kidney-brain link in traumatic brain injury patients? A preliminary report. Neurocrit Care, 2015, 22 (2): 192-201.

5. Saeed F, Adil MM, Khursheed F, et al. Acute renal failure is associated with higher death and disability in patients with acute ischemic stroke: analysis of nationwide inpatient sample. Stroke, 2014, 45 (5): 1478-1480.

6. Davenport A. The brain and the kidney--organ cross talk and interactions. Blood Purif, 2008, 26 (6): 526-536.

7. Liao JC, Ho CH, Liang FW, et al. One-year mortality associations in hemodialysis patients after traumatic brain injury--an eight-year population-based study. PLoS One, 2014, 9 (4): e93956.

8. Prohovnik I, Post J, Uribarri J, Lee H, Sandu O, Langhoff E. Cerebrovascular effects of hemodialysis in chronic kidney disease. J Cereb Blood Flow Metab, 2007, 27 (11): 1861-1869.

9. Davenport A. Renal replacement therapy for the patient with acute traumatic brain injury and severe acute kidney injury. Contrib Nephrol, 2007, 156: 333-339.

10. Kitaguchi N, Kawaguchi K, Nakai S, et al. Reduction of Alzheimer's disease amyloid-beta in plasma by hemodialysis and its relation to cognitive functions. Blood Purif, 2011, 32 (1): 57-62.

11. Reetz K, Abbas Z, Costa AS, et al. Increased cerebral water content in hemodialysis patients. PLoS One, 2015, 10 (3): e0122188.

12. Davenport A. Potential adverse effects of replacing high volume hemofiltration exchanges on electrolyte balance and acid-base status using the current commercially available replacement solutions in patients with acute renal failure. Int J Artif Organs, 2008, 31 (1): 3-5.

13. 张初吉, 周建新. 局部枸橼酸抗凝在脑出血并急性肾损伤连续性肾脏替代治疗中的应用研究. 中国急救复苏与灾害医学杂志, 2014, 8: 720-722.

14. Khatri M, Himmelfarb J, Adams D, et al. Acute kidney injury is associated with increased hospital mortality after stroke. J Stroke Cerebrovasc Dis, 2014 Jan, 23 (1): 25-30.

15. Saeed F, Adil MM, Khursheed F, et al. Acute renal failure is associated with higher death and disability in patients with acute ischemic stroke: analysis of nationwide inpatient sample. Stroke, 2014, 45 (5): 1478-1480.

16. Yates RB, Sheng H, Sakai H, et al. Lack of evidence for a remote effect of renal ischemia/reperfusion acute kidney injury on outcome from temporary focal cerebral ischemia in the rat. J Cardiothorac Vasc Anesth, 2013, 27 (1): 71-78.

17. Puskarich MA, Trzeciak S, Shapiro NI, et al. Association between timing of antibiotic administration and mortality from septic shock in patients treated with a quantitative resuscitation protocol. Crit Care Med, 2011, 39(9): 2066-2071.

18. Davenport A. Renal replacement therapy for the patient with acute traumatic brain injury and severe acute kidney injury Contrib Nephrol, 2007, 156: 333-339.

19. Davenport A. Management of acute kidney injury in neurotrauma. Hemodial Int, 2010, 14 Suppl 1: s27-31.

20. Kidney Disease: Improving Global Outcomes(KDIGO) Acute Kidney Injury Work Group. KDIGO Clinical Practice Guideline for Acute Kidney Injury. Kidney Int, 2012, Suppl 2: 1-138.

第二节 吉兰巴雷综合征的血液净化治疗

吉兰巴雷综合征(Guillain-Barré syndrome, GBS),是一种自身免疫介导的周围神经病,主要损害多数脊神经根和周围神经,也常累及脑神经。主要病理改变是周围神经组织中小血管周围淋巴细胞、巨噬细胞浸润以及神经纤维脱髓鞘,严重病例可继发轴突变性。该病包括多种亚型:急性炎性脱髓鞘性多发神经根神经病(acute inflammatory demyelinating polyradiculoneuropathy, AIDP)、急性运动轴索性神经病(acute motor axonal neuropathy, AMAN)、急性运动感觉轴索性神经病(acute motor and sensory axonal neuropathy, AMSAN)、Miller-Fisher 综合征(Miller-Fisher syndrome, MFS)、急性泛自主神经病(acute panautonomic neuropathy, APN)、急性感觉神经病(acute sensory neuropathy, ASN)等。

GBS 的全球年发病率为(1~2)/10 万人;任何年龄均可发病,每增加 10 岁,发病率约上升 20%;男性发病率略高于女性,国内报道以夏秋季为多;各亚型所占比例不同,AIDP 在欧洲及北美约占 GBS 的 85%~90%,在亚洲、中美和南美为 30%~65%;主要累及轴突的 AMAN、AMSAN 型占美国 GBS 的 5%~10%,但在我国、日本及墨西哥所占比例相对更高。

一、吉兰巴雷综合征的病因及发病机制

GBS 的确切病因未明。临床及流行病学资料显示发病可能与前驱感染密切相关,约 2/3 的患者在前期有呼吸道或消化道感染。空肠弯曲菌(Campylobacter jejuni, CJ)感染被认为是常见的引起 GBS 的前驱感染;英国一项病例对照研究显示:103 位 GBS 患者中,26% 有证据证实近期感染了 CJ;瑞典一项研究发现:感染 CJ 两个月内发生 GBS 的风险是普通人群的 100 倍。此外,GBS 还可能与 HIV、巨细胞病毒、EB 病毒、肺炎支原体、肝炎病毒、流感嗜血杆菌、寨卡病毒感染相关。有研究发现免疫接种、外科手术、创伤、骨髓移植等也是 GBS 的触发事件。一些自身免疫性疾病包括霍奇金淋巴瘤、系统性红斑狼疮、结节病、桥本甲状腺炎也常合并 GBS。

分子模拟(molecular mimicry)是目前认为可能导致 GBS 发病的最主要机制之一。上述病原体的脂多糖分子结构与人周围神经的神经节苷脂结构相似,机体免疫系统识别错误,产生大量抗神经节苷脂抗体,其通过与相关补体形成免疫复合物、驱化吞噬细胞等一系列免疫级联反应导致神经末梢及郎飞结解剖及生理结构破坏,引起轴索损伤。不同病原体及其相关亚型诱导产生不同的抗神经节苷脂抗体,引起不同的临床症状,导致 GBS 出现不同的亚型,如:GM1、GD1a、GalNac-GD1a 及 GD1b 抗体与 AMAN 或 AMSAN 密切相关;GQ1b 抗体主要攻击动眼神经髓鞘导致 MFS 发生。因此,清除机体产生抗神经节苷脂抗体

成为治疗 GBS 的重要措施。

二、吉兰巴雷综合征的病理

GBS 的病理改变与其亚型有关。AIDP 及 MFS 主要表现为局部炎症反应攻击施万细胞构成的髓鞘，淋巴细胞及单核细胞浸润神经外膜及神经内的小血管，导致整个神经髓鞘节段性变性，脱髓鞘阻碍电传导，全部有髓神经（运动神经、感觉神经、交感神经等）均受影响；硬脑膜附着处血液-神经屏障的破裂使血浆蛋白进入脑脊液，出现蛋白-细胞分离现象。AMAN 及 AMSAN 等累及运动或运动-感觉亚型者，初次免疫应答反应作用于轴突的郎飞结上，使结侧区髓鞘脱离，导致神经传导阻滞、钠通道功能障碍、改变水及离子平衡状态，进一步发展导致轴突变性，产生运动或运动-感觉障碍。

三、吉兰巴雷综合征的分型、诊断及严重程度评价

（一）AIDP

是 GBS 中最常见的类型，也称经典型 GBS，主要病变为多发神经根和周围神经节段性脱髓鞘。

1. 临床表现 ①任何年龄、任何季节均可发病；②病前 1~3 周常有呼吸道或胃肠道感染症状或疫苗接种史；③急性起病，病情多在 2 周左右达高峰；④首发症状多为肢体对称性迟缓性肌无力，自远端渐向近端发展或自近端向远端加重，常由双下肢开始逐渐累及躯干肌、脑神经。多于数日至 2 周达高峰。严重病例可累及肋间肌和膈肌致呼吸麻痹。四肢腱反射常减弱，10% 的患者表现为腱反射正常或活跃。⑤发病时患者多有肢体感觉异常如烧灼感、麻木、刺痛和不适感等，可先于或与运动症状同时出现。感觉缺失相对轻，呈手套-袜套样分布。少数患者肌肉可有压痛，尤其以腓肠肌压痛较常见，偶有出现 Kernig 征和 Lasegue 征等神经根刺激症状。⑥脑神经受累以双侧面神经麻痹最常见，其次为舌咽、迷走神经，动眼、展、舌下、三叉神经瘫痪较少见，部分患者以脑神经损害为首发症状就诊。⑦部分患者有自主神经功能障碍，表现为皮肤潮红、出汗增多、心动过速、心律失常、直立性低血压、手足肿胀及营养障碍、尿便障碍等。⑧多为单相病程，病程中可有短暂波动。

2. 辅助检查 ①脑脊液检查：a. 脑脊液蛋白-细胞分离是 GBS 的特征之一，多数患者在发病数天内蛋白含量正常，2~4 周内蛋白不同程度升高，但较少超过 1.0g/L；糖和氯化物正常；白细胞计数一般 <10×10⁶/L。b. 部分患者脑脊液出现寡克隆区带（oligoclonal bands，OB），但并非特征性改变。c. 部分患者脑脊液抗神经节苷脂抗体阳性。②血清学检查：a. 少数患者出现肌酸激酶轻度升高，肝功能轻度异常。b. 部分患者血抗神经节苷脂抗体阳性。c. 部分患者血清可检测到抗空肠弯曲菌抗体、抗拒细胞病毒抗体等。③部分患者粪便中可分离和培养出空肠弯曲菌。④神经电生理：主要根据运动神经传导测定，但不作为必需的检查。活检可见有髓纤维脱髓鞘，部分出现吞噬细胞浸润，小血管周围可见炎症细胞浸润。

3. 诊断标准 ①常有前驱感染史，呈急性起病，进行性加重，多在 2 周左右达高峰。②对称性肢体和脑神经支配肌肉无力，重症者可有呼吸肌无力，四肢腱反射减弱或消失。③可伴轻度感觉异常和自主神经功能障碍。④脑脊液出现蛋白-细胞分离现象。⑤电生理检查提示远端运动神经传导潜伏期延长、传导速度减慢、F 波异常、传导阻滞、异常波形离散等。⑥病程有自限性。

（二）AMAN

以广泛的运动脑神经纤维和脊神经前根及运动纤维轴索病变为主。

1. 临床表现　①可发生于任何年龄，儿童更常见，男女患病率相似，国内患者在夏秋发病较多。②前驱症状：多有腹泻和上呼吸道感染等，以空肠弯曲菌感染多见。③急性起病，平均在 6～12 天达到高峰，少数患者在 24～48 小时内即可达到高峰。④对称性肢体无力，部分患者有脑神经运动功能受损，重症者可出现呼吸肌无力。腱反射减弱或消失与肌力减弱程度较一致。无明显感觉异常，无或仅有轻微自主神经功能障碍。

2. 辅助检查　①脑脊液检查：同 AIDP。②血清学检查：部分患者血清中可检测到抗神经节苷脂 GM1、GD1a 抗体，部分患者血清空肠弯曲菌抗体阳性。③电生理检查：运动神经受累为主，并以运动神经轴索损害明显。

3. 诊断标准　参考 AIDP 诊断标准，突出特点是神经电生理检查提示近乎纯运动神经受累，并以运动神经轴索损害明显。

（三）AMSAN

以广泛神经根和周围神经的运动与感觉纤维的轴索变性为主。

1. 临床表现　①急性起病，平均在 6～12 天达到高峰，少数患者在 24～48 小时内达到高峰。②对称性肢体无力，多有脑神经运动功能受累，重症者可有呼吸肌无力，呼吸衰竭。患者同时有感觉障碍，甚至部分出现感觉性共济失调。常有自主神经功能障碍。

2. 辅助检查　①脑脊液检查：同 AIDP。②血清学检查：部分患者血清中可检测到抗神经节苷脂抗体。③电生理检查：除感觉神经传导测定可见感觉神经动作电位波幅下降或无法引出波形外，其他同 AMAN。④腓肠神经活检：可见轴索变性和神经纤维丢失，但不作为确诊的必要条件。

3. 诊断标准　参照 AIDP 诊断标准，突出特点是神经电生理检查提示感觉和运动神经损害明显。

（四）MFS

与经典 GBS 不同，以眼肌麻痹、共济失调和腱反射消失为主要临床特点。

1. 临床表现　①任何年龄和季节均可发病。②前驱症状：可有腹泻和呼吸道感染等，以空肠弯曲菌感染常见。③急性起病，病情在数天至数周内达到高峰。④多以复视起病，也可以肌痛、四肢麻木、眩晕和共济失调起病。相继出现对称或不对称性眼外肌麻痹，部分患者有眼睑下垂，少数出现瞳孔散大，但瞳孔对光反射多正常。可有躯干或肢体共济失调，腱反射减弱或消失，肌力正常或轻度减退，部分有延髓部肌肉和面部肌肉无力，四肢远端和面部麻木和感觉减退，膀胱功能障碍。

2. 辅助检查　①脑脊液检查：同 AIDP。②血清学检查：部分患者血清中可检测到空肠弯曲菌抗体。大多数患者血清 GQ1b 抗体阳性。③神经电生理检查：感觉神经传导测定可见动作电位波幅下降，传导速度减慢；脑神经受累者可出现面神经 CMAP 波幅下降；瞬目反射可见 R1、R2 潜伏期延长或波形消失。运动神经传导和肌电图一般无异常。电生理检查非诊断 MFS 的必需条件。

3. 诊断标准　①急性起病，病情在数天内或数周内达到高峰。②临床上以眼外肌麻痹、共济失调和腱反射消失为主要症状，肢体肌力正常或轻度减退。③脑脊液出现蛋白 - 细胞分离。④病程呈自限性。

（五）严重程度评价

多种评分量表可用于评估 GBS 的严重程度,包括:GBS 功能障碍评分、MRC 评分(medical research council sum score)、Erasmus GBS 呼吸功能不全评分及 Erasmus GBS 结果评分;其中,GBS 功能障碍评分使用较多。GBS 功能障碍评分:0 分:健康;1 分:轻微症状,可以奔跑;2 分:可独立行走 10m 以上,但不能奔跑;3 分:在帮助下行走 10m;4 分:卧床或可以坐起;5 分:需机械通气;6 分:死亡。

四、吉兰巴雷综合征的传统治疗

（一）一般治疗

1. **抗感染** 考虑有胃肠道 CJ 感染者,可用大环内酯类抗生素治疗。

2. **呼吸道管理** 重症患者可累及呼吸肌致呼吸衰竭,应置于监护室,密切观察呼吸情况,定时行血气分析。当肺活量下降至正常的 25%~30%,血氧饱和度、血氧分压明显降低时,应尽早行气管插管或气管切开,机械辅助通气。加强气道护理,定时翻身、拍背,及时抽吸呼吸道分泌物,保持呼吸道通畅,预防感染。

3. **营养支持** 延髓支配肌肉麻痹者有吞咽困难和饮水呛咳,需给予鼻饲营养,以保证每日足够热量、维生素,防止电解质紊乱。合并有消化道出血或胃肠麻痹者,则给予静脉营养支持。

4. **神经营养** 应用 B 族维生素治疗,包括维生素 B_1、维生素 B_{12}、维生素 B_6 等。

5. **对症治疗及并发症的防治** 重症患者连续心电监护,窦性心动过速常见,无需治疗;严重心脏阻滞及窦性停搏少见,发生时可立即植入临时性心内起搏器。高血压用小剂量的 β 受体阻滞剂治疗,低血压可补充胶体液或调整患者体位;尿潴留可加压按摩下腹部,无效时导尿,便秘可给予缓泻剂和润肠剂。抗生素预防和控制坠积性肺炎、尿路感染。阿片类药物、卡马西平和加巴喷丁可用于神经痛的治疗。

（二）吉兰巴雷综合征的免疫治疗

1. **免疫球蛋白静脉注射（IVIG）** 推荐有条件者尽早应用。临床表明治疗 AIDP 有效。成人剂量 0.4g/(kg·d),连用 5 天。免疫球蛋白过敏或前天性 IgA 缺乏患者禁用。发热面红为常见不良反应,减慢输液速度可减轻。偶有无菌性脑膜炎、肾衰、脑梗死报道,可能与血液黏度增高有关。

IVIG 治疗 GBS 的具体机制还未明确,可能与封闭特异性抗体、调节 Fc 受体的表达与功能、阻断补体激活及细胞因子产生、干扰 B 细胞和 T 细胞的激活及其效应作用等有关;有研究发现 IgG Fc 的糖基化和 GBS 的严重程度有关且可影响 IVIg 的免疫调节效果。2012 年 HS Patwa 等发表的《循证指南:IVIG 治疗神经肌肉疾病》将 IVIG 治疗 GBS 作为 A 级推荐。

2. **糖皮质激素** 目前国内外对糖皮质激素治疗 GBS 仍有争议。对于无条件行 IVIG 和 TPE 治疗的患者可试用甲泼尼龙 500mg/d,静脉滴注,连用 5 日后逐渐减量,或地塞米松 10mg/d,静脉滴注,7~10 天为一个疗程。

五、吉兰巴雷综合征的血液净化治疗

（一）血液净化治疗 GBS 的原理

通过血液净化治疗 GBS,主要是通过清除相关抗体发挥作用,如轴突变性 GBS 主要清除抑制神经节苷脂 GM1、GD1a 的自身抗体（IgG、IgM、IgA）；脱髓鞘性 GBS 虽无特异性抗体，推测可能通过清除免疫复合物、补体、炎症性细胞因子（TNF-α、INF-γ、IL-2 等），还对伴随血清细胞因子变化的活性 T 细胞具有抑制作用。

GBS 诊断明确后，应尽快行血液净化治疗，4 周内行血液净化是可以获益的，如果能够在 2 周内开始血液净化能够达到最理想的效果。

清除致病抗体有助于迅速改善症状，但清除后机体还可以继续产生抗体，为避免病情再次加重，应在血液净化同时给予激素等药物治疗。

（二）治疗 GBS 的血液净化方式

由于 GBS 的致病抗体、免疫复合物均为大分子，分子量往往在 16 万道尔顿以上，连续血液净化和透析无法清除致病物质，普通血液吸附也无效。GBS 的血液净化方式主要包括血浆置换、双重滤过血浆置换和免疫吸附。

1. **血浆置换** 血浆置换是 GBS 的一线治疗方法之一。在治疗 GBS 的血液净化技术中，血浆置换治疗（therapeutic plasma exchange，TPE）是开展最早、技术最成熟、应用最广、循证医学证据最多的技术。多项大型随机对照研究均证实，TPE 可以更快改善严重 GBS 患者的肌肉力量，减少机械通气时间及加速运动功能的恢复。French Cooperative Study 发现：TPE 组较对照组中位脱机时间明显降低（18 天 vs 31 天）；North American Trial 发现：恢复至可独立行走的中位数时间 TPE 组明显快于对照组（53 天 vs 85 天）。2012 年一项对共包括 649 例患者的 6 项随机对照研究进行的荟萃分析也得出类似的结果。

van der Meché FG 等通过对 150 名 GBS 患者研究发现：行 5 次 TPE（血浆置换量总计 200～250ml/kg）与 5 次 IVIG 治疗［0.4g/（kg·d）］对病情改善无明显差异；Hughes RAC 等进一步研究发现 TPE、IVIG 及 TPE 后序贯 IVIG 治疗 GBS 疗效无明显差异；2014 年一项荟萃研究再次证实：TPE 或 IVIG 治疗 GBS 效果无明显差异，不良事件发生率也无明显差异，而且 IVIG 组有更高的完成度，TPE 后给予 IVIG 并未发现额外获益，但 TPE 组与 IVIG 组达到相同的治疗效果时 TPE 组费用更低。

上述结果可能更适合 GBS 中 AIDP 亚型患者，对 AMAN 亚型还需要更多的临床研究。有小规模研究提示对 AMAN 亚型的 GBS，血浆置换的效果比 IVIG 治疗更好。由于缺乏免疫治疗改善预后的证据，目前倾向于停止 MFS 的免疫治疗。然而 MFS-GBS 重叠综合征的患者，仍可尝试 IVIG 治疗和 TPE。

因此，TPE 和 IVIG 为 GBS 的一线治疗方法（强推荐，高质量证据），但联合治疗并不增加疗效，故推荐单一使用，二者的具体选择需根据患者的具体情况决定。

每次血浆置换量应按照 1.0～1.5 倍血浆容量计算。于 10～14 天内行 5～6 次 TPE，建议隔天一次，达到约 200～250ml/kg 总置换量，也可根据临床症状改善情况或血浆 IgG 清除率 60%～70% 为目标进行调整。在病情较轻的患者（仍然能够独立行走），2 次血浆置换即可观察到症状的迅速恢复。置换液可选用白蛋白或血浆，不需常规使用血浆，但行多次 TPE 时应注意补充新鲜冰冻血浆。TPE 或 IVIG 治疗 2～3 周后约有 10% 的患者复发，此时需要再次治疗，TPE 可能效果更显著。患者初始治疗选择 IVIG 无应答时，TPE 可作为补救治疗措施，回顾性研究发现，此种联合方式可能存在有限的临床获益，但费用昂贵。需要注意的是，GBS 患者存在自主神经功能紊乱，因此对容量变化更为敏感，在行 TPE 时需注意监测心率、血压等生命体征。

2. **双重滤过血浆置换** PE 虽然操作相对简单，但由于每次治疗需要大量外源性血浆，其在临床上的开展受到一定的制约。因此，在 PE 基础上开发出了双重滤过血浆置换（double filtrationplasmapheresis，DFPP）技术。DFPP 能够选择性地清除血浆中的大分子致病物质，每次治疗可以处理较多的血浆，可达普通 PE 血浆处理剂量的 2 倍左右，且有多项研究证实，DFPP 与 PE 对于 GBS 的疗效无明显差异。基于上述原因，目前 DFPP 广泛用于 GBS 的治疗。根据 GBS 相关的特异性 GM1、GD1a、GalNac-GD1a、GD1b 及 GQ1b 等抗体的分子量大小，目前常选用膜孔径 0.01μm、0.02μm 的 EC-20W、EC-30W 血浆成分分离器[8]。可根据临床症状改善情况或血浆 IgG 清除率 60%～70% 为目标调整血浆处理量及实施间隔。血浆置换仅能清除循环中的致病因子，而不能清除产生致病因子的细胞成分；因此有学者提出淋巴血浆置换，将血浆置换与淋巴细胞单采技术结合起来，同时清除致病因子及相关细胞成分，达到增强疗效、减少血浆置换次数的目的，但目前相关研究较少。

3. **免疫吸附** 免疫吸附（immunoadsorption，IA）可以通过特定的基质清除相关抗体发挥作用。Okamiya S 等观察 34 例 GBS 患者分别采用 TPE、DFPP 及 IA 治疗，发现三组患者的治疗效果无明显差异，但 IA 组的并发症发生率明显低于 TPE 组及 DFPP 组。另一项针对 19 例重度麻痹的 GBS 患者研究发现，达到症状缓解需行 4～30 次 IA 或 5～31 次 TPE，其中一名患者在 34 天内行 31 次 TPE 治疗无效，改用 IA 治疗，15 天行 7 次 IA 后症状明显缓解，建议对于 TPE 无应答的 GBS 患者可试行 IA 治疗。目前常用的针对 GBS 的吸附柱包括旭化成 Immusorba TR-350 及健帆 DNA280 等。血浆处理量及实施间隔的调整可参照 TPE 及 DFPP 的目标。

（葛 冬 黄 嘉 柴文昭）

参 考 文 献

1. Yuki N，Hartung HP. Guillain-Barré syndrome. N Engl J Med，2012，366：2294.
2. McCarthy N，Giesecke J. Incidence of Guillain-Barré syndrome following infection with Campylobacter jejuni. Am J Epidemiol，2001，153：610.
3. Van den Berg B，Walgaard C，Drenthen J，et al. Guillain- Barrésyndrome pathogenesis，diagnosis，treatment and prognosis. Nat Rev Neurol，2014 Aug，10（8）：469-482.
4. 崔丽英，蒲传强，胡学强，等. 中国吉兰 - 巴雷综合征诊治指南. 中华神经科杂志，2010，43（8）：583-586.
5. Hugh J Willison，Bart C Jacobs，Pieter A van Doorn. Guillain-Barré. Lancet，2016，388：717-727.
6. Joseph Schwartz，Jeffrey L Winters，AnandPadmanabhan，et al. Guidelines on the Use of Therapeutic Apheresis in Clinical Practice—Evidence-Based Approach from the Writing Committee of the American Society for Apheresis：The Sixth Special Issue. J Clin Apher，2013，145-284.
7. 杨荣利. 双重血浆置换与危重症：从理论到实践. 中国实用内科杂志，2016，36（5）：361-364.

第三节 重症肌无力的血液净化治疗

重症肌无力（myasthenia gravis，MG）是一种由乙酰胆碱受体（AChR）抗体介导、细胞免疫依赖、补体参与，累及神经肌肉接头突触后膜，引起神经肌肉接头传递障碍，出现骨骼肌收缩无力的获得性自身免疫性疾病。极少部分 MG 患者由抗 MuSK（muscle specific kinase）

抗体、抗 LRP4（low-density lipoprotein receptor-related protein4）抗体及抗横纹肌（Titin）抗体介导。MG 主要临床表现为骨骼肌无力、易疲劳，活动后加重，休息和应用胆碱酯酶抑制剂后症状明显缓解。

MG 年平均发病率约为 8.0～20.0/10 万人，患病率为 50/10 万人。其在各个年龄阶段均可发病。40 岁之前，女性发病率高于男性；40～50 岁之间男女发病率相当；50 岁之后，男性发病率略高于女性。我国南方发病率较高。

一、重症肌无力的病因及发病机制

研究表明重症肌无力是一种主要累及神经 - 肌肉接头突触后膜 AChR 的自身免疫性疾病，主要由 AChR 抗体介导，在细胞免疫和补体参与下突触后膜的 AChR 被大量破坏，不能产生足够的终板电位，导致突触后膜传递功能障碍而发生肌无力。然而，AChR 抗体与 MG 之间的联系不是绝对的，AChR 抗体的血浆浓度与疾病的严重性并不直接相关，仅在部分患者中，可通过抗体水平的变化检测治疗效果；约 10%～20% 的 MG 患者检测不到针对 AChR 的自身抗体，这些患者中约 40%～70% 具有针对肌肉特异性络氨酸激酶受体（muscle specific kinase，MuSK）抗体。大量研究证实，针对 MuSK 和其他突触后神经肌肉接头组分的自身抗体在 MG 的发生发展中也具有一定意义。细胞免疫在 MG 的发病中也发挥一定作用。在病理标本中未发现 T 淋巴细胞的存在，表明其不是效应细胞；T 淋巴细胞可以结合 AChR，通过刺激 B 淋巴细胞产生大量抗体发挥作用。

二、重症肌无力的临床表现、分类及诊断

（一）临床表现

全身骨骼肌均可受累。但在发病早期可单独出现眼外肌、咽喉肌或肢体肌肉无力；脑神经支配的肌肉较脊神经支配的肌肉更易受累。经常从一组肌群无力开始，逐渐累及其他肌群，直到全身肌无力。部分患者短期内出现全身肌肉收缩无力，甚至发生肌无力危象。骨骼肌无力表现为波动性和易疲劳性，晨轻暮重，活动后加重、休息后可减轻。眼外肌无力所致对称或非对称性上睑下垂和（或）双眼复视是 MG 最常见的首发症状，见于 80% 以上的 MG 患者；还可出现交替性上睑下垂、双侧上睑下垂、眼球活动障碍等。瞳孔大小正常，对光反应正常。面肌受累可致鼓腮漏气、眼睑闭合不全、鼻唇沟变浅、苦笑或呈肌病面容。咀嚼肌受累可致咀嚼困难。咽喉肌受累出现构音障碍、吞咽困难、鼻音、饮水呛咳及声音嘶哑等。颈肌受累，以屈肌为著，出现头颈活动障碍、抬头困难或不能。肢体各组肌群均可出现肌无力症状，以近端为著。呼吸肌无力可致呼吸困难、无力，部分患者可出现肌无力危象，需行人工辅助呼吸。

（二）临床分类

改良 Osserman 分型

Ⅰ型：眼肌型，病变仅局限于眼外肌，两年之内其他肌群不受累。

Ⅱ型：全身型，有一组以上肌群受累。

ⅡA 型：轻度全身型，四肢肌群轻度受累，伴或不伴眼外肌受累，通常无咀嚼、吞咽和构音障碍，生活能自理。

ⅡB 型：中度全身型，四肢肌群中度受累，伴或不伴眼外肌受累，通常有咀嚼、吞咽和构

音障碍，生活自理困难。

Ⅲ型：重度激进型，起病急、进展快，发病数周或数月内累及咽喉肌；半年内累及呼吸肌，伴或不伴眼外肌受累，生活不能自理。

Ⅳ型：迟发重度型，隐袭起病，缓慢进展。两年内逐渐进展，由Ⅰ、ⅡA、ⅡB型进展，累及呼吸肌。

Ⅴ型：肌萎缩型，起病半年内可出现骨骼肌萎缩、无力。

（三）诊断

1. 临床表现　某些特定的横纹肌群肌无力呈斑片状分布，表现出波动性和易疲劳性；肌无力症状晨轻暮重，持续活动后加重，休息后缓解、好转。通常以眼外肌受累最常见。

2. 药理学表现　新斯的明试验阳性。

3. 低频重复神经电刺激（RNS）检查　低频刺激波幅递减10%以上；单纤维肌电图（SFEMG）测定的"颤抖"增宽、伴或不伴有阻滞。

4. 抗体　多数全身型MG患者血中可检测到AChR抗体，或在极少部分MG患者中可检测到抗MuSK抗体、抗LRP-4抗体。

在具有MG典型临床特征的基础上，具备药理学特征和（或）神经电生理学特征，临床上则可诊断为MG。有条件的单位可检测患者血清抗AChR抗体等，有助于进一步明确诊断。需除外其他疾病。

三、重症肌无力的传统治疗

（一）胸腺摘除手术治疗及胸腺放射治疗

除极少特例外，所有伴有胸腺瘤的MG患者均应进行手术治疗去除肿瘤。但其在年龄小于18岁的MG患者中疗效不明确；同时，目前的证据尚不支持在含MuSK、LRP4抗体的MG患者中使用。胸腺放射治疗适用于胸腺增生、全身无力、药物疗效不佳、浸润性胸腺瘤不能手术、未完全切除胸腺瘤或术后复发的患者。

（二）胆碱酯酶抑制剂治疗

此类药物是治疗所有类型MG的一线药物，用于改善临床症状，特别是新近诊断患者的初始治疗，并可作为单药长期治疗轻型MG患者。溴化吡斯的明是目前最常用的胆碱酯酶抑制剂，其剂量应根据症状进行调整。所有已使用足量溴化吡斯的明仍未达到治疗目标的MG患者应使用肾上腺皮质激素或免疫抑制剂。

（三）糖皮质激素

是治疗MG的一线药物，可以使70%～80%的MG患者的症状得到改善，因其强大的抗炎及免疫抑制作用，广泛应用于MG的治疗。其使用方法包括：适用于住院危重病例、已用气管插管或呼吸机者的冲击疗法及小剂量递增法。长期应用者需注意其不良反应。

（四）免疫抑制剂

适用于对糖皮质激素疗效不佳或不能耐受，或因有高血压、糖尿病、溃疡病而不能用糖皮质激素者。主要包括硫唑嘌呤、环孢素、吗替麦考酚酯、甲氨蝶呤、他克莫司及抗人CD20单克隆抗体等。由于缺少药物间的大型对比研究，临床上免疫抑制剂的选择差异很大。目前国内指南推荐将硫唑嘌呤作为治疗MG的一线药物。

（五）免疫球蛋白（IVIG）

主要用于病情进展、手术术前准备的 MG 患者，其多于使用后 5～10 天左右起效，作用可持续 2 个月左右。使用方法为：400mg/(kg·d) 静脉注射 5 天。

四、重症肌无力的血液净化治疗

（一）血液净化治疗 MG 的原理

通过血液净化技术治疗 MG，主要是通过清除抗乙酰胆碱受体（AChR）抗体（IgG1、IgG3）及肌肉特异性络氨酸激酶受体（MuSK）抗体（IgG4）发挥作用。清除致病抗体有助于迅速改善症状，但清除后机体还可以继续产生抗体，为避免病情再次加重，应在血液净化同时给予激素或免疫抑制剂等药物治疗。

（二）治疗 MG 的血液净化方式选择

由于 MG 的致病抗体均为大分子，分子量往往在 16 万道尔顿，连续血液净化和透析无法清除致病物质，普通血液吸附也难以清除致病抗体。MG 的血液净化方式主要包括血浆置换、双重滤过血浆置换和免疫吸附。

1. **血浆置换** 血浆置换是 MG 的一线治疗方案。血浆置换治疗（Therapeutic plasma exchange，TPE）与免疫球蛋白静脉注射（IVIG）主要用于下列情况：MG 危及生命情况的短期治疗，如呼吸肌无力或吞咽困难；有严重延髓麻痹症状患者的术前准备；当需要快速改善症状时；当其他治疗方法疗效欠佳时；当有必要预防或尽可能减少激素可能带来的病情加重时及在激素使用前。目前针对 IVIG 和 TPE 疗效比较的包括三项随机对照研究及其他一些有效性研究。一项随机对照研究将 87 例重症 MG 患者随机分为三组：隔天一次 TPE（1.5 倍血浆容量 / 次，共 3 次），IVIG 0.4g/(kg·d) 共 3 天，IVIG 0.4g/(kg·d) 共 5 天；观察第 15 天的治疗效果未见统计学差异。另一项随机对照研究观察了 12 例中至重度的处于稳定期的 MG 患者，行 TPE 或 IVIG 治疗，第一周时 TPE 组症状改善更明显，第四周时两组疗效未见明显差异。第三项随机对照研究包括 84 例中至重度 MG 患者，随机分为两组：隔天一次 TPE（1 倍血浆容量 / 次，共 5 次）及 IVIG 1.0g/(kg·d) 共 2 天，14 天时两组症状改善情况无明显统计学差异（IVIG 69% vs TPE 65%）。

TPE 与 IVIG 对严重的全身性 MG 的疗效基本相同，两者的选择取决于患者因素及其不同条件下的可行性，如 TPE 不建议用于脓毒症患者，IVIG 不建议用于肾衰竭患者。研究未能证实 TPE 和免疫抑制联合应用有任何远期的叠加效果。IVIG 在轻型 MG 或眼肌型 MG 中的疗效不确切。血浆中存在抗 MuSK 抗体的 MG 患者 TPE 可能更有效。对于难治性 MG 或存在使用免疫抑制剂禁忌的患者，长期使用 IVIG 可作为维持手段。在治疗肌无力危象时，目前专家共识认为 TPE 效果更好、起效更快。美国血浆置换指南推荐：血浆置换为 MG 的一线治疗方案（强推荐，中等质量证据）；同时作为胸腺切除术前 MG 的一线治疗方案（强推荐，低质量证据）。

美国血浆置换指南推荐：血浆置换每天或隔天一次，每次血浆置换量应按照 1.0～1.5 倍血浆容量计算（置换液可选用白蛋白），两周达到约 225ml/kg 总置换量，而更小体积的置换量可能有益，需根据临床情况决定，部分患者可能需要长期维持血浆置换治疗。国内指南推荐：血浆置换第一周隔日 1 次，共 3 次，若改善不明显其后每周 1 次，常规进行 5～7 次。置换量每次用健康人血浆 1500ml 和 706 代血浆 500ml。多于首次或第二次血浆置换后 2 天左右起效,作用可持续 1～2 个月。在使用丙种球蛋白冲击后四周内不宜进行血浆置换。

2. 免疫吸附 与 PE 相比,免疫吸附(immunoadsorption,IA)具有更强的选择性,通过特定的基质清除 IgG 抗体发挥作用。IA 与 TPE 相比,优点在于更少消耗血浆蛋白及凝血因子,可以快速完成更高的治疗剂量,达到 2～2.5 倍血浆容量 / 天;同时,并发症与副作用相对更少。在过去的 20 多年里,研究者通过使用不同的吸附剂努力提高 IA 的选择性,包括蛋白 A、色氨酸聚乙烯乙醇树脂凝胶柱(Try-PVA,IM-TR)、羊多克隆抗体或合成多肽等,目前最常用的是以色氨酸为配体的 Immusorba TR-350(旭化成),其除了因为疏水结合对 AChR 抗体具有高亲和性外,还对代表性炎症性细胞因子 TNF-α 具有强吸附性,同时还对 Th1/Th2 平衡产生影响。2016 年一项研究比较三组 MG 患者分别使用 TPE、IA 及 TPE 联合 IA 治疗,结果显示:IA 组及 IA 联合 TPE 组较单用 TPE 组住院时间更短、MG 严重程度评分降低更显著。

3. 双重滤过血浆置换 双重滤过血浆置换(double filtration plasmapheresis,DFPP)可以选择性地清除血浆中的致病性大分子物质,而回收白蛋白等分子量相对较小的血浆蛋白,从而大大减少所需补充的外源性血浆用量,并减少血液传染病传播的机会。目前已有多项研究证实,DFPP 治疗 MG 效果显著,除清除循环中的大分子致病性免疫复合物外,可能还与降低可溶性细胞间黏附分子 -1、提高调节性 T 细胞的表达等有关。据相关文献报道,对于 MuSK 抗体阳性者 DFPP 或 TPE 较 IA 更有效,可能与 IA 对 IgG4 为主的 MuSK 抗体吸附能力差有关,该类患者大多免疫抑制剂效果欠佳,应积极考虑行血液净化治疗。

(葛 冬 黄 嘉 柴文昭)

参 考 文 献

1. 李柱一. 中国重症肌无力诊断和治疗指南. 中华医学会第十八次全国神经病学学术会议论文汇编. 2015.

2. Joseph Schwartz,Jeffrey L Winters,Anand Padmanabhan,et al. Guidelines on the Use of Therapeutic Apheresis in Clinical Practice—Evidence-Based Approach from the Writing Committee of the American Society for Apheresis: The Sixth Special Issue. J Clin Apher,2013,145-284.

3. Donald B Sanders,Gil I Wolfe,Michael Benatar,et al. International consensus guidance for management of myasthenia gravis: Executivesummary. Neurology,2016,87(4):419-425.

4. 杨荣利. 双重血浆置换与危重症:从理论到实践. 中国实用内科杂志,2016,36(5):361-364.

第三十章 心、肺重症的血液净化治疗

第一节 心肾综合征与血液净化

心脏和肾脏是人体重要的脏器，它们在维持血压、血容量和内环境的动态平衡中发挥重要的、不可替代的作用。当发生心脏功能不全和（或）肾脏功能不全时，适当应用血液净化治疗是一种快速有效的方法。临床中，心、肾疾病可相互影响，心肾综合征（cardio-renal syndrome，CRS）的概念始终存有争议，近年来，随着对其病理生理的进一步研究，在第七届急性透析质量倡议（acute dialysis quality initiative，ADQI）会议上达成了共识，明确阐述了心肾综合征。

一、心肾综合征的定义及分类

心肾综合征（CRS）定义为心脏和肾脏中一个器官发生急性或慢性功能失调而导致另一个器官发生急性或慢性损伤和（或）功能障碍的动态关系。心肾综合征可分为 5 型：第 1 型心肾综合征是心脏功能的急剧恶化引起的急性肾脏损害，如急性心力衰竭、急性冠脉综合征；第 2 型是指慢性的心脏功能不全引起的进行性慢性肾脏疾病（chronic kidney disease，CKD），如慢性心力衰竭等；第 3 型是急性肾衰竭引起的急性心功能不全，如急性肾损伤；第 4 型是慢性肾功能不全引起的心功能不全；第 5 型是全身系统性疾病引起心功能不全和肾功能不全，如感染性休克等。

二、心肾综合征的病理生理

心脏和肾脏通过肾素 - 血管紧张素 - 醛固酮系统和交感神经系统来调节和维持机体的有效循环血量和器官的血液灌注。

1 型心肾综合征：常见原因为急性心肌梗死、弥漫性病毒性心肌病、恶性心律失常、急性肺水肿、输液过多过快等。①急性心功能不全时均可引起心排出量的减少，导致肾脏血流灌注减少，使肾小球滤过率下降，造成肾脏缺血缺氧，从而引起肾脏功能不全。②急性心功能不全可使静脉压升高，肾静脉回流阻力增加，导致肾灌注压降低，肾脏血流灌注减少。③药物，如造影剂、扩血管药物、利尿药、肾上腺素受体阻滞药等可造成急性肾脏损害或使肾灌注压降低，造成急性肾脏损害。④急性心功能不全时常伴有交感神经兴奋，可引起肾血管的收缩，使肾灌注减少。

2 型心肾综合征：常见原因有冠心病、扩张型心肌病、高血压性心脏病、心脏瓣膜病等。①慢性心功能不全时可导致心排出量减少,肾脏处于低灌注状态,长期的缺血缺氧可造成肾脏功能不全。肾脏静脉压亦可增加,导致肾小球囊内压力增高,引起肾脏增生变化。②慢性心脏功能不全时导致全身动脉粥样硬化,可累及肾动脉,使肾动脉狭窄,肾血管阻力增加,造成肾脏血液灌注减少。③慢性心功能不全时可激活交感神经和肾素血管紧张素系统,儿茶酚胺类物质和血管紧张素Ⅱ等均可产生缩血管作用,使肾血管阻力增加,导致肾血流减少,引起肾脏损害。

3 型心肾综合征:常见原因包括:急性肾脏中毒、严重肾缺血、大面积烧伤、挤压综合征、重度肾小球肾炎、急性肾小管坏死等。①急性肾功能不全时肾小球滤过率下降,导致水、钠潴留,使心脏前负荷增加,可引起急性肺水肿或急性左心衰竭。②交感神经兴奋,肾素血管紧张素系统激活,可使总外周血管阻力增加,加重心脏负担。③急性肾衰竭时可引起电解质紊乱和酸碱平衡失调,使心肌收缩力降低,引起心律失常,严重心律失常可使心排出量降低。④急性肾衰竭可激活炎症反应,诱导心肌细胞凋亡,造成心脏功能不全。

4 型心肾综合征:常见原因包括高血压、慢性肾小球肾炎、糖尿病等。①长期的肾脏功能不全可导致水钠潴留,心脏前负荷增加,诱发或加重心功能不全。②严重肾功能不全可导致贫血及肾素血管紧张素系统的持续激活,不仅可增加外周血管阻力,加重水、钠潴留,而且可引起心脏和血管的重构,诱发或加重心功能不全。③慢性肾功能不全时体内毒性代谢产物可直接对心肌产生毒性作用,炎症反应、氧自由基产生增加,血管内皮功能减退,全身动脉粥样硬化加剧,可引起或加重心功能不全。

5 型心肾综合征:常见的病因有重度糖尿病长期血糖未控制、全身淀粉样变、全身血管炎、脓毒症、重度自身免疫系统疾病。①缺氧、氧自由基产生增加、炎症反应、内毒素等均可直接损害心肌、影响心肌收缩力,同时造成肾实质的损害和肾小管的坏死。②交感神经和RAS 激活可引起心脏的重构。③血管收缩,总外周血管阻力增加可使心脏后负荷增加,使肾灌注减少。心功能不全和肾功能不全可通过上述各种机制相互影响、相互加重,引起第 5型心肾综合征。

三、心肾综合征的血液净化治疗

(一)血液净化治疗心肾综合征的原理

1. **水的清除**　血液净化治疗能够减轻心脏的前负荷,使肺毛细血管静水压降低,促使肺内的水肿液进入肺循环,能明显地减轻肺水肿;增加血浆的胶体渗透压和跨毛细血管梯度,使细胞间液移至血管内,从而减轻细胞间和细胞内水肿;还能降低心室舒张末期的容量和压力,降低室壁张力,降低了心肌耗氧量。还有很重要的一点是,应用血液净化的时候,对液体的限制条件放宽,可以提供充分的静脉营养,而且能够安全地进行一些药物治疗。

2. **溶质的清除**　血液净化可以通过体外循环方式清除体内代谢产物、异常血浆成分以及药物、毒素,从而纠正机体的内环境紊乱。无论何种类型心肾综合征,均因心肾功能障碍,导致体内代谢产物蓄积,产生炎症因子,毒素、炎症介质可直接损害心肌、肾脏,加剧心肾衰竭。而临床、基础研究已证实血液净化可有效清除大、中、小分子毒素和各种炎症介质,毒素、炎症介质清除后,其对心肌肾脏打击减轻,对心肾功能改善具有积极意义,也是血液净化治疗各种类型心肾综合征的重要机制之一。

（二）血液净化治疗心肾综合征的方式和模式的选择

虽然血液净化治疗效果明显，但并不是所有的心肾综合征患者都需要行血液净化治疗。慢性心肾综合征除出现药物不能控制的水肿和容量过度负荷外，一般无需血液净化，而对于脓毒症导致的继发性心肾综合征则建议行连续血液净化治疗。

与 IHD 相比，连续性血液净化避免或减少的循环容量的波动，稳定了血流动力学，避免了肾脏灌注的不良影响。因此，对于尚有机会恢复肾功能的急性心肾综合征，血液净化方式首选连续性血液净化治疗。其中，对于以液体超载为主的患者可选用缓慢连续超滤，而对于存在显著血肌酐、尿素水平升高及酸碱平衡和水、电解质紊乱的患者推荐选用 CVVH、CVVHDF 或 CVVHD。

2014 年的一篇系统回顾发现，与应用利尿剂相比，超滤治疗在心肾综合征中并没优势，并且有增加并发症的风险。但在利尿剂无效的情况下，采取缓慢持续超滤（SCUF）而非日间、间歇性方式超滤，一方面可避免血流动力学大幅度波动影响血液净化实施，另一方面避免了大量液体负平衡，导致肾脏血流量下降，加剧肾功能恶化，同时也有利于避免内环境剧烈变化。2013 年美国心脏病学会基金会 / 美国心脏协会心衰诊治指南指出，对药物治疗无效的难治性心力衰竭患者，可考虑超滤治疗。该模式能够迅速清除体内多余的水分，降低心脏的前负荷，改善患者的血流动力学，从而改善病情。该模式还可以降低合并中至大量腹水患者的腹压，降低高腹压对肾动脉的压迫，进而改善肾脏的血流灌注，因此尿量也会增加。

研究证实，对心肾综合征患者应早期积极考虑 CBPT 治疗，可不同程度改善各种类型心肾综合征患者心肾功能，但第 1、2、3 型尤其是第 3 型效果最好，第 4、5 型效果欠佳，提示在第 4、5 型心肾综合征临床诊治过程中，尚需考虑其他积极措施，以改善治疗效果。

开始行血液净化治疗的最佳时间、选择何种血液净化治疗方式以及治疗剂量如何把握，应该根据患者的病因及具体病情决定，在每一个患者身上寻找到一个平衡点，同时兼顾心脏疾病和肾脏疾病，制订个体化、全面化的治疗方案。而且，在血液净化治疗中，特别是急性心肾综合征，应注意因血液净化治疗不当带来的再次肾脏损伤。

（三）血液净化治疗心肾综合征的疗效

各种心肾综合征机制不同，CBPT 的治疗效果也不同

第 3 型心肾综合征因肾脏功能障碍，导致尿量急剧下降，液体蓄积诱发、加重心功能不全此时行 CBPT 可有效清除体内过多水分，故能取得明显效果。而第 1、2 型心肾综合征是因心功能障碍诱发肾功能障碍，心功能障碍原因可以是容量过多也可以是心肌本身或后负荷障碍等因素所致，CBPT 仅对容量过多诱发心肾综合征效果良好，而治疗后负荷增加或心肌本身障碍诱发的心肾综合征，效果欠佳，这是第 3 型与第 1、2 型疗效有差别的重要原因。而第 4 型慢性心肾综合征则因肾功能障碍并发心功能障碍，长时间肾功能障碍，多余液体、尿毒素蓄积，导致心脏扩大、心肌收缩力下降，同时这种患者多合并高血压，继发心脏后负荷增加，而 CBPT 治疗仅能清除多余水分、毒素，不能改善心脏结构及心肌本身、后负荷的障碍，故 CBPT 治疗第 4 型心肾综合征患者，效果不好。第 5 型心肾综合征病理机制更为复杂，影响因素众多，决定了 CBPT 治疗效果也不会很好。总之，CBPT 治疗是对症处理的方式，不能解决病因治疗问题，这也限制了 CBPT 的治疗效果。

综上所述，血液净化治疗是治疗心肾综合征的一种有效手段，应根据患者具体病情选

择合适的时机、方式进行血液净化治疗。关于血液净化治疗能否改善重症患者心脏和肾脏的预后尚有待进一步研究。

（王洪亮　于凯江）

参 考 文 献

1. Ronco C，Di Lullo L. Cardiorenal syndrome. Heart Fail Clin，2014 Apr，10（2）：251-280.

2. Jentzer JC，Chawla LS. A Clinical Approach to the Acute Cardiorenal Syndrome. Crit Care Clin，2015 Oct，31（4）：685-703.

3. Martins H，Pedro N，Castellano M，et al. Cardio-renal syndrome：the challenge in heart failure treatment. Acta Med Port，2011 Mar-Apr，24（2）：285-292.

4. Shah HR，Singh NP，Aggarwal NP，et al. Cardiorenal Syndrome：Clinical Outcome Study. J Assoc Physicians India，2016 Dec，64（12）：41-46.

第二节　体外膜氧合治疗严重心源性休克

在各种病因导致低心排时，VA-ECMO 静脉血经引流管引出体外，充分氧合后经动脉插管泵回体内，一方面经氧合器氧合静脉血，可提高血氧分压排出二氧化碳，另一方面静脉血经驱动泵加压泵入动脉，为动脉系统提供更高的充足血流和灌注压力，既可替代因严重呼吸衰竭而导致的低氧血症，又可替代因各种原因导致的低心排综合征，保证提供机体足够的氧供。

一、VA-ECMO 循环支持的适应证

VA-ECMO 因其强大的心肺功能支持且操作相对简单在临床上广泛应用，为顽固性休克患者提供了新的循环支持手段，从而提高了众多重症患者的抢救成功率。在循环支持方面常见的适应证包括：心脏外科术后低心排综合征、急性心肌梗死合并心源性休克、重症心肌炎、心肺复苏、心脏移植前的过渡、甚至严重感染性休克等。

（一）心脏术后低心排综合征

低心排综合征（low cardiac output），是心脏术后最严重的并发症之一，也是导致术后患者死亡的主要原因之一，通常是指心排指数降低至 $3L/(min \cdot m^2)$ 以下，且伴有周围血管收缩和组织灌注不足的现象。VA-ECMO 支持是低心排综合征最常见的应用指征，其可以改善器官灌注，提供等待心肌损伤恢复的时间。

（二）心跳骤停

VA-ECMO 在 CPR 中是一个重要的选择，尤其是在病因明确但短期内难以去除时能发挥重要作用。VA-ECMO 在一定时间内可以替代部分或全部心肺功能，创造时机等待去除病因。使用 ECMO 进行 CPR 通常称之为 ECPR。ECPR 可改善成人（20%）和儿童（40%～70%）CPR 患者的生存率，其中，缩短心跳骤停到建立 ECMO 循环的时间和 ECMO 团队有效培训可能进一步改善临床预后。目前针对 ECPR 阳性结果的研究都支持在入院 30 分钟内对难复性心脏骤停的患者实施 ECPR 可有效提高患者 30 天生存率，所以早期实施 ECMO 对改善患者生存率是有益的。针对以上研究结果，有学者建议对于心脏骤停患者将之前

处于挽救性治疗措施的 ECMO 放入常规治疗方法中,缩短对于难复性心脏骤停患者使用 ECMO 的时间,以获得更佳的生存率。

(三)急性心功能不全

暴发性心肌炎、急性心肌梗死所致的心源性休克以及急性大面积肺栓塞所致的右心衰竭等造成的心排出量明显下降、难以维持正常的组织灌注,为了帮助患者度过危险期,可以考虑实施 VA-ECMO。

由病毒、立克次体、细菌、原生动物或药物中毒等导致的暴发性心肌炎,可导致严重左心功能不全,多器官功能衰竭。当常规治疗措施如大剂量血管活性药物及 IABP 治疗失败时,可考虑使用 VA-ECMO。VA-ECMO 在暴发性心肌炎中的治疗成功率可高达 60%~70%,可作为一线治疗选择,文献报道在重症心肌炎的疗效优于左室辅助装置,可避免后期心脏移植。

心肌梗死后心源性休克也是其适应证之一,可在冠脉血运重建前提供血流动力学支持,可减少大剂量血管活性药物的应用,减轻氧耗,降低心脏负荷,恢复舒张期心脏灌注。也有个案报道在急性大面积肺栓塞所致的梗阻性休克时,ECMO 同样可以提供有效的血流动力学支持,改善低氧血症并降低右心负荷,改善体循环低灌注,为其后的溶栓和取栓创造时机。

值得注意的是,VA-ECMO 用于过渡支持阶段的适应证一定是原发疾病能够在数周内恢复,对于慢性的心肺功能衰竭患者,即使通过 ECMO 使得心肺功能得到暂时维持,但从远期效果来看并不理想。

(四)感染性休克

传统观念认为严重感染及感染性休克并不是 ECMO 的适应证,因为感染性休克患者的血流动力学特征为高排低阻。理论上说对于已通过自身调节机制提高了心排出量的感染性休克患者,再额外增加心排出量似乎并无益处。然而,感染性休克患者的血流动力学和氧代谢是复杂而多变的,很多感染性休克患者同时存在心肌抑制现象,即心脏射血功能和心肌收缩力下降,即使由于后负荷减少使得 CO 增加,但是心肌的收缩功能却是受损的,这就使得对于部分心肌收缩明显不足、氧输送下降的患者运用 VA-ECMO 改善预后成为可能。VA-ECMO 在某些临床状态通过改善血流动力学和提高氧输送,可能对感染性休克治疗起到积极的作用。

ECMO 可作为感染性休克患者恢复的桥梁。对于婴幼儿感染性休克,推荐使用 ECMO 治疗。对于合并严重缺氧和心功能下降的儿童及成人感染性休克患者,ECMO 的潜在益处是提供临时的呼吸循环支持,避免为维持呼吸而被迫采用高呼吸机条件,引起呼吸机相关性压力伤和容积伤,以及部分替代脓毒症时顿抑的心肌功能,改善外周灌注和氧合,为原发病的治疗提供机会。

(五)心脏移植桥梁作用

对于需要心脏移植的患者,ECMO 可作为暂时替代心脏功能的一个手段,维持患者正常的氧耗和氧供状态,改善器官组织灌注,为其后的器官移植手术奠定基础。同时,对于心脏移植后,患者的心脏功能未能及时恢复者,也可使用 ECMO 等待患者移植器官功能恢复。

二、VA-ECMO 置管位置的选择

常用的置管方式有两种:一是外周置管,包括:股静脉 - 股动脉插管、颈内静脉 - 颈总动脉插管或股静脉 - 锁骨下动脉 VA-ECMO 等方式。股静脉 - 股动脉插管是成人常用的 VA-

ECMO 方式；颈内静脉 - 颈动脉转流是目前婴幼儿 VA-ECMO 最常用的方法。外周置管可采用经皮穿刺的方法，也可采用外科手术的方法。二是中心插管，包括右心房 - 升主动脉、股静脉 - 升主动脉 VA-ECMO 等。中心插管适用于接受体外循环手术不能脱离体外循环机的患者，并且预计辅助时间较短，开胸心肺复苏等。中心插管方法操作复杂，需外科手术。

股静脉 - 股动脉置管是 VA-ECMO 常用方式，它是是将静脉插管从股静脉置入，插管向上延伸至右房，引出的静脉血在氧合器中氧合，经泵驱动从股动脉注入体内（图 30-2-1）。股动脉插管型号一般为 17~20F，股静脉插管为 22~24F。股动脉插管插入深度髂动脉与腹主动脉交界处；股静脉插管深度接近右心房和下腔静脉开口处。可将 80% 回心血引流至氧合器，降低肺动脉压和心脏前负荷。然而由于 VA-ECMO 时回心血量减少，导致肺循环血流减少，增加了肺循环血栓形成的危险性。经验认为，应保持 10%~20% 的回心血流并维持主动脉瓣开放，可避免肺循环及心室内血栓形成风险。定期使用超声监测主动脉瓣是否开放，或监测动脉血压，保持 10~20mmHg 的脉压，从而保证部分心脏射血，避免血栓形成。

股静脉 - 股动脉 ECMO 的另一个常见问题是股动脉置管侧肢体远端缺血。应持续监测动脉置管侧肢体远端的灌注，可用血管超声或远端测压的方法评估。如有灌注不足的可能时，在股动脉置管处远端置入灌注管，通过分流一部分灌注血流保证远端肢体灌注，股动脉远端灌注管可以采用 10~12F 的动脉插管（图 30-2-2），也可以采用 6~8F 的动脉外鞘管（图 30-2-3）。有研究表明，采用动脉插管作为股动脉远端灌注管比动脉外鞘管能更换地预防股动脉缺血的发生。

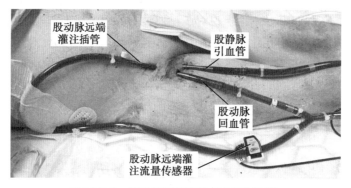

图 30-2-2　股动脉远端灌注管（动脉插管）

三、VA-ECMO 的常见问题及处理对策

（一）搏动血流与非搏动血流

VA-ECMO 为非搏动性血流，而正常的血流是搏动的。相比较非搏动性血流，搏动性血流可能的优点在于：①搏动血流为生理性；②搏动灌注增加组织液的流动和形成，淋巴流动增加；③组织代谢率和废物排除加快；④从泵到组织的能量传递更有效；⑤搏动性血流改善肾脏的灌注。⑥降低血栓风险。这些基本的优点可能对于改善和保护某些器官的功能有关，其表现为氧耗率较高，围术期高血压发生较少。当前由于非搏动泵的大量临床应用，效果基本良好。多数人认为搏动灌注技术复杂，但优点不明显，可能加重血液破坏，产生溶血。因此搏动灌注至今没能在临床上广泛推广应用。

很多中心习惯于联合使用 ECMO 与 IABP,有研究证实,ECMO 同时使用 IABP,提供搏动性血流,可以增加冠脉灌注,增加其他脏器灌注,包括脑,肝脏,肾脏灌注。降低左心后负荷,避免左心室扩张,同时降低肺动脉压力。但对于残存左心功能很差的患者,ECMO 联合 IABP 并没有改善微循环。尽管有这些获益,但目前的研究并没有提示联合使用 ECMO 和 IABP 可以降低心源性休克患者的死亡率。实际上对于 VA-ECMO 的患者,其血流构成为非搏动性 ECMO 血流和搏动性心脏血流,整体的血流情况并不是完全平稳的,ECMO 流量越高,搏动血流构成成分越少,脉搏曲线越平稳。当以恒定流量实施 ECMO 时,脉搏曲线波动增大说明心功能在恢复。目前认为,IABP 可以减轻左心后负荷,避免左室扩张,对于左室扩张的患者,可考虑加用 IABP。IABP 在有自身搏动血流时可以增加脑血流。因此,如果 ECMO 之前上 IABP,有专家推荐继续使用 IABP。ECMO 是否需要常规与 IABP 联用,这方面研究尚少,需要进一步研究。

（二）心肌恢复与左室扩张

VA-ECMO 主要是提供心脏支持,对于一过性心肌损伤患者,实施 VA-ECMO 暂时替代失代偿的心功能以期待心脏恢复,心功能恢复除了可以用血压、心指数、收缩速率等血流动力学指标以及心脏超声去评估外,目前有研究发现血浆中的肌钙蛋白水平也可反映心肌恢复情况以及对患者预后评估。研究表明心肌炎患者如在实施 ECMO 72 小时之内患者血浆肌钙蛋白水平有明显的下降,那么预示着患者病情的改善。而且相比较肌钙蛋白下降不明显患者,72 小时内肌钙蛋白下降明显者死亡率显著下降,因此该研究认为肌钙蛋白可以用来评估心肌恢复情况以及患者预后。但是由于肌钙蛋白种类较多,很多关于肌钙蛋白评估心肌恢复的研究所选用肌钙蛋白种类也不一样,所以目前结论尚待完善。除此之外,该研究还发现 VA-ECMO 未能成功脱机或是死亡的患者,他们的 CK-MB 峰值水平要明显高于成功脱机患者,左心室收缩力也明显弱于成功脱机患者,这是否对临床预后评估有意义还需进一步研究证实。

左室扩张和肺淤血可能发生于 VA-ECMO,尤其见于左室排出量极低的患者或主动脉反流的患者。发生左室扩张的原因包括:主动脉内 ECMO 的流量增加了左室的后负荷;ECMO 全流量时,仍有血从支气管动脉和心最小静脉到达左心,导致左心扩张。左室扩张会导致心脏延迟恢复和心内血栓形成等不良结果。很多研究注意到了 VA-ECMO 时,由于 ECMO 的逆向血流,导致左心射血指数的下降,包括每搏量,心排量,主动脉血流速的下降。有动物实验观察到随着 ECMO 流量的增加,左心室舒张末压(LVEDP)上升。当左心收缩功能极度降低时,VA-ECMO 会导致左心压力升高,从而引起一系列不良后果。升高的左室壁压力,造成左室扩张,导致心肌能量消耗增加,降低了心室功能恢复的可能性。同时增大的左室容积过负荷会直接导致肺水肿。

有一些减轻左室扩张的方法,可根据患者的情况和本单位所具备的条件选用。这些方法包括:①强心药:可以支持残存左室跳动功能,预防舒张末左室扩张。但高剂量强心药容易损伤心肌。②联用 IABP:减轻左心后负荷,改善心肌供血。但对于左室功能极差者效果欠佳。③心外科手术左室减压:目前可采用的方法有剑突下小切口左心引流和经皮左房引流,效果较好,但损伤较大。④心内科介入左心减压:经房间隔左房置管减压也能起到较好的减压效果;但也会有一定的风险。⑤Impella 2.5 轴流泵左室减压:Impella 2.5 易于安装,可以介入或 TEE 引导置入,相对安全,可有效左心减压和防止左心内血栓形成;但费用昂贵。⑥ VVA-ECMO：在 VA-ECMO 的基础上，增加了一根颈内静脉引流管，从右房右室引流，也可以降低左心压力，改善左室扩张（图 30-2-4）。其效果有待进一步验证。VVA-ECMO 也可用于差异性低氧的治疗。⑦锁骨下动脉置管 ECMO：有的中心采用颈内静脉 -锁骨下动脉置管实施 VA-ECMO，在这种情况下，分水岭问题可以得到部分解决，至少脑供氧能够得到保障。然而，锁骨下动脉插管需要外科采用端侧人工血管，有创，损伤上臂血管和神经的概率大。

（三）差异性低氧及解决对策

VA-ECMO 时，如果患者伴有严重的肺功能受损时，会导致差异性低氧（上半身氧分压低于下半身）。当经股动脉逆行的氧合血，与自身心脏射出的低氧血交汇时，会产生一个交汇平面，平面以上供血为自身心脏射出的低氧血，交汇平面以下供血为充分氧合的血液。交汇平面的位置高低，取决于自身心脏的射血功能和 ECMO 流量。当心功能极差时，平面位于主动脉根部或升主动脉，当心功能改善平面会逐渐远离主动脉弓。当严重呼吸衰竭和肺水肿时，自身心肺提供的血氧合较差，灌注主动脉弓和冠脉，导致大脑和上半身缺氧；而来自 ECMO 的氧合好的血灌注下身，从而产生差异性发绀的现象。差异性低氧又称为"南北综合征"或 Harlequin 综合征，它是患者自身心肺的体内循环和 ECMO 体外循环相互作用的结果。差异性低氧见图 30-2-5。

侯晓彤推荐几种方法解决差异性发绀，包括：①将股静脉插管向上经右心房延伸至上腔静脉，将上腔静脉的非氧合血充分引流；此时会有更多下腔静脉的氧合血返回右心房，从而改善上身的氧合。但这种方法在实际操作上可能存在困难。②改为股静脉 - 颈内动脉 ECMO，来自 ECMO 的氧合血可以直接供给全身。这种方法可能对颅脑供血产生一定影响。③采用 VAV-ECMO，即在股静脉 - 股动脉 ECMO 的基础上增加一根颈内静脉插管，给右心提供氧合血，改善上身的氧合（VAV-ECMO 示意图见图 30-2-6）。此外，还可增加呼吸机吸入氧浓度和增加呼气末正压等。

（隆　云　王　旭　高　恺）

参 考 文 献

1. Cavarocchi NC，Pitcher HT，Yang Q，et al. Weaning of extracorporeal membrane oxygenation using continuous hemodynamic transesophageal echocardiography. Thorac Cardiovasc Surg，2013，146：1474-1479.

2. Chung M，Shiloh AL，Carlese A. Monitoring of the adult patient on venoarterial extracorporeal membrane oxygenation. The Scientific World Journal，2014，2014：393258.

3. Petroni T，Harrois A，Amour J，et al. Intra-aortic balloon pump effects on macrocirculation and microcirculation in cardiogenic shock patients supported by venoarterial extracorporeal membrane oxygenation. Crit Care Med，2014，42（9）：2075-2082.

4. Cheng R，Hachamovitch R，Makkar R，et al. Lack of Survival Benefit Found With Use of Intraaortic Balloon Pump in Extracorporeal Membrane Oxygenation：A Pooled Experience of 1517 Patients. J Invas Cardiol，2014，64（11）：B21.

5. Guirgis M，Kumar K，Menkis AH，et al. Minimally invasive left-heart decompression during venoarterial extracorporeal membrane oxygenation：an alternative to a percutaneous approach. Interact Cardiovasc Thorac Surg，2010，10（10）：672-674.

6. Christian N L，Christian K，Hoeper M M，et al. Cannulation strategies for percutaneous extracorporeal membrane oxygenation in adults. Clin Res Cardiol，2016，105（4）：283-296.

7. Choi JH，Su WK，Kim YU，et al. Application of veno-arterial-venous extracorporeal membrane oxygenation in differential hypoxia. Multidiscip Respir Med，2014，9（1）：55.

8. Hou X，Yang X，Du Z，et al. Superior vena cava drainage improves upper body oxygenation during veno-arterial extracorporeal membrane oxygenation in sheep. Crit Care，2015，19：68.

9. Mohite PN，Fatullayev J，Maunz O，et al. Distal limb perfusion：Achilles' heel in peripheral venoarterial extracorporeal membrane oxygenation. Artif Organs，2014，38（11）：940-944.

第三节　体外膜氧合治疗急性呼吸窘迫综合征

急性呼吸窘迫综合征（acute respiratory distress syndrome，ARDS）是指肺内、外严重疾病导致以肺毛细血管内皮弥漫性损伤、通透性增强为基础，以肺水肿、透明膜形成和肺不张为主要病理变化，以进行性呼吸窘迫和难治性低氧血症为临床特征的急性呼吸衰竭综合征。该病起病急骤，发展迅猛，预后极差，死亡率高达 50% 以上。

2011 年欧洲急重症医学学会组建专家小组制定了新版定义——柏林定义。在柏林定义中，对 ARDS 患者病情严重程度进行了划分，这是根据患者氧合指数来进行划分的：PaO_2/FiO_2 在 200 到 300 之间为轻度 ARDS，100 和 200 之间为中度，小于 100 为重度。多项研究表明根据柏林定义对患者病情程度进行划分可以准确预测患者预后，提高了对疾病的预测有效性。柏林定义根据轻度、中度和重度缺氧来分类，对于重度患者，由于严重的肺实变和病变不均一性的存在，多数保守治疗无效，患者死亡率很高，此时 ECMO 可以作为拯救缺氧的一线选择。

一、呼吸机相关性肺损伤

机械通气是治疗 ARDS 的重要手段，可以纠正缺氧挽救生命。但是对于 ARDS 患者弥漫性的肺泡损伤导致的肺不张、肺实变，使得真正参与通气的肺组织减少，所以当给予正常的潮气量进行通气时，会使得肺泡过度膨胀，造成呼吸机相关性肺损伤，所以对于 ARDS 患者多采用小潮气量通气，即限制潮气量在 4～8ml/kg，限制平台气道压在 $30cmH_2O$ 以下。然而这种小潮气量通气策略未解决严重缺氧时肺复张的问题，因为 ARDS 患者病变是不均一的，病变严重的肺泡组织顺应性差，病变较轻的肺组织顺应性较好，在这种情况下即使给予小潮气量通气，依然是顺应性好的先膨胀（很有可能过度膨胀），顺应性差的后膨胀甚至不膨胀，造成了肺泡的损伤。同时，由于顺应性差的肺泡会在通气周期反复开闭，造成剪切伤。有研究表明即便是以 6ml/kg 的潮气量进行机械通气仍然有患者存在过度膨胀。在肺通气过程中随气道压力的升高，绝大多数的情况下肺内塌陷肺泡复张和肺泡过度膨胀实际上几乎是同时发生的。绝对的只复张肺泡而不增加肺泡过度膨胀，是理想而难以实现的。

针对重度 ARDS 患者，传统的机械通气方式效果有限，为了使患者尽可能减少肺损伤、等待肺的自身恢复且能"正常氧合"血液，就需要及时实施 ECMO 来替代部分肺功能，减少肺通气，有利于肺的保护和恢复。

二、重度 ARDS 的 ECMO 治疗策略

（一）ECMO 治疗呼吸衰竭方式的选择

1. **静脉 - 静脉体外膜氧合（VV-ECMO）** ECMO 治疗呼吸衰竭的首选方式为 VV-ECMO，即将乏氧的静脉血引出体外，经氧合器充分氧合后再泵回到静脉系统，目的是代替肺功能对乏氧的静脉血液进行氧合，同时将呼吸机参数设置为可接受的最低范围，以最大限度地减少呼吸机相关性肺损伤。由于引流管和灌注管都在静脉系统，为了减少分流两插管尖端距离应保持 20cm 以上。

成人常见的静脉置管位置选择股静脉和右侧颈内静脉。通常以股静脉置管为引血管，颈内静脉置管为回血管。这种方式优点是股静脉置管深，易固定。缺点是引血管和回血管较靠近，易造成再循环。在国外某些单位以短而粗的颈内静脉置管为引血管，而股静脉置管做回血管，其优点是能保持足够的距离，以减少再循环，同时引流位于上腔静脉引流充分。婴幼儿及儿童，或是对流量要求不高的成人进行 VV-ECMO 可以使用双腔单管插管，双腔管的引流腔分别在上下腔静脉有开口，可充分引流上下腔静脉的乏氧血，而回血腔位于右心房内，引血腔与回血腔保留足够距离可减少再循环。

现在随着对 ARDS 病理生理机制研究的深入，发现对于多数的 ARDS 患者存在肺动脉高压，这有可能是由于低氧血症导致肺血管反射性收缩。肺动脉高压会增加心脏做功，特别是对于有慢性心脏病的患者，很有可能会造成右心衰的发生。而当对此类患者实施 VV-ECMO 时，血氧含量上升，缺氧性收缩的肺血管舒张，会降低肺动脉压，降低右心后负荷，对于心肺的恢复都是有利的。

2. **静脉 - 动脉体外膜氧合（VA-ECMO）** VA-ECMO 也是重症 ARDS 的治疗选择，尤其是当合并有心脏功能损伤时。如果起初选择 VV-ECMO，病情改变出现休克需要心脏功能支持时，也可从 VV-ECMO 转向 VA-ECMO。与 VV-ECMO 相比较，VA-ECMO 对血管损伤更大，导致左心后负荷升高，血栓进入动脉系统等风险增加，但是可减少输血和替代部分心功能。

3. **体外 CO_2 清除（extracorporeal CO_2 removal，$ECCO_2R$）** 当重症 ARDS 患者实施肺保护性通气面临严重 CO_2 潴留时，可以选择 $ECCO_2R$。由于 CO_2 清除对 $ECCO_2R$ 流速的要求不高，通常在 $500\sim1000ml/min$，主要依赖于吸入气体流速。因此进行 $ECCO_2R$ 时，可选用相对较细的 $13\sim15Fr$ 引流灌注管，通过无泵式动静脉压驱动，或者采用双腔静脉置管使用低速泵驱动。

$ECCO_2R$ 的适应证为合并高碳酸血症的呼吸衰竭：急性加重的 COPD、$PaCO_2 > 80mmHg$、$pH < 7.15$、哮喘持续状态、气道平台压 $\leq 30cmH_2O$ 等。

（二）ECMO 时的通气策略

在应用 ECMO 时，鉴于氧合及 CO_2 清除可部分或完全由 ECMO 完成，此时使用机械通气不用或更少考虑气体交换，而更多的涉及肺保护策略。通常认为导致肺损伤的机制是，高气道压大潮气量导致的肺泡过度膨胀及周期性肺牵张导致的剪切力损伤。有研究表明 ARDS 机械通气时第一天的平台压与患者的预后相关，平台压越低预后越好。小潮气量通气策略表明，降低潮气量改善预后。而从应力应变的角度，减少肺机械牵张的方式是尽量降低跨肺压和降低潮气量与功能残气量的比值。因此，肺保护最佳的策略即减少肺机械牵张，降低平台压，减少潮气量，降低跨肺压，减慢呼吸频率。

一般情况下,可以将呼吸机参数设置为:VT 6～8ml/kg,PIP<25mmHg,RR 10～12 次 / 分,FiO_2 30%～40%,同时需要维持 PEEP 水平 5～15cmH$_2$O,防止肺泡萎陷。

三、VV-ECMO 的常见问题

(一)再循环

在双插管 VV-ECMO 中,一定比例的氧合血会被引流管分流至体外再次氧合,产生再循环现象。再循环率与 ECMO 流量有关,ECMO 流量越大,再循环率越大。插管位置也会影响自循环率。再循环现象使 VV-ECMO 氧合效率下降。患者的脉氧饱和度低于85%,而引血管的血氧饱和度超过75%,尤其是超过患者动脉氧饱和度时,往往提示可能存在再循环。

双插管的位置影响到再循环的比率。与颈内静脉 - 股静脉转流和股静脉 - 股静脉转流相比,股静脉 - 颈内静脉转流的再循环率较小,因此,目前常用的置管方式为股静脉 - 颈内静脉 ECMO。此外,使用多级导管引流相较于传统导管可以明显降低自循环率。还有研究通过一定技巧将回血管的开口调至正对三尖瓣口,也可以明显降低再循环率。

股静脉插管和颈内静脉插管尖端之间的距离越近,再循环率就越高,因此,尽量增加引血管与灌注管尖端之间的距离,有助于减少再循环率。通过超声稀释技术计算自循环,并调整插管位置,可以有效降低自循环率。然而两根插管尖端的距离没有固定标准。超声和胸片可用于确定导管尖端的位置。股静脉引流管的侧孔位置应该位于肝脏的下腔静脉段,因为该位置的下腔静脉在负压下也不容易塌陷,对引流的影响小。为了维持这个位置,限制了股静脉插管的外撤,即无法进一步增大引血管和回血管之间的距离。

使用单根双腔插管,是最有效的降低自循环的方法。双腔插管的回血端口要求正对三尖瓣,引血端口分别位于上腔静脉和下腔静脉(图 30-3-1)。双腔 ECMO 插管的置管难度较高,必须在超声和 X 线指导下置入。如果位置合适,可将再循环率控制在 2%。但如果置管位置不合适,再循环率也会明显增加。

(二)容量管理

由于 ARDS 本身要求限制性液体管理,而 VV-ECMO 往往需要较充分的静脉引流量,以实现较高的 ECMO 流量。因此采用 VV-ECMO 治疗的 ARDS 患者的容量管理尤其困难。尤其是在患者发生感染加重和毛细血管渗漏综合征时,这种矛盾就变得尤为突出。这种情况下,液体管理的理念应该是以患者的肺保护为核心,兼顾 ECMO 的流量。如果患者的氧合不是非常困难,可适当降低 ECMO 流量。应该在血流动力学的指导下,结合患者的病理生理进行精准的液体管理。如果利尿不能达到液体负平衡,或者患者出现肾衰竭,可通过血液净化来维持水和电解质的平衡。

(隆 云 王 旭 高 恺)

参 考 文 献

1. Hemmila MR,Rowe SA,Boules TN,et al. Extracorporeal life support for severe acute respiratory distress-syndrome in adults. Ann Surg,2004,240:595.

2. Australia and New Zealand Extracorporeal Membrane Oxygenation(ANZ ECMO)Influenza Investigators,Davies A,Jones D,et al. Extracorporeal membrane oxygenation for 2009 influenza A(H1N1)acute respiratory distress syndrome. JAMA,2009,302:1888.

3. Brogan TV, Thiagarajan RR, Rycus PT, et al. Extracorporeal membrane oxygenation in adults with severe respiratory failure: a multi-center database. Intens Care Med, 2009, 35: 2105.

4. Peek GJ, Mugford M, Tiruvoipati R, et al. Efficacy and economic assessment of conventional ventilator support versus extracorporeal membrane oxygenation for severe adult respiratory failure (CESAR): a multicenter randomised controlled trial. Lancet, 2009, 374: 1351.

5. Ichiba S, Peek GJ, Sosnowski AW, et al. Modifying a venovenous extracorporeal membrane oxygenation circuit to reduce recirculation. Ann Thorac Surg, 2000, 69 (1): 298-299.

6. Palmér O, Palmér K, Hultman J, et al. Cannula Design and Recirculation During Venovenous Extracorporeal Membrane Oxygenation. Asaio J, 2016, 62 (6).

7. Xie A, Yan T D, Forrest P. Recirculation in venovenous extracorporeal membrane oxygenation. J Crit Care, 2015, 61 (2): 115.

第四节　体外二氧化碳去除(ECCO₂R)治疗严重呼吸衰竭

一、概述

严重呼吸衰竭是目前危重症领域的常见疾病，以低氧血症为主要表现的急性呼吸窘迫综合征(acute respiratory distress syndrome, ARDS)以及 CO_2 升高导致的高碳酸血症成为我们需要经常面对的问题。

尽管采用各种治疗方法，ARDS 病死率仍高达 40%～45%，其治疗方法中肺保护性通气是被证实可改善 ARDS 预后的通气策略，主要内容包括适当的呼气末正压(positive end expiratory pressure, PEEP)设定及小潮气量(6～8ml/kg)通气。而目前超保护性肺通气策略逐渐成为新的研究方向，主要是将潮气量进一步降低至 2～4ml/kg，在改善氧合及保证通气的同时减少呼吸机相关肺损伤。采用以上措施改善相应的临床症状的同时，低通气造成了约 14% 的患者并发高碳酸血症。虽然高碳酸血症可以对肺损伤起到保护作用，呼吸性酸中毒仍会造成血流动力学不稳定以及影响器官灌注，甚至造成右心衰竭及颅内压增高。目前常用的体外膜氧合(extracorporeal membrane oxygenation, ECMO)可以有效改善氧合及清除二氧化碳，但因费用昂贵、并发症多、需专业工作团队等限制仍未有效推广。

基于 ECMO 的原理，人们很早开始研究体外二氧化碳清除(extracorporeal carbon dioxide removal, ECCO₂R)。1979 年，Kolobow 和 Gattinoni 通过改良的静脉-静脉 ECMO 方法实现了这一想法。因此临床中对于氧合尚能维持或需进一步降低通气量以提高 PEEP 水平的患者已开始采用更为简易的 ECCO₂R 装置以达到纠正高碳酸血症的目的。同时对于慢性阻塞性肺疾病(chronic obstructive pulmonary disease, COPD)患者应用 ECCO₂R 后可有效降低动脉血 CO_2 水平，避免气管插管以及相关并发症，并可对已行有创机械通气的患者降低其呼吸功及通气需求，达到辅助撤机的效果。

二、ECCO₂R 基本原理

血液中 O_2 及 CO_2 的运输包括物理溶解及化学结合，其中以化学结合为主要方式，但物理溶解作为化学结合的前提仍十分重要。O_2 的运输主要依靠血红蛋白，并受"S"型氧离曲线影响，可出现饱和现象；与之相比，物理溶解的 CO_2 能够不间断的发生水合反应，生成碳酸并迅速转化为碳酸氢盐，且解离曲线呈线性而无饱和现象，加之 CO_2 的弥散能力约等于 O_2 的 20 倍，因而保证了血流量在 1L/min 情况下即可满足体内 CO_2 的清除。

膜肺中 CO_2 的清除与肺泡类似，在膜肺的表面积固定的情况下，血流量以及冲洗气流量以及膜肺两端 CO_2 的压力梯度差将影响 CO_2 的清除效率。通常情况下该装置的血流量在 1L/min 以下，当冲洗气流量从 1L/min 逐渐增加后，CO_2 的清除也并非完全按照线性方式增加，约在 6～8L/min 情况下达到平衡，这是由于 Haldne 效应的影响导致 O_2 结合与 CO_2 解离相互作用，因此单纯的提高冲洗气流量无法进一步清除 CO_2，此时需进一步提高血流量才能达到改善氧合和清除 CO_2 的目的（ECCO$_2$R 模式图见图 30-4-1）。

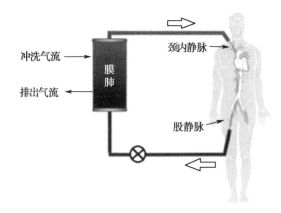

图 30-4-1　ECCO$_2$R 模式图

三、ECCO$_2$R 适应证

1. 针对 ARDS 患者采用小潮气量（6～8ml/kg）通气策略导致的 CO_2 升高和高碳酸血症，而氧合尚能维持者。

2. 采用超小潮气量（2～4ml/kg）以进一步降低峰压 / 平台压，有更多空间增加 PEEP 改善氧合。

3. 其他疾病（COPD） 部分或全部替代正压通气。

四、ECCO$_2$R 的主要装置

一套完整的系统包括引血管路、驱动泵、膜肺、回输管路，随着材料学及管路的不断改进，装置进一步简化，引血管路及回输管路可由单一导管完成，有助于降低并发症及抗凝目标，使得患者可以早期活动。

（一）动脉 - 静脉 ECCO$_2$R：Novalung

该系统阻力低（约 10mmHg），置管部位选用股动脉及对侧股静脉，并可采用经皮置管方式，便于床旁操作，无需外接驱动泵，仅依靠患者自身动静脉压力差进行驱动，减少了外接驱动泵所造成的机械性血液破坏，仅需较低的抗凝目标（活化凝血时间目标在 130～150 秒）即可满足系统运转。但该系统所需要求患者心功能尚好，血流动力学稳定，动静脉压力差≥60mmHg，同时存在动脉置管造成远端肢体缺血坏死风险，因此在重症患者中应用仍有一定限制。

（二）静脉 - 静脉 ECCO₂R

1. Hemolung　本产品由美国 Alung 科技公司设计并制造，为进入该领域的最新产品。它的基本组成包括一根引流导管、一体化的膜肺 - 泵装置及控制器。在其拥有专利的"Active Mixing"技术中，血液通过中心旋转泵被运送到相对固定的膜肺纤维中，使得血液与膜肺接触时阻力更小，因此可以通过很低的血流量清除多达体内 50% 的 CO_2。临床上只需放置单一的股静脉或颈内静脉导管即可运行，且该装置具有可移动性，患者无需镇静，也成为其另一优势。

2. Decap/Decapsmart　Decap 系统（Hemodec，Salerno，Italy）目前已经被应用于临床，在成人及儿童的相关病例中均取得较好的疗效。这套系统由滚压泵、膜肺、透析器组成，其原理是将膜肺与透析器串联在一起。相比其他膜肺，Decap 系统通过增加膜肺内阻力以减少气体交换时的气泡形成，从而能够增加 CO_2 的清除。血液通过膜肺后，血液被运送至透析器，同时，当血液流出透析器后，超滤液被重新输送到之前的膜肺流入通路，以继续清除超滤液内所溶解的 CO_2，因此，由于其重复转流管路内的血液，与传统的 ECCO₂R 相比，可以在较小肺膜的基础上，以低血流量清除更多的 CO_2。

（三）气体交换导管

气体交换导管不仅可以清除 CO_2，同时可以提供氧合，但目前仅有血管内氧合器（intravascular oxygenator，IVOX）被应用于临床。这类装置导管内部由大量中空聚丙烯纤维组成，其前端的疏松纤维结合硅胶与肝素，形成用于气体交换的膜肺，而在近端及远端与气体导管相连以完成气体交换。其长度为 10～50cm，一般由股静脉或颈静脉切开置入，在 B 超引导下或 X 线透视下进行，尖端分别达到第一肋骨水平（上腔静脉内）及第三腰椎水平（下腔静脉分叉处）。插入前全身肝素化，ACT 维持在 200～300 秒。IVOX 具有放置简易、损伤小、患者热量损失少的特点，但 IVOX 进行氧合及清除 CO_2 的能力是有限的，无法像 ECMO 一样为急性呼吸衰竭提供完全辅助。一项国际多中心的 I～Ⅱ阶段的 IVOX 研究中，164 例使用 IVOX 的急性呼吸衰竭患者整体生存率仅为 30%。

综上所述，目前在治疗 ARDS 过程中所采用的肺保护性通气策略势必造成体内 CO_2 清除能力的下降，ECCO₂R 提供了一个相对安全、有效的应对方法，同时对于高碳酸血症的 COPD 患者提供了避免气管插管的可能，临床上也显示出其独特优势。相比较 ECMO 而言，其操作简单，目前所开发的经皮插管技术极大简化了临床操作难度，降低了操作损伤及并发症，置管后的管理也更为简易，安全性也随之提高。但由于该装置所需血流量偏低，需要更为严格的抗凝方案，因此增加了出血的风险。虽然这一技术在临床中应用的时间较短、治疗效果仍需进一步观察，但伴随着病例和经验的不断积累，纤维材料、管路以及抗凝技术的不断进步，新的呼吸治疗辅助手段必将会给严重呼吸衰竭患者带来更多获益。

（詹庆元）

参 考 文 献

1. Bein T，Weber-Carstens S，Goldmann A，et al. Lower tidal volume strategy（≈3ml/kg）combined with extracorporeal CO_2 removal versus 'conventional' protective ventilation（6ml/kg）in severe ARDS：the prospective randomized Xtravent-study. Intensive Care Med，2013，39（5）：847-856.

2. Kregenow DA，Rubenfeld GD，Hudson LD，et al. Hypercapnic acidosis and mortality in acute lung injury.

Crit Care Med, 2006, 34: 1-7.

3. MekontsoDessap A, Charron C, Devaquet J, et al. Impact of acute hypercapnia and augmented positive end-expiratory pressure on right ventricle function in severe acute respiratory distress syndrome. Intensive Care Med, 2009, 35: 1850-1858.

4. Nausherwan KB, Raj KM, Felix JFH, et al. A novel extracorporeal CO$_2$ removal system: results of a pilot study of hypercapnic respiratory failure in patients with COPD. Chest, 2013, 143: 678-686.

5. Darryl CA, Keith B, Kristin MB, et al. Pilot study of extracorporeal carbon dioxide removal to facilitate extubation and ambulation in exacerbations of chronic obstructive pulmonary disease. Ann Am Thorac Soc, 2013, 10: 307-314.

6. Christian K, Kristin AK, Fernando SS, et al. Veno-venous extracorporeal CO$_2$ removal for the treatment of severe respiratory acidosis: pathophysiological and technical considerations. Crit Care, 2014, 18: 206-214.

7. Thomas G, Alain C, Elie Z, et al. Novel CO$_2$ removal device driven by a renal-replacement system without hemofilter. A first step experimental validation. Anaesth Crit Care Pain Med, 2015, 34: 135-140.

8. Bein T, Weber F, Philipp A, et al. A new pumpless extracorporeal interventional lung assist in critical hypoxemia/ hypercapnia. Crit Care Med, 2006, 34: 1372-1377.

9. Burki N, Mani R, Herth F, et al. A novel extracorporeal CO$_2$ removal system: application of the hemolung in patients with hypercapnic respiratory failure. Am J Respir Crit Care Med Med, 2011, 183: A1697.

10. Gramaticopolo S, Chronopoulos A, Piccinni P, et al. Extracorporeal CO$_2$ removal --a way to achieve ultraprotective mechanical ventilation and lung support: the missing piece of multiple organ support therapy. Contrib Nephrol, 2010, 165: 174-184.

第五节　体外膜氧合与连续血液净化的联合应用

行 ECMO 治疗的患者由于病情危重，临床上常见到患者合并少尿、血肌酐（SCr）水平上升、电解质紊乱和酸碱失衡等急性肾损伤（acute kidney injury，AKI）的表现。AKI 既可能在患者接受体外膜氧合（ECMO）支持前已经合并，也可能是 ECMO 期间的常见并发症。CBPT 与 ECMO 的联合应用使一部分心肺功能衰竭合并 AKI 的患者获得一线生机。

一、接受 ECMO 的患者出现 AKI 的危险因素与发病机制

（一）接受 ECMO 的患者出现 AKI 的危险因素

1. **患者自身因素**　ECMO 治疗前肾功能正常患者，治疗后 AKI 的发病率较低；而治疗前存在肾功能不全的患者，血肌酐 >177μmol/L，ECMO 治疗后 AKI 的发病率和死亡率均显著增加。此外，年龄亦是重要的影响因素，随着年龄的增长，肾脏功能储备能力降低、肾脏的自身调节功能减弱；且老年人常合并心血管疾病、高脂血症、糖尿病等高危因素，因此 ECMO 治疗后 AKI 的发生率明显升高。

2. **ECMO 治疗的再损伤**　ECMO 过程中的血细胞破坏和慢性溶血，可导致血浆游离血红蛋白水平上升，其显著增加可出现血红蛋白尿并在肾小管内形成血红蛋白管型，直接损伤肾脏功能。另外感染导致的脓毒血症及药物如氨基糖苷类抗生素等使用，也是 ECMO 过程中 AKI 发生的危险因素。

（二）ECMO患者AKI的发病机制

1. ECMO对肾脏血流量的影响 早期肾功能降低与肾脏血流量减少和肾小管堵塞引起的肾脏功能障碍有关。VA-ECMO治疗前患者通常处于较长时间的低心排状态，即使应用大剂量的正性肌力药物，患者循环功能仍难以维持；另外ECMO治疗中的出血、血容量不足均可导致肾脏灌注急剧减少。如果肾脏灌注及时恢复，可能只是暂时性AKI；但若缺血持续时间较长，就可能发展成持续性AKI，后期甚至进展为慢性肾脏病（chronic kidney disease, CKD）。

2. ECMO治疗时平流灌注对肾功能的影响 有研究表明，心脏手术体外循环转机时相同条件下搏动性灌注时肾脏血流量相对较多，搏动性血流灌注可保持肾脏皮质血流量、增加肾静脉血回流及维持肾小管组织形态学完整，理论上优于非搏动平流灌注。但是否重症患者在高流量、平流灌注的ECMO治疗状态下会引起AKI仍不明确。

3. ECMO治疗时炎性介质对肾脏的影响 ECMO治疗开始后患者血液与膜肺及管道非生物相容性异物表面相接触，激活强烈的炎性反应，导致血管通透性增高，也被称为毛细血管渗漏综合征；炎症级联效应引起大量的炎性介质释放，导致肾小球滤过率降低、流经肾小管液体量减少，进而造成机体内过多的液体、药物、毒素及尿液难以排出。

二、ECMO联合应用CBPT的指征

ECMO过程中CBPT治疗的紧急指征为出现AKI伴严重酸碱失衡、电解质紊乱或容量负荷过重，主要包括：非梗阻性少尿（尿量<200ml/12h）、无尿（尿量<50ml/12h）、重度代谢性酸中毒（pH<7.1）、氮质血症（BUN>30mmol/L）、药物应用过量且可被透析清除、高钾血症（K^+>6.5mmol/L）或血钾迅速升高、严重的钠离子紊乱、临床上对利尿剂无反应的水肿（尤其是肺水肿）、无法控制的高热（直肠温>39.5℃）等。

除了上述需要紧急行CBPT指征外，对于AKI或非AKI重症患者血液净化开始时机仍存在争议。有专家提倡应尽早开始RRT，避免容量过负荷，减少药物对肾脏的附加损害以及纠正内环境和电解质紊乱，然而过早开始CBPT有过度治疗的可能。目前研究对"早期"和"晚期"RRT时机定义以及采用何种指标尚无统一结论，仍是研究和争论的热点。在实际临床工作中应该秉持肾脏支持和全身支持的理念，平衡肾脏功能和全身内环境需求之间的矛盾，有助于正确决定CBPT的开始时机。

ECMO过程中的CBPT除了可帮助肾脏排出代谢产物以维持机体内环境的稳定，等待肾功能的恢复外，还可去除循环中的细胞因子而达到减轻全身炎性反应的目的。因此在利尿药物治疗效果不理想时，应积极进行CBPT治疗。

三、ECMO与CBPT联用的管路连接方式

关于ECMO患者进行CBPT治疗的管路连接方式，目前尚无明确指南推荐。现有文献报道主要有以下四种方式：

（一）ECMO与CBPT各自使用独立的血管通路

该方式的优点是CBPT管路独立于ECMO治疗，不会对全身及ECMO管路血流动力学产生影响，其超滤率由CBPT本身控制。但是，当ECMO患者需进行CBPT治疗时，在抗凝的情况下额外置入血液净化导管会增加穿刺操作风险。此外，该方式因虽然单独建立

CBPT 的血管通路,血液净化导管仍可能与 ECMO 插管在中心静脉内在引血等方面发生相互影响,从而影响各自的血流量;同时增加了导管相关性血流感染的机会。

(二)将滤器单独连接到 ECMO 的循环管路中(一体式连接)

一体式连接的方式是将血液从氧合器或血泵后管路内引出,连接血液滤过器后再将血液回路连接到 ECMO 泵前管路,如图 30-5-1 所示。

该方式可通过 ECMO 泵后和泵前的压力差驱动,较为简单且经济实惠。但是由于技术问题,其应用也有诸多不便。该方式较应用 CBPT 设备的治疗方式有较低的 ECMO 管路外血流量。但是其运行需要额外的输液泵:一个是血液滤过器滤过后超滤液泵,另一个是连接于引血导管或储血囊的置换液泵,如果要做血液透析则需再连接一个透析液泵。通过输液泵来管理超滤液会造成出量的计算误差,每 24 小时可能超过 800ml 的容量误差;因此有待于更先进的技术来解决液体平衡的难题。目前该连接方式主要用于缓慢连续超滤(SCUF)。

(三)ECMO 与 CBPT 的管路并联

将 CBPT 设备和管路直接与 ECMO 管路进行并联,是一种简单可行的方法。通过 CBPT 设备可精确调节血流量、监测滤器跨膜压及精细液体管理。但将两个管路进行并联治疗,最常见的技术问题是 CBPT 引血端和回血端的压力监测报警。需要通过更改血液净化设备的报警界限或更换连接位置来解决。另一方面,ECMO 与 CBPT 两个循环间较大的压力差可能会引起溶血、炎症反应等,继而对全身和肾脏带来不良的影响。

ECMO 管路上有多个位置可供血液净化管路的连接。根据 CBPT 引血端与回血端在 ECMO 管路上的连接位置,分为以下六种连接方式:

1. **均在泵前**　即将 CBPT 管路的引血端与回血端均连接于 ECMO 泵前的引血端管路上(图 30-5-2)。在现有常用的 Maquet 管路中,在离心泵前的静脉引血端有两个 Luer 孔可作为 CBPT 连接端口。这种并联的优点是 CBPT 的回血没有阻力。缺点是由于 ECMO 泵前管路内为负压(通常 -20 到 -100mmHg 之间),可能因为压力过低导致 CBPT 引血压或回血压报警而导致机器停转。尤其是严重难治性低氧血症的患者血泵转速常为 3000 转 / 分以上,导致泵前管路内负压较大而引起血液净化设备报警。此外,如果在 CBPT 连接或工作过程中有气体进入 ECMO 管路,会在离心泵处聚集,影响 ECMO 运转。

2. **膜泵之间到泵前**　即将 CBPT 管路的引血端连接于 ECMO 膜泵之间的管路,而将 CBPT 管路的回血端连接于 ECMO 泵前的管路(图 30-5-3)。这种并联的优点是回血端无阻力。缺点是:可能触发 CBPT 引血端高压报警或回血端低压报警;同样也有空气进入离心泵的风险。

3. **均在膜泵之间**　即将 CBPT 管路的引血端与回血端均连接于 ECMO 氧合器和泵之间管路(图 30-5-4)。这种并联的优点是:无空气进入离心泵风险,氧合器可以排气,拦阻血栓。缺点是:需要额外的连接接口,额外的接口形成血栓风险;CBPT 通路压力高,引血端和回血端高压报警。

4. **膜后到泵前**　即将 CBPT 的引血端连于 ECMO 氧合器之后的管路上,而将 CBPT 的回血端连于 ECMO 泵前的管路上(图 30-5-5)。这种并联的优点是 CBPT 的回血无阻力;缺点是:CBPT 可能会发生引血压力高报警或回血端低压报警;也有空气进入离心泵风险。

5. **膜后到膜泵之间**　即将 CBPT 的引血端连于 ECMO 氧合器之后的管路上,而将 CBPT 的回血端连于 ECMO 泵与氧合器之间的管路上(图 30-5-6)。这种并联的优点是:可使用

ECMO 管路上的原有连接口；氧合器可拦阻血栓和空气；可以监测 ECMO 膜前、膜后压力。缺点是：CBPT 的引血端和回血端可能会出现压力过高报警。

6. 泵前到膜泵之间　即将 CBPT 的引血端连于 ECMO 离心泵之前的管路上，而将 CBPT 的回血端连于 ECMO 泵与氧合器之间的管路上（图 30-5-7）。这种并联的优点是：氧合器可拦阻血栓或空气。缺点是：空气进入离心泵风险；CBPT 可能会出现引血端压过低报警或回血端压力过高报警。

（四）ECMO 与 CBPT 的桥接法

有学者发明了一种安全可行的方法，使血液净化设备通过一根额外的旁路管与 ECMO 管路连接，即"桥接法"。具体做法是首先在泵后膜前至泵前连接一根直径 1.5mm，长度约 90cm 的旁路管；然后将血液净化设备通过三通连接在桥接管的中后 1/3 处的"安全点"，可以安全地进行 CBPT，而不易引起压力报警。他们通过体外和体内实验证明，在距旁路管入口约 60 的地方压力接近零，而且无论 ECMO 流量如何变化（2～6L/min），该处的压力几乎不变，是连接血液净化设备的最佳位置，称之为"安全点"（图 30-5-8）。

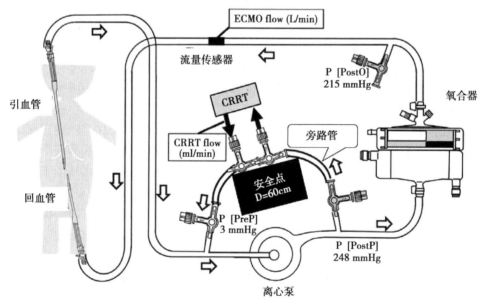

图 30-5-8　ECMO 与 CBPT 的桥接法

在距旁路管入口约 60cm 的地方压力接近零，而且无论 ECMO 流量如何变化（2～6L/min），该处的压力几乎不变，是连接血液净化设备的最佳位置，称之为"安全点"（引自 J Artif Organs，2017，20：125-131）

（五）几种连接方式的比较

ECMO 管路连接滤器（一体式连接），连接方式简单，不需要单独的 CBPT 机器，但无法精确测量超滤量，无法进行压力监测。ECMO 与 CBPT 各自使用独立的血管通路，增加了穿刺风险，血管通路间可能存在相互影响。ECMO 与 CBPT 管路并联时，由于两个循环之间巨大的压力和流量差，一方面会引起血液净化设备频繁报警，另一方面可能会增加剪切力，激活凝血级联反应，使患者处于危险的溶血、DIC 和全身炎症反应中；溶血导致游离血红蛋白的增加会恶化肾小管功能，加重 AKI。

关于 CBPT 在 ECMO 中的连接方式，只有熟悉各种连接方式的优缺点和并发症，才能更好地在 ECMO 救治中应用 CBPT。目前看来，ECMO 与 CBPT 的桥接法可避免上述缺点，成为较为恰当的选择。

四、ECMO 联合 CBPT 的抗凝管理

CBPT 过程中，血浆蛋白、血细胞和纤维素等物质可能淤滞在中空纤维内，增加血液黏滞性和阻碍血流通过，影响其功能；超滤器纤维血栓形成频繁更换时可引起血液丢失、血小板减少和血液超滤失效。因此血液超滤环路需要抗凝，并需要维持最低的血流量来防止滤器内血栓形成。ECMO 治疗时持续给予普通肝素可以同时满足 CBPT 的抗凝要求。常用监测指标为全血活化凝血时间（activated clotting time，ACT）和部分凝血活酶时间（activated partial thromboplastin time，APTT）；使得 ACT 140～180 秒，或 APTT 60～80 秒。

此外，局部枸橼酸钠抗凝在 CBPT 中应用越来越广泛，有文献报道在 ECMO 治疗过程中联合 CBPT 时，可在 CBPT 环路内加用局部枸橼酸钠抗凝以延长滤器寿命。需要注意的是，ECMO 循环的血流量大，如用枸橼酸抗凝则需要大量枸橼酸，容易出现枸橼酸中毒，因此在 ECMO 循环中不能进行枸橼酸局部抗凝。

五、CBPT 与 ECMO 的撤离

ECMO 治疗过程中 CBPT 支持的时间随 AKI 的严重程度不同而不同，很少有统一的定论。如果患者 AKI 相对较轻，CBPT 一段时间后肾功能好转，时间可短于 ECMO 治疗。如果患者 AKI 严重，短期内不可能恢复，当达到 ECMO 撤离指征时可先撤离，再另置入血液净化导管进行 CBPT。总之，ECMO 中的 CBPT 是根据机体的总体情况权衡利弊，不可一概而论。

（孙　兵　李绪言　高　恺）

参 考 文 献

1. Paden ML，Warshaw BL，Heard ML，et al. Recovery of renal function and survival after continuous renal replacement therapy during extracorporeal membrane oxygenation. Pediatr Crit Care Med，2011，12（2）：153-158.

2. Hoover NG，Heard M，Reid C，et al. Enhanced fluid management with continuous venovenous hemofiltration in pediatric respiratory failure patients receiving extracorporeal membrane oxygenation support. Intensive Care Med，2008，34：2241-2247.

3. Fleming GMBP. Renal function and renal supportive therapy during ECMO//Annich GM，Lynch WR，MacLaren G，et al. ECMO Extracorporeal Cardiopulmonary Support in Critical Care 4th ed. MI：ELSO Ann Arbor，2012，189-204.

4. Hardison DC，Fleming G. Hemofiltration and hemodialysis on ECMO//Short BL，Williams L，. ECMO Specialist Training Manual. 3rd ed. Ann Arbor，MI：ELSO，2012，189-196.

5. Sucosky P，Paden ML，Yoganathan AP，et al. Assessment of current continuous hemofiltration systems and development of a novel accurate fluid management system for use in extracorporeal membrane oxygenation. J Med Devices，2008，2：1-8.

6. Fleming GM, Askenazi DJ, Bridges BC et al. A multicenter international survey of renal supportive therapy during ECMO: the Kidney Intervention During Extracorporeal Membrane Oxygenation(KIDMO)group. ASAIO J, 2012, 58: 407-414.

7. Sidebotham D, Allen SJ, McGeorge A, et al. Venovenous extracorporeal membrane oxygenation in adults: practical aspects of circuits, cannulae, and procedures. J Cardiothorac Vasc Anesth, 2012, 26: 893-909.

8. Toomasian JM, Bartlett RH. Hemolysis and ECMO pumps in the 21st century. Perfusion, 2011, 26: 5-6.

9. MacLaren G, Combes A, Bartlett RH. Contemporary extracorporeal membrane oxygenation for adult respiratory failure: life support in the new era. Intensive Care Med, 2012, 38: 210-220.

10. Simons AP, Weerwind PW. Re: how to perform a haemodialysis using the arterial and venous lines of an extracorporeal life support. Eur J Cardiothorac Surg, 2011, 39: 1084-1085.

11. Seczyńska B, Królikowski W, Nowak I, et al. Continuous renal replacement therapy during extracorporeal membrane oxygenation in patients treated in medical intensive care unit: technical considerations. Ther Apher Dial, 2014 Dec, 18(6): 523-534.

12. Allen S, Holena D, McCunn M, et al. A review of the fundamental principles and evidence base in the use of extracorporeal membrane oxygenation(ECMO)in critically ill adult patients. J Intensive Care Med, 2011, 26: 13-26.

13. Shum HP, Ming-Chit Kwan A, Chan KC, et al. The Use of regional citrate anticoagulation continuous venovenous haemofiltration in extracorporeal membrane oxygenation. ASAIO J, 2014, 60: 413-418.

第三十一章　免疫重症的血液净化治疗

第一节　免疫重症的血液净化治疗概述

自身免疫性疾病（autoimmune disease，AID）是指机体免疫系统对自身成分发生免疫应答而导致自身组织损伤和器官功能障碍的疾病。自身免疫性疾病可分为器官特异性和系统性自身免疫性疾病。前者的病理损伤和功能障碍仅局限于某一器官。而后者所针对的自身抗原为多器官和组织的共有成分，从而导致多器官、组织的损害。器官特异性 AID 包括慢性淋巴细胞性甲状腺炎、自身免疫性溶血性贫血、肺出血 - 肾炎综合征、重症肌无力、吉兰巴雷综合征等。系统性 AID 包括系统性红斑狼疮、类风湿关节炎、系统性血管炎、炎症性肌病、系统性硬化症等。

目前 AID 尚无根治方法。随着生物制剂的问世，虽然 AID 在药物治疗方面取得很大进步，但对于一些处于免疫风暴期的危重患者，药物治疗很难控制其病情进展，而血液净化治疗则可以显著改善重症免疫性疾病的预后。血液净化治疗是利用离心分离、膜分离或吸附分离的技术，在短时间内大量、迅速地清除循环中的自身抗体、免疫复合物、补体、炎症介质等致病物质，从而快速有效地控制病情。血液净化克服了药物治疗起效慢、不良反应大的缺点，为 AID 的治疗提供了新的手段。1979 年 Terman 等人首次用免疫吸附治疗重症系统性红斑狼疮，目前系统性红斑狼疮、类风湿关节炎、强直性脊柱炎等自身免疫性疾病的血液净化治疗在国内外均已有大量报道。2002 年美国风湿病学会将免疫吸附列为类风湿关节炎的治疗方法之一。

一、自身免疫性疾病的发病机制

自身免疫性疾病由于机体丧失对自身组织的免疫耐受，形成自身反应性淋巴细胞，自身反应性淋巴细胞活化后分泌大量的炎症因子，同时激活 B 淋巴细胞产生大量抗体。血液净化治疗时应根据致病物质的特性，来决定相应的清除方法、治疗剂量及治疗频率。补体的相对分子质量为 180～206kDa，免疫球蛋白相对分子质量为 150～950kDa，为相对大分子量物质，可通过血浆置换或双重滤过血浆置换、免疫吸附清除。双重滤过血浆置换对免疫球蛋白的清除特性不随其亚型变化而发生变化，而免疫吸附的吸附能力随致病物质的物理特性而发生变化，特异性高。免疫吸附还可通过疏水相互作用、静电相互作用选择性吸附清除免疫复合物、自身抗体（抗 DNA 抗体、心磷脂抗体）及类风湿因子。对于某些白细胞致病的风湿免疫病，可通过白细胞吸附疗法清除致病白细胞，达到缓解和治疗疾病的目的。

二、血液净化治疗的应用指征

免疫相关重症包括系统性红斑狼疮出现急进性肾小球肾炎、重度溶血性贫血、弥漫性肺泡出血、急性狼疮肺炎、严重的中枢神经系统损害，类风湿关节炎合并血管炎、高黏滞血症及冷球蛋白血症等并发症，肺脏、肾脏受累的 ANCA 相关性血管炎，消化系统、神经系统受累的贝赫切特综合征，灾难性抗磷脂抗体综合征等。对于上述重症、复发性、难治性 AID，或因副作用无法耐受传统药物治疗的 AID 可以采用血液净化治疗。

2013 及 2016 年美国血液净化协会发布了血液净化临床应用指南，详细总结了血液净化的适应证。以下列举了该指南中提到的适用于血液净化治疗的 AID：

Ⅰ类适应证：ANCA 相关的快速进展性肾小球肾炎、肺出血 - 肾炎综合征、慢性炎性脱髓鞘性多发性神经根神经病、重症冷球蛋白血症、溶血尿毒综合征、重症肌无力、吉兰巴雷综合征、血栓性血小板减少性紫癜等。

Ⅱ类适应证：灾难性抗磷脂抗体综合征、重症自身免疫性溶血性贫血、重症系统性红斑狼疮、多发性硬化、移植物抗宿主病等。

三、常用的血液净化技术

单重滤过血浆置换（PE）虽对其技术和设备要求简单，但由于需要大量新鲜血浆，增加血源性传播疾病的风险，且单次的治疗量有限，在临床的应用受到很大限制，尤其是在当前血制品供应异常紧张的情况下更是如此。而免疫吸附技术克服了上述瓶颈问题，且相对特异性清除致病物质，其在自身免疫性疾病中的临床应用日益广泛。

免疫吸附（immunoadsorption，IA）技术利用抗原、抗体免疫反应除去血浆中的致病因子或利用吸附材料除去血浆中与免疫有关的致病因子，达到治疗疾病的目的。IA 技术可吸附抗体、抗原、肿瘤坏死因子、白介素等，其他还包括低密度脂蛋白、各种副蛋白、循环毒素和内毒素等。IA 技术一般是将具有免疫吸附活性的物质固定在高分子化合物上制成免疫吸附剂，前者称为配体（legend），是与吸附对象发生吸附反应的核心部分，后者称为载体（carrier material）。目前常用的吸附柱包括：

（一）抗体吸附柱

以吸附致病抗体为主要作用机制。如 A 蛋白吸附柱，DNA 吸附柱，多克隆抗人 IgG 吸附柱（Ig-Therasorb）、苯丙氨酸吸附柱（Immusorba-PH-350）及色氨酸吸附柱（TR-350）等。

（二）白细胞吸附器

1989 年，日本 Asahi 医学中心发明了一种体外白细胞吸附器（cellsorba），cellsorba 主要由微纤维无纺布为吸附介质组成，在体外循环过程中能够从全血中去除白细胞。这种吸附器对红细胞、白细胞和血小板的滞留有明显的差别。红细胞基本不被去除，血小板部分被去除，致病粒细胞被特异性去除。研究认为这种滤器只去除活化的对正常组织有损害的白细胞，这些白细胞很快由边缘池的正常白细胞补足。应用 cellsorba 做白细胞吸附广泛用于类风湿关节炎、系统性红斑狼疮、炎症性肠病及白塞病的治疗。

免疫吸附技术包括血液吸附（HA）和血浆吸附（plasma adsorption，PA）。PA 是血液在血泵的驱动下被引入血浆分离器，分离后的血浆再引入免疫吸附柱，吸附、弃除抗 ds-DNA 抗体、免疫复合物后的血浆与血液有形成分混合一起，从静脉输回患者体内。

　　近年来，双重滤过血浆置换（double filtration plasmapheresis，DFPP）在免疫系统疾病中的应用也越来越多。DFPP 利用不同孔径的血浆成分分离器来控制血浆蛋白的清除范围，使血浆成分分离器清除血浆中分子量大的蛋白成分，留下白蛋白等分子量相对小的蛋白，与置换液一同输回人体。DFPP 能迅速调节免疫系统，清除封闭性抗体、血浆中的免疫复合物、抗原等致病因子，恢复细胞免疫功能及单核 - 吞噬细胞吞噬功能，迅速缓解病情。DFPP 治疗费用较 PA 低，且血浆分离器无饱和性，可以一次进行大剂量的治疗而不需更换血浆成分分离器。与之相反，PA 采用的血浆吸附器如 PH350 及 TR350 等系列吸附器均有饱和剂量限制，如需增大治疗剂量必须更换吸附器。在临床上，应根据患者的具体情况选择合适的模式、制订最佳的处方。

四、反跳的防治

　　需要强调的是，停止血液净化治疗后极易出现抗体水平的反跳。反跳是指患者经过血液净化治疗后，致病抗体水平下降，临床症状好转；但经过一段时间后，致病抗体水平再次升高，或临床症状重新出现。反跳主要有两个原因：一是分布在组织间液的致病抗体重新返回血浆；二是机体继续产生新的致病抗体。因此，对于组织分布较广的致病抗体，如 IgG，要采用增加血液净化频次的方法，一般需要 5 次以上才能将体内的致病抗体清除到较低水平。另一方面，在血液净化治疗后，一定要积极配合药物治疗，抑制新的抗体和免疫复合物的产生，从而控制病情活动，使疾病达到稳定缓解。

　　对于重症的自身免疫性疾病患者建议先进行血液净化治疗，快速缓解病情进展，再予糖皮质激素、控制病情抗风湿药物、生物制剂等药物治疗。若患者存在血液净化治疗的相对禁忌证，可先予药物治疗，待禁忌证解除，再予血液净化治疗。

五、血液净化治疗的并发症及注意事项

　　免疫吸附治疗过程中最常见的并发症有高热、感染、出血、低钙血症、低血压、血小板减少、溶血、血栓栓塞、心肌缺血、心律失常及中枢神经系统缺血等，偶有对体外循环管路或吸附装置过敏者，采取对症治疗多能缓解。因此，在免疫吸附治疗过程中，除做好常规肝素化、血压监测外，还应合理设置血液净化设备的治疗参数，以免影响患者血流动力学稳定。进行免疫吸附治疗时，还需要安抚患者，使其减轻焦虑、紧张的情绪，以配合治疗。在治疗期间仍应加强护理，尽可能减少患者感染的机会。需特别提出，服用血管紧张素转化酶抑制剂（ACEI）的患者使用此类产品的时候，有时会使缓激肽介导的不良反应更容易发生，有血压下降甚至休克的危险，在治疗前 72 小时内尽量避免应用 ACEI 类药物。另有报道称，在应用 Prosorba（一种葡萄球菌蛋白 A 免疫吸附柱的商品名）治疗过程中，有患者出现白细胞破碎性血管炎、急性新月体性肾小球肾炎，停用 Prosorba 并用激素和免疫抑制剂治疗后均缓解。据推测可能与体内产生葡萄球菌 A 蛋白的抗体有关。

六、展望

　　对于重症免疫性疾病，血液净化治疗可以明显缩短疾病达到缓解的时间，减少大剂量药物治疗的毒副反应，降低病死率，提高缓解率。未来免疫重症的血液净化治疗仍需要不

断地探索时机、剂量、新方法和技术，为一些重症、难治性自身免疫性疾病的治疗提供新的思路和选择。

（孔晓丹　黄慈波）

参 考 文 献

1. American College of Rheumatology Subcommittee on Rheumatoid Arthritis Guidelines. Guidelines for the management of rheumatoid arthritis: 2002 Update. Arthritis Rheum, 2002, 46(2): 328-346.

2. Schwartz J, Winters JL, Padmanabhan A, et al. Guidelines on the use of therapeutic apheresis in clinical practice-evidence-based approach from the Writing Committee of the American Society for Apheresis: the sixth special issue. J Clin Apher, 2013, 28(3): 145-284.

3. Schwartz J, Padmanabhan A, Aqui N, et al. Guidelines on the Use of Therapeutic Apheresis in Clinical Practice-Evidence-Based Approach from the Writing Committee of the American Society for Apheresis: The Seventh Special Issue. J Clin Apher, 2016, 31(3): 149-162.

第二节　类风湿关节炎的血液净化治疗

类风湿关节炎（rheumatoid arthritis，RA）是以对称性多关节炎为主要临床表现的异质性、系统性、自身免疫性疾病。文献报道其发病率为 1%～3%。该病是慢性、进行性、侵蚀性疾病，如未适当治疗，有较高的致残率。因此早期诊断、早期治疗至关重要。

一、类风湿关节炎的致病物质

80% RA 患者体内可检测到类风湿因子，同时可出现抗核抗体、循环免疫复合物、冷球蛋白和高丙种球蛋白。类风湿因子分为 IgM 和 IgG 型。免疫复合物可活化补体系统，从而激活单核细胞和多形核细胞，释放促炎症因子，导致组织损伤。

体液免疫和细胞免疫均参与类风湿关节炎的发病机制。在细胞免疫中，巨噬细胞识别外来组织、细胞或抗原等物质，经处理后递呈给 T 细胞，T 细胞活化后释放细胞因子，并聚集其他炎症细胞如巨噬细胞。大量巨噬细胞活化并释放白细胞介素 -1（IL-1）和肿瘤坏死因子（tumor necrosis factor，TNF），致使软骨细胞和滑膜细胞释放细胞毒素，造成关节及其周围组织损伤，滑膜增生，骨和软骨受损。T 细胞还可激活体液免疫中的 B 细胞，使之产生抗体，活化补体系统，在炎症部位募集多形核细胞，后者释放细胞因子和氧自由基造成细胞损伤。活动期 RA 患者关节液中存在大量免疫复合物和促炎细胞因子，其中 IL-1 和 TNF-α 均呈高浓度，是 RA 促炎细胞因子重要组成部分。

二、类风湿关节炎血液净化治疗的指征

美国血液净化学会公布的血液净化临床应用指南中，类风湿关节炎被列入血浆置换的Ⅰ类适应证和免疫吸附治疗的Ⅱ类适应证。2010 年中华医学会风湿病学分会《风湿病学诊断和治疗指南》提出对于部分经规范治疗疗效欠佳，血清中有高滴度自身抗体、免疫球蛋白明显增高者可考虑血液净化治疗。

指征包括：

1. 明确诊断为 RA，存在多关节肿痛，炎症指标（血沉、C 反应蛋白）升高，呈现发热等全身症状以及多关节重度滑膜炎的急剧进展型。

2. 重症、难治性 RA，如 RA 合并血管炎的全身性炎症性疾病。血管炎表现为皮肤溃疡、结节、坏死，多发性单神经炎，胸膜炎，心包炎，心肌炎、间质性肺炎，巩膜炎等，以及经多种抗风湿药物规范治疗无效的重症 RA。

3. 早期诊断的活动期 RA，通过免疫吸附治疗，有效清除机体内炎性因子、致病性免疫复合物及自身抗体等成分，在病程早期快速控制病情，之后再给予药物治疗，可以使患者长时间内处于病情稳定期，既能有效控制病情，亦能减少因病情反复加重造成的医疗费用增加。

类风湿关节炎的血液净化治疗无绝对禁忌证，相对禁忌证包括：

1. 对血浆分离器、吸附器的膜或管道有过敏史。

2. 严重活动性出血或弥散性血管内凝血（DIC），药物难以纠正的全身循环衰竭。

3. 非稳定期的心、脑梗死，颅内出血或重度脑水肿伴有脑疝。

4. 存在精神障碍而不能很好配合治疗者。

三、类风湿关节炎常用的血液净化技术

1. **免疫吸附（immunoabsorption）** 免疫吸附疗法是通过体外循环，把高度特异性的抗原或抗体，或有特定物化亲和力的物质（配基）与吸附材料（载体）结合，制成吸附剂。当全血或血浆通过这种吸附剂时，可选择性或特异性地吸附清除体内相应的致病因子，可以相对特异性地去除有害抗体或免疫复合物，更大程度地保留了患者血浆中的有益成分，如血浆白蛋白、凝血因子等，因此不需置换液，大大降低了感染概率。

免疫吸附治疗 RA 主要使用的是葡萄球菌蛋白 A 吸附柱，当分离的血浆经过结合葡萄球菌蛋白 A 的吸附柱后，免疫球蛋白和循环免疫复合物被部分吸附。同时 SPA 免疫吸附还具有免疫调节作用，因此疗效持续时间更长。通常疗程为 12 周。

2. **血浆置换（plasma exchange，PE）及双重滤过血浆置换（double filtration plasmapheresis，DFPP）** 血浆置换是一种体外净化疗法，将患者血液引至体外，经离心法或膜分离法分离血浆和细胞成分，弃去血浆，而把细胞成分以及所需补充的白蛋白、正常血浆等回输体内，以清除体内致病物质，包括自身抗体、免疫复合物、炎性介质、细胞因子等，从而达到治疗疾病目的的方法。新的双重滤过血浆置换治疗可以避免使用外源性的血浆或血液制品，大大减少输血浆引起的相关风险。

3. **选择性白细胞分离方法（leukoycytapheresis，LCAP）** 选择性白细胞分离方法是一种通过体外离心法吸附患者血液中的白细胞从而达到治疗免疫疾病的治疗方法，通过吸附等方法选择性去除体内的致病粒细胞、淋巴细胞和（或）单核细胞，从而减轻这些致炎细胞本身对机体的免疫损伤，同时也减少了这些细胞释放的致病性蛋白酶、氧自由基及细胞因子等。该疗法有可能引起血细胞减少，所以对于白细胞小于 $3 \times 10^9/L$，血红蛋白小于 100g/L，血小板小于 $100 \times 10^9/L$ 的患者要慎重使用。另外，如果患者正在使用血管紧张素转化酶抑制剂（ACEI），会阻碍缓激肽的代谢，有引起血压降低的风险，所以有必要在开始治疗前至少 1 周停止服用 ACEI。

类风湿关节炎治疗的最终目的是维持疾病的长期缓解或较低的疾病活动状态。血液净化治疗是一种很安全的治疗方式，致命性不良事件发生率非常低。血液净化治疗后，仍需

继续规律应用药物治疗，以维持疾病的长期缓解。现已证明经过血液净化治疗的 RA 患者抗风湿药物的用量更小、达到临床缓解的时间缩短、可以更好的维持临床缓解。

（邓 珊 刘昌妍）

参 考 文 献

1. Szczepiorkowski ZM，Bandarenko N，Kim HC，et al. Apheresis Applications Committee of the American Society for Apheresis. Guidelines on the use of therapeutic apheresis in clinical practice-evidence-based approach from the Apheresis Applications Committee of the American Society for Apheresis. J Clin Apher，2007，22：106-175.

2. Szczepiorkowski M，Winters J，Bandarenko N，et al. Guidelines on the use of therapeutic apheresis in clinical practice-evidence-based approach from the Apheresis Applications Committee of the American Society Apheresis. J Clin Apher，2010，25：83-177.

3. 中华医学会风湿病学分会. 中华风湿病学杂志，2010，14：265-270.

4. Bambauer R，Latza R，Bambauer C，et al. Therapeutic apheresis in autoimmune diseases. Open Access Rheumatol Res Rev，2013，5：93-103.

第三节 系统性红斑狼疮的血液净化治疗

系统性红斑狼疮（systemic lupus erythematosus，SLE）是自身免疫介导的，以免疫性炎症为突出表现的弥漫性结缔组织病。血清中出现以抗核抗体（anti-nuclear antibody，ANA）为代表的多种自身抗体和多系统受累是 SLE 的两个主要临床特征。SLE 好发于生育年龄女性，多见于 15～45 岁年龄段，女：男为 7∶1～9∶1。我国大样本的一次性调查（>3 万人）显示 SLE 的患病率为 70/10 万人，妇女中则高达 113/10 万人。

SLE 临床表现复杂多样。多数呈隐匿起病，开始仅累及 1～2 个系统，表现轻度的关节炎、皮疹、隐匿性肾炎、血小板减少性紫癜（thrombocytopenic purpura，TP）等，部分患者长期稳定在亚临床状态或轻型狼疮；部分患者可由轻型突然变为重症狼疮；更多患者则由轻型 SLE 逐渐出现多系统损害；也有一些患者起病时就累及多个系统，甚至表现为狼疮危象，表现为急进性狼疮性肾炎（lupus nephritis，LN）、神经精神狼疮（neuropsychiatric lupus，NPLE）、严重的溶血性贫血（hemolytic anemia，HA）和 TP、粒细胞缺乏症、严重狼疮性肺炎、严重心脏损害等，随时危及生命。SLE 的自然病程多表现为病情的加重与缓解交替。

一、系统性红斑狼疮的病因和发病机制

SLE 的发病机制非常复杂，靶组织损伤主要由致病性自身抗体和免疫复合物引起。由于免疫反应在多个环节上存在异常，包括含 DNA/RNA 的抗原（可能来自感染性病原体）导致固有免疫系统激活、抗原递呈细胞（antigen presenting cells，APC）处理自身抗原数量增加、T 细胞和 B 细胞高度活化以及中断这一进程的多重调节网络失效，致病性 B 细胞和 T 细胞将持续存在。在多个易感基因存在（以及保护性基因缺陷）、性别因素和环境刺激的交互作用下将发生免疫紊乱；已知至少一种环境因素（紫外线）可以诱导皮肤细胞凋亡，使 RNA 蛋白、DNA 蛋白和磷脂性自身抗原被递呈给免疫系统。

SLE 的多数临床表现可能都是由致病性自身抗体、免疫复合物以及异常 B 细胞或 T 细胞所致或者与其相关。某些免疫复合物、DNA 或 Ro-SSA 的选择性抗体，以及能与肾小球结构结合的抗体可引发肾炎。免疫复合物、抗内皮细胞抗体（anti-endothelial cell antibody，AECA）、抗中性粒细胞胞质抗体（anti-neutrophil cytoplasmic antibodies，ANCA）和 T 细胞可能参与了血管炎的发生及内皮细胞损伤，而促进动脉粥样硬化加速发展，这一过程中可能还包括抗磷脂抗体（antiphospholipid antibody，APA）的促血栓形成效应。一个个体持续产生致病性免疫球蛋白的能力取决于免疫复合物和凋亡细胞清除以及 B 和 T 淋巴细胞的内在异常。这些异常又由易感基因的数目、保护性基因的缺乏以及环境刺激决定，并启动整个发病过程。即使检出自身抗体，距离临床症状首次出现也需要数年时间，这表明大部分个体的免疫调节在一定时期内是有效的，但随时间推移会逐渐耗竭。

二、系统性红斑狼疮的血液净化治疗

SLE 是一种复杂的、累及多个器官系统的自身免疫病，临床表现和病程的异质性极高。激素和免疫抑制剂的应用显著改善了 SLE 的预后。然而，仍然有部分患者对标准治疗反应不佳，称为"难治性 SLE"，表现为患者的肾功能进行性恶化、持续性肾病综合征以及经过 12 个月标准治疗未能达到部分缓解或经 24 个月治疗未能达到完全缓解。目前指南推荐对难治性 SLE 仍主张激素和免疫抑制剂治疗，例如吗替麦考酚酯、环磷酰胺以及生物制剂利妥昔单抗，同时可考虑血浆置换（plasma exchange，PE）、免疫吸附（immunoadsorption，IA）或静滴丙种球蛋白（intravenous immunoglobulin，IVIg）等非传统疗法。

致病性自身抗体以及免疫复合物对靶组织和器官的攻击是导致 SLE 诸多临床特征的主要机制，如能快速、有效地清除患者体内的致病成分，及时中断体内"免疫风暴"，患者病情将能得到迅速缓解，有助于患者度过重症阶段。而血浆净化治疗就是具备这一优势，起效快，同时联合传统药物也可增强药物疗效、减少药物副作用。另外，血浆净化治疗还能对免疫系统起到调节作用，恢复细胞免疫功能及单核 - 吞噬细胞吞噬功能。

（一）单重滤过血浆置换和双重滤过血浆置换

1. **血浆置换的原理**　目前，临床上常用的血浆置换技术要包括：单重滤过血浆置换法和双重滤过血浆置换法（double filtration plasmapheresis，DFPP）。前者是将患者的血液引入血浆交换装置，通过离心或单层膜滤过将血液分成有形血细胞和血浆两部分，去除致病血浆后，代以置换同等量的外源性血浆或白蛋白溶液。DFPP 是使分离出的血浆再通过膜孔更小的血浆成分分离器，将相对分子质量大的致病蛋白除去，留下相对分子质量小的蛋白，再加上置换液（血浆、白蛋白或人工胶体）输回人体。

致病性自身抗体和免疫复合物形成是导致 SLE 靶组织损伤的核心元素，而血浆置换治疗 SLE 的主要机制就是清除患者体内的多种自身抗体和免疫复合物，这些自身抗体包括 ANA、抗双链 DNA（anti-double stranded DNA，dsDNA）、类风湿因子（rheumatoid factor，RF）、抗组蛋白抗体（anti-histone antibody，AHA）、抗 SSA 抗体和抗 SSB 抗体等。同时，PE 治疗通过清除 SLE 患者体内的自身抗体等致病物质，使机体单核 - 吞噬细胞系统去封闭，从而改善机体对抗体或免疫复合物的内源性清除。另外，PE 治疗还能够清除部分炎症大分子蛋白质，包括未降解的补体 C3 和 C4、补体激活产物、纤维蛋白原和细胞因子等。在临床实践中 PE 治疗对 SLE 的上述作用已经得到大量验证。

2. 血浆置换在SLE中的临床应用 研究证实，PE治疗后SLE和LN患者的ANA和抗dsDNA抗体滴度明显下降，蛋白尿减少。同时PE治疗后SLE患者的补体水平，包括C3、C4和CH50均较环磷酰胺治疗组显著改善；而PE治疗后SLE患者的循环免疫复合物（circulating immune complexes，CIC）、IgG（immunoglobulin G）和冷球蛋白显著减少。另有研究证实，原发性和继发性抗磷脂综合征（antiphospholipid syndrome，APS）患者在接受PE治疗后，抗心磷脂抗体（anticardiolipin antibody，ACA）IgG和IgM均较治疗前显著下降，血小板数量增加，同时活化部分凝血活酶时间（activated partial thromboplastin time，APTT）纠正至正常。另有研究证实，SLE患者体内的血清免疫球蛋白浓度在接受PE治疗2～4次后能够下降60%，同时伴随CIC、ANA、dsDNA和APA水平的下降和补体水平的升高。此外，伴有自身免疫性甲状腺疾病的SLE患者在接受PE治疗后，其体内甲状腺球蛋白抗体（thyroglobulin antibodies，TG）和甲状腺过氧化物酶抗体（thyroid peroxidase antibodies，TPO）水平能够迅速并且持续下降。最近研究表明，PE对SLE继发的单神经炎和中枢神经系统血管炎均有良好的疗效。

在临床工作中，PE治疗为难治性和重症SLE的救治成功、减少死亡率带来了希望，但是PE的适应证与免疫球蛋白或免疫复合物增高有关，PE治疗虽然能够降低血浆中的免疫球蛋白或免疫复合物浓度，但是不能从根本上抑制其产生，因此在PE治疗的同时需联合使用免疫抑制剂，包括糖皮质激素和细胞毒药物，以减慢病理性抗体再合成的速度。因而目前临床上应用PE治疗SLE的方案主要有两种：一是在难治性和重症SLE（包括急进性LN、NPLE、严重的血液系统损害、严重狼疮性肺炎、严重心脏损害等）患者，在病情危重时期进行每日或隔日PE，直至临床症状或实验室指标改善，在PE后立即给予环磷酰胺治疗以减慢抗体再合成；另一种方案是长期间歇性PE合并免疫抑制剂治疗，以获得病情长期缓解。

PE治疗的并发症包括出血、穿刺并发症和导管败血症。国外一项回顾性研究发现，接受PE治疗患者中有33%出现持续低丙种球蛋白血症，25%的患者出现永久闭经和一过性血小板减少。

（二）免疫吸附（IA）

IA是血液净化疗法的重要组成部分，主要通过免疫吸附柱的特异性吸附作用祛除患者血液中的致病因子，达到治疗疾病的目的。IA治疗分为血浆吸附和全血吸附两种方式。血浆吸附是先用膜式血浆分离器或离心机将血细胞和血浆分开，然后血浆以一定速度通过吸附柱进行免疫吸附，最后与血细胞汇合并回输至体内。1979年Terman等人首次用IA治疗重症SLE，目前已广泛用于多种免疫性疾病的治疗。

IA的关键部分是免疫吸附剂和免疫吸附柱。免疫吸附剂将具有免疫吸附活性的物质（配体）固定在高分子化合物（载体）上，配体是与吸附对象（致病物质）发生吸附反应的核心部分，其吸附活性本质是与吸附对象之间的选择性或特异性亲和力，即分子间相互作用，包括生物学亲和力（如抗原-抗体反应）和物理化学亲和力（如疏水交互作用）。目前用作免疫吸附剂配体的物质包括蛋白A、特定抗原或抗体、色氨酸、苯丙氨酸等，而可用作免疫吸附剂载体的物质包括琼脂糖凝胶、葡聚糖、二氧化硅凝胶、苯丙氨酸等。将不同吸附剂装入特制的容器里，这种装置即为免疫吸附柱。

目前用于治疗SLE的免疫吸附柱的种类主要包括：①葡萄球菌蛋白A（staphylococci protein A，SPA）：SPA是从金黄色葡萄球菌细胞壁上分离出来的一种蛋白质，是一种单链多态结构，有 N 和 C 两个端点，N 端是 Fc 段结合区，作为配体可与血清中 IgG 分子高特异、高敏感性地结合，这种结合在酸性环境中会很快解离，Fc 段又恢复高特异、高敏感地结合 IgG 分子的特性。目前已上市的两种 SPA 吸附柱分别为 Immunosorba 和 Prosorba。Immunosorba 可以重复使用，其吸附能力可以不断再生，可以迅速有效地清除抗体，同时减少血浆蛋白的丢失。②吸附 ds-DNA 抗体：用 SLE 的血清 ds-DNA 作配体，固定在载体上，制成吸附柱，利用抗原 - 抗体生物亲和作用，吸附并去除 SLE 的抗 ds-DNA 抗体，因而用于 SLE 的治疗。③苯丙氨酸吸附（PH-350）和色氨酸吸附（TR-350）：苯丙氨酸和色氨酸都是疏水性氨基酸，侧链上的疏水基团可通过疏水亲和作用力与免疫球蛋白结合，其中苯丙氨酸对类风湿因子（rheumatoid factor，RF）和抗 ds-DNA 抗体具有较高的选择性，而用于治疗 RA 和 SLE。④羊抗人 IgG 吸附：是使用羊抗人 IgG 做配体，用琼脂糖 C1-4B 做载体的吸附剂（Ig-Therasorb），可重复使用，能特异性吸附 IgG，也被用于治疗 SLE。

IA 的适应证与 PE 基本相同，其优点为：① PE 需置换血浆，故选择性差，而 IA 是抗原抗体结合，能够高效、特异性地除去致病物质；② IA 的整个治疗过程不损失有用的血浆蛋白成分，所以不需要置换液，从而消除了血液制品传播疾病或置换液过敏等相关并发症；③专病专用吸附器，可根据不同疾病选择特异性的免疫吸附柱。

IA 对 SLE 的疗效已在很多临床实践及研究中得到证实。研究发现，高亲和力免疫吸附柱，如 Ig-Therasorb®、Immunosorba® 或 Globaffin® 一次就能够去除 SLE 体内的抗 dsDNA 抗体等疾病特异性自身抗体，同时伴随着抗 dsDNA 抗体滴度下降，患者体内的补体水平也可恢复，总血清 IgG 能够减少 75%。低亲和力免疫吸附柱，如 Selesorb® 或 Immusorba® 疗效略差。特异性更高的吸附柱如 Lupusorb®，能够去除特异性自身抗体，但不能提升补体水平。在 IA 治疗 SLE 的机制上，有研究发现高亲和力免疫吸附柱能够下调 GM-CSF、IL-10 和 CD4+/CD71+ T 细胞，而低亲和力免疫吸附柱能够去除 C3a 和 C4a；Lupusorb® 能够减少 anti-VRT-101 抗体产生等。目前为止尚没有研究对免疫吸附单独治疗或联合免疫抑制剂治疗 SLE 的疗效有无差异进行总结分析。

IA 的并发症，目前研究报道最多的不良反应为感染。曾有报道轻度过敏反应出现，经小剂量激素治疗后过敏反应好转。此外，血小板减少和免疫球蛋白下降也有发生。

（刘　畅　戴冰冰）

参 考 文 献

1. 栗占国，唐福林，译. 凯利风湿病学. 第 8 版. 北京：北京大学医学出版社，2011.

2. 吴东海，王国春. 临床风湿病学. 北京：人民卫生出版社，2008.

3. Muangchan C, van Vollenhoven RF, Bernatsky SR, et al. Treatment algorithms in systemic lupus erythematosus. Arthritis Care Res（Hoboken），2015，67（9）：1237-1245.

4. Li QY，Yu F，Zhou FD，et al. Plasmapheresis is associated with better renal outcomes in lupus nephritis patients with thrombotic microangiopathy：A case series study. Medicine（Baltimore），2016，95（18）：e3595.

第三十二章　血液科重症的血液净化治疗

第一节　血栓性血小板减少性紫癜的血液净化治疗

血栓性血小板减少性紫癜（thrombotic thrombocytopenic purpura，TTP）是一种少见的弥散性微血管血栓 - 出血综合征；1924 年 Moschcowitz 首次对本病进行了描述，1947 年正式定名为 TTP。临床以血小板减少性紫癜，微血管病性溶血性贫血，神经精神症状，肾功能损害和发热经典五联征为特征。TTP 是临床急重症，未经治疗的 TTP 患者的死亡率高达 90%，以血浆置换为主的现代治疗方法，使死亡率降至 10%～20%。

一、TTP 的病因与发病机制

TTP 是一种血栓性微血管病（TMA），由于患者体内血管性血友病因子裂解酶（ADAMTS13）活性降低或缺乏，血管内皮释放的大型多聚体的血管性血友病因子（vWF）不能被裂解清除，引起自发性血小板黏附与聚集，微血管内血小板血栓形成，引起消耗性血小板减少；流经微血管的红细胞在高剪切力条件下，发生机械性溶血性贫血；广泛微血栓形成使受累组织器官（肾脏、中枢神经系统、心脏等）损伤和功能障碍。TTP 分为遗传性和获得性两种类型。获得性 TTP 发病率约 3/100 万人，是主要的临床类型。其机制是由于体内存在抗 ADAMTS13 的自身抗体，导致 ADAMTS13 活性降低或缺乏；多数病因不明，少数可继发于严重感染、自身免疫性疾病、药物、肿瘤、妊娠或造血干细胞移植等。而遗传性 TTP 发病率全球范围仅有 100 余例报导，其机制是由于 ADAMTS13 基因突变导致 ADAMTS13 酶活性降低或缺乏所致。本文主要针对获得性 TTP 的诊治作一介绍。

二、TTP 的临床表现

获得性 TTP 诊断中位年龄为 41 岁（9～78 岁），儿童非常罕见；女性发病率略高。多数 TTP 呈显著的急性病程，少部分可历经数周隐匿性起病。出血和微血管病性溶血性贫血是 TTP 最常见临床表现。出血以皮肤、黏膜为主，严重者可有内脏或颅内出血。贫血多为轻、中度贫血，可伴黄疸，反复发作者可伴有脾肿大。肾脏累及常见，可表现为蛋白尿、血尿、管型尿以及血尿素氮或肌酐升高；严重者可发生急性肾衰竭，但需透析治疗患者比例小于 10%。神经精神症状表现多样，可包括头痛、失语、视力障碍、意识模糊、谵妄、嗜睡、昏迷、偏瘫以及局灶性感觉或运动障碍等，具有发作性、多变性特点。发热被认为与组织器官缺血和梗死相关。近年来神经精神症状和发热的发生率显著下降，可能与更多患者获得早期

472

诊断相关，两者不再被认为是 TTP 诊断的必要条件。此外，消化道症状亦较为常见，可表现为腹痛、恶心、呕吐、和腹泻；认为与血栓性急性胰腺炎或肠系膜缺血相关。少部分患者可有胸痛，与冠脉血栓形成相关，但极少患者发生急性心肌梗死。

三、TTP 的实验室检查

（一）血常规检查

不同程度贫血，网织红细胞计数大多增高；血小板计数显著降低，半数以上患者 PLT < 20×10^9/L。外周血涂片可见异形红细胞及红细胞碎片（> 1%），具有诊断价值。

（二）血液生化检查

血清游离血红蛋白和非结合胆红素升高，血清结合珠蛋白下降，血清乳酸脱氢酶明显升高，尿胆原阳性。Coombs 试验常为阴性，如果阳性应警惕合并自身免疫性疾病可能。血尿素氮及肌酐不同程度升高。约 50% 患者存在肌钙蛋白 T 水平升高，提示存在心肌受累。

（三）凝血检查

APTT、PT 及纤维蛋白原检测多正常，偶有纤维蛋白降解产物轻度升高。

（四）血浆 ADAMTS13 活性及 ADAMTS13 抑制物检查

血浆 ADAMTS13 活性降低（< 10%）且抑制物阳性，是 TTP 的重要诊断信息。

四、TTP 的诊断与鉴别诊断

目前 TTP 的诊断仍主要依据临床特征。以血小板减少性紫癜、微血管病性溶血性贫血、神经精神症状、肾功能损害和发热五联征为诊断要点。其中血小板减少性紫癜和微血管病性溶血性贫血是 TTP 的显著标志；当患者出现上述两项临床表现，且无其他原因可以解释时，应高度警惕本病。ADAMTS13 活性降低（< 10%），且抑制物阳性可辅助诊断。

鉴别诊断：主要与溶血性尿素综合征（HUS）、弥漫性血管内溶血（DIC）、Evans 综合征、阵发性睡眠性血红蛋白尿（PNH）、HELLP 综合征、子痫等疾病鉴别。其中 HUS 是一种主要累及肾脏的血栓性微血管病，病理特征与 TTP 存在重叠，临床鉴别困难；该病儿童发病率高，部分有前驱感染史，神经精神症状少见；肾功能损害呈进行性恶化。血浆 ADAMTS13 活性正常。成人治疗上按 TTP 处理，血浆置换有效；但肾功能损害常不可逆。

五、TTP 的治疗

（一）首次诊断 TTP 的治疗

1. **血浆置换（plasma exchange，PE）**　PE 是 TTP 的一线治疗，其机制在于清除了患者血浆中抑制 ADAMTS13 活性的自身抗体，以及残余的大型 vWF 多聚体；同时补充了外源性 ADAMTS13；防止微血管血栓形成，逆转受累器官的损伤。

（1）治疗时机：多样的临床表现和缺乏特异性实验室检查增加了诊断困难，鉴于疾病的高危险性，推荐对于疑诊 TTP 患者存在无其他原因可以解释的血小板减少和微血管性溶血性贫血，即可开始 PE 治疗。

（2）血浆置换方案：采用新鲜血浆/新鲜冰冻血浆，研究报导采用冷沉淀同样有效。推荐置换量为每次 2000～3000ml（或 40～60ml/kg，即 1～1.5 倍机体血浆量）每日 1 次；重症患者（存在主要精神神经症状、心脏症状）可增加至每日 2 次。主要精神神经症状指除痛头以外,包括失语、视力障碍、意识模糊、谵妄、嗜睡、昏迷、偏瘫以及局灶性感觉或运动障碍等。PE 治疗直至病情缓解,即症状好转,PLT > 150 × 10⁹/L 持续 2 天,以及 LDH 恢复正常或接近正常,其中血小板计数是主要评估指标。病情缓解后 PE 可直接停止;无数据显示 PE 逐渐减量(延长置换间隔、减少血浆置换量)的治疗方式可减少疾病的复发(图 32-1-1)。

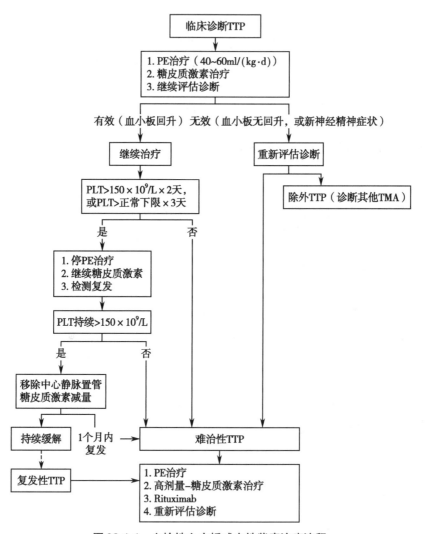

图 32-1-1　血栓性血小板减少性紫癜治疗流程
TTP(血栓性血小板减少性紫癜)、PE(血浆置换治疗)、TMA(血栓性微血管病)、Rituximab(利妥昔单抗)

(3)治疗反应评估:以血小板计数恢复作为主要评估标准。通常 PE 治疗 2~3 天可获得最初的治疗反应(血小板计数增加),7~10 天治疗(部分患者需更短或更长时间)获得血小板计数恢复正常;而精神症状改善和血清 LDH 的恢复倾向于发生最早,可在治疗 1 天之内。

(4)PE 并发症:主要是中心静脉导管相关和血浆输注相关并发症。中心静脉导管相关并发症包括:全身感染、导管阻塞、导管相关静脉血栓形成需抗凝治疗、穿刺出血(如肺、心包、腹膜后)。由于 TTP 患者血小板减少,易血栓形成的病理状态,其发生率高于普通患者;

一项基于 342 例 TTP 患者的回顾性研究报导，上述并发症的发生率分别为 12%、5%、2%、1%；但随技术的进步，并发症的发生率呈下降。血浆输注并发症包括输注反应和过敏反应。

（5）血浆输注：临床研究显示接受单纯血浆输注的患者的治疗反应率和生存率均显著低于接受 PE 患者。明确血浆输注不可替代 PE 地位，亦不可因行血浆输注而推迟 PE 治疗。血浆输注仅作为在无条件行 PE 条件下的临时治疗措施，推荐剂量为 20～40ml/(kg·d)。

2. 免疫抑制治疗

（1）糖皮质激素：虽缺少随机对照研究的数据，但推荐应用糖皮质激素常规作为 PE 同时的辅助治疗，可能减少抗 ADAMTS13 抗体的产生和缩减 PE 治疗量。推荐使用甲泼尼龙（200mg/d）或地塞米松（10～15mg/d）静脉输注 3～5 天，后过渡至泼尼松[1mg/(kg·d)]口服治疗。在获得病情缓解 PE 治疗结束后，糖皮质激素开始逐渐减量，并于 2～3 周内减至停用（图 32-1-1）。

（2）抗 CD20 单克隆抗体：多项研究报道了抗 CD20 单克隆抗体 rituximab（利妥昔单抗）治疗 TTP 的有效性，并减少复发率；其机制在于清除了患者体内的抗 ADAMTS13 自身抗体。暂不推荐其作为 TTP 的常规初始治疗，主要用于难治/复发性 TTP 或者重症患者（主要精神神经症状、心脏症状）。推荐剂量为抗 CD20 单抗 375mg/(m²/w)，连续应用 4 周。建议抗 CD20 单抗应用结束与 PE 治疗至少间隔 4 小时，以减少药物清除（图 32-1-1）。研究报导低剂量抗 CD20 单克隆抗体[100mg/(m²/w)，连续应用 4 周]亦可获得临床效果。其依据是自身免疫性疾病所需剂量可能低于淋巴增殖性疾病。评估 PE 联合低剂量利妥昔单抗作为初始 TTP 治疗有效性的临床试验（NCT01554514）正在进行。

3. 支持治疗

（1）红细胞输注和叶酸治疗：对于活动性溶血患者应予补充叶酸治疗，当 Hb<70g/L 可考虑输血支持治疗；对于存在心脏基础疾病、冠脉累及和急性溶血的患者需维持更高的血红蛋白水平。

（2）血小板输注：因顾及进一步加重血栓事件的风险，输注血小板应十分谨慎，仅在出现危及生命的严重出血时考虑使用。

（3）血栓预防治疗：对于无活动性出血的患者，在血小板计数恢复至大于 $50×10^9/L$ 时，予阿司匹林抗血小板治疗。

（二）难治性/复发性 TTP 治疗

难治性 TTP：指患者接受 PE±糖皮质激素治疗后未能获得完全缓解（症状消失、血小板恢复正常），或治疗过程中出现新的精神神经症状，或获得完全缓解患者在 PE 治疗中/PE 治疗结束后 30 天内再出现临床症状和（或）实验室检测异常；其发生率约为 10%～15%。复发性 TTP：指疾病完全缓解，PE 治疗结束大于 30 天后患者再次出现血小板减少和微血管病性溶血性贫血；其发生率约为 20%～36%，多出现在疾病初次发作后的 1 年内。难治与复发的区别在于前者对 PE 治疗反应差，而后者的治疗反应好。对于出现难治或复发的 TTP 患者应重新评估诊断，排除其他因素后，治疗选择如下：

1. PE 治疗 对于 PE 治疗已结束的患者建议重新开始 PE 治疗。对于 PE 仍在进行的患者不建议增加 PE 频率或者血浆置换量；虽然这种做法可能对部分患者有效，但随着利妥昔单抗的应用使其没有必要。

2. 高剂量糖皮质激素治疗 难治性/复发性 TTP 患者在 PE 同时，可考虑予甲泼尼龙冲击治疗（即甲泼尼龙 1000mg/d×3 天），然后恢复常规剂量激素治疗。

3. 抗 CD20 单克隆抗体　利妥昔单抗是难治性 / 复发性 TTP 的有效治疗手段。PE 治疗同时，推荐抗 CD20 单抗 375mg/（m²/w），连续应用 4 周。经济受限条件下，亦可考虑低剂量抗 CD20 单克隆抗体［100mg/（m²/w），连续应用 4 周］治疗。

4. 其他治疗　对于 PE、高剂量糖皮质激素、抗 CD20 单抗治疗无反应的患者临床治疗困难；可考虑应用其他免疫抑制剂，如环孢素，环磷酰胺，长春新碱等，给药方案参考在自身免疫性疾病治疗中的应用。此外，有研究报导 26S 蛋白酶体抑制剂 bortezomib（硼替佐米）对于 PE、高剂量糖皮质激素、抗 CD20 单抗治疗耐药的 TTP 治疗有效。

（三）特殊情况

1. 妊娠期 TTP 治疗　PE 是妊娠期 TTP 的一线治疗。妊娠期 TTP 诊断困难，治疗前血浆 ADAMTS13 检查有助于鉴别于其他妊娠相关性 TMA，如先兆子痫和 HELLP 综合征。先兆子痫和 HELLP 综合征亦存在血浆 ADAMTS13 活性下降（中位 31%，范围 12～43%），但抗 ADAMTS13 抗体检测阴性。当妊娠女性出现 TMA（尚不能除外子痫或者 HELLP 综合征）即可开始 PE 治疗。如 TTP 发生在妊娠前 3 个月，PE 治疗可能使妊娠女性顺利完成妊娠和分娩。与免疫性血小板减少性紫癜不同，分娩不会引起 TTP 的缓解；且临床上 TTP 更常发生于分娩后。因此，仅对存在产科指征（如重度子痫前期）患者考虑提前分娩。无证据显示 TTP 存在母婴传递，子宫内的胎儿死亡可能与血栓性胎盘梗死相关。

2. HIV 感染患者 TTP 治疗　对存在人类免疫缺陷病毒（HIV）感染，同时诊断获得性 TTP（或高度疑诊）患者，治疗上与其他 TTP 患者基本相同。PE 是一线治疗方式，但糖皮质激素可不用于初始治疗；尽管有数据显示糖皮质激素和抗 CD20 单抗治疗未显著增加感染相关并发症。应监测 HIV 负荷和外周血 CD4⁺ 细胞计数，决定是否予高效抗逆转录病毒治疗（HAART）。如 PE 和 HAART 同时进行，HAART 应在 PE 后立即给药以利于药物最大化吸收。对难治 / 复发性 TTP 患者，抗 CD20 单抗可作为有效选择。

（宋　洋　练诗梅）

参 考 文 献

1. George J. Thrombotic thrombocytopenic purpura. New Engl J Med, 2006, 18: 1927.

2. Reese JA, Muthurajah DS, Kremer Hovinga JA, et al. Children and adults with thrombotic thrombocytopenic purpura associated with severe, acquired Adamts13 deficiency: Comparison of incidence, demographic and clinical features. Pediatr Blood Cancer, 2013, 60: 1676.

3. Scully M, Hunt B, Benjamin S, et al. Guidelines on the diagnosis and management of thrombotic thrombocytopenic purpura and other thrombotic microangiopathies. Brit J Haematol, 2012, 158: 323.

4. Terrell DR, Vesely SK, Hovinga JAK, et al. Different disparities of gender and race among the thrombotic thrombocytopenic purpura and hemolytic-uremic syndromes. Am J Hematol, 2010, 85: 844.

5. Shah N, Rutherford C, Matevosyan K, et al. Role of ADAMTS13 in the management of thrombotic microangiopathies including thrombotic thrombocytopenic purpura (TTP). Brit J Haematol, 2013, 163: 514.

6. Schwartz J, Padmanabhan A, Aqui N, et al. Guidelines on the use of therapeutic apheresis in clinical practice-evidence-based approach from the Writing Committee of the American Society for Apheresis: The Seventh Special Issue. J Clin Apheresis, 2016, 3: 149.

7. 中华医学会血液学分会血栓与止血学组. 血栓性血小板减少性紫癜诊断与治疗中国专家共识（2012 年版）. 中华血液学杂志, 2012, 33: 983.

8. George J. How I treat patients with thrombotic thrombocytopenic purpura: 2010. Blood, 2010: 4060.

9. Som S, Deford CC, Kaiser ML, et al. Decreasing frequency of plasma exchange complications in patients treated for thrombotic thrombocytopenic purpura-hemolytic uremic syndrome, 1996 to 2011(CME). Transfusion, 2012, 52: 2525.

10. Mcclain R, Terrell D, Vesely S. Ecomplications 2011-2014. Transfusion, 2014, 12: 3257.

11. Scully M and Blombery P. Management of thrombotic thrombocytopenic purpura: current perspectives. J Blood Medicine, 2014, 5: 15.

12. Westwood JP, Webster H, McGuckin S, et al. Rituximab for thrombotic thrombocytopenic purpura: benefit of early administration during acute episodes and use of prophylaxis to prevent relapse. J Thromb Haemost, 2013, 11: 481.

13. Hie M, Gay J, Galicier L, et al. Preemptive rituximab infusions after remission efficiently prevent relapses in acquired thrombotic thrombocytopenic purpura. Blood, 2014, 2: 204.

14. Lim W, Vesely S and George J. The role of rituximab in the management of patients with acquired thrombotic thrombocytopenic purpura. Blood, 2015, 10: 1526.

15. Froissart A, Buffet M, Veyradier A, et al. Efficacy and safety of first-line rituximab in severe, acquired thrombotic thrombocytopenic purpura with a suboptimal response to plasma exchange. Experience of the French Thrombotic Microangiopathies Reference Center. Crit Care Med, 2012, 40: 104.

16. Shortt J, Oh D and Opat S. ADAMTS13 antibody depletion by Bortezomib in thrombotic thrombocytopenic purpura. New Engl J Med, 2013, 1: 90.

17. Mazepa M, Raval J, Moll S, et al. Bortezomib induces clinical remission and reduction of ADAMTS13 inhibitory antibodies in relapsed refractory idiopathic thrombotic thrombocytopenic purpura. British Journal of Haematology, 2014, 6: 900.

18. Patel P, Becker J, Freyer C, et al. Rituximab-refractory thrombotic thrombocytopenic purpura responsive to intravenous but not subcutaneous bortezomib. Transfusion, 2016, 4: 970.

19. Daniel H, Ruth S, Robert M, et al. Human immunodeficiency virus associated thrombotic thrombocytopenic purpura(TTP)- favourable outcome with plasma exchange and prompt initiation of Highly Active Antiretroviral Th. Brit J Haematol, 2011, 4: 515.

第二节　多发性骨髓瘤的血液净化治疗

多发性骨髓瘤（multiple myeloma, MM）是浆细胞克隆性增殖的恶性肿瘤，多发于老年人，约占血液系统恶性肿瘤的 10%，其特征为骨髓中克隆性浆细胞异常增生，分泌单克隆免疫球蛋白（M 蛋白），并导致相关器官或组织损伤。常见症状包括血钙增高、肾功能损害、贫血和骨病，即"CRAB"症状，以及淀粉样变性等靶器官损害的相关表现。

一、多发性骨髓瘤的诊断及分期

多发性骨髓瘤诊断标准参考 WHO、NCCN 及 IMWG 指南：

（一）活动性多发性骨髓瘤诊断标准

①骨髓中单克隆浆细胞增多≥10%和（或）组织活检为浆细胞瘤；②血清和（或）尿中出现单克隆M蛋白，无血、尿M蛋白量的限制；③骨髓瘤引起的相关表现：a. 靶器官损害表现（CRAB）：校正血清钙>2.75mmol/L，肾功能损害（肌酐清除率<40ml/min或血清肌酐>177μmol/L），贫血（血红蛋白低于正常下限20g/L，或<100g/L），通过影像学证实一处或多处溶骨性破坏；b. 无靶器官损害表现，但出现以下一项或多项指标异常（SLiM）：骨髓中单克隆浆细胞比例≥60%，受累/非受累血清游离轻链比≥100，MRI检查出一处及以上5mm以上局灶性骨质破坏。

（二）无症状骨髓瘤（冒烟型骨髓瘤）诊断标准

无相关器官及组织损害，即无SLiM、CRAB等终末器官损害表现（包括溶骨改变），同时满足以下一条或（和）两条：①血清单克隆M蛋白≥30g/L或尿轻链≥1g/24h；②骨髓单克隆浆细胞比例10%~60%。

（三）多发性骨髓瘤的Durie-Salmon分期最常用

Ⅰ期符合以下所有条件：①血红蛋白>100g/L；②血清钙<2.65mmol/L（11.5mg/dl）；③骨骼X片提示骨骼结构正常或骨型孤立性浆细胞瘤；④血清骨髓瘤蛋白：IgG<50g/L；IgA<30g/L；本周蛋白<4g/24h。Ⅱ期为不符合Ⅰ期和Ⅲ期的所有患者。Ⅲ期符合以下一个或多个条件：①血红蛋白<85g/L；②血清钙>2.65mmol/L（11.5mg/dl）；③骨骼检查中溶骨病变大于3处；④血清骨髓瘤蛋白：IgG>70g/L；IgA>50g/L；本周蛋白>12g/24h。

亚型分为A亚型和B亚型。A亚型：肾功能正常（肌酐清除率>40ml/min或血清肌酐>177μmol/L）。B亚型：肾功能不全（肌酐清除率≤40ml/min或血清肌酐≥177μmol/L）。

MM的ISS分期：Ⅰ期：β_2微球蛋白<3.5mg/L和白蛋白≥35g/L；Ⅱ期为不符合Ⅰ期和Ⅲ期的所有患者；Ⅲ期：β_2微球蛋白≥5.5mg/L。

二、多发性骨髓瘤的血液净化治疗

（一）多发性骨髓瘤的致病溶质及发病原理

MM中浆细胞分泌大量异常的单克隆免疫球蛋白，称为M蛋白，属于大分子物质，均由两条同样的重链和两条同样的轻链共同构成，血中尚存在游离轻链（FLC）。轻链有两种亚型：κ型在血清中以单体（22.5kD）形式存在，λ型在血清中以二聚体（45kDa）形式存在。MM的主要致病溶质是M蛋白及游离轻链。

M蛋白使血浆黏度升高，导致高黏滞综合征，出现一系列血流动力学障碍，如血流缓慢、红细胞聚集力高，从而引起重要脏器微循环障碍，组织淤血和缺氧，眼底和神经系统损害，甚至死亡。M蛋白还能和凝血因子结合，或吸附于血小板表面，干扰血小板功能，导致出血倾向。

MM肾脏受累较常见，就诊时约50%以上患者已存在肾功能不全，10%的患者需要肾脏替代治疗。骨髓瘤肾病（myeloma kidney disease）是MM最常见和严重的并发症。MM时，血中FLC迅速升加，可以透过肾小管基底膜，被近曲小管吸收后沉积在小管上皮内，使肾小管变形，功能受损，造成小管间质损害，是导致MM肾损害的常见原因，又被称为管型肾病（cast nephropathy，CN）。血液净化可降低血清中FLC浓度减轻肾损害，促进肾功能恢复。

高钙血症是 MM 的代谢异常并发症，25% MM 患者发生高血钙，引起明显的神经精神症状，多尿、脱水、GFR 降低，并直接损伤肾小管，加重 MM 肾损伤。MM 高钙血症常因广泛的溶骨性改变导致血钙升高，同时高钙血症的发生还与肾小管对钙外分泌减少及单克隆免疫球蛋白与钙结合相关，增多的血钙主要是结合钙而非离子钙。如患者出现高钙血症危象，易死于心脏骤停、坏死性胰腺炎及肾衰竭。

（二）多发骨髓瘤的血液净化方式

1. **血浆置换治疗的适应证** 血浆置换绝对适应证：高黏滞血症所致重要脏器微循环障碍，如高黏滞血症引起的嗜睡、昏迷等。

目前国内对多发性骨髓瘤的治疗仍以化疗为主，但化疗主要杀伤骨髓瘤细胞，减少 M 蛋白的产生，不能影响已存在的 M 蛋白等异常成分，不能立即减轻已存在的机体损伤，且化疗在大量杀伤肿瘤细胞的同时可加重氮质血症、高尿酸及高黏滞血症。应用血浆置换可快速清除血浆中的 M 蛋白，纠正微循环障碍，改善脏器功能，减少因 M 蛋白所致出血风险，同时又由于微循环的改善，有利于化疗药物的渗透，提高疗效。然而目前公认的 PE 有效性还仅限于 MM 高黏滞综合征患者，对高黏滞血症引起的嗜睡、昏迷等症状能起到立竿见影的效果，能降低 50% 的血液黏滞度。部分骨髓瘤患者合并肾衰竭，无法耐受化疗，这时采用 PE 清除异常成分改善肾功能，从而为 MM 后续化疗的顺利进行及病情的长期控制创造有利条件。方案多为 10~14 天内行 6 次 PE，注意 PE 和使用化疗药物应相隔一定时间。

2013 及 2016 年美国血浆置换指南均建议对 MM 患者进行 PE 治疗，单次治疗量为 1~1.5 倍总血浆量，每 1~3 天进行一次。

也有专家推荐使用双重滤过血浆置换治疗（DFPP）治疗 MM（尤其适用于清除分子量较大的 IgM），但 DFPP 不能清除分子量相对较小的游离轻链，PE 却可以。因此，MM 的治疗首选应是 PE，次选 DFPP。

血浆置换治疗结束后可补充正常丙种球蛋白 5g。并监测 M 蛋白的浓度，根据浓度变化确定血浆置换治疗的频次。

治疗反应评估：重要脏器微循环障碍的减轻或解除，M 蛋白的稳定下降均是重要的评估依据，但尚无统一标准。

血浆置换可迅速降低血清 IgM 水平，但只是一个机械清除过程，降低 IgM 因反馈抑制的解除又可刺激新的 IgM 产生，因此血浆置换应配合化疗以抑制单克隆 IgM 生成。

2. **高钙血症的血液净化方式** 当 MM 患者血清钙 >3.75mmol/L 时，无论有无高钙血症危象表现，均应按高钙血症危象抢救，首选血液透析治疗，并给予补液、利尿、补充电解质等对症支持治疗，须用无钙透析液。如果存在循环不稳定状态时，应使用连续血液净化治疗，避免循环波动。

3. **针对肾功能损伤的血液净化治疗** 对于 MM 引起的肾脏损伤，应该早期采用血浆置换清除 M 蛋白及其轻链，肾脏损伤往往能够缓解，如果使用血浆置换后肾功能仍未恢复，可考虑使用连续血液净化治疗或血液透析来进行肾脏支持。

血液净化疗法目前虽然不能根治 MM，但能明显改善症状，使病情得到缓解，为下一步治疗赢得时间，从而为众多此类患者带来了希望，也给医生增加了一种新的治疗手段。

（佘笑梅 练诗梅）

参 考 文 献

1. Rajkumar SV. Multiplemyeloma: 2013 update on diagnosis, risk-stratification, and management. Am J Hematol, 2013, 88(3): 226-235.

2. Rajkumar SV, Larson D, Kyle RA. Diagnosis of smoldering multiple myeloma. N Engl J Med, 2011 Aug 4, 365(5): 474-475.

3. Rajkumar SV, Dimopoulos MA, Palumbo A, et al. International Myeloma Working Group updated criteria for the diagnosis of multiple myeloma. Lancet Oncol, 2014 Nov, 15(12): e538-548.

4. Clark WF, Stewart AK, Rock GA, et al. Plasma exchange when myeloma presents as acute renal failure: a randomized, controlled trial. Ann intern Med, 2005, 143(11): 777-784.

5. Arslan O, Arm M, Tek I, et al. Therapeutic plasma exchange in a single center: Ibni Sina experience. TransfusApher Sci, 2004, 30(3): 181-184.

6. Anderson KC, Alsina M, Bensinger W, et al. NCCN clinical practice guidelines in oncology: multiple myeloma. J Natl Compr Canc Netw, 2009, 7(9): 908-942.

7. Hutchison CA, Heyne N, Airia P, et al. Immunoglobulin free light china levels and recovery from myeloma kidney on treatment with chemotherapy and high cut-off haemodialysis. Nephrol Dial transplant, 2012, 27(10): 3823-3828.

8. Burnette BL, Leung N, Rajkumar SV. Renal improvement in myeloma with bortezomib plus plasma exchange. N Engl J Med, 2011, 364(24): 2365-2366.

9. Martin-Reyes G, Toledo-Rojas R, Torres-de Rueda A, et al. Haemodialysis using high cut-off dialysers for treating acute renal failure in multiplemyeloma. Nefrologia, 2012, 32(1): 35-43.

10. 龚德华, 季大玺, 张凯悦, 等. 高截留量透析治疗多发性骨髓瘤: 个案报道. 肾脏病与透析肾移植杂志, 2012, 21(4): 324-329.

第三十三章　肾脏移植的血液净化治疗

20 世纪以来，随着器官移植技术的大幅进步、移植免疫基础研究的不断深入以及各种免疫抑制剂的精准应用，器官移植技术已成为临床治疗器官功能衰竭的最有效手段。其中肾脏移植是我国临床开展最早、例数最多、最成熟的移植技术。目前，肾脏移植 1 年存活率达 95% 以上，已有大量长期存活者。我国肾脏移植技术水平和移植效果已经达到国际先进水平。

肾脏移植术前一般需要经过血液净化治疗的准备，将患者调整到能够耐受肾脏移植手术的状态。术前群体反应性抗体（panel reactive antibodies，PRA）高，属于高致敏患者，肾移植术后易发生排斥反应，高致敏患者肾移植前需要特殊的血液净化治疗（血浆置换或免疫吸附等）。术后移植肾功能延迟恢复（delayed graft function，DGF）者需要继续肾脏替代治疗直至移植肾功能恢复。移植肾慢性失功的患者也需要逐渐过渡到血液净化治疗。肾脏移植的血液净化治疗有一定特殊性。

第一节　肾脏移植前的血液净化治疗

肾脏移植前的血液净化治疗分为常规血液净化和特殊血液净化治疗。常规血液净化包括血液透析、血液透析滤过、血液灌流，使尿毒症患者维持相对稳定状态，为肾脏移植手术创造条件。肾脏移植前的特殊血液净化主要包括血浆置换及免疫吸附治疗。

一、肾脏移植术前常规血液净化治疗

1. 肾脏移植前受者的血液净化治疗与一般慢性肾衰竭尿毒症患者无明显不同。移植医师建议患者及早透析，其目的是保护其他脏器功能，为肾脏移植手术提供更好的条件。

目前供体器官短缺问题严重，多数尿毒症患者术前需要经过漫长的等待期，常合并有水钠潴留、严重贫血、高血压、高脂血症、心功能不全、离子紊乱、酸碱失衡及凝血功能异常等并发症，通过血液净化治疗纠正上述并发症为肾脏移植手术创造条件。血液净化治疗是否充分、开始血液净化时间的早晚、透析器的生物相容性以及末次血液透析直接影响到肾移植手术的效果。

2. 长期血液透析的患者会伴有心血管疾病、营养不良、肾性骨病、淀粉样变、脂质代谢障碍、贫血、凝血障碍等情况的发生，建议肾脏移植术前除规律性血液透析治疗外，可定期行血液透析滤过、血液灌流治疗，以达到术前血液净化治疗的充分性。

3. 肾脏移植术前血液净化治疗时间的长短,目前没有统一标准。但有研究发现,血液透析时间越短的肾移植受者,术后急性排斥反应发生率越低,透析时间的长短与移植后排斥反应发生率正相关[1]。也有研究表明,透析时间小于1年的患者比透析时间大于3年的患者,肾移植术后在心功能及心脏结构恢复方面有明显差异[2]。故肾脏移植术前血液净化治疗时间越短,肾脏移植后效果越好。患者术前希望达到无水钠潴留、心胸比例正常、心脏射血分数正常、血红蛋白大于80g/L、凝血功能正常及血压得到有效控制的最佳状态,从而降低肾脏移植手术的风险。

4. 肾脏移植效果与患者免疫功能密切相关,对于透析器的生物相容性需要额外的关注。透析器生物相容性直接关系到膜与接触其表面的细胞和蛋白发生的一系列反应程度,这些反应包括炎症反应、补体激活、激肽酶释放、凝血激活,同时诱发白细胞介素1、白细胞介素6、白细胞介素8、白细胞介素10、肿瘤坏死因子α等细胞因子mRNA表达明显升高[3];还可通过旁路途径激活补体,产生C3a、C5a、过敏毒素等,它们均可刺激细胞因子合成,也可直接刺激单核细胞产生细胞因子[4],引起患者发生微炎症状态,增加免疫功能应答。故术前推荐选择生物相容性好、能更好地清除中、小分子毒素及体内β2微球蛋白的高通量的透析器,例如:聚砜膜,聚酰胺膜,聚醚砜膜,以维持肾移植受者的免疫功能稳定。

5. 肾脏移植手术前末次透析尤为重要,为降低肾脏移植围术期的风险,建议术前24小时内须行透析治疗一次,其目的为清除体内过多的水分、维持酸碱平衡、纠正离子紊乱、防止心律失常、使患者能够更好地耐受手术、降低手术的风险。透析方案多数情况与患者常规透析方案相同。末次血液透析应在肾脏移植前6小时结束,可采取无肝素、低分子肝素或体外肝素化抗凝。末次透析的脱水量设置为平时脱水量2/3或干体重比平时干体重增加1kg为佳。如果术前脱水过多,加上术中麻醉后体液重新分布,同时尿毒症患者心功能储备能力差,术中不适合快速补液,极易造成术中血压降低,影响移植肾通血时的灌注压。国内多数文献报道,肾脏移植手术中移植肾通血时,平均动脉压需维持在80~130mmHg为佳,以满足移植肾充足的灌注压[5],否则会增加移植肾功能延迟恢复及急性肾小管坏死的发生率。

二、肾脏移植术前的特殊血液净化治疗

肾脏移植术前还有两种特殊的血液净化治疗与肾脏移植密切相关,即血浆置换和免疫吸附。

1. 在等待肾脏移植的受者中,因术前多次输血、妊娠、移植史、长期透析等因素导致术前存在高滴度抗HLA抗体,即群体反应性抗体(panel reactive antibodies,PRA)阳性,临床上称之为高致敏受者。群体反应性抗体(PRA)是指群体反应性抗HLA-IgG抗体,是各种组织器官移植术前筛选致敏受者的重要指标,与移植排斥反应和存活率密切相关。如术前不干预治疗,肾脏移植术后极易发生急性排斥反应。国外文献报道,PRA阳性高致敏者肾脏移植术后急性排斥反应(AR)发生率高达71.4%。因此对于这类患者,术前主张行血浆置换或免疫吸附治疗。一般术前需行3~5次血浆置换或免疫吸附治疗,将受者体内预存抗HLA抗体完全或大部分清除,降低术后急性排斥反应发生率。因血浆置换或免疫吸附治疗后会出现低丙种球蛋白血症,增加感染机会,故血浆置换或免疫吸附后需应用小剂量[1~2mg/(kg·d)]丙种球蛋白(IVIG),预防感染,同时配合口服吗替麦考酚酯(MMF)或他克莫

司(FK506),抑制 HLA 抗体再生,防止 PRA 反弹,为受者创造一个低 PRA 值的窗口时间,治疗后及早进行肾脏移植手术。

2. 近几年因供体短缺严重,ABO 血型不相容的亲属活体肾脏移植也受到关注。因 ABO 血型不相容供受者间行肾脏移植手术,可以产生由 IgG 型抗体介导的急性体液排斥反应,制约此类手术开展。在 ABO 血型不相容的活体肾脏移植术前,通过血浆置换或免疫吸附治疗可清除受者体内预存的抗 A 或抗 B 血型抗体,为 ABO 血型不相容肾脏移植手术创造关键的条件。但术前对受者 ABO 血型抗体滴度有明确要求,即在 1:256 以下,才适合行术前血浆置换或免疫吸附脱敏治疗,治疗后 ABO 血型抗体滴度需降至 1:4~1:32,有效减少受者体内成熟和不成熟的 B 淋巴细胞数量,预防术后 ABO 血型抗体反弹,使 ABO 血型不相容的活体肾脏移植术后早期血型抗体介导的急性体液排斥反应明显降低,进而使移植肾得以存活。

总之,肾脏移植术前充分常规的血液净化治疗是肾移植手术的根基。手术前末次透析,为患者平稳渡过麻醉及围术期创造了更好的条件。特殊的血液净化治疗又给高致敏的肾脏移植受者及 ABO 血型不相容的亲属活体肾脏移植患者带来了福音。

(杨　杨　姜　涛　胡志林)

参 考 文 献

1. 罗明,朱有华,王立明. 未透析的尿毒症患者直接进行肾移植的临床可行性研究. 中华器官移植杂志,2006,27(12):733-735.
2. 刘武岩,孙建新,齐卡,等. 超声心动图评价肾移植术前不同血液透析时间对尿毒症患者心脏结构和功能的影响. 中华医学超声杂志,2013,10(4):313-317.
3. 吴婕,庞磊,李艳辉,等. 术中血压对同种异体肾移植患者术后肾功能恢复的影响. 中国实验诊断学,2015,01(19):67-70.
4. Premasathian N,Panorchan K,Vongwiwatana A,et al. The effect of peak and current serum panel-reative antibody on graft survival. Transplantation Proc,2008,40(7):2200-2201.
5. 陈立中,陈国栋. ABO 血型不相容活体肾移植的热点评析. 器官移植,2013,07(4):187-190.

第二节　肾脏移植术后的血液净化治疗

一、移植肾切除术后的血液净化治疗

1. 肾脏移植手术不同于其他外科手术,有其自身特点,在特殊情况下,需要在术后行移植肾切除,主要原因包括:①不可逆转的超急性、加速性排斥反应;②出血,包括移植肾实质破裂出血、移植肾血管破裂出血;③移植肾动脉、静脉血栓形成等。

2. 此类患者重症特点表现为:①患者仍为尿毒症状态,大多合并尿毒症性心肌病、高血压、贫血等,一般状况差,出现心脑血管意外风险大;②患者移植肾功能未恢复,术中为保证肾脏灌注大量补液、术后无尿、导致容量负荷过重、加重了循环负担;③患者往往合并有离子紊乱、酸中毒、内环境不稳定;④尿毒症患者凝血机制障碍、术中应用肝素、术后出血风险大;⑤外科手术创伤;⑥移植肾切除前的免疫抑制治疗。

3．血液净化治疗方式的选择 术后首选连续血液净化治疗，3～5 天后，待患者循环稳定，无明显出血倾向，过渡到常规血液透析治疗。

4．连续血液净化治疗（CBPT）要点 ①术后尽早开展 CBPT 治疗；②血管通路选择临时血液净化导管；③由于术后早期有出血风险，首选枸橼酸抗凝。如无枸橼酸抗凝条件，可行无抗凝血液净化；④根据患者循环状态、凝血功能恢复情况、术区引流量、引流液性状，经过 2～5 次 CBPT 后多可过渡到常规血液透析治疗。

二、移植肾功能延迟恢复（DGF）的血液净化治疗

1．肾移植术后 1 周内血肌酐未恢复正常，至少需要进行一次透析治疗者称之为移植肾功能延迟恢复。移植肾功能延迟恢复是影响移植肾近期、远期存活的重要因素。其发生率在尸体肾移植约为 10%～50%，亲属活体肾移植约为 6%。DGF 以肾脏移植术后少尿、无尿、血肌酐升高为主要临床特征。其发生的主要原因包括：①供肾质量（主要包括供肾缺血时间长，边缘供肾等）；②免疫学因素（主要是排斥反应）；③受者因素等。

2．移植肾功能延迟恢复患者重症特点：①患者治疗过程中大量补液，合并容量负荷过重，心功能不全；②患者合并离子紊乱、酸碱平衡紊乱、内环境不稳定；③部分患者有凝血障碍、出血倾向；④患者肾脏移植术前、术后应用大量免疫抑制剂，机体免疫力低下，极易并发呼吸道、泌尿系感染；⑤手术创伤。

3．血液净化治疗方式的选择：对于病情危重、生命体征不稳定、心衰或合并多脏器功能衰竭者选择连续血液净化治疗（CBPT）；对于生命体征平稳，无明显出血倾向者，可选择常规血液透析治疗。

4．血液净化治疗要点：①明确诊断后尽早开始血液净化治疗，稳定患者生命体征，同时清除毒素、炎性介质，使受者内环境相对稳定；② CBPT 的血流通路选择临时血液净化导管；③抗凝方案根据患者的出血风险选用，对于无出血风险者，选用肝素或低分子肝素；对于有明显出血倾向者采用局部枸橼酸抗凝法或无抗凝技术，治疗过程中密切观察切口及引流管是否有出血情况；④为保持移植肾的血流灌注，治疗过程中严密监测血压变化，最好将血压维持在 130/80mmHg 左右。低血压状态会加重移植肾的缺血损害，影响移植肾功能恢复；⑤治疗前准确判断患者的水钠潴留情况，保持有效的循环血容量；⑥治疗时必须严格执行消毒隔离制度及无菌操作，实行保护性隔离。

三、肾脏移植术后体液排斥反应的血液净化治疗

1．肾脏移植术后体液性排斥反应即抗体介导的排斥反应（antibody-mediated rejection，AMR），由针对供者抗原的特异性抗体介导，造成移植肾血管内皮损伤。其治疗难度大、逆转率低，是移植肾失功的重要原因之一。

2．肾脏移植术前由于输血、妊娠、移植等原因可以造成尿毒症患者出现 HLA 体液致敏，产生大量预存抗体（PRA 阳性），此种状态是肾脏移植后出现 AMR 的重要原因，严重影响受者和移植肾的存活。Sellarés 等报道，315 例肾移植受者，平均随访 31.4 个月，发现移植物丢失 56 例，其中 64% 归因于 AMR 或疑似 AMR。体液性排斥反应根据患者尿量、体温、血压、移植肾区胀痛等症状、体征、肾功能指标、抗体水平检测、彩超检查、移植肾穿刺活检病理以及免疫抑制剂治疗结果综合分析明确诊断。

3. 针对肾脏移植术后体液性排斥反应的血液净化治疗就是在血浆分离技术的基础上，行单重滤过血浆置换、双重滤过血浆置换或免疫吸附治疗。其目的是清除患者体内的针对供器官的特异性抗体和其他致病因子或抗体。近20年来，国内外移植机构采用不同技术方法开展工作，均取得了良好效果，部分AMR得到逆转，明显延长了移植肾的存活时间。

（1）单重滤过血浆置换是将分离的血浆弃除，补以正常新鲜血浆或白蛋白等置换液，达到清除血液中的抗体、免疫复合物、致病因子等物质，从而逆转AMR的目的。但其存在选择性差、治疗剂量小、易丢失血浆中的凝血物质及纤维蛋白原影响凝血功能、血源性感染风险加大等问题。

（2）双重滤过血浆置换是将分离出的血浆进行二次成分分离，选择性弃除致病抗体、免疫复合物等大分子物质，然后将小分子血浆蛋白与置换液及血细胞回输体内。

（3）免疫吸附治疗选用葡萄球菌蛋白A等吸附柱，利用其对血浆中的自身抗体、同种抗体及其免疫复合物的高选择性吸附作用，达到逆转AMR的目的。

以上治疗措施均需在排斥反应发生早期明确诊断，及早治疗，结合强有力的免疫抑制剂治疗方案，才能达到治疗效果。

四、移植肾失功后的血液净化治疗

（一）移植肾慢性失功后的常规血液净化治疗

肾脏移植术后数月至数年，移植肾功能逐渐减退，至丧失。有多种因素可致移植肾慢性失功。主要病因可分为免疫因素和非免疫因素。免疫因素：急性排斥反应，慢性排斥反应即慢性移植物肾病（chronic allograft nephropathy，CAN）；非免疫因素：缺血再灌注损伤，免疫抑制剂肾毒性，移植后代谢综合征（高血压、高血脂、糖尿病和高尿酸血症），感染因素等。

移植肾慢性失功后透析患者，同时应用免疫抑制剂是其区别于普通透析患者的主要特点。免疫抑制剂对神经、循环、消化、呼吸等系统功能产生不良影响，进而致移植肾慢性失功后血液透析患者并发症多且严重，如液体负荷过重（肺水肿、第三间隙积液）、代谢性酸中毒（血 pH<7.15）、严重低钠血症（血清钠<120mmol/L）、低蛋白血症等；骨营养不良发生早且重；因促红细胞生成素（EPO）抵抗更严重，EPO用量大。

移植肾慢性失功后何时开始透析目前无公认指标，结合慢性移植肾失功患者特点，建议透析时机要比初次透析患者更早。实际临床工作中由于患者抗拒血液透析或移植科医师力图挽救移植肾功能，开始血液透析时间往往被延后。

（二）移植肾慢性失功后移植肾切除时的血液净化治疗

移植肾切除术后的患者和普通尿毒症患者行血液透析治疗差异不大；尚未切除失功移植肾的患者在透析过程中，同时需要继续服用免疫抑制剂，增加了感染风险。

移植肾切除前充分血液透析是必要的，可纠正水和电解质紊乱。由于肝素化易使切口出血，继而并发感染，一般主张此时采用体外局部抗凝或无抗凝血液透析。通常术前1日血液透析治疗，并停用他克莫司、环孢素、吗替麦考酚酯等免疫抑制剂，但激素不能突然停用，必要时需增加激素用量，一般泼尼松为30mg/d，可改善全身症状，避免出现排斥反应。术后首次血液透析治疗应在术后第2天进行，出血和感染是主要的并发症，需要密切观察。

移植肾慢性失功，重新恢复透析治疗。经过充分准备，可再次行肾脏移植手术，甚至多次移植。再次移植手术前必须事先作群体交叉试验（PR-DTT）和淋巴毒试验，了解血清中预存抗体滴度，如为阳性则可诊断为高致敏受者。高致敏受者在移植前后接受血浆置换或免疫吸附治疗。血浆置换的机制是对体内预存抗体的清除，免疫球蛋白的清除动力学是疗效的关键。应用放射核素标记免疫球蛋白实验表明：①免疫球蛋白半寿期较长，IgM 约 5 日，IgG 为 21 日；②免疫球蛋白分布范围较广，除血浆中存在外，在血管外也有也有较大量分布，如 IgG 血管外约占 50%，IgM 血管外约 20%。血浆置换治疗方案需结合以上特点制订。通常在移植前进行强化血浆置换，每周 3 次，直至群体交叉试验和淋巴毒试验为阴性，然后 24 小时内进行肾移植，移植后 2 周内仍需根据病情进行血浆置换治疗。

（郭　军　姜　涛　胡志林）

参 考 文 献

1. 刘永峰，郑树森. 器官移植学. 北京：人民卫生出版社，2014：200.

2. Sellarés J，Reeve J，Loupy A，et al. Molecular diagnosis of antibody-mediated rejection in human kidney transplants. Am J Transplant，2013，13（4）：971-983.

3. 黎磊石. 中国肾移植手册. 第 2 版. 中国香港：华夏科学出版社，2009：283.

4. Arias M，Escallada R，de Francisco AL，et al. Return to dialysis after renal transplantation. Which would be the best way? KidneyInt，Suppl，2002，80：85-88.

5. Wu F，Cui L，Gao X，et al. Quality of life in peritoneal and hemodialysis patients in China. Ren Fail，2013，35（4）：456-459.

第三十四章　肝移植与人工肝治疗

第一节　肝移植概述

器官移植作为医学领域最伟大成就之一，是集合了临床与基础多学科技术的医学高端领域，被誉为21世纪的"医学之巅"。肝移植作为器官移植领域发展最成熟的技术，发展迅速，疗效肯定，成绩斐然，多年来挽救了诸多终末期肝病患者的生命，当之无愧是器官移植这项皇冠上最璀璨的明珠。自1963年美国Starzl教授施行第一例人类同种异体原位肝移植以来，肝移植的发展经历了艰难而漫长的探索过程。历经半个多世纪的蓬勃发展，目前无论是肝移植手术技术，还是围术期及术后长期管理，均已相当成熟，已在全球范围内广泛开展。随着外科技术的进步，新型免疫抑制剂的发展，肝移植受者术后长期存活率得到了很大提高，非肿瘤受者术后1年存活率达到90%左右，5年存活率达到75%以上，长期存活受者身心健康，生活工作一如常人，最长存活者已达30年。目前我国已建立了多家具备国际先进水平与实力的肝移植中心，其中本单位（浙江大学医学院附属第一医院）至今已成功实施肝移植2000余例。

原则上，各种终末期肝病经其他治疗手段无法好转，均有肝移植指征，即当出现可显著损害患者生活质量甚至危及患者生命的并发症，而其他手段难以治愈的情况下，即达到了肝移植的手术适应证，包括：各种原因引起的失代偿期肝硬化（乙肝肝硬化、丙肝肝硬化、血吸虫性肝硬化等）、门脉高压症、各种原因导致的急慢性肝衰竭（病毒性、药物性肝衰竭）、先天性代谢性肝病（肝豆状核变性、糖原累积症等）、布加综合征、肝小静脉闭塞综合征、门静脉海绵样变、多囊肝、肝脏原发恶性肿瘤（包括肝细胞癌、胆管细胞癌、肝门部胆管癌等，除外肿瘤远处转移）等。典型临床表现包括：反复食管 - 胃底曲张静脉破裂出血、顽固性腹水、反复肝性脑病、反复自发性腹膜炎、严重凝血功能障碍等。乙肝相关性终末期肝病是我国肝移植的主要适应证，肝移植术后1年存活率可达到85%以上。而对肝移植潜在受体进行术前评估，应包括以下几方面：明确肝病的性质；判断肝病的严重程度以及进一步发展会对机体产生何种程度的影响；明确是否存在通过其他治疗手段使病情得到缓解或治愈的可能。

第二节　肝移植治疗肝衰竭

自从肝移植技术诞生以来，各种原因造成的肝衰竭向来是肝移植受者的最重要疾病，挽救各种急、慢性肝衰竭患者的生命也是肝移植最有意义的价值所在。

肝衰竭患者病情严重，尤其是急性肝衰竭患者发病迅猛，进展迅速，死亡率高，如没有及时有效的干预可在数小时至数天内死亡。导致急性肝衰竭患者死亡的主要原因是神经系统损害、继发感染和多器官功能衰竭。引起肝衰竭的病因被认为是一个最重要的独立的预后决定因素。急性妊娠脂肪肝引起的急性肝衰竭预后最好；在所有肝炎病毒所致的急性肝衰竭中，甲型肝炎病毒感染的预后最佳，乙型肝炎病毒次之，非甲非乙型肝炎病毒最差；而药物引起的急性肝衰竭预后一般较差；Wilson病所致急性肝衰竭预后也极差。对于这些患者，肝移植围术期死亡率也较其他受者高，存在严重感染、肾衰竭、颅内出血等危及生命的并发症的概率高，所以目前国际上尚无统一的肝衰竭患者肝移植入选标准。如何在最合适的时机为肝衰竭，尤其是急性肝衰竭患者进行肝移植手术，存在许多需要探讨甚至引起争议的问题。一般认为，对于内科治疗无效或虽经内科治疗但病情仍在进展（全身情况恶化，尤其神经系统状态恶化及凝血酶原时间延长）的ALF患者在排除肝移植禁忌证后都应列入移植等待名单，并在供肝分配上予以优先考虑。在UNOS肝病分级中，暴发性肝衰竭（包括原发性暴发性肝衰竭，原发性移植肝无功能，移植肝动脉栓塞，急性失代偿的Wilson病），预期存活<7天者被列为最优先级，是进行急诊肝移植的适应证。而活体肝移植技术的不断成熟也为肝移植治疗急性肝衰竭开辟了一条新的可供选择的道路。然而，任何合并肝移植绝对或相对禁忌证（包括严重感染、颅内出血、心肺功能衰竭、循环不稳定）的肝衰竭患者，均不适合行肝移植治疗。

对于急性肝衰竭的肝移植手术时机目前尚无定论，且存在被动等待供肝资源的客观限制，目前较公认的有以下几种观点：

（1）昏迷或意识障碍（Ⅲ～Ⅳ度肝性脑病），同时伴有凝血Ⅴ因子水平低于正常值的20%（30岁以下）或30%（30岁以上）。

（2）病因：①对乙酰氨基酚中毒者：经复苏后动脉血pH<7.3；或同时满足以下3项：Ⅲ～Ⅳ度肝性脑病，INR>6.5，血肌酐>300μmol/L。②非对乙酰氨基酚中毒者：INR>6.7；或满足以下3项中任何1项：年龄<10岁或>40岁；病因为非甲非乙型肝炎；氟烷中毒或药物中毒；发生肝性脑病前黄疸持续时间>7天；INR>3.5；血清胆红素水平>300μmol/L。

（3）肝体积：当患者肝体积<700ml时应急诊行肝移植；当肝体积为700～900ml时应密切随访，其中有些患者可能需要行肝移植。

（4）Wilson病和Budd-Chiari综合征所致的急性肝衰竭预后极差，死亡率极高，因此，一旦确诊应列入肝移植等待名单。

格拉斯哥昏迷指数（Glasgow coma scale，GCS）综合评估了患者睁眼动作、最佳运动反应和发声反应，研究证明，GCS评分为3分，伴随手工法测定瞳孔固定且放大的患者，脑功能即便在肝移植术后仍没有机会可以恢复。GCS评分结合双眼瞳孔监测系统和脑电双频指数，可作为急性肝功能衰竭行肝移植的脑功能评估的参考选择标准，可使有限的供肝资源得到最大限度的利用。

常规内科治疗的ALF患者死亡率为65%～90%，合并Ⅳ度肝性脑病者死亡率高达90%～95%。毋庸置疑，肝移植是治疗肝衰竭最为有效的手段，比较同时期急性肝衰竭行保守治疗的疗效，肝移植疗效显然显著优于保守治疗。肝移植治疗急性肝衰竭的疗效世界各移植中心报道有一定的差别，1年存活率为40%～92%，这可能与受者术前状况不同和致病因素不同有关。今后，随着肝移植术前人工肝支持系统和活体肝移植的更广泛开展、免疫抑制方案优化、外科手术技术的进一步成熟，肝移植治疗肝衰竭的疗效必将得到进一步的提高。

第三节　人工肝在肝移植围术期的应用

一、人工肝在肝移植术前的应用

如前所述,肝衰竭是肝移植的最重要适应证之一,也最能体现肝移植的价值所在。

多个研究显示,术前持续高 MELD 评分(>30)的肝衰竭患者,在肝移植术后较易出现诸如严重感染、肾功能不全等直接危及生命的并发症。因此,术前高 MELD 评分是直接影响到肝移植术预后的危险因素之一。故如何降低等待期间的受者死亡率、降低术前 MELD 评分,从而进一步提高危重受者肝移植术后存活率、为更多危重患者争取肝移植机会,成为日益受到关注的问题。应用人工肝技术不仅可以改善患者全身情况、改善肝功能与肾功能、纠正凝血功能异常、纠正高胆红素血症、降低 MELD 评分,还可以有效降低患者内毒素及其他多种炎症因子的水平,并纠正水电解质酸碱紊乱,减轻肝性脑病患者脑水肿程度,从而增强患者手术耐受力,降低手术风险。这些患者肝移植术后早期死亡率低于术前未行人工肝治疗的患者,术后诸如严重感染、肾功能不全、颅内出血等严重并发症的发生率也显著低于后者。

人工肝支持治疗对于肝移植的意义还在于为潜在受者延长肝移植等待时间,缓解肝衰竭患者在供肝等待时间上的压力,创造更多移植机会,降低移植等待期间死亡率。所以,人工肝支持治疗可以认为是建立在肝衰竭患者与肝移植之间的桥梁,可以在病情和时间上为肝移植创造有利条件。

人工肝为肝移植的顺利实施提供了有效保障。对于诸如急性肝衰竭的重症患者,我们应将人工肝作为肝移植术前积极准备的重要组成部分,有效的肝移植术前人工肝治疗可以为术后顺利恢复保驾护航。当由于供肝缺乏而无条件行紧急移植时,应积极实施抢救性人工肝治疗来减缓病情发展,为等待适宜供肝赢得宝贵时间。

近年来血型不合肝移植的技术得到了长足的进步。肝衰竭是血型不合肝移植的最主要适应证。血型不合肝移植术前进行数次血浆置换(O 型受者使用供者血型血浆,A 或 B 型受者使用 AB 型血浆),可以有效减少受者体内的抗供体血型抗体滴度,从而使血型不合肝移植术后血型抗体介导的排斥反应发生率降低。术前血浆置换联合利妥昔单抗,以及术后免疫球蛋白的使用,是目前公认的血型不合肝移植围术期跨越血型屏障的方案。这样的背景下,目前血型不合肝移植术后移植肝 3 年存活率高达 80% 以上,与血型相合肝移植比较无差异。

成熟的人工肝技术改善了危重症肝衰竭患者等待肝移植期间的病情,有效减少了术后各种并发症的发生率,使术后早期死亡率下降。同时人工肝技术也在时间上为更多危重患者创造了肝移植机会。而血浆置换也已成为血型不合肝移植术前必要的干预手段。

二、人工肝在肝移植术后的应用

虽然肝移植挽救了无数重症肝病患者的生命,但术后由于各种原因导致移植肝功能恢复延迟、移植肝功能不全甚至移植肝无功能成为影响肝移植术后人肝存活率的重要原因之一。移植肝功能恢复是否顺利、肝功能是否能长期保持正常范围是评价肝移植成功与否的最基本、最重要的条件。由于当前我国尚未明确定义 DBD(脑死亡供体),公民死亡后捐献器官仍以 DCD(心脏死亡供体)捐献为主,不可控的热缺血损伤使移植肝功能恢复延迟及原发性移植肝无功能的发生率升高。因此，当出现上述问题后，人工肝仍然可以作为有效的治疗手段之一，为肝移植保驾护航。

（一）移植肝功能恢复延迟

由于肝移植属大器官移植，手术复杂、手术时间长、创伤严重、术中失血量大，术中和术后易发生休克、感染、肾功能不全甚至多器官功能不全，继而影响到移植肝功能的恢复，出现移植肝功能恢复迟缓，而移植肝功能的恢复不良又可以影响到患者全身状况的改善，因此出现恶性循环而加重病情。对于此种情况，积极有效的人工肝治疗，可以显著改善患者的移植肝功能，加快移植肝功能恢复时间，帮助患者平稳度过术后早期的高危时期，降低各种严重并发症的发生率，改善人肝存活率。

（二）原发性移植肝无功能

原发性移植物无功能（primary graft nonfunction，PNF）是肝移植术后最凶险的少见并发症之一，由于缺乏公认、客观的诊断标准，文献所报道的 PNF 发病率很不一致，大多在2%～10% 之间，可能的原因包括边缘性供肝，供肝冷热缺血时间等因素。PNF 常发生在术后数小时至数日内。简单地说，PNF 代表了无明确病因的血管再通后不久发生的移植肝功能衰竭。PNF 不同于某些可逆转的移植肝功能恢复不良，PNF 无法逆转且会不断恶化而危及患者生命。临床表现为急性起病、血清转氨酶及胆红素水平迅速上升、移植肝分泌白胆汁或分泌胆汁量稀少，并继发的严重凝血功能异常，以及神经系统、肾功能和呼吸系统等多脏器功能紊乱，并出现严重的水电解质酸碱紊乱，死亡率极高。在排除了急性排异反应，血管并发症，胆道并发症等常见原因后，出现上述不明原因的移植肝功能急剧恶化，就应考虑到 PNF 的可能性。目前绝大多数研究表明，除了再次移植，PNF 的治疗方法十分有限，及时进行再次肝移植是唯一可能挽救患者生命的方法。人工肝在这类患者等待再次移植期间，同样可以发挥重要作用，通过改善患者全身状况，为再次肝移植创造时间和更有利的身体条件，提高再次肝移植成功率。

（三）移植肝排斥反应

根据排斥反应发生时间，肝移植术后排斥反应可分为超急性排斥反应、急性排斥反应和慢性排斥反应；根据不同的免疫激活机制，又可以分为体液性排斥反应和细胞性排斥反应。无论何种排斥反应，在常规抗排异治疗无法好转时，均可以通过人工肝治疗改善患者的肝功能及一般情况。

血型不合肝移植术后若出现血型抗体介导的排斥反应（antibody mediated rejection，AMR），血浆置换联合大剂量免疫球蛋白是有效的挽救性治疗手段，可以有效快速降低受者体内的抗供体血型抗体。

少部分患者由于排斥反应严重且迁延不愈，如激素耐药性排斥反应，往往需要行再次肝移植治疗，在等待再次肝移植期间人工肝仍然不失为可以选择的治疗手段，为再次肝移植创造时间条件，提高患者再次肝移植术后的存活率。

（沈　恬　徐小微）

参 考 文 献

1.　中华医学会感染病学分会肝衰竭与人工肝学组. 非生物型人工肝支持系统治疗肝衰竭指南. 中华临床感染病学杂志，2016，9（2）：97-103.

2. Steadman RH，Van Rensburg A，Kramer DJ. Transplantation for acute liver failure：perioperative management. Curr Opin Organ Transplant，2010，15（3）：368-373.

3. Mochida S. Indication criteria for liver transplantation for acute liver failure in Japan. Hepatol Res，2008，38：S52-S55.

4. Sarin SK，Kumar A，Almeida JA，et al. Acute-on-chronic liver failure：consensus recommendations of the Asian Pacific Association for the study of the liver（APASL）. Hepatol Int，2009，3：269-282.

5. 郑树森，徐骁，李兰娟，等. 人工肝支持系统联合肝脏移植治疗晚期重型肝炎的临床经验. 中华普通外科杂志，2004，19（9）：520-522.

6. Yan S，Tu Z，Lu W，et al. Clinical utility of an automated pupillometer for assessing and monitoring recipients of liver transplantation. Liver Transpl，2009，15（12）：1718-1727.

7. Montejo González JC，Catalán González M，Meneu Díaz JC，et al. Artificial liver support system in acute liver failure patients waiting liver transplantation. Hepatogastroenterology，2009，56（90）：456-461.

8. Ling Q，Xu X，Wei Q，et al. Downgrading MELD Improves the Outcomes after Liver Transplantation in Patients with Acute-on-Chronic Hepatitis B Liver Failure. PLoS One，2012，7（1）：303-322.

9. Song GW，Lee SG，Hwang S，et al. ABO-incompatible. adult living donor liver transplantation under the desensitization protocol with rituximab. Am J Transplant，2016，16（1）：157-170.

10. Shen T，Lin BY，Jia JJ，et al. A modified protocol with rituximab and intravenous immunoglobulin in emergent ABO-incompatible liver transplantation for acute liver failure. Hepatobiliary Pancreat Dis Int，2014，13（4）：395-401.

11. Choe W，Kwon SW，Kim SS，et al. Effects of therapeutic plasma exchange on early allograft dysfunction after liver transplantation. J Clin Apher，2017，32（3）：147-153.

第三十五章 儿科重症血液净化治疗的特殊性

儿童处于生长发育中,其解剖、生理等各方面都具有其特点,年龄越小,与成人的差别越大。在儿童血液净化的治疗过程中,很多方面不同于成人,对血液净化设备要求更高,技术难点也更多。

第一节 儿科重症血液净化的血管通路

血管通路是血液净化时患者赖以生存的生命线。儿童血液净化时血管通路的血流量至少达到 3~5ml/(kg·min),以保证足够的血流量来满足治疗需要。血管通路按使用时间分为临时性血管通路、长期血管通路和永久性血管通路。对于儿科重症患者来说,通常应用临时性血管通路,也就是血液净化导管。

一、血液净化导管

体外血液净化回路需要良好的血管通路,通常置入双腔或三腔血液净化导管以保证高速血流通过。导管型号及穿刺部位可根据患儿年龄及体重选用 6.0~11.5F 导管,可选择股静脉、锁骨下静脉或颈内静脉插管,有条件最好在 B 超引导下穿刺。导管型号与体重的关系可按公式进行估计:导管型号 =(6+0.1×体重),即 3~5kg 可选用 6F 导管,6~10kg 可选用 7F 导管,11~20kg 选用 8F 导管,超过 20kg 可选用更大的导管。

二、穿刺部位的选择及操作要点

儿童生理和病理生理特点均不同于成人,尤其是低龄危重患儿,体重小,血容量少,血管细,体表血管显示不清楚,患儿病情紧急、危重,常神志不清、躁动、抽搐等,建立通路过程不合作,建立血管通路常常较成人困难。

穿刺部位可选择股静脉、颈内静脉或锁骨下静脉。根据文献报道股静脉置管频率最高,临床医生倾向选择股静脉置管是因为此处容易放置。但股静脉置管也有明显不足之处,如对患儿移动敏感,导致血流不畅,引发机器报警,通常需要给患儿镇静甚至肌松才能顺利实施 CBP。另外,股静脉置管相对于颈内静脉和锁骨下静脉置管有增加感染的风险,置管时间一般不宜超过 5 天。借助床边超声的引导,可安全并相对容易地实施颈内静脉置管,相对于股静脉和锁骨下静脉置管,颈内静脉置管滤器使用的时间明显延长。锁骨下静脉置管可能有致中心静脉狭窄的风险。特别要强调气胸、血气胸是颈内静脉或锁骨下静脉置管过程中出现的较为严重的并发症,多为穿刺针刺破胸膜、血管所致。颈内静脉进针部位过低或进针过深、锁骨下静脉穿刺时针与皮肤平面成角过大易出现此并发症。防范要点是颈内静脉穿刺时注意穿刺点定位,将胸锁乳突肌三角的顶端作为穿刺点且进针深度一般为1.5~3cm。如穿刺过程中患儿会突然出现胸闷、胸痛、呼吸困难,甚至血压下降,立即申请床边胸片检查证实诊断,情况紧急时可在锁骨中线第2肋间置入针头并用大号注射器抽出气体进行急诊处理,视患儿病情轻重情况决定是否放置胸腔闭式引流管。

总之,在熟练掌握穿刺技术或有血管超声引导下,为保证充足的血流量及减少并发症,应首选颈内静脉穿刺置管;对于置管技术不熟练,或患者需要紧急血液净化,预计置管时间较短者,可首选股静脉置管;尽量避免选用锁骨下静脉穿刺置管。

第二节 儿科重症血液净化的设备与材料选择

一、儿科血液净化设备

儿童由于体重低,血容量少,血流动力学不稳定等生理学特点,要求血液净化设备能够配备适合儿童和小儿的治疗管路和滤器,且要求设备具有更高的精密度和安全性。目前国内临床上可用于儿科重症血液净化的设备有费森尤斯和旭化成等品牌的血液净化设备,可以有多种治疗模式。

二、管路和滤器型号的选择

儿童体重轻,血容量少,因此应该使用儿童型管路和滤器,从而使得体外血液净化管路中的血量控制在总血容量的10%以下。滤器除了应选择通透性高、生物相容性好、对凝血影响小的高分子聚合膜滤器外,还需要考虑滤器容积和滤膜面积。以膜面积不超过患儿体表面积为宜。体重3kg以下的患儿(新生儿)选择膜面积$0.1m^2$的滤器,体重4~20kg的患儿选择$0.2~0.4m^2$的膜面积,体重20~30kg的患儿选择$0.4~0.8m^2$的膜面积,体重30~40kg的患儿选择$0.8~1m^2$的膜面积,大于40kg的患儿可使用成人滤器。除上述因素外,滤器和管路的选择还要参考患儿的疾病状态、血流动力学情况等进行选择。

第三节 儿科重症血液净化的常见问题

儿童重症血液净化治疗可以出现所有成人血液净化相关的问题及并发症,也有其自身突出的特点,具体如下。

儿童体内的电解质组成与成人相近,所以儿童透析液或置换液的电解质配方与成人是相似的。儿童体重轻,血容量少,因此要求体外循环中的容量不能超过患儿血容量的10%,以减少血流动力学的波动,如果管路和滤器的总容量超过患儿循环血量的10%~15%,容易出现低血压。为避免循环波动,予充后上机时均需要采取"同步连接"的方式,即管路的引血端和回血端同时与患儿的血管通路相连,而预充液的选择应根据患儿体重、病情和体外循环回路的容量进行选择。如患儿体重小于3kg或血液净化回路容量大于患者血容量的10%,可应用全血进行预充;体重在3~15kg,可选择白蛋白、新鲜冰冻血浆等胶体液或全血进行予充；体重在 15kg 以上，则可选用生理盐水或白蛋白、新鲜冰冻血浆进行预充。全血或胶体予充的目的，在于避免突然的血管内血红蛋白浓度下降和血浆胶体渗透压下降对机体带来的不良后果。儿科血液净化导致的低血压往往与引血有关，常常出现在开始阶段与脱水速度过快有关。管路及滤器的容量与循环血量相比量较多的时候，即超过循环血量 10%，流空效应和血液稀释等可导致低血压。因此当体外总容量超过患儿循环血液量的10%（8ml/kg）时，使用血液预充体外循环管道并在开始前暂停血管扩张剂的输注并可加用或适当增加血管活性药物的剂量，CBP 开始采取低血流速率也是预防低血压的方法之一。

在治疗结束时，要注意避免体外循环血液短时间返回体内带来的容量过负荷。根据患者的容量状态及血红蛋白情况，若开始用全血预充，则可以不用回血，直接结束治疗；若非全血预充，回血速度一定要慢，有专家建议可以把血液回到血液保存袋中，后缓慢输回体内。

儿科患者体重小，但体表面积相对较大，体外血液净化管路中血量相对较多，因此散热快，很容易出现低体温。严重的低温对患儿的凝血、免疫等功能产生不利影响。因此，儿童血液净化时注意监测体温，尤其对于低体重的患儿，持续体温监测是有必要的。采用置换液加温，患儿保暖（小婴儿可放于辐射台或暖箱内）等方法均可有效保持体温。

总之，由于解剖及生理特点的不同，儿童血液净化治疗有其特殊之处。只有了解并掌握这些特点，才可以更好地进行儿科重症的血液净化治疗。

（许　煊）

参 考 文 献

1. 沈颖，易著文. 儿科血液净化技术. 北京：清华大学出版社，2012：99-106.

2. Bottari G，Taccone FS，Moscatelli A. Hybrid blood purification strategy in pediatric septic shock. Crit Care，2016，20（1）：366.

3. Liu JP，Wang XW，Qie LP. Disease indicators for sepsis and analysis of sepsis treatment in children using the continuous blood purification technique. Genet Mol Res，2015，14（2）：5685-5693.

附 录 一　重症血液净化规范命名表

　　由于重症血液净化相对较新,有些名词沿用传统血液净化的叫法,容易引起歧义和误解。为更好地促进重症血液净化的发展,我们将重症血液净化领域一些有失科学的名词更名,以有助于更好地理解和掌握。

推荐名称	习惯/曾用名称	更名理由
肾脏支持治疗（RST）	肾脏替代治疗（RRT）	急性肾损伤（AKI）往往是可逆的,人工肾的目的主要是辅助和支持患者的肾脏及全身度过急性损伤期,最终期待肾脏恢复;在行人工肾治疗的过程中,需要保护肾脏,避免肾脏发生低灌注等二重或多重打击。因此 AKI 不宜沿用慢性肾脏疾病的"肾脏替代治疗",而改称为"肾脏支持治疗"比较合理
连续血液净化治疗（CBP 或 CBPT）	连续肾脏替代治疗（CRRT）	一方面,如上所述,AKI 需要的是肾脏支持,而非肾脏替代;另一方面,连续血液净化的适应证不仅仅限于 AKI,还包括中毒、肝衰竭、胰腺炎等多种疾病,因此将"CRRT"改称为连续血液净化治疗（CBPT）更为合理
高剂量血液滤过	高容量血液滤过	一方面容量一般指患者的体内液体量,单位是体积,而 HVHF 的单位是流量,译为"容量"不科学;另一方面,HVHF 实际上是将血液滤过的剂量加大,并非一种新的模式,译为"高剂量"有助于体现 HVHF 的本质
血液吸附、血浆吸附、吸附器	血液灌流、血浆灌流、灌流器	灌流一般单纯指液体流经血液净化器,并没有反映吸附治疗的核心本质。因此将"血液吸附"或"血浆吸附"改称为"血液吸附"或"血浆吸附"更加合理。相应的"灌流器"也应更名为"吸附器"
血浆吸附集成连续血液净化（PA＋CBP）	联合/配对血浆滤过吸附（CPFA）	由于"联合血浆滤过吸附"命名中并没有体现出连续血液净化部分,因此导致人们对此模式的理解出现偏差。在既往关于 CPFA 的文献中,有的把 CPFA 表述为"血浆吸附 + 连续血液净化",而有的却把 CPFA 等同于"血浆吸附"。为避免歧义,建议将 CPFA 更名为 PA＋CBP 比较合理
集成血液净化技术	杂合血液净化技术	集成血液净化技术是在血液滤过、血液透析、血液吸附、血浆置换等单一技术的基础上,将不同原理或方式的技术整合在一起的复合血液净化技术。"集成"比"杂合"更能反映这些复合技术的严谨性和科学性

推荐名称	习惯/曾用名称	更名理由
引血端、引血压、引血壶	动脉端、动脉压、动脉壶	早期动-静脉血液净化把管路两端描述为描述"动脉端"、"静脉端",沿用至今;但目前常用静-静脉血液净化(使用一根中心静脉导管作为血管通路),无动脉置管而管路两端均与静脉相连,因此继续称"动脉端""静脉端"已经不合时宜,根据管路两端的作用,称作"引血端""回血端"更为恰当。相对应的"动脉压"、"静脉压"也更名为"引血压"和"回血压"比较合理。相应管路上的排气小壶也分别改称为"引血壶"和"回血壶"
回血端、回血压、回血壶	静脉端、静脉压、静脉壶	更名原因同上
血液净化导管	透析导管	"透析导管"是在以血液透析为主要血液净化方式的时代所使用的名字。重症血液净化方式很多,血液透析仅仅是其基本组成,除了透析,还有血液滤过、血浆置换、血液吸附以及各种集成血液净化技术等很多血液净化方式,其使用的血管通路多数均为中心静脉导管。因此,将"透析导管"的名字更换为"血液净化导管"比较合理

(杨荣利　崔　嵩　周恒杰　赵　琳　李艳霞)

重症血液净化常用名词中英文对照表

英文缩写	英文全称	中文
AD	albumin dialysis	白蛋白透析
ARDS	acute respiratory distress syndrome	急性呼吸窘迫综合征
AT	antithrombin	抗凝血酶
ACT	activated clotting time	活化凝血时间
AKI	acute kidney injury	急性肾损伤
ALSS	artificial liver support system	人工肝支持系统
APTT	activated partial thromboplastin time	活化部分凝血活酶时间
ARF	acute renal failure	急性肾衰竭
BA	bilirubin adsorption	胆红素吸附
BAL	bioartificialliver	生物型人工肝
CBP	continuous blood purification	连续血液净化
CBPT	continuous blood purification therapy	连续血液净化治疗
CCBP	Critical care blood purification	重症血液净化
CHD	continuous hemodialysis	连续血液透析
CHDF	continuous hemodiafiltration	连续血液透析滤过
CHF	continuous hemofiltration	连续血液滤过
CPFA	coupled plasma filtration adsorption	联合/配对血浆滤过吸附
CR	concentration ratio	浓缩比
CRRT	continuous renal replacement therapy	连续肾脏替代治疗
CVVH	continuous veno-venous hemofiltration	连续静-静脉血液滤过
CVVHD	continuous veno-venous hemodialysis	连续静-静脉血液透析
CVVHDF	continuous veno-venous hemodiafiltration	连续静-静脉血液透析滤过
CVC	central venous catheter	中心静脉导管
DFPP	double filtration plasmapheresis	双重滤过血浆置换
DPMAS	dual plasma molecule adsorption systems	双重血浆分子吸附系统
DSA	dextran sulfate adsorption	硫酸右旋糖酐纤维素吸附系统
ECCO$_2$R	extracorporeal CO$_2$ removal	体外二氧化碳去除
ECLS	extracorporeal life support	体外生命支持
ECMO	extracorporeal membrane oxygenation	体外膜氧合
EDD	extended daily dialysis	延长的每日透析
ELAD	extracorporeal liver assist device	体外肝脏辅助装置
FF	filtration fraction	滤过分数
FFP	fresh frozen plasma	新鲜冰冻血浆
FPSA	eractionatedplasma separation and adsorption（Prometheus）	成分血浆分离吸附（普罗米修斯系统）

续表

英文缩写	英文全称	中文
HA	hemoadsorption	血液吸附
HD	hemodialysis	血液透析
HDF	hemodiafiltration	血液透析滤过
HELP	heparin mediated extracorporeal LDL precipitation	肝素介导体外低密度脂蛋白沉淀系统
HF	hemofiltration	血液滤过
HIT	heparin-induced thrombocytopenia	肝素相关血小板减少症
HLP	hyperlipidemicpancreatitis	高脂血症胰腺炎
HLAP	hyperlipidemicacute pancreatitis	高脂血症急性胰腺炎
HP	hemoperfusion	血液灌流
HVHF	high volume hemofiltration	高剂量血液滤过
IA	Immunoadsorption	免疫吸附
IBP	integrated blood purification	集成血液净化
IHD	intermittent hemodialysis	间歇血液透析
LDL	low density lipoprotein	低密度脂蛋白
LMWH	low molecular weight heparin	低分子肝素
MARS	molecular absorbent recirculation system	分子吸附再循环系统
MODS	multiple organ dysfunction syndrome	多器官功能障碍综合征
MOF	multiple organ failure	多器官衰竭
MOST	multiple organ support therapy	多器官支持治疗
PA	plasma adsorption	血浆吸附
PDF	plasma diafiltration	血浆透析滤过
PE	plasma exchange	血浆置换
PIRRT	prolonged intermittent renal replacement therapy	延长间歇肾脏替代治疗
PMX-DHP	direct hemoperfusion with polymyxin-B（endotoxin adsorption）	多粘菌素B直接血液灌流（内毒素吸附）
PP	plasmapheresis；plasma perfusion	血浆置换；血浆灌流
RCA	regional citrate anticoagulation	局部枸橼酸盐抗凝
RPAD	repeated pass albumin dialysis	重复通过白蛋白透析
RRT	renal replacement therapy	肾脏替代治疗
RST	renal support therapy	肾脏支持治疗
SAP	severe acute pancreatitis	重症急性胰腺炎
SCUF	slow continuous ultrafiltration	缓慢连续超滤
SC	sieving coefficient	筛选系数
SLED	sustained low-efficiency dialysis	延长低效透析
SLEDD	sustained low-efficiency daily dialysis	延长低效每日透析
SLEDD-f	sustained low-efficiency daily diafiltration	延长低效每日透析滤过
SCD	slow continuous dialysis	缓慢连续透析
SPAD	single pass albumin dialysis	单次通过白蛋白透析
TEG	thrombelastogram，thrombelastography	血栓弹力图
TG	triglyceride	甘油三酯
TMP	transmembrane pressure	跨膜压
TPE	therapeutic plasma exchange	治疗性血浆置换
UFH	unfractioned heparin	普通肝素
VLDL	very low density lipoprotein	极低密度脂蛋白

（周恒杰）

1. 血液净化机

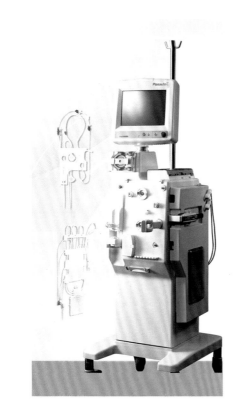

附图 3-1　Plasauto Σ 多功能血液净化机
（Asahi Kasei 旭化成）

Plasauto Σ 多功能血液净化机特点：

- 具有 CRRT、PE、DFPP、HA、PA、白细胞清除疗法（LCAP）等多种治疗模式
- LED 触摸式中文导航屏幕
- 一体式管路
- 自动预冲
- 独有的治疗液计量系统
- 空气隔离式压力计量室

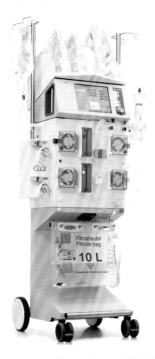

附图 3-2　MultiFiltrate Ci-Ca 血液净化机
（Fresenius 费森尤斯）

MultiFiltrate Ci-Ca 血液净化机特点：

- 具备 HA、HE 及各种 CRRT 模式
- 具有一体化枸橼酸抗凝（Ci-Ca）模块
- 最高的防电磁干扰及抗电击保护级别
- 精确的液体控制

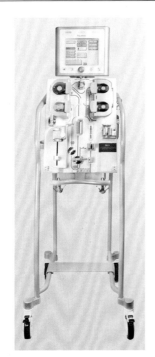

附图 3-3　Aquarius V4 血液净化机
（Nikkiso 日机装）

Aquarius V4 血液净化机特点：

- 具备 HA、HE 及各种 CRRT 模式
- 中文界面，旋转显示屏
- 再循环治疗模式使滤器预冲更充分
- 非侵入式压力传感器减少血液污染机会
- 精确的称重系统

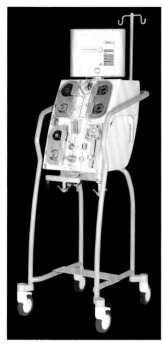

附图 3-4 Aquarius V6 RCA 血液净化机
（Nikkiso 日机装）

Aquarius V6/V6 RCA 血液净化机特点：

- 具备 HA、HE 及各种 CRRT 模式
- 中文界面
- 镀金全金属压力传感器
- 一体式自动除气装置（ADU）
- 自动体重剂量换算（实际肾剂量显示）
- 平衡报警次数限制
- 加强联网功能
- 具备枸橼酸抗凝模块，多种抗凝方式自由切换

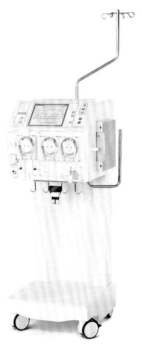

附图 3-5 Diapact 血液净化机
（B｜Braun 贝朗）

Diapact 血液净化机(B｜Braun 贝朗)特点

- 具有 CRRT、血液吸附、血浆置换及血浆吸附（PA）功能
- 智能平衡系统
- 3.27kg 单秤称重系统
- 中文操作系统
- 提供预安装管路以及分装管路

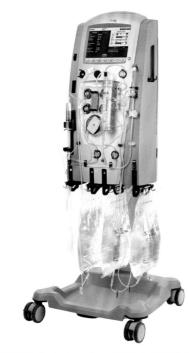

附图 3-6　Prismaflex SW8.0 血液净化机
（Baxter 百特）

Prismaflex SW8.0 血液净化机特点：

- 5 泵提供全面的 CRRT 治疗模式
- 中文界面，彩屏触控
- 底座带有漏液探测器
- 枸橼酸抗凝时一体化补钙
- 体外管路无气血界面
- 多媒体串口可以和医疗设备进行数据传输

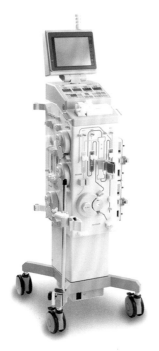

附图 3-7　JUN 55X 血液净化机
（日本 Lifeline）

JUN 55X 血液净化机特点：

- 具有 CRRT、HA、PA、PE、DFPP、白细胞吸附 (LCAP) 等多种治疗模式
- 具有全面的安全特性

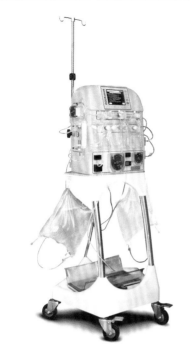

EQUAsmart 血液净化机特点：

● 具备 CRRT、HA、PA、PE、CPFA、CO2RH 等多种模式

● 具有独特的生物反馈调节功能，能自动调整超滤速率，完全模拟人体肾脏的超滤模式，实现真正持续、缓慢血液滤过

● 零负压的超滤方式，充分延长血滤器使用寿命

● 可同时进行体外二氧化碳清除（人工肺）和血液滤过（人工肾）治疗

附图 3-8　EQUAsmart 血液净化机
（意大利 MEDICA）

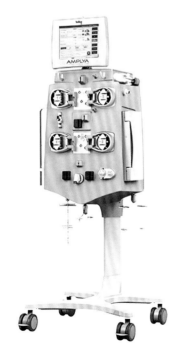

AMPLYA 血液净化机特点：

● 12 寸可旋转触摸屏

● 中文操作界面简单易用

● 具有 CRRT、HA、PE、PA、CPFA、CO_2 Removal 等多种治疗模式

● 整套管路满足全部治疗模式

附图 3-9　AMPLYA 血液净化机
（意大利 Bellco）

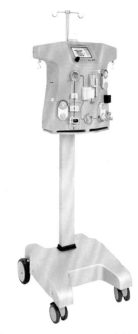

附图 3-10　CARPEDIEM 血液净化机
（意大利 Bellco）

CARPEDIEM 血液净化机特点：

- 适用于 2.5kg 的新生儿的设备
- 操作界面中文显示，简单易用
- 整套管路配对不同治疗模式
- 机器自动识别滤器大小，调整泵速
- 管路（含滤器）血室容量最低只有 27ml
- 高精确

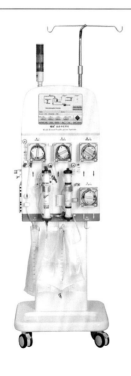

附图 3-11　WLXGX-8888 型血液净化系统
（北京伟力新世纪）

WLXGX-8888 型血液净化机特点：

- 具备 CRRT、PE、DFPP、HA、PA、CPFA、蛋白吸附再循环（PARS）、腹水浓缩回输等多种治疗模式
- 机器与耗材相容性好：配套的耗材为开放的，可选择范围广
- 机器操作灵活，可用于生物型人工肝

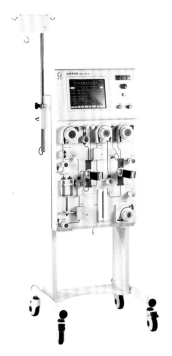

附图 3-12　DX-10 血液净化机
（健帆）

DX-10 血液净化机产品特点：

- 具有 CRRT、PE、DFPP、HA、PA 等多种治疗模式
- 个性化操作，简单安全，一键切换治疗模式

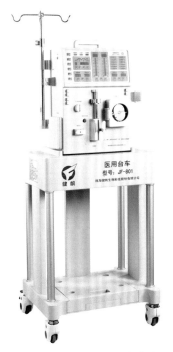

附图 3-13　JF-800A 血液灌流机
（健帆）

JF–800A 血液灌流机产品特点：

- 设有压力、液位、气泡三重安全监测功能，确保安全治疗
- 采用非接触式加热方式，设有加热超温双重保护措施，智控血液保温
- 设有独立控制的抗凝剂自动推注装置
- 设有可携带提拎装置

2. 体外膜氧合（ECMO）系统

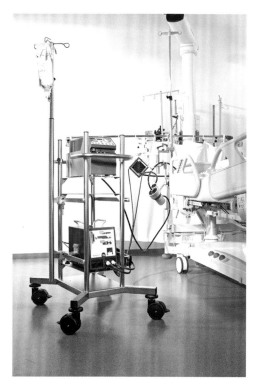

附图 3-14 Rotaflow ECMO 系统
（Maquet, 迈科维）

Rotaflow ECMO 系统特点：

- 技术先进，操作简便
- 配套 PLS 耗材（膜肺）为肝素涂层，生物相容性极好，血液保护高，CE 认证能连续使用 14 天
- 集成式气泡流量传感器，流量气泡监测一体化
- LED 显示屏视线角度可接近 180°
- 提供四种供电模式：心肺机供电，外接交流电，内置电池供电，紧急驱动手摇供电

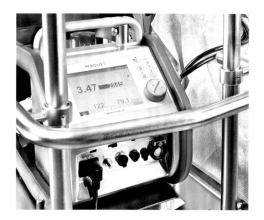

附图 3-15 Cardiohelp ECMO 系统
（Maquet, 迈科维）

Cardiohelp ECMO 系统特点：

- 多功能体外生命支持平台
- 便于院内院间病人转运
- HLS 套包 CE 认证心肺支持时间长达 30 天
- 集成温度，压力及血气监测。
- 操作简单，安全性高。
- 三种电源模式，为生命支持提供充分保障

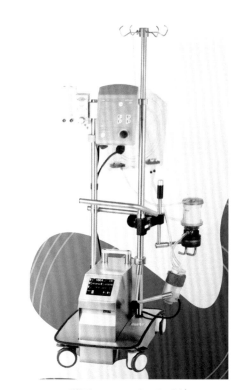

附图 3-16　ECMO 系统
（SORIN，索林）

SORIN ECMO 系统特点：

- 独立的操作面板及马达均可以灵活调节高度及位置方便操作者
- 马达 RMP（转数）低，0～3500 转 / 分（最低转速达到最高流量，减少血液破坏及产热）
- 无创超声流量探头无需耦合剂避免报警停泵，测量管道任意位置流量
- 1000 转以下低转速保护开关增加安全保障

国内重症血液净化常用的血液净化器简介

一、血滤器

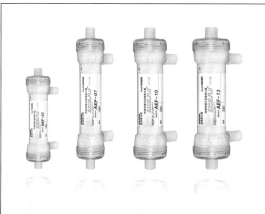

附图 4-1　持续徐缓式血液滤过器 EXCELFLO AEF 系列（旭化成）

EXCELFLO AEF 系列血液滤过器特点：

- 聚砜膜，中空纤维由内表面向外表面方向呈现孔径连续增大的结构，溶质通过时阻力减少，适合长时间稳定使用
- 溶质滤过性能、生物相容性、抗血栓性、透水性能优异
- 规格齐全，膜面积从 $0.3m^2$、$0.7m^2$、$1.0m^2$ 到 $1.3m^2$，从婴幼儿到成年人都可以选用

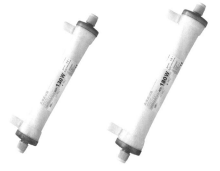

附图 4-2　持续徐缓式血液滤过器 CUREFLO ACF 系列（旭化成）

CUREFLO ACF 系列血液滤过器特点：

- 聚砜膜，微孔梯度结构，保证了高渗透性和高截留性
- 生物相容性高
- 白蛋白损失少
- 使用寿命长
- 膜面积 $1.3m^2$ 和 $1.8m^2$。

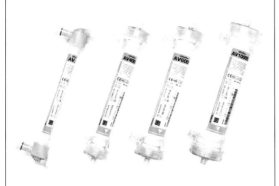

附图 4-3　Ultraflux AV 系列滤器
（费森尤斯）

Ultraflux AV 系列滤器特点：

- 最大的 AV1000S 膜面积达 $1.8m^2$，可带来更好的清除效果
- 最小的 AV Paed 膜面积 $0.2m^2$，体外循环容量仅为 72ml，适用于最低体重可达 2kg 的新生儿
- 还有 AV400S 和 AV600S 可供选择，膜面积分别为 0.7 和 $1.4m^2$
- 优异的膜材料（聚砜膜）及独一无二的流动蒸汽消毒带来更好的生物相容性
- 恰到好处的截留分子量（约 3 万道尔顿），白蛋白筛选系数 0.001，均匀的膜孔结构使得白蛋白丢失更低

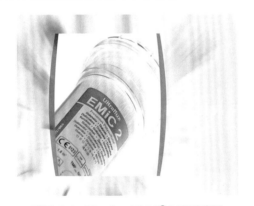

附图 4-4　Ultraflux EMiC® 2 系列滤器
（费森尤斯）

Ultraflux EMiC® 2 系列滤器特点：

- 膜面积达 $1.8m^2$
- 截留分子量约 4 万道尔顿，更高的中分子清除能力
- 白蛋白筛选系数 0.01，白蛋白丢失很少
- 新一代的膜材质（聚砜膜）带来更好的临床获益

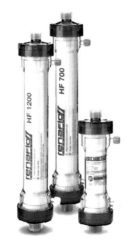

附图 4-5　PSHF 系列滤器
（Nikkiso 日机装）

PSHF 系列血滤器特点：

- 聚砜膜，生物相容性好
- 高截流分子量（6.5 万道尔顿）滤器，对白蛋白的筛选系数为 0.016
- HF1200 滤器的膜面积为 $1.25m^2$，预充量 83ml，适合于成年人
- HF700 滤器的膜面积为 $0.71m^2$，预充量 53ml，适合于 CVVHD
- HF400 滤器的膜面积为 $0.3m^2$，预充量 28ml，适合于儿童
- 适当的亲水、疏水基团和电荷配比，不易造成孔径堵塞

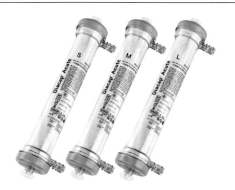

附图 4-6　Diacap Acute 系列血滤器
（B｜Braun 贝朗）

Diacap Acute 滤器特点：

- 聚砜膜，生物相容性好
- 优异的中、大分子清除能力，β_2 微球蛋白筛滤系数 0.8，肌红蛋白筛滤系数 0.55；白蛋白筛选系数 0.005
- Acute S、Acute M 和 Acute L 的膜面积分别为 $1.0m^2$、$1.5m^2$ 和 $2.0m^2$，满足临床不同患者治疗需求

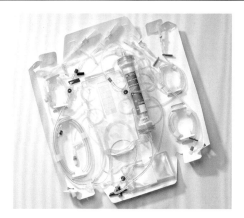

附图 4-7　Prismaflex 滤器配套
（百特）

Prismaflex 滤器配套特点：

- Prismaflex 滤器分为 oXiris 系列、ST 系列、M 系列和 HF20
- oXiris 滤器膜材：oXiris（聚乙烯亚胺和肝素涂层的聚丙烯腈膜），可有效吸附内毒素；不易形成血栓；膜面积 $1.5m^2$
- ST 系列滤器膜材：AN69ST（聚乙烯亚胺和肝素涂层的聚丙烯腈膜）；ST60、ST100 和 ST150 的膜面积分别为：0.6，1.0 和 $1.5m^2$
- M 系列滤器膜材：AN69（聚丙烯腈膜）；M60、M100 和 M150 膜面积分别为：0.6，1.0 和 $1.5m^2$
- HF20 滤器膜材：PAES（聚芳基醚砜膜）；膜面积：$0.2m^2$；滤器容量：17ml，适合新生儿
- 水凝胶结构膜材有效吸附细胞因子

二、血浆分离器

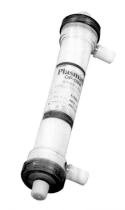

附图 4-8　Plasmaflo OP 系列膜型血浆分离器
（旭化成）

Plasmaflo OP 系列膜型血浆分离器特点：

- 聚乙烯 / 乙烯醇材质，膜孔 0.3μm，膜厚 50μm，最高超滤压 60mmHg
- 规格包括 Plasmaflo OP-02W/05W/08W，膜面积分别为 $0.2m^2$、$0.5m^2$ 和 $0.8m^2$
- 透过性能高、滤过性能稳定
- 湿化处理，使用方便，生物相容性好
- 三种膜面积规格，适用于从婴幼儿到成年人的治疗

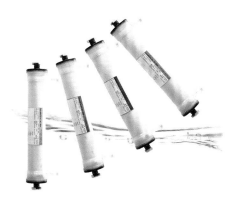

附图 4-9　Cascadeflo EC 系列膜型血浆成分分离器
（旭化成）

Cascadeflo 系列膜型血浆成分分离器特点：

- 膜材：乙烯 - 乙烯醇聚合物，膜厚 40μm，有效面积 2m²
- 规格包括 Cascadeflo EC-20W/30W/40W/50W 可供选择，膜的孔径分别为 0.01、0.02、0.03 和 0.035μm
- 适用于 DFPP 的二级膜

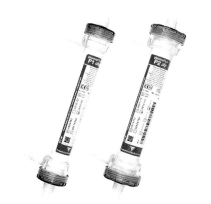

附图 4-10　Plasma Flux 系列血浆分离器
（费森尤斯）

Plasma Flux P1 dry/P2 dry 血浆分离器特点：

- 费森尤斯专利聚砜膜，生物相容性好
- 膜孔径 1～3μm，膜厚 65μm，TMP 上限 100mmHg
- P1 dry（儿童）和 P2 dry（成人）的膜面积分别为 0.3m² 和 0.6m²
- 极好的流量性能和理想的超滤表现使得治疗过程稳定安全
- 流动蒸汽消毒没有毒素残留，减少预充时间，让操作更简单

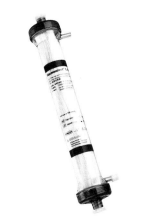

附图 4-11　Haemoselect 血浆分离器
（B｜Braun 贝朗）

Haemoselect 系列血浆分离器特点：

- 聚醚砜膜，生物相容性好
- 膜厚 100μm
- Haemoselect L 0.5 和 Haemoselect M 0.3 的膜面积分别为 0.5 和 0.3m²
- 优异的白蛋白筛滤系数 0.96±0.03，保证血浆的自由通过，有效分离血浆
- TMP 上限 100mmHg，血浆分离膜更加坚韧，减少血浆分离治疗破膜风险

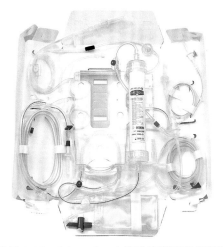

Prismaflex 血浆分离器配套特点：

- 膜材：聚丙烯
- TPE1000（儿童）和 TPE2000（成人）的膜面积分别为：0.15、0.35m²
- 依托 Prismaflex 智能平台的安全置换
- 高出浆率

附图 4-12   Prismaflex 血浆分离器配套（百特）

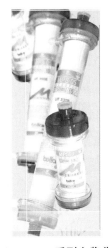

Micropores 系列血浆分离器特点：

- 膜材：聚醚砜膜，生物相容性更好
- 膜壁厚 100μm；最大膜孔径 0.5μm
- 多种规格，满足从婴幼儿到成人的不同需求
- 标准鲁尔接头，可与任何机器管路相连
- MPS03（儿童）、MPS05 和 MPS07 的膜面积分别为 0.3、0.5 和 0.7m²，容量分别为 30、50 和 70ml

附图 4-13   Micropores 系列血浆分离器（Bellco）

三、吸附器

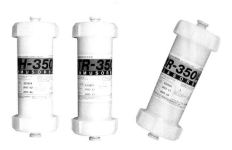

选择性血浆成分吸附器特点：

- 包括 Immusorba PH-350/TR-350 和 Plasorba BR-350（L）
- 世界上首个临床应用的选择性血浆成分吸附器
- PH-350 选择性吸附免疫复合物、类风湿因子和抗 DNA 抗体
- TR-350 选择性吸附免疫复合物、抗乙酰胆碱受体抗体等病因物质
- Plasorba BR-350（L）选择性吸附胆红素和胆汁酸

附图 4-14   选择性血浆成分吸附器（旭化成）

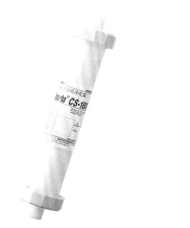

附图 4-15   血细胞吸附器 Cellsorba（旭化成）·

血细胞吸附器 Cellsorba CS-180S 特点：

- 适用于白细胞清除疗法（Leukocytaphersis，LCAP）
- 通过血液吸附，吸附清除被激活的白细胞，抑制局部炎症
- 动员正常的白细胞，调节细胞因子平衡，抑制全身炎症
- 恢复调节性 T 细胞功能，改善免疫系统功能

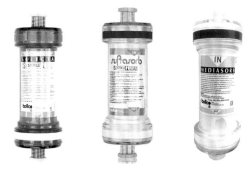

附图 4-16   吸附器（意大利 Bellco）

Bellco 吸附器特点：

- 包括 Selecta、Suprasorb 和 Mediasorb
- Selecta 超滤液吸附器，与第三代血液净化 HFR（血滤吸附）配套专用，能有效清除中分子尿毒症毒素和蛋白结合毒素
- Suprasorb 能有效清除游离轻链物质 IgG kappa（22 500 道尔顿）与 IgA lambda（45 000 道尔顿），用于多发性骨髓瘤，也可用于 SLE。
- Mediasorb 能有效吸附 80%～90% 的细胞因子和活化的补体成分，用于 CPFA
- 吸附时间可长达 6 小时

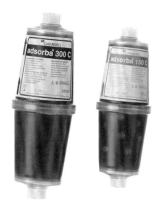

附图 4-17   Prismaflex Adsorba 系列血液吸附器
（百特）

Prismaflex Adsorba 系列血液吸附器配套特点：

- 材质：活性炭
- Adsorba 300C 和 Adsorba 150C 的活性炭充量分别为 300g 和 150g
- 天然椰壳炭化，吸附谱广
- 纤维素膜包裹，增加生物相容性，降低血小板丢失

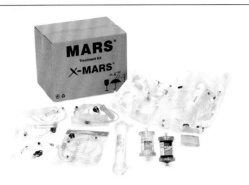

附图 4-18　MARS 人工肝配套（百特）

MARS（分子吸附再循环系统）人工肝配套特点：

- 独特专利技术，一次治疗即人工肝＋人工肾
- 无血液直接接触，无感染过敏风险
- 白蛋白一次添加，循环治疗

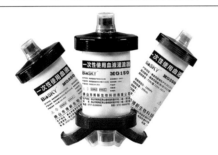

附图 4-19　MG 系列血液吸附器（博新）

MG 系列血液吸附器特点：

- 国内首家通过 CE 认证的血液吸附器
- 吸附孔径 8～12nm，吸附比表面积 900m^2/g，平均孔体积 1.675cm^3/g
- 合理的孔径分布更有利于吸附中大分子毒素和蛋白结合类毒素
- 全新一代化学亲水接枝包膜方式，膜片不脱落，有效孔不堵塞
- 采用高压蒸汽灭菌，避免吸附剂材料的后续交联反应

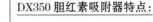
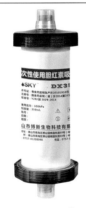

附图 4-20　DX350 胆红素吸附器（博新）

DX350 胆红素吸附器特点：

- 国内首家通过 CE 认证的胆红素吸附柱
- 直观的红蓝端指示，透明壳体，便于观察
- 吸附剂装填量与国际同类产品一致

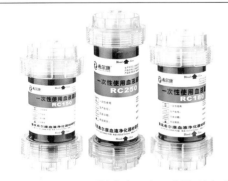

附图 4-21　RC 系列树脂炭血液吸附器（希尔康）

RC 系列树脂炭血液吸附器特点：

- 吸附孔径 1.1～21.3nm（平均 2.7nm），吸附比表面积 997m^2/g，平均孔体积 0.665cm^3/g
- 国家药监局批准唯一用于清除高蛋白结合率的中毒药物
- 吸附剂以特定大孔吸附树脂为原料，经炭化、活化制成，优于普通活性炭
- 产品兼具树脂和活性炭双重特性，更安全、有效

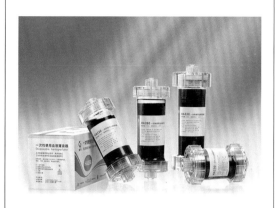

附图 4-22　HA 系列树脂血液吸附器（健帆）

HA 系列树脂血液吸附器特点：

- 包括 HA230、HA330、HA330-Ⅱ等
- 吸附孔径 0～200nm，包括微孔和中大孔（10～50nm）两个集中分布区域，吸附比表面积 1035m^2/g，平均孔体积 1.36～1.68cm^3/g
- 二次交联、化学基团接枝工艺，更安全稳定
- 可相对特异性吸附目标物质，推荐 HA230 用于中毒、HA330 用于重症炎症、HA330-Ⅱ用于肝衰竭

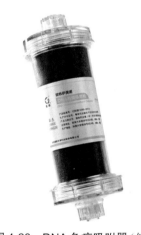

附图 4-23　DNA 免疫吸附器（健帆）

DNA 免疫吸附器产品特点：

- 中美发明专利
- 可特异性吸附患者体内抗核抗体（ANA）、抗双链 DNA 抗体（抗 ds-DNA）及其免疫复合物，适用于系统性红斑狼疮的治疗
- 生物相容性好，吸附性能稳定
- 使用方便：可全血或血浆吸附，能在多种血液净化设备上完成治疗操作

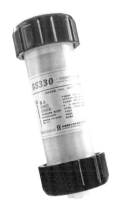

附图 4-24　BS330 胆红素吸附器（健帆）

BS330 胆红素吸附器特点：

- 通过带正电的离子交换树脂，利用静电结合原理，针对性吸附胆红素
- 同时利用吸附树脂的特定网络孔径和树脂骨架对胆红素分子结构中亲脂性基团的亲和力，提升对目标物质的吸附能力
- 适用于各种疾病引起的高胆红素血症

四、氧合器

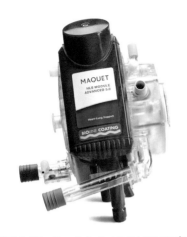

附图 4-25　Cardiohelp HLS ECMO 套包
（Maquet，迈科维）

Cardiohelp HLS ECMO 套包特点：

- CE 认证连续心肺支持长达 30 天
- 全肝素涂层，提高生物相容性
- 渗透膜氧合器，不漏血，可进行长时间生命支持
- 氧合器离心泵集成，便于转运
- 集成温度压力血气监测探头
- 预冲量小，预冲方便

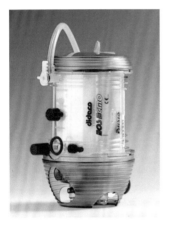

附图 4-26　ECMO 氧合器（SORIN，索林）

SORIN ECMO 氧合器特点：

- 成人氧合器最大血流量：9L/min；预充量：150ml
- 儿童氧合器最大血流量：2.3L/min；预充量：90ml
- 使用时间：5 天以上
- 膜材：聚甲基戊烯 ECMO 专用扩散膜，磷酸胆碱涂层，不易形成血栓

其他重症血液净化产品介绍

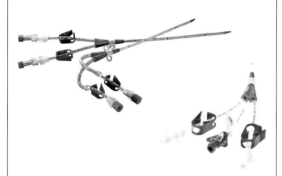

附图 5-1　ARROW 血液净化导管
（Teleflex 泰利福）

ARROW 血液净化导管特点：

- 有抗感染导管可供选择，ARROWg + ard® Blue 抗菌技术（洗必泰 + 磺胺复方涂层技术），有效降低导管相关性感染
- 有双腔和三腔导管可供选择
- 有 12F 和 14F 导管可供选择
- 有直头和弯头（鹅颈）导管可供选择
- Blue FlexTip® 防损伤柔软尖端
- 选配的 YOU-BEND™ 延长管，提高舒适度
- 蓝空针独特设计，减少移位机会，穿刺安全快捷

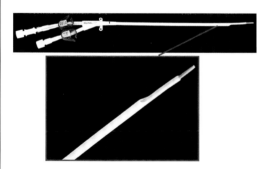

附图 5-2　GamCath 血液净化导管
（Baxter 百特）

BaxterGamCath 血液净化导管特点：

- 包括 GDK 系列，GDHK 高流量系列和 MS-GDHK 海豚高流量系列
- 带导丝推送架，方便置入
- 方形穿刺针手柄，便于推送
- 有双腔和三腔导管可供选择
- 有 6.5F、8F、11F 和 13F 的导管可供选择
- 有直头和弯头（鹅颈）导管可供选择
- GDHK 和 MS-GDHK 海豚系列，端孔防贴壁设计，流量更大，最大可达 450ml/min
- MS-GDHK 系列添加海豚涂层，生物相容性增加，抗凝效果佳

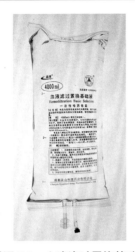

附图 5-3　血液滤过置换基础液
（4000ml）（青山利康）

青山利康血液滤过置换基础液特点：

- 碳酸氢盐配方，适用于重症患者
- GMP 条件下生产，避免配制污染风险
- 无需临时配制，节约大量人力物力，缩短上机时间，为抢救患者赢得时间
- 每袋 4000ml 装量，方便操作
- 双管双阀，配合临床提供个性化治疗
- 一液两用，可配枸橼酸抗凝使用

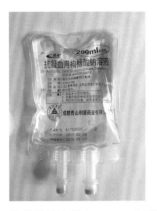

附图 5-4　枸橼酸钠溶液（200ml 4%）（青山利康）

青山利康枸橼酸钠溶液特点：

- KDIGO AKI 指南推荐枸橼酸盐抗凝为 CRRT 抗凝首选
- 规格为 200ml，浓度为 4%
- 有效延长滤器寿命，降低出血风险
- 严格执行注射剂标准，无菌，无热源

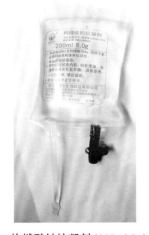

附图 5-5　枸橼酸钠抗凝剂（200ml 8g）（南格尔）

南格尔枸橼酸钠抗凝剂特点：

- 规格为 200ml：8g，浓度为 4%
- 用于血液净化技术的体外局部抗凝
- 2012 版 KDIGO AKI 指南推荐枸橼酸盐抗凝为 CRRT 抗凝首选

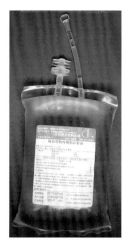

附图 5-6 枸橼酸钠注射液

（500ml 4%）（上海输血技术有限公司）

输血用枸橼酸钠注射液特点：

- 4% 标准浓度，国际通用标准
- 500ml 大包装，使用更便捷
- 《中华人民共和国药典》收录

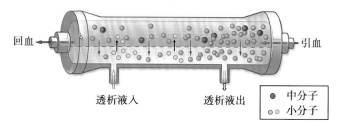

图 2-3-1 弥散原理示意图

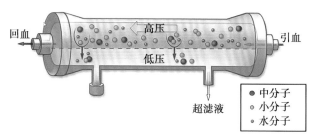

图 2-3-2 对流原理示意图

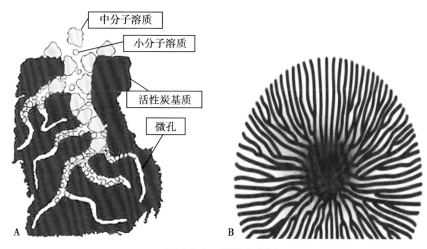

图 2-3-3 吸附示意图

A 图为活性炭吸附剂的放大示意图,显示活性炭颗粒含有很多细孔和微孔,中、小分子溶质可被吸附在这些孔中。B 图显示吸附树脂颗粒表面有很多细孔,可以吸附相应大小的溶质。

注:两种吸附剂的放大比例不同,一般情况下树脂的吸附孔径会较大一些

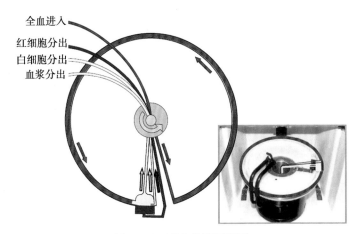

图 2-3-4　离心分离示意图

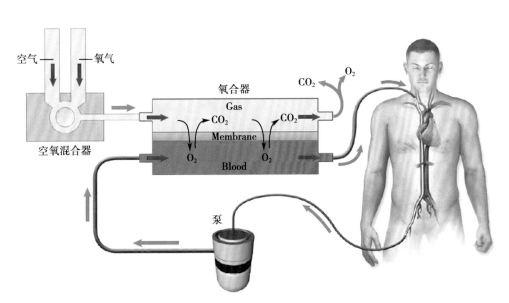

图 2-5-1　VV-ECMO 氧合器工作示意图

ECMO 血泵将静脉血引到氧合器,氧合器被半透膜分成两个腔。静脉血引入氧合器在半透膜血液侧流动,气流在氧合器半透膜另一侧腔释放。气体交换(O_2 摄取和 CO_2 清除)在半透膜之间进行,充分氧合血再重新回输至患者静脉系统。氧合器中气腔中的氧浓度取决于空氧混合器中 O_2 与空气的混合[图片引自 N Engl J Med,2011,365(20):1905-1914]

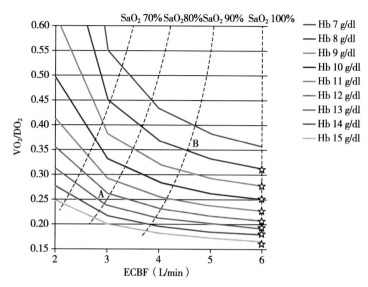

图 2-5-2　VO₂/DO₂、Hb、ECBF 和 SaO₂ 之间相互关系曲线图

相对应 Y 轴 VO_2/DO_2 每个水平，Hb 与 ECBF 的不同结合可以在带有颜色标记的 Hb 曲线和相对应的 VO_2/DO_2 网格线的交叉点上观察到。相邻灰色虚线显示 SaO_2 与 VO_2/DO_2 和 ECBF 相对应关系。星号表示在维持 SaO_2 为 100% 和 ECBF 固定 6L/min 下，不同 Hb 水平相对应最低的 VO_2/DO_2 比率。正如灰色框描述的典型 VV-ECMO 条件，通过调整 Hb 和 ECBF 来维持 VO_2/DO_2 在 0.25~0.35 和 SaO_2 在 80%~90% 区间。ECBF 3L/min 和 Hb 12g/dl 可维持 SaO_2 在 80% 水平，而 ECBF 4.5L/min 和 Hb 8g/dl 可维持 SaO_2 在 90% 水平。 DO_2：全身氧输送；ECBF：体外血流速；SaO_2：动脉血氧饱和度；VO_2：全身氧耗［图片引自 ASAIO J，2014，60（6）：688-693］

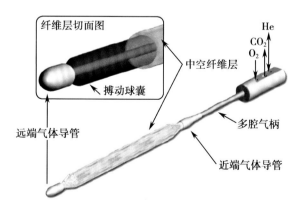

图 2-5-3　Hattler 呼吸导管示意图

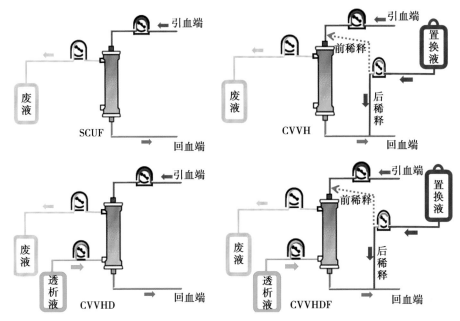

图 6-3-1 连续血液净化几种不同模式的连接方式

SCUF，缓慢连续超滤；CVVH，连续静 - 静脉血液滤过；CVVHD，连续静 - 静脉血液透析；CVVHDF，连续静 - 静脉血液透析滤过

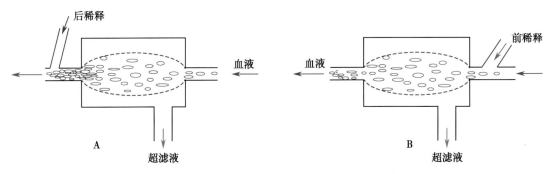

图 6-4-1 后稀释 CVVH 与前稀释 CVVH 的血液浓缩情况比较

A. 置换液完全以后稀释方式输入，血液浓缩比较明显；B. 置换液完全以前稀释方式输入，血液浓缩不明显

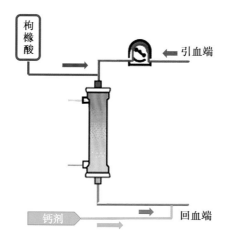

图 7-3-1　局部枸橼酸盐抗凝示意图

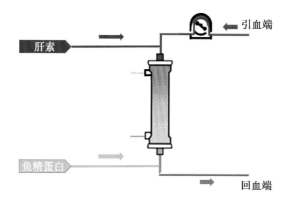

图 7-3-2　局部肝素抗凝示意图

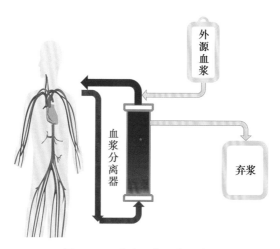

图 9-1-1　膜式血浆置换示意图

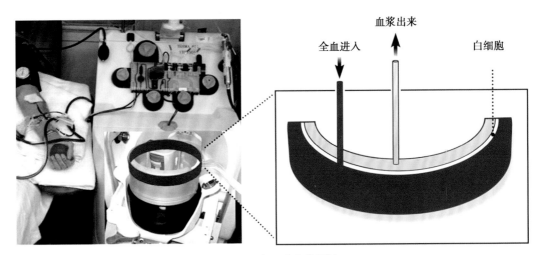

图 9-1-2　离心式血浆置换

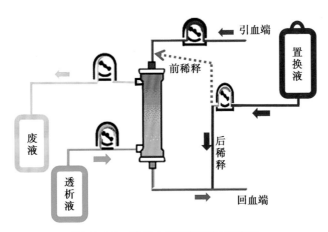

图 13-1-2　连续血液透析滤过示意图

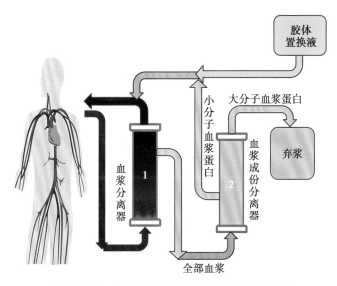

图 14-1-2 双重滤过血浆置换工作原理示意图

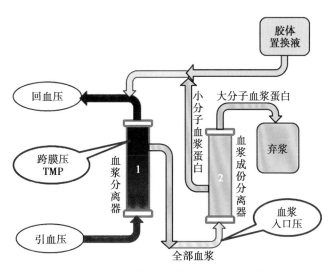

图 14-2-1 双重滤过血浆置换的压力监测位置

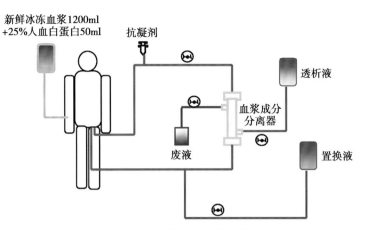

图 15-1-2　血浆透析滤过示意图

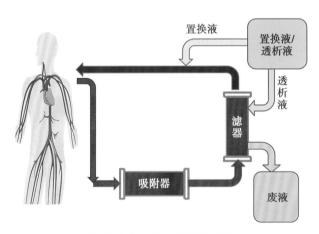

图 16-1-2　HA＋CBP 示意图

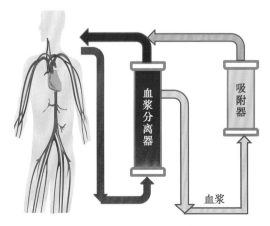

图 17-1-2　血浆吸附示意图

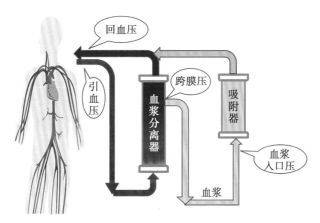

图 17-2-1　血浆吸附的压力参数

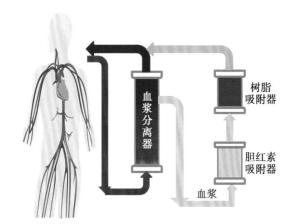

图 17-4-1　双重血浆分子吸附系统（DPMAS）

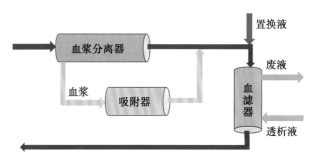

图 18-1-2　血浆吸附集成连续血液净化示意图

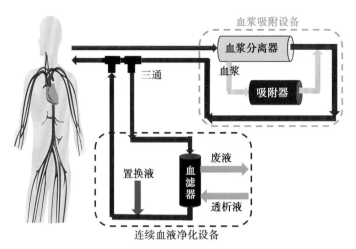

图 18-2-1　两台设备串联实现血浆吸附集成连续血液净化

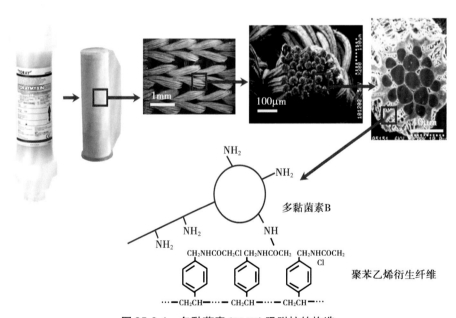

图 25-3-1　多黏菌素（PMX）吸附柱的构造

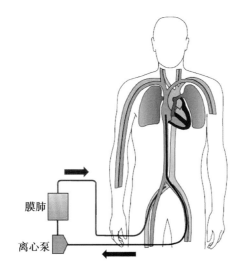

膜肺

离心泵

图 30-2-1　股静脉 - 股动脉 VA-ECMO 示意图

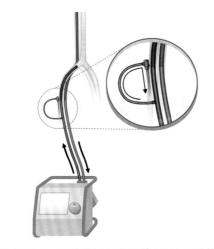

图 30-2-3　股动脉远端灌注管（动脉外鞘管）

VVA

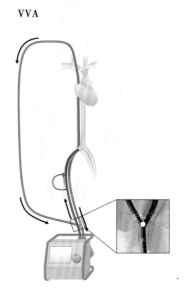

图 30-2-4 VVA-ECMO 示意图

在股静脉 - 股动脉 VA-ECMO 的基础上,增加了一根颈内静脉引流管,形成"双引流"。两根引流管在体外用"Y"形连接汇合在一起

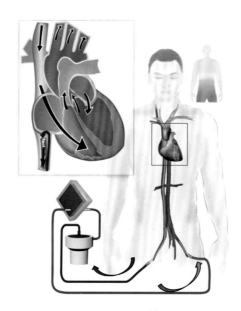

图 30-2-5 差异性低氧

VA-ECMO 时,如果出现严重呼吸衰竭,自身心肺提供的血氧合较差,灌注主动脉弓和冠脉,导致大脑和上半身缺氧;而来自 ECMO 的氧合好的血灌注下身,从而产生差异性发绀的现象

VAV

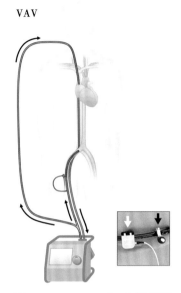

图 30-2-6　VAV-ECMO 示意图

在股静脉 - 股动脉 VA-ECMO 基础上,增加一个颈内静脉回流插管,形成 VAV-ECMO。白箭头:单独的流量传感器;黑箭头:可调节夹

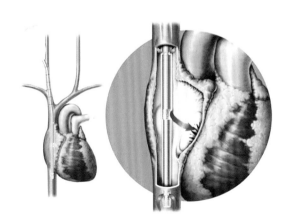

图 30-3-1　双腔 ECMO 插管置入示意图

双腔管的回血端口要求正对三尖瓣,引血端口分别位于上腔静脉和下腔静脉

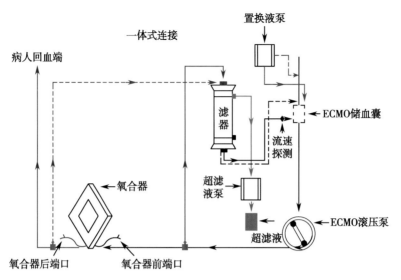

图 30-5-1　ECMO 与滤器一体式连接

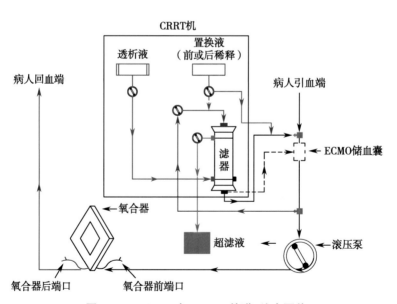

图 30-5-2　CBPT 与 ECMO 并联：均在泵前

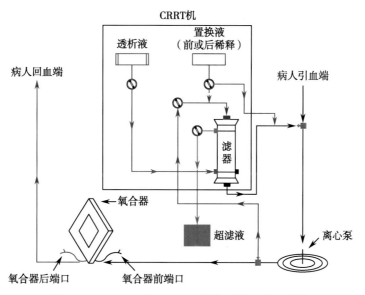

图 30-5-3 CBPT 与 ECMO 并联：膜泵之间至泵前

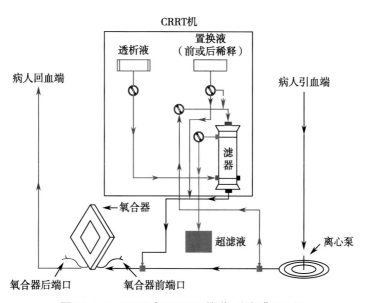

图 30-5-4 CBPT 与 ECMO 并联：均在膜泵之间

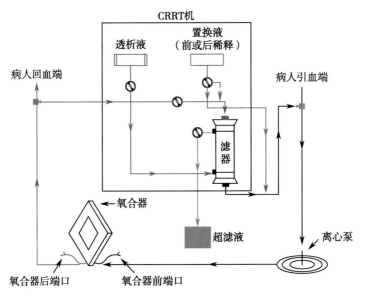

图 30-5-5　CBPT 与 ECMO 并联：膜后到泵前

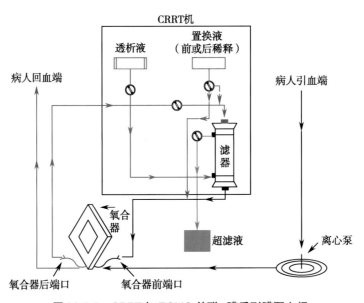

图 30-5-6　CBPT 与 ECMO 并联：膜后到膜泵之间

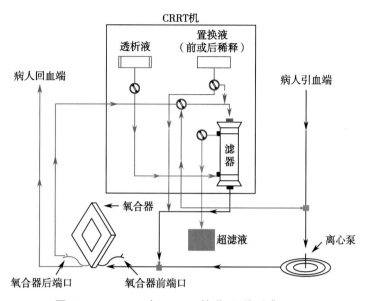

图 30-5-7 CBPT 与 ECMO 并联：泵前到膜泵之间